CORPVS MEDICORVM GRAECORVM

EDIDERVNT

ACADEMIAE BEROLINENSIS HAVNIENSIS LIPSIENSIS

V 10, 2, 2

GALENI

IN HIPPOCRATIS EPIDEMIARUM LIBR. VI COMM. I—VI
EDIDIT E. WENKEBACH
ET COMM. VI—VIII IN GERMANICAM LINGUAM
TRANSTULIT F. PFAFF

EXCERPTA A MOSE MAIMONIDE E GALENI COMMENTARIIS
IN EPID. LIBR. I, II, III, VI, SUMPTA ADDIDERUNT
K. DEICHGRAEBER ET K.-H. DELLER S. J.

BEROLINI IN AEDIBUS ACADEMIAE LITTERARUM MCMLVI

GALENI

IN HIPPOCRATIS EPIDEMIARVM LIBRVM VI COMMENTARIA I–VIII

EDIDERUNT

ERNST WENKEBACH · FRANZ PFAFF

EDITO ALTERA
LUCIS OPE EXPRESSA

EXCERPTA A MOSE MAIMONIDE E GALENI COMMENTARIIS
IN EPID. LIBR. I, II, III, VI SUMPTA ADDIDERUNT
KARL DEICHGRAEBER ET KARL-HEINZ DELLER S. J.

BEROLINI IN AEDIBUS ACADEMIAE LITTERARUM MCMLVI

LANGOSALISSAE

PHOTOMECHANICE ITERAVIT PLAGULAS TYPIS

B. G. TEUBNERI EXPRESSAS RELIQUASQUE SUIS

TYPIS EXPRESSIT

OFFICINA ,DRUCKHAUS THOMAS MÜNTZER

LIZENZ-NR. 202 · 100/439/56

NR. 2028/5

PRINTED IN GERMANY

PRAEMONITUM AD EDITIONEM ALTERAM

Cum plurima exemplaria operis nostri anno MCMXL editi paulo post bello atrocissimo Lipsiae deleta sint, Academia Berolinensis id nunc iterum imprimendum esse constituit. Opus nostrum dicebam, sed amicum Franciscum PFAFF, quocum perfeci, iam anno MCMLIII morte mihi ereptum esse valde lugeo.

Ad hanc editionem, quia lucis ope anastatice redintegratur, modo *Addenda et Corrigenda* locupletiora adieci, ad quae circuli singulis locis praepositi lectorem revocant. Gratias ago Conrado SCHUBRING et Ioanni PATEK et Fridolfo KUDLIEN Berolinensibus, qui me in praeparanda hac editione adiuverunt, imprimis autem Carolo DEICHGRAEBER, qui a Carolo-Henrico DELLER S. J. adiutus editionem alteram auxit fragmentis ab eis inventis.

Tubingae m. Novembre a. MCMLIV E. Wenkebach

IN GALENI

IN HIPPOCRATIS LIBRVM VI EPIDEMIARUM

COMMENTARIA I—VI 6, 5

PRAEFATIO

PRAEFATIO

Galenus, cum libros quartum quintum septimum Epidemiarum Hippocrati abiudicaret,[1]) vel sub excessum Marci Aurelii vel Commodo iam imperante[2]) Romae his litteris operam insumens tribus tertium in librum conscriptis commentariis proximam eandemque ultimam huius commentationis partem octo[3]) libri sexti statim adiunxit eisdem usus rationibus explicandi quas praesertim bibliotheca sua Pergamo Romam translata inde ab altero libro adhibuerat[4]) et copiosius doctiusque quam quae primam in Epidemiam praemiserat uno tenore ad finem usque perduxit, non quo quaecumque erant enarranda Hippocratis ipsius esse sibi persuasisset, sed quia permulta quidem Thessalum, eius filiorum si non maiorem at certe celebriorem, in patris mortui hypomnematis inventa simul cum suis propriis alienisque commentis edidisse arbitrabatur. Quem ipse modum et progressum explanationis in libello qui inscribitur Περὶ τῶν ἰδίων βιβλίων c. VI (Scr. min. II 111 sqq. Müller) breviter tradidit de interpretamentorum serie nova sic haec enumerans: (p. 112, 17 sqq.) μετὰ ταῦτα (i. e. post commentaria Epidemii primi) δέ τινος ἀκούσας ἐξήγησιν ἀφορισμοῦ μοχθηρὰν[5]) ἐπαινοῦντος ὅσα τοῦ

1) Cf. Ioa. Mewaldt, Herm. XLIV, 1909, 119 sq. et Ioa. Diller, RE VI A 167 sq. s. v. Thessalos.

2) Non Septimii demum Severi temporibus (ab anno 193 imperantis), ultimis igitur aetatis annis Galenus ad libros Epidemiarum illustrandos se convertisse videtur, id quod Ioa. Ilberg (Rhein. Mus. XLIV, 1889, 238 et XLVII, 1893, 510) statuebat, sed Epidemium primum iam a. 178 vel 179 explicuisse (cf. Segofr. Vogt, De Gal. in lib. Κατ' ἰητρεῖον comment., diss. Marpurg. 1910, p. 8 et F. E. Kind, RE XIII, col. 2415) atque quos in Epidemiorum tertium et sextum continuos composuit commentarios eodem fere tempore, i. e. si minus Marco, at certe Commodo imperatore, addidisse putandus est (quam sententiam fulciebam in Actis Acad. Saxon. XXXIX 1, Lipsiae 1928, p. 47[1]; assentiens Gualthero Bräutigam, De Hipp. Epid. l. VI commentatoribus, diss. Regimont. 1908, p. 33 probe de temporum rationibus disputanti).

3) Praeter verba de catalogo librorum Galenianorum (Scr. min. II 113, 9 Müll.) supra laudata quibus octo in Epidemiam sextam commentaria numerantur alii ipsius scripti loci, veluti XVII B 99, 15 K. et quod post p. 166, 5 K. ex Arabide accessit additamentum, documento sunt eundem numerum Epidemiae sextae commentariorum interpretem a primo definivisse.

4) De modo Epidemiarum explanandarum mutato secundum Galeni testimonia Franciscus Pfaff et ego breviter egimus in Praef. CMG V 10, 1 p. VII sq. et XXX sq. et V 10, 2, 1 p. VII sq.

5) Galenum verbis supra allatis subindicare Lyci Macedonis in Aph. I 14 (IV 466 L.) commentarium ex eis quae leguntur XVIII A 198 K. recte coniecisse mihi videtur F. E. Kind, RE XIII 2412. Quod si comprobaveris, fortassis id quoque illi homini docto concedes Galenum ad κοινὴν ἔκδοσιν (τῶν εἰς τὰ Ἱπποκράτους ὑπομνημάτων) eo consilio adductum, ut pravis superiorum commentis

λοιποῦ τιϲιν ἔδωκα, πρὸϲ κοινὴν ἔκδοϲιν ἀποβλέπων, οὐκ ἰδίαν ἕξιν ἐκείνων μόνων τῶν λαβόντων, οὕτωϲ ϲυνέθηκα· ταῦτα δ'ἐϲτὶν Ἐπιδημιῶν μὲν τὰ εἰϲ τὸ δεύτερον καὶ τρίτον καὶ ἕκτον ὑπομνήματα γεγραμμένα.... (p. 113, 7 sqq.) ἐξηγηϲάμην..., τὸ δὲ πρῶτον τῶν Ἐπιδημιῶν, ὥϲπερ γε καὶ τὸ τρίτον, διὰ τριῶν ἑκάτερον, τὸ δὲ δεύτερον δι' ἕξ, δι' ὀκτὼ δὲ τὸ ἕκτον. Galenus igitur, si quidem Hippocratem atque eum quem ipse sibi mente informaverat quasi quendam θεῖον ἡγεμόνα sibi sequendum putabat in arte tam docenda quam exercenda, facile poterat commoveri, plenius ut et efficacius ducem illum medicorum admirabilem commentaretur ac tutaretur, cum ad sua arbitria, quippe quibus in priore commentariorum Hippocraticorum serie fere tantopere confisus esset, ut in dies magis sui nimius aestimator evaderet[1]), iam aliorum quoque interpretum placita perpendenda religiosius et accuratius adhibens non solum nubem variae lectionis ex codicibus antiquis effunderet, sed etiam multas et graviores res ad historiam medicam pertinentes afferret. Attamen prae ceteris suis scriptis ac maxime contra commentaria sua in Epidemiarum libros primum et tertium composita, quos libros solos ab ipso Hippocrate perpolitos et editos censebat, quo magis explicationem suam et alterius et sexti Epidemii doctis controversiis inquisitionibusque reconditis insignitam esse voluit, eo minus huius scientiae cognitionisque studium procedente tempore colebatur ab hominibus artis medicae studiosis, ut qui pro ignavia mentis humanae via quasi compendiaria fines atque eventus disquisitionum molestissimarum paratos quam ipsas veri quaerendi rationes animo percipere mallent.[2]) Quo factum est ut Hunainus, ille medicus Bagdadensis et scholae

redargutis imprimis Lyci medici aemuli et adversarii scriptionem explicatricem debilitaret et frangeret suamque auctoritatem, quae erat eius de se persuasio, restitutam confirmaret. Cf. Kind l. l. col. 2412/13.

1) Galenus partibus successoris Hippocratis susceptis, id quod discipulis suis sodalibusque per omnes suas litteras in annos vehementius persuadere perrexit, ipse tandem persuasum habere coactus esse mihi videtur: se confectorem esse artis Hippocrateae, qua de re Galeni libellum qui inscribitur Ὅτι ὁ ἄριϲτοϲ ἰατρὸϲ καὶ φιλόϲοφοϲ (Scr. min. II 1—8 Müll.) interpretatus disserui in Quellen u. Stud. z. Gesch. d. Naturwiss. u. d. Med. III (1933) 364. 375/76; cf. O. Temkin, Gesch. d. Hippokratismus im ausgeh. Altert., Kyklos IV (1932), p. 17 sq. 29 sqq. 42 sqq. 75 sqq.

2) Quod quae memoriae causa sibi soli Hippocrates in scidas vel libellos rettulisse dicitur minus digna habebantur quibus opera tribueretur ac simul cum eis ipsis haec quoque commentatio Galeniana prope iam oblitterata fuit, eius rei haud scio an non omni culpa vacet Galenus ipse, utpote qui comparans argumentum quoddam in Aphor. II 11 (IV 472 L.) pro rato iudicio habitum et in Epid. II 2, 9 (V 88, 11. 12 L.) etiam in quaestionibus positum hunc in locum ex Hunaini versione Arabica quam in sermonem nostratem transtulit Franc. Pfaff, sic ratiocinetur (CMG V 10, 1 p. 205, 18 sqq.): Dies beweist dir, daß an dieser Stelle seine Angabe Worte eines Mannes sind, der ganz im Anfang seines Suchens und Forschens nach einer Sache ist. Das beweist dir aber auch, daß das zweite Buch der Epidemien nur Notizen sind. Deshalb brauchst du diese Abhandlung und alle diese Bücher des Hippokrates nur zu lesen, wenn du Zeit dazu hast. Das Lesen derselben ist aber dann überflüssig, wenn du alle seine anderen Bücher, in denen er wirklich geurteilt hat, gelesen hast, weil er die

translatoriae praefectus, circa medium saeculum nonum Galeni commentaria libri secundi sex arabice versurus quamvis acriter omnia perscrutando huius partis codices nullos iam integros indagaret[1]) atque etiam septingentis fere annis post adiutores Aldi Manutii et Andreae Asolani Venetiis in editione principe Galeni firme fulcienda subtiliterque adornanda nulla prorsus alterius libri praesto haberent exemplaria, quibus nisi vel frustula quaedam huius scriptionis explicatricis prelo traderent. Cuius lacunae supplendae causa praecipue Foësii, Mediomatricorum archiatri haud ignobilis, enarratione (a. 1560) expilata falsarius quidam Italus obscurus tamquam reliquias scripti desiderati Galeno subdere ausus est.[2]) Ac profecto periculum erat, ne fortunae iniquitate simillima sors octo in Epidemiarum librum sextum commentariis obtingeret, nisi sicut Epidemii primi commentariorum ita etiam huiusce sexti testis unicus ex medio quod vocatur aevo superstes mancam quidem memoriam[3]) huius commentationis Galenianae nobis servavisset. De quo codice decurtato, uno horum commentariorum fonte, quoniam olim in Actis Academiae Berolinensis[4]) quam potui diligentissime disserui, sufficere mihi videtur quae tum exposui nunc summatim referre.

Est igitur MARCIANUS Venetus 283 saec. XV (U) asservatus Venetiis in Bibliotheca Nationali S^ti Marci, ubi Corporis Medicorum gratia totum eum primo vere a. 1910 cum editione Kuehniana contuli, chartaceus, formae quaternariae minoris foliis constat 178, quorum ambitus 21 × 14 exaequat centimetra marginesque a bibliopego circumcisi sunt; singulae paginae versus continent vicenos quinos vel vicenos senos, non raro plures vel minores; charta crassitudine, non mollitudine insignis; atramenti color subflavus per totum opus unus idemque, ut U

zur Entscheidung stehende Sache dort schon kennt und erforscht hat und sich nicht mehr mit ihrer Erforschung und Erklärung abmüht.

1) Cf. Franc. Pfaff in editionem suam praefaturum CMG V 10, 1 p. XXXI sq.

2) Illum centonem medicum, qui quanta cum impudentia imprudentiaque consutus sit neminem effugere potest, inter a. 1560 et a. 1617 in Italia conscribillatum ostendi (cf. Acta Acad. Berol. 1917, I 23 sqq. et eadem Acta 1925, I 18 sqq.), ut ne in Spuriis quidem Corporis Medicorum Graecorum locum mereat.

3) Etsi temporis ordine additamenta Arabidis quae memoriae Graecae supplemento sunt infra demum sequentur, hoc tamen loco breviorem quam leviorem praesumere libet mentionem commentatoris cuiusdam adhuc ignoti, Rufi Samaritae, cuius in Epidemium sextum commentariis Galenus et lectiones librorum vetustiorum varias et commentatorum aliorum interpretamenta debere videtur Francisco Pfaff (Herm. LXVII, 1932, 356 sq. 359) Galenum ut genus enarrationis suae passim penitus immutaret notitia collectaneorum illius medici Iudaei plus quam indignatione iraque laudis immeritae cuiusdam adversarii (Lycum dico Macedonem) adductum esse suspicanti suscipientique homines doctos qui quomodo Galenus cum aliorum tum Zeuxidis interpretationem Epidemiarum cognoverit inter se discrepant ad consensum necopinatum conciliare. Cf. CMG V 10, 1 p. VII adnot. 1.

4) Dissertationem huic editioni praemissam inscripsimus: Beiträge zur Textgeschichte der Epidemienkommentare Galens II. Teil, publicatam in Actis Acad. Berol. 1928, cl. phil.-hist. nr. IX.

nec lemmata contextus Hippocratici minio[1]) nec litterae initiales ullius aut Hippocratis aut Galeni orationis auro variisque coloribus a miniatore ornatae sint. In fronte codicis pagina agglutinata, pariter atque in cod. Marciano Veneto 285 eiusdem aetatis (m),[2]) exhibet hunc titulum exaratum ipsius possessoris manu: Γαλην′ εἰς τ̃ ςην′ τ̃ ἐπιδημῖ ἐξήγησις et infra hoc argumentum libri signum possessorium κτῆμα βησσαρίωνος καρδηναλ̃ τ̂ τ̃ σαβίν~ et in margine hos duos inter versiculos τοπ πα, deinde latine versa duobus in versibus *Galieni expositō in sextā epidemiarꝫ | liber b. car̂ sabinorꝝ nicens* eisque exadversum in margine *locus 81.* Hic tam humanus bibliothecae Marcianae fautor vel potius conditor manibus versatum verisimiliter a medico quodam emptione paravisse, non per suos calligraphos Cretes depingendum curavisse videtur illum codicem, utpote cuius ductus litterarum quamvis clarus firmusque parum tamen sibi constans sit, quam quo scribam artificiosum prodi concedas. Quamobrem non omne solum ornamentum scripturae, sed etiam insigne Bessarionis archiepiscopi (rubra scilicet in campo cyaneo crux, quam duae manus, altera rubra alba altera, sustentant, tiara cardinalis supra posita) deest, quod insigne eius aliis multis in libris, velut in eo quem supra commemoravi codice Galeniano m (fol. 128ʳ), pictum conspicimus.

Librarius vulgo cum γινώσκειν et γίνεσθαι scribere tum ι quod mutum vocant potissimum in terminationibus quibusdam neque adscriptum neque subscriptum ponere consuerat atque praecipue propter formae similitudinem οι — ου — ος vicissim cum α littera, item α et αι cum ω commutare, συν et εν, ν et ρ promiscue uti, denique, ut erat homo Byzantinus, ex more vernaculo pronuntiandi vocales αι et ε, ι — η — ει — οι inter se saepissime confundere, quibus eum omnibus elucet codicem descripsisse ex exemplo litteris minusculis exarato, cuius ipsius quoque eandem originem forsitan ex fonte recepta menda consimilia demonstrent. Nec minus dubium esse mihi videtur, quin qui hunc si non descripsit[3]) at versavit certe codicem sensum verborum intellexerit, cum talia qualia eadem manu totiens adscripta marginibus reperiuntur ⲥⲏ (i. e. σημείωσαι) vel ὅρα vel ὡραῖ′ (i. e. ὡραῖον) eum arti medicae deditum fuisse testimonio sint, nisi vero cunctas

1) Ubicumque loci Hippocratis aliorumque scriptorum afferuntur, pro minio librorum impenso pretio paratorum hic ad unumquemque versum uncinuli ⁏⁏ margini addi solent.

2) Illum Bessarionis codicem inter testes commentariorum Epidemii tertii descripsi CMG V 10, 2, 1 p. XV.

3) Ne ea quam caute protulimus opinio teste careat, constat Ioannem Clementem iuvenem Anglum medicum in itinere Italico hac quoque re vestigiis Linacri praeceptoris sui pressis non se indignum putasse qui codices Graecos cum ad alias tum medicas res pertinentes describeret. Cf. libellum meum quem inscripsi: John Clement, ein englischer Humanist und Arzt des 16. Jahrhunderts. Ein Lebensbild in Umrissen, Stud. z. Gesch. d. Med. XIV, Leipzig 1925, p. 15. 55. 63.

has notas marginales debitas existimas exemplari, unde eas scribam praesertim in opere conficiendo diligentem et religiosum cum fide suscepisse conicias. Sed sive hic ipse demum liber sive iam huius exemplum margines tulit notis summam doctrinae vel indicantibus vel praedicantibus refertos[1]), pro certo quidem affirmari licet illa additamenta profecta esse medici cuiusdam ex usu et exercitatione temporibus artis Hippocratis renatae vigente: ut pauca de multis afferam exempla, leguntur i. m. fol. 15^r ad p. 836, 5 sqq. K. ⁋ δια^τι αἱματω^δ φαίνεται τὰ οὖρα et ad v. 8 ⁋ κ᾽ δς^τ′ ψαμμι^α′ π^τ φαινετ πυρρά — i. m. fol. 16^r ad p. 839, 10. 11 K. ⁋ θερα^π′ νεφρ̃ περὶ φλεβο^τμ — i. m. fol. 18^r ad lemma p. 846 K. περὶ (per comp.) ῥίγ^ο τεταρ^τ — i. m. fol. 18^v ad p. 847, 10 K. λογ^ο χρησιμ^ο et infra ρ^δ_α — deinde i. m. fol. 29^r ad p. 888, 2 sqq. K. ⁋ ὅρα παλ^ι π^ε διαφοῤ πυρετῶν — saepe non facilia lectu, quod incuria bibliopegi quaedam desecta sunt, velut i. m. fol. 32^v ad p. 902, 1 sq. K. | αλι ⁂ ηλκωμς εξοχ. χρωμς^ο ἐπ᾽ αὐτῶν ... τραχέσι — denique i. m. fol. 34^v ad p. 911, 4 sqq. ὡραις et ad v. 9 sqq. θερα^π′ ἰσχυς et p. 912, 1 θερα^π′ ὀδοντ et ibid. sub fin. θερα^π′ τετα^ν′. Quorum marginalium simillimam speciem ipse praebet verborum contextus, quippe qui tanta copia ligaturarum abundet, ut calligraphus, si quidem opus fecisset sollerter et accurate, velut ille Bessarionis librarius qui cod. Marcianum m ex L(aurentiano pl. LXXIV, 25) item compendiose scripto descripsit[2]), haud dubie plerasque dissoluturus fuerit. Differunt autem ab eis quas adhuc tractavi notis marginalibus versiones complurium lemmatum Hippocraticorum latinae, quas eis perquam compendiose hominem doctum (U^1) artis Hippocraticae resuscitatae temporibus atramento multo pallidiore, plerumque rufo calamoque usum satis obtuso, hic illic propter angustias marginum spatium alterius egredientem librarii vel potius possessoris libri valde pusillis suis litterulis scripturae quam dicunt humanistarum adscripsisse patet. Quod genus inveniuntur, ne ulla desint exempla, fol. 150^v ad p. 280, 8 sq. K. *hoīb' sordes q̄ ī aurib𝔷 q̄* (an *s̄?*) *qum d sint mortales· amarā u' nō* vel ibid. ad p. 281, 2 K *terrā pmutar̄ ȝ sociale ī lōgis eg'tudib𝔰* vel fol. 151^r ad p. 282, 8 K. *debiliora cibari* (*a* littera terminationis a bibliopego resecta) *brevem vitā hn̄t.* Ut ab eius manu qui verborum contextum una cum ad- U^1

1) Haec adnotata scribam cod. U ex ipso recepisse exemplo nescio an inde quoque probabile fiat, quod etiam eorum codicum qui sex in Epid. l. I et III commentaria coniuncta habent pars quaedam ab ipsis librariis ex exemplaribus iterata huius modi marginalia praebet. De cod. Paris. 2174 (Q) eiusque fonte cod. E(stensi) Mutinensi 211 cf. CMG V 10, 1 p. X adn. 2.

2) Cf. CMG V 10, 2, 1 p. XIII et XVI.

notatis marginalibus exaravit (U), ita ab interpretis nonnullorum lemmatum manu (U¹) quamvis perraro conspicuam discernemus aliam (U²), cum in fatis memoriae horum commentariorum perhibendis ad libros impressos descenderimus. Sed antequam quasi in progeniem quandam huius libri m. scr. inquiram, eius tamquam maiores paucis illustrare operae pretium esse videtur.

υ, γ Quod principium prooemii horum commentariorum sic extat in cod. U: εἰς τ̕ ἕκτην τῶν ἐπιδημιῶν ἱπποκράτους συγγραμμάτων ἐλυμήναντο πολλοὶ τῶν ἐξηγητῶν, per interpretationem arabicam, quae secundum translationem Pfaffianam haec sic versa habet: *Erste Abhandlung von dem Kommentar Galens zur sechsten Abhandlung von dem Epidemien genannten Buche des Hippokrates. Ich weiß nicht, daß die Erklärer an einem Buche des Hippokrates verdorben haben, was sie an diesem Buche verdorben haben, denn viele ändern in ihm viele Dinge,* hanc lectionem translucentem mihi videor agnoscere: ⟨Γαληνοῦ⟩ εἰς τὸ ἕκτον τῶν Ἐπιδημιῶν ⟨Ἱπποκράτους ὑπόμνημα πρῶτον. Οὐκ οἶδ' ὅπως καὶ τοῦτο τὸ βιβλίον ὥσπερ καὶ ἄλλο τι τῶν τοῦ⟩ Ἱπποκράτους συγγραμμάτων ἐλυμήναντο πολλοὶ τῶν ἐξηγητῶν. Quae si recta sunt et genuina[1]), veri simile non est statim a limine laboris scribam cod. U praesertim non socordem nec neglegentem in errorem se passum esse abduci, sed ea sumpsisse fideliter ex exemplo suo (υ), cuius librarius in suo rursus exemplo (γ) verba ultima tertii in tertiam Epidemiam commentarii coniuncta statim ipso cum titulo primi in sextam Epidemiam commentarii eique titulo continua rursus nullo relicto spatio prima prooemii Galeniani verba annexa legisse statuendus est: ἐν διαθέσει δέ τινι γιγνομένων τῶν ἔνδον τοῦ περιτοναίου μορίων. Εἰς τὸ ἕκτον τῶν Ἐπιδημιῶν Ἱπποκράτους ὑπόμνημα πρῶτον. Οὐκ οἶδ' ὅπως καὶ τοῦτο τὸ βιβλίον ὥσπερ καὶ ἄλλο τι τῶν τοῦ Ἱπποκράτους συγγραμμάτων ἐλυμήναντο πολλοὶ τῶν ἐξηγητῶν, ut aliquando describendo librarius quidam oculis a priore voce Hippocratis ad eandem posteriorem aberrans his iteratis inclusa praetermittere posset. Unde colligitur aevo medio Galeni totam in libros Epidemiarum explanationem in unum coaluisse, qua tamen compagine quondam rursus soluta hi libri redacti sunt in pristinam formam, sicut auctor ipse commentaria sua per singulos libros distributa seorsum ediderat. Cum igitur Galeni in Epidemias Hippocratis commentaria aut certe libri alterius[2]) et Hunaini aetate, sicuti primitus seorsum edita fuerant, seorsum etiam legerentur et saeculis XIV et XV codices L et U in eandem formam editionis primae librorum singulorum redissent, consequitur ut inter saecula X fere et XIV quaecumque supererant Galeni

1) Cf. Wenk. 1928, p. 6 sq. 38 sq. Addito Γαληνοῦ opus est, sed defuisse videtur in cod. U exemplo (υ) propterea, quod archetypus collectionis commentariorum in Epidemias a Galeno conscriptorum (γ) nomen auctoris semel ante primum primae Epidemiae commentarium habuit.

2) Cf. Acta Acad. Berol. a. 1927, IV, p. 95.

totius in libros Epidemiarum enarrationis (comm. in l. I. III. VI) in unum opus collecta et compacta propagata sint.

Ut ineuntia verba cod. U ita exeuntia quoque hoc loco commemoratione digna existimem eamque ob causam quia luculenter abruptum ostendunt finem exempli deperditi (υ)[1]), quod quam male habitum sit insuper multa folia apographi U quo propius fini voluminis eo crebrius vexata detrimentis documento sunt. Rari tales loci hiulci certis intervallis inter se distantes certumque fere ambitum exhibentes inveniuntur, ut quorundam deinceps illius exempli υ foliorum particulas abscissas vel perforatas fuisse pro manifesto habeas.[2]) Quales codicis U lacunas ex more librarii vel leviculis insignitas in editionibus universis interdum aut stellis appictis aut relictis spatiis ab Aldo ad Kuehnium indicatas videmus; neque enim quisquam dubitare potest, quin omnium editionum fundamenta iacta sint in cod. U,[3]) cum mutilatae circa medium fere commentarium sextum eisdem quibus U fol. 169^r verbis ποδάγρας τε καὶ ἀρθρίτιδας (XVII B 344 K.) usque ad hunc diem desinant. Quod qui probe computaverit, hunc codicem non modo circiter tertiam partem perdidisse reperiet, sed vix iam mirabitur per servatas quoque partes lacunis minoris maiorisve ambitus laborare, quo quidem nullum frequentius ac miserabilius hunc librum m. scr. vexavit vitium eis scilicet scribarum erroribus exceptis quoscumque quaevis scripta vulgo perpeti solent. Ab eis igitur codicis iacturis, quae factae sunt propter chartam exempli sive tineis sive umoribus sive alia qua vi deletrice corruptam, vulgares lacunae scribarum incuria communi passim exortae distinguendae sunt. Ac rursus his plerumque pristinis multorum librariorum neglegentiae testimoniis impar et diversum alterum genus lacunarum in cod. U invenitur ut ex unius improbitate profectum, nempe librarii haud dubie medici, quippe qui quaestiones philologas pertaesus, ubicumque Galeni prolixas cumulatasque de varia lectione disputationes legerat, eo pigritiae procederet, ut ex eius explicatione plenas integrasque sententias resecando saepius aptam et quasi rotundam auctoris constructionem perverteret atque adeo plane tolleret. Quin etiam eiusmodi quaedam omissa sine Arabis interpretis auxilio magnam partem aegre animadvertimus, nedum damnum resarcire possimus, cum interdum nihil fere tenorem cursumque sententiarum interruptum prodat. Quo libentius ἕρμαιον nostrum nacti Hunaino opitulante ne hoc quidem genus lacunarum etiam diutius

1) Post ultimam paginam inscriptam cod. U (fol. 169^r) sequuntur decem folia vacua, quorum ambitus vix tertiae commentarii parti satis fuisset. Deinde eadem manu qua codex exaratus est scripta extant ad intellegendum non aperta fol. 178^v: ⸆τὰ γὰρ εννε^α τετρα^δ· δεcαι | μ)$^{τ:}$ τούτων τῶν τετραδίων. | ἤγουν τοῦτον· κ' εἰcὶ cεcειμι-|ωμξ$^{α'}$ κατορδίνωc· ᾱ. β̄. γ̄. | δ̄. ε̄. ς̄. ζ̄. η̄. θ. ἐcον (sic) αὐτ^{α} καθάπερ δύναcαι.

2) Cf. Wenk. 1928, p. 38.

3) Cf. W. Bräutigam, dissert. Regimont. a. 1908, p. 57.

mansurum speramus prorsus inexplebile, si novis in instrumentis artis criticae utendis nec fiducia nos nec cautio deficiat. Quo quantopere opus sit subsidio dudum omnino hac tam misere corrupta fide Galenianae Epidemiarum explanationis demonstratum habemus.

Omnes totius Epidemiarum enarrationis codices de quibus egimus qua inter se ratione cohaerere videantur, ex hoc stemmate facillime dignoscas:

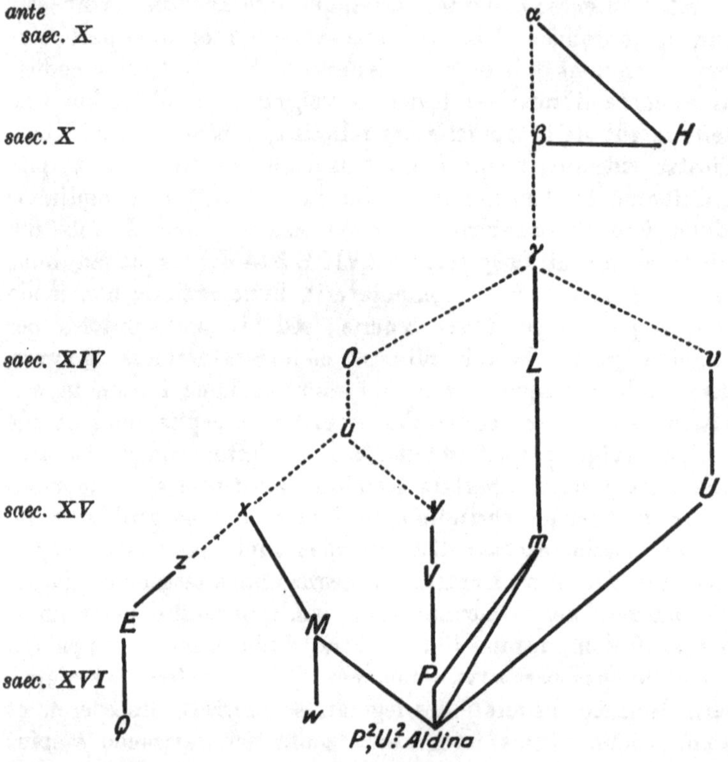

Iam si quis sermonis Graeci memoriam quam dicunt indirectam textus horum commentariorum emendandi causa simili sustentatus exspectatione aggressurus est, mox dolore afficietur quod, cuius excerpta paulo ante criticorum arte confirmata et stabilita nobis praesto sunt,[1]) is se adiutorem non ita valentem praestabit, a quo vero in universum aestimanti subsidia haud spernenda merito debebant exspectari, eius in angustum coacti commentarii videntur infirmius editi, quam quibus quisquam satis confidenter subnitatur.[2]) Nam quae secundum temporum

1) CMG VI 1. 2. 3: Oribasii Collectiones medicinae eiusdemque Synopsis ad Eustathium et ad Eunapium. Ed. Ioannes Raeder.

2) Pace editoris dixerim; nam dubitatio mihi subnascitur, num in Palladii Scholiis edendis omnia criticae instrumenta quae in Catalogo librorum m. scr. medicorum academico congesta sunt illi quidem cognita et adhibita fuerint ad

Orib. **Pall.**

rationes primum locum obtinent ORIBASII Collectiones medicinae plus triginta quidem locos ex commentariis huius libri graece servatis praebent, sed paucis mendis gravioribus medelam afferunt; deinde Scholia PALLADII, iatrosophistae Alexandrini saec. VII, non tam ad prave scripta partium explicatricium Galeni quam ad lemmata corrupta Hippocratis corrigenda hac velim adhiberi condicione, ut lectionibus Palladianis satis fidei ex libris m. scr. insit aut aliunde aliquid adminiculi accrescat, velut ex opera parum noti qui statim nominandus est aequalis et collegae.

Regin.-Vatic. lat. 1305

Eiusdem enim agminis novissimi medicorum Hippocratem iterum Alexandriae renatum praedicantium fuit etiam IOANNES medicus et sophista Alexandrinus,[1]) cuius commentatiunculam librorum Epidemiarum ab enarratione Galeniana eundem in modum dependere, quem in modum eam excerpsit Palladius paucis exemplis ex aevi medii versione latina prolatis primus demonstratum iit Gualtherus BRÄUTIGAM (diss. Regimont. 1908, p. 73 sqq.), quo praegresso hanc ipse ultimam operis Galeniani propaginem ex alio specimine et eo codicis REGINENSIS 1305 Bibliothecae Vaticanae ectypis luce confectis usus exploratam habeo. Quamquam codicis initium[2]) nec volam nec vestigium Galeni Epidemium sextum commentantis praebet, tamen auctorem ad epitomam[3]), non translationem explanationis Galenianae spectavisse vel ex primo lemmate eadem ratione distracto qua legitur apud Galenum apparet: XVII A 798 K. = fol. 1r col. dext. infim. *Quibȝcumqȝ ex dissolucōne tc̄.* et p. 799 K. [I 1. V 266,3—6 L.] = fol. 1v col. dext. infim. *Quibȝcumqȝ ex dissolucōne c̄c matrem t. tumorum in capitis ĝūedinē qūtitur t. iux̄ bregma dolores maxīē t queqȝ alie a matribȝ istis in VIII l' X mensibȝ in ischian t' iatur*, ubi quam libere Galeni tractaverit illustrationem

opus quod inscripsit: Apollonii Citiensis, Stephani, Palladii, Theophili, Meletii, Damascii, Ioannis, aliorum Scholia in Hippocratem et Galenum. Primum Graece ed. Frid. Reinholdus Dietz. Vol. II. Regim. Pruss. MDCCCXXXIV.

1) Haec litterarum medicarum studia denuo per Alexandrinos culta temporibus imperii Romani pereuntis cum alias gentes orientis tum Arabes arripuisse sortes Hippocratismi Galeniani quem dicunt fusius persecutus exposuit O. Temkin l. c. p. 75 sqq. Ut Corpus igitur Hippocraticum quasi donum quoddam prioris studiorum Alexandrinorum aetatis, ita versiones Arabicas scriptorum medicorum posterioris appellaveris. Iohannis Alexandrini summaria Galeni commentariorum Hippocraticorum (saec. VII) per aevum quod vocatur medium propagata transierunt in opus quod inscribitur *Articella* Venetiis impressum a. 1483. Cf. Val. Rose Herm. V 205 sqq.

2) Illius libri m. scr. latini quinque foliorum imaginibus expressis phototypia mihi benignitate Hermanni Diels ex Bibliotheca Vaticana Roma Berolinum transmissis usus intellexi codicem Reginensem (Vaticanum lat. Reg. Suevic.) 1305 ex eodem fonte derivatum esse, ex quo tam codex Articellae quam cod. Erfordensis Amplon. Q 201 s. XIV in. fluxisse videntur. Incipit cod. Regin. his verbis: *incipiunt tōnes st⁻ epidimi* | Postq̄m det' *as ypoc̄tis· ioh'is a* | minauit· ypō *lexandrini me* | de acutis eḡtubȝ *dici. t sophiste.* | et nūavit duc'e nos ad aliam doc|t'nam. ut cotinuac'om smom faciamus· reduca|m̄ ad memoriam auditoris ea que iam dc̄a sūt.

3) Sic corrigenda nota Catalogi academici in Actis Acad. Berol. a. 1905/06 editi I 104.

epitomator singulis afferendis vix opus est enucleare. Sed quomodo vera falsaque mixta sint epitomae, saltem uno vicinitatis exemplo demonstretur: ad lemmatis verba I 5 [I 4. V 268, 1 L.] XVII A 824, 7 K. sic conversa fol. 2^{v} col. dext. med. *Infancium epileucie ul' inflamac̄ones siml' puberecatibȝ quibȝdā t ꝑmutatōnes hn̄t t ā tc̄.* scripta reperimus haec: *Infantes dicit ypocs̃ n̄ solū qm lactant sȝ qui sunt usȝ ad pub'tatem t q, h' sit ùm sic ydropilus t xeucippus* (sic Regin.: *hyrophilus et xeutippus* cod. quo nisus est Bräutigam: *Herophilus et Zeuxis* e Galeni comm. p. 826, 12. 13 K. corr. idem) *diñt. infantibȝ neqȝ lac fit nȝ ꝑriunt nȝ calui fiunt ṅ ꝓ pubètatem,* in quibus quod corruptum habet σπέρμα μεγάλα (p. 827, 1 K.) cod. U iam correximus auxiliante Hunaino.[1]) Itaque cum ne minimum quidem dubitem, quin alibi non multo secus res se habeat, studio huius versionis commentariorum Ioannis Alexandrini censui supersedendum, etiamsi paucas lectiones bonas ex hoc codice tam difficili lectu laboriose contigisset expiscari.

Nunc vero, quo maiore codicum Graecorum penuria pressus officium praestare coactus eram, eo maioribus curis impensioribusque de tota memoria quae vocatur indirecta huius explanationis ad opus meum adsciscere perrexi subsidium longe maximi in Galeno restituendo momenti, interpretationem Arabicam HUNAINI, moderatoris illius scholae Bagdadensis et ducis medicorum interpretum (mortui a. 877), quae H versio codice SCORIALENSI arabico 805 saec. in. XIII (H) servata per imagines huius editionis gratia lucis ope confectas Francisci PFAFF, sodalis nostri Berolinensis, industria doctrinaque perspecta et probata linguam in Germanicam translata est, ut semper meras cautus Arabidis ambages ex eius opera non universas interpretationis Hunainianae ab editione Kuehniana discrepantias in apparatum criticum reciperem, sed delibarem unde spes quaedam salutis locis vel corruptissimis affulgeret. Quo factum esse pergrato confiteor animo, ut non modo menda permulta plane corrigerentur aut levarentur saltem, verum etiam lacunae quarum supra commemoravi genera paene cunctae complerentur. Sed quid denuo pluribus efferam laudibus Hunainum, utpote cuius virtutes ac vitia nuper identidem satis clare expresseque iudicaverim?[2]) Quapropter ad alteram horum commentariorum propagationem transiturus id unum hic iterum oratione brevissima complecti velim: in critica coniecturali ea qua opus est severitate exercenda nos Arabi interpreti debere potestatem tandem earum quae prius sanari non posse videbantur corruptelarum aut sanandarum aut si hoc minus fieri potuit certe in eam formam redigendarum quae quam proxime genuino et vero accedat.

Quoniam ad impressos usque libros varias horum commentariorum sortes persecuti sumus, statim admonere licet, id quod ex eis

1) Cf. Wenk. 1928, p. 15.

2) Cum alias tum in Galeni in libr. I et III Epidemiarum commentaria praefatus CMG V 10, 1 p. XXI sq. et 10, 2, 1 p. XXIII.

quae disseruimus pridem eluxit, editionis principis Galeni fundamenta hac in parte solo sustineri codice U. Nam cum Ioa. Bapt. OPIZONIUS (Opizo), artis medicae in universitate Papiensi professor, una cum sociis suis ad ALDINAM parandam exemplaria textus Galeniani prelo tradenda coemere describere corrigere ab Andrea ASULANO, bibliopola Veneto liberalissimo, iussi essent, illis hominibus doctis omnia pervestigantibus inter cimelia Bessarionis commentariorum libri sexti Epidemiarum unicus inventus est testis isque multifariam corruptus et mancus, sed qui tamen ipse typis exscribendus esset, praesertim quod officinae typographicae correctores et critici tempore exclusi codicem U transscribere prohibebantur in exemplum, quo correctionibus aucto prorsusque immutato — sicuti codicis P(arisini 2165) corrector Ioannes CLEMENS, Linacri discipulus Londinensis (P^2), in commentariis librorum primi et tertii cum librarii multos errores sustulerat tum praecipue lemmata Hippocratea mirum quantum interpolaverat magis quam emendaverat[1]) — typothetae correctoresque ad negotium conficiendum commodius uterentur. Quorum ad quem editor hanc partem Epidemiarum enarrationis adornandam detulisset nesciremus, nisi dispersa manus animadvertissem vestigia eiusdem, cuius characteres admodum minutos aequabiliterque nitidos e cod. P memoria tenebam: Clemens igitur, U^2 quamquam et temporis angustiis et proprietate Bessarionis ne codicis U margines eadem qua P ratione tam emendationibus quam additamentis expleret impeditus est, perraro tamen quae corrigenda videbantur non in ipsas typothetarum formas statim transscribi volebat, sed prius chartae codicis mandavit, ut a duabas quas supra distinxi manibus tertiam dignosci necesse sit Clementis (U^2), qui quidem atramento nigerrimo nitideque has cum Aldina consonas correctiones inscripsit in cod. U: ubi librarius fol. 147^r οὐδὲ γὰρ οὐδὲ τοῦτο ἐcτὶν εἰπεῖν περὶ τῆc προκειμένηc ῥήcεωc, ὅπερ ἔνιοι πιθανῶc ἔδοξαν εὑρηκέναι, ἢ προcηγορι^ω´ τῆc ὀδύνηc ἀπάτην εἰρῆcθαι νομίζοντεc exaraverat, supra προcηγορι^ω´ positum παρηγορι^ω´ universis editionibus consentientibus (XVII B 268, 14 K.) vel fol. 149^v τῶν δὲ cυντακέντων μορίων ἐνδείκνυται τὴν χρόαν, ὅταν οἷον ὀροβοειδῆ τε καὶ κακοειδῆ cυνεξέρχηταί τινα αὐτοῖc supra κακο superscriptum κριμνο, quocum congruit κριμνοειδῆ cunctarum editionum communis lectio (XVII B 276, 3 K.). Etiam in lacunis significandis quae damna chartae repraesentare videntur iam uni ex codicis U exemplis illata hunc ipsum codicem secutum esse Clementem manifesto colligas vel ex eo, quod eadem fere spatia vacua relicta reperiuntur a medio commentario sexto in folia crebrius et codicis et editionis principis, veluti fol. 167^v (= XVII B 340, 2 K.) τὸ χαμαιευνάδεεc οὐκ ὄντοc γάλακτόc τινοc, ὃ μὴ λευκόν ἐcτιν spatio decem fere litteris reservato post falso iteratum χαμαιευνάδεεc εἰcὶν in extremo versu rursus spatio saltem octo litterarum relicto

1) Cf. CMG V 10, 1 p. XVII sqq. et 10, 2, 1 p. XII sq.

γραφηθεῖcα οὐχ ἡμορράγηcεν consentienter ordinata cum Aldina vel ad librarii diligentiam demonstrandam imprimis utilia verba fol. 168^v (= p. 342, 6 K.) αὐτό τε γὰρ τὸ ῥῖγοc lacuna 4—5 litterarum interposita μοχλεῖc γὰρ ἀρχὴν τούτων ἐμφράττοντοc χυμοῦ ἡ δὲ τοῦ πῦ ὁρμαcι$^{α'}$, quae continua scripta librarius ipse delevit, ut eadem cum suppleret et corrigeret tum maxime aliter per versiculos distributa hunc in modum iteraret: initio versus novi 7 fere litteris omissis solum μοχλεῖc positum, deinde in primo versu proximo spatio tribus aut quattuor litteris relicto τοῦ ἐγκεφάλου μὲν τὴν ἀρχὴν τούτων ἐμφράττοντοc χυμοῦ. ἡ δὲ τοῦ πῦ οὖcαν ἔμπροcθεν καὶ διαφορεῖν αὐτὸν item praeter levidensia tantummodo mutata typis exscripta leguntur in Aldina.[1]) Aliis autem locis neque codicis U neque Aldinae tenorem commentarii interruptum indicatum videmus, ubi Galeni de lectionibus expositiones resectas ex sola Hunaini versione apparet, velut fol. 53^r = XVII A 974, 5 K., fol. 113^v = XVII B 160, 9 K., fol. 116^r = ibid. p. 165, 18, fol. 129^v = p. 211, 6, fol. 132^v = p. 219, 13, fol. 149^r = p. 274, 17 al. Cum officinae Aldinae critici sola fide codicis U acquiescere coacti nullo ex fonte haurirent integriore et pleniore, factum est ut posteri deinceps editores hos locos tam foede misereque dilaceratos propagarent quam eos editor princeps typis descripserat. Sed ne reparabiliora quidem detrimenta et vitia Clemens resarcire scivit, quippe qui hisce in commentariis restituendis minus etiam proficeret quam in praecedentibus. Attamen parum prosperum Clementis successum ne praepropere condemnemus, considerandum videtur ei non modo munus iniunctum fuisse quod esset supra vires hominis tam aetate tironis quam usu et exercitatione artis criticae, verum etiam eius facultates ingenii philologi qualescumque fuerunt impeditas temporis causa tam mancae huius scripti memoriae, sicuti par fuit, auxilio venire vetitas esse. Dum enim Opizo novis codicibus inventis impigre commentariorum Epidemii primi et tertii lacunis nondum expletis operam dat et Clemens industrie saltem gravissimum quodque peccatorum grammaticorum corrigere studet, adulta iam aestate a. 1525 bibliopola lucri cupiditate commotus correctores suos criticosque invitos ab extrema parte[2]) negotii incohati desistere coegit, sed etiamsi non plane perpolita commentaria Epidemiarum in lucem prodierunt, Asulanus merito tamen immemor morae contento animo

1) De eius generis exemplis temptatis cf. Wenk. 1928, p. 34 sqq.

2) Ex omnibus Galeni commentariis Hippocrateis hosce Epidemiarum ultimos a criticis Aldinae tractatos preloque traditos esse ex tomi quinti numeris foliorum elucet: continentur fol. 211^r—252^v Galeni in l. sextum Epidemiarum commentaria et fol. 245^r—268^v eiusdem in Hippocratis De fracturis, ut folia 245—252 duplicia reperiantur. Etiam varietate chartarum demonstratur Galeni Εἰc τὸ Περὶ ἀγμῶν (fol. 245—268), Εἰc τὸ Περὶ ἄρθρων (fol. 269—304), Εἰc τὸ Κατ᾽ ἰητρεῖον (fol. 305—327), Τῶν Ἱπποκράτουc γλωccῶν ἐξηγήcειc (appendicis fol. 1—6) ante commentaria l. sexti Epidemiarum impressas, quorum fide prae ceteris corrupta haud dubie labor tam sero quam obiter ab hominibus doctis confectus est. Cf. Wenk. 1928, p. 40 sq.

atque sublimi confessus Galenum paene integrum ab inferis excitatum esse hunc quintum tomum Opizoni dedicatum voluit neque Clementi veluti centurioni acerrimo in victoria hac consequenda gratias agere Graeci restituti Galeni per litteras dedicatorias praetermisit.

Iam si quis quantopere post Aldinam emissam non apud eos solum qui medicinam exercebant, sed etiam apud homines artis imperitos viguerint haec scripta Galeniana recte percontari velit, eorum latine quoque editorum longa series ei non neglegenda videtur, quorum, ut est aequum, ratione habita ne Leonardi FUCHSII quidem quasi praeconis non tam ipsius Hippocratis quam Galeni nusquam non eum laudantis et commentantis obliviscetur.[1]) Ille enim medicinae professor Tubingensis cum a. 1532 in Marci Fabii Calvi medici Romani[2]) Hippocratem latinum vehementer invectus librum sextum Epidemiarum utpote plus ceteris ab illo depravatum, immo (ut cum Fuchsio loquar) prorsus perversum ab iniuriis illatis vindicasset, Fuchsii docta copiosaque illustratione se tantam ad admirationem Hippocratis incensum scripsit (pridie Kal. Mai. a. 1534) Philippus Melanchthon[3]), ut suo iudicio multos viros doctos ad librum Fuchsianum lectitandum impelleret.

Inter eos autem qui hoc ipso in textu Galeni castigando vertendoque enitebantur criticos doctus ille Platonicus simulque Hippocraticus medicorum philologorum Germaniae princeps Ianus CORNARIUS Zviccaviensis iam multum temporis studiique novae quam in animo habebat editioni prudenter impertiverat, cum a. 1538 vestigiis pressis editionis principis Aldinam subsecuta est BASILEENSIS, cuius editori Hieronymo GEMUSAEO in volumine quinto quae de Epidemiis in Aldina vel temporis necessitate permultis cum mendis et lacunis publici iuris facta erant eorum, si quidem erant leviora, satis magnam partem solius ope artis coniecturalis codice nullum ad locum excusso corri-

1) Cum editionem principem Fuchsii commentariorum Hagenoae a. 1532 editorum adire non potuissem, alteram impressam elegantissime versavi, quae inscribitur: *Hippocratis medicorum omnium principis Epidemiων liber sextus a Leonardo Fuchsio medico latinitate donatus, & luculentissima enarratione illustratus, iam recens non aestimandis vigiliis ab autore recognitus multisq; in locis auctus, ac in lucem editus. Basileae apud Io. Bebelium et Mich. Isingrinium M.D.XXXVII.* Sed ne hanc quidem ad negotium criticum faciendum usui esse vix est quod addam.

2) Eiusdem cuius in interpretationem Galeni in Epidemium primum et tertium commentariorum cod. Vatic. lat. 2396 servatam inquisivi CMG V 10, 1 p. XXII sq.

3) Comparabiles mihi videntur Des. Erasmi acriores ad studium librorum Galenianorum incitationes in libello quem inscripsit: *Galeni medicorum principis exhortatio ad bonas arteis, praesertim medicinam, de optimo dicendi genere, & qualem oporteat esse medicum* iam m. Mai. a. 1526 Basileae apud Ioa. Frobenum edito, quo libello medicis illis favens iuvenibus Anglis, imprimis Lupseto Clementique, quos ex humano Linacri et Mori convictu Londinensi cognitos ille rex humanistarum in tutelam receperat, agmen interpretum et commentatorum ab Aldina profectorum duxit. Cf. Quellen u. Stud. z. Gesch. d. Naturwiss. u. d. Med. III (1933) 365. 367.

gere placuisse nemo est qui neget, sed cuius editoris nec mentis aciem nec scientiam rerum medicarum valuisse ad multitudinem vitiorum graviorum tollendam non minus inter omnes constat.

Editori vero Basileensi si minus rerum at certe linguarum cognitione atque divinatione praestitisse cunctorum interpretum utique eum, qui primus latine versa haec commentaria foras emisisse videtur, Iunium Paulum CRASSUM medicinae professorem Academiae Patavinae (mortuum Patavii a. 1574), compluribus interpretationis exemplis in examen nobis vocatis[1]) ostendimus. Quae num prius exstiterit versio, etsi primum in Iuntina Venetiis a. 1541 prodiit[2]), quam Ioannis VASSAEI Meldensis, ut qui ad Odonem cardinalem archiepiscopum Tolosaeum vere a. 1545 ex Lutetiae universitate datis litteris se commentarios Epidemiarum a multis annis iam factos habuisse profiteatur[3]), ambigi potest, non potest ambigi quin illa Parisina quamvis fideliter confecta, tamen non molesta modo, sed multo Crassiana mendosior sit. Necnon illud quidem nemo infitiabitur etiam Crassum nullis codicibus, neque U neque ullo meliore eoque deperdito, scienter in usum suum conversis in Aldina sola codicis instar habita nisum solaque usum sua divinatione multos locos editoribus ad unum omnibus melius legisse.[4]) Qua de causa quo quisque ardentius cupit atque poscit ingenium officiumque hominis docti concinere et concordare, eo gravius et indignius casum eum fert, quo suam ipse famam auctoritatemque si non inquinavisse attamen in discrimen dedisse arguatur. Evenit enim Gualthero Bräutigam (l. l. p. 66), ut subtiliter demonstraret Crassum in versione sua Palladii

1) Cf. Wenk. 1928, p. 45. 54—71.

2) Pervulgata *Galeni Opera latine. Apud haeredes Lucae Antonii Iuntae Florentini. Venetiis M. D. XLI.* Cuius editionis tom. V fol. 145^r—189^v continentur *In sextum Hippocratis librum de morbis vulgaribus commenta. ii sex, nunc primum latine in lucem exeuntes, Iun. Paulo Crasso Patavino interp.*, saepius repetiti in Iuntinis, unde fortasse transierunt etiam in Charterianam et Kuehnianam, quamquam apud Francogallos eos circumferebant etiam *Galeni Opera, tom. II, Lugduni. Apud Ioannem Frellonium. M. D. L.*, col. 677—820.

3) Interpretatio Vassaei primum publicata a. 1550 Lugduni apud Guilelmum Rouillium sub Scuto Veneto et iterata Parisiis a. 1557. De Vassaeo cum Crasso composito cf. Wenk. 1928, p. 5. 8^1. 26^1. 27^1 al. Etsi Crassus explanationem Galeni multis nominibus praestantius conversam praebet, Charterius tamen in opere Vassaei popularis perseverare maluisse videtur, ita ut multis Charterii textus a versione Crassi discrepantiis appareat Iuntinam sive ut aestimatione digniorem sive magis vulgatam a Carolo du Gard editore in imprimendis demum voluminibus Charterianis in locum deterioris obsoletaeque Vassaei substitutam esse. Cf. l. l. p. 43 et 79^1.

4) Consule sis lectionum l. l. p. 66—71 allatarum specimen, quod nullo labore poterat augeri, quin aliud quicquam ostenderetur quam Crassum diligentia et acumine ingenii sustulisse passim plus minusve peccata perspicua, occulta gravioraque damna vel propter inopiam memoriae melioris intemptata reliquisse. Utique si quis ex apparatu critico Aretaei in CMG II a. 1923 a Carolo Hude editi Crassum contra codices et editiones omnes unum interdum recta perspexisse noverit, in hoc quoque commentario Galeniano multis Crasso bene inventis eundem medicum doctrina pariter atque acie mentis sermonisque Graeci scientia excellentem recognoscet.

in librum sextum Epidemiarum commentarii mutili[1]) supplementis non indicatis eas quae Graecis in codicibus desiderantur partes ex scholiis Ioannis Alexandrini sumptas alteri illi iatrosophistae supposuisse. At contra per dolumne ac fallaciam ille quidem doctus Patavinus inseruerit additamenta an subsidiorum loco in scholis sibi ipsi usitatorum iuste diiudicanti prae ceteris videtur attendendum non ipsum Crassum illam versionem publici iuris fecisse, ut equidem litem secundum iudicum sententiam quae est 'in dubio pro reo' dare malim.

Quanta vero fide Crassus aequalibus fuerit, ex eius apud medicos Hippocraticos auctoritate colligitur. Ac profecto summam Crassi laudem in eo sitam existimaverim, quod CORNARIUS saepe nihil antiquius habebat quam ut illius coniecturas graece verteret. Nam postquam editio Basileensis in lucem prodiit, dux ille Hippocraticorum Germanorum denuo his quoque in commentariis studium acerrimum ponere coepit, cui studio testimonio sunt uberrima marginalia exempli Aldinae Cornariani nunc in bibliotheca universitatis Ienensis asservati[2]) cum multis lectionibus Gemusaei tum praecipue Crassi multo pluribus aequalia, quorum illa post annum demum 1538, haec non ante a. 1541 (non raro suis ipsius priorum temporum commentis ad disceptandum addidit) Zviccaviae et Marpurgi in tomos relata esse possunt. Cornarius igitur omnibus destitutus codicibus quamquam plus viginti quinque annos Galeno castigando strenue operam navaverat, tamen anno ante mortem praematuram, quam obiit Ienae m. Martio a. 1558, etiam tenax erat propositi, quod si speratum ad exitum producere potuisset, eum universos editores antecessurum fuisse pro certo licet affirmare.

Paucis annis post tertia eademque postrema publicata est versio horum commentariorum curis recognita Ioa. Bapt. RASARII, qui cum Venetiis a. 1562 apud Vincentium Valgrisium tomo III Galeni commentaria Hippocratica latine versa foras emitteret, in interpretandis Epidemii sexti commentariis non solum id spectabat ut nonnulla redderet elegantius vel mutaret certe, sicuti praecedentibus in libris versiones Cruserii et Gadaldini more antiquorum iatrosophistarum perpoliendas et exornandas censuerat, sed etiam hoc scriptum Galenianum quanticumque redintegraret. Quam ad fraudem perpetrandam ubi subito desinunt omnes editiones utpote de cod. U dependentes (XVII B 344 K.) Rasarium contextum eorum quae requirebantur de opere Galeni plus quam duorum dimidiatique commentariorum ex excerptis Palladii clam inse-

1) In *Medicis Antiquis Graecis* a Crasso Maiore hereditate filio Celso relictis, quos septem annis post patrem mortuum Crassus Minor in publicum prodire voluit (a. 1581), extant illa capita subditiva p. 174—205. 216—219. 268/69. 281. Cf. Wenk. 1928, p. 43 sq.

2) Cornarii curas Epidemiarum diligenter recolendas ratus ex eius ipso Aldinae exemplo Iena Berolinum olim benigne mihi transmisso notas Cornarianas exscribere quam opella Christ. Godofr. Gruneri (Iani Cornarii Coniecturae et Emendationes Galenicae, Ienae 1789) contentus esse malui. Cf. Wenk. 1928, p. 27[1]. 61.

ruisse tamque callide Galeno supposuisse apertum est[1]), ut illius veteratoris dolosi vilissimum opus a temporibus medicinae Hippocratis renatae ad hanc aetatem intactum inviolatumque dimitteretur, donec fallaciis perspectis primus Hermannus Schöne extremam explanationis partem in suspicionem vocavit[2]) eoque auctore consilium fraudulentum tam acute quam accurate detexit Gualtherus Bräutigam l. l. p. 57—65.[3]) Cui quae propter inscientiam Arabidis imperfecta relinquenda fuerant, ea nunc beneficio detectae versionis Hunainianae cognita habemus. Quod ad ceteros enarrationis Epidemiarum locos attinet, de quibus ut dubiis notis marginalibus dispersis ambitiosius quam vero studio litterarum dignius Rasarius se libros m. scr. adhibuisse simulat, cum alia quam potui subtilissime mihi tractata tum maxime lemma paenultimum commentarii quinti (XVII B 307,5 K.) perpensum in hac quidem operis parte eandem fere levitatem interpretis patefecerunt, qua eum, quo longius in adornandis Epidemii tertii commentariis progrediebatur, eo levius munus Galeni scienter religioseque vertendi administrasse ostendi.[4]) Cum ergo hisce de commentariis dubitari nequeat quin Rasario medico Veneto ne Marciani quidem codices, ut oportebat, curae fuerint[5]), ob

1) Ipsius quidem Rasarii hic titulus legitur post *& articulorum dolores sanant* t. III fol. 161^{v}: *Quae sequuntur usque ad finem octavi Commentarii, ex libro manu scripto sumpta sunt omnia, ac nunc primum in lucem edita,* sed quanta cautione opus fuerit in eius versione adhibenda vel hac ex inscriptione consequitur codicis Paris. arab. 2846 (saec. XIX) fol. 85^{r}: *Commentarii Galeni in* VI^{tum} *epidemiorum Hippocratis | a medii* (sic) 6^{i} *commentarii usque ad finem octavi | (ex translatione Honein,) qui differunt a supplementis, quae edita fuerunt latine a Rasario,* quam inscriptionem subsequuntur eadem manu exarata: *Nunc arab. transcripti* (sic) *a Davido Colvillo Scoto in regio Monasterio d. Laurentii ex bibliotheca arabica domus cum licentia bibliothecarii et prelatorum* (cui se descriptioni finem imposuisse nonis septembr. 1624 ipse scriba testatur). Cf. Wenk. 1928, p. 78^{2}.

2) Cf. Hermanni Diels Supplem. I Catalogi codd. medic. in Actis Acad. Berol. 1907, p. 35^{1}.

3) Subdola Rasarii natura nobis luce clarior fit, ubicumque fraudatorem verborum formas de tertia pers. sing., qua Palladius Galenum cum lectiones tum sententias medicas referentem facit, in primam personam transscripsisse reperimus (cf. Bräutigam l. l. p. 61/62 et Wenk. 1928, p. 75). Vituperabilioris etiam improbitatis deprehendimus interpretem talibus, qualia leguntur t. III fol. 161 G 9 *Bilis, ut dixi de avibus, quia biliosae sunt.*

Quod saepe sum testatus, ex obscuris orationibus elici nullum verum sensum posse, hoc etiam loco commemoro etc. propterea quod hic quidem nihil eiusmodi habet auctor operis, sed interpres ipse de suo fortasse non tam lacunae quam statuebat explendae causa quam ut eis additis suspicionem falsi minueret hariolatus esse videtur. Cf. Bräutigam l. l. p. 63 sq. et Wenk. 1928, 75.

4) Cf. Wenk. 1928, p. 76—86, maxime p. 85. Quae tum exposui de Rasarii Epidemiae sextae commentariorum studio, ne quid ei obtrectare viderer, eis annexui p. 86 sqq. disputatiunculam de notis ad Epidemiam primam et tertiam pertinentibus, qua efficitur, ut Rasarius, etiamsi plerumque in fundamentis Aldinae et Basileensis nisus est, ad Epid. I 1—3 tamen vel cod. M(onac. 231) vel eius apographum w (Marcian. Venet. app. cl. V 15) quamvis parum diligenter adsciverit.

5) Cum Rasarius de veterum codicum Graecorum fide locutus solam Aldinam vel Basileensem dixisse visus esset Curtio Wachsmuth (Gött. Gel. Anz. 1871, 706), Hermannus Diels (in Actis Acad. Berol. 1912, 16 sqq.) ad Vassaei versionem

studium librorum m. scr. probissimum post Opizonem et Clementem soli Nicolaus Macchellus et Augustinus Gadaldinus Mutinenses laudandi sunt.[1])

Nam id quod de ultimo sui iuris editore huius explicationis Galenianae quasi a limine opineris, Renato CHARTERIO (René Chartier), medico Vindocinensi qui centum annis post Rasarii versionem editam imprudenti consilio commotus, ut cuncta et Hippocratis et Galeni opera suis curis instructa graece emitteret, omnibus fere fortunis in editione paranda consumptis post mortem genero suo superstiti Carolo DU GARD tomos magnificos edendos reliquit (Lutetiae Parisiorum a. 1679), nullis novorum codicum adhibitorum vestigiis ratum habere licet: Charterius multis magnisque verbis praefatus quid libris sive impressis sive manu scriptis usus aut ipse aut amicorum auxilio praestitisset, ut neque ad primi neque ad tertii libri Epidemiarum commentaria corrigenda ne a Parisinis quidem codicibus ullam opem petivit, ita multo facilius in commentariis huiusce sexti codicis inopiam passus in vitiis Basileensis tollendis ingenii divinatione qualicumque fretus perrexit emendare egregie pauca, multa infeliciter corrumpere, praesertim cum adiutorem artis criticae exercendae imprimis in lacunis exiguis explendis non Crassum, sed Vassaeum arcessivisset.[2]) Itaque hoc quoque nomine Charterium saepenumero necesse est postponas Cornario, cuius stipem quandam emendatricem his in commentariis nemo non maioris aestimabit pretii quam Charterii, ut non dicam editoris omnium ultimi.

Quod enim de prioribus idem de hac parte huius commentationis Galenianae dicendum: Carolum Gottlob KÜHN, novissimum ac levissimum horum commentariorum editorem, muneris suscepti tantopere pertaesum est, ut editionem Parisinam incastigatam ac paene invisitatam a. 1828/29 prelo iuberet iterari.

Restat, ut omnibus qui me et in textu constituendo et in plagulis corrigendis opera consilioque adiuverunt viris doctis gratias agam quam maximas Carolo DEICHGRÄBER, Friderico Ernesto KIND, Hermanno SCHÖNE, Conrado SCHUBRING, ante omnes autem Francisco PFAFF, cuius officium et eruditio mihi haec commentaria recensenti emendantique nunquam defuit a primo ad extremum.

Berolini m. Ianuario a. MCMXXXVII.

E. Wenkebach.

commentariorum Prorrhetici exornandam illum medicum philologum libros m. scr. compluries, sed obiter inspexisse demonstravit.

1) De Nicolao Macchello medico Mutinensi cf. Acta Acad. Berol. 1918, VIII, p. 3 sqq.; deque notiore eius populari Augustino Gadaldino cf. eadem Acta 1925, I, p. 31 sqq.

2) Charteriana quamquam iuxta textum Graecum latinam interpretationem Crassi praebet impressam, permultis tamen locis a Crasso discedit et congruit cum Vassaeo, ut verisimile videatur esse editurum demum tomos hereditarios Carolum du Gard Crassi versionem commutavisse cum Vassaeana.

EINLEITUNG

ZU BUCH VI 6, 5—VIII DES KOMMENTARS GALENS ZU HIPPOKRATES EPID. VI

Wie die Kommentare Galens zu dem II. Buch der Epidemien des Hippokrates nur in der Übertragung Ḥunains ibn Isḥāq ins Arabische auf uns gekommen sind, so sind auch die letzten $2^1/_2$ von den insgesamt acht Kommentaren, die Galen zu dem VI. Buch der Epidemien verfaßt hat, nur in der Übersetzung der ḥunainschen Schule uns erhalten. Diese in der griechischen Sprache verlorenen Teile habe ich aus dem Arabischen ins Deutsche übersetzt. Zur Bearbeitung dienten die Photographien des codex Escorialensis arab. 805, am Ende der Handschrift datiert vom Rabiʿ II des Jahres 607 d. H. (also um 1200 der christl. Zeitrechnung). Dazu waren noch die Photographien des codex Parisinus RC 5749, einer Abschrift des XIX. Jahrhunderts von einer Kopie, die David Colvillus im Jahre 1624 von den griech. verlorenen Teilen offenbar aus dem eben genannten Escorialensis angefertigt hat, in meinen Händen. Selbständigen Wert hat diese Kopie nicht. Die hier benutzte Handschrift zeigt verschiedene Mängel: sie weist mehrere größere und einige kleinere Lücken auf. An einigen Stellen ist auch der Text verdorben und bedurfte konjekturaler Behandlung. Dabei habe ich große Zurückhaltung geübt und nur da eingegriffen, wo dem Text kein Sinn abzugewinnen war. Die arab. Übersetzung dieses Teils ist keineswegs so flüssig und klar, wie die ḥunainsche Übersetzung des II. Buches. Über die Verfasser der Übersetzungen ins Syrische und Arabische berichtet Ḥunain am Ende der Handschrift selbst. Ich gebe seine Worte hier wörtlich wieder.

Es sagte Ḥunain ibn Isḥāq: Das erste Buch der Epidemien hat Galen in drei Kommentaren erklärt, und Ajjūb hat sie ins Syrische und Arabische für Abū Ǧaʿfar Muḥammed ben Mūsā übersetzt. Das zweite Buch hat Galen in sechs Kommentaren erklärt. Ich habe diese Schrift griechisch gefunden, aber es fehlte ein Teil (der fünfte). Außerdem war sie voll von Fehlern, lückenhaft und voll von Umstellungen, so daß ich sie griechisch abschrieb. Dann übersetzte ich sie ins Syrische und dann ins Arabische für Abū Ǧaʿfar Muḥammed ben Mūsā. Aber als nur noch ein kleiner Rest übrig war, geschah mit meinen Büchern, was mit ihnen geschah, und hinderte mich die Arbeit zu vollenden. Das 6. Buch von der Schrift Epidemien hat Galen in acht Kommentaren erklärt und Ajjūb hat sie ins Syrische ⟨und Arabische⟩ übersetzt. Eine Abschrift von allen diesen Kommentaren zur Erklärung der Epidemien befindet sich unter meinen Büchern. Galen hat aber von der Schrift Epidemien nur diese vier Bücher erklärt, die drei übrigen, nämlich das 4., 5. und 7. hat er nicht erklärt. Man sagt nämlich, daß diese Bücher in der Sprache des

Hippokrates verfälscht seien, aber die Fälschung ist nicht schwer. Ich fügte zu dem, was ich von der Erklärung Galens zum dritten Buch der Epidemien übersetzte, noch den Hippokratestext in dieser Erklärung syrisch und arabisch und denselben Auszug aus seinem Kommentar zu dem Buch der Säfte bei.[1]) Ich weiß nicht, daß ein anderer ihn schon übersetzt hat. Galen hat noch andere Schriften verfaßt, in denen sich der Hippokratestext findet. Das, was übrig ist davon, hat mein Interesse, aber ich fand nur weniges davon, und das erwähne ich hier. Der Kommentar ist zu Ende." Dann folgt ein Segensspruch und das Datum: „dies wurde abgeschrieben im Rabiʿ II des Jahres 607 d. H." In unserer Handschrift ist das von mir eingesetzte ⟨„und ins Arabische"⟩ offenbar ausgefallen. Denn Ḥunain will ja in dieser Subscriptio die Verantwortlichkeit für die Übersetzung angeben.

Die Übertragung des arabischen Textes ins Deutsche machte in diesem Buche besondere Schwierigkeiten: die von Galen selbst immer und immer wieder beklagte Dunkelheit der hippokratischen Aussprüche und die von Galen zusammengekünstelte Erklärung, Ausdrücke, für die das deutsche Äquivalent fehlt, die Unzulänglichkeit der vielfach verdorbenen Handschrift und die nicht immer klare Wiedergabe des griechischen Textes durch Ajjūb, dessen Übersetzungskunst hinter der Ḥunains zurückblieb, stellten größte Anforderungen an meine Arbeit. Die Folge davon ist, daß dieser Teil meiner Übersetzung weniger lesbar und klar ist. Ich habe mich immer bemüht, dem Wortlaut möglichst nahe zu bleiben, ganz besonders im Hippokratestext, um dem Zweck der ganzen Mühe, eine Grundlage für die Neuherausgabe des Hippokratestextes zu schaffen, möglichst zu genügen.[[2])]

Als Letztes darf ich noch meinem Freund und Mitarbeiter E. Wenkebach meinen innigsten Dank sagen für die tätige Mitarbeit an meinen Übersetzungen, mehr aber noch für die vielen frohen Stunden, die uns in langen Jahren die gemeinsame Vertiefung in die Gedankenwelt des Hippokrates und des Galen schenkte.

Berlin, im Juli 1937.

Franz Pfaff.

1) Die Handschrift Scorial. 804 enthält wohl den hier genannten Hippokratestext von Buch 3 in fortlaufendem Text, aber leider n i c h t den Auszug aus Galens Kommentar zu dem Buche des Hippokrates „Über die Säfte".

2) [Erst nachdem die Übersetzung aus dem Arabischen gedruckt war, habe ich S. 508 die bei Oribasius griechisch erhaltenen Stücke zusammengestellt. Schon die kurzen Abschnitte können den relativ hohen Grad der Zuverlässigkeit der arabischen Übersetzung und ihrer deutschen Wiedergabe durch Franz Pfaff zeigen. K. Deichgräber.]

GALENI

IN HIPPOCRATIS SEXTVM LIBRVM EPIDEMIARVM COMMENTARIA I—VI

EDIDIT

ERNST WENKEBACH

COMMENTARIA VI—VIII

IN GERMANICAM LINGUAM TRANSTULIT

FRANZ PFAFF

CONSPECTVS CODICVM

U = *Marcianus Venetus gr. 283; s. XV, fol.* 1^r*—*169^r

U^1 = *medicus Italicus aetatis litterarum renatarum, fort. s. XV*

U^2 = *corrector Aldinus, Ioannes Clemens medicus Londinensis*

H = *Scorialensis arab. 805; s. XIII (Hunaini versio in linguam Germanicam translata a Francisco Pfaff)*

Hipp. = *Codices Hippocratis ad editionem Littraei adhibiti*

Orib. = *Codices in Oribasii Collectionibus medicis eiusdemque in Synopsi ad Eustathium et in libris ad Eunapium edendis adhibiti ab Ioanne Raeder CMG VI 1. 2. 3, Lipsiae 1926—1933*

Pall. = *Codices in Palladii in Hippocratem et Galenum Scholiis edendis primum excussi a Frid. Reinh. Dietz, vol. II Regim. Pruss. MDCCCXXXIV*

Numeri in marginibus pinguius adscripti Kuehnianae editionis (vol. XVII p. I, p. 793—1009 et vol. XVII p. II, p. 1—344, Lipsiae 1828 et 1829) paginas indicant. Hippocratis librorum paginae sunt editionis Littraeanae (Œuvres complètes d'Hippocrate. V 266—324. Paris 1846). Lemmata novis numeris pinguius expressis instruxi.

CONSPECTVS SIGLORVM

Ald. = *editio Aldina ab Opizone et Clemente curata Venetiis a. 1525*

Bas. = *editio Basileensis Hieronymi Gemusaei a. 1538*

Chart. = *Renatus Charterius in editione Parisina a. 1679*

Corn. = *Ianus Cornarius in Aldinae exemplari suo nunc bibliothecae Ienensis proprio*

Deichgr. = *Carolus Deichgräber*

Sch. = *Hermannus Schöne*

Wenk. 1928 = *dissertationis meae in Actis Acad. Berol. a. 1928 nr. 9 editae pars II, quae inscribitur Beiträge zur Textgeschichte der Epidemienkommentare Galens. II. Teil.*

⟨ΓΑΛΗΝΟΥ⟩
ΕΙΣ ΤΟ ΕΚΤΟΝ ΒΙΒΛΙΟΝ ΤΩΝ ΕΠΙΔΗΜΙΩΝ ⟨ΙΠΠΟΚΡΑΤΟΥΣ ΥΠΟΜΝΗΜΑ ΠΡΩΤΟΝ

Οὐκ οἶδ' ὅπως καὶ τοῦτο τὸ βιβλίον, ὥcπερ καὶ ἄλλο τι τῶν τοῦ⟩ XVII A 793
Ἱπποκράτουc cυγγραμμάτων ἐλυμήναντο πολλοὶ τῶν ἐξηγητῶν ἄλλοc
ἄλλωc, ὡc ἕκαcτοc ἤλπιcε πιθανῶc ἐξηγήcαcθαι, τὴν κατὰ τοῦτο λέξιν
ὑπαλλάττων, ὥcτε ἠναγκάcθην ἐγὼ διὰ τοῦτο τά τε παλαιότατα τῶν
ἀντιγράφων ἐπιζητῆcαι τά τε ὑπομνήματα τῶν πρώτων ἐξηγηcαμένων
τὸ βιβλίον, ἐν οἷc καὶ Ζεῦξίc ἐcτι ⟨καὶ⟩ | ὁ Ταραντῖνοc καὶ ὁ Ἐρυ- 794
θραῖοc Ἡρακλείδηc καὶ πρὸ αὐτῶν Βακχεῖόc τε καὶ Γλαυκίαc.
εἰ μὲν οὖν μετὰ τὸ δηλῶcαι τὴν παλαιὰν γραφὴν ἔλεγον ἡμαρτῆcθαι τὴν

1—10 καὶ Γλαυκίαc: *Deichgräber, Die griech. Empirikerschule, frg. 350, p. 242* ⟨... ὥcπερ καὶ ἄλλο τι τῶν τοῦ⟩ Ἱπποκράτουc cυγγραμμάτων ἐλυμήναντο πολλοὶ τῶν ἐξηγητῶν] *cf. e. c. CMG V 10, 2, 1 p. 10, 9—26, 33 (et p. 65, 18 sqq.) vel ibid. p. 75, 23 sqq. 104, 22 sqq. (et p. 157, 4 sqq.); in Gal. de virtutibus boni commentatoris iudicium inquisivit Carol. Deichgräber l. l. p. 23 sq.* 9 Ζεῦξιc] *cf. CMG V 10, 2, 1 p. 169, 9 et Deichgräber l. l. p. 25 sqq. 209. 263.* ὁ Ταραντῖνοc καὶ ὁ Ἐρυθραῖοc Ἡρακλείδηc] *eidem occurrunt e. c. CMG V 10, 1 p. 230, 14. 15 Pfaff vel V 10, 2, 1 p. 80, 15 sq.; de hoc Herophileo Epid. commentatore cf. l. l. 1 p. 230, 16 sq. vel 2, 1 p. 80, 16, illius Empirici celeberrimi fragm. collegit Deichgräber l. l. p. 258 sqq.* 10 Βακχεῖοc] *cf. CMG V 10, 2, 1 p. 87, 11 et infra p. 203, 20 vel V 10, 1 p. 230, 13 Pf.; cuius principem (quod sciamus) corporis Hippocratici editionem illustravit M. Wellmann, Hippokratesglossare (Quellen u. Stud. z. Gesch. d. Naturwiss. u. d. Med. II, 1931)* Γλαυκίαc] *cf. CMG V 10, 1 p. 230, 13 Pf. et Deichgräber l. l. p. 257 sq.*

1 *sq. tit. loco* Ἐπὶ τ͂ ἱπποκρατ βιβλιοιc ἐξίγηcιc *sic* U: Erste Abhandlung von dem Kommentar des Galenos zu der sechsten Abhandlung von dem „Epidemien“ genannten Buche des Hippokrates *arabice* H: Γαληνοῦ εἰc τὸ ἕκτον τῶν ἐπιδημιῶν Ἱπποκράτουc. ἐξήγηcειc *(sic) inscr. Ald. (t. V fol. 111r) aliterque aliae edd.: tit. sec. inscriptionem primi in tertium librum Epid. commentarii ex parte codd. traditam refinxi* 4 Γαληνοῦ προοίμιον *post tit. libri add. Chart. (IX 353)* 3—5 *et libri titulum et prooemii initium mutilum ex versione Arabica redintegravi: post tit.* Ich weiß nicht, daß die Erklärer an einem Buche des Hippokrates verdorben haben, was sie an diesem Buche verdorben haben; denn viele ändern in ihm viele Dinge *versa habet* H: *a verbis* Εἰc τ͂ ἕκτην τῶν ἐπιδημιῶν ἱπποκράτουc *incipit* U; *una cum tituli parte principium quoque commentarii lacuna haustum esse apparet; cf. Wenk. 1928, p. 6. 7 et 38. 39*: εἰc τὸ ἕκτον *ab Ald. edd.* 5 ἄλλοc *correxi l. l. p. 4:* ἄλλοιc U: ἄλλοι *ab Ald. edd.* 6 τοῦτον *Chart. secutus Kuehn* 7 τά τε παλαιότατα *coll. e. c. p. 11, 33. 69, 17. 121, 20 formae* παλαίτατα *Gal. minus usitatae praeferens restitui, sicut* die ältesten *versum praebet* H: τήν τε παλαιότητα U *edd.*: veteres codices *interpretatus est Crassus* 9. 10 unter ihnen Zeuxis und Herakleides, bekannt als Tarentiner und bekannt als Erythräer H: καὶ *ante* ὁ Ταραντῖνοc *add. Wellmann; cf. ex. gr. CMG V 10, 2, 1 p. 80, 15 sq.* 10 Glaukias und Bakcheios *ordin.* H

λέξιν εἰκὸς εἶναι καὶ διὰ τοῦτο ὑπονοεῖν αὐτοὶ τὴν Ἱπποκράτους γραφὴν εἶναι τήνδε τινά, κἂν ἀπεδεξάμην αὐτούς, εἴ γε μετὰ τὴν ἐπανόρθωσιν ἑώρων διδάσκοντάς τι χρήσιμόν τε ἅμα καὶ τῆς γνώμης ἐχόμενον τοῦ παλαιοῦ. ἐπεὶ δὲ ἐνίοτε καὶ κατ' ἄμφω σφάλλονται, πολὺ βέλτιον ἔδοξέ μοι φυλάττοντι τὴν ἀρχαίαν γραφὴν ἀεὶ μὲν σπουδάζειν ἐκείνην ἐξηγεῖσθαι, μὴ δυνηθέντι δέ ποτε τοῦτο πρᾶξαι πιθανὴν τὴν ἐπανόρθωσιν αὐτῆς ποιεῖσθαι, καθάπερ ὁ Ἡρακλείδης ἐν τῷ δευτέρῳ τῶν Ἐπιδημιῶν ἐποιήσατο κατὰ τὴν λέξιν ἐκείνην ἐν ᾗ γέγραπται· "πρὸς δὲ τὸ Ἀφροδίσιον αἱ οὐραὶ ἔβλεπον." ἐπειδήπερ τοῖς ἐξηγησαμένοις τὴν "οὐραὶ" γραφὴν ἀπιθάνως εἴρηται, "τάχα", φησί, "'θύραι' μὲν ἦν γεγραμμένον διὰ τοῦ θ, τῆς μέσης δὲ γραμμῆς ἐν αὐτῷ διαφθαρείσης
795 ἔδοξεν ὁ βιβλιογράφος 'οὐραὶ' γεγράφθαι". δυ|νατὸν γὰρ δὴ οὕτως καὶ λεπτῆς ἰνὸς ἀπολωλυίας συναπολέσθαι τὴν γραμμὴν ταύτην, καὶ μυίας ⟨γ'⟩ αὐτὴν ἐκφαγούσης, καὶ κατ' ἀρχὰς εὐθὺς αὐτὴν ἀμυδρῶς γραφεῖσαν ἐξίτηλον [αὐτὴν] ὑπὸ τοῦ χρόνου γενέσθαι. πάντων δὲ τῶν ὑπαλλαξάντων τὰς παλαιὰς γραφὰς τολμηρότατα τοὺς περὶ Καπίτωνα καὶ Διοσκουρίδην εὑρίσκω πράξαντας τοῦτο. πότερον μὲν οὖν ἄμεινόν ἐστιν ἁπάντων αὐτῶν ἢ μόνων τῶν εὐλόγως μεταγραψάντων ἢ μηδενὸς ὅλως μεμνῆσθαι, σκοπούμενος εὗρον, εἰ μὲν τῷ μήκει τῶν ὑπομνημάτων οὐδεὶς ἔμελλε ⟨τῶν⟩ ἀναγνωσομένων αὐτὰ δυσχεραίνειν, ἁπάντων μεμνῆσθαι κάλλιον εἶναι, μεμφομένων δὲ πολλῶν οὐ τούτοις μόνον, ἀλλὰ καὶ τοῖς συμμέτρως ἔχουσι καὶ μόνα σπουδαζόντων τὰ χρήσιμα, μέσην τινὰ τούτων ἀμφοτέρων ποιήσασθαι τὴν ἐξήγησιν καὶ τοῦτο εὐθέως ἐν ἀρχῇ προειπεῖν, ὅπως ἀπαλλάττωνται τῶνδε τῶν ὑπομνημάτων οἱ μὴ χαίροντες τούτοις. ἐγὼ μὲν γάρ, ὥσπερ καὶ τἆλλα

7 ὁ Ἡρακλείδης (*vix* ὁ Ἐρυθραῖος) ἐν τῷ δευτέρῳ τ. Ἐ.] *2, 20 V 92, 11. 12 L. cum Gal. comm. CMG V 10, 1 p. 230, 12 sqq. Pf.* 16. 17 τοὺς περὶ Καπίτωνα καὶ Διοσκορίδην] *utrumque Hipp. editorem in lectionibus mutandis audacissimum (cf. Joh. Ilberg, Rhein. Mus. XLV 132) permulti declarant loci cum CMG V 9, 1 p. 13, 19. 22 Mew. et ibid. V 9, 2 p. 131, 24. 165, 18. 176, 18 sq. Diels tum V 10, 1 p. 78, 22 et 275, 11; praeterea de Artemidoro Capitone vid. V 10, 2, 1 p. 72, 4 et 157, 16, de Dioscuride ibid. V 10, 1 p. 197, 17 et 2, 1 p. 47, 2 itemque infra p. 55, 18. 69, 18. 163, 5. 164, 16 sq. al., cuius editionem operum Hipp. Gal. adhibuisse demonstratum iit F. Pfaff in Relat. Acad. Berol. 1931, XXI, p. 22 sqq. et Stud. Vindob. L (1932) p. 80 sq.* 23 μέσην ... ποιήσασθαι τὴν ἐξήγησιν] *cf. CMG V 10, 1 p. 45, 22*

1 εἶναι] εἴη ἂν *ab Ald. recep. omnes edd.* ἐπινοεῖν αὐτοὺς U *edd.*: *in Arabide* und daß sie deshalb die Vermutung ausgesprochen hätten H, *unde correxi l. l. p. 8* 11 αὐτῷ *scripsi cum* H: αὐτῇ U *edd.* 13 συναπολέσθαι *scripsi*: συναπόλλυσθαι U *edd.* 14 γρα *alibi (ut p. 3, 11 vel 4, 16) pro* γραφὴν *scriptum in* U *in* γραμμὴν *recte dissolvit Ald.* καὶ μυίας αὐτὴν ἐκφαγούσης U *consentiente* H: καὶ μίας (μιᾶς *a Bas. edd.*) αὐτὴν ἐκφευγείσης *Ald. Bas.*: ἐκφυγείσης *perperam scr. Chart.*: γ' *inserui; cf. Wenk. 1928, p. 8 sq.* καὶ *ante* κατ' ἀρχὰς U: oder *vertit* H, *quod si rectum sit,* ἤτοι γε *pro* οὕτως καὶ *(v. 12) commendaverim* ἀμυδρῶς *emendavi*: ἀμυδρὰν U *edd.* 15 αὐτὴν *post* ἐξίτηλον *uncinavi, etsi olim contra* H *in* παντελῶς *vel potius* τελέως *(cf. e. c. p. 15, 25) mutare quam ut ex prioribus iteratum delere malueram; cf. Wenk. 1928, p. 63*: prorsus *interpret. Crassus* 16 τολμηροτάτους U *edd.*: *correxi* 17 Διοσκορίδην *fort. melius Bas.* 20 τῶν *ante* ἀναγνωσομένων *addidi* 24 τῇ *ante* ἀρχῇ *ab Ald. recep. edd.* προεῖπον U: προειπεῖν *praetuli*

πάντα πολλοῖς τῶν δεηθέντων ἑταίρων χαριζόμενος ἐποίησα, | καὶ τὰς 796
ἐξηγήσεις ταύτας ἐκείνων ἕνεκα συνέθηκα. θεωρῶν δ' εἰς πολλοὺς ἐκ-
πίπτοντα τὰ γραφόμενα προοιμίων τοιούτων ἐδεήθην. ὥσπερ οὖν τοῦτο
προεῖπον, οὕτω καὶ τόδε προειπεῖν ἀναγκαῖόν ἐστιν, ὡς τὸ τῆς ἑρμη-
νείας εἶδος ἐν τῷδε τῷ βιβλίῳ πάμπολυ διαλλάττει τοῦ κατὰ τὸ
πρῶτον καὶ τρίτον τῶν Ἐπιδημιῶν, ἃ σχεδὸν ἅπαντες ἡγοῦνται γε-
γράφθαι πρὸς ἔκδοσιν ὑφ' Ἱπποκράτους μόνα, τῶν δ' ἄλλων πέντε
τὸ μὲν πέμπτον τε καὶ ἕβδομον ἐναργῶς εἶναι νόθα, τὸ δ' ἕκτον
τοῦτο καὶ πρὸ αὐτοῦ τὸ δεύτερον, ἐξ ὧν αὐτὸς ⟨ὁ⟩ Ἱπποκράτης
ἑαυτῷ παρεσκευάσατο, φασὶν ὑπὸ Θεσσαλοῦ τοῦ υἱέος αὐτοῦ συν-
τεθῆναι. καὶ τινὲς μὲν ἡγοῦνται καὶ αὐτόν τι παρεγγράψαι τὸν
Θεσσαλόν, τινὲς δὲ ἄλλους τῶν μετ' αὐτόν. ἐν μὲν οὖν τῷ πρώ-
τῳ καὶ τῷ τρίτῳ τῶν Ἐπιδημιῶν καταστάσεις γέ τινας γράφει τοῦ
περιέχοντος, ἐφ' αἷς τὰ ἐπιδημήσαντα νοσήματα γίγνεται (ταύτῃ γὰρ
ἐπ' αὐτῶν αὐτὸς φαίνεται τῇ λέξει χρώμενος καὶ διὰ τοῦτο καὶ τὸ
ἐπίγραμμα τοῖς βιβλίοις τοῦτο ἐποιήσατο, τῶν ἐπι|δημίων νοσημάτων 797
διδασκαλίας ⟨ἐν⟩ αὐτοῖς γινομένης, οὐ τῶν αὐτοῦ τοῦ Ἱπποκράτους
ἐπιδημιῶν, ἃς ἐποιεῖτο κατὰ τὰς πόλεις), ἐνταυθοῖ δὲ τοῦτο μὲν ὀλίγον
ἐστίν. τὸ δὲ πλεῖστον εἶδος τῆς διδασκαλίας ἀφορισμοί τινες εἶναι
φαίνονται, κατὰ περιγραφὴν ἕκαστος ἰδίαν γεγονότες. ὥστε δι' ἀπο-
ρίαν οἰκείας ἐπιγραφῆς καὶ ταῦτα τὰ δύο βιβλία συγχρήσασθαί φασι
τῇ τῶν "Ἐπιδημιῶν", ὀλίγιστον ἔχοντα τὸ τῆς ἐπιγραφῆς οἰκεῖον.
ἐοικὸς δὲ αὐτοῖς ὅσον ἐπὶ τῷ χαρακτῆρι τῆς λέξεως τὸ τέταρτον ἀπο-

1 πολλοῖς τῶν δεηθέντων ἑταίρων χαριζόμενος] *ut e. c. CMG V 10, 2, 1 p. 60, 4 sqq.; cf. Acta Acad. Berol. 1927, 93 sqq.* 7 πρὸς ἔκδοσιν] *de Epid. libr. I et III ut ederentur conscriptis cf. CMG V 10, 1 p. 310, 28 sqq. Pf. et infra p. 76, 4 sq. (cf. Joh. Mewaldt, Herm. XLIV, 1909, 119/20); de Hipp. elocutione ad* συγγράμματα *adhibita cf. CMG V 10, 1 p. 275, 34. 35 Pf. et 2, 1 p. 126, 12 sqq. (cf. Quellen u. Stud. z. Gesch. d. Naturwiss. u. d. Med. III 370[3])* 8 τὸ μὲν πέμπτον τε καὶ ἕβδομον ... νόθα] *cf. Gal. VII 890 K.* 9. 10 ἐξ ὧν αὐτὸς ⟨ὁ⟩ Ἱπποκράτης ἑαυτῷ παρεσκευάσατο] *cf. e. c. p. 111, 17 sq. 118, 25. 130, 13. 208, 22 sq. al.* 10 ὑπὸ Θεσσαλοῦ] *cf. H. Diller, RE VI A 165 sqq. aliaque quae adnotavi CMG V 10, 2, 1 p. 62, 18 et infra p. 76, 2. 272, 7; de Epid. lib. II cf. CMG V 10, 1 cum p. 155, 32. 292, 20. 354, 26 sq. tum p. 276, 1 sqq. et 310, 23 sqq. Pf.* 13 καταστάσεις ... τοῦ περιέχοντος] *cf. CMG V 10, 2, 1 p. 109, 6. 8* 14 τὰ ἐπιδημήσαντα νοσήματα] *opp.* τὰ σποραδικά, *quorum differentiam Gal. pertractavit CMG V 10, 1 p. 4, 2 sqq. 9, 25 sqq.* 17 τοῦ Ἱπποκράτους ἐπιδημιῶν] *Hipp. peregrinationes obiter tetigit Gal. I 58 K. = Scr. min. II 5 M.; cf. Quell. u. Stud. z. Gesch. d. Naturwiss. u. d. Med. III, 1933, 372* 23 τὸ τέταρτον] *cf. Gal. VII 854 sq. 890 K. CMG V 10, 1 p. 310, 40 sqq. Pf.*

3 προοίμιον *compendiose* U: *corr. Ald.* 5 τῷδε *cum Chart. om. Kuehn* 9 ὁ *addidi; cf. e. c. v. 17 vel p. 13, 22. CMG V 9, 2 p. 23, 6 Diels* 11 παραγράψαι U *edd.: correxi l. l. p 13* 12 αὐτῶν *compend.* U: *corr. Ald.* 13 γε *correxi*: τε U *edd.* 14 γίγνεται *restitui ex interpret. arab.*: durch welche die epidemischen Krankheiten erzeugt werden H; *cf. e. c. CMG V 10, 1 p. 4, 16 sq. 30 sqq. 155, 14 Pfaff; 2, 1 p. 113, 2 sqq. 158, 21 sqq.*: διηγοῦνται U *edd.*: enumerantur *(num* ἐξαριθμοῦνται *vel* διαιροῦνται*?) vert. Crassus* 16 ἐπιδήμων U *Ald. Bas.*: ἐπιδημίων *incertus (cf. CMG V 10, 1 p. 10, 14 et 2, 1 p. 120, 10 sqq.) cum Chart. scripsi l. l. p. 13* 17 ἐν *ante* αὐτοῖς *addidi* 22 ἐπιδημίων U: *corr. Ald.*

λείπεται πάμπολυ τοῦ χρηςίμου τῆς θεωρίας. ὅςοι δὲ 'Θεςςαλοῦ καταςτάςεις' ἐπέγραψαν τὸ προκείμενον βιβλίον τοῦτο, προδήλως ἥμαρτον. ⟨ἀλλ'⟩ ἀρκεῖ νῦν μοι ταῦτα προειρῆςθαι, γεγραμμένων ἐνίοις τῶν ἐξηγητῶν καὶ ἄλλων οὐκ ὀλίγων, ἃ διὰ τὸ μὴ βούλεςθαι μηκύνειν ἀκόλουθον ἦν παραλιπεῖν. |

---

798 **I 1** [I 1. V 266, 3 L.] Ὁκόςῃςιν ἐξ ἀποφθορῆς περὶ ὑςτέρην καὶ οἰδημάτων ἐς καρηβαρίην τρέπεται.

Ἅπαξ εἰπεῖν τινα κοινὸν λόγον ἐπὶ κοινῷ πράγματι διέγνωκα· τῶν δὴ ἀναγνωςομένων ἑκάςτῳ κατὰ τὴν οἰκείαν διάλεκτον, ὅπως ἂν ἑαυτὸν πείςῃ, ⟨λέγειν καὶ⟩ γράφειν ἐξέςτω. τινὲς μὲν γὰρ ὅςῃςι διὰ τριῶν ςυλλαβῶν, ἔνιοι δ' ὁκόςῃςι διὰ τεςςάρων ἔγραψαν, ἔνιοι δ' οὐ διὰ τοῦ κ γράφουςιν ὁκόςῃςιν, ἀλλὰ διὰ τοῦ π τὴν δευτέραν ςυλλαβήν, καθάπερ ὁ Καπίτων οὐ τοῦτο μόνον, ἀλλὰ καὶ πάντα τὰ τοιαῦτα. διαφέρει δ' οὐδὲν ὡς πρὸς τὰ τῆς τέχνης ἔργα γράφειν οὕτως ἢ ἐκείνως, ὥςτ' ἄμεινον ἔδοξέ μοι μόνας ἐκείνας τῶν γραφῶν προχειρίζεςθαι κατὰ τὸν λόγον, ὅςαι τὸ δηλούμενον ὑπαλλάττουςι, τὰς δὲ ἐν αὐτῇ μόνῃ τῇ λέξει διαφερομένας ἄνευ τοῦ καὶ τὰ πράγματα μετακινεῖν ἐπιτρέπειν, ὡς ἂν ἐθέλῃ γράφειν καὶ λέγειν, ἑκάςτῳ. αὖθις οὖν
799 ἀφ' ἑτέρας | ἀρχῆς ἀναλαβὼν τὴν προγεγραμμένην ῥῆςιν ἐπὶ τὴν ἐξήγηςιν αὐτῆς τρέψομαι.

I 2 [I 1. V 266, 3—6 L.] Ὁκόςῃςι ἐξ ἀποφθορῆς περὶ ὑςτέρην καὶ οἰδημάτων ἐς καρηβαρίην τρέπεται καὶ κατὰ τὸ βρέγμα αἱ ὀδύναι καὶ ὅςαι ἄλλαι ἀπὸ ὑςτερέων, ταύτῃςιν ἐν ὀκτὼ ἢ δέκα μηςὶν ἐς ἰςχίον τελευτᾷ.

Ὃ καλοῦςιν "ἄμβλωςιν" οἱ Ἀττικοί, τοῦτο ςυνήθως Ἱπποκράτης ἀποφθορὰν ὀνομάζει, καὶ τὰ ῥήματα δὲ τὰ παρακείμενα τῇ προςηγορίᾳ τῇδε καὶ τὰς ὑπὸ τῶν γραμματικῶν ὀνομαζομένας μετοχὰς ἀνὰ λόγον αὐτῇ γράφει. τὸ δ' "ἀμβλώςκειν" (ἴςως γάρ τις ἀγνοεῖ καὶ

1 Θεςςαλοῦ καταςτάςεις] *de hoc titulo huius libri nihil amplius compertum habeo; Gal. ipse et hunc et alterum Epid. librum "Promiscuas" vel "dubias sententias" rectius inscribi putabat CMG V 10, 1 p. 311, 5 Pf.* 18 Καπίτων] *illum quidem eadem qua Dioscuridem ratione Iada librorum Hippocrateorum formis vulgaribus consuetudinis sermonis communis sublatis purgavisse testatur Gal. etiam Epid. VI 8, 23. V 352, 8 L. commentans p. 483, 25 sqq.; cf. F. Pfaff in Relat. Acad. Berol. 1931, XXI, 579/80* 26 ἀποφθοράν] *e. c. Hipp. op. I 222, 6. 14 Kw. itemque* ἀποφθείρειν *ibid. p. 193, 18 et* ἀποφθείρουςα *Epid. II 1, 6. V 76, 13 L.*

1 τοῦ χρηςίμου H; *cf. ex. gr. CMG V 4, 2 p. 444, 28 Kalbfl.*: τῷ χρηςίμῳ U *edd.* 3 ⟨ἀλλ'⟩ ἀρκεῖ νῦν *supplevi et emendavi*: ἀρκεῖ γὰρ U *edd.* 6. 7 περὶ ὑςτέρην—τρέπεται *om. ab Ald. omnes deinceps edd.* οἴδημα, τῶν U; *cf. v. 22: correxi* 10 πείςει *ab Ald. edd.* λέγειν καὶ *ante* γράφειν *coll. v. 18 ex* H *recepi* 22 *et p. 7, 6* οἰδη$^{α}_{μ}$, τῶν U: *utroque loco corr. Bas.* καὶ *ante* κατὰ *om. Hipp.; cf. p. 14, 1 sqq.* 23 αἱ *ante* ὀδύναι *om. et* μάλιστα *post* ὀδύναι *add. Hipp.* 24 ἐς *ex Hipp. correxi coll. p. 11, 30. 12, 3. 14, 6*: εἰς U *edd.* 26 περικείμενα U: *corr. Deichgr.* 28 ἀνὰ λόγον] ἀνάλογον *ut solet* U

τοῦτ' αὐτό) κατὰ τῆς ἀτελοῦς τῶν ἐμβρύων ἐκτρώσεως ἐπιφέρουσιν, ὅπως ἂν ᾖ γεγονυῖα, καὶ τὰ φάρμακα δὲ τὰ τοῦτ' ἐργαζόμενα καλοῦσιν "ἀμβλωτικά". τὸ μὲν οὖν σημαινόμενον ὑπὸ τῆς λέξεως ἅπαξ | εἰρῆσθαι 800
νῦν ἀρκέσει. τῶν δὲ χρησίμων ἀρκτέον ἤδη, τοσοῦτον ἐπισημηναμένους, ὡς ταύτην τὴν ῥῆσιν οἱ παλαιοὶ τῶν ἐξηγητῶν ἐν τῇδε τῇ λέξει γράφουσιν· "ὁκόσῃσιν ἀπὸ φθορῆς περὶ ὑστέρας καὶ οἰδημάτων εἰς καρηβαρίας τρέπεται", φθοράν, οὐκ ἀποφθορὰν βουλόμενοι δηλονότι τὴν ἄμβλωσιν ὀνομάζειν. οἱ δὲ προστιθέντες τὴν ἐξ πρόθεσιν ἀποφθορὰν δηλονότι αὐτὴν ἐβουλήθησαν καλεῖσθαι. φαίνεται μὲν οὖν καὶ οὕτω πολλάκις ὀνομάζων Ἱπποκράτης, εἰ μέντοι καὶ νῦν, ἄδηλον. ὥσπερ δ' ἐν τούτῳ, κἂν διαφερόντως γράφωσι, τὴν αὐτὴν τοῦ λόγου φυλάττουσι διάνοιαν, οὕτω κἂν τῷ περὶ ὑστέρας πληθυντικῶς ἢ ὑστέρην ἑνικῶς ἢ καρηβαρίην ⟨ἑνικῶς⟩ ἢ καρηβαρίας πληθυντικῶς οὐχ ὑπαλλάττουσι τὴν τοῦ λόγου διάνοιαν. ὅθεν ἐγὼ [Γαληνὸς] παρῃτησάμην καὶ τοιαύτας ἐν τῇ λέξει διαφωνίας κρίνειν, ὅσαι τῶν δηλουμένων πραγμάτων οὐδὲν ὑπαλλάττουσι.

τὸ γοῦν λεγόμενον ὑφ' Ἱπποκράτους τοιοῦτόν ἐστιν· αἷς ἂν γυναιξὶν ἐπὶ | διαφθορᾷ τῶν ἐμβρύων οἰδήματα ἐχούσαις ἐν τῇ μήτρᾳ 801
κατὰ συμπάθειαν ἀκολουθήσῃ καρηβαρία, ταύταις °⟨εἰκὸς⟩ κατὰ τὸ βρέγμα γίγνεσθαι τὴν ὀδύνην. ὡσαύτως δὲ καὶ τὰς ἄλλας καρηβαρίας, ὅσαι διὰ τὰ τῆς μήτρας πάθη γίνονται, κατὰ τὸν αὐτὸν λόγον †ἐρειδούσας ἔχειν τὰς ὀδύνας εἰς τὸ βρέγμα.' πρῶτον μὲν οὖν ἀναγκαῖόν ἐστιν ἐπισκέψασθαι, τί ποτε σημαίνει τὸ τοῦ οἰδήματος ὄνομα. φαίνεται γὰρ ὁ Ἱπποκράτης ἀεί, καθότι δέδεικται πολλάκις, ἅπαντας

1 τῶν ἐμβρύων ἐκτρώσεως] *cf. Anutii Foësii Oecon. Hipp., Francofurdi 1588, p. 193 s. v.* ἐκτιτρώσκειν; *E. Kind, Ind. verb. ad Soran. CMG IV p. 212 s. v.* ἔκτρωσις; *A. Thumb, Die griech. Spr. im Zeitalter d. Hellenismus p. 209. 214* 14. 15 παρῃτησάμην καὶ τοιαύτας ... κρίνειν] *modo p. 6, 16 sqq.* 24 καθότι δέδεικται πολλάκις] *ex. gr. Gal. X 953 K. CMG V 9, 1 p. 39, 5. 66, 4 Mew. p. 234, 29. 290, 4 Helmr. V 9, 2 p. 247, 8 Heeg. V 10, 1 p. 166. 196. 305 Pf.* 24—p. 8, 1 ἅπαντας τοὺς παρὰ φύσιν ὄγκους] *cf. Gal. VII 705—732 K.; vert. Paul Richter in Klass. d. Med. XXI, 1913, imprimis c. 2, ubi* φλεγμονή *item ac XI 71 sqq. K. tractatur*

1 ἐκτρώσεως *de abortu necessarium duxi*: ἐκπτώσεως *de articuli prolapsione vel luxatione Hippocrati consuetum* U H *edd.* p. 6, 25—7, 10 *pro verbis* Ὃ καλοῦσιν ἄμβλωσιν—ἄδηλον *interpretando* „Fehlgeburt" bedeutet das Herausfallen des Embryo aus dem Mutterleibe, bevor er vollendet ist, wie es auch erfolgen mag. Hippokrates nennt sie in dieser Bedeutung „Verderbnis". Ebenso finden wir sie an dieser Stelle in einigen Handschriften statt „Fehlgeburt" geschrieben, und die Handschriften sind hierin verschieden, aber die Bedeutung ist doch dieselbe H 9 *inter* δηλονότι *et* αὐτὴν *rasuram totius fere versus, ubi verisimiliter propter prius* δηλονότι *verba* τὴν ἄμβλωσιν—ἀποφθορὰν δηλονότι *iterata fuerunt, exhibet* U δηλονότι *delere quam* αὐτὴν *in* ταύτην *mutare malim* καὶ φαίνεται U *edd.*: καὶ *ante* οὕτω *transposui* 10 αὐτὴν *ad* ὀνομάζων *addere supersedi* ὀνομάζειν *nulla necessitate scr. Chart.; cf. p. 8, 1. 5* ἱπποκράτους U: *corr. Ald.* 12 ὑστέραν U: *corr. Ald.* 13 καρηβαρίαν U: *corr. Ald.* in einigen Handschriften „Schwere im Kopfe" im Plural und in einigen im Singular *versa habet* H, *unde* ἑνικῶς *supplevi* 14 Γαληνὸς *delevi, sicut om.* H: Γαληνός, *i. e.* Serenus, *defendit Sch.* "*ipsius Galeni subfrigide iocantis additamentum esse existimans, qui quasi consopitis inanium discrepantiarum fluctibus serenitatem se disceptationis aequori reddere gloriatur*" 17 γοῦν] τοίνυν *mihi magis placeret* τοιουτοῦτον U: *corr. Ald.* 19 εἰκὸς *vel tale quid ante* κατὰ *perisse putem* 20 τὰς *om. ab Ald. edd.* 21 *pro* ἐρειδούσας *corrupto, quod praesertim desit in* H, ἐμπιπτούσας *coniecerim*

τοὺς παρὰ φύςιν ὄγκους οὕτως ὀνομάζων, ἐάν τε ἀνώδυνοι καὶ ςκληροὶ τυγχάνωςιν ὄντες, οὓς ὀνομάζουςιν ἰδίως ςκίρρους, ἐάν τε ὀδύνην ἔχωςιν, οὓς ὀνομάζουςιν ἰδίως φλεγμονάς, ἐάν τε ἀνώδυνοί ⟨τ'⟩ ὦςι καὶ χαῦνοι, καλοῦςι δὲ μόνους τούτους οἰδήματα. νυνὶ μέντοι φαίνεται τοιούτων οἰδημάτων μνημονεύων, ὅςα γε χρονίςαι δύναται καὶ καρηβαρίαν ἐργάςαςθαι, τουτέςτι τῆς κεφαλῆς ⟨βάρος⟩. ὅτι μὲν οὖν ἐπὶ ταῖς διαφθοραῖς τῶν ἐμβρύων εἴωθε γίνεςθαι τοῦτο, τὸ φαινόμενον αὐτὸ μαρτυρεῖ. τίς δ' ἐςτὶν ἡ αἰτία τοῦ μᾶλλον τῶν ἄλλων
802 τῆς κεφαλῆς μερῶν ὀδυνᾶςθαι τὸ βρέγμα πειρα|θέντες εὑρεῖν ἔνιοι τῶν ἐξηγηςαμένων τὸ βιβλίον ἀλλήλοις διηνέχθηςαν, τινὲς μὲν τὸ κατ' ἶξιν, ὅπερ ἐςτὶ τὸ κατ' εὐθυωρίαν, αἰτιαςάμενοι· τοῖς μὲν γὰρ κατ' ὀςφύν τε καὶ ὅλως τὴν ῥάχιν ἐν πάθει τινὶ γενομένοις μορίοις ἐπὶ τὸν ὀπίςθιον ἐγκέφαλον ἀνήκειν φαςὶ τὴν εὐθυωρίαν, ⟨τοῖς δὲ κατὰ τὰ ἔμπροςθεν τοῦ ςώματος ἐπὶ τὸ βρέγμα⟩· τινὲς δὲ καὶ τῆς μήτρας αὐτῆς τοῖς μὲν τὰ ὄπιςθεν πάςχουςι τὰ κατὰ τὸ ἰνίον φαςὶ ςυμπάςχειν, τοῖς δὲ τὰ πρόςω τὰ κατὰ τὸ βρέγμα· τινὲς δὲ ἀποχωρήςαντες ἀπὸ τοῦ κατ' εὐθυωρίαν, ὃ δὴ καὶ κατ' ἶξιν ὁ Ἱπποκράτης ὀνομάζει ςυμπάςχειν φαςὶ τῇ μήτρᾳ τὸν ἐγκέφαλον, ὡς ἂν νευρώδει μορίῳ νεύρων ἀρχῆς ὄντος αὐτοῦ, καὶ διὰ τοῦτο γίνεςθαι τὰς καρηβαρίας, ἅτε δὲ πλείςτου κατὰ τὸ βρέγμα κειμένου τοῦ ἐγκεφάλου, κατὰ τοῦτο διαςημαίνειν μάλιςτα τὴν ὀδύνην. ἔνιοι δὲ ἀςθενέςτατον εἶναι τοῦτο τὸ μέρος τῆς ⟨ὅλης⟩ κεφαλῆς εἰπόντες εἰκότως φαςὶ μειζόνως τῶν ἄλλων αὐτὸ πάςχειν. ὅςοι μὲν γὰρ ἀπὸ τῶν μέςων τοῦ ἐγκεφάλου τῶν κατὰ τὸ βρέγμα ἐπὶ τὰς μήτρας νεῦρα πεφυκέναι λέγουςι,
803 τούτων οὐδὲ μεμνῆςθαι καλόν, ὥςπερ ἴςως οὐδὲ τῶν φαςκόντων, | ⟨ὡς,⟩ διότι νευρώδης ἡ μήτρα, διὰ τοῦτο αὐτῇ ςυμπάςχει ⟨παθούςῃ καὶ⟩ τῶν νεύρων ἡ ἀρχή. πῶς γὰρ οὐκ ἂν ἐγγὺς μᾶλλον ὂν τὸ περιτόναιον

2 ςκίρρους] *cf. Foës. Oec. Hipp. p. 572/73; varii tumores dignoscuntur etiam l. I* Περὶ τῶν ἰατρικῶν ὀνομάτων *ed. Meyerhof-Schacht in Actis Acad. Berol. 1931, III, 35* 10. 11. 17 κατ' ἶξιν] *exempla congessit Foës. Oec. Hipp. p. 284 s. v.* ἶξις

1 ὀνομάζ, *i. e.* -ων U: ὀνομάζειν *per errorem Ald. omnesque edd.* 3 ἂν τε U: *corr. Ald.* 2. 3 ςκίρρους ... ἰδίως *bis exar.* U: *iterata sustulit Ald.* 3. 4 ἂν τε ἀνώδυνοι εἰςὶ U: *correxi* 5 μνημονεῦ U: μνημονεύειν *frustra Chart.* γε *correxi*: τε U *edd.* χθονίςαι U: *corr. Ald.* 6 τουτέςτι τῆς κεφαλῆς *om.* H: βάρος *add. Sch.; cf. CMG V 9,1 p. 342,6 Helmr.* 9 πειραςθέντες *ab Ald. edd.* 10 ἔνιοι μὲν U *edd.*: τινὲς μὲν *scripsi* 11 ἶξις U: *corr. Ald.* 13 *post* εὐθυωρίαν *in Arabide* und wenn die Krankheit im vorderen Teil des Körpers, dann steigt sie direkt zum Vorderkopf hinauf *add.* H, *unde supplevi* 19 ἀρχῆς ὄντος αὐτοῦ *conieci collatis talibus qualia tradita sunt CMG V 10,1 p. 134,14 vel 10,2,1 p. 97,8*: ἀρχὴν ὄντα αὐτὸν U *edd.* 20 ἅτε δὲ *correxi comprobante* H: ἅτε δὴ U *edd.*: sed *interpret. add. Crassus* 21 μάλλιςτα *constanter* U: *corr. Ald.* 22 ὅλης *ante* κεφαλῆς *ex* H *addidi* 25—27 φαςκόντων ⟨ὡς⟩ (*nisi verisimilius* ⟨ὅτι⟩), διότι ..., δ. τ. αὐτῇ ςυμπάςχει ⟨παθούςῃ καὶ⟩ τῶν νεύρων ἡ ἀρχή *an* φαςκ., διότι..., δ. τ. αὐτῇ ςυμπάςχειν ⟨παθούςῃ καὶ⟩ τ. ν. τὴν ἀρχήν *legendum sit dubito*: παθούςῃ καὶ *ex* H *recepi*: φαςκ. διότι ... ςυμπάςχει τῶν νεύρων ἡ ἀρχή U *edd., nisi quod* νευρῶν *ab Aldina ad Kuehnianam: recte* asserunt ... ideo ipso patiente *(sc. utero)* simul et nervorum principium affici *vertit Crassus*

καὶ τὰ ἔντερα καὶ ἡ γαςτὴρ καὶ τὸ διάφραγμα cυνεπάθηcεν αὐτῇ, νευρώδη γε ὄντα καὶ αὐτά; τούτων δ' ἔτι χείρους οἱ λέγοντες τοῖς ὄρχεσι τὸν ἐγκέφαλον cυμπάcχειν, ἐπειδὴ καὶ αὐτοὶ τὴν αὐτὴν ἔχουσιν οὐσίαν ἐγκεφάλῳ, καὶ διὰ τοῦτο καὶ τῇ μήτρᾳ, καὶ γὰρ καὶ ταύτην ὄρχεις ἔχειν. ἐὰν δὲ καὶ τῶν ἔτι φαυλοτέρων ἢ κατὰ τούτους μνημονεύω, τάχ' ἄν τις °ἐγκαλέσειέ μοι καὶ °φήσειε μηδ' ὧν ὀλίγον ἔμπροσθεν ἔγραψα μεμνῆσθαί με. κάλλιον οὖν ἦν παρῃτημένον τὰς φλυαρίας αὐτῶν ἅπαξ μηδ' ὅλως ἔτι μνημονεύειν ὧν εἰρήκασι.

τῶν δὲ λεγόντων νευρώδη τὴν μήτραν εἶναι κατὰ μέν τι σημαινόμενον ἀληθῆ τὸν λόγον ἡγητέον εἶναι, καθ' ἕτερον δὲ ψευδῆ. τρία γάρ ἐστι γένη σωμάτων ὁμοιομερῶν ἐν τοῖς ζῴοις ἄναιμά τε καὶ ἀκοίλια φαινόμενα, τὰ μὲν ἐξ ὀστῶν, τὰ δ' ἐξ ἐγκεφάλου καὶ νωτιαίου, 804
τὰ δὲ ἐκ μυῶν φυόμενα. ὀνομάζεται δὲ ὑπὸ μὲν Ἱπποκράτους τοὐπίπαν τὸ μὲν πρῶτον αὐτῶν εἰρημένον σύνδεσμος, τὸ δὲ δεύτερον νεῦρόν τε καὶ τόνος, τὸ δὲ τρίτον τένων. ἔνιοι δὲ νεῦρα πάντα καλέσαντες δι' ἣν εἶπον ὁμοιότητα τὸ μὲν πρῶτον αὐτῶν γένος συνδετικὸν εἶναί φασι, τὸ δὲ δεύτερον αἰσθητικόν τε καὶ προαιρετικόν, τὸ δὲ τρίτον ἀπονεύρωσιν ὀνομάζουσιν. ἀλλ' οὐδ' ἐξ ἑνὸς τῶν τριῶν τούτων γενῶν ἡ μήτρα μετέχει νεύρων πολλῶν. ἐπεὶ δ' ἔκτασίν τε καὶ συστολὴν ἄχρι πλείστου τὸ σῶμα αὐτῆς φαίνεται ποιούμενον, ὃ μήτε τοῖς σαρκώδεσι μήτε τοῖς πιμελώδεσι μορίοις ὑπάρχει, κατὰ τοσοῦτον νευρώδη προσαγορεύομεν αὐτὴν ἀπό τινος ὁμοιότητος, κἀντεῦθεν παράγωγον ὄνομα τῶν νεύρων ποιησάμενοι, καθάπερ ἀμέλει καὶ τὴν κύστιν οὕτω προσαγορεύειν εἰώθασι καὶ τἆλλα πάντα τὰ λευκὰ καὶ ἄναιμα κατὰ τὴν οὐσίαν, ὅταν ἐκτείνεσθαί τε μέχρι πλείστου καὶ πάλιν εἰς ἑαυτὰ συνιζάνειν φαίνηται. κατὰ τοῦτο γοῦν αὐτὸ καὶ τὴν τοῦ καλουμένου καυλοῦ φύσιν ἐν τοῖς τῶν ἀρρένων αἰδοίοις νευρώδη φασὶν 805
εἶναι καὶ τῆς μήτρας τὸν τράχηλον. εἰσὶ δ' οἳ καὶ σηραγγῶδές τε νεῦρον ὀνομάζουσι τὸν καυλὸν τοῦ αἰδοίου καὶ δι' ἐκεῖνον καὶ ὅλον αὐτὸ νευρῶδες καλοῦσι. κἄπειτ' ἐπιλαβόμενοι τῆς ὁμοιότητος, οὐ κατὰ τὴν δύναμιν τῶν ὄντως νεύρων, ἀλλὰ κατὰ τὴν σωματικὴν οὐσίαν αὐτῆς οὔσης, ζητοῦσι διὰ τί συμπαθείας οὐ φέρει μεγάλας ταῖς τῶν νεύρων ἀρχαῖς ὁ καυλός· ἀρχὰς δὲ δηλονότι νεύρων ἐγκέφαλόν τε καὶ νωτιαῖον λέγω. καὶ κατὰ τὴν μήτραν τοίνυν ἐμφύεται μέν τινα νεῦρα

6 ὀλίγον ἔμπροσθεν] *p. 4, 17—23* 10. 11 τρία γένη σωμάτων ὁμοιομερῶν] *cf. CMG V 9, 1 p. 6, 14 sqq. Mew,* 13—15 σύνδεσμος, νεῦρόν τε καὶ τόνος, τένων] *cf. Foës. Oec. Hipp. p. 597. 426 sqq. 619. 614* 15 ἔνιοι δὲ νεῦρα κτέ.] *Aristotelem et Herophilum attulit Gal. De plac. Hipp. et Plat. l. I exeunte p. 163 sqq. Müller = V 206 sqq. K.* 16 εἶπον] *v. 11* 22 νευρώδη *sc.* τὴν μήτραν] *ut e. c. CMG V 9, 1 p. 251/52 Helmr.*

6 τάχ' ἄν τις ἐγκαλέσειέ μοι καὶ φήσειε *quam* τάχα τις ἐγκαλέσει μοι καὶ φήσει *scribere malui*: ἐγκαλέσῃ *et* φήσει U: ἂν *particula non sublata* ἐγκαλέσει *scr. Chart. (cf. quae animadverti in Sudhoffii Arch. f. Gesch. d. Med. XXVI, 1933, 249 [1]))* 7 μεμνῆσθαι *bis* U 15 τε καὶ τόνος *om.* H 16. 17 συνδεκτικὸν *compend.* U: *corr. Ald.* 22 προσαγορευόμενον *falso Chart.* κἀντεῦθεν H: κἀνταῦθα U *edd.* 25 πλεῖστον U: *corr. Kuehn* 26 φαίνεται U: *corr. Kuehn* 27 αἰδίοις U: *corr. Ald.* 31 *post* νεύρων *verba* ὀνομάζουσ τὸν καυλὸν τοῦ αἰδοίου *ex v. 29 iterata expunxit ipse* U

πάντως, ἢ οὐκ ἂν ᾐcθάνετο. μικρὰ δ' ἐcτὶ πάνυ ταῦτα παραβαλλόμενα τῷ μεγέθει τοῦ μορίου καὶ διὰ τοῦτο ζητήcεως οὐ μικρᾶc ἐcτιν ἄξιον, ἐάν τιc θέλῃ φυcιολογεῖν τὰ τοιαῦτα, τί δή ποτε ἔνιαι τῶν ὑcτερικῶν ὀνομαζομένων γυναικῶν cυνολκαῖc καὶ τάcεcι cπαcμῷ παραπληcίαιc ἁλίcκονται. ἀλλ' ἐπί γε φλεγμαινούcηc μήτραc οὐ πάνυ τι φαίνεται τοῦτο γινόμενον, ὥcπερ οἱ πυρετοὶ πάνυ cφοδροὶ καὶ θερ- 806 μοί, δι' οὓc καὶ ἡ γλῶccα γίνεται λιγνυώδηc, | ὡc αὐτὸc ἑξῆc ἐρεῖ κατὰ τοῦτο τὸ βιβλίον. ἐχρῆν οὖν καὶ ταῦτα ζητῆcαι πρῶτον, ὅcοι περὶ cυμπαθείαc τι τῆc κεφαλῆc, ἣν πρὸc τὴν μήτραν ἴcχει, λέγειν ἐπιχειροῦcιν· ὅτι μὲν γὰρ θερμοὺc καὶ cφοδροὺc ἐπιφέρει πυρετούc, οἱ τοῖc ἔργοιc ⟨τῆc τέχνηc⟩ ὁμιλήcαντεc ἴcαcιν. ⟨ἀλλ'⟩ οἵ γ' ἐν Ἀλεξανδρείᾳ cοφιcτεύcαντεc, ὑφ' ὧν ἐπληρώθη μάλιcτα μακρῶν καὶ ψευδῶν λόγων τὰ βιβλία, τοῖc ἐξ ἀγέληc ἥκουcι τοὐπίπαν ὁμιλοῦcι μειρακίοιc μήθ' ἑωρακόcιν ἀρρώcτουc μήτ' αὐτοὶ τετριμμένοι περὶ τοῦτο. πάνυ γὰρ ἠμέληται τοῖc ἐκεῖ † πᾶcιν ἀνθρώποιc τὰ κατὰ δίαιταν. ὅcοι τοίνυν ἑωράκαcιν ἐπὶ μήτρᾳ φλεγμαινούcῃ νοcούcαc γυναῖκαc, ἴcαcιν ὅπωc θερμοὶ καὶ cφοδροὶ πυρετοὶ καταλαμβάνοντεc ὅλον τὸ cῶμα διακαίουcι τὴν κεφαλὴν ὁμοίωc τοῖc καὶ χωρὶc τοῦ παθεῖν τι τὴν μήτραν τοιούτοιc γινομένοιc. ἀλλὰ κἂν μὴ πυρέττωcιν ἐπιδήλωc, αἷc ἐπέcχηται τὰ καταμήνια, κίνδυνόc ἐcτιν ἐν τάχει πυρέξαι, καὶ ταύταιc ἡ κεφαλὴ βαρεῖα καὶ πλήρηc ἀτμῶν τε καὶ θερμῶν χυμῶν 807 γίνεται καὶ διὰ τοῦτ' | αὐτῶν ἔνιαι κωματώδειc εἰcίν, εἴτε πυρέξουcιν εἴτε μή. ταῦτα μὲν οὕτω φαίνεται γινόμενα. τίc δ' ἐcτὶν °αἰτία, δι' ἣν ἐπὶ ταῖc τοιαύταιc διαθέcεcι τῆc ὑcτέραc ἡ κεφαλὴ πληροῦται, μετὰ ταῦτα ἐχρῆν ζητεῖν, εὐχόμενον μὲν εὑρεῖν, εἰ δὲ μή, ἀλλὰ τό γε φαι-

3.4 ὑcτερικῶν] *veluti CMG V 9, 2 p. 139, 28 sqq. Diels; cf. Foës Oec. Hipp. p. 647 s. v.* ὑcτέρα 7 ὡc αὐτὸc ἑξῆc ἐρεῖ...] *p. 284, 10 K.* 11.12 οἵ γ' ἐν Ἀλεξανδρείᾳ cοφιcτεύcαντεc...] *vid. CMG V 9, 1 p. 88, 1 sqq. Mew. vel ibid. 10, 2, 1 p. 70, 11*

5 ἐπί τε U *edd.: correxi* 7 καὶ *ante* ἡ γλῶccα *ab Ald. deest in edd.* λιγνυῶδεc *comp.* U: *corr. Ald.* 6.7 wie wir dies sehen infolge der sehr starken akuten Fieber bei der Frau, deren Zustand so war, daß ihre Zunge infolge davon schwarz wurde *versa praebet* H 10 θερμοὺc *Ald.* (= H); *cf. v. 6 et 17:* cπαcμοὺc U *tutabatur Sch.* 11 *post* τοῖc ἔργοιc *verbis* τῆc τέχνηc *(ut e.c. p. 11, 12. 25, 10. 112, 7 legitur) in usitata locutione (cf. etiam CMG V 9, 1 p. 81, 24 Mew. vel V 9, 2 p. 216, 9 Heeg) opus esse censeo* ἀλλ' *ante* οἵ γε *conieci*: ἴcαcιν, ὡc οἵ γε *distincta habent* U *edd., praeterquam quod* οὐχ *inter* ἴcαcιν *et* ὡc *falso inseruit Chart.: et* ὡc *et negatione caret* H 13 τοῖc ἐξ ἀγέληc ἥκουcι *praetermisit* H: "*Alexandriae tum adulescentulorum greges* ἀγέλαc *vocitatas esse; qui, ne professoribus deessent auditores, in auditoria videntur compulsi esse indiscriminatim et promiscue*" *his ex verbis suspicatur Sch.: otiosi lectoris additamentum agnoscens cum Arabe delebat Pfaff* 14 ἑωρακόcιν U: ἑωρακότεc H μήτ' αὐτοὶ U *edd.*: μηδ' αὐτοὶ H: μή⟨πο⟩θ' *compleverim: an* μήτε ⟨καὶ⟩ αὐτοὶ *melius?* 15 *cum enuntiatum causale ad medicos Alexandrinos rettulisse videatur,* ἀνθρώποιc *om.* H: *et* πᾶcιν ἀνθρώποιc *et* δίαιταν *corrupta puto*: in bezug auf das Kurieren der Kranken *interpr.* H: *unde* τὰ κατὰ ⟨τὸ⟩ διαιτᾶν *commendavit Pfaff*: *ipse* πάνυ γὰρ ἠμέληται τοῖc ἐκεῖ ⟨προc⟩ποιηcαμένοιc τὰ κατὰ τὸ ἰατρεύειν (*sc.* τὸ ὁρᾶν ἀρρώcτουc) *propono* 16 ἑωρακόcιν U: ἑοράκαcιν *Chart.: correxi* 18 διακαίουcι *scripsi*: quomodo ... exurant *interpret. Crassus:* διακαίοντεc U: διακαίονται *ab Ald. edd.* 19 πυρέττωcιν] πυρέττον *errorem typothetae a Charterio recep. Kuehn* 22 κωμματώδειc U: *corr. Ald.*

νόμενον ἐκ τῆς ἐμπειρίας φυλάττοντά τε καὶ μεμνημένον. ἐπιχειρήσωμεν οὖν ἡμεῖς εἰπεῖν τινας περὶ τῶν οὕτως φαινομένων αἰτίας, ἐντεῦθεν ἀρξάμενοι· τῶν κατὰ τὸ σῶμα μορίων ἁπάντων πλείστας τε καὶ μεγίστας φλέβας ἔχουσιν αἱ μῆτραι, καὶ ὅταν γε κακοπραγῶσιν ἐξ ἐπισχέσεως καταμηνίων ἢ λοχείων [ἢ] διά τινα φλεγμονὴν ὁπωσοῦν γινομένης, ἀναγκαῖον αὐτὰς αἵματος ἐμπίπλασθαι, κἂν ἐπ' αὐτῷ σηπομένῳ πυρετὸς ἀνάπτηται, ἀπὸ τῆς ἰδέας τῶν συνόχων ἀναγκαῖον αὐτὸν γίνεσθαι. δέδεικται γὰρ ἐφ' αἵματι σηπομένῳ τοὺς τοιούτους ἀνάπτεσθαι πυρετούς, ἀτμῶν θερμῶν πλῆθος οὐκ ὀλίγον ἀναπέμποντας ἐπὶ τὴν κεφαλήν. ὅτι δὲ ὑφ' ἧς | ἂν αἰτίας ἡ κεφαλὴ πληρωθῇ τοιούτων 808 ἀτμῶν αἱ καρηβαρίαι μάλιστα κατὰ τὸ βρέγμα φαίνονται λυποῦσαι τὸν ἄνθρωπον, οἷς τῶν ἔργων τῆς τέχνης φροντὶς ἐγένετο, φθάνουσι γινώσκοντες πρὶν παρ' ἡμῶν ἀκοῦσαι. ἀλλὰ τίς ἡ αἰτία τοῦ συμβαίνοντος ἴσως ἀκοῦσαι ποθήσεις· ἐρῶ τοίνυν [γέ] σοι τήν γέ μοι δοκοῦσαν εἶναι πιθανωτάτην καὶ ταύτην οὐ μίαν, ἀλλὰ πλείους. πρῶτον μὲν γάρ, ὅτι τοὺς εἰρημένους θερμοὺς ἀτμοὺς εὔλογόν ἐστι διὰ τῶν ἀρτηριῶν ἐπὶ τὴν κεφαλὴν ἀναφέρεσθαι, καὶ ταύτας ἔστιν ἰδεῖν κατ' εὐθὺ τοῦ βρέγματος ἀνερχομένας ἐκ τοῦ τραχήλου τῆς καλουμένης χοάνης ἑκατέρωθεν. ἔπειτα δ' ὅτι καὶ διαπνεῖσθαι καθ' ὅλον τὸν τῆς ὑγείας χρόνον εἴθισται τὰ λεπτὰ καὶ ἀτμώδη τῶν τοῦ ἐγκεφάλου περιττωμάτων κατὰ τὸ βρέγμα μάλιστα· καὶ γὰρ κατὰ τοῦτο ἀραιόταταί εἰσιν αἱ ῥαφαὶ καὶ τὸ κράνιον αὐτὸ λεπτότατόν τε καὶ σηραγγωδέστατον· ἔτι τε πρὸς τούτοις αἰσθητικὰ σώματα κατὰ τὰς ῥαφάς ἐστι πλείω· καὶ γὰρ ὑμένες τινὲς συνάπτουσι τὴν παχεῖαν μήνιγγα τῷ περικρανίῳ καὶ πλῆθος ἀγγείων λεπτῶν | διεξέρχεται. τῶν δ' ἴσων 809 κατὰ τὸ μέγεθος παθημάτων μᾶλλον αἰσθάνεται τὰ αἰσθητικώτερα φύσει, τὰ δὲ μᾶλλον αἰσθανόμενα μᾶλλον ὑπὸ τῶν ὀδυνηρῶν αἰτίων ἀνιᾶται. διὰ ταῦτα μὲν δὴ κατὰ τὸ βρέγμα εἰσὶν αἱ ὀδύναι.

καταλείπεται δὲ τὴν αἰτίαν εὑρεῖν, δι' ἣν ἐν ὀκτὼ ἢ δέκα μησὶν ἐς ἰσχίον τελευτᾷ, τουτέστι κατασκήπτει τὸ νόσημα ταῖς οὕτως ἐχούσαις. ἐπεὶ δὲ ἀξιοῦσιν ἔνιοι γράφειν οὐκ ἐν ὀκτὼ ἢ δέκα μησίν, ἀλλ' "ἐν ὀγδόῳ ἢ δεκάτῳ" καί φασιν ἐν πολλοῖς τῶν ἀντιγράφων εὑρίσκεσθαι καὶ μάλιστα τῶν παλαιοτάτων τὸ° στοιχεῖον [τὸ]

8 δέδεικται] πυρετοὺς συνόχους *(cf. CMG V 10, 1 p. 111, 15) ex humoribus putrescentibus generatos descr. e. c. CMG V 9, 2 p. 356 sq. Heeg vel 10, 1 p. 38. 58 sq. 115, 26 sqq. vel 10, 2, 1 p. 131/32. 139, 8 sqq.* 18. 19 τῆς καλουμένης χοάνης] *cf.* Περὶ χρείας μορ. *IX 3. III 694 K. = II 8, 12 sqq. Helmr.*

1. 2 ἐπιχειρήσομεν *ab Ald. edd.* 3 ἁπάντων μορίων U: *transposui* 5 ἢ *ante* διὰ *cum* H *omisi* 6 γινομένης H: γένην *sic* U: γινομένην *ab Ald. edd.* 8 γενέσθαι U: *correxi* 9 ἀναπέμποντες U *Ald. Bas.*: *corr. Chart.* 14 γέ *delere quam in* ἐγώ *mutare malui; an fort.* ἤδη *sub* γέ *latet?* 22. 23 σηραγγδέστατον U: *corr. Ald.* 26 αἰσθάνονται U: *correxi* 28. 29 *inter* ὀδύναι *et* καταλείπεται *superscripta* δι' ἣν *inser.* U: *post* εὑρεῖν *comprobante* H *recte transpos. Ald.* 29 δὲ *scripsi*: δὴ U *edd.* 31 γράφειν *aut* δέχεσθαι *conieci sec. vers. arab.*, einige wollen setzen H: λέγειν U: *om. Ald. ceteraeque edd.* 33 τὸ *alterum delevi, sed fort.* τὸ στοιχεῖον *tollendum fuit*

η′ καὶ πάλιν τὸ ι′ στοιχεῖον, ἦτα μὲν ἀντὶ τῶν ὀκτὼ γεγραμμένον, ἰῶτα δὲ ἀντὶ τῶν δέκα, προσεπισκέψωμεν καὶ τὴν ἐν τούτοις διαφοράν. ἐὰν μὲν γὰρ ἐν ὀκτὼ ἢ δέκα μησὶ λέγωμεν ἐς ἰσχίον τελευτᾶν, ἀπὸ τῆς ἀμβλώσεως, οὐκ ἀπὸ τῆς συλλήψεως ἀριθμήσομεν· ἐὰν δὲ ἐν ὀγδόῳ ἢ δεκάτῳ μηνί, τὸν ἀπὸ τῆς συλλήψεως χρόνον οὕτω δηλοῦσθαι φήσομεν. ἐμοὶ δ' οὐκ ἀδύνατον τοῦτο φαίνεται καθ' ἑκατέραν τῶν λέξεων ἑκατέρως ἀκούειν καὶ χρὴ τοῦ λεγομένου τὴν
810 κρίσιν ἐπὶ τῇ πείρᾳ τίθεσθαι, | καθάπερ ἐγὼ διὰ παντὸς ἐπὶ πάντων τε τῶν τοιούτων ἐποίησα καὶ τοῦδε τοῦ νῦν εἰρημένου. καί μοι παραφυλάττοντι ποτὲ ⟨μὲν⟩ ἐν μ′ ἡμέραις, ἐνίοτε δ' ἐν δύο μησὶν ἢ τέτταρσιν ἐφάνη τελευτῆσαν τὸ νόσημα, τισὶ δὲ καὶ μέχρι πλειόνων ἐξετάθη, καί τινες ὄντως εἰς ὄγδοον ἦλθον μῆνα καὶ ἄλλαι τινὲς εἰς δέκατον. ἐθεασάμην δὲ καὶ τὴν εἰς ἰσχίον ἐκ μήτρας ἀπόστασιν, ἀλλ' οὐκ ἐπὶ πολλῶν, καίτοι πολλὰς ἐφ' ὑστέρᾳ κακοπραγούσῃ χρονίως πασχούσας εἶδον. ὀκνηρῶς οὖν εἶχον ζητεῖν τὴν αἰτίαν οὗ μήπω τὴν ὕπαρξιν εὗρον ἀληθευομένην. ὁ γὰρ Ἀριστοτέλης ἀξιοῖ προεγνωσμένου βεβαίως τοῦ ὅτι ζητεῖσθαι χρῆναι τὸ διότι. πρὶν δ' ὅτι ⟨τι⟩ γίνεται βεβαίως μαθεῖν, εἴ τις ζητοίη τὸ διότι, φανερός ἐστιν ἀδολεσχεῖν τε καὶ ληρεῖν προῃρημένος, οὐ τἀληθὲς εὑρεῖν ὀρεγόμενος. οἱ γοῦν ἐπιχειρήσαντες εἰπεῖν καὶ τοῦδε τὴν αἰτίαν τοιαῦτα λέγουσιν· ὅσοι μὲν γὰρ ἀπὸ τοῦ τῆς ἀμβλώσεως χρόνου [ἐξ] ὀκτὼ ἢ δέκα |
811 μῆνας ἀριθμεῖν ἀξιοῦσι, τὴν ὑστέραν φασὶν εἰθίσθαι κακοπαθεῖν ἐν δυσὶ τούτοις χρόνοις, ὀγδόῳ καὶ δεκάτῳ μηνί· κατὰ μὲν γὰρ τὸν ὄγδοον μῆνα στρέφεσθαι τὸ ἔμβρυον, ἀποκυίσκεσθαι δ' ἐν τῷ δεκάτῳ· καὶ νῦν οὖν ἐν ταῖς αὐταῖς προθεσμίαις τὴν τῶν λυπούντων ἀπόκρισιν ποιεῖσθαι δι' ἀποσκήμματος εἰς χωρίον πλησίον τε κείμενον καὶ δέξασθαι τὰ πεμπόμενα δυνάμενον. ὅσοι δ' ἀπὸ τοῦ τῆς συλλήψεως χρόνου κελεύουσιν ἀριθμεῖν, εὐλογώτερον εἶναί φασιν, ὡς, εἰ καὶ μηδεμία μεταξὺ φθορὰ περὶ τὸ ἔμβρυον ἐγεγόνει, νεωτέραν ἄν τινα κίνησιν ἡ μήτρα περὶ αὐτὸ κατὰ τοὺς χρόνους τούτους ἔσχεν ἢ στρεφόμενον ἢ ἐκκρινόμενον, οὕτω καὶ νῦν ἴσχειν. ἑκάτεροι δ' ἁμαρτάνουσι τὰς κινήσεις τοῦ ἐμβρύου ταῖς ὑστέραις ἀνατιθέντες. εἴ τε γὰρ στρέφεται κατὰ τὸν ὄγδοον μῆνα, πάντως δήπου τὴν κίνησιν ταύτην ἐξ ἑαυτοῦ

16 ὁ γὰρ Ἀριστοτέλης ἀξιοῖ κτλ.] *Anal. post. 3, 14. 79 a 24* κυριώτατον τοῦ εἰδέναι τὸ διότι θεωρεῖν. *ibid.* τὸ ὅτι *et* τὸ διότι *inter se opponuntur 2, 2. 53 b 9. 3, 9. 76 a 12. 13. 78 a 22 sqq. b 33 sqq. 27. 87 a 32. 33. 89 a 16*

4 ἀριθμήσωμεν U: *corr. Chart.* 5. 6 οὕτω χρόνον U *edd.*: *traieci, nisi forte* εὐθὺς *vel* ἤδη *pro* οὕτω *scribere praestat* 6 φήσωμεν U: *corr. Chart.* ἀδύνατον H *Ald.*: ἀποδύνατον U 10 μὲν *addidi* 10. 11 τέταρσιν U: *corr. Kuehn* 12. 13 ἐς *utroque loco* U *et edd.*: *correxi* 17 χρὴ U: χρῆν *ab Ald. recep. edd.*: *correxi* 19 προειρημένος U: *corr. Ald.* 21 ἐξ *delevi*: εἰς *ab Ald. edd.*: *forsitan quis* τοὺς *sub* ἐξ *delitescere suspicetur* 25 ἐν *ante* ταῖς αὐταῖς *om. Chart. Kuehn* 26 ἀποσκήμματα U *edd.*: *correxi* 29 πρ^ὸ^ *ante* περὶ *add.* U: *del. Ald.* δ' *add. post* νεωτέραν *Ald.*: *volebatne* γ' *addi?* 32 ἐμβρίου *(ut v. 29)* U: *corr. Ald.*

ποιεῖται, τήν τ' ἀποκύηcιν, ὅταν κινούμενον ἰcχυρότερον ἀπορρήξῃ τινὰ τῶν περιεχόντων ὑμένων, λαμβάνει. τοῦτο γὰρ κἀν τῷ Περὶ παιδίου φύσεωc εἴρηται κατὰ τήνδε τὴν λέξιν· "Ὅταν δὲ τῇ γυναικὶ ὁ τόκοc | παραγίνηται, cυμβαίνει τότε τῷ παιδίῳ κινουμένῳ καὶ ἀcκα- 812
ρίζοντι καὶ χερcὶ καὶ ποcὶ ῥῆξαί τινα τῶν ὑμένων τῶν ἐcωτάτω. ῥαγέντοc ⟨δὲ⟩ ἑνὸc οἱ λοιποὶ ἀκιδνοτέρην δύναμιν ἔχουcι καὶ ῥήγνυται πρῶτοc μὲν ὁ ἐκείνου ἐχόμενοc, ἔπειτα ὁ ὕcτατοc." ὅταν οὖν μηκέτι ἐν τῇ μήτρᾳ περιέχηται τὸ παιδίον ἀμβλωθέν, οὐδὲ τὰc κινήcειc αὐτοῦ cῴζεcθαι δυνατόν ἐcτιν. ὁμοίωc δὲ τούτοιc εἰcὶν ἀπίθανοι καὶ ὅcοι φαcὶ τὸν ἕβδομον μῆνα καὶ τὸν ἔνατον τὰc ἀποκυήcειc τῶν ἐμβρύων ἔχειν, τὸν δὲ ὄγδοον καὶ δέκατον τὰc παρὰ φύcιν ἀποcτάcειc ὑcτεριζούcαc ἑνὶ μηνὶ τῶν κατὰ φύcιν, ὅπερ κατὰ τὸ δεύτερον τῶν Ἐπιδημιῶν εἰρῆcθαί φαcι κατ' ἐκείνην τὴν λέξιν, ἐν ᾗ φηcι· "τῇ ὑcτεραίῃ***", ὡcανεὶ τῷ ὑcτέρῳ χρόνῳ ἢ μηνί. προεξηγηcάμεθα δὲ τοῦτο κατ' ἐκεῖνο τὸ βιβλίον, ἐγὼ δὲ εἰ τὸ λεγόμενον αὐτὸ πρότερον ἑωράκειν οὕτωc ἔχον, ἐζήτουν ἂν αὐτοῦ φιλοπονώτερον τὴν αἰτίαν. ἐπεὶ δ' ἐν πολλαῖc χρόνων προθεcμίαιc ἐθεαcάμην τὰ τῆc ὑ c τ έ ρ α c πάθη κρινόμενα καὶ cυμφωνοῦντά γε ταῖc τῶν κριcίμων ἡμερῶν περιόδοιc, ἃc αὐτὸc ἐδίδαξεν ἐν Προ|γνωcτικῷ, καταλείπω τὴν ζήτηcιν τῆc αἰτίαc, 818
οὔτε διὰ παντὸc ὁρῶν τὸ εἰρημένον οὕτωc ἔχον οὐθ' ὡc ⟨τὸ⟩ πολύ. τεθεαμένον δ' ἴcωc κατὰ τύχην ἐπὶ δυοῖν ἢ τριῶν γυναικῶν τὸν ταῦτα γράψαντα cυμβὰν οὕτωc, εἴθ' ὁ Ἱ π π ο κ ρ ά τ η c αὐτόc ἐcτιν εἴτε Θ ε c - c α λ ὸ c εἴτ' ἄλλοc τιc, ἀποφήναcθαι προπετέcτερον ἡγοῦμαι καθολικὴν ἀπόφαcιν ἐπὶ πράγματι μήτε διὰ παντόc, ὡc ἔφην, μήτε πολλάκιc γιγνομένῳ. ταῦτα μὲν οὖν ἡμῖν τέλοc ἐχέτω.

2 κἀν τῷ Περὶ παιδίου φύcεωc...] *30. Hipp. VII 530 L.* 13 ἐν ᾗ φηcι· "τῇ ὑcτεραίῃ] *Epid. II 1, 7. V 78, 13. 14 L.* 14 προεξηγηcάμεθα] *CMG V 10, 1 p. 178, 9 sqq. Pfaff; verba interpretationis arabicae quae sunt sec.* H gleichsam am folgenden Tage *explic. Gal. ibid. inde a v. 36* 19 ἐν Προγνωcτικῷ] *20 (II 168, 8 sqq. L. cum Gal. comm. CMG V 9, 2 p. 333 sqq. Heeg; duplicem Hippocratis de diebus decretoriis doctrinam tam in Aph. et Progn. quam in Epid. l. I 12. II 678 L. (Gal. comm. III 14 in CMG V 10, 1 p. 123, 12 sqq.) institutam tractavit Gal.* Περὶ κριcίμων ἡμερῶν *II 6 vol. IX p. 868 sqq. K.; cf. Deichgräber, Die Epid. u. d. Corp. Hippocr., in Actis Acad. Berol. 1933, III, 17—23* 22. 23 Θεccαλὸc] *cf. p. 5, 10* 24 ὡc ἔφην] *modo v. 20*

3 παιδίου *in tit. restitui, sicut* pueri *vert. Crassus*: des Embryo *versum habet* H: παιδίων U *et a Bas. edd*: παιδίον *Ald.* 3 sqq. ὁκόταν ... παραγένηται, ξυμβαίνει ... κινεομένῳ καὶ ἀcκαρίζοντι χερcί τε ... ὑμένων τῶν ἔνδον *Hipp. VII 530 L.* 6 δὲ *ex Hipp. addidi* ἤδη καὶ οἱ ἄλλοι *pro* οἱ λοιποὶ *Hipp.* ἀκιδνοτέρην *cum Hipp.* H U: ἀκινδυνοτέρην *Ald. et, quamquam* imbecilliorem *vert. Crassus, universae tamen edd.* 6. 7 πρῶτον μὲν οἱ κείνου ἐχόμενοι *Hipp.*: ὁ ἐχόμενοc *etiam* H 8 περιχῆται U: *corr. Ald.* 10 ἔννατον U: *corr. Ald.* 12 ἐπιδημίων U: *errore typographico* ἐπιδημῖων *pro* ἐπιδημιῶν *Ald.* 13 τῇ ὑcτερείῃ U *Ald.*: *corr. Bas.*: *locus citatus post* τῇ ὑcτεραίῃ *mutilus esse videtur, cum pro verbis* τῇ ὑcτεραίῃ—ἢ μηνὶ "was geboren wird in acht Monaten, dessen Krisis ist wie am folgenden Tage", und er meint mit dem folgenden Tage den Monat, welcher nach dem siebenten ist *versa habeat* H 15 τὸ *ante* λεγόμενον *cum Chart. om. Kuehn* 19 αὐτὰc *falso Kuehn* καταλίπω U: ἐν προγνωcτικῷ. *καταλείπω *sic distinxit Ald.* 20 ὡc ⟨τὸ⟩ πολύ *ex* H *supplevi* 21 τεθεαμένον H *Ald.*: τεθραμμένον U 23 ἀπεφήναcθαι U: *corr. Ald.*

μνημονεύσωμεν δὲ τῶν προσθέντων ἐν τῇ γραφῇ τὸν καὶ σύνδεσμον ἐν τῷ μεταξὺ τοῦ τ' ἐς καρηβαρίην τρέπεται καὶ τοῦ κατὰ τὸ βρέγμα ὀδύναι καὶ ποιήσωμεν ὅλην τὴν γραφὴν τοιάνδε· "ὅσῃσιν ἀπὸ φθορῆς περὶ ὑστέρην καὶ οἰδημάτων ἐς καρηβαρίην τρέπεται καὶ κατὰ τὸ βρέγμα ὀδύναι καὶ ὅσαι ἄλλαι ἀπὸ ὑστερέων, ταύτῃσιν ἐν ὀκτὼ ἢ δέκα μησὶν ἐς ἰσχίον τελευτᾷ." ἰατρικὸν γάρ τινα διορισμὸν εἰς πρόγνωσιν χρήσιμον, οὐκ αἰτιολογικὸν ἐπεισάγουσι, τῷ πρόσθεν λόγῳ τοιαύτην ἀξιοῦντες εἶναι τὴν διάνοιαν· "ὅσαις
814 γυναιξὶν οἰδημάτων | ἐν ταῖς μήτραις ἐπ' ἀμβλώσει γινομένων εἰς καρηβαρίαν τρέπεται καὶ κατὰ τὸ βρέγμα αὐταῖς ὀδύναι γίγνονται, ταύταις ἐν ὀκτὼ ἢ δέκα μησὶν εἰς ἰσχίον μετάστασίς ἐστι τῶν τὰς μήτρας λυπούντων", ὡς οὔτε πάντων τῶν κατὰ τὰς ὑστέρας οἰδημάτων κατὰ τὸ βρέγμα τὰς ὀδύνας ἐργαζομένων οὔτε πάντων εἰς ἰσχίον κατασκηπτόντων, ἀλλ' ἐκείνων μόνον, ὅσα κατὰ τὸ βρέγμα ποιεῖται τὰς ὀδύνας. ἀλλ' οὐδὲ τοῦτο παραφυλάξας εὗρον οὕτω γινόμενον, οὐ μὴν οὐδ' αὐτοί τινα λόγον αὐτοῦ λέγουσι. διὰ τί γὰρ ἐκεῖνα μόνα τῶν κατὰ τὰς μήτρας οἰδημάτων εἰς ἰσχίον ἀποσκήπτειν ἀξιοῦσιν, ὅσα κατὰ τὸ βρέγμα τὰς ὀδύνας ἐποιήσατο, λέγειν οὐκ ἔχουσιν. οὐδ' ἡμεῖς οὖν αὐτοῖς πιστεύσομεν, ὡς ἂν μήτε δι' ἐμπειρίας εἰληφότες τοῦ λόγου τὴν πίστιν μήτ' ἐκ τῆς τοῦ πράγματος φύσεως ἐνδεικτικῶς.

εὔδηλον δ' ὅτι καὶ τὴν λέξιν ἐκείνην, καθ' ἣν καὶ ⟨ὅσαι⟩ ἄλλαι ἀπὸ ὑστερέων ὁ Ἱπποκράτης ἔγραψεν, ἐξηγοῦνται διττῶς, ἔνιοι μὲν ἐπὶ τὰς ἐν τῇ μήτρᾳ διαθέσεις ἀναφέροντες τὸν λόγον, ὡς οὐ-
815 δὲν ἧττον ἁπα|σῶν αὐτῶν τῆς προειρημένης τὰς καρηβαρίας τε καὶ ⟨τὰς⟩ κατὰ τὸ βρέγμα μάλιστα γινομένας ὀδύνας [ἑπομένας] ἐχουσῶν, ἔνιοι δ' ἐπὶ τὰς τῆς κεφαλῆς διαθέσεις ἀναφέροντες τὸν λόγον, ὡς εἰ καὶ οὕτως ἔγραψεν· "ὅσαις ἀπὸ φθορῆς καὶ οἰδημάτων ἐς καρηβαρίην τρέπεται, κατὰ τὸ βρέγμα εἰσὶν ὀδύναι, καὶ ἄλλαι δὲ τῆς κεφαλῆς διαθέσεις αἱ ἀπὸ ὑστερῶν γινόμεναι κατὰ τὸ βρέγμα μάλιστα διασημαίνουσιν." ἄλλας ⟨δ' οὖν⟩ διαθέσεις ἀκούσωμεν τὰς ἀναλόγους τῇ καρηβαρίᾳ, καλοῦσι δὲ τὰς μέν τινας αὐτῶν κεφαλαίας, τὰς δὲ ἡμικρανίας, τὰς δὲ κεφαλαλγίας ἁπλῶς.

31 κεφαλαίας] *ut p. 275, 5; cf. Foës. Oec. Hipp. p. 335 s. v.* κεφαλαία *et* κεφαλαλγία 32 ἡμικρανίας] *quas* ἑτεροκρανίας *appellat l. l.*

1 προσθέντων H: προθέντων U *edd.* 2 τοῦ τ'] τοῦτο *perperam scr. Chart.* 3 αἱ *ante* ὀδύναι *p. 6, 23 additum om.* U; *cf. v. 5* 4 οἴδημα τῶν U: *corr. Ald.* 6 ὑστερ^{ε}αίων *corr. ipse* U 9 οἴδημα τῶν U *Ald.*: *corr. Bas.* ἐς *ante* καρηβαρίαν U *edd.*: *correxi* 11. 13. 17 ἐς *ante* ἰσχίον U *edd.*: *correxi* 12 *alt.* κατὰ] καὶ *per errorem Kuehn* 20 πίστην U: *corr. Ald.* 21 ὅσαι *coll. p. 6, 23 et 14, 5 addidi, sicuti* quaecumque *in vers. add. Crassus* 25 τὰς *ante* κατὰ *addidi* ἑπομένας *sec.* H *seclusi neglectum etiam a Crasso* 26 ἀναφέροντες *praetuli*: ἀναφέρουσι U *edd.* 27 οἴδημα τῶν ἐς U: *corr. Ald.* ἐς καρηβαρίαν U: *correxi* 30 *aut* δ' οὖν *aut* τοίνυν *post* ἄλλας *interisse putem*: so daß (*ante* ἄλλας) *versum exhibet* H 32 ἡμικράνας *comp.* U: *corr. Bas.* κεφαλγίας *comp.* U: *corr. Ald.*

I 3 [I 2. V 266, 7—9 L.] Οἱ φοξοὶ οἱ μὲν κρατεραύχενες ἰςχυροὶ καὶ τἄλλα καὶ τοῖςιν ὀςτέοιςιν, οἳ δὲ κεφαλαλγέες καὶ ὠτόρρυτοι, τουτέοιςιν ὑπερῷαι κοῖλαι καὶ ὀδόντες παρηλλαγμένοι. |

Κἀνταῦθα πάλιν οὐδὲν διαφέρει, πότερον κρατεραύχενες ἐν 816
πέντε cυλλαβαῖc ἢ κραταύχενες ἐν τέτταρcί τιc γράψει. τοὺc γὰρ κρατεροὺc ἔχονταc τοὺc αὐχέναc, ὅπερ ἐcτὶν ἰcχυρούc, ἑκατέρα τῶν φωνῶν cημαίνει. τὸ μέντοι μακραύχενεc, ὅπερ ἔνιοι γράφουcι τὴν παλαιὰν ὑπαλλάττοντεc γραφήν, οὐ ταὐτὸν δηλοῖ. κρατερὸc μὲν γὰρ αὐχὴν ὁ ἰcχυρὸc ὀνομάζεται, διὰ cκληρότητα καὶ μέγεθοc ὀcτῶν τοιοῦτοc γινόμενοc τοὐπίπαν. οὕτωc δ' ἔχουcι καὶ οἱ περικείμενοι τοῖc ὀcτοῖc μύεc τε καὶ τένοντεc καὶ cύνδεcμοι. μακροὶ δ' αὐχένεc οὐχ ὅπωc ἐν ἀρετῆc μέρει γίνονται, ἀλλὰ καὶ μοχθηροὶ τοὐπίπαν εἰcί, παραπληcίωc τῷ cτενῷ καὶ μακρῷ θώρακι. καὶ γὰρ καὶ τοῦτον εὐρὺν εἶναι προcῆκον, οὐ πλατὺν μόνον ἢ μακρόν. εὐρὺc δ' ἐν τῇ κατὰ βάθοc τε καὶ πλάτοc διαcτάcει καὶ θώραξ καὶ αὐχὴν καὶ πᾶν ὁτιοῦν ἄλλο γίνεται μόριον, ὅταν ἀνὰ λόγον ἀλλήλοιc αὐξηθῇ ταῦτα. πάντωc δ' ἐπ' αὐτῶν ἐcτι καὶ τὸ μῆκοc ἤτοι μεῖζον ἢ ἴcον γε τοῖc cυμμέτρωc ἔχουcιν. ὁ μὲν οὖν θώραξ τῶν ἐντυγχανόντων ἡμῖν ἀνθρώπων οὐ
φαίνεται, πρὶν γυ|μνωθῆναι τὸ cῶμα. τὴν δὲ κεφαλὴν εὐθέωc ὁρῶμέν 817
τε καὶ γνωρίζομεν, ὅτιπερ ἂν ἔχῃ κατά τε τὴν διάπλαcιν καὶ τὸ μέγεθοc cφάλμα· κατὰ μὲν τὸ μέγεθοc, εἴτε cμικροτέρα τοῦ προcήκοντοc ἢ μείζων γεγονυῖα, κατὰ δὲ τὴν διάπλαcιν εἴτ' ἀκριβῶc cτρογγύλη τήν τε κατὰ μέτωπον ἐξοχὴν καὶ τὴν κατ' ἰνίον ἀπολωλεκυῖα τελέωc, ἢ φοξὴ προμηκεcτέραc τοῦ δέοντοc ἔχουcα τὰc ἐξοχάc, ἤτοι γ' ἀμφοτέραc ἢ τὴν ἑτέραν, ἢ μίαν ἔχουcα μόνην, ἀπολωλεκυῖα δὲ τὴν ἑτέραν. ἐπὶ μὲν οὖν τῆc μείζονόc τε καὶ φοξῆc ἐπιcκέπτεcθαι

5 κἀνταῦθα πάλιν] *refert ad p. 6, 10 sqq.*

1 καρτεραύχενες *plerique,* κραταύχενες *et* κρατεραύχενες *pauci codd. Hipp.* 2 οἳ δὲ *scripsi*: qui vero *interpret. Crassus*: οἱ καὶ κεφαλγέες U: οἱ δὲ κεφαλαλγέες *cum Hipp. ab Ald. edd.* 4 παρηλαγμένοι U: *corr. Ald.* 5 πρότερα U: πότερα *ab Ald. edd.: correxi* 6 κραταύχενες *corr. Littré V 267; cf. Wenk. 1928, p. 62*: μακραύχενες U: κρατραύχενες *ab Ald. edd.* 6 τέτραςι U: *correxi* γράψει *scripsi l. c. p. 62*[1]: γράψειε U *edd.* 5—8 *verbis* κἀνταῦθα—σημαίνει *praetermissis in Arabide* anstatt „starknackig" haben einige „langnackig" geschrieben, und wer dies getan hat, hat einen doppelten Fehler gemacht: einmal, daß er die alten Dinge geändert, zum andern, daß er den Sinn vom richtigen Wege entfernt hat; denn es ist nicht derselbe Sinn „starker Nacken" und „langer Nacken" H 12 ὀςτέοις U: *correxi; cf. e. c. p. 18, 3* 13 γίνωνται U *Ald.*: *corr. Bas.* 15 προςῆκον *correxi coll. indic. CMG V 9, 1 p. 464 Helmr.,* *ut* oportet *interpret. Crassus*: προςῆκεν U *edd.* 21 κατά γε τὴν U: *corr. Kuehn* 22 εἴτε *corr. Chart.*: ἤτοι U *Ald. Bas.* 23 εἴτ' *emendavi*: ἢ U *edd.* 23. 24 στρογγύλη U: στρογγύλαν *Ald. Bas.*: στρογγύλην *a Chart. recep. Kuehn* 24 μετώπων *in* μέτωπον *corr. ipse* U κατ' ἰνίον *ut p. 17, 7 et ibid. v. 20* U: κατά τ' ἰνίον *ab Ald. edd., nisi quod* τὸ *scr. Kuehn* 25 προςμηκεςτέρας U: *corr. Ald.* 26 ἢ μίαν ἔχουςα μόνην *non sana mihi videntur, pro quibus* καὶ 〈ταύτην〉 μὲν ἔχουςα μόνην *suspicor* 27 ἐπεὶ *in* ἐπὶ *mut. ipse* U: *attamen* ἐπεὶ *Ald. Bas.; corr. Chart.*

προcήκει τό τε ποcὸν τῆc ὑπεροχῆc καὶ τὴν τοῦ αὐχένοc φύcιν εἰc τὸ διαγνῶναι, πότερον ἄμεινον αὐτοῖc ἢ χεῖρον ἡ κεφαλὴ κατεcκεύαcται. δέδεικται γὰρ ἐν τοῖc Ὑγιεινοῖc ὑπομνήμαcιν οὐ μικρὰ χρεία γινομένη τοῖc ἰατροῖc ἐκ τῆc τοιαύτηc γνώcεωc εἰc φυλακὴν τῆc τοῦ μέρουc ὑγείαc καὶ † τὴν ἐcομένην ἐπανόρθωcιν, εἰ φθάcειέ <τιc αὐτήν> ποτε μαθεῖν. ἐπὶ δὲ τῆc ἐναργῶc μικρᾶc ἐγνωκέναι μὲν χρὴ τὴν μοχ<θη>ρότητα, προcεπιcκέπτεcθαι δὲ ἐκ περιουcίαc καὶ τὰ κατὰ
818 τὸν τράχηλον, ἐπειδὴ cτελέχει παραπληcίωc | ἡ ῥάχιc ὡc ἐκ ῥιζώcεωc πέφυκε τῆc κεφαλῆc. ἔμαθεc γὰρ ἐξ ἐγκεφάλου τῷ νωτιαίῳ μυελῷ τήν τε τῆc γενέcεωc ἀρχὴν εἶναι καὶ τὴν τῶν δυνάμεων χορηγίαν. περιέχουcι δὲ τοῦτον οἱ cπόνδυλοι λεπτὸν μὲν ὄντα μικροί, παχὺν δὲ γενόμενον εὐρεῖc. ὥcπερ οὖν ὁ μέγαc μὲν θώραξ εὐρυχωρίαν °τε μεγάλην ἔνδοθεν ἔχει, καθ' ἣν ἄθλιπτα καὶ μεγάλα δύο ,cπλάγχνα περιέχεται, πνεύμων καὶ καρδία, ὁ δὲ cμικρὸc ἀνὰ λόγον αὐτῷ καὶ ταῦτ' ἔχει cμικρά τε ἅμα καὶ cτενοχωρούμενα, κατὰ τὸν αὐτὸν τρόπον ἡ κεφαλὴ καὶ ἡ ῥάχιc ἀνὰ λόγον ἑαυταῖc ἔχουcιν ἐγκέφαλόν τε καὶ νωτιαῖον. ὅταν μὲν εἰc μέγεθοc ἐπι<δι>δῶcιν, αὐτούc τε μεγάλουc εὐρείαc τε τὰc τοῦ πνεύματοc χώραc ἐν αὐτοῖc ποιοῦcιν, °αἱ δὲ cμικραὶ τἀναντία. φαίνεται δὲ καὶ τὰ τῆc διανοίαc βεβλαμμένα τοῖc ἐναργῶc ἔχουcιν ἤτοι πάνυ μεγάλαc ἢ πάνυ cμικρὰc τὰc κεφαλάc. ἀλλ' αἱ μὲν cμικραὶ μοχθηραὶ διὰ παντόc, αἱ δὲ μεγάλαι
819 γένοιντ' ἄν ποτε <κἀγαθαὶ> κατὰ τὸ cπάνιον ἐπὶ ῥώμῃ | τε τῆc κατὰ ταῦτα δυνάμεωc καὶ πλήθει τῆc ὕληc, ἐξ ἧc διεπλάcθηcαν, ὅπερ ὑπάρξαι φαcὶ καὶ Περικλεῖ τῷ Ἀθηναίῳ cυνετωτάτῳ γενομένῳ.

3 δέδεικται γὰρ ἐν τοῖc Ὑγιεινοῖc ὑπομνήμαcιν] *CMG V 4, 2 p. 14/15 Koch, quam disputationem affert etiam p. 242, 28* 9 ἔμαθεc] *in parte deperdita l. I De placitis Hipp. et Plat., ut elucet ex eis quae extant p. 144, 4 sqq. et 164, 9 Müller = V 188. 207 K. et De usu part. I 16. III 45 K. = I 32, 23 sqq. Helmr.; cf. etiam De plac. etc. l. VII p. 645, 1 sqq. M. = V 644 K. Gal. I 321. II 831 K.* 23—p. 17, 13. 14 ὅπερ—ὑπαρχούcηc *exc. Orib. Coll. med. lib. inc. 44 [26] 4 sqq. CMG VI 2, 2 p. 151, 8—24 Raeder* 24 Περικλεῖ . . cυνετωτάτῳ γενομένῳ] *in animo habet illa celeberrima Thuc. II 60,5* οὐδενὸc οἶμαι ἥccων εἶναι γνῶναί τε τὰ δέοντα καὶ ἑρμηνεῦcαι ταῦτα, φιλόπολίc τε καὶ χρημάτων κρείccων; *cf. v. Wilamowitz, Aristot. u. Athen II (1893) 99. 101*

1 φύcιν *sec.* H *conieci*: ὑπεροχὴν *e prioribus iter.* U 2 πρότερον U: *corr. Ald.* 3 <τῶν> Ὑγιεινῶν *non necessaria puto coll. CMG V 9, 1 p. 95, 27 Mew.* 4 ἔκ τε τοιαύτηc U *edd.: correxi* 5 τὴν ἐcομένην *corrupta existimo*: erlittener Schäden *versa praebet* H, *unde* καὶ τῆc ἐcφαλμένηc (*scil.* ὑγιείαc) ἐπανόρθωcιν *scribenda opinor*: ad futuram vitii emendationem *interpret. Crassus* 5. 6 εἰ φθάcειέ <τιc αὐτήν> ποτε μαθεῖν *supplevi*: εἰ—μαθεῖν *neglexit* H 7 μοχ<θη>ρότητα *potius (cf. v. 21) quam* κακότητα *sec. vers. arab. conieci*, daß der Zustand unbedingt schlecht ist H: cμικρότητα U *edd.; cf. Wenk. 1928, p. 58 sq.* 14 ἀνὰ λόγον] ἀνάλογον *ut e. c. statim v. 16 vel p. 6, 28 vel 15, 17* U 15 ἅμα *cum Chart. om Kuehn* 17 ἐπι<δι>δῶcιν *complevi* 19 καρδι^{υ'} *ante* διανοίαc *additum del. ipse* U 22 κἀγαθαὶ *coll. p. 17, 10 addidi: recte interpret.* magna vero (*sc. capita*), licet raro, nonnumquam tamen et bona fuerint *Crassus*: *om.* HU *edd.* 23 πλήθη U: *corr. Ald.* 24 περίκλει U: *corr. Chart.* τῷ Ἀθηναίῳ φαcὶ *Orib.*

ϲκώπτεται γοῦν ὑπὸ τῶν κωμικῶν ἐπὶ μεγέθει κεφαλῆϲ. ἔτι δὲ μᾶλλον, ἐὰν καὶ τὸ κατὰ φύϲιν ϲχῆμα φυλάττῃ καὶ τὸν αὐχένα κρατερὸν ἔχῃ καὶ τοὺϲ ὀφθαλμοὺϲ δεδορκόταϲ δριμύ, γνωϲτέον ἄριϲτα διακεῖϲθαι τὴν τοιαύτην κεφαλήν. αἱ δὲ φοξαὶ (καὶ γὰρ καὶ τούτων ἔφην τινὰϲ οὐκ εἶναι μεμπτάϲ) γίνονται μὲν ὑπαλλαττομένηϲ κατά τι τῆϲ ἀρίϲτηϲ διαπλάϲεωϲ, ἥτιϲ ἔοικε προμήκει ϲφαίρᾳ τεθλιμμένῃ καθ' ἑκάτερον οὖϲ· ἤτοι δὲ λείπουϲαν ἔχουϲι τὴν κατ' ἰνίον ἢ μέτωπον ἐξοχὴν ἢ περαιτέρω τοῦ προϲήκοντοϲ ηὐξημένην. ὡϲ τὸ πολὺ μὲν οὖν [ἔφην], ὥϲπερ τὴν μεγάλην, οὕτω καὶ ταύταϲ εὑρήϲειϲ μεμπτάϲ. ἐν δὲ τῷ ϲπανίῳ γίνονται καὶ τούτων τινὲϲ ἀγαθαί, τῆϲ διαπλαττούϲηϲ δυνάμεωϲ τὴν ὕλην, ἐξ ἧϲ ἐγεννήθη κυούμενοϲ ὁ ἄνθρωποϲ, ἰϲχυρᾶϲ ὑπαρχούϲηϲ, ὡϲ μὴ νικηθῆναι τῷ πλήθει τοῦ ῥυέντοϲ ἐπὶ τὸ χωρίον αἵμα|τοϲ, ἀλλ' ἐξαρκέϲαι τε καὶ ἀντιϲχεῖν αὐτὸ καὶ διαπλάϲαι καλῶϲ. 820 ἐπεὶ τοίνυν ἤτοι διὰ τὴν ἔνδειαν ἑκατέραϲ τῶν ἐξοχῶν ἢ διὰ τὴν ἐπαύξηϲιν αἱ φοξαὶ γίνονται κεφαλαί, πρῶτον μέν ϲε χρὴ προϲέχειν τὸν νοῦν, πότερον αὐξηθείϲηϲ ἢ μειωθείϲηϲ τῆϲ ἐξοχῆϲ ἡ φοξότηϲ ἐγένετο. μεμπτὸν μὲν γὰρ ἀεὶ τὸ μειωθείϲηϲ, οὐ μεμπτὸν δ' ἀεὶ τὸ προϲαυξηθείϲηϲ. ἀλλὰ ϲυνεπιϲκέπτεϲθαι χρὴ τηνικαῦτα πρῶτον μὲν τὴν εὐϲχημοϲύνην τῆϲ ἐπαυξήϲεωϲ· αἱ γὰρ ἀπρεπεῖϲ ἐπαυξήϲειϲ εἰϲὶ μοχθηραί· δεύτερον δέ, πότερον ἡ κατ' ἰνίον ἐξοχὴ τῆϲ κεφαλῆϲ αὐτῆϲ γέγονε μείζων ἢ τὸ πρόϲω μέροϲ ηὔξηται, βέλτιον εἶναι νομίζοντα αὐξηθῆναι τὴν κατ' ἰνίον. ἐνταῦθα γὰρ ἥ τε κυριωτάτη τῶν κοιλιῶν ἐϲτι τοῦ ἐγκεφάλου καὶ ἡ τοῦ νωτιαίου μυελοῦ ῥίζωϲιϲ. εἶτα ἑξῆϲ ϲκόπει τὸν αὐχένα, πότερον ἀϲθενὴϲ ἢ κρατερόϲ ἐϲτιν. ἐὰν γὰρ ἥ τ' ἐξοχὴ μήτ' ἀϲχήμων ᾖ μήθ' ὑπερβαλλόντωϲ μεγάλη γενναῖόϲ τε

1 ϲκώπτεται κτἑ] *cf. Pros. Att. ed. J. Kirchner, II (1901) ad n. 11811 et Thieme, Quaest. comic. ad Pericl. pertin., diss. Lips. 1908; huc pertinent quae ex Cic. De re publ. l. IV p. 111, 14 (Ziegler) excerpsit August. Civ. II 9* sed Periclen ... violari versibus et † eos agi in scaena non plus decuit, quam *etc., ubi pro variis criticorum conaminibus* carpi *coniciam* 4 ἔφην] *inde a p. 16, 1* 15—p. 18, 3 προϲέχειν—ὀϲτοῖϲ *exc. Orib. Coll. med. lib. inc. 44 [26], 6 CMG VI 2, 2 p. 151, 25—152, 5 Raeder*

1 ϲκώπτεται H *corr. Ald.*: ϲκέπτεται U 3 καὶ εἰ δριμὺ δεδορκότεϲ εἰϲὶν οἱ ὀφθαλμοί *Orib.* 4 εἰδέναι χρὴ *pro* ἔφην *Orib.* 6 οὖϲ *Orib., in Arabide* an beiden Orten der Ohren H: οὖϲ$^{\nu}$ *i. r., ideo* οὖϲ$^{\tau}$, *i. e.* οὖϲαν *i. m.* U: οὔϲῃ *ab Ald. edd.* 7 δ' ἐλλείπουϲαν *fort. recte Orib.* κατ' ἰνίον *Orib. corr. Ald.*: κατ' ἴνιον U 8 ἔφην *propter ipsa ea quae citari videntur verba (p. 16, 1) delevi, sicut om. Orib.* H 10 καὶ τούτων γίνονταί τινεϲ ἀγαθαί *colloc. Orib.* 12—15 ὡϲ μὴ—πρῶτον μὲν *omissis* προϲέχειν οὖν ϲε χρὴ τὸν νοῦν *Orib.* 14 ἑκατέραϲ *scripsi*: ὁποτέραϲ U *edd.* 16—17 τῆϲ ἐξοχῆϲ—μειωθείϲηϲ *post* μειωθείϲηϲ *errore typothetae om. Kuehn* ἡ φοξότηϲ UH: κυρτότηϲ *ex Orib. cod.* F κυρτότητοϲ *corr. Raeder,* ἡ κυρτότηϲ *iam Daremberg* *non satis perspicuum,* τὸ ϲημειωθείϲηϲ *an* τὸ δὴ μειωθείϲηϲ (*ante* οὐ μεμπτὸν) *voluerit* U: τὸ μειωθείϲηϲ (δὴ *om.*) *Orib. Ald.* 19 αὐξήϲειϲ (εἰϲὶ *omisso*) *Orib.* 20. 21 γέγονεν αὐτῆϲ *Orib.* 21 τὸ πρόϲω μέροϲ *Orib. consentiente* H: τὸ πρόϲωπον μέροϲ U: κατὰ *inter* τὸ *et* πρόϲωπον *inser. Ald.* 22 *post* κατ' ἰνίον *verba* ἐξοχὴ τῆϲ κεφαλῆϲ — τὴν κατ' ἰνίον *iter.* U: *iterata del. Ald.* ἐνταῦθα *Orib. secutus scripsi*: am Hinterkopfe *vert.* H: αὐτίκα U *edd., pro quo prius* αὐτόθι *conieceram* 23. 24 εἶθ' ἑξῆϲ ϲκόπει *Orib.* H: εἰ καθεξῆϲ ϲκοπεῖν U: εἶτα *solum corr. Ald.*

αὐτὴν ἐκδέχηται τράχηλος, ἀποδέχου τὴν φοξότητα τῆς τοιαύτης κεφαλῆς. ἰσχυροὺς γὰρ εὑρήσεις τούτους τά τε ἄλλα καὶ τοῖς
821 ὀστοῖς. ἐπίσκεψαι | δ' ἐνταῦθα, τίνα λέγει τὰ ἄλλα, πότερον τὰ κατὰ θώρακα καὶ ἧπαρ, ὡς εἶναι τὰς τρεῖς ἀρχὰς τοῖς τοιούτοις γενναίας, οὐ μόνον τὴν κατὰ τὸν ἐγκέφαλον, ἢ τἄλλα μόνα λέγει [διὰ] τὰ τὴν πρώτην ἀρχήν τε καὶ γένεσιν ἐκ τῆς κεφαλῆς ἔχοντα. ταῦτα δ' ἐστὶ νωτιαῖος καὶ νεῦρα καὶ σὺν αὐτοῖς ἡ τῶν ὀστῶν οὐσία καὶ ἡ τῶν μυῶν, ἅπερ ἐξ ἀνάγκης συναυξάνεται καὶ συγκρατύνεται τῇ κεφαλῇ. καὶ ταῦτα δὲ εὑρήσεις ὡς τὸ πολὺ συναυξανόμενα· τοῦ γὰρ αἵματος, ἐξ οὗ διεπλάσθησαν τὰ κατὰ τὴν κεφαλήν, ὄντος πολλοῦ τε καὶ εὐχρήστου, καὶ τὴν ζωτικὴν δύναμιν, ἣν ἐκ καρδίας ἐδείξαμεν ὁρμᾶσθαι, καὶ τὴν φυσικήν τε καὶ θρεπτικὴν ὀνομαζομένην, ἣν ἐξ ἥπατος ἔμαθες ἐπιρρεῖν ταῖς φλεψίν, εὔλογον ὑπάρχειν εὐθὺς ἐξ ἀρχῆς ἰσχυράς. καὶ δὴ τῷ τοιούτῳ ζῴῳ τὰ οἷον θεμέλια τοῦ παντὸς σώματος ἀναγκαῖον εἶναι γενναῖα. τῆς δ' ἐναντίως ἐχούσης κεφαλῆς κατά τε τὸ μοχθηρὸν σχῆμα καὶ τὴν μικρότητα προσεπίσκεψαι τά γε καθ' ὑπερῴαν ἐν τῷ στόματι χωρία. καλεῖται δ' οὕτως τὸ μέρος ἐκεῖνο τῆς ὑψηλῆς χώρας
822 αὐτοῦ, ὅσον ὑπὲρ τὰς ἐκ τῆς | ῥινὸς εἰς αὐτὸ συντρήσεις ἐστὶ μετέωρον. εὑρήσεις γὰρ [οὖν] καὶ τοῦτο κοῖλον, ἐφ' ὧν ἡ φοξότης ὀξεῖά τε καὶ ἀσχήμων ἐγένετο. καὶ γὰρ οὖν καὶ καλοῦσιν οἱ ἄνθρωποι τούτους μάλιστα φοξούς. ἐπὶ πολλῶν δὲ καὶ οἱ ὀδόντες παρηλλαγμένοι φαίνονται, τουτέστιν οὐ κατ' εὐθὺ τοῖς ἄνωθεν οἱ κάτωθεν οὔθ' οἱ τομεῖς τοῖς τομεῦσιν οὔθ' οἱ κυνόδοντες τοῖς κυνόδουσιν οὔθ' αἱ μύλαι ταῖς μύλαις, ἀλλ' οἷον ἀνεσπασμένον τε ἅμα καὶ διεστραμμένον αὐτοῖς φαίνεται τὸ στόμα. τούτους οὖν εὑρήσεις κεφαλήν τε συνεχῶς ἀλγοῦντας καὶ ῥευματιζομένους τὰ ὦτα ποτὲ μὲν ἰχῶρι λεπτῷ

11 τὴν ζωτικὴν δύναμιν ἣν ἐκ καρδίας ἐδείξαμεν ὁρμᾶσθαι] *maxime prioribus libris De placitis Hipp. et Plat., veluti p. 507. 522 Müller; cf. CMG V 10, 2, 1 p. 57, 11 sqq. 58, 3. 7. 20* 12 τὴν φυσικήν τε καὶ θρεπτικὴν κτλ.] *cf. ibid. lib. VI p. 490 sqq. 507/8. 521. 537 sqq. 558 sqq. Müll. = V 505 sqq. K.; cf. CMG V 10, 2, 1 p. 57, 20. 58, 7. 21* 15—26 τῆς δὲ—τὰ ὦτα ῥευματ. *exc. Orib. Coll. med. lib. inc. 44, 8 CMG VI 2, 2 p. 152, 9—17 Raeder*

1 ἐκδέχεται U *edd. et Orib.: corr. Daremberg* φοξότητα *cum Orib.* UH: ὀξότητα *per errorem typotheticum etiam Kuehn*: acumen (ὀξύτητα) *interpr. Crassus* 2 καὶ *Orib. ut in lemm. p. 15, 2*: κἂν U *edd.* 3 πότερα U *edd.: correxi* 5 διὰ *potius seclusi quam in* τὰ μόρια *mutavi* 7 νεῦραι U: *corr. Ald.* 10 διεπλάσθη *corrigere supersedi* 13 ἰσχυρᾶς *ex Bas. falso cunctae edd.* 14 οἷον] ὡς *frustra scr. Kuehn* 15 sqq. τῆς δὲ φαύλως κατεσκευασμένης κεφαλῆς (*om. igitur* κατά τε τὸ μοχθηρὸν σχῆμα καὶ τὴν μικρότητα) καὶ προσεπίσκεψαι τὸ καθ' ὑπερῴαν ἐν τῷ στόματι χωρίον *Orib.: ex quibus saltem* προσεπίσκεψαι *addito* χρὴ *praetuli coll. p. 17, 23/24*: προσεπισκέψασθαι U *edd.* 16 γε] τε U *edd.: correxi, nisi cum Orib. tollere praestat* 17—18 καλεῖται—μετέωρον *om. Orib.* 18 συντρη\ ͗ U: *falso* συντέρυσεἰς ἐστι *Ald. Bas.*: συντερήσεις *coni. Chart.* 19 εὑρήσης U: *corr. Ald.* οὖν *cum Orib. omisi* 20 καὶ *ante* καλοῦσιν *ex Orib. servavi* 21 οἱ *ante* ὀδόντες *in lemm. (p. 15, 3) omissum del. Ald.* παρηλαγμένοι U *Ald.: corr. Bas.* 22—24 οἱ κάτω ὀδόντες *pro* οἱ κάτωθεν *scr. et* οὔθ' οἱ—ταῖς μύλαις *om. et* καὶ *pro* ἀλλ' *impos. Orib.* 26 καὶ τὰ ὦτα ῥευματιζομένους *colloc. Orib.*

καὶ ὑγρῷ, ποτὲ δὲ οἷον πυώδει τε καὶ δυςώδει, τῶν ἀςθενῶν μορίων εἰωθότων καὶ πολὺ καὶ μοχθηρὸν περίττωμα γεννᾶν. ὁπότ' οὖν caφὴς ἐγένετο ἡ ῥῆςις, μικρόν τι προςθεὶς ἐπ' ἄλλην μεταβήςομαι. τὸ δὲ μικρὸν τοῦτ' ἐςτὶν ἀνάμνηςις ἑνὸς τῶν εἰρημένων μοι κατὰ τὴν ἀρχὴν τοῦδε τοῦ λόγου. φαίνεται γὰρ ἤδη caφῶς ὑπομνήματι μᾶλλον ἢ cυγγράμματι τὸ προκείμενον ἐοικέναι βιβλίον, | ἑαυτῷ τινα γράφοντος 823 εἰς ἀνάμνηςιν τοῦ Ἱπποκράτους, ὡς ἕκαςτον ἔτυχεν ἤτοι θεαςάμενος ἢ διὰ λογικῆς ςκέψεως ἐξευρών. οὐδὲν γὰρ οὐδ' ἐγγὺς ὅμοιόν ἐςτι τῇ πρώτῃ ῥήςει πρὸς τὴν δευτέραν, καθάπερ οὐδὲ τῇ τρίτῃ πάλιν πρὸς ταύτας.

I 4 [I 3. V 266, 10. 11 L.] Ὅςοιςιν ὀςτέον ἀπὸ ὑπερῴης ἀπῆλθε, τούτοιςι μέςη ἵζει ἡ ῥίς. ὅςοιςι δέ, ὅθεν οἱ ὀδόντες, ἄκρη ςιμοῦται.

Τὸ διαφράττον ὀςτοῦν τοὺς δύο πόρους τῆς ῥινὸς ἐςτήρικται κατ' ἄλλου τινὸς ὀςτοῦ λεπτοῦ τὴν μὲν ἀρχὴν ἔχοντος ἄνωθεν ἐκ τοῦ μεςοφρύου, τελευτῶντος δ' ἐπὶ τὸ πέρας τῆς ῥινός, ἔνθα τὰ πτερύγια. κατὰ τοῦτο μὲν οὖν τὸ μέρος ἐπίκειται τὸ διάφραγμα τῆς ῥινὸς ἐκείνοις τοῖς χωρίοις, εἰς ἃ τὰ πέρατα τῶν τομέων ὀδόντων ἀνήκει. τὸ | δ' ἀνωτέρω τούτων ὑπερῷα μὲν ὀνομάζεται, ςτηρίζεται δ' ἐπ' 824 αὐτῆς τὸ μέςον τοῦ διαφράγματος τῆς ῥινός. ἔνθα ἂν οὖν ἀπόληταί τι τῶν ςτηριζόντων ὀςτῶν, καταπῖπτον ἐνταῦθα τὸ διάφραγμα κοίλην ἐργάζεται κατ' ἐκεῖνο τὸ μέρος τὴν ῥῖνα, καὶ καλεῖται ταύτης τὸ ςύμπτωμα ςιμότης.

I 5 [I 4. 5. V 268, 1—3 L.] Αἱ τῶν νηπίων ἐκλάμψιες ἅμα ἥβῃ ἔςτιν οἷςι μεταβολὰς ἴςχουςι καὶ ἄλλας καὶ ἐς νεφρὸν ὀδύνη βαρεῖα, ὅταν πληρῶνται ςίτου.

Ταύτην τὴν γραφὴν ἁπάντων μὲν τῶν ἐξηγητῶν εἰδότων, ἁπάντων δὲ τῶν παλαιῶν ἀντιγράφων ἐχόντων, ἔνιοι τῶν νεωτέρων μεταγράφειν ἐπεχείρηςαν ἄλλος ἄλλως, οἱ μὲν "ἐπιλήψιες" γράφοντες, οἱ δὲ "καταλήψιες"[, οἱ δὲ ἐπιλάμψιες]. ἡ δ' ἐξήγηςις αὐτῶν ἐπιληψίαν

4. 5 κατὰ τὴν ἀρχὴν τοῦδε τοῦ λόγου] *p. 5, 8—10, sicut alibi Epid. ll. I et III in numero* ςυγγραμμάτων, *ll. II et VI in numero* ὑπομνημάτων *habendos Gal. dignoscere solet* 6. 7 ἑαυτῷ τινα γράφ. εἰς ἀνάμνηςιν] *cf. p. 5, 8 sqq.* 11—13 = *Mochl. 39 (IV 386, 14 L.). Epid. IV 19 (V 156, 5 L.)* 23 ςιμότης] *cf. Foës. Oec. Hipp. p. 567 s. v.*

3 μεταβήςο^μς *i. e.* -μαι U: μεταβήςομεν *perperam ab Ald. omnes edd.* 8 ὅμοιόν ἐςτι, *cum* nichts auch nur annähernd Gleiches *versa habeat, verisimiliter* H: οἰκεῖόν ἐςτι U *edd.*: *ipse de* κοινόν *cogitaveram* 11 ὁκόςοιςιν *cum parte codd. Hipp. Pall.*: ὅςοις *Hipp. vulg.* 12 τουτέοιςι *cum Hipp. ab Ald. edd.* οἷςι δὲ, ἔνθεν *optimi codd. Hipp.* 16 μεςοφρύου] μεταφρένου *Ald. Bas.*: *corr. Chart.* 17 τῆς μεςοφρυου *(sic)* ῥινὸς *ex errore Ald.*: *corr. Chart.* 18 τῶν τομεθ' ὀδόντ̄ *sic* U: τῶν τομέων μετ' ὀδόντων *Ald. Bas.*: μετ' *om. recte Chart.* 26 βαρείη *cum quibusdam codd. Hipp. Gal. in cit. et Pall.* 30 *verba* οἱ δὲ ἐπιλάμψιες *non versa habet* H, *quapropter ea collatis quae exstant p. 22, 14 delevi; cf. Wenk. 1928, p. 17*

αὐτῷ βούλεται δηλοῦcθαι, παυομένην ὡc τὰ πολλὰ τοῖc ἐκ νηπίων
825 ἔχουcιν | αὐτὴν ἐν τῇ τῆc παιδικῆc ἡλικίαc εἰc τὴν ἡβικὴν μεταβολῇ.
καὶ γὰρ φαίνεται γινόμενον οὕτωc, ἐὰν μή τιc ἐν τῷ χρόνῳ τούτῳ
πλημμελῶc διαιτώμενοc αἴτιοc αὐτῷ γένηται τοῦ διαμεῖναι τὸ νόcημα.
γίνεται μὲν οὖν ὡc τὸ πολὺ διὰ ψυχρὰν ἐγκεφάλου κρᾶcιν, cυνεζευγ-
μένηc ὑγρότητοc αὐτῇ τὰ πολλά (cπάνιοι γὰρ ⟨ἐπιληψίαι⟩ αἱ ἐκ
μορίου τινὸc ὁρμώμεναι), θεραπεύεται δ', ὅταν ἡβάcκωcιν, ἐὰν καὶ
τἆλλα τιc ὡc προcήκει πράττῃ, διὰ τὴν ἐπὶ τὸ ξηρότερόν τε καὶ θερ-
μότερον μεταβολὴν τῆc κράcεωc ὅλου τοῦ cώματοc. ὅπωc γὰρ ὁ ἀκ-
μάζων θερμότερόc ἐcτι τοῦ παιδόc, ἔμαθεc ἐν τοῖc Περὶ κράcεων, ἔνθα
καὶ ὅπωc ὁ παῖc τοῦ ἀκμάζοντόc ἐcτι θερμότεροc· ὁ μὲν ἀκμάζων
ἁπλῶc θερμότεροc, ὁ δὲ παῖc οὐχ ἁπλῶc, ἀλλ' ὅτι πλέον ἔχει τὸ
ἔμφυτον θερμόν. ἐκλάμψειc οὖν τοῦ θερμοῦ βούλονται λέγειν αὐτὸν
οἱ καλέcαντεc ἑαυτοὺc Ἱπποκρατείουc ἐκ μεταφορᾶc ἀπὸ τῆc ἐκτὸc
φλογόc, ἥτιc, ὅταν ἐπικρατήcῃ τῆc ὕληc, ὥcτε ⟨αὐτὴν⟩ ἑαυτῇ cυν-
826 εξομοιῶcαι πᾶcαν, ἐξέλαμψέ τε καὶ φανερὰ πᾶcιν ἐγέ|νετο, κατα-
κεκρυμμένη πρόcθεν, ἡνίκα τὴν ὕλην ὑγρὰν οὖcαν ἐξήραινεν. ὁ δέ γε
Ζεῦξιc, ὡcαύτωc δ' αὐτῷ καὶ τῶν Ἐμπειρικῶν τινεc, οὐχ οὕτωc
ἀκούουcι τὴν ἔκλαμψιν, ἀλλ' ἑτέρῳ τινὶ τρόπῳ· μαθήcῃ δὲ τῆc
τοῦ Ζεύξιδοc ῥήcεωc παραγραφείcηc ὧδε· "νήπια λέγει ὁ Ἱππο-
κράτηc τὰ μέχρι ἥβηc, ταῦτα δὲ κατὰ τὸν τοῦ ἡβάcκειν χρόνον ἐκ-
λάμπειν, ἐμφατικῶc ἄγαν τῇ μεταφορᾷ χρηcάμενοc· καὶ γὰρ cαρκοῦται
τὰ τηνικαῦτα μᾶλλον καὶ εὐερνέcτερα γίνεται καὶ τῷ χρώματι καὶ τῷ
εἴδει χαριέcτερα καὶ τῇ δυνάμει καὶ ⟨τῷ⟩ λογιcμῷ βελτίονα. ἀθρόωc
δὲ γίνεται τοιαῦτα, ὥcτε καὶ τῶν εὐειδῶν φύcει τότε μᾶλλον ἐκλάμπει
τὸ κάλλοc." ὁ δ' αὐτὸc οὗτοc Ζεῦξιc "νήπια, φηcίν, εἴρηται πάντα
τὰ παιδία, καθότι καὶ Ἡρόφιλοc ὠνόμαcεν αὐτὰ οὕτωc. καὶ γὰρ
περὶ τούτου γράφει τόνδε τὸν τρόπον διὰ ταύτηc τῆc λέξεωc· 'φαί-
νεται νήπια λέγων ὁ Ἱπποκράτηc τὰ ἕωc ἥβηc καὶ οὐχὶ τὰ

1 νηπίων] *cf. CMG V 10, 2, 1 p. 97, 24. 25* 10 ἐν τοῖc Περὶ κράcεων] *II 2. I 583—598 K. = p. 47, 3—56, 9 Helmr.; cf. etiam infra p. 146, 14. 15 et Gal. in Aph. comm. XVII B 408 K.* 14 οἱ καλέcαντεc ἑαυτοὺc Ἱπποκρατείουc] *ut paulo post p. 22, 8 Sabinus eiusque discipuli subindicari videntur; cf. p. 32, 5 et CMG V 10, 2, 1 p. 17, 11, 12 et 22* 17—p. 20, 8 γίνεcθαι: *Deichgräber, Empirikerschule, frg. 351, p. 242 sq.* 18 Ζεῦξιc] *cf. p. 3, 10* τῶν ἐμπειρικῶν τινεc] *cf. M. Wellmann RE X 2516 sqq. et Carol. Deichgräber, Die griech. Empirikerschule, 1930 Berlin* °27—p. 21, 2 Ἡρόφιλοc] *de H. ut glossographo et commentatore scriptorum quorundam Hipp. cf. Wellmann apud Susemihlium (Gesch. d. griech. Litt. in d. Alexandrinerzeit I 785 sqq.)*

1 νηπίων *correxi*: νηπίου U *edd.* 6 ἐπιληψίαι *ex* H *incertus addidi* 8 πράττῃ *ex* πράττει *corr. ipse* U 10 ἔνθεν U *edd.*: *correxi* 11 τοῦ] οὐ *ex errore typographico Aldinae natum, in* οὐκ *mutatum mansit a Bas. ad Kuehnianam* 14 ἱπποκρ$^{τ'}_{α}$ U: ἱπποκρατείουc *Ald.* 15 ἐπικρατήcει U *corr. Kuehn* αὐτὴν *addidi* 16 ἐξέλλαμψε U: *corr. Ald.* 19 δ' ἐκ *pro* δὲ *coni. Deichgr.* 21. 22 ἐκλάμπειν *corr. Sch. apud Gualtherum Braeutigam, De Hipp. Epid. l. VI commentatoribus, diss. Regimont. 1908, p. 7*: ἐκλάμπει U: *edd.* 24 εἴδη U: *corr. Ald.* τῷ *add. Sch. ibid.* 26 εἴρηται *corr. Deichgr.*: εἰρῆcθαι U *edd.*

νεογνὰ μέχρι τῶν πέντε ἢ ἓξ ἐτῶν, ὡς νῦν οἱ πλεῖστοι λέγουσιν'. ἤρκει δὲ καὶ ὁ Ἡρόφιλος τὰ τηλικαῦτα λέγων νήπια, δι' ὧν φησι· 'τοῖς νηπίοις οὐ γίνεται σπέρ|μα, [με]γάλα, καταμήνια, κύημα, φαλα- 827
κρότης.' οὐ γὰρ τοῖς μέχρι τῆς προειρημένης ἡλικίας παραγινομένοις λέγει μὴ γίνεσθαι ταῦτα, τουτέστιν ἀπὸ τῆς πρώτης εὐθέως γενέσεως, ὅπερ τινὲς δεχόμενοι καταγελῶσιν αὐτοῦ, ὡς τὰ πᾶσι γινωσκόμενα διδάσκοντος, ὧν ἐστι καὶ ὁ Καλλίμαχος, ἀλλὰ τοῖς μέχρις ἥβης, ἐπειδή τινες ὑπέλαβον καὶ ἐν τούτοις ταῦτα γίνεσθαι." ταῦτα μέν σοι καὶ τὰ τοῦ Ζεύξιδος· ἐμοὶ δ' ὅπως εἰρῆσθαι δοκεῖ τὰ νήπια, καὶ πρόσθεν μὲν εἶπον, ἀναλήψομαι δὲ καὶ νῦν ἔτι σαφέστερον τὸν λόγον. τὸ τῆς ἐπιληψίας πάθος ἤτοι κατὰ φυσικὴν γίνεται δυσκρασίαν, ὅταν ὑγρὸς ὁ ἐγκέφαλος ἱκανῶς ᾖ, καὶ τηνικαῦτά γε καὶ παίδειον ὀνομάζεται τὸ νόσημα, καθάπερ αὐτὸς ἐδήλωσεν ἐν τῷ Περὶ ὑδάτων καὶ ἀέρων καὶ τόπων ὧδέ πως γράψας· "τοῖς παιδίοις συμπίπτειν σπασμούς τε καὶ ἄσθματα, ἃ νομίζουσι τὸ παίδειον ποιέειν καὶ ⟨ἱερὴν⟩ νοῦσον εἶναι." κατὰ ταύτην τὴν ῥῆσιν εὔδηλον ὅτι προσυπακοῦσαι δεῖ τῷ "παίδειον" ⟨τὸ⟩ "πάθος", ὡς [εἶναι τὴν λέξιν ταύτην· ἃ νομίζουσι τὸ παίδειον πάθος ποιέειν] καὶ ἱερὴν νοῦσον εἶναι. γίνεται δὲ καὶ δι⟨ὰ διαίτης⟩ ἁμαρ|τήματα τοῖς παιδίοις ταὐτὸ τοῦτο πάθος, ἰατρικῆς θερα- 828
πείας δεόμενον. ὅταν δὲ δι' ὑγρότητα γίνηται, νηπίοις οὖσιν εὐθὺς

3 *ultimus ex seris huius Epidemiae testibus Ioannes Alexandrinus iatrosophista de* νηπίων *significatione egit eo loco quem attuli Praef. p. XVIII* 7 Καλλίμαχος] *quo de glossographo Herophileo cf. Deichgräber l. l. p. 221, 26 sq. et 225, 22* 9 καὶ πρόσθεν μὲν εἶπον] *p. 20, 1 sqq.* 13 καθάπερ αὐτὸς ἐδήλωσεν . . .] Περὶ ὑδάτων ἀέρων τόπων *3. II 18 L. I 36, 2 Kw. CMG I 1 p 57, 25 Heiberg; cf. etiam p. 348, 15 sqq.; quod ad* παίδειον πάθος *attinet, v. Foës. Oecon. Hipp. p. 477 s. v.* παιδικὸν πάθος, *sed cf. H. Diller, Die Überlieferung der hippokratischen Schrift* Π. ἀ. ὑδ. τόπ., *Philol. Suppl. XXIII, 1932, 54 sq.*

2 τηλικαῦτα *ex* τηνικαῦτα *corr.* U 3 σπέρμα, γάλα *Ioannes Alexandrinus (cf. Bräutigam l. l. p. 73 sq.)* H: σπέρμα μεγάλα U: σπέρματα μεγάλα *ab Ald. omnes deinceps edd. et interpretationes latinae; cf. Wenk. 1928, p. 14 sq.* 5 τουτέστιν *corr. Corn. Chart.*: hoc est *recte Crassus*: τουτί U, *unde* του τι *asterisco appicto Ald.* 6 γιγνωσκόμενα *Ald.* 9 εἰρεῖσθαι U: *corr. Ald.* 12 τηνι||||καῦτα U παίδειον *correxi (cf. Wenk. 1928, p. 15⁴), sicuti* kindlich *versum exhibet* H, *quocum* puerilis *interpretando consentit Crassus*: παιδί⁾ U *Ald.*: παιδίων *mutav. Corn. Bas.* 14. 15 τοῖσί τε παιδίοισιν ἐπιπίπτειν σπασμοὺς καὶ ἄσθματα *Hipp.* 15 καὶ *ante* ἃ *add.* H "*Cod. antiquus*" *Gadaldini*: *om. cum* U *Hipp. cod. V(atic. 276) et versio lat. (p)* τὸ παίδειον *ut v. 12 Anutio Foësio (Oecon. Hippocr., Francofurdi 1588, p. 477) praegresso correxi*: *arabice* das Kindliche H; *eadem ratione in fragm. Gal. in Hipp. l.* Περὶ ἀέρων *commentarii deperditi* kindlich *(naʿariit) versum habet Ms. Bodl. Opp. add. fol. 18 et* puerilem morbum *Moses Alatinus in ed. Charteriana VI 190, 29*: παιδί⁾ *ut v. 12* U: παιδίον *edd.; cf. infra p. 305, 3. 348, 14 sqq.*: *in Hipp.* τὸ θεῖον *plerisque comprobatum editoribus primus coni. Zwinger* ἱερὴν *ante* νοῦσον *ex Hipp. addidi, sicut* sacrum morbum *interpr. Crassus* 16. 17 τῷ παίδειον *sec.* H *correxi*: τὸ παιδί⁾ U: τὸ παιδίων *coni. Bas.; cf. v. 12* τὸ *ante* πάθος *addidi* 17. 18 *verba* πάθος, ὡς εἶναι— ποιέειν *om.* H: πάθος, *ut quod ceteris locis modo laudatis traditum sit, et* ὡς *servavi, reliqua sec.* H *delevi; sed omnia sana habet Sch.* 18 παιδι⁾ U: παιδίων *scr. Chart.* 18 ποιεῖν *ab Ald. edd.* 18. 19 *post* δι' ἁμαρτήματα *in vers. arab.* in der Lebensweise *add.* H, *unde vel* διαίτης *vel* τῶν κατὰ τὴν δίαιταν *addendum censeo, nisi Gal. hic item locutum atque CMG V 9, 1 p. 178, 18. 199, 13 al. (Helmr.) rectius iudicat Deichgr.; cf. p. 22, 4* 20 γίνεται *per errorem Ald. omnes deinceps edd.*

ἄρχεται καὶ παύεται, μηδὲν ἡμῶν πραγματευομένων, ἐν τῇ τῆς ἡλικίας μεταβολῇ, ὥςθ', οἷς ἂν ἄρξηται παιδίοις μὴ κατὰ τὴν πρώτην εὐθὺς ἡλικίαν ἔτι βρέφεσιν οὖσιν, ἀλλ' ἐν τῷ προϊέναι, δῆλόν ἐστιν ἐξ ἁμαρτημάτων τούτοις τῶν κατὰ τὴν δίαιταν ἤ τινος ἔξωθεν αἰτίας ἑτέρας ἐσχηκὸς τὴν γένεσιν, ἐφ' ὧν οὐ χρὴ τὴν μεταβολὴν τῆς ἡλικίας ἀναμένειν, ἀλλὰ τὴν γεγονυῖαν διάθεσιν ἐν αὐτοῖς νοσώδη θεραπεύειν. ἐκεῖνό γε μὴν ἄξιον οὐ μικρᾶς ζητήσεώς ἐστιν, ἐὰν κατὰ τὴν παλαιὰν γραφὴν ἐκλάμψιας ἀκούσωμεν, ὡς οἱ Ἱπποκράτειοι καὶ ὁ Ζεῦξις ἤκουσαν. ὁ γὰρ λόγος ἐστὶ τοιοῦτος· "αἱ τῶν νηπίων, ὅταν ἡβάσκωσιν, ἐκλάμψεις τοῦ θερμοῦ καὶ ἄλλας μέν τινας ἐν αὐτοῖς ἴσχουσι μεταβολὰς καὶ μέντοι καὶ τὴν τῶν νεφρῶν πεῖσιν," ἣν αὐτὸς ἐφεξῆς διηγεῖται. παραλειφθήσεται γὰρ ἐν τῷ τοιούτῳ λόγῳ
829 τὸ τῆς ἐπιληψίας ὄνομα καὶ κατὰ τοῦτο | φαίνονταί τινες οὐκ ἀλόγως "ἐπιλήψεις" γράψαντες, ὥσπερ ἔνιοι "καταλήψεις". ἐχρῆν δ' αὐτοὺς ὡς οὐχ εὑρόντας οὕτω γεγραμμένον, ἀλλ' ὡς ἄμεινον οὕτως γράφειν εἰπόντας ἐπὶ τὴν εἰρημένην ἐξήγησιν ἀφικνεῖσθαι. προκειμένου δὲ τοῦ καὶ συνδέσμου τοῦτον πάλιν ἀφαιροῦσιν ἔνιοι, δύο βουλόμενοι λόγους εἶναι κατ' οὐδὲν ἀλλήλοις κοινωνοῦντας, ἕνα μὲν ἐκ τῆσδε τῆς ῥήσεως αὐτάρκως δηλούμενον· "αἱ τῶν νηπίων ἐκλάμψιες ἅμα ἥβῃ ἔστιν οἷς μεταβολὰς ἴσχουσι καὶ ἄλλας", ἕτερον δὲ τοιόνδε· "ἐς νεφρὸν ὀδύνη βαρεῖα, ὅταν πληρῶνται σίτου" καὶ τὰ τούτοις συνεχῆ περὶ νεφρίτιδος αὐτοῦ διδάσκοντος ἀφ' ἑτέρας ἀρχῆς, οὐχ ὡς τοῖς παιδίοις, ὅταν ἡβάσκῃ, εἰς τοῦτο τὸ νόσημα τῆς ἐπιληψίας μεθισταμένης. οὐ γὰρ φαίνεται κατὰ τὴν ἡλικίαν ταύτην νεφρῖτις γινομένη, καθάπερ ὁ κατὰ τὴν κύστιν λίθος· οὗτος μὲν γὰρ παιδίοις μᾶλλον, νεφρῖτις δὲ τοῖς παρακμάζουσι γίνεται. παραγράψωμεν οὖν ἐφεξῆς τὰ περὶ νεφρίτιδος οὕτω λεγόμενα· |

830 **I 6** [I 5. V 268, 3—9 L.] Ἐς νεφρὸν ὀδύνη βαρεῖα, ὅταν πληρῶνται σίτου, ἐμέουσί τε φλέγμα. ὅταν δὲ πλεονάζωσιν αἱ ὀδύναι, ἰώδεα, καὶ ῥάφους μὲν γίνονται, λύονται δὲ ὅταν σίτων κενωθῶσιν, ψαμμία τε πυρρὰ ὑφίσταται, αἱματῶδές τε οὐρέουσι· νάρκη μηροῦ τοῦ κατ' ἴξιν. ἐλινύειν

11 τὴν τῶν νεφρῶν πεῖσιν κτἑ.] *p. 19, 25/26 et infra v. 28 sqq.* 14 ἐπιλήψεις *et* καταλήψεις] *cf. p. 19, 29. 30* 24. 25 ὁ κατὰ τὴν κύστιν λίθος] *cf. e. c. Gal. in* Περὶ φύς. ἀνθρ. *12 (VI 62, 21—64, 2 L.) comm. II 11 CMG V 9, 1 p. 78, 25 sqq. Mew.*

1 μηδὲν ἡμῶν *iterata, sed inferiore loco erasa habet* U πραγματευμένων 2 ὡς *scr. Chart., quod* ὥςτ' *exhibent Ald. Bas.* 3 ἔτι *ab Ald. om. edd.* 4 τὴν διαιτῆς *sic* U: τὴν διαίτης *Ald. Bas.: corr. Chart.* 6 νοσώδο *fort. propter subsequens* ἐκεῖνο: *corr. Ald.* 7 σμικρᾶς *ab Ald. edd.* 8 οἱ Ἱπποκράτειοι H: ὁ ἱπποκράτης U *edd.; cf. p. 20, 14* 9 ἤκουσε U: *correxi* 17 τούτων U *edd.*: *correxi* 24 γενομένη U *edd.: correxi* 25 κύστην U: *corr. Ald.* 30 αἱ ὀδύναι *cum parte codd. Hipp. om.* H, *quadecausa fort. uncinare debui* ἰνώδεα U: *corr. Ald.; cf. p. 25, 2* 31 σίτου *cuncti fere codd. Hipp.* ψάμμιά τε *a Bas. edd.* 32 ἐλλινύειν U: *corr. Kuehn*

οὐ ξυμφέρει, ἀλλὰ γυμνάσια, μὴ ἐμπίπλασθαι, τοὺς νέους ἐλλεβορίζειν, ἰγνύην τάμνειν, οὐρητικοῖσι καθαίρειν, λεπτῦναι καὶ ἁπαλῦναι.

Ὀδύνην βαρεῖαν ἤτοι τὴν ὡς βαρέος τινὸς ἐγκειμένου κατὰ τὸ χωρίον αἴσθησιν φέρουσαν ἢ τὴν χαλεπὴν ἀκούειν οἷόν τ' ἐστίν. ἀληθὲς γὰρ ἑκάτερόν ἐστι, κατὰ διαφέροντας χρόνους ἐν τοῖς νεφροῖς γινόμενον, ἐπειδὴ σφοδρότατα μὲν ὀδυνῶνται κατά τε τὰς γενέσεις καὶ διεξόδους τῶν λίθων, ἐν δὲ τῷ λοιπῷ χρόνῳ τὰς ὀδύνας ὡς βαρέος τινὸς ἐγκειμένου κατὰ τὸν τόπον ἔχουσιν. ὅσοι μὲν οὖν ἡγοῦνται | κατὰ τὴν κοιλίαν τῶν νεφρῶν συνίστασθαι τοὺς λίθους, ἐν τῇ 881 διεξόδῳ μόνῃ τῇ κατὰ τοὺς οὐρητῆρας ὀδυνᾶσθαί φασι τοὺς πάσχοντας. ὅσοι δὲ ἐν αὐτῇ τῇ σαρκὶ τῶν νεφρῶν, οὐκ ἐν μόναις ταῖς διεξόδοις, ἀλλὰ καὶ καθ' ὃν γίνονται χρόνον ἐνταῦθα καὶ καθ' ὃν εἰς τὴν κοιλίαν τῶν νεφρῶν διεξέρχονται. τοῦ δ' ἐν ταῖς σαρξὶν αὐτῶν συνίστασθαι τοὺς λίθους ἀνὰ λόγον τοῖς ἐπὶ τῶν ἀρθριτικῶν πώροις ἐπάγονται μάρτυρα τὴν ἐκ τοῦ Περὶ φύσεως ἀνθρώπου καὶ διαίτης λέξιν ἔχουσαν οὕτως· "ὁκόσοισι ψαμμοειδὲς ὑφίσταται ἢ πῶροι ἐν τοῖσιν οὔροισι τούτοισι τὴν ἀρχὴν φύματα ἐγένετο πρὸς τῇ φλεβὶ τῇ παχείῃ καὶ διεπύησεν, ἔπειτα δὲ ⟨αὐτέων⟩ οὐ ταχέως ῥαγέντων τῶν φυμάτων πῶροι † συνεστάθησαν ἐκ τοῦ πύου, οἵτινες ἔξω θλίβονται διὰ τῶν φλεβῶν σὺν τῷ οὔρῳ εἰς τὴν κύστιν." αὕτη μὲν οὖν ἡ Ἱπποκράτειός ἐστι ῥῆσις. οὐκ ἀδύνατον δὲ ἑκατέρως γίνεσθαι τοὺς ἐν τοῖς νεφροῖς λίθους κατά τε τὸν ἀρτί⟨ως⟩ εἰρημένον τρόπον καὶ τὸν ὀλίγον ἔμπροσθεν, καθ' ὃν ἐν ταῖς κοιλίαις αὐτῶν ἔφαμεν ἐξοπτώμενον ἐν τῷ χρόνῳ καὶ ξηραινόμενον | παχὺν καὶ γλίσχρον χυμὸν εἰς πω- 882 ρώδη σύστασιν ἀφικνεῖσθαι. κατὰ ⟨δὲ⟩ τὸν αὐτὸν χρόνον, ἐάν τ' ἔμφραξις ᾖ κατ' αὐτοὺς ἐάν τε μετρία φλεγμονή, βάρους μᾶλλον, οὐκ ὀδύνης αἴσθησις γίνεται, καθάπερ κἀν τῷ ἥπατι διὰ τὸ βραχυτάτων

16 sqq. τὴν ἐκ τοῦ Περὶ φύσεως ἀνθρώπου καὶ διαίτης λέξιν . . .] *de tit. libri cf. Gal. comm. CMG V 9, 1 p. 57, 16 sqq. et 89, 8. 9 Mew.; verba ipsa extant c. 14. VI 64, 19—66, 4 L. = CMG V 9, 1 p. 83, 7—12 Mew.* 23 κατά τε τὸν ἀρτίως εἰρημένον τρόπον] *v. 14 sqq.* καὶ τὸν ὀλίγον ἔμπροσθεν] *v. 10*

1 γυμνάζεσθαι U *edd.*: γυμνάσια *cum Hipp. praetuli; cf. p. 27, 8 et 19* 2 ἐλεβορίζειν U *errore usitatiore (cf. CMG V 9, 1 p. 338, 3 Helmr.)*: ἐλλεβορίζειν *ab Ald. edd.* τάμνην U: *corr. Ald.* οὐριτικοῖς U: οὐρητικοῖς *Ald.*: *correxi coll. p. 27, 10 et 28, 6* καθῆραι U *edd.*: καθαίρειν *ex Hipp. restitui coll. p. 27, 10. 28, 6. 8* 3 λεπτύναι U: *corr. Kuehn* 4 βαρέως *compendiose* U: *corr. Ald.* 15 ἀνὰ λόγον] ἀνάλογον U: *cf. p. 16, 7* 17 ψαμμώδεα *in lemmate exstat CMG V 9, 1 p. 83, 7 Mew.* 19 αὐτέων *ex* H *addidi, quemadmodum l. c. p. 83, 1 Mew.* αὐτέων οὐ ταχέως ἐκραγέντων *Gal. cod. L* 20 συνεστάθησαν *vix sanum* U: *in Arabide* dann verdichtet sich der Eiter und wird steinig (*num* συνεπάγησαν?) H: *inter* συνετράφησαν *et* συνεστράφησαν *l. c. p. 83, 10. 11 Mew. variant Gal. codd.* θλίβονται διὰ τῶν φλεβῶν] λείβονται (θλίβονται *V*) διὰ τῆς φλεβὸς *l. c. p. 83, 11. 12 Mew. Gal. codd.* 21 κύστην *in* κύστιν *corr. ipse* U 23 *propter hiatum* ἀρτί⟨ως⟩ *complere malui quam* ἄρτι *post* εἰρημένον *traicere (cf. ex. gr. p. 25, 33)*: ἄρτι εἰρημένον U *edd.* 26 δὲ *post* κατὰ *addidi, an post* αὐτὸν *melius videtur (ut e. c. p. 52, 28)*?

νεύρων, ὥςπερ τοὺς νεφρούς, οὕτω καὶ τὸ ἧπαρ μετέχειν. τὰς δ' ὀδύνας ἐν τοῖς νεφροῖς μάλιστα γίνεςθαί φηςι, καθ' ὃν χρόνον πληροῦνται ςίτου. δύο δὲ ςημαινούςης τῆς ςῖτος φωνῆς παρ' αὐτῷ, καθ' ἑκάτερον τῶν ςημαινομένων ἀληθὴς ὁ λόγ ἐςτίν, ἐάν τε ἐπὶ τῶν ἐςθιομένων ἀκούηται ςιτίων, ἐξ ὧν αἵματος ἀθροίζεται πλῆθος, ἐάν τ' ἐπὶ τῶν ἐν τοῖς ἐντέροις περιττωμάτων τῆς τροφῆς. ὀνομάζει γάρ ποτε καὶ ταῦτα ςῖτον, ὡς ἐν τοῖς Περὶ διαίτης ὀξέων· "οἷςι γάρ", φηςίν, "ἐγκατακέκλειςται ςῖτος [τοῖς ἐντέροις], εἰ μή τις ὑποκενώςας τὴν γαςτέρα τὸ ῥόφημα δοίη," βλάψει μεγάλως. ἡ μὲν οὖν διὰ τὸν οὕτω λεγόμενον ςῖτον ὀδύνη γινομένη κατὰ τοὺς νεφροὺς ἐπὶ τῷ θλίβεςθαί τε καὶ βαρύνεςθαι πρὸς τοῦ πλήθους τε
888 καὶ βάρους τῶν πε|ριττωμάτων εὐθέως ἅμα τῷ διαχωρῆςαι κάτω ταῦτα καθίςταταί τε καὶ παύεται τελέως. ἡ δ' ἐκ τοῦ κατὰ τὰς φλέβας ἀθροιςθέντος πλήθους, ὅταν εἰς τοὺς νεφροὺς καταςκήψῃ, κἂν φλεβοτομηθῶςιν, οὐκ εὐθέως λύεται διά τε τὸ πυκνὸν τῆς τῶν νεφρῶν οὐςίας καὶ ὅτι διὰ πολλῶν αὐτοῖς ἐπικειμένων ςωμάτων ἡ τῶν ἔξωθεν ἐπιτιθεμένων βοηθημάτων ⟨μὴ πρὸς αὐτοὺς⟩ ἀφικνουμένη δύναμις ἐκλύεται. λύει δὲ αὐτοῖς τὰς ὀδύνας οὐ τοῦτο μόνον, ἀλλὰ καὶ ἡ διὰ τῆς ἄνω γαςτρὸς ἔκκριςις, ἣ γίνεται κοινόν τι ςύμπτωμα τοῖς κῶλον πάςχουςι καὶ νεφρούς. καὶ γάρ τοι καὶ ςυνεχῶς οἱ νεφροὶ τῷ κώλῳ καὶ τὸ κῶλον τοῖς νεφροῖς ςυνάπτονται διὰ τοῦ περιτοναίου. κατ' ἀρχὰς μὲν οὖν οἱ ἔμετοι φλεγματώδεις γίνονται. τοιοῦτος γὰρ ἐν τῇ γαςτρὶ γεννᾶται χυμὸς ὡς τὸ πολὺ διὰ πλῆθος °ςίτων, καὶ μᾶλλον ἐὰν παχέα ταῦτα καὶ φύςει φλεγματωδέςτερα τύχῃ· ἐὰν δὲ αὐξάνηταί τε καὶ παραμένῃ τὰ πάθη, προςγίνεται τοῖς οὕτω πά-

7 sqq. ἐν τοῖς Περὶ διαίτης ὀξέων· "Οἷςι γὰρ..."] *I 5 (II 256, 6—258, 3 L.) cum Gal. comm. CMG V 9, 1 p. 149, 13 sqq. Helmr.; eundem locum attulit Gal. VII 925 K.*

1 οὕτω καὶ *iter.* U: *corr. Ald.* 5 ἀθρίζεται U: *corr. Ald.* 6 ἄν τ' ἐπὶ U: *correxi* 7 ςῖτα U *edd.*: *correxi* 8 οἷςί τε γὰρ *ut etiam Hipp. cod. A, sic CMG V 9, 1 p. 149, 7 Helmr. Gal. codd.* ςῖτος αὐτίκα ἐγκατακέκλειςται, εἰ μή τις *l. l. Gal. codd.* τοῖς ἐντέροις *loco quoque modo laudato praetermissum sec.* H *delevi* εἰ *ex Hipp. et Gal. codd. l. c. p. 149, 8 Helmr. restitui*: ἣν U *edd.* 9 τὴν γαςτέρα *in libris Hipp. et Gal. l. c. p. 149, 8 omissum in suspicionem vocaverim* *pro verbis* τὴν ὀδύνην ἐνεοῦςαν προςπαροξύνειεν ἂν καὶ μὴ ἐνεοῦςαν εὐθὺς ἐμποιήςειε (ἐμποιήςειεν ἂν *in cit. Gal. VII 925 K.*) *hic indiligenter citando et abbreviando* βλάψει μεγάλως *ipse Gal. scripsisse videtur; quod si verum est, fort. sunt qui propter ipsius commentatoris indiligentiam et* τοῖς ἐντέροις *(v. 8) et* τὴν γαςτέρα *(v. 9) haud immerito retinenda putent* 10 τὸ *ante* οὕτω U *edd.*: *correxi* 11 ἐπὶ τῷ] ἐπὶ τὸ *falso Ald. ceteraeque edd.* πρὸς τὸ ... βάρους τοῦ *perperam scr. Chart.* 17 nicht zu den Nieren *ante* ἀφικνουμένη *versa add.* H, *unde recepi*: *similiter* remediorum facultas ad renes iam debilior effecta pervenit *interpret. Crassus; cf. Wenk. 1928, p. 16. 17. 68* 18 αὐτοῖς *compendiose* U: αὐτῆς *ab Ald. edd.*: ipsorum (*i. e. renum*) dolores *interpr. Crassus; cf. l. l. p. 68* τοῦτο *deest in Charteriana* 20 νεφρόν U *edd.*: *correxi* 21 διὰ *emendavi*: weil *versum exhibet* H: per *recte interpret. Crassus*: αὐτὰ U *edd.* 23 ςίτων *propter statim sequentia scripsi*: ςίτου U *edd.* 24 δὲ *corr. Corn. Kuehn*: καὶ U *et cett. edd.*

σχουσιν ἰώδης ἔμετος ἐπί τε ταῖς ὀδύναις καὶ ταῖς ἀγρυπνίαις διαφθειρομένου τοῦ αἵματος, καὶ μάλισθ' ὅταν ἅμα τούτοις | 884 πυρέξωσι καὶ ἀσιτήσωσιν. καὶ ῥάους μέν, φησίν, ἐπὶ τοῖς ἐμέτοις γίνονται, παύονται δὲ τῶν παροξυσμῶν, οὐ μέντοι τῆς γε διαθέσεως, ὅταν σίτων κενωθῶσιν. ἑκατέρως δὲ καὶ νῦν ἔνεστι δέξασθαι τὸ τῶν σίτων ὄνομα καὶ μᾶλλον ἐπὶ τῶν κατὰ τὴν γαστέρα καὶ τὰ ἔντερα. ψαμμία δὲ πυρρά, φησίν, ὑφίσταται δηλονότι τοῖς οὔροις. καὶ γὰρ καὶ φαίνεται τοῦτο γινόμενον, ἐὰν τὸ πυρρὸν ἀκούσῃς τοιοῦτον εἶναι τὴν χρόαν, ὁποία καὶ ἡ σανδαράχη καλουμένη· διὸ καί τινες μὲν τῶν ὁμιλησάντων ἐπιμελῶς τοῖς ἔργοις τῆς τέχνης ὀροβοειδεῖς ὑποστάσεις γίνεσθαί φασιν αὐτοῖς, ἔνιοι δὲ σανδαραχώδεις, ἔστι δ' ὅτε καὶ ὄντως πυρράς. αἱ μὲν οὖν πρότεραι δύο καὶ τοῖς ἡπατικοῖς συνεδρεύουσι πάθεσιν, ἡ τρίτη δὲ τοῖς κατὰ τοὺς νεφρούς, ὥσπερ κἀπειδὰν οἷαίπερ αἱ ψάμμοι κατὰ τὴν χρόαν ὑποστάσεις γίνωνται. ἀλλήλων μὲν γὰρ διαφέρει τὰ χρώματα τῶν ὑφισταμένων τοῖς οὔροις τῷ μᾶλλον καὶ ἧττον. γίνονται δ' ἐξ ὕλης παχείας μὲν καὶ γλίσχρας πάντως, ἤτοι δὲ τὸ παχὺ πλέον ἢ τὸ | 885 γλίσχρον ἐχούσης ⟨ἢ καὶ ἑκάτερον αὐτῶν⟩ ἰσάζον πάντως ἀλλήλοις. ἐὰν μὲν οὖν ἐκ φλέγματος γλίσχρου μόνου καὶ παχέος ἡ σύστασις γένηται, τεφρώδης ἐστὶ χρόα, παραπλησία τῇ τοῖς ἄλλοις ὑπαρχούσῃ πώροις, ὅσοι κατά τε τὰ θερμὰ φύσει τῶν ὑδάτων ἐν πολλοῖς χωρίοις ὁρῶνται τοῖς λίθοις ἐπιτρεφόμενοι καὶ ἄλλως ἐν ἀγγείοις, ἔνθα θερμαίνεται τὸ ὕδωρ. γένοιτο δ' ἄν ποτε κἀκ τῆς πυώδους ὑγρότητος ἢ μικτῆς ἐκ πυώδους καὶ φλεγματώδους ἐν σώματι ζῴου τοιοῦτος πῶρος, ὥσπερ καὶ τοῖς ἀρθριτικοῖς. ὁ γὰρ αὐτὸς τρόπος τῆς γενέσεως πάντως ἐστὶ τούτοις καὶ τοῖς ἐν νεφροῖς συνισταμένοις λίθοις. ἐὰν μέντοι μιχθῇ τισιν ὀλίγον αἵματος φλέγματι παχεῖ τε καὶ γλίσχρῳ, κατὰ τὴν ἐπικράτειαν ἡ χρόα γίνεται τῶν ὑφισταμένων τοῖς οὔροις ἐνίοτε μὲν οἷον ὠχρόλευκος ἢ ἐρυθρόλευκος ἢ ξανθόλευκος, ἔστι δ' ὅτε καὶ πυρρά, συντελοῦντος εἰς τὰς τῶν χρωμάτων διαφορὰς καὶ αὐτοῦ τοῦ κατὰ τὸ αἷμα χρώματος. οὐ γὰρ ἀκριβῶς ἐρυθρόν ἐστιν ἀεὶ τοῖς ἀνθρώποις, ἀλλ' ἐνίοτε μὲν ἐπὶ τὸ μελάντερον, ἐνίοτε δ' ἐπὶ τὸ ξανθότερόν τε καὶ πυρρότερον ῥέπον. | 886 ἡ τοίνυν ἁπάσας ἃς εἶπον ἄρτι διαφορὰς τῶν χρωμάτων πλὴν τῆς

1 ἰώδης ἔμετος] ἰώδεα ἐμέσματα *descr. Gal. in Prorrh. comm. I 10 CMG V 9, 2 p. 24 sq. Diels* 5 ἑκατέρως . . . τὸ τῶν σίτων ὄνομα] *cf. paulo ante p. 24, 3 sqq.* 9 ἡ σανδαράχη καλουμένη] *cf. Gal. XII 235 K.* π. σανδαράκης 19 πώροις] *cf. infra p. 147, 4 sqq.* 23 τοῖς ἀρθριτικοῖς] *ut modo p. 23, 15*

4 οὐ μέντοι *conieci comprobante* H: οὐ γὰρ δὴ U *edd.* 14 γίνονται U *edd.*: *correxi* 17 *parvam lacunam post* ἐχούσης *perspicuam verbis* ἢ καὶ ἑκάτερον αὐτῶν *ex* H *additis explevi: probe* ex materia . . . modo utramque (*i. e. crassitudinem et tenacitatem*) pariter omnino portionibus habente *vertit Crassus* 18 ἡσάζον U: *corr. Ald.* 20 παραπλήσια U *edd.*: *correxi* πώροις H *corr. Corn. Bas.*: πόροις U *Ald.* 26 τίσι λύσον αἵματος U: ὀλίγον *corr. Ald.*, τισιν *demum Kuehn* 29 δὲ *post* ὅτε *iter.* U: καὶ *scr. Kuehn*

τεφρώδους ἡγητέον ὑπὸ τῆς [τοῦ] πυρρὰ δηλοῦσθαι φωνῆς, εἰπόντος αὐτοῦ ψαμμία πυρρὰ ὑφίστασθαι, ἢ τὸ προσκείμενον τὸ αἱματῶδες ἀπὸ κοινοῦ δεκτέον εἰρῆσθαι. λέγω δὴ τό ποτε. ὥσπερ γὰρ αἱματῶδες αὐτοῖς φαίνεταί ποτε γινόμενον τὸ οὖρον, οὔτε διὰ παντὸς οὔτ' ἐπὶ πάντων τῶν νεφριτικῶν ὑπάρχον τοιοῦτον, παραπλησίως καὶ ψαμμία ποτὲ φαίνεται πυρρὰ τοῖς οὔροις ὑφιστάμενα. δέδεικται μὲν γὰρ ἐν τοῖς Τῶν φυσικῶν δυνάμεων ὑπομνήμασιν ἕλκων εἰς ἑαυτὸν ὁ νεφρὸς ὅσον ἐν ταῖς φλεψὶν ὀρρῶδές τε καὶ λεπτὸν ἀναμέμικται τῷ αἵματι. τῶν δὲ εἰς τὴν κοιλίαν αὐτοῦ διηθούντων τὸ τοιοῦτον πόρων ἐπὶ πλέον ἀναστομωθέντων, συνδιηθεῖταί τι καὶ τῶν παχυτέρων. ὅταν οὖν τοῦτο θερμαινόμενον ἐν τῇ κοιλίᾳ τοῦ νεφροῦ πωροειδῆ λάβῃ σύστασιν, ἐὰν μὲν ἡ τῶν νεφρῶν ἀποκριτικὴ δύναμις διώσηται πᾶν αὐτὸ σὺν τοῖς οὔροις, αἱ ψαμμώδεις ἐν αὐτοῖς ὑποστάσεις γίνονται. ἐὰν δὲ ἐμπεπλασμένον τε καὶ δυσαπόλυτον 887 ᾖ τῇ κοιλίᾳ τοῦ νεφροῦ, δε|χόμενον ἑαυτῷ τι παραπλήσιον ἕτερον ἐκ τῆς κοίλης φλεβὸς ἐπὶ πλέον αὐξάνεται. περιπλάττεται γὰρ ἀεὶ τὸ ἐπιρρέον τῷ προϋπάρχοντι, καὶ οὕτως ὁ πῶρος ἀξιόλογος τῷ μεγέθει συνίσταται. [τινὲς δὲ εἰρήκασι, διά τι αἷμα οὐροῦσιν; ὅτι ἐπειδὴ ὁ λίθος ἐξιών, ὅταν γωνοειδής ἐστι, πλήττει τὰ παρακείμενα μόρια καὶ αἷμα ποιεῖ ἐκκρίνεσθαι.] ἐὰν δὲ ἀραιωθῇ μὲν ἡ εἰς τὸν νεφρὸν ἐκ τῆς κοίλης φλεβὸς εἴσοδος, ὑγρὸν δ' ᾖ τὸ αἷμα καὶ μήτε πολὺ μήτε γλίσχρον, αἱματῶδες οὕτω τὸ οὖρον γίνεται. τὴν δ' εἰς τὸ σκέλος διήκουσαν ὀδύνην ναρκώδη διὰ τὴν τῶν ἐπικειμένων ἀγγείων τῇ ῥάχει τῆς κοίλης φλεβὸς καὶ τῆς μεγάλης ἀρτηρίας πρός τε τοὺς νεφροὺς καὶ τὰ σκέλη κοινωνίαν ἡγητέον γίνεσθαι. μέγισται γὰρ ἐπ' αὐτοὺς τοὺς νεφροὺς ἀποπεφύκασιν ⟨ἀποφύσεις⟩, μεθ' ἃς οὐ μεγάλαι τινὲς εἰς

7 ἐν τοῖς Τῶν φυσικῶν δυνάμεων ὑπομνήμασιν] *Gal. II 1—214 K. = Scr. min. III 101—257 Helmr., imprimis II 138 K. repugnante Erasistrato, de quo vid. ibid. p. 187; III 370. V 536 (= p. 525 Müll.). VII 222 K. ad* 8 ἕλκων— 12 σύστασιν *cf. Orib. Syn. ad Eust. IX 24. ad Eunap. IV 100, 1. 2 CMG VI 3 p. 292, 28 sqq. 481, 2—8 Raeder* 15. 16 ἐκ τῆς κοίλης φλεβός] *de ea vena quam Hipp.* ἡπατῖτιν *nominat cf. ex. gr. CMG V 9, 1 p. 69, 20 sqq. Mew. vel ibid. p. 169/70 Helmr. atque praecipue Gal. in Epid. II 4, 1 (V 120, 13 L.) comm. CMG V 10, 1 p. 312, 29 sqq. 313, 29 sqq. 314, 14. 19. 26 sqq. 316, 40 sqq. 319/20 Pfaff et in universum Gal. De plac. Hipp. et Plat. l. VI (V 505—585 K.) p. 490—580, praecipue 512. 517 sqq. 571—74 Müll. et* Περὶ τῶν φλεβῶν καὶ ἀρτηριῶν ἀνατομῆς *II 779—830 K.* 24 τῆς μεγάλης ἀρτηρίας] *cf. Gal. in Epid. II 4, 1 comm. CMG V 10, 1 p. 318, 3 sqq. 319, 30 sqq. 320, 5 sqq. Pf.* 26 ἐπὶ τοὺς νεφροὺς ἀποπεφύκασιν ⟨ἀποφύσεις⟩ κτλ.] *cf. l. l. p. 318, 44 sqq. Pf.*

1 τεφρώδης U *Ald. Bas.*: *corr. Chart.* τοῦ *delevi* πυρρὰ *correxi; cf. p. 22, 31*: πυρρὸν U *edd.* 2 προκείμενον U: *corr. Ald.* 8 ὀρῶ$^{δ'}$ U: ὀρρώδη *Ald. Bas.*: *corr. Corn. Chart.* 9 ἐς *ab Ald. edd.* 10 πόρων *et* H *et* U *Ald.*: πῶρον *falso a Bas. edd.* ἀναστομοθέντων U: *corr. Ald.* 12 ἐπᾶν *sic* U: *corr. Ald.* 14 ἐμπεπλασμένον H U; *cf. p. 28, 10*: ἐμπεπηλημένον *(sic) Ald.*: ἐμπεπιλημένον *sic a Bas. ceterae edd.* 15 δεχομένου *frustra Chart.* 18 *sqq.* τινὲς δὲ εἰρήκασι — αἷμα ποιεῖ ἐκκρίνεσθαι *sine dubio interpolata sec.* H *delevi; cf. Wenk. 1928, p. 17 sq.* 21 ὑγρὸν U *edd.*: λεπτὸν H 25 κοινωνίας U *edd.*: *correxi* 26 *in interpret. arab.* es zweigen sich Zweige ab H, *unde* ἀποφύσεις *inter* ἀποπεφύκασι *et* μεθ' ἃς *recepi* εἰς ὀσφύν *correxi*: ἐν ὀσφύι U *edd.*

ὀσφύν, κἄπειθ' ἑκάτερον τῶν ἀγγείων διχῇ σχισθὲν εἰς ἑκάτερον ἀφικνεῖται τῶν σκελῶν, εἰς ὅλον αὐτὸ διανεμόμενον. ὅσοι δὲ διὰ τῶν οὐρητήρων ἤ τινων ὑμένων ἢ νεύρων ἢ καὶ τοῦ περιτοναίου λέγουσι κοινωνίαν εἶναι τοῖς νεφροῖς πρὸς τὰ | σκέλη, παντάπασιν ἀπείρως 888 ἔχουσιν ἀνατομῆς.

τὰ μὲν οὖν συμβαίνοντα τοῖς νεφριτικοῖς ἄχρι δεῦρο τοῦ λόγου διῆλθεν ὁ Ἱπποκράτης. ἐφεξῆς δὲ περὶ τῆς ἰάσεως αὐτῶν γράφει κατὰ τὴν ἐχομένην ῥῆσιν· ἐλινύειν οὐ συμφέρει, ἀλλὰ γυμνάσια, μὴ ἐμπίπλασθαι, τοὺς νέους ἐλλεβορίζειν, ἰγνύην τάμνειν, οὐρητικοῖσι καθαίρειν, λεπτῦναι καὶ ἁπαλῦναι. ὑποτύπωσιν ἑαυτῷ διὰ κεφαλαίων ἐν τῇδε τῇ ῥήσει πεποίηται τῆς τῶν νεφρῶν ἰάσεως, τὰ μὲν κοινὰ πάσης ἡλικίας τε καὶ σώματος ἕξεως γράψας, τὰ δὲ ἴδια νέων τε καὶ ἰσχυρῶν. ἔστι δὲ κοινὰ τὰ μὲν πρῶτα γεγραμμένα, τό τ' ἐλινύειν, ὅπερ ἡσυχίαν ἄγειν δηλοῖ καί φησιν αὐτοῖς ἀσύμφορον εἶναι, καὶ τὰ γυμνάσια. ταῦτα γὰρ ἡγεῖται συμφέρειν, ὡς ἂν δηλονότι καὶ τὸ πλῆθος κενοῦντα καὶ τὸ φλεγματῶδές τε καὶ παχὺ καὶ ἄπεπτον ἅπαν εἰς πέψιν τε ἄγοντα καὶ λεπτύνοντα καὶ ῥωννύντα τὰ μόρια τοῦ σώματος ἅπαντα. νοῆσαι δέ σε χρὴ νῦν αὐτὸν λέγειν οὐ πάντως τὰ μεγάλα γυμνάσια, ὡς ἱππασίας ἢ ὁπλομαχίας ἢ τὸ πα|λαίειν ἢ παγκρατιάζειν ἢ σκάπτειν ἤ τι τοιοῦτον 889 πράττειν ἕτερον, ἀλλ' ἅπασαν ἁπλῶς κίνησιν, ἥτις ἂν ⟨ᾖ⟩ ἱκανὴ διαπονῆσαι τὸ σῶμα κατὰ ἀναλογίαν τῆς θ' ἡλικίας καὶ τῆς ἕξεως καὶ τῆς ῥώμης τοῦ νεφριτικοῦ. ἀλλὰ καὶ τὸ μὴ ἐμπίπλασθαι κοινὸν ἁπάσης ἡλικίας καὶ σώματος ἕξεώς ἐστι παράγγελμα. τὰ δ' ἐφεξῆς τοῦδε τοῖς νέοις, ὡς αὐτὸς εἶπεν, ἁρμόττοντα γράφει λέγων ὧδε· τοὺς νέους ἐλλεβορίζειν, ἰγνύην τάμνειν, ἐλλεβορίζειν μέν, ἐὰν πάνυ χρόνιον ᾖ τὸ πάθος καὶ ὡς ἂν εἴποι τις μοχλείας δεόμενον (εἰς ταῦτα γὰρ ἐλλεβόρῳ χρώμεθα), φλεβοτομίαν δὲ ἐπὶ τῶν

10. 11 ὑποτύπωσιν ἑαυτῷ κτἑ.] *cf. e. g. p. 80, 19 sq. 118, 25. 119, 9. 208, 2. 3. 264, 14* 14 ἐλινύειν] *ut 4, 13. V 310 L. vel* Περὶ διαίτης ὀξέων *I 12. II 324 L. cum Gal. lex. Hipp. s. v. et comm. CMG V 9, 1 p. 214, 26. 29 Helmr. et* Ὑγιεινῶν *l. V 11, 32. 38 CMG V 4, 2 p. 163/64 Koch* 20 σκάπτειν] *inter* σφοδρὰ γυμνάσια *enumerantur* Ὑγιεινῶν *l. II 10, 9 CMG V 4, 2 p. 64, 29 Koch* σκάψαι καὶ δισκεῦσαι [καὶ κινῆσαι] καὶ πηδῆσαι, *ubi quod editor coniecit* καὶ δινῆσαι, *ut quod nullum omnino sit corporis exercitium iustum (cf. Gal. Protr. p. 11/12 Kaib.), nescio an rectius mutetur in* καὶ σκιρτῆσαι *collatis quae leguntur ibid. p. 19, 6 Koch*
26 ἐλλεβορίζειν] *cf. Gal. XVIII B 462 K. vel CMG V 4, 2 p. 209, 15 Helmr. et V 9, 1 p. 338, 3 Helmr.*

5 ἀνατομεῖν U *edd.*: *correxi* 8 ἐλιννύειν U *edd.*: *correxi* 9 ἐλεβορίζειν U: ἐλλεβορίζειν *Ald.* 10 οὐρητηκοῖσι *prave Chart.*, οὐρητηροῖσι *pravius Kuehn* 13 γράψας *compend.* U: γράψαι *ab Ald. edd.* 14 ἐλλιννύειν U: ἐλιννύειν *ab Ald. edd.*: *correxi*; *cf. CMG V 4, 2 p. 62, 10. 163, 9. 164, 3 Koch* 19 ὡς *corr. Kuehn:* οἷς U: οἷον *Ald. ceteraeque edd.* 21 ᾖ *addidi* 24 *in vers. arab.* dann bringt er nachher Verordnungen, die der Jugend speziell angemessen sind, und erwähnt, daß sie ihr nützen H 26 *bis* ἐλεβορίζειν U: *corr. Bas.* ἰγνύειν U: *corr. Ald.*; *cf. p. 23, 2 et supra v. 9* 28 ἐλεβόρω U: ἐλλεβόρῳ *a Bas. edd.*

αἷμα πλέον ἢ παχὺ κατὰ τὰς φλέβας ἠθροικότων. εἰ δὲ ἀμφοῖν αὐτὸς ἄνθρωπος δέοιτο τῶν βοηθημάτων, εὔδηλόν ἐστιν ὡς ἀπὸ φλεβοτομίας ἀρκτέον ἐστίν. ἔμαθες δ', ὅτι τὰ μὲν ἄνω τοῦ ἥπατος μόρια τῆς ἀπ' ἀγκῶνος δεῖται φλεβοτομίας, τὰ δὲ κάτω ⟨τῆς⟩ ἀπὸ τῶν σκελῶν, ἐν ταῖς ἰγνύαις τεμνόντων ἡμῶν τὰς φλέβας ἢ πάντως γε παρὰ τὰ σφυρά. τὸ δ' ἐφεξῆς εἰρημένον οὐρητικοῖσι καθαίρειν ἐπὶ πάντων ἐστὶ
840 χρήσι|μον, οὐχ ἁπλῶς δὲ εἶπεν οὐρητικοῖς χρῆσθαι δεῖν, ἀλλὰ προσθεὶς τὸ καθαίρειν ἐνεδείξατο τὸν τρόπον τῆς ἀπ' αὐτῶν γινομένης ὠφελείας, ἐκκαθαιρόντων οὐ μόνον τὰ κατὰ τοὺς νεφροὺς ἐμπεπλασμένα γλίσχρα καὶ παχέα, σὺν αὐτοῖς δὲ καὶ τὰ κατὰ τὰς φλέβας ἐμφερόμενα τῷ αἵματι παρὰ φύσιν. τὸ δ' ἐπὶ τῇ τελευτῇ τῆς ῥήσεως εἰρημένον λεπτῦναι χρήσιμόν ἐστιν ἅπασι τοῖς νεφριτικοῖς, ὅσους τε παρασκευάζομεν εἰς ἐλλεβόρου λῆψιν, ὅσους τε χωρὶς τούτου καὶ διὰ φλεβοτομίας θεραπεύομεν ἢ καὶ μετὰ τὴν τούτου προσαγωγήν. εἴρηται δὲ τὸ μὲν λεπτῦναι περὶ τῶν χυμῶν (τούτους γὰρ προσήκει λεπτῦναι), τὸ δὲ ἁπαλῦναι περὶ τῶν στερεῶν. ἑκάτερον γὰρ χρήσιμον ἐπὶ τῶν τὸν ἐλλέβορον ληψομένων εἰς τὸ τῆς καθάρσεως ἀκίνδυνον. ἐὰν γοῦν ἄνευ τοῦ προλεπτῦναι τοὺς χυμοὺς ἢ τὰ σώματα μαλακῦναι, δι' ὧν ὁ ἔμετος, καὶ πρὸς τὰς ἐντάσεις καὶ τοὺς σπαραγμοὺς εὐάγωγα παρασκευάσαι δῶμεν ἐλλέβορον, εἰς κίνδυνον ἄξομεν πνιγμοῦ διὰ τὸ πάχος τῶν χυμῶν, ἤτοι δὲ σπασθήσεται διὰ
841 τὸ σκληρὸν ἐν τοῖς σπαραγμοῖς ὁ κα|θαιρόμενος ἢ ἀγγεῖόν τι ῥήξει. καὶ χωρὶς δὲ τοῦ διδόναι τὸν ἐλλέβορον ἄριστόν ἐστι τοὺς μὲν χυμοὺς λεπτοὺς εἶναι, μαλακὰ δὲ ⟨καὶ⟩ πρὸς τὴν διέξοδον αὐτῶν ἐπιτήδεια τὰ τῶν νεφρῶν σώματα. τὴν ἀρχὴν γὰρ οὐδὲ γεννηθήσεταί ποτε λίθος ἐν αὐτοῖς, ἐὰν ἀμφότερά τις ταῦτα διαφυλάττῃ.

I 7 [I 6. 268, 10. 11 L.] Γυναικεῖα τῇσιν ὑδαταινούσῃσιν ἐπὶ πολὺ παραμένει. ὅταν δὲ μὴ ταχὺ ἴῃ, ἐποιδέει.

Ὑδαταινούσας ἔνιοι μὲν ἤκουσαν τὰς ἐχούσας ἐπιτηδείως ἁλῶναι τῷ κατὰ τὸν ὕδερον πάθει, τινὲς δὲ τὰς φύσει λεπτὸν καὶ ὑδατῶδες ἐχούσας αἷμα. δυνατὸν δ' ἐστὶν ἐπ' ἀμφοτέρων ἀκοῦσαι τοῦ λελεγμένου καὶ μᾶλλόν γε ἐφ' ὧν φύσει τὸ αἷμα λεπτόν ἐστι, μηδεμιᾶς νοσώδους διαθέσεως ἑτέρας ὑποτρεφομένης ἐν τῷ σώματι. ταύ-

2 φλεβοτομίας] *scopi sectionis venae declarantur Gal. XI 267; descr. XI 250—316 K. CMG V 9, 1 p. 286, 19 sqq. Helmr.* 3 ἔμαθες] *Gal. XI 250—316 K. generaliter, p. 212. 250 sqq. specialiter, praecipue de locis (p. 296 sqq.)* τὴν ἀπ' ἀγκῶνος *p. 298*, τὴν ἀπὸ τῶν σκελῶν *p. 303*, τὴν παρὰ τὰ σφυρά *II 815 K.*

1 αὐτὸς U *edd.*: *correxi* 4 τῆς *inter* κάτω *et* ἀπὸ *inserui* 15 τούτους *corr. Ald.*: τούτου U: τούτοις *a Bas. edd.* 17 ἐλέβορον *ut v. 20* U: *corr. Ald.* 18 γοῦν U: οὖν *ab Ald. edd.* 19 ἔμετος *scil.* ἐστίν, *ut* γίνεται *cum* H *addere supervacaneum esse videatur* 20 εὐάγω (α *supra* ω) U: *corr. Ald.* 23 ἐλέβορον U: *corr. Bas.* 24 καὶ *addidi* 26 ταῦτα *scripsi*: αὐτὰ U *edd.* διαφυλάττει U: *corr. Ald.* 28 ἐποιδέῃ *ut p. 29, 25* U: *utroque loco ex Hipp. vulg. corr. Bas.*

ταις γὰρ ἡ ἔμμηνος κάθαρσις, ἣν γυναικεῖα κέκληκεν, ἐπὶ πολὺ παραμένει. | διττὸν γάρ ἐστι καὶ αὐτὸ τοῦτο τὸ ἐπὶ πολύ, δυνά- 842 μενον ἀκούεσθαι τὸ μὲν ἕτερον ἐπὶ τῶν ἡμερῶν, ἐν αἷς αἱ τοιαῦται γυναῖκες καθαίρονται, τὸ δὲ ἕτερον ἐπὶ τῆς ἡλικίας αὐτῶν. ἐπὶ μὲν οὖν τῶν ἡμερῶν ἀκουόμενον δηλώσει πλείοσιν ἐφεξῆς ἡμέραις καθαίρεσθαι ταύτας τῶν ἄλλων γυναικῶν, ἐπὶ δὲ τῆς ἡλικίας ἄχρι πλειόνων ἐτῶν. ὄντως γὰρ ἀθροίζεται ταύταις πολὺ καὶ λεπτὸν αἷμα, καθάπερ ταῖς ἐναντίως διακειμέναις ὀλίγον τε καὶ παχύ. λευκαὶ μὲν οὖν εἰσιν αἱ πρότεραι καὶ μαλακαί, μέλαιναι δὲ καὶ σκληραὶ καὶ λεπταὶ τοὐπίπαν αἱ τὸ μελαγχολικώτερον αἷμα γεννῶσαι, καὶ πρόδηλον ὅτι ταῖς ἐξ ἀρχῆς κράσεσιν ἐναντίως ἔχουσιν. αἱ μὲν γὰρ ὑδαταίνουσαι νῦν ὑπ' αὐτοῦ λεγόμεναι τῆς ὑγροτέρας τε καὶ ψυχροτέρας, αἱ δ' ἐναντίαι τῆς ξηροτέρας τ' εἰσὶ καὶ θερμοτέρας κράσεως. ἐὰν δὲ κατὰ πάθος ὑδαταίνωσιν, οὐ πάσαις καταμήνια πλείοσιν ἡμέραις φαίνεται. ἐνίοτε γὰρ αὐτὸ τὸ ἐπέχεσθαι τοῦ πάθους αὐταῖς αἴτιον γίνεται. πάλιν δὲ τὸ ἐπέχεθαι δι' ἔμφραξίν τε τῶν κατὰ τὴν μήτραν στομάτων γίνεται καὶ διὰ πά|χος τοῦ αἵματος. ὅθεν ἔνιοι τῶν ἀξιούντων ἐπὶ τῶν κατὰ 843 πάθος ὑδαταινουσῶν τὸν λόγον εἶναι τῷ παραμένει ῥήματι κατὰ τὴν τελευταίαν συλλαβὴν προσθέντες τὸ ν γράφουσι· "γυναικεῖα τῇσιν ὑδαταινούσῃσιν ἐπὶ πολὺ παραμένειν", ὑπακοῦσαι κελεύοντες ἡμᾶς τὸ προσῆκον, ὡς εἰ καὶ οὕτως εἰρήκει· "γυναικεῖα τῇσιν ὑδαταινούσῃσιν ἐπὶ πολὺ χρὴ παραμένειν", ἵνα συμβουλευτικός τε καὶ θεραπευτικὸς ὁ λόγος ᾖ, τοῦ γινομένου μόνον ἐπ' αὐτῶν περιέχων διήγησιν. ὁμολογεῖν δὲ τούτῳ φασὶ καὶ τὸ κατὰ τὴν τελευτὴν εἰρημένον· ὅταν δὲ μὴ ταχὺ ἴῃ, ἐποιδέει· βούλεσθαι γὰρ αὐτὸν ὥσπερ ἐν πλείοσιν ἡμέραις, οὕτως καὶ δι' ὀλίγου χρόνου καθαίρεσθαι τὰς τοιαύτας γυναῖκας, ἐπειδὴ βραδυνόντων τῶν καταμηνίων οἰδήματα γίνεται· καίτοι ταὐτὸ κἀπὶ τῶν ὑδατῶδες ἐχουσῶν αἷμά φησι συμβαίνειν. καὶ γὰρ καὶ ταύταις αἱ σάρκες ὑδατωδέστεραι γίνονται, μὴ κατὰ προθεσμίαν ἀπαντώσης τῆς καθάρσεως. |

I 8 [I 7. V 268, 12. 13 L.] Ἐν Κρανῶνι αἱ παλαιαὶ ὀδύναι 844 ψυχραί, αἱ δὲ νεαραὶ θερμαί. αἵματι δὲ αἱ πλεῖσται καὶ τὰ ἀπὸ ἰσχίου ψυχρά.

Καὶ ταῦθ' ἑαυτῷ φαίνεται γεγραφὼς ὁ Ἱπποκράτης ἀναμνήσεως ἕνεκεν ἐν κεφαλαίῳ βραχεῖ, διὸ καὶ ἀσαφέστερος ὁ λόγος ἐστίν. ἄδηλον γάρ, εἴτε ὀδύνας μόνον ἐν Κρανῶνι γεγονέναι φησὶ καὶ

31 sqq. *cit. Gal. in Aph. II 6 comm. XVII B 460 K.* 34 sq. καὶ ταῦτα ἑαυτῷ ... ἀναμνήσεως ἕνεκεν ἐν κεφαλαίῳ] *ut supra p. 19, 6 sq. et 27, 10 sq.*

5 πλίοσιν U: *corr. Ald.* 14 φαίνεται] *ex mendo typothetico, quod est in Charteriana* αἰνεται, γίνεται *finxit Kuehn* 23 *ex interpret. arab.* ἐπ' αὐτῶν *scripsi*, was den Frauen geschieht H: ἐπ' αὐτοῦ U *edd.* 25 πλείωσιν U: *corr. Ald.* 28 ταὐτὸ H: τοῦτο U 31 αἱ μὲν παλαιαὶ ὀδύναι *Gal. cit. in comm. in Aph. II 6. XVII 2, 460 K.; cf. p. 30, 2*

ταύτας ἤτοι κατὰ τὴν κοιλίαν ἢ κατ' ἄλλο τι μέρος, εἴτε ὀδύνωδη πάθη. τὸ δ' οὖν τὰς μὲν παλαιὰς ὀδύνας ψυχρὰς γενέςθαι, τὰς δὲ νεαρὰς θερμάς, καίτοι δοκοῦν caφῶς εἰρῆcθαι, περιέχει καὶ αὐτό τινα ἀcάφειαν· ἤτοι γὰρ παλαιὰς λέγει τὰς πάλαι γεγονυίας ἢ τὰς χρονιζούςας, ὥςπερ γε καὶ τὰς νεαρὰς ἤτοι τὰς νῦν cυνιςταμένας ἢ τὰς ταχέως παυομένας, καὶ ψυχρὰς ἤτοι τὰς ψύξεως αἴcθηcιν φερούςας ἢ τὰς °ἀπὸ τῶν θερμαινόντων παρηγορουμένας, ὡcαύτως δὲ καὶ θερμὰς ἤτοι τὰς θερμότητος αἴcθηcιν ἐχούςας ἢ παρη-
845 γορουμένας ὑπὸ | τῶν ψυχόντων. ἔνιοι δὲ ψυχρὰς μὲν εἰρῆcθαί φαcι τὰς βραχείας, θερμὰς δὲ τὰς μεγάλας, οὐ cυνήθως τοῖς Ἕλληcιν ἀκούοντες τῶν cημαινομένων. ἐν τίνι δὲ τοῦ ἔτους ὥρᾳ ὁ Ἱπποκράτης ταῦτα ἔγραψεν ἀγνοοῦντες ἡμεῖς οὐδὲ περὶ τοῦ πότε cυνέςτηcαν ἢ πῶς ἢ μέχρι πόςου παρέμειναν αἱ ὀδύναι δυνάμεθα caφῶς εὑρεῖν. τὸ δ' οὖν ⟨αἵματι δ' αἱ πλεῖςται δείκνυται⟩ τὰς νεαρὰς μὲν αὐτῶν αἵματι γενέςθαι τοὐπίπαν ἐν ἴςῳ τῷ ὑφ' αἵματος θερμοῦ τε δηλονότι καὶ πολλοῦ, ἐπὶ δὲ τῶν παλαιῶν ⟨τὸ αὐτὸν⟩ μὴ προςθεῖναι τὸν χυμὸν ἐνδεικτικόν ἐςτι τοῦ τὰς παλαιὰς ὑφ' ἑτέρου τινὸς χυμοῦ γενέςθαι, ψυχροῦ. καὶ τὰ ἀπὸ ἰςχίου δὲ ψυχρὰ γεγονέναι φηςὶν αὐτοῖς, ἤτοι πάθη λέγων ἢ ἀλγήματα, ψυχροῦ δηλονότι καὶ ⟨τοῦ⟩ ταῦτα ἐργαζομένου χυμοῦ. θαυμάςαι δ' ἔςτι πολλοὺς τῶν ἐξηγητῶν εἰς μὲν τὰς τοιαύτας ῥήςεις, ἐν αἷς οὐδὲν ἔςτι βεβαίως εὑρεῖν, ἀναπόδεικτα γράφοντας πολλά, καθ' ἃς δ' ἀπο-
846 δεῖξαί τι δυνατόν ἐςτι καὶ χρηςίμως εὑρεῖν, ἤτοι μηδὲν ὅλως | γράφοντας ἢ βραχέα καὶ ἀναπόδεικτα, καθάπερ προςτάγματα.

I 9 [I 8. V 270, 1. 2 L.] Τὰ ἐς ῥίγεα ἰςχυρὰ ἰόντα οὐ πάνυ τι πρηΰνεται, ἀλλ' ἐγγὺς ἀκμῆς.

Οὕτως ἴςαςι γεγραμμένην τὴν ῥῆςιν οἱ παλαιότεροι τῶν ἐξηγητῶν. οἱ δὲ νεώτεροι πρὸς τὸ caφέςτερον ὑπαλλάξαντες αὐτὴν ὧδέ πως γράφουςι· "τὰ ῥίγεα ἰςχυρὰ ἐόντα οὐ πάνυ τι πρηΰνεται, ἀλλ' ἐγγὺς ἀκμῆς" καὶ βούλονται τὴν λέξιν τήνδε διδάςκειν ἡμᾶς, ὅςα τοῖς νοςοῦςιν ἰςχυρὰ γίνεται ῥίγη, μὴ πάνυ τι ταῦτα πραΰνεςθαι κατ' ἄλλον τινὰ καιρὸν τῆς νόςου, ἀλλὰ μόνον ὅταν ἐγγὺς ᾖ τῆς

23 χρηςίμως εὑρεῖν] *cf. paulo post p. 31, 24 sqq.*

1 κατ' *ante* ἄλλο *praetuli*: καὶ U *edd.* 5 χθονιζούςας *comp.* U: *corr. Ald.* 9 ψυχρῶς *per compend.* U: *corr. Ald.* 10 βραχίας *comp.* U: *corr. Ald.* 11 daß diese Schmerzen aufgetreten seien (ταύτας cυμπεςεῖν) *interpr.* H 13 πόςον U: *corr. Chart.* 14 *post* εὑρεῖν und was seine Worte betrifft „es waren die meisten von ihnen *(nempe dolorum)* infolge von Blut", so meint er damit, daß die neuen Schmerzen meistens entstanden infolge von heißem, vielem Blute *versa praebet* H; *ideo post* τὸ δ' οὖν *parvam lacunam statuo, quam ad explendam lemmatis verba* αἵματι δ' αἱ πλεῖςται δείκνυται *satisfacere videntur* 15 αὐτῶν] αὐτῷ *a Chart. edd.* γίνεςθαι U *edd.*: *correxi; cf. supra v. 2* τῷ *correxi*: τοῦ U *edd.* 16. 17 τὸ αὐτὸν *ante* μὴ *addidi* ἐνδικτικὸν U: *corr. Bas.* 18 γίνεςθαι *iter.* U: *alterum del. Ald.*: *correxi* 20 τοῦ *ante* ταῦτα *addidi* 22 πολλὰς U: *corr. Ald.* 30 τῆς *ante* ἀκμῆς *add. Hipp.*; *cf. p. 31, 18* 31 γίνονται U *edd.*: *correxi*

ἀκμῆς· κατὰ δὲ τὴν προτέραν γραφὴν τὰ ἐς ῥίγεα ἰσχυρὰ ἰόντα, τουτέστιν ἀφικνούμενα πάθη (προσυπακοῦσαι γὰρ δεῖ τὸ "πάθη"), προσήκειν [αὐτὸν] ἀκοῦσαι μὴ πραΰνεσθαι ταῦτα | πρὸ τῆς ἀκμῆς. 847 ἔνιοι μὲν οὖν ἀκμῆς αὐτὸν μεμνῆσθαί φασι τοῦ ὅλου καιροῦ τοῦ νοσήματος, ἔνιοι δὲ τῆς τῶν κατὰ μέρος παροξυσμῶν, ὡς τοῦ ῥίγους, ὅταν ἰσχυρὸν ᾖ, μὴ παυομένου πρὸ τοῦ πλησιάσαι τὸν τῆς ἀκμῆς καιρόν. φαίνεται μὲν οὖν τοῦτο γινόμενον ἐνίοις καὶ καλοῦμεν αὐτὸ "ῥῖγος ἀνεκθέρμαντον", οὐκ ἰσχυρόν. ἐγχωρεῖ δὲ καὶ κατὰ τὴν δύναμιν ἰσχυρὸν αὐτὸ φάναι, κακοηθέστερον γάρ ἐστι πολὺ τοῦ σφοδροῦ μὲν ὑπερβαλλόντως, ἐν τάχει δὲ παυομένου. τὴν δ' ὅλου τοῦ νοσήματος ἀκμὴν ἀκούοντί σοι μάλιστα ἐπὶ τεταρταίων πυρετῶν ὁ λόγος ἐστὶ χρήσιμος. ἐάν μὲν γὰρ ἅμα ῥίγεσιν ἰσχυροῖς ἐμβάλλωσιν οἱ παροξυσμοί, μηδὲν ἐνδιδόντων αὐτῶν, ἀδύνατόν ἐστιν ἤδη τὴν ἀκμὴν ἀπειληφέναι τὸ νόσημα καὶ δηλονότι πολὺ μᾶλλον οὐδὲ τὴν παρακμὴν ἐλπίζειν χρὴ τοῦ τοιούτου τεταρταίου γενήσεσθαι, πρὶν λωφῆσαι τὸ ῥῖγος, ὥσθ' ὁ λόγος ἐστὶ προγνωστικὸς ἐπὶ τῶν εἰς ῥίγη σφοδρὰ πυρετῶν ἰόντων, ὧν οὐχ οἷόν τε ⟨εἶναί φησι⟩ λύσιν γενέσθαι πρὸ τοῦ πραϋνθῆναι τὸ ῥῖγος, καὶ τοῦτο γίνεσθαι πλησίον τῆς ἀκμῆς. συμβαίνει δὲ τὰ τοιαῦτα | ῥίγη διὰ ψυχρὸν πάνυ φλέγμα τὸ ὑαλῶδες 848 ὀνομαζόμενον ἢ τὸν μελαγχολικὸν χυμόν. ἀλλ' ἐπὶ μὲν τῷ ψυχρῷ φλέγματι τὸ δυσεκθέρμαντον, οὐ τὸ σφοδρὸν γίνεται ῥῖγος, ἐπὶ δὲ τῷ μελαγχολικῷ ποτὲ μὲν ἀμφότερα, ποτὲ ⟨δὲ⟩ θάτερον. ἀλλ' ὁ μὲν τοιοῦτος χυμὸς διὰ τετάρτης φέρει τὸν παροξυσμόν, ὁ δ' ὑαλώδης τὸν ἀμφημερινόν. οὐδὲν μὴν οἱ ἐξηγηταὶ τῶν τοιούτων διαιροῦσιν, ἀλλ' ἐν οἷς οὐδὲν ὠφελοῦσι τοὺς μαθητάς, ἐπὶ πλεῖστον ἐκεῖνα διέρχονται. καὶ γὰρ οὖν καὶ κατὰ τὴν ἑξῆς ῥῆσιν ἰατρικωτάτην οὖσαν ἐλέγχονται τῶν ἀξιολογωτάτων θεωρημάτων οὐδὲν ἐπιστάμενοι.

I 10 [I 8. V 270, 2—4 L.] Πρὸ ῥίγεος αἱ ἐπισχέσιες τῶν οὔρων ἢν ἐκ χρηστῶν ἴωσι καὶ ⟨ἢν μὴ⟩ κοιλίη διέλθῃ καὶ

8 ῥῖγος ἀνεκθέρμαντον] *Gal. VII 637 K.* 17. 18 οὐχ—ῥῖγος] *cf. Orib. Syn. ad Eust. VI 3, 2 CMG VI 3 p. 185, 17 Raeder* 19. 20 *(cf. v. 23)* φλέγμα τὸ ὑαλῶδες ὀνομαζόμενον] *humorem a Praxagora (de quo cf. ad p. 52, 9. 10) vitreum nominatum Gal. commemorat infra p. 106, 21 item ac VII 138. 347. 634 K. CMG V 4, 2 p. 112, 26 Koch. p. 234, 3 Helmr. V 9, 2 p. 49, 22 Diels* τὸν μελαγχολικὸν χυμόν] *cf. CMG V 10, 1 p. 59, 27* 21 τὸ δυσεκθέρμαντον ... ῥῖγος] *cf. e. c. CMG V 9, 2 p. 163, 6 Diels* 23. 24 τὸν ἀμφημερινόν] *cf. CMG V 10, 1 p. 60, 12/13* 27 ἀξιολογωτάτων θεωρημάτων] *quamobrem lemm. insequentis verba saepius laudantur, velut Gal. IX 758, 14 K. vel CMG V 9, 2 p. 128, 21 Diels*

2 τὸ πάθος U *edd.*: *correxi* 3 προσήκει *ab Ald. edd.* αὐτὸν *del. Sch., sicut om.* H πρὸ *i. t. omissum ipse add. i. m.* U 5 τοῦ ῥίγους ... παυομένου *conieci*: τὸ ῥίγος ... παυόμενον U *edd.* 6 πρ^ο *i. e.* πρὸς U: *corr. Ald.* 10 ὑπερβαλλόντως *ambigue* U: ὑπερβάλλοντος *falso scr. Bas.* ὅλου *correxi, sicut* universae aegritudinis *recte vert. Crassus; cf. v. 4*: ὅλην U *edd.* 11 μάλλιστα *passim* U: *corr. Ald.* 12 μὲν *scripsi*: τὲ U 17 ὧν οὐχ οἷόν τ' ⟨εἶναί φησι⟩ λύσιν γενέσθαι *ex* H *supplevi* 22 δὲ *add. Ald.* 24 ἀφημερινόν U: *corr. Ald.* 27 ἐπιστάμενος U: *corr. Ald.* 28 αἱ ἐπισχέσις *sic* U: *corr. Ald.* 29 καὶ ⟨ἢν μὴ⟩ κοιλίη *sec.* H *supplevi, sicuti saltem* μὴ *servavit etiam Pall.; cf. Littré V 270*: ἢν μὴ *cum Hipp. vulg. om.* U *edd.* διέλθοι U: διέλθῃ *corr. Bas.*

ὕπνοι ⟨ἐν⟩εῶϲιν, ἴϲωϲ μὲν καὶ ὁ τρόποϲ τοῦ πυρετοῦ, ἴϲωϲ δὲ καὶ τὰ ἐκ κόπων. |

849 Οὐκ οἶδ' ὅ τι εἴπω, μὰ τοὺϲ θεούϲ, ὅταν ὠφελιμώτατον θεώρημα μυριάκιϲ ἐπὶ τῶν νοϲούντων φαινόμενον ἀγνοῶϲιν οἱ τὸ βιβλίον ἐξηγηϲάμενοι. τὸ μὲν οὖν τῶν ἄλλων ἧττον ἄν τιϲ θαυμάϲειε, τὸ δὲ Cαβίνου καὶ Ῥούφου τοῦ Ἐφεϲίου, τοῖϲ Ἱπποκράτουϲ ϲυγγράμμαϲιν ὡμιληκότων ἀνδρῶν οὐ παρέργωϲ, ἄξιον ὄντωϲ ἐϲτὶ θαύματοϲ, εἰ μὴ πολλάκιϲ ἐθεάϲαντο ῥίγουϲ κριϲίμου προηγηϲαμένην ἐπίϲχεϲιν οὔρου, περὶ ἧϲ νῦν ὁ Ἱπποκράτηϲ γράφει, προγινώϲκειν ἡμᾶϲ διδάϲκων ἐϲόμενον ἐν νόϲῳ κρίϲιμον ῥῖγοϲ. ἐὰν ⟨μὲν γὰρ⟩ ἐν ὀξεῖ πυρετῷ τἄλλα ϲοι ϲημεῖα ϲωτήρια φαίνηται καὶ κρίϲιν ἐλπίζῃϲ ὑπόγυον ἔϲεϲθαι, γινώϲκειν ϲε χρὴ τῶν οὔρων ἐπιϲχεθέντων ἐξ ἀνάγκηϲ ἔϲεϲθαι ⟨τὸ⟩ κρίϲιμον ῥῖγοϲ. ἐὰν δὲ καὶ ἡ νὺξ προηγήϲηται δύϲφοροϲ ἥ τε ἡμέρα κρίϲιμοϲ ᾖ, βεβαιότερον ἔτι προερεῖν ἔϲεϲθαι τὸ ῥῖγοϲ. ἐὰν δὲ τὸ διὰ ϲφυγμοῦ ϲημεῖον, ὡϲ ⟨ἐν τοῖϲ Περὶ ϲφυγμῶν⟩ ἔμαθεϲ, ἐνδείξηταί ϲοι ταὐτόν, μὴ μόνον ἔϲεϲθαι τὸ ῥῖγοϲ, ἀλλὰ καὶ ϲφοδρὸν ἔϲεϲθαι βεβαίωϲ ἔλπιζε. τὸ τοίνυν ἐκ χρηϲτῶν ἤτοι τῶν οὔρων μόνων
850 ἢ καὶ τῶν ἄλλων ἅμα αὐτοῖϲ τῶν ἀγαθῶν ϲημείων ἀκούειν | ϲε χρή. τηλικαύτη μὲν ἡ δύναμίϲ ἐϲτι τῶν ἐν τοῖϲ οὔροιϲ ϲημείων ἐν τοῖϲ ὀξέϲι πυρετοῖϲ, ὥϲτε καὶ μόνῃ πιϲτεύειν αὐτῇ. προϲερχομένων δὲ καὶ τῶν ἄλλων, πρόγνωϲιϲ ἔϲται ϲοι βεβαιοτάτη καὶ ἀμετάπτωτοϲ, ὡϲ τὸ διηνεκὲϲ ἔχειν. αἱ μέντοι τῶν οὔρων ἐπιϲχέϲειϲ γίγνονται καὶ τῆϲ κοιλίαϲ ἐκκρινούϲηϲ πολλά. δηλοῦται γὰρ ἐνταῦθα ῥέπειν ἡ ὀρρώδηϲ ὑγρότηϲ, ἧϲ ἔμαθεϲ, ὅταν πλεονάζῃ, τρεῖϲ εἶναι κενώϲειϲ, τὴν διὰ γαϲτρόϲ, τὴν δι' οὔρων, τὴν δι' ἱδρώτων. ἐὰν μὲν οὖν ἡ κοιλία πλείω διαχωρήϲῃ, τῇ τῶν οὔρων ἐπιϲχέϲει θαρρεῖν οὐ προϲῆκον εἰϲ τὴν τοῦ ῥίγουϲ πρόγνωϲιν. ἐὰν δὲ καὶ αὕτη μηδ' ὅλωϲ προ⟨δια⟩χωρήϲῃ, προεγνωκότι ϲοι τὸ νόϲημα πληϲίον εἶναι κρίϲεωϲ ἀναγκαῖόν ἐϲτι ῥιγῶϲαί τε καὶ ἱδρῶϲαι τὸν κάμνοντα.

5. 6 Cαβίνου καὶ Ῥούφου τοῦ Ἐφεϲίου] *de illo cf. ad CMG V 10, 2, 1 p. 17, 22, praeterea infra p. 93, 22. 99, 19. 114, 21; de hoc p. 93, 21. 114, 21. 122, 7, de Rufi comm. ut fonte Gal. videas sis Deichgräber, Empirikerschule p. 28 sq.; Hecker, Gesch. d. Heilk. I 438 sqq. M. Wellmann Herm. XLVII, 1912, 4 sqq., imprimis Joh. Ilberg, Rufus von Ephesus, ein griech. Arzt in trajan. Zeit, Relat. Acad. Lips., phil.-hist. XLI 1 (1930) 1—53* 15 ὡϲ ⟨ἐν τοῖϲ Περὶ ϲφυγμῶν⟩ ἔμαθεϲ] *IX 1—549 K.* 24 ἧϲ (*sc.* ὑγρότητοϲ)... κενώϲειϲ] *cf. Gal. XVII B 656/57 K.*

1 ἑῶϲιν U: ἐνίωϲιν *a Chart. edd., pro quo coll. p. 33, 1* ἐνεῶϲιν *emendandum videtur* μὲν *scripsi*: δὲ U *edd.* 2 ἐκκόπτων U: *corr. Ald.* 3 μὰ U: καὶ *per errorem Ald.*: νὴ *scr. Corn Chart.* 10 ἐὰν ⟨μὲν γὰρ⟩ ἐν *ex* H *recepi* 11 ὑπόγυον U: ὑπόγυιον *ab Ald. edd.* 13 τὸ *add. Ald.* 14 ἔτι] ἐϲτι *ab Ald. edd.* προαιρεῖν U: *corr. Ald.* 15 *inter* ἐὰν δὲ *et* τὸ διὰ *verba* καὶ ἡ νὺξ *e v. 13 iteravisse videtur, sed ipse erasit* U *inter* ὡϲ *et* ἔμαθεϲ *in meinem Buche Über den Puls versa inser.* H, *unde supplevi; cf. p. 33, 11* 20 προϲερχόμενον U: *corr. Ald.* 26 προϲῆκον *scripsi, quamquam Soranum quoque* προϲῆκεν *pro* προϲήκει *(cf. Ilbergii adnot. ad CMG IV p. 16, 32) dixisse videri haud ignoro*: προϲῆκεν U *edd.; cf. p. 15, 15* 27 προ⟨δια⟩χωρήϲῃ *complevi*

τί ποτε οὖν cημαίνει τὸ καὶ ὕπνοι ἐνεῶcιν; εἰ μὲν γὰρ ὡc ἕν τι τῶν ἀγαθῶν cημείων εἴρηται, τὸ μέγιcτον εἰc τὰ παρόντα cυμφωνήcει τῷ ἣν ἐκ χρηcτῶν ἴωcιν, ὥcπερ τι παράδειγμα λελεγμένον. εἰ δ' ὡc καὶ τοῦτο τοῦ γενηcομένου ῥίγουc ὂν cημεῖον, οὐχ ἁπλῶc cε χρὴ γινώcκειν περὶ τοῦδε. πολλάκιc μὲν γὰρ ἡ προη|γηcαμένη 851 [τῆc κρίcεωc] νὺξ τοῦ τε ῥίγουc καὶ τῆc ἐπ' αὐτῷ κρίcεωc γίνεται δύcφοροc, ὁπότε βεβαιοτάτην ἕξειc cὺν τοῖc εἰρημένοιc τὴν τοῦ γενηcομένου ῥίγουc πρόγνωcιν. ἐνίοτε δὲ ἐν τῷ cπανίῳ μεθ' ὕπνων χρηcτῶν εὔφοροc γίνεται ἡ νὺξ καὶ φαίνεται τούτοιc οὐχ ὁ τοῦ ῥίγουc δηλωτικὸc cφυγμόc, ἀλλ' ὁ τῆc ἐκκρίcεωc. ἔμαθεc δὲ περὶ τούτων ἱκανῶc ἐν Τῇ τῶν cφυγμῶν πραγματείᾳ.

προcεπιcκοπεῖcθαι δὲ καὶ τὸν τρόπον τοῦ πυρετοῦ κελεύει cε, τουτέcτιν εἰ θερμὸc καὶ χολώδηc καὶ καυcώδηc ἤ τῶν ἄλλων τιc. ὅcα γὰρ ἐν τοῖc ὀξέcι πυρετοῖc καὶ μάλιcτα τοῖc καυcώδεcι γίνεται ῥίγη κριτικά, ταῦτα ἔμαθεc ἐπὶ τῇ ξανθῇ χολῇ διὰ τῶν αἰcθητικῶν cωμάτων φερομένῃ πρὸc τὸ ἐκτὸc ἀποτελεῖcθαι. διὰ ⟨δὲ⟩ τοῦτο καὶ οἱ ἐκ κόπων πυρετοί, χολωδέcτατοι τὴν κρᾶcιν ὄντεc, εἰc τὴν πρόγνωcίν cοι καὶ αὐτοὶ cυντελοῦcιν. αὕτη μὲν οὖν ἡ ἀπὸ τῶν προκαταρκτικῶν αἰτίων εἰc τὴν πρόγνωcιν ὠφέλεια, λελεγμένη μὲν ὡc ἐπὶ παραδείγματοc ἑνόc, ἐcομένη δέ cοι χρήcιμοc κἀπὶ τῶν ἄλλων αἰτίων τῶν προκαταρκτικῶν, ὅcα χολωδέcτερον ἐργά|ζεται τὸ cῶμα. 852 ταῦτα δ' ἐcτὶν ἐγκαύcειc τε καὶ ἀγρυπνίαι καὶ φροντίδεc καὶ λῦπαι καὶ θυμοὶ καὶ τροφῆc ἔνδεια καὶ τῶν χολωδῶν ἐδεcμάτων πλεονεξία. πρώτη μὲν γάρ cοι καὶ ἀcφαλεcτάτη διάγνωcιc [εἰc] τοῦ τρόπου τῶν πυρετῶν ἀπὸ τῶν φαινομένων κατὰ τὸ cῶμα γενήcεται, καθάπερ ἔμαθεc ἐν τοῖc Περὶ διαφορᾶc τῶν πυρετῶν. ἐφεξῆc δὲ καὶ ἡ ἀπὸ τῶν προκαταρχόντων αἰτίων εἰc ἀcφαλεcτέραν πίcτιν ὧν εὗρεc οὐ cμικρὰ cυντελέcει. θαυμαcτὸν οὖν, ὅπωc τοῦτο τὸ θεώρημα χρηcιμώτατον ὂν ἔλαθε τοὺc ἐξηγητάc.

10. 11 ἔμαθεc . . . ἐν Τῇ τῶν cφυγμῶν πραγματείᾳ] *Gal. IX 1—549 K.* 15 ἔμαθεc] *e. c. CMG V 10, 1 p. 85, 4 sqq. 88/89. 101, 27 sqq. et Gal. in Aph. comm. XVII B 736, 10 sqq. K. et* π. ῥίγουc *7. VII 632 sqq. K.* 21 τῶν προκαταρκτικῶν αἰτίων] *Gal. De causis procatarcticis lib. ed. Bardong CMG Suppl. II, cuius ipse libelli meminit CMG V 9, 1 p. 59, 10 Mew. vel V 9, 2 p. 294, 10. 11 Heeg* 26 ἔμαθεc ἐν τοῖc Περὶ διαφορᾶc τῶν πυρετῶν] *Gal. VII 273—405 K. generaliter*

2 † *i. e.* τὸν *ante* μέγιcτον U: *corr. Ald.* 3 τῷ *ex Arabide correxi*, stimmt überein mit seinen Worten „sofern sie gut sind“ H: cυμφωνήcει· τὸ δὲ *sic distincta* U *edd.* *arabice* ein Beispiel für die Rettung des Kranken H, *unde post* ὥcπερ τι *vel* τῶν cωτηρίων *vel* cωτηρίαc *excidisse forsitan concludas, sed cf. v. 19 sq.* 6 τῆc κρίcεωc (*ante* νὺξ) *sec.* H *sustuli* 9 ἡ νὺξ *supervacaneum habeo* 13 καὶ καυcώδηc καὶ χολώδηc *ordin.* H τιc H U: τίc *scr. Chart.* 16 δὲ *post* διὰ *addidi* ἐκκόπτων *ut p. 32, 2* U: *corr. Ald.* 24 *nescio an* γὰρ *post* πρώτη μὲν *recte omiserit Ald.* *et* εἰc *delevi et* τοῦ τρόπου *emendavi sec.* H: εἰc τὸν τρόπον U *edd.* 29 ἔλαθη *per errorem Ald., ex quo* ἐλάθη *a Bas. per omnes edd.*

I 11 [I 8. V 270, 4. 5 L.] Ἀποστάσιες οὐ μάλα οἷσι ῥίγεα.

Σπανίως ἀποστάσεις γίνονται τοῖς μετὰ ῥίγους πυρέττουσιν, ὥσπερ ἐν τεταρταίοις πυρετοῖς καὶ τριταίοις. αἱ γὰρ ἐν ταῖς παρακμαῖς
853 τῶν τοιούτων παροξυσμῶν ἐκκρίσεις | κενοῦσι τὸ πλῆθος, ὥστε πάνυ χρὴ πολλὴν εἶναι τὴν περιουσίαν τῶν λυπούντων χυμῶν, ἵν' ἡ φύσις ἀποστάσεως δεηθῇ.

I 12 [I 9. V 270, 6—8 L.] Αἱ τῶν σκελέων ἐκθηλύνσιες, οἷον ἢ πρὸ νόσου ὁδοιπορήσαντι ἢ ἐκ νόσου αὐτίκα, διότι ἴσως τὸ ἐκ κόπων εἰς ἄρθρα ἀπέστη, δι' ὃ αἱ τῶν σκελέων ἐκθηλύνσιες.

Οὐκ ἔστι γνῶναι σαφῶς, πότερον τὰς ἀσθενείας μόνας ἐκθηλύνσεις εἴρηκεν ἢ τὰς σὺν ἀτροφίᾳ τῶν σκελῶν ὅλων γινομένας. ὅσον μὲν γὰρ ἐπὶ ⟨τῷ⟩ προτέρῳ τῶν προειρημένων παραδειγμάτων, ἐγχωρεῖ καὶ τὰς σὺν ἀτροφίᾳ νοεῖν. ὅσον δ' ἐπὶ τῷ δευτέρῳ, καθ' ὅ φησι διότι ἴσως τὸ ἐκ κόπων εἰς ἄρθρα ἀπέστη, τὰς ἰσχνότητας οὐκ ἄν τις εὐλόγως ἀκούσειεν, ἀλλ' ἁπλῶς τὰς ἀσθενείας, αἵτινες δύνανται καὶ χωρὶς ἰσχνότητος ἤτοι γ' ἐκλύτους τὰς ἐνεργείας
854 ἐρ|γάσασθαι τῶν σκελῶν ἢ καὶ τὰς ἀποστάσεις ὑποδέχεσθαι. τὸ δὲ ἐπὶ τῷ τέλει προσκείμενον δι' ὃ αἱ τῶν σκελέων ἐκθηλύνσιες εἴρηται καὶ κατὰ τὴν ἀρχὴν τῆς ῥήσεως. ὅθεν ἔνιοι τῶν ἐφεξῆς γεγραμμένων ἡγούμενον αὐτὸ ποιοῦσι, πρῶτον μὲν ἀφαιροῦντες τὸ διότι, συμμετακοσμοῦντες δὲ αὐτῷ τινὰ καὶ τῶν ἐκ τῆς ἑπομένης ῥήσεως. ὅπερ δὲ καὶ ⟨κατὰ⟩ τὴν ἀρχὴν εἶπον, ἀναμνήσω καὶ νῦν, ἔστι δὲ τοῦτο τὸ πολυειδῶς γεγράφθαι τὰς ἐν τούτῳ τῷ βιβλίῳ ῥήσεις, ὥσπερ καὶ τήνδε, μετὰ τοῦ διεσπάσθαι τινὰς οὐκ ὀρθῶς ἢ συνῆφθαι πάλιν οὐ προσηκόντως. ὧν εἰ μνημονεύοιμι πάντων ἅμα τῷ διελέγχειν τοὺς ἁμαρτάνοντας, εἰς ἄπειρον ἐκταθήσεται μῆκος ὁ λόγος.

I 13 [I 10. V 270, 9—12 L.] Φύματα ἔξω ἐξοιδέοντα καὶ τὰ ἀπόξεα καὶ τὰ κορυφώδεα καὶ τὰ ὁμαλῶς ξυμπεπαι-
855 νόμενα καὶ μὴ περίσκληρα καί | κατάρροπα καὶ τὰ μὴ δί-

7 sqq. *similia Epid. IV 48 (V 190, 4 L.) De hum. 7 (V 488, 2 sqq. L.) Aph. IV 32 (IV 512 L.)* 23 καὶ ⟨κατὰ⟩ τὴν ἀρχὴν εἶπον] *p. 4, 6 sq.*

8 sq. νούσου *bis cum teste optimo Littré* ὁδοιπορήσαν U: *ex Hipp. corr. Ald.* 9 τῶν ἐκκόπτων U: τὸ ἐκ κόπων *(cf. v. 15) cum Hipp. Ald.* ἐς *Hipp. cod.* C: εἰς *Hipp. vulg.* δι' ἃ U: δι' ὃ, *ut exstat v. 19, corr. Ald.*: διὸ καὶ τῶν *praeb. Hipp.* 11 πότερα U: *corr. Chart.* 12 ὅλως *coni. Deichgr.* 13 τῷ *addidi* 15 τῶ ἐκ κόπων U: τὸ *corr. Ald.* 17 ἤτοι γ'] εἰ *pro* γ' *ex errore Ald.*: εἰ *del. Bas.* 18 καὶ *post* ἢ *sustulit Chart.* ἀποστάσεις *corr. Corn. Chart.*: ὑποστάσεις U *Ald.* 19 σκελῶν U *edd.*: *correxi coll. v. 7* 20. 21 κατὰ *post* καὶ *addidi; an* καὶ *in* κατὰ *mutare malis?* 28 ἐξοιδέοντα H *corr. Corn. Chart.*: ἐξοιδέοντος *compend.* U: ἐξοιδέοντας *Ald. Bas.* 29 ἀπόρεα *pro* ἀπόξεα *perperam Chart.* *estne* τὰ *ante* κορυφώδεα *sec. Hipp. tollendum? cf. p. 35, 19* 30 τὰ *post* καὶ *om. Hipp.*

κραια ἀμείνω. τὰ δ' ἐναντία κακὰ καὶ ὅcα †πλείcτωc ἐναντία κάκιcτα.

Ἀπὸ τῶν ἐν τῇ γῇ φυομένων οἱ ἄνθρωποι φύματα κεκλήκαcι τοὺc παρὰ φύcιν ὄγκουc, ὅcοι τοὐπίπαν ἄνευ τῆc ἔξωθεν αἰτίαc γίνονται. μάλιcτα οὖν ὀνομάζουcιν οὕτω τὰ πρὸc τὸν ἐκτὸc τόπον ἐπειγόμενα. τῷ δ' οὐκ ἔχειν ἕτερον ὄνομα καὶ τὰ πλατέα καὶ βραχεῖ τοῦ κατὰ φύcιν ὑψηλότερα καὶ ταῦθ' ὡcαύτωc ἐνίοτε προcαγορεύουcιν, ὅπερ καὶ Ἱπποκράτηc ἐποίηcεν, ἀγαθὰ μὲν εἶναι λέγων τὰ ἐξοιδοῦντα, τουτέcτιν ἐφ' ὧν ἀξιόλογοc ἡ ἐξόγκωcιc ἢ ὅcα τὴν αὔξηcιν οὐκ εἰc τὴν ἔcω χώραν, ἀλλ' εἰc τὴν ἔξω ποιεῖται, καθάπερ ἐν Προγνωcτικῷ γράφων εἶπεν· "Ὅcα μὲν ἔξω τρέπεται, ἄριcτά ἐcτιν ὡc μάλιcτα ἐκκλίνοντα καὶ ἐc ὀξὺ ἀποκορυφοῦντα." "ὅcα δέ", φηcίν, "ἔcω ῥήγνυται, ἄριcτά ἐcτιν, ἃ τῷ ἔξω χωρίῳ μηδὲν ἐπικοινωνεῖ". κάλλιον μὲν γὰρ ἔξω ῥέπειν, εἰ δὲ ἔcω ῥέπει, βέλτιον πάλιν ἐν τούτοιc ἐcτὶν | ἅπαcιν αὐτῶν τὴν ῥοπὴν εἰc τὴν ἔcω χώραν [πε]ποιεῖcθαι. 856 τῶν μὲν οὖν φυμάτων ἡ γένεcιc ἐν ἐπιγαcτρίῳ τέ ἐcτιν [ἢ] καὶ κατὰ θώρακα. τούτοιc γὰρ ὑπόκεινται χῶραι κεναί, τὸν παρὰ φύcιν ὄγκον ἐκδεχόμεναι τῶν ἔcω ῥεψάντων φυμάτων. αὐτῶν δὲ τῶν ἐξογκουμένων ἔξω τὰ ἀπόξεα καὶ κορυφώδη κρείττονα τῶν πλατέων ἐcτίν, ὡc ἂν ὑπὸ θερμοτέρων τε καὶ λεπτοτέρων τῇ cυcτάcει γινόμενα χυμῶν καὶ διὰ τοῦτο ταχέωc ἐκπυϊcκόμενα. τὰ γὰρ ὑπὸ παχέων καὶ γλίcχρων γινόμενα ὡc ἂν ψυχρῶν ὄντων πλατέα τέ ἐcτι καὶ δύcπεπτα καὶ cήπεται μᾶλλον, οὐ πέττεται χρόνῳ πλείονι. cὺν

3 φύματα] *eodem modo quo de* ἐκθύειν *verbo dicuntur* ἐκθύματα *(cf. CMG V 10, 2, 1 p. 141, 6 sqq.); haec tubercula* („Eiterbeulen" *interprete Paulo Richter, Klass. d. Med. XXI 23*[11]) *descr. Gal.* Π. τῶν παρὰ φύcιν ὄγκων *15. VII 729 K. et XI 77 K.*   10. 11 ἐν Προγνωcτικῷ] 7. *(II 130 L. I 85, 11—13 et 15. 16 Kw.)*

1 δίκραια *cum Hipp. scr. Bas.*: δίκραιρα *ut p. 36, 15* U   ὅcα *sec.* H *restitui, sicuti* quae *vert. Crassus*: ὅcω U *edd.*   πλείcτωc *corruptum* U: *inter* πλείcτῳ *et* πλεῖcτα *fluctuant codd. Hipp.*   *verbis* τὰ δ' ἐναντία κακὰ *omissis sola* und was im Übermaß entgegengesetzt ist, ist das schlechteste *versa praebet* H, *ita ut* τὰ δ' ὅcα πλεῖcτα ἐναντία κάκιcτα *interpreti Arabico obversata esse arbitrer*   10 ἐc *ante* τὴν ἔcω U: *correxi*   τῷ *ante* Προγν. *vix opus est*   11 ὁκόcα μὲν αὐτῶν *Hipp. cod. Paris. 446 Suppl.* (C'): αὐτῶν *om.* MV *(ut Gal. non solum hic cod.* U, *sed etiam omnes codd. comm. Prognostici*: *CMG V 9, 2 p. 253, 18 Heeg)*   11. 12 *ante* ὡc μάλιcτα *verba* cμικρά τε ἐόντα καὶ *in codd. quibusdam Hipp. tradita om.* MV *(ut et* HU *et universi libri Gal. in textu saltem comm. Progn. l. c. p. 254, 1)*   12 ἔξω *ante* ἐκκλίνοντα *om.* MV (*ut* U)   εἰc (ἐc *correxi*) ὀξὺ ἀποκορυφοῦντα U: ἐc ὀξὺ ἀποκορυφούμενα (ἀποκυρτούμενα MV) *codd. Hipp. et Gal. in comm. Progn. l. c. p. 254, 2*   13 ἃ τῶν ἔξω χωρίων μηδὲν ἐπικοινωνεῖ U *omnesque edd.*: τῷ χωρίῳ *ex Hipp. correxi*: ἐπικοινωνέει *Gal. codd. in comm. Progn. l. c. p. 255, 5*   15 πεποιεῖcθαι U *Ald.*: [πε]ποιεῖcθαι *scripsi*: πεποιῆcθαι *a Bas. edd., defend. Sch.*   16 ἢ *delevi*   18 ὑφυμάτων U: *corr. Ald.*   23 δύcπευτα U: *corr. Ald.*   μᾶλλον ἢ H, potius quam *in vers. Crassus, ut e. c. infra p. 96, 5 vel 103, 28 omnes testantur*: μᾶλλον, οὐ U *edd., quibuscum hic facere malui, cum plures loci huius consuetudinis extent quam ut omnes mutare audeam, velut infra p. 44, 21. 83, 22. 90, 26. 94, 1 vel CMG V 10, 2, 1 p. 6, 23*

τούτοις δὲ ἐπαινεῖ καὶ τὰ ὁμαλῶς ἐκπυϊσκόμενα. τὰ γὰρ ἐκ μέρους μέν τινος ἑαυτῶν ἐκπυήσαντα, τὸ λοιπὸν δὲ ἅπαν ἀνεκπύητον ἔχοντα πρῶτον μὲν αὐτῷ τῷ χρονιώτερα τῶν ἄλλων ἐκπυησάντων εὐθέως εἶναι μοχθηρά, δεύτερον δὲ τῷ δυσχερεῖ τῆς θεραπείας. ἄλλων μὲν γὰρ δεῖται τὰ διαπυήσαντα [τῶν] ἰαμάτων, ἄλλων δὲ τὰ ἀνεκπύητα. καὶ τὰ μὴ περίσκληρα δὲ βελτίω τῶν περισκλήρων ἐστίν, ὀνομάζει
857 δὲ περίσκληρα τὰ τὸ μέσον | °⟨μὲν⟩ ἑαυτῶν ἔχοντα μαλακὸν καὶ διαπυίσκον, ὅσον δὲ ἐν κύκλῳ τούτου, σκληρὸν καὶ δυσεκπύητον ἢ ὅλως ἀνεκπύητον. ἐπαινεῖ δὲ καὶ τὰ κατάρροπα φύματα. ταῦτα δ' ἐστὶν ὅσα κατὰ τὴν κάτω χώραν τὴν κορυφὴν ἑαυτῶν ἴσχει τῆς ἐκπυήσεως. ἐνταῦθα γὰρ ἀναστομωθέντα τὰς ἀπορρύσεις εὐπετεῖς λαμβάνει, εἰ μὴ λάθοι γέ [δὲ] σε τῶν ἀνωμάλων ὄντα. καὶ τούτοις γὰρ τὸ μέν τι χρηστὸν ὑπάρχει, τὸ δέ τι μοχθηρόν. ὅσα δὲ τὴν ἐκπύησιν ὁμαλὴν ἔχοντα τὴν κορυφὴν ἐν τοῖς κάτω μέρεσι ποιεῖται, ταῦτα ἄριστα.

καὶ τὰ μὴ δίκραια δὲ βελτίω τῶν δικραίων εἶναί φησιν. εὑρίσκεται γὰρ τῶν δικραίων τὸ μέσον οὐκ ἀπαθὲς μέν, ἀνεκπύητον δὲ καὶ σκληρόν. εὔδηλον δ' ὅτι τῶν ἐναντίως ἀλλήλοις διακειμένων φυμάτων ὧν διῆλθεν, ὅσα πλεῖστον ἀλλήλων διαφέρει ταῖς ἰδέαις, ταῦτα καὶ ταῖς δυνάμεσι καὶ τοῖς ἤθεσι διαφέρει πάμπολυ. πλάτος γὰρ ἱκανὸν ἐχουσῶν τῶν εἰρημένων διαφορῶν, ἀναγκαῖον εἶναι μέν τι μέσον τῶν ἐναντίων, ἀποκεχωρηκέναι δὲ τοῦ μέσου τὸ μὲν μᾶλλον,
858 τὸ δὲ ἧττον, οἷον ἐπὶ τῶν σκληρῶν καὶ μαλακῶν. ἐπὶ | μιᾶς γὰρ ἀντιθέσεως ὡς ἐπὶ παραδείγματος ἀρκέσει τὸν λόγον ποιήσασθαι· τὸ μὲν σκληρὸν τοῦ μαλακοῦ φαυλότερόν ἐστιν, αὐτοῦ δὲ τοῦ σκληροῦ τὸ μᾶλλον σκληρόν, ὅ τι δ' ἐστὶ σκληρότατον, ⟨τοῦτ' ἂν⟩ εἴη χαλεπώτατον. οὕτω δὲ καὶ τὸ μὲν μετρίως μαλακὸν ἀγαθὸν μετρίως ἐστί, τὸ δὲ τελέως μαλακὸν ἀγαθὸν καὶ τοῦτο τελέως. ἅπερ οὖν ἐπὶ ταύτης τῆς ἀντιθέσεως ἤκουσας, ἐπὶ τὰς εἰρημένας ἁπάσας δεῖ μεταφορᾶς.

1 κρείττω δὲ—*v. 17* σκληρόν *exc. Orib. Coll. med. XLIV 3, 7—10 CMG VI 2, 1 p. 114, 19—30 Raeder* 15 τὰ μὴ δίκραια] *cf. Foës. Oec. Hipp. p. 166 s. v.* δίκρανα

2 μὲν *ante* τινὸς *om. Orib.* ἅπαν *om. Orib.* 3 αὐτῷ τῷ] αὐτῷ τὰ *a Bas. frustra ceterae edd.* τῶν ὅλων εὐθέως ἐκπυησάντων *Orib.* 5 τῶν *(quod ut explicet,* von den überhaupt verfügbaren *interpretatur Sch.) om. Orib.* ἰαμάτων HU: φαρμάκων *Orib.* 7 μὲν *post* μέσον *incertus addidi* 6. 7 τῶν περισκλήρων, ταῦτα δ' ἐστὶ τὰ ⟨τὸ⟩ μέσον ἑαυτῶν ἔχοντα μαλακὸν κ. δ. *Orib.* 8 σκληρόν τε καὶ *Orib.* 9 κρείττω *pro* ἐπαινεῖ *ut v. 1 Orib.* 9. 10 τὰ κατάρροπα κατὰ τὴν κάτω χώραν ἑαυτῶν τὴν κορυφὴν ἴσχοντα τ. ἐκπ. *Orib.* 11 εἰ μὴ λάθοι γε δέ σε U *edd., nisi quod* δὲ *sustulit Kuehn*: *an* δὴ *praeferas?* 11—14 εἰ μὴ—ἄριστα *om. Orib.* 12 μέντοι U: μέν τι *corr. Ald.* 15 δίκραια *et* δικραίων *(ut v. 16) Orib. Ald.*: δίκραιρα *et* δικραίρων U 18 διῆλθεν H *corr. Kuehn*: διῆλθον U *ceteraeque edd.* 25 ὅτι δ' ἐστὶ σκληρότατον, ⟨τοῦτ' ἂν⟩ εἴη *sec.* H *emendavi et supplevi*: εἰ δέ ἐστι σκληρότερον, εἴη U *edd.* 27 ὥσπερ *coni. et* ἐπὶ *del. prave Chart.* 28 δεῖ μεταφορᾶς *auctore Francisco Pfaff potius quam* ⟨δεῖ⟩ σε μεταφέρειν *vel* ⟨οἷόν⟩ τε μ. *scripsi*: γε μεταφέροις *asterisco quidem apposito Ald.*: übertrage es auf alle Gegensätze *versa habet* H: applicare poteris *interpr. Crassus*: γε μεταφοράς U

I 14 [I 11. V 272, 1. 2 L.] Τὸ θηριῶδες φθινοπώρου καὶ αἱ καρδιαλγίαι καὶ τὸ φρικῶδες καὶ τὸ μελαγχολικόν.

Εἴτε τὰς ἀσκαρίδας, εἴτε τὰς ἕλμινθας λέγει τὸ θηριῶδες, εἴτε ἐλέφαντα καὶ καρκίνον, εἴτε φθίσιν, ὥς τινες ἤκουσαν, εἴτε πᾶν τὸ κακόηθες, εἰκότως ἐν φθινοπώρῳ τὰ τοιαῦτα γίνεται πάντα διά τε τὴν κακοχυμίαν τῆς ὥρας καὶ τὴν τοῦ περιέχοντος ἀνώμαλον κρᾶσιν. οὐδὲν | οὖν θαυμαστόν, εἰ καὶ καρδιαλγίαι καὶ τὸ φρικῶδες 859 καὶ τὸ μελαγχολικὸν ἐπικρατεῖ κατὰ τὴν φθινοπωρινὴν ὥραν. ἅπαντα γὰρ ἕπεται ταῦτα τοῖς προειρημένοις αἰτίοις. εἴρηται δὲ ἡμῖν ἐπὶ πλέον ἐν τῇ τοῦ δευτέρου τῶν Ἐπιδημιῶν ἐξηγήσει περὶ τῶν κατὰ τὸ φθινόπωρον ἁπάντων.

I 15 [I 11. V 272, 2—4 L.] Πρὸς τὰς ἀρχὰς τοὺς παροξυσμοὺς ἐπισκέπτεσθαι καὶ ἐν ἁπάσῃ τῇ νούσῳ, οἷον τὸ δείλης παροξύνεσθαι καὶ ὁ ἐνιαυτὸς εἰς δείλην καὶ αἱ ἀσκαρίδες.

Κἀν τῷ δευτέρῳ τῶν Ἐπιδημιῶν οὕτως ἐγέγραπτο· "πρὸς τὰς ἀρχὰς τῶν νούσων σκεπτέον, εἰ αὐτίκα ἀνθεῖ". χρῆται γὰρ ἐνίοτε τῇ πρὸς τὰς ἀρχὰς φωνῇ ὁ Ἱπποκράτης, ὡς εἰ καὶ κατὰ τήνδε τὴν λέξιν εἶπε· "πρὸς τὰς ἀρχὰς τῶν νούσων διαφέρει τὸ σκοπεῖσθαι, εἰ αὐτίκα ἀνθεῖ," καθάπερ κἀν τῷ φάναι, "ὅτι καὶ πρὸς τὸ | ὑγραί- 860 νειν καὶ ξηραίνειν καὶ θερμαίνειν καὶ ψύχειν πολλὰ ἄν τις εὕροι τοιαῦτα." οὐ γὰρ ὡς ἐναντιούμενος οὐδ' ὡς ἀντιλέγων, ἀλλ' ὡς συνεργῶν τῷ "πρὸς" ⟨ἐν τῷ "πρὸς⟩ τὸ θερμαίνειν καὶ ψύχειν

1 τὸ θηριῶδες] *cf. Gal. lex. Hipp. XIX 104 K. s. v.* 3 *tria genera vermium et specie et sede discernuntur Gal. in Epid. II 1,3 (V 72,12 L.) comm. I CMG V 10,1 p. 160,5 sqq. Pfaff* 4 ἐλέφαντα καὶ καρκίνον] *coni. Gal. etiam CMG V 9,2 p. 358,22 Heeg. VII 727. X 975 sq. XI 140/41 K. aliosque locos congessit G. Helmreich CMG V 4,2 p. 244,5 et 333,5* 10 ἐν τῇ τοῦ δευτέρου τῶν Ἐπιδημιῶν ἐξηγήσει] *in 1,3 (V 72,12 L.) comm. CMG V 10,1 p. 160 sq. Pf.* 16 κἀν τῷ δευτέρῳ τῶν Ἐπιδημιῶν...] *1,6 (V 74,12 L.); cf. Gal. comm. CMG V 10,1 p. 163,13 Pf.* 20 καθάπερ κἀν τῷ φάναι...] *ibid. 1,12 (V 88,19 L.)*

2 καρδαλγίαι U: *corr. Ald.; cf. v. 7* *verba lemmatis* καὶ τὸ φρικῶδες *ex errore typothetae om. a Chart. edd.* τὸ *ante* μελαγχ. *om. Hipp.* 5 φθινοπόρω *ut v. 8* U: *corr. Ald.* 13 σκέπτεσθαι *Hipp.* οἷον] ὡς *frustra scr. Kuehn* δείλης U; *cf. Epid. II 1,4 (V 74,2 L.)*: ἐς δείλην *praeb. Hipp., quae lectio nescio an e comm. (p. 34,8. 10) illi debeat anteponi*: ἐν δείλῃ *ab Ald. edd.* 14 καὶ ὁ ἐνιαυτὸς· ἐς δείλην, καὶ αἱ ἀσκαρίδες *quam* καὶ ὁ ἐνιαυτὸς ἐς δείλην· καὶ αἱ ἀσκ. *distinguere maluit Littré V 272* 16 ἐπιδημίων *ut p. 38, 3. 16* U: *corr. Ald.* 17 σκεπτέον τῶν νούσων *ord. Hipp.* 20 ὅτι *corr. Corn.*: *in Arabide* indem er sagt, daß man viel derartiges finden könne H: ὃ U *edd.* πρὸς τῶ U *Ald.*: *corr. Corn. Bas.* 21 θερμαίνειν καὶ ψύχειν καὶ ξηραίνειν καὶ ὑγραίνειν *superiore quoque loco item atque inferiore (p. 37/38 ubi fort. e Gal. grata mutatione ordinis iteratorum)* U: *Hipp. ordinem verborum sec.* H *restitui* 22 χρῆται *(p. 38, 1 deletum) frustra post* ἀντιλέγων *traiecit Corn.* 23 *ex interpret. arab.* συνεργῶν τῷ *emendavi et* ἐν τῷ πρὸς *post* πρὸς *supplevi,* denn er meint an dieser Stelle mit dem Worte „zu" nicht, daß es sich widersetzt oder widerspricht, sondern daß es hilft zu dem, was nötig ist H: συνεγροῦνται U *et universae edd.*

καὶ ξηραίνειν καὶ ὑγραίνειν" χρῆται [πολλά, φηςίν, ἄν τις εὕροι τοιαῦτα]. δέδεικται δὲ καὶ τοῦθ' ἡμῖν ἐν οἷς ἐξηγούμεθα τὸ δεύτερον τῶν Ἐπιδημιῶν. ⟨εἰ δ'⟩ οὐχ οὕτως ἐθέλοι τις ἀκούειν τῆς λέξεως, ἀναγκαῖόν ἐστι τὸ πρὸς τὰς ἀρχὰς ἀντὶ τοῦ "κατὰ τὰς ἀρχὰς" ἢ "περὶ τὰς ἀρχὰς" ἀκούειν. οὐ μὴν ἐν ταῖς ἀρχαῖς γε μόναις τοῦτο παραινεῖ σκοπεῖν, ἀλλ' ἐν ὅλαις ταῖς νόσοις, εἶτα παράδειγμα προσέθηκεν, ὃ δυνατόν ἐστιν ἀναγνῶναι διττῶς, καθ' ἕνα μέντοι τρόπον ⟨οἷον⟩ τὸ ἐς δείλην παροξύνεσθαι καὶ ὁ ἐνιαυτός, εἶτ' ἀφ' ἑτέρας ἀρχῆς ἐς δείλην καὶ αἱ ἀσκαρίδες· καθ' ἕτερον δὲ τρόπον οἷον τὸ ἐς δείλην παροξύνεσθαι καὶ ὁ ἐνιαυτὸς ἐς δείλην, εἶτα ἀπ' ἄλλης ἀρχῆς αἱ ἀσκαρίδες. ἀναλογίαν γάρ τινα ἔχειν ἡγεῖται τὴν ἡμέραν πρὸς ὅλον τὸν ἐνιαυτόν, ὡς τῷ μὲν ἑωθινῷ καιρῷ τὸ ἔαρ ἐοικέναι, τῇ δὲ μεσημβρίᾳ τὸ θέρος, τῇ δὲ ἑσπέρᾳ τὸ
861 φθινόπωρον, τῇ δὲ νυκτὶ τὸν χειμῶνα. λέλεκται δὲ καὶ | περὶ τούτων ἐπὶ πλέον ἐν οἷς ἐξηγούμεθα τὴν ἐν τῷ δευτέρῳ τῶν Ἐπιδημιῶν ῥῆσιν, ἧς ἀρχὴ 'αἱ ἀσκαρίδες δείλης'.

I 16 [I 12. V 272, 5—7 L.] Νηπίοισι βηχίον σὺν γαστρὸς ταραχῇ καὶ πυρετῷ συνεχεῖ σημαίνει μετὰ κρίσιν διμηνιαίῳ τὸ σύμπαν εἰκοσταίῳ καὶ οἰδήματα ἐς ἄρθρα.

Ἅπαντες ὁμοίως πιστεύουσι τοῖς γεγραμμένοις οἱ ἐξηγησάμενοι μετὰ τοῦ μηδὲ νοεῖν ὧν ἐπαινοῦσιν ἔνια. καίτοι τινὰ μέν, εἰ καὶ κακοζηλότερον εἰπεῖν, οἷον νεῦρα τῆς τέχνης ἐστίν, τινὰ δὲ πάνυ σμικρὰν ἔχει τὴν ὠφέλειαν, ἔνια δὲ οὐδὲ σμικράν, ὥσπερ καὶ τὸ κατὰ τὴν προκειμένην ῥῆσιν. ἐγὼ γὰρ ὅσα μὲν ἀεὶ φαίνεται γιγνόμενα κατὰ τοὺς ἀρρώστους ὡσαύτως ἀξιομνημόνευτα νομίζω, καὶ τούτων αὐτῶν μάλιστα τὰ μεγάλην ἔχοντα τὴν χρείαν, ὥσπερ ὀλίγον ἔμπροσθεν ἔλε-
862 γον ἐπὶ τῆς κατὰ τὸ ῥῖγος | προγνώσεως. ἐν σφοδροτάτῳ γὰρ ἐνίοτε πυρετῷ μετ' ἀγρυπνίας καὶ ἄσης καὶ δίψους καὶ δυσφορίας, ἔσθ' ὅτε δὲ καὶ παραφροσύνης, ἁπάντων ταραττομένων καὶ κλαιόντων τῶν οἰκείων τοῦ κάμνοντος, ἔνεστιν °⟨τὸν⟩ ἐπιστημονικῶς προει-

2 δέδεικται ...] *CMG V 10, 1 p. 216, 3. 4 cum Gal. comm. p. 218, 6 sqq. Pf.* 15 λέλεκται δὲ καὶ περὶ τούτων ...] *Epid. II 1, 3 (V 72, 14—16 L.) cum Gal. comm. CMG V 10, 1 p. 161, 7 sqq. Pf.* 22 νεῦρα τῆς τέχνης *sec. Bionem Borysthenitam coll. Diog. Laert. IV 48 formata admon. Sch.* 26 ὀλίγον ἔμπροσθεν] *p. 32, 3 sqq. et 33, 28. 29*

1 πολλὰ — τοιαῦτα *inclusi, sicut ea desunt* H 3 εἰ δ' *ante* οὐχ οὕτως ἐθέλοι *primus add. Chart.* 7 μὲν τὸν τρόπον U: τὸν *om. Ald.*: μέντοι τρόπον *conieci* 8 οἷον *ex* H *recepi* εἰς *ante* δείλην U: *corr. Chart.* 11 αἱ ἀσκαρίδες H: καὶ ἀσκαρίδες U 12 ἀναλογίαν *ex vers. arab. correxi,* ein gewisses Verhältnis H: ἀναλόγως U *edd.* 13 μεσιμβρία U: *corr. Ald.* 18 ταραχῆς U: *ex Hipp. corr. Ald.* ξυνεχεῖ *a Chart. edd.* διμηναίω τὸ σύμπαν· σημαίνει μετὰ κρίσιν εἰκοσταίω καὶ οἰδήματα ἐς ἄρθρα U: *verba* σημαίνει μετὰ κρίσιν *ante* διμηναίω *ex Hipp. vulg. transpos. Ald.*: διμηνιαίῳ *coll. 39, 9. 10. 12 correxi* 20 πιστεύουσι *potius correxi quam* πιστεύοντές ⟨εἰσι⟩ *complevi (cf. Helmreichii ind. CMG V 9, 1 p. 473 s. v. Partic.)*: πιστεύοντες U *edd.* 30 τὸν *addidi*

πόντα ῥῖγός τε καὶ ἱδρῶτα καὶ λύσιν τοῦ νοσήματος Ἀσκληπιὸν εἶναι δοκεῖν.

ἐπὶ δὲ τοῦ νῦν λεγομένου πρῶτον μὲν οὐ σαφές ἐστιν ὃ λέγει. δεύτερον δὲ κἂν ἁπάσας αὐτοῦ τὰς πιθανὰς ἐκδοχὰς ὑπόθηταί τις ἔχεσθαι τῆς τοῦ γράψαντος γνώμης, οὐδὲν ἐξ αὐτῶν ἔστι προειπεῖν. ὑποκείσθω γάρ τι νήπιον βῆττον ἅμα γαστρὸς ταραχῇ καὶ πυρετῷ συνεχεῖ κἄπειτα κρινόμενον ὁπωσοῦν ἐν ᾗπερ ἂν ἡμέρᾳ βουληθῇς, εἴτ' οὖν ὀγδοηκοστῇ μετὰ τὴν ἀποκύησιν, εἴθ' ἑξηκοστῇ (διττῶς γὰρ ἐξηγήσαντο τὴν λέξιν τήνδε, διμηνιαίῳ τὸ σύμπαν εἰκοσταίῳ, τινὲς μὲν ἀπὸ γενετῆς διμηνιαῖον εἶναι βουλόμενοι, καθ' ἣν ἡμέραν κρίνεται τὸ παιδίον, εἰκοσταῖον δ' ἀφ' ἧς ἡμέρας ἤρξατο νοσεῖν, τινὲς δὲ διμηνιαίῳ γινομένῳ τὴν νόσον ἀρξαμένην κριθῆναι μεθ' ἡμέρας εἴκοσι) καὶ τούτων οὕτως ἐχόντων ἡμᾶς ⟨δεῖ⟩ προλέγειν, ὅτι τούτῳ | τῷ παιδίῳ καὶ ἀπόστασίς τις εἰς 863 ἄρθρα γενήσεται μετὰ τὴν κρίσιν. καὶ μὴν οὔτε διὰ παντὸς οὔθ' ὡς τὸ πολὺ συμβήσεται τοῦτο. χρὴ δὲ τὰς προρρήσεις ἢ ἀμεταπταίστους εἶναι διὰ παντὸς ἢ σπανιάκις σφάλλεσθαι. τὸ δ' ὀλιγάκις μὲν ἐπιτυγχάνειν, πλεονάκις δ' ἀποτυγχάνειν οὐ τεχνικόν.

I 17 [I 12. V 272, 7—9 L.] Ἢν μὲν κάτω τοῦ ὀμφαλοῦ καταστῇ τὰ ἄνω ἐν τοῖσι κάτω ἄρθροισιν, ἀγαθόν. ἢν δὲ ἄνω, οὐχ ὁμοίως λύει τὴν νοῦσον, ἢν μὴ ἐκπυήσῃ.

Ὅτι μὲν ἔτι περὶ τῶν παιδίων λέγει ταῦτα, δῆλόν ἐστι διὰ τῶν ἐφεξῆς εἰρησομένων. ὅ γε μὲν λόγος οὗτος οὐ τῶν ἐπὶ μέρους ἐστίν, ἀλλὰ τῶν καθόλου καὶ κατὰ τὸ δεύτερον τῶν Ἐπιδημιῶν καὶ κατὰ τοὺς Ἀφορισμοὺς καὶ κατὰ τὸ Προγνωστικὸν εἰρημένος, ἃ προεξηγησάμεθ' ἅ⟨παντα⟩. βούλεται γὰρ τὰς μὲν ἐκ τῶν ἄνω χωρίων εἰς τὰ κάτω τοῦ ὀμφα|λοῦ γινομένας ἀποστάσεις ἀγαθὰς εἶναι, τὰς δὲ 864 μὴ τοιαύτας οὐκ ἀγαθάς. ἔκλυει δ' αὐτῶν τι τῆς κακίας, ἐὰν ἐκπυήσῃ τὰ οἰδήματα. κέχρηται δὲ κἀνταῦθα τῇ προσηγορίᾳ τοῦ οἰδήματος ἐπὶ τοῦ γενικοῦ σημαινομένου τῶν παρὰ φύσιν ὄγκων, ὡς καὶ πρόσθεν εἴρηται.

1 Ἀσκληπιόν] *veluti CMG V 4, 2 p. 29, 30, quamquam Gal. eo nomine haud ita frequenter uti videtur figurate* 22. 23 διὰ τῶν ἐφεξῆς εἰρησομένων] *p. 40, 1. 2* 24 κατὰ τὸ δεύτερον τῶν Ἐπιδημιῶν] *1, 7 (V 76/78 et 78, 16. 17 L.)* 25 κατὰ τοὺς Ἀφορισμούς] *ni fallor, in Aph. IV 74 in. (IV 528, 7. 8 L.) et 82 (IV 532 L.) alludit* κατὰ τὸ Προγνωστικόν] *7 (II 128, 12 L. I 85, 4—6 Kw.)* 25. 26 ἃ προεξηγησάμεθα] *CMG V 10, 1 p. 175 sq. 180 Pf. et V 9, 2 p. 252, 13 sqq. Heeg* 29 κἀνταῦθα] *refert ad p. 38, 19* 31 ὡς καὶ πρόσθεν εἴρηται] *cf. ad p. 7, 23 sqq.*

8 βουληθ(ῇς) U: βουλῇ τις *sic Ald.*: βούληταί τις *coni. Chart.* ὀγδοεικοστῇ U *Ald.*: *corr. Bas.* 10 δὲ *post* τινὲς μὲν *falso cum Ald. intrusum habent edd.* δημινιαῖον *sic* U: *corr. Ald.* 14 ἡμᾶς ⟨δεῖ⟩ προλέγειν *ex* H *supplevi* 16. 17 ἀμεταπαίστους U: *corr. Ald.* 19 καὶ *ante* ἢν *add. Hipp.* 26 ἅπαντα *ex* H *addidi* 29 κέχρηται H *Chart.*: κέχρηνται U *Ald. Bas.*

I 18 [I 12. V 272, 9. 10 L.] Τὰ δ' ἐν ὤμοισιν ἐκπυέοντα τοῖσι τηλικούτοισι γαλιάγκωνας ποιέει.

Ὅτι περὶ τῶν νηπίων ἔτι διαλέγεται, σαφὲς αὐτὸς ἐποίησεν εἰπὼν τοῖσι τηλικούτοισιν, ἀξιῶν ἡμᾶς ἐπὶ τὴν ἀρχὴν ἀναφέρειν τοῦ λόγου καὶ τὰ νῦν εἰρημένα. κατὰ τίνα δὲ τρόπον γαλιάγκωνες οἱ τοιοῦτοι γίνονται, μεμάθηκας ἔν τε τῷ Περὶ ἄρθρων αὐτοῦ συγγράμματι καὶ τοῖς ἡμετέροις ὑπομνήμασιν εἰς αὐτό. |

865 **I 19** [I 12. V 272, 10—11 L.] Λύσειε δ' ἂν καὶ ἑλκυδρίων κάτω ἔκθυσις, ἢν μὴ στρογγύλα καὶ βαθέα ᾖ· τὰ ⟨δὲ⟩ τοιαῦτα ὀλέθρια καὶ ἄλλως παιδίοισιν.

Παρὰ τὸ "ἐκθύειν", ὅπερ ἐστὶν ἐξορμᾶν, τὴν ἔκθυσιν εἴρηκεν, ἐκτεινομένης τῆς μέσης συλλαβῆς, ὡς εἰ καὶ ἐξόρμησιν εἰρήκει. λύειν δ' αὐτά φησι τὰς ἀποσκήμματος δεομένας διαθέσεις, ἢν μὴ στρογγύλα καὶ βαθέα ᾖ, τουτέστιν εἰ μὴ κακοήθη μάλιστα γένοιτο· καὶ γὰρ ἀνιαρὰ τοῖς βρέφεσιν, οὐ δυναμένοις φέρειν οὔτε τὰς ὀδύνας οὔτε τὴν θεραπείαν, καὶ ἄλλως δυσίατα τὰ τοιαῦτα.

I 20 [I 12. V 272, 11. 12 L.] Λύσειε δ' ἂν καὶ αἷμα ῥυέν, μᾶλλον δὲ τοῖσι τελειοτέροισιν ἐπιφαίνεται. |

866 Ὅτι μὲν αἷμα ῥυὲν πᾶσι τοῖς τοιούτοις ὠφέλιμόν ἐστι, πολλάκις ἤδη μεμαθήκαμεν. ἐπὶ δὲ τῶν νηπίων, ὑπὲρ ὧν διαλέγεται, τὴν ἀρχὴν οὐδὲ ἐπιφαίνεται τὸ αἷμα πλὴν εἴ που σπανίως. διὸ καὶ

4. 5 ἐπὶ τὴν ἀρχὴν τοῦ λόγου] *p. 38, 17* 6. 7 ἔν τε τῷ Περὶ ἄρθρων ... καὶ τοῖς ἡμ. ὑπομνήμασιν εἰς αὐτό] *12 (IV 114, 1 sqq. L. II 131, 22 sqq. Kw.) cum Gal. comm. XVIII A 394. 609 K.* 11 τὴν ἔκθυσιν] *eadem de* ἐκθύματα *vocabulo leguntur CMG V 10, 2, 1 p. 141, 6 sqq.; cf. Foës. Oec. Hipp. p. 186 s. v.* ἐκθύματα 12 ἐκτεινομένης τῆς μέσης συλλαβῆς] *de* υ *quantitate verborum quae sunt* θΰειν (brausen) *et* θύειν (opfern) *cf. Kühner-Blass, Gramm. d. griech. Spr. I 2³, 445* 19. 20 πολλάκις ἤδη μεμαθήκατε] *velut ex Hipp. Progn. 7 (II 126, 12 L.) cum Gal. comm. CMG V 9, 2 p. 249, 7 sqq. Heeg vel De victu acut. II 10 (II 444, 8 L.) cum Gal. comm. IV 59 CMG V 9, 1 p. 323, 23 Helmr.; insuper cf. quae exempla ad Gal. in Prorrh. I 125 comm. III 32 CMG V 9, 2 p. 144, 24 ex libr. Epid. attulit Hermannus Diels itemque CMG V 10, 1 p. 110, 25 et V 10, 2, 1 p. 107, 3 sqq.*

1 ἐκπυεῦντα *exhib. Hipp.* 5 κατά τινα *prave ab Ald. edd.* 6 τοι||||οὗτοι *sic cum ras.* U γίνωνται *frustra a Bas. edd.* 9 στρογγύλῃ (a supra ῃ) *ut v. 14* U βαθ° *i. e.* βάθος U: βάθεα *sic Ald.: corr. Bas.* δὲ *ante* τοιαῦτα *om.* U: *ex Hipp. add. Chart.* 10 *in Arabide* besonders den Kindern H, *ut* μᾶλλον *pro* ἄλλως *offerri videatur; cf. v. 18:* tunc maxime *interpret. Crassus: nonne* καὶ *saltem post* καὶ ἄλλως (*vel potius* καὶ ἄλλοις) *addere praestat?:* καὶ ἄλλως ⟨καὶ⟩ παιδίοισι μάλιστα *malebat van der Linden* 11 τοῦ *neque CMG V 10, 2, 1 p. 141, 6 neque hoc loco mihi magis placuit, etsi non* propter, *sed* ab *interpretatus est Crassus: nimirum hoc totum enuntiatum neglexit* H 12 εἴρηκε U *edd.: correxi; cf. ex. gr. p. 29, 31 vel 54, 12; alia exempla ap. Wenk. 1928, p. 20²* 17 *lemmatis initium hoc* καὶ αἷμα λύσειεν ἂν ῥαγὲν *praeb. plerique codd. Hipp.; ordine verborum cum Gal. consentit, sed* ῥαγέν *pro* ῥυέν *testatur Littraei cod.* C

προcέθηκεν αὐτὸc μᾶλλον δὲ τοῖcι τελειοτέροιcιν ἐπιφαίνεται, τουτέcτι τοῖc ἐπὶ πλέον ηὐξημένοιc. τίνα δ' ἐcτὶ πάθη τὰ δι' ὧν εἶπεν ἀποcτάcεών τε καὶ αἱμορραγιῶν καὶ ἑλκυδρίων κρινόμενα τοῖc νηπίοιc, οὐ πάνυ cαφῶc ἐδήλωcεν. ἡ γὰρ ἀρχὴ τῆc ῥήcεωc ἦν· "νηπίοιcι βηχίον cὺν γαcτρὸc ταραχῇ καὶ πυρετῷ cυνεχεῖ." δύναται δὲ καὶ °⟨τὰ⟩ τῶν κατὰ° τὸ πλευρόν τε καὶ πνεύμονα καὶ τῶν καθ' ἧπάρ τε καὶ γαcτέρα δι' ὧν εἶπε cυμπτωμάτων δηλοῦcθαι.

I 21 [I 13. V 272, 13. 14 L.] Δάκρυα ἐν τοῖcιν ὀξέcι τῶν φλαύρωc ἐχόντων ἑκόντων μὲν χρηcτόν, ἀκόντων δὲ παραρρέοντα κακόν. |

Περὶ τῶν τοιούτων δακρύων εἴρηται μὲν κἀν τῷ Προγνωcτικῷ 867
καὶ ἐν τοῖc Ἀφοριcμοῖc. ἀλλὰ τελεώτερον ἐν τῷ πρώτῳ τῶν Ἐπιδημιῶν, ἔνθα φηcίν· "ὁκόcοιcιν ἐν πυρετοῖc ὀξέcι, μᾶλλον δὲ καυcώδεcιν ἀέκουcι δάκρυα παραρρεῖ, τούτοιcιν ἀπὸ ῥινῶν αἱμορραγίην προcδέχεcθαι, ἢν μὴ τἄλλα ὀλεθρίωc ἔχωcιν. ἐπὶ τοῖcι δὲ φλαύρωc ἔχουcιν οὐχ αἱμορραγίην, ἀλλὰ θάνατον cημαίνει." καὶ ἡμεῖc ἐξηγηcάμεθα τὴν ῥῆcιν ἐν τοῖc εἰc ἐκεῖνο τὸ βιβλίον ὑπομνήμαcιν.

I 22 [I 13. V 272, 14. 15 L.] ⟨Καὶ⟩ οἷcι περιτείνεται βλέφαρον, κακόν.

Ἡ αὐτὴ διάθεcιc ἐργάζεται τὸ τοιοῦτον βλέφαρον τῇ κατὰ τὸ Προγνωcτικὸν εἰρημένῃ· "δέρμα τὸ περὶ τὸ μέτωπον cκληρὸν καὶ περιτεταμένον." ὅτι δὲ ἐπὶ τῶν ὀξέων νοcημάτων λέλεκται καὶ τοῦτο καὶ τἄλλα τὰ ἐφεξῆc αὐτοῦ, κατὰ τὸ Προγνωcτικὸν ὑπ' αὐτοῦ δεδήλωται καὶ κατὰ τήνδε | τὴν ῥῆcιν εἰπόντοc "δάκρυα ἐν τοῖc ὀξέcι τῶν 868
φλαύρωc ἐχόντων ἑκόντων μὲν χρηcτόν, ἀκόντων δὲ παραρρέον⟨τα⟩ κακόν."

4 ἡ γὰρ ἀρχὴ τῆc ῥήcεωc] *p. 38, 17* 11 κἀν τῷ Προγνωcτικῷ] *de lacrimis involuntariis (ut p. 43, 10* ἢν ... δακρύωcιν ⟨ἀπροαιρέτωc⟩ *e Progn. 2. II 116 L. I 80, 11 Kw.) cf. Progn. 24. II 184, 12 L. I 106, 13 sqq. Kw. cum Gal. comm. CMG V 9, 2 p. 364, 8 sqq. Heeg* 12 καὶ ἐν τοῖc Ἀφοριcμοῖc] *IV 52. IV 522, 2. 3 L.* 12. 13 ἐν τῷ πρώτῳ τῶν Ἐπιδημιῶν ...] *9. II 658, 12 L., quem locum Ermerinsium secutus inclusit in edit. sua I 196, 14—18 Kw., sed hic eum Gal. legisse testatur comm. CMG V 10, 1 p. 96/97; praeterea de Epid. ll. cf. IV 46. V 188, 16. 17 et de hoc sexto 8, 8. V 346, 12 L., quae cum pluribus congessit Foës. Oec. Hipp. p. 245 s. v.* δάκρυα 16 ἐξηγηcάμεθα] *CMG V 10, 1 p. 96, 27 sqq.* 20. 21 κατὰ τὸ Προγνωcτικὸν] *2. II 114, 4 L. I 79, 16 Kw., ubi lectio inter* πρόcωπον *(cf. CMG V 9, 2 p. 213, 18 Heeg) et* μέτωπον *(in cit. hoc loco) fluctuat* 24 εἰπόντοc] *modo v. 8 sq.*

2 ἐcτὶ] ἔτι U *edd.*: qui affectus autem sint *recte vert. Crassus: correxi* 6 *si non* τὰ πάθη, *at certe* τὰ *ante* τῶν κατὰ *exspecto*: καὶ τῶν κατὰ πλευρόν τι καὶ *coni. Sch.* 15 μήτ' ἄλλα U *Ald.*: μήτ' ἄλλο *a Bas. edd.*: μὴ τἄλλα *scripsi; sed verborum collocatione mutata* ἢν καὶ τἄλλα ὀλεθρίωc μὴ ἔχωcιν *in Epid. I 9. II 658, 14 L. = CMG V 10,1 p. 96, 24 sq. codd. Hipp. et Gal. cod. deperditus* O *concordant* 18 καὶ *ante* οἷcι *add.* H *Hipp.*: *om.* U βλέφαρα *praeb. Hipp.*: -ον UH 24 δάκρυα *sec.* H *et Pall. restitui; cf. v. 8*: -ον *cum Hipp.* U *edd.* 25 παραρρέον⟨τα⟩ *complevi; cf. v. 10*

I 23 [I 13, V 272, 15 L.] Κακὸν δὲ καὶ τὸ ἐπιξηραινόμενον οἷον ἄχνη.

Φαίνεται γιγνόμενον καὶ τοῦτο ἐν τοῖς ὀξέσι νοσήμασιν, ὅταν ἐσχάτως ᾖ ξηρά, σὺν ἀρρωστίᾳ δυνάμεως· μικρῶν πανυ λημυδρίων ἐκπιπτόντων κατὰ τοὺς ὀφθαλμούς, εἶτ' αὖθις ἐπιξηραινομένων.

I 24 [I 13. V 272, 15—274, 1 L.] Καὶ τὸ ἀμαυρὸν κακόν.

Ἐν τοῖς ὀξέσι νοσήμασι τὸ ἀμαυροῦσθαι τὰς ὄψεις ἀρρωστίαν καὶ νέκρωσιν σημαίνει τῆς ὀπτικῆς δυνάμεως. |

869 **I 25** [I 13. V 274, 1 L.] Καὶ τὸ αὐχμηρὸν κακόν.

Ἦν μὲν καὶ τὸ οἷον ἄχνην ἔχον αὐχμηρόν, ἀλλὰ νῦν ὅτι, κἂν χωρὶς ἄχνης ᾖ, μοχθηρόν ἐστιν ἐδήλωσε.

I 26 [I 13. V 274, 1 L.] Καὶ οἱ ῥυτιδούμενοι ἔνδοθεν.

Ὅταν ὁ ἐπιπεφυκὼς ὑμὴν τοῖς κινοῦσι τὸν ὀφθαλμὸν μυσὶν ὁ μέχρι τῆς στεφάνης ἐκτεινόμενος ἔκλυτος καὶ χαλαρὸς γένηται, ῥυτιδοῦσθαι συμβαίνει τοὺς ὀφθαλμοὺς ἔσωθεν. εἰ γὰρ ἔξωθεν ῥυτιδωθεῖεν, εἴη ἂν οὕτω γε τοῦ δέρματος τὸ πάθος. ὅτι δὲ ἀσθενείας καὶ καταψύξεώς ἐστι σημεῖον τὸ τοιοῦτον, δηλοῖ καὶ τὸ συμβαῖνον ἐπὶ τῶν πάνυ γερόντων· ὁρῶνται γὰρ αὐτῶν οἱ ὀφθαλμοὶ ῥυτιδούμενοι. |

870 **I 27** [I 13. V 274, 1. 2 L.] Οἱ πεπηγότες καὶ οἱ μόγις στρεφόμενοι καὶ οἱ ἐνδεδινημένοι.

Περὶ τῶν ὀφθαλμῶν καὶ ταῦτα διῆλθεν. οἱ μὲν γὰρ πεπηγότες, ὅπερ ἐστὶν ἀκίνητοι, τελειοτάτην ἐνδείκνυνται νέκρωσιν τῆς κατὰ τοὺς

4 μικρῶν πάνυ λημυδρίων κτλ.] *morbum accurate descr. F. E. Kind RE XIII 1 col. 723 sqq. s. v.* lippitudo 7 ἀμαυροῦσθαι] *cf. Prorrh. I 46 (V 522, 7 L.) et Gal. comm. CMG V 9, 2 p. 61, 3 sqq. Diels* 10 καὶ τὸ οἷον ἄχνην ἔχον] *cf. v. 2* 14 μέχρι τῆς στεφάνης] *ut CMG V 9, 2 p. 222, 16 Heeg; cf. Gal. De usu part. X 2. III 768, 5 sqq. K. = II 61, 12 sqq. Helmr.* 20 οἱ πεπηγότες] *cum contrario* (ὀφθαλμῶν ἐνδεδινημένων *v. 21) explic. Gal. CMG V 9, 2 p. 61, 25 sqq. Diels*

4 *non utique* λημ[υδρ]ίων *mutare opus esse putes, si tales nominum formationes quales sunt* ἑλκύδριον *(p. 40, 8. 41, 3) vel* τεχνύδριον *(cf. Kühner-Blass, Gramm. d. gr. Spr. I 2³, 279) respexeris; vid. Wenk. 1928, p. 21* 5 κατὰ τοὺς ὀφθαλμούς *de morbo oculorum quem vocant xerosin coniunctivae et corneae suo iure tutatus est F. E. Kind (cf. eius de lippitudine articulum RE), quamquam olim in errorem me induci passus eram (l. l. p. 21 sq.) versione Arabica, quae sic* es steigen kleine Teile von Blut von den Augen herab *extat in* H 6. 9 *duo lemmata in*: κ. τ. ἀμ., κ. αὐχ. κακόν *contraxit vulg. Hipp., Littré*: *cum* U *distinxit cod. Hipp.* C *(om.* τὸ *ante* αὐχμ.*)* *post* καὶ τὸ ἀμαυρὸν *addito* κακὸν *cum* U *congruit Hipp. cod.* C 14 ἔκλητος U: *corr. Ald.* 15 *post* ὀφθαλμοὺς *verba* μυσὶν . . . ἔκλυτος *(hic recte)* καὶ χαλαρὸς γένηται, ῥυτιδοῦσθαι συμβαίνει τοὺς ὀφθαλμοὺς *iter.* U: *iterata sustulit Ald.* 16 *num* τοῦτό γε *anteponas?* 18. 19 ῥυτιδουμένοις U: *corr. Ald.* 20 καὶ *ante* οἱ πεπηγότες *add. Hipp.*

μῦc δυνάμεωc, ὑφ' ἧc ἐκινοῦντο πρόcθεν, ὅτ' εἶχον κατὰ φύcιν. οἱ δὲ μόγιc cτρεφόμενοι πληcίον ἥκουcι τῆc τοιαύτηc διαθέcεωc. οἱ δὲ ἐνδεδινημένοι παραφροcύνην ἢ τρόμον ἐνδείκνυνται τῶν τὸν ὀφθαλμὸν κινούντων μυῶν. γίνεται δὲ τὰ τοιαῦτα πάντα ἐν ὀξέcι νοcήμαcι κινδυνώδεcι διὰ τὴν τῆc ἀρχῆc, ⟨τουτέcτι τοῦ ἐγκεφάλου⟩, κάκωcιν.

I 28 [I 13. V 274, 2. 3 L.] Καὶ τἆλλα ὅcα παρεῖται.

Τίνα ταῦτ' ἐcτίν, ἃ λέγει παρεῖcθαι τῶν cυμβαινόντων τοῖc ὀφθαλμοῖc; ἢ δηλονότι τὰ κατὰ τὸ Προγνωcτικὸν εἰρη|μένα κατὰ 871
τήνδε τὴν ῥῆcιν· "ἢν γὰρ τὴν αὐγὴν φεύγωcιν ἢ δακρύωcιν ⟨ἀπροαιρέτωc⟩ ἢ διαcτρέφωνται ἢ ὁ ἕτεροc τοῦ ἑτέρου ἐλάccων γίνηται ἢ τὰ λευκὰ ἐρυθρὰ ἴcχωcιν ἢ πελιδνὰ ἢ μέλανα φλεβία ἐν ἑωϋτοῖcιν ἢ λῆμαι περὶ τὰc ὄψειc ἢ ἐναιωρούμενοι φαίνωνται ἢ ἐξίcχοντεc ἢ ἔγκοιλοι ἰcχυρῶc γινόμενοι." προεξηγηcάμεθα δὲ ἐν ἐκείνῳ τῷ βιβλίῳ cὺν τοῖc ἄλλοιc ἅπαcι καὶ ταῦτα.

I 29 [I 14. V 274, 4—9 L.] Πυρετοὶ οἱ μὲν δακνώδεεc τῇ χειρί, οἱ δὲ πρηέεc, οἱ δὲ οὐ δακνώδεεc μέν, ἐπαναδιδόντεc δέ, οἱ δὲ ὀξέεc μέν, ἡccώμενοι δὲ τῆc χειρόc, οἱ δὲ περικαέεc μὲν εὐθέωc, οἱ δὲ διὰ παντὸc βληχροί, ξηροί, οἱ δὲ ἁλμυρώδεεc, οἱ δὲ πεμφιγώδεεc ἰδεῖν δεινοί, οἱ δὲ πρὸc τὴν χεῖρα νοτιώδεεc, οἱ δὲ ἐξέρυθροι, οἱ δὲ ἔξωχροι, οἱ δὲ πελιοὶ καὶ τὰ ἄλλα [τὰ] τοιαῦτα.

Κἀνταῦθα πάλιν ἐπὶ τῇ τελευτῇ τοῦ λόγου προcέθηκε καὶ τὰ ἄλλα τοιαῦτα διὰ τὸ μόναc°αὐτῷ τὰc ἀξιολόγουc | διαφορὰc τῶν 872
πυρετῶν ὑποτετυπῶcθαι. πρώταc μὲν οὖν ἔγραψε τὰc κατ' αὐτὴν

9 κατὰ τὸ Προγνωcτικὸν κτἑ.] *2 (II 116, 4. I 80, 10 Kw.)* 14 προεξηγηcάμεθα] *CMG V 9, 2 p. 221, 11 sqq. Heeg* 22 καὶ τὰ ἄλλα τοιαῦτα] *sic haec in cit., si modo genuina sint, extant in Gal. in* Περὶ χυμῶν *comm. XVI 59 K.* 23 κἀνταῦθα πάλιν ἐπὶ τῇ τελευτῇ τ. λ.] *spectat ad v. 7*

5 *post* τῆc ἀρχῆc *ex Arabide supplevi, quamquam suppleta Arabem sunt qui arguant explicandi causa de suo adiecisse,* und es ist das Gehirn *add.* H 7 ὅcα ἄλλα *colloc.* U: ⟨τὰ⟩ ἄλλα ὅcα *sec. Hipp. inverti et supplevi; de addito articulo cf. v. 22* 9 ἢ] ἡ U *edd.; cf. Kühner-Gerth, Gramm. d. griech. Spr. II 2^3, 144/45* 10 ἀπροαιρέτωc *ex* H *Hipp. addidi; cf. Gal. in Progn. comm. I 10 CMG V 9, 2 p. 221, 5 Heeg* 11 ὁ ἕτεροc τοῦ ἑτέρου *cum melioribus libris Hipp.* U: θάτεροc θατέρου *cum vulg. codd. Gal. l. l. p. 221, 5* 12 μέλαινα U: *correxi ex Gal. codd. l. l. p. 221, 6*: φλεβία μέλανα *Hipp.* ἔχωcιν *post* ἐν αὐτοῖcιν *add. Hipp. codd.* MV *et post* ἑωυτοῖcιν *codd. Gal. l. l. p. 221, 7* 12. 13 ἢ λημῶντεc φαίνωνται περὶ τὰc ὄψιαc ἢ ἐναιωρεύμενοι *meliores codd. Gal. l. l. p 221, 7. 8, sed* λῆμαι *cum Hipp. habet* U 16 *superius* δακνώδεεc *corr. Bas.*: δακνώδειc U *Ald.* 17 *inferius coll. p. 45, 19 restitui*: δακνώδειc U *edd.* 19 μὲν *post* περικαέεc *deest Hipp.* διαπαντὸc *(passim)* U *Ald.*: *corr. Bas.* 22 οἱ δὲ πελιδνοὶ *ante* οἱ δὲ ἔξωχροι *transpos. Hipp.* τὰ τοιαῦτα U: τὰ *fort. recte om. Ald.; cf. v. 24*: *ad* τοιαῦτα *add.* τοιουτότροπα *Chart.*: καὶ τἆλλα τοιουτότροπα *Hipp.* 24 *scripsitne Gal.* ἑαυτῷ *ut e. c. p. 80, 20 vel 119, 9 vel 264, 13*

τὴν οἰκείαν τῶν πυρετῶν οὐσίαν, οὐσία δὲ αὐτῶν ἐστιν οὐ καθ' Ἱπποκράτην μόνον καὶ τοὺς ἀρίστους ἰατρούς, ἀλλὰ καὶ κατὰ τὴν κοινὴν πάντων ἀνθρώπων ἔννοιαν ἡ παρὰ φύσιν θερμασία, μάλιστα μὲν εἰς ὅλον ἐκτεταμένη τὸ ζῷον, εἰ δὲ μή, ἀλλὰ πάντως ἤτοι γε ἐν τοῖς πλείστοις μορίοις ἢ ἐν τοῖς κυριωτάτοις ὑπάρχουσα. καὶ πολλάκις γε τὸ μὲν ἅπαν δέρμα θερμασίαν οὐδεμίαν σαφῆ ἔχειν φαίνεται παρὰ φύσιν οὔθ' ἡμῖν τοῖς ἔξωθεν ἁπτομένοις οὔτε τοῖς κάμνουσιν, αἰσθάνονται δὲ αὐτῆς οἱ νοσοῦντες ἐν τῷ βάθει καί φασι διακαίεσθαι τὰ σπλάγχνα καὶ πρὸς τούτῳ γε ἔνιοι καὶ ἀσώδεις εἰσὶ καὶ διψώδεις καὶ ἄγρυπνοι. νῦν οὖν ὁ Ἱπποκράτης τὰς διαφορὰς τῶν πυρετῶν γράφει, ὅσαι διαγινώσκονται τοῖς ἰατροῖς οὐκ ἐξ ὧν οἱ κάμνοντες λέγουσιν, ἀλλ' ἐξ ὧν αὐτοὶ διά τε τῆς ἁφῆς καὶ τῆς ὄψεως ἐναργῶς αἰσθάνονται. πρῶται δ' εἰσὶ καὶ κυριώταται αἱ κατὰ τὴν οἰκείαν οὐσίαν,
878 ὡς ἔφην, τῶν πυρετῶν, αἱ διὰ τῆς θερμασίας. οὐ γὰρ ἐν τῇ τῶν ἀρτηριῶν κινήσει ἡ τῶν πυρετῶν ἐστιν οὐσία. τοῦτο δὲ ὅπως ἡμάρτηται τοῖς περὶ τὸν Ἐρασίστρατόν τε καὶ Χρύσιππον, ἤδη μεμάθηκας.

ἡ τοίνυν πυρεκτικὴ θερμασία τοῖς ἁπτομένοις τῶν πυρεττόντων σωμάτων ἤτοι δριμεῖα καὶ δακνώδης ἐστὶν ἢ μετρίως ἀνιαρά. τὸ γὰρ ἡδὺ καὶ οἰκεῖον, ὁποῖον ὑπάρχει τῇ κατὰ φύσιν, οὐδέποτ' ἔχει. καθάπερ οὖν καὶ ἄλλα πολλὰ κατὰ ⟨τὸ⟩ μᾶλλόν τε καὶ ἧττον ἀλλήλων διαφέροντα τοῖς πέλας ἑρμηνεύομεν εὐφημότερον, οὐκ ἀληθέστερον, οὕτω καὶ περὶ τῆς βραχέως ἀνιαρᾶς θερμασίας ἐνίοτέ φαμεν ὡς οὐδὲν ὅλως ἀνιαρὸν ἔχει, παραβάλλοντες αὐτὴν τῇ σφοδρὸν ἐχούσῃ τὸ λυπηρόν. ἐνίοτε μὲν οὖν ἡ θερμασία φαίνεται πλείστη τε ἅμα καὶ δριμυτάτη, πολλάκις δὲ ὀλίγη μέν, οὐκ ἀπολειπομένη δὲ τῆς δριμυτάτης, ἢ πάλιν δριμυτάτη μέν, οὐ μὴν πολλή γε. καὶ τούτων ἕκαστον ὧν εἶπον ἐνίοτε φαίνεται μετ' ὀλίγον χρόνον, οὐ κατὰ τὴν πρώτην ἐπι-

14 ὡς ἔφην] *v. 1 sqq.* 14. 15 ἐν τῇ τῶν ἀρτηριῶν κινήσει] *cf. Gal. XI 153/54 K.* 16 τὸν Ἐρασίστρατον] *Gal. permulta de eo testimonia coacervata invenies ad CMG V 4, 2 p. 204, 17 Helmr., Erasistrati* Περὶ πυρετῶν *cit. Gal. CMG V 9, 1 p. 145, 23. 256, 1 Helmr.; cf. Haeser, Gesch. d. Med. I 65 et M. Wellmann RE VI 333—350, imprimis R. Fuchs Erasistratea, diss. Lips. 1892* Χρύσιππον] *quo de Cnidio Erasistrati praeceptore pauca coll. Deichgräber, Empirikerschule, p. 250. 278. 312*

4 ἐκτεταμμένη U: *corr. Ald.* 7 ἀπομένοις U: *corr. Ald.* 8 αὐτοῖς U *Ald.: corr. Corn. Bas.* 9 ἀσσώδεις *a Bas. edd.* 13 πρῶται *corr. Corn. Chart.*: πρῶτον U *Ald. Bas.* αἱ (*ante* κατὰ) *mente* διαφοραὶ *audiens corr. Jaeger; cf. p. 45, 12 et 52, 24*: καὶ *ante* κατὰ U *omnesque edd.*: καὶ *omisso* die ersten Arten *versa praebet* H; *vide sis dissert. meam editam in Actis Acad. Saxon., cl. phil.-hist., vol. XXXIX 1 p.* 4^1 οἰκίαν U: *corr. Ald.* 15 δὲ *sec.* H *scripsi, nisi* ⟨καὶ⟩ τουτό γε *vel* τοῦτο γοῦν *scribere praestat*: γὰρ U *edd.* 20 τὸ *ante* ἧττον *ab Ald. add. edd., sed cf. e. c. p. 25, 16 et CMG V 9, 1 p. 456 Helmr. s. v.* μάλα 21 οὐκ] ἢ gratiora loquendo quam veriora *interpretans Crassus, quem tamen sequi veritus sum, etiamsi nullum huius dicendi moris exemplum attulerunt Kühner-Gerth, Gramm. d. griech. Spr. II* 2^3*, 312/13, eiusdem memor proprietatis Galenianae, quam animadverti ad p. 35, 23* 23 προβάλλοντες *ex errore typographico qui est* πραβ. *Charterianae falso coni. Kuehn*

βολὴν τῆς χειρός, ὥσπερ γε καὶ μειοῦσθαι τὰ κατὰ τὴν πρώτην ἐπιβολὴν φανέντα | κατὰ μέγεθός τε καὶ δριμύτητα δόξει σοί ποτε μέχρι 874 χρόνου πλείονος ἐπιβεβλημένης τῷ κάμνοντι τῆς χειρός. καὶ τοίνυν ἐνίοτε μὲν αὐχμηρὰ καὶ κατάξηρος φαίνεται ἡ θερμασία, καθάπερ εἰ λίθου τινὸς ἡψάμεθα θερμοῦ. πολλάκις δὲ φαντασία γίνεται πάλιν νοτιώδης καὶ ὑγρά, πολλά⟨κις δὲ⟩ ἀτμώδης, ὥστ' αἰσθάνεσθαι σαφῶς ἀναφερομένου τινὸς ἐκ τοῦ τῶν καμνόντων σώματος ἀτμοῦ παμπόλλου. καὶ τούτων πάλιν αὐτῶν ὥσπερ καὶ τῶν προειρημένων ἔνια μὲν εὐθὺς ἐξ ἀρχῆς φανέντα διαμένει, τινὰ δ' ἤτοι προσαυξανομένην ἢ διαλυομένην ἔχει τὴν ἐξ ἀρχῆς φανεῖσαν διαφοράν, ἔνια δὲ καὶ γενομένην ἑτέραν οὐδ' ὅλως ἐξ ἀρχῆς πεφηνυῖαν καὶ διαφερομένην °τελείως τῶν ἐξ ἀρχῆς ἑωραμένων. αἱ μὲν οὖν κατ' αὐτὴν τῶν πυρετῶν τὴν οὐσίαν διαφοραὶ τοιαῦταί τινές εἰσι. περὶ δὲ τῶν ἄλλων ἐφεξῆς ὀψόμεθα, πρότερον γὰρ ὀρθῶς ἔχει τὰς εἰρημένας ἐφαρμόσαι τῇ λέξει τοῦ Ἱπποκράτους.

ἐν τῷ [μὲν] τοίνυν φάναι πυρετοὶ οἱ μὲν δακνώδεες τῇ χειρί, οἱ δὲ πρηέες ἐνδείκνυταί σοι τὸν λόγον αὐτῷ γίνεσθαι περὶ τῶν διὰ παντὸς ἤτοι δακνωδῶν ἢ | πρηέων φαινομένων. ἐπιφέρων 875 γοῦν λέγει οἱ δὲ οὐ δακνώδεες μέν, ἐπαναδιδόντες δέ, δηλῶν ἐνταῦθα τοὺς ἐξ ἀρχῆς μὲν οὐ φανέντας δακνώδεις, ἐπικειμένῃ δὲ τῇ χειρὶ μέχρι πλείονος αἴσθησιν ἐργαζομένους δακνώδη. τούτοις δ' ἔμπαλιν ἔχουσιν, ἐφ' ὧν φησιν· οἱ δὲ ὀξέες μέν, ἡσσώμενοι δὲ τῆς χειρός. ἐν ἀρχῇ γὰρ φανέντες ὀξεῖς ἐκλύονται κατὰ βραχύ. τὸ δὲ ὀξέες ἐπὶ τῆς ταχέως ἀπαντώσης τῇ χειρὶ θερμασίας ἐνδεικνυμένης τε τὴν ἑαυτῆς κίνησιν ὠκεῖαν ἀκούειν σε χρή, καθάπερ ὀξεῖς τινὰς ὀνομάζομεν δριμεῖς ἐν ἴσῳ τῷ ταχεῖς, ὀξέα τε νοσήματα λέγομεν, ὅσα ταχέως διεξέρχεται τοὺς ἰδίους καιροὺς ἄχρι τῆς

8 τῶν προειρημένων] *inde a v. 4*

5 ἀψαίμεθα *coniecerim*: tangamus *vertit Crassus*: ἡψάμεθα U *edd.* φαντασία γίνεται *emendavit Kind coll. p. 46, 13. 51, 9 CMG V 9, 1 p. 379, 16 Helmr. V 4, 2 p. 435, 33. 436, 1. 2 Kalbfl.*: φαντασία τῇ *ligaturis* ᾳ *et* γ *inter se confusis* U *Ald. Bas.*: φαντασίᾳ τῇ *scr. Chart.* ἀνότιῶδε καὶ U: *in vers. arab.* manchmal finden wir sie (die Hitze) entgegengesetzt, so daß mit ihr (verbunden) ist Nässe und Feuchtigkeit *exhibet* H, *unde* αὖ νοτιώδης *probabilius restituit Kind quam quod ipse proposueram* πολλάκις δὲ φαίνεται ⟨τοὐναντίον⟩ νοτιώδης, *ubi litteram* α *ex* π *compendio* πάλιν *voculae superesse facilius fuerat suspicari; cf. Wenk. 1928, p. 64 sq.*: νοτιώδει *asterisco appicto Ald., cui adstipulatae sunt ceterae edd.* 6 ὑγρὰ U: ὑγρᾷ *frustra coni. Chart.* *ex Arabide* πολλά⟨κις δὲ⟩ *complevi,* und manchmal H: πολλαὶ (*post* ὑγρὰ) U: πανὺ *sic Ald.*: πάνυ *a Bas. edd.* 8 πάλιν ⟨καὶ⟩ αὐτῶν *coniciam* 11 πεφυκυίαν *ab Ald. edd.*: visam *recte interpr. Crassus* διαφερομένην H *Corn., sicuti* differentem *vertit Crassus*: διαφθειρομένην U *edd.* 14 πρότερον *corr. Corn.*: jetzt *versum habet* H: prius *Crassus*: πότερον U *edd.* 16 μὲν *delevi, an particulam servare satius fuerit verbis* τούτοις δ' ἔμπαλιν *(v. 22) oppositam?* πυρετοὶ μὲν οἱ *colloc.* U *edd.*: *transposui; cf. p. 43, 16* δακνῶδες *sic* U: δακνώδεις *ab Ald. edd.*: *correxi coll. p. 43, 16* 21 δὲ *ante* τῇ *ab Ald. om. edd.* 22 *ad* ἔμπαλιν *conversum* ἐναντίως *add.* H; *cf. v. 71, 12* 25 ἐνδειμ^ης^ *sic* U: *corr. Ald.*

τελευτῆς. εἴτε ⟨δὲ⟩ "χερσὶν" εἴτε χειρὶ λέγοις, πρὸς τὸ τὰς εἰρημένας διαφορὰς γινώσκειν οὐδὲν διοίσει. δῆλον μὲν γὰρ ἦν τῷ γε νοῦν ἔχοντι τὰς τοιαύτας διαφορὰς οὐ τοῖς ὀφθαλμοῖς, ἀλλὰ ταῖς χερσὶν αἰσθητὰς εἶναι. προστιθέασι δὲ ἅπαντες ἄνθρωποι καὶ τὰς
876 τοιαύτας προσθήκας ἐνίοτε φύσει πρὸς τοῦτ' ἀγό|μενοι συναυξανούσας τὴν ἐνάργειαν τῶν λεγομένων, καὶ μάλιστ' ἐπ' ἐκείνων τῶν πραγμάτων, ἐφ' ὧν ἔστι διὰ τεκμηρίων τινῶν καὶ σημείων εὑρεῖν τὸ ζητούμενον, οὐκ αἰσθητὴν ποιήσασθαι τὴν διάγνωσιν. οὕτως οὖν καὶ ὁ Ἱπποκράτης οὐ μόνον ἐν ἀρχῇ τοῦ λόγου τῶν χειρῶν ἐμνημόνευσεν, ἀλλὰ κἀν τῷ φάναι οἱ δὲ ὀξέες μέν, ἡσσώμενοι δὲ τῆς χειρός. ἐφεξῆς δὲ τὴν κατὰ μέγεθος αὐτῶν διαφορὰν ἐνδεικνύμενος ἔφη· οἱ δὲ περικαέες εὐθέως, οἱ δὲ διὰ παντὸς βληχροί. κατὰ τί μὲν οὖν ἡ τοιαύτη φαντασία γίνεται τοῖς ἁπτομένοις, ὡς ἤτοι πολλὴν εἶναι δοκεῖν ἢ ὀλίγην τὴν θερμασίαν, αὖθις ὀψόμεθα, νυνὶ δ' ὅτι φαίνεται μόνον εἰπεῖν ἀρκέσει. καθάπερ γὰρ ἐκτός, εἰ καὶ τοὺς ὀφθαλμούς τις ἐγκαλύψας ἅψαιτο φλογός, ἤτοι πολλῆς αἰσθάνεται τῆς κατ' αὐτὴν οὐσίας ἢ ὀλίγης, οὐδεμιᾶς ἐν τῇ ποιότητι τῆς θερμασίας αἰσθανόμενος διαφορᾶς, οὕτως ἔχει κἀπὶ τῶν πυρετῶν. ἐνίοτε γὰρ ἡ μὲν κατὰ τὴν ποιότητα διάγνωσις τῆς θερμασίας ἡ αὐτὴ φαίνεται τῇ καθ' ἕτερόν τι σῶμα, διαφέρειν δ' ἀλλήλων δοκοῦσι ⟨τῇ⟩ ποσότητι.
877 τῶν δ' ἐφεξῆς | εἰρημένων τὸ μὲν ξηροὶ σαφὲς ἱκανῶς ἐστι, τὸ δ' ἁλμυρώδεες ἀσαφές· οὐ γὰρ ἁφαῖς αἰσθητόν, ἀλλὰ τῇ γεύσει μόνῃ τὸ ἁλμυρόν.

ἔτι δὲ μᾶλλον ἀσαφές ἐστι τὸ ἐφεξῆς εἰρημένον, ἔνθα φησίν· οἱ δὲ πεμφιγώδεες ἰδεῖν δεινοί. εὑρίσκομεν δὲ ἐνταῦθα διάφορον τὴν γραφήν, ἐν μὲν τοῖς πλείστοις τῶν ἀντιγράφων προσκειμένου τοῦ ἰδεῖν τῷ πεμφιγώδεες, ἐν ὀλίγοις δὲ μετὰ τὸ ἰδεῖν καὶ τοῦ δεινοὶ προσγεγραμμένου. μόνον δὲ τῶν ἐξηγητῶν εὗρον οὕτως γεγραμμένον εἰδότα Σαβῖνον, ᾧ καὶ Μητρόδωρος ἠκολούθησεν ὅσοι

9 ἐν ἀρχῇ τοῦ λόγου] *p. 43, 16/17. 18* 29 Σαβῖνον, ᾧ καὶ Μητρόδωρος ἠκολούθησεν] *de Sabino commentatore Hipp. cf. supra p. 32, 5, de eius discipulo Metrodoro CMG V 10, 2, 1 p. 17, 22*

1 δὲ *post* εἴτε *addidi* πρὸς τῷ U: *correxi* 6 ἐνάργειαν H, *ut* evidentiam *vert. Crassus*: ἐνέργειαν U *edd.* 12 ἔφη H *interpr. Crassus*: ἔφην U *edd.* 13 κατὰ τί *scripsi*: wie *versum habet* H: ob quid *Crassus*: κατά τι U *edd.* 15 *deestne* ἐν τοῖς *ante* ἐκτός? 18 αἰσθανόμενος H *Corn., ut* percipiens *interpr. Crassus*: αἰσθανόμεθα U *edd.* 20 τῇ *addidi* 21 σαφ *sic* U: *corr. Ald.* 22 ἁλμυρῶδες U *edd.*: *correxi; cf. p. 43, 20*: salsuginosae *sc. febres interpr. Crassus* ἁφαῖς *coll. v. 4 vel p. 140, 1 correxi*: ἁφῆς U *edd.* τῇ γεύσει μόνῃ *conieci*: τῆς γεύσεως μόνης U *edd.* 23 ἐστι *post* ἁλμυρόν *add. ab Ald. edd.* 24 ἔτι] ἔστι *ab Ald. edd.* ἐστι *post* ἀσαφές *om. Ald. ceteraeque edd.* 25 πεμφιγγώδεες *ubique* U *Ald.*: *corr. Bas.* δεινοί *deest in* H 26 ἀντιγραφέων U: *corr. Kuehn* προσκείμενον H *corr. Corn.; cf. p. 47, 21, ut* adiacet *vertit Crassus*: προκείμενον U *edd.* 27 τὸ πεμφιγγώδεες U: τῷ *corr. Ald. et* πεμφιγώδεες *Bas.* μετὰ τοῦ U: *recte* post hanc vocem *interpr. Crassus*: τὸ *corr. Chart.* 27. 28 τὸ δεινοὶ προσγεγραμμένον U: *correxi coll. p. 47, 2. 3*

τ' ἀπ' αὐτῶν εἰσι μέχρι ⟨τοῦ νῦν⟩. καὶ μὴν κατ' ὀλίγιστα τῶν ἀντι-
γράφων εὗρον ἁπλῶς γεγραμμένον οἱ δὲ πεμφιγώδεες, οὔτε τοῦ
ἰδεῖν οὔτε τοῦ δεινοὶ προσγεγραμμένου. τοὺς μὲν οὖν ἁλμυρώ-
δεις ἐπὶ τὴν ἁφὴν ἄγων τις ἐρεῖ τοὺς ὀδαξησμόν τινα ποιοῦντας
εἶναι τοῖς ἁπτομένοις, ὥσπερ ὑφ' ἅλμης τε καὶ πάντων τῶν ἁλμυρῶν
γίνεται σωμάτων, τοὺς δὲ πεμφιγώδεις τοὺς πνευματώδεις. αἰσθα-
νόμεθα γὰρ πολλάκις ἀναφερομένης διὰ τοῦ τῶν πυρεττόν|των δέρμα- 878
τος ἀερώδους τινὸς ἀπορροῆς. ὡς, εἴ γε μὴ τούτους, ἀλλὰ τοὺς μετὰ
φλυκταινῶν λέγει, παραλελοιπὼς ἂν εἴη τῶν ἀναγκαίων τινὰ δια-
φορὰν ἐκ τοῦ γένους τῶν προειρημένων, ὅσας ἔφην εἶναι κατ' αὐτὴν
μάλιστα τὴν οὐσίαν τῶν πυρετῶν. ὡς γὰρ δακνῶδες ἰσχυρῶς ἢ σφο-
δρὸν ἢ ξηρὸν ἢ αὐχμηρὸν εἶναι φαίνεται τὸ τῆς θερμασίας εἶδος ἐπὶ
πολλῶν πυρετῶν, οὕτω καὶ πνευματῶδες, αἰσθανομένης τῆς χειρὸς
ἀναφερομένου τινὸς ἐπ' αὐτὴν πνεύματος, ἐνίοτε μὲν ἀτμώδους, ἐνίοτε
δὲ ξηροῦ. πλείω δὲ σημαίνοντος τοῦ "τῆς πέμφιγος" ὀνόματος ἄλλος
ἄλλο τῶν ἐξηγητῶν προχειρισάμενος, ὡς ἓν μόνον ἐκεῖνο σημαῖνον,
ὅπερ αὐτὸς βούλεται, πιθανὸς εἶναι δοκεῖ τοῖς ἀκούουσιν.

ἤρκει μὲν οὖν ἴσως εἰρῆσθαι πεμφιγώδεις πυρετοὺς τοὺς
πνευματώδεις, ὅτι τε τοῦ γένους ἐστὶ τῶν ἄχρι δεῦρο γεγραμμένων
διαφορῶν, ὅτι τε παραλελοιπέναι δόξει ταύτην, εἰ μή τις ἀκούσειεν
οὕτως. ἀλλὰ διὰ τὸ προσκεῖσθαι κατὰ τὰ πλεῖστα τῶν ἀντιγράφων τὸ
ἰδεῖν τῷ πεμφιγώδεες ἀναγκαῖον | ἡμῖν γίνεται καὶ γραμματικῆς 879
ἀδολεσχίας ἐφάψασθαι χρησίμης ἐνίοτε καὶ αὐτῆς εἰς τὰ τοιαῦτα γινο-
μένης. ἀκριβέστερον μὲν οὖν περὶ τῶν ζητουμένων παρ' Ἱπποκράτει
λέξεων ἑτέρωθι πεπραγματεύμεθα, νυνὶ δ' ἀρκέσει τοῖς γραμματικοῖς

10. 11 τῶν προειρημένων . . . πυρετῶν] *p. 43, 25 sqq. 45, 4 sqq.* 18. 19 τοὺς πνευματώδεις (*sc.* πυρετούς)] *quem significatum secundo loco Gal. affert in lex. Hipp. XIX 129 K. s. v.* πεμφιγώδεες· ἤτοι νοτίδος μεστοὶ καὶ ὑγρότητος ἢ πνευματώδεις 24 περὶ τῶν ζητουμένων . . . πεπραγ.] *Gal. Gloss. Hipp. XIX 62—157 K.* 25 τοῖς γραμματικοῖς ἀκολουθήσαντα . . .] *cf. Philol. 86, 1931, 300 sqq., ubi Gal. de pemphige glossa digredientem fort. Pamphilum, grammaticum aetatis Flaviorum, secutum conieci p. 325*

1 νῦν H, *iam ante Charterium add. Corn., qui in marg. exempli sui Ald.* τοῦ νῦν *adscripsit, quod praetulerim; cf. CMG V 9, 1 p. 342, 8 Helmr.: post* μέχρι *exigua lacuna extat in Ald. et Bas.:* usque ad hoc *vertendo suppl. Crassus* 3. 4 ἁλμυρώδεας U *edd.: correxi; cf. p. 52, 21* 6 *pro* σωμάτων Dinge *versum exhibet* H 6. 7 αἰσθανόμενα U *Ald. Bas.: corr. Chart.* 7 πυρετόντων U: *corr. Ald.* 15 τε πέμφιγγος U: τῆς *ipse (cf. p. 49, 1) et* πέμφιγος *(ut plerumque) corr. Ald.* 15. 16 ἄλλος ἄλλο U, *sicut recte* aliud alius *vert. Crassus:* ἄλλοις ἄλλος *Ald. Bas.:* ἄλλος ἄλλων *a Chart. recepit Kuehn* 18 *num verba* εἰπεῖν ὑφ' Ἱπποκράτους *ante* εἰρῆσθαι *exciderunt?* 20 ἀκούσαιεν U *edd.: correxi; cf. Kuehner-Blass, Gramm. d. griech. Spr. I 2^3, 73. 74. Wilh. Schmid, Der Atticismus IV 588* 21 ἀλλὰ διὰ τὸ πρ||||κεῖσθαι *cum rasura* U: καὶ *pro* διὰ *ab Ald. edd.* 23 χρησίμης *ex* χρησίμως *corr. ipse* U γινομένη *comp.* U: *corr. Ald.* 24 ζητουμένων] *in vers. arab.* dunkle Ausdrücke H: *aut* ζητητέων *aut* ⟨ἀμφισ⟩βητουμένων *flagitabam, sed lectionem traditam defendit Ilberg coll. quae leguntur CMG V 9, 1 p. 125, 15 Helmr. vel V 9, 2 p. 16. 17 Diels; cf. Act. Acad. Lips. 1928, vol. XXXIX 1 p. 6^2*

ἀκολουθήcαντα κατὰ τὴν ἐκείνων διάταξιν εἰπεῖν τι περὶ τῶν κατὰ τὴν πέμφιγα cημαινομένων. δοκεῖ μὲν γὰρ αὐτὴν ἐπὶ [μὲν] τῆc πνοῆc Cοφοκλῆc ἐν Κόλχοιc λέγειν·

ἀπῆξε πέμφιξ Ἰονίου πέλαc πόρου,

καὶ αὗτὸc ἐν Cαλμωνεῖ cατύροιc·

καὶ τάχ' ἂν κεραύνια
†πέμφιξι βροντῆc καὶ δυcοcμίαc λάβοι.

Αἰcχύλοc δὲ ἐν Προμηθεῖ δεcμώτῃ·

εὐθεῖαν ἕρπε τήνδε· καὶ πρώτιcτα μὲν
βορεάδαc ἥξειc πρὸc πνοάc, ἵν' εὐλαβοῦ |
880 βρόμον καταιγίζοντα, μή c' ἀναρπάcῃ
δυcχειμέρῳ πέμφιγι ⟨cυ⟩cτρέψαc ἄφνω.

3 Cοφοκλῆc ἐν Κόλχοιc] *frg. 313 in Trag. Graec. fragm. ed. Aug. Nauck, Lips. 1889, p. 205, 337 Jebb-Pearson* 5 καὶ αὗτὸc ἐν Cαλμωνεῖ cατύροιc] *Soph. frg. 495 N.² p. 250, 538 Jebb-Pearson* 8 Αἰcχύλοc δὲ ἐν Προμηθεῖ δεcμώτῃ] *frg. 195 N.² p. 65; Aesch. Trag. ed. v. Wilamowitz, Berol. 1914, p. 70. 180, qui quae de ratione fabulam inscribendi disputavit ipse perpendi l. l. p. 301/02*

2 αὐτὴν *corr. Chart.*: αὐτῆc *per compend.* U μὲν *del. Bas.* 3 *ut p. 49, 2* ἐν κολχοῖc U: ἐν Κολχίcι *coni. Godofr. Hermann Opusc. IV 276* 4 ἀπῆξε, *quod verbum etiam pro* ἀπῇξε *accipi potest,* U *cunctaeque edd.*: ἀπῇξε *primus corr. Hermann l. l. p. 277* ἀπῇξε πέμφιξ Ἰονίου πέλαc πόρου *coni. Bentley in Epistula ad Millium data p. 723 sq. Dind. (= O. p. 57 sq. = V. p. 30) insigni divinatione cum interpretatione Arabica congruens*: es ging der Wind nach dem ionischen Meere hin H: ἀπῆξε πέμφιξιν οὐ πέλαc φόρου U *et ab Aldo ad Charterium edd., sed in omnibus mutatis Bentleium secutus est Kuehn; de aliis aliorum criticorum emendationibus cf. quae disserui in Actis Acad. Lips. 1928, XXXIX 7 sq.* 5 αὗτὸc *scripsi*: αὐτὸc U Cαλμωνεῖ *emendavit Bentley l. l. p. 723/24*: Salmun *fabulam inscr.* H: cαλαμίνῃ U *et edd. praeter Charterianam, in qua* cαλαμῖνι *legitur, et Kuehnianam, quae sicut alibi facit cum Bentleio* 6 sq. καὶ . . . λάβοι *vix integra* U: und es ist wahrscheinlich, daß entrafft Wind und Donner, der Träger des Blitzes, und schlechter Geruch *(*καὶ τάχ' ἂν κεραυνία πέμφιξι βροντῇ καὶ δυcοcμίαιc λάβοι *suspic. Pfaff) versa praebet* H: *cum cautione* καὶ τάχ' ἂν κεραύνια πέμφιξι Βρόντηc καὶ δυcοcμίαιc βάλοι („und vielleicht wird dieser Donnerer kleine Blitzkeile mit Pupen und Gestänken schleudern") *Iovem Salmoneum acerbis facetiis irridentem faciens ex parte quadam cum Bentleio tempt. Sch., qui praeterea vel* πέμφιξι βροντῆc καὶ δυcοcμίαc *vel* πέμφιξι βροντῆc καὶ δυcοcμίαιc *ut apta satyris effinxit*: καὶ τάχ' ἂν κεραυνία πέμφιξ cε *(sicuti iam Dobree et Madvig)* βροντῇ καὶ δυcοcμίᾳ λάβοι *coni. Deichgr.*: *eis quae in lectionibus Arabis haud ita certis aliter aliis conaminibus (postremo Philol. 86, 315 sq.) construxeram sublatis, ut huius vocabuli formae num. plur. omnes uno tenore a p. 50, 2 proferantur neve solus genet. sing. desit exemplorum seriei, nunc quidem* καὶ τάχ' ἂν κεραύνια πέμφιγοc (*i. e.* φύcαc) οὗτοc καὶ δυcοcμίαc βάλοι *ludere mihi lubet* 8 ἐν Προμηθεῖ δεcμώτῃ] *Bentleio aliisque praegressis insequentes versus* Προμηθεῖ λυομένῳ *attribuerunt Augustus Nauck et Udalricus de Wilamowitz* δεcμώτῃ εὐθεῖαν ἕρπε τήνδε· καὶ *sic cum* U *distincta habent edd. usque ad Charterium, nisi quod* ἑρπετὴν δὲ *depravavit Ald.*: *corr. primus Henricus Stephanus, deinde Casaubonus (ad Strabonem p. 182)* 10 πρὸc πνοάc, ἵν' εὐλαβοῦ *post Casaubonum, qui quidem non bene* cὺ δ' *comprobabat, primus recte distinxit Bentley l. c. p. 723*: πρ̊ πνόαcιν· εὐλαβοῦ U: πρὸc πνόαιcιν εὐλαβοῦ *ab Ald. edd. excepta Kuehniana, cuius corrector rursus secutus est Bentleium* 12 πέμφιγγι cτρέψαc ἄφνω U: πέμφιγι *corr. Bas.*: τρέψαc *Ald.*: ⟨cυ⟩cτρέψαc ἄνω *complevit et mutavit Casaubonus*: cυcτρέψαc ἄφνω *cum Stephano et Bentleio Kuehn*

ἐπὶ δὲ τῶν ἀκτίνων ἡλίου δοκεῖ χρῆcθαι τῷ τῆc πέμφιγοc ὀνόματι Cοφοκλῆc ἐν Κόλχοιc κατὰ τάδε τὰ ἔπη·

κἂν ἐθαύμαcαc
τηλέcκοπον πέμφιγα χρυcείαν ἰδών.

οὕτω ⟨δὲ⟩ καὶ Αἰcχύλοc ἐν Ξαντρίαιc·

ἃc οὔτε πέμφιξ ἡλίου προcδέρκεται
οὔτ' ἀcτερωπὸν ὄμμα Λητῴαc κόρηc.

ἐπὶ δὲ τῆc ῥανίδοc ὁ αὐτόc φηcιν ἐν Προμηθεῖ·

ἐξευλαβοῦ δὲ μή cε προcβάλῃ cτόμα
πέμφιξ·°πικρὰ γὰρ κοὐλία †ζωῆc ἀτμοί.

καὶ ἐν Πενθεῖ·

μηδ' αἵματοc πέμφιγα πρὸc πέδῳ βάλῃc. |

ἐπὶ δὲ τοῦ νέφουc δοκεῖ τετάχθαι κατὰ τόδε τὸ ἔποc ἐν Cαλμωνεῖ 881
cατύροιc παρὰ Cοφοκλεῖ·

πέμφιγι πᾶcιν ὄψιν ἀγγελέω πυρόc.

2 Cοφοκλῆc ἐν Κόλχοιc] *frg. 314 N.² p. 205, Jebb-Pearson 338* 5 οὕτω ⟨δὲ⟩ καὶ Αἰcχύλοc ἐν Ξαντρίαιc] *frg. 170 N.² p. 56* 8 ὁ αὐτόc φηcιν ἐν Προμηθεῖ] *Aesch. frg. 206 N.² p. 69* 11 καὶ ἐν Πενθεῖ] *Aesch. frg. 186 N.² p. 60 sq.* 13 ἐν Cαλμωνεῖ cατύροιc παρὰ Cοφοκλεῖ] *frg. 496 N.² p. 250, Jebb-Pearson 539*

1 τῶν ἀκτίνων αὐτῶν U *edd.*: ἡλίου *ex* αὐτῶν *restituere facilius duxi (cf. v. 6) quam* ἡλιακῶν *ante* ἀκτίνων *addere, id quod commendaverat Jaeger; cf. Acta Acad. Lips. 1928, p. 18*: von den Strahlen der Sonne *versa exhibet* H 2 ἐν κολχοῖc *ut p. 48, 3* U: ἐν Κολχίcι *coni. Hermann* 3 κἂν ἐθαύμαcαc H *corr. Hermann*: κἂν ἐθαύμαcα U *edd. praeter Kuehnianam*: κἀπεθαύμαcα *Bentleium secutus Kuehn; sed cf. quae exposui l. l. p. 18 sq.* 4 τηλέcκοπον *corr. Bentley*: τῇ δὲ cκοπ͂ U: τῇδε cκοπῶν *a Bas. edd.* χρυcείαν *corr. Bentley*: χρυcέαν U 5 οὕτω καὶ U *edd.*: δὲ *interponere facilius putavi quam* ⟨καὶ ὡc⟩αύτωc καὶ *complere et mutare* ἐν Ξαντρίαιc *emendavit Bentley*: *Ksntria* H: ἐξαντοιαίαc *(sequente* οὔτε*)* U: ἐξ ἀντιαίαc *ab Ald. edd.* 6 *a verbis* ἃc οὔτε *versus e Xantriis ascitos exorsus est Bentley* 7 οὔτ' ἀcτερωπὸν ὄμμα H *corr. Bentley*: οὔτ' ἀcτέρων πὸμ͂ *sic* U: οὔτ' ἀcτέρον cτόμα *ab Ald. edd. excepta Kuehniana, quae sicut ubique praebet emendationes Bentlei* 8 ῥανίδοc *corr. Bentley*: ῥανίτιδοc U: ῥαγίτιδοc *ab Ald. usque ad Charterianam* 9 προcβάλλη U *edd.*: *corr. cum Casaubono Hermann l. c. IV 278* 10 κοὐλία *statim ex* H *perspexi (in comm. acad. p. 21); sed quod postea de eodem fonte hausi novum additamentum (Philol. 86, 303 sqq.) eam ob causam irritum esse iubeo, quia in vers. arab.* denn er (*scil.* der Tropfen) ist bitter und verwundet den Schlund (πικρὰ γὰρ κοὐλία λαιμῷ) *praebet* H: καὶ οὐ διὰ ζωῆc (ζόηc *scr. Chart.*) ἀτμοί U *edd., ex quibus* ζωῆc ἀτμοί *nondum sanata in textu reliqui, si quidem versus supplementum* κοὐλία λαιμῷ ⟨λίαν⟩ *Arabide non comprobatur et poeta verbis* κοὐλία λαιμοῦ πόρῳ *vel etiam (traditi fide ex vi vocis pelliculam lactis notantis obtenta)* ζόῃ *membranas mucosas faucium insignisse audacius quam verius statuitur* 11 ἐν πένθει UH *Ald. Bas.*: *corr. Corn. Chart.* 12 μὴ δὲ U 13 cαλμωνεῖ *ut p. 48, 5 corr. Bentley, a quo dependet Kuehn*: *recte iterum* Salmun *servavit* H: cαλαμίνη *ut p. 48, 5* U: cαλαμήνῃ *Ald. Bas.*: cαλαμῖνι *Chart.* 15 πέμφιγγι πᾶcαν ὀψιαγέλων πυρόc U: *in interpret. arab.* Ich werde durch eine Wolke allem Volke eine Erscheinung von Feuer verkünden *probabiliter* H: *unde* πέμφιγι πᾶcιν ὄψιν ἀγγελέω πυρόc *restitui*: πέμφιγι πᾶcαν ὄψιν ἀγγέλῳ πυρόc *a Bentleio recepit Kuehn; sed cf. Acta Acad. Lips. 1928, 26 sq.*

καὶ παρ' Ἰβύκῳ·

πυκινὰς πέμφιγας †πιόμενοι.

λέλεκται δ' οὗτος ὁ λόγος αὐτῷ κατά τινα παραβολὴν ἐπὶ χειμαζομένων εἰρημένην. διὸ καὶ τῶν γραμματικῶν οἱ πλεῖστοι ἐπὶ τῶν κατὰ τοὺς ὄμβρους σταγόνων εἰρῆσθαί φασι τὰς πέμφιγας. *** ὁ μὲν ⟨γὰρ⟩ Καλλίμαχος ὧδε·

†μὴ διὰ πεμφίγων ἐνάγουσιν ἔα.

1 καὶ παρ' Ἰβύκῳ] *frg. 20 D., 17 B.* 5. 6 ὁ μὲν Καλλίμαχος] *fr. 483 in Ottonis Schneider Callimach. II 640*

1 παρ' ἡβικῶ U *Ald.*: *arabice* der Dichter Ibykos H: παρ' ἰβίκῳ *scr. Corn. Bas.* 2 πέμφιγγας πιόμενοι *corrupta* U *edd., nisi quod* πέμφιγας *corr. Bas.*: sie zerspalteten (*aut* durchschnitten) den (strömenden) Regen von dichten Wolken *versa habet* H: *primo ab illo Homerico* κύματα πείρων *profectus* πειρόμενοι *temptabam (in Actis Acad. Lips. 1928, 28. 29), deinde, postquam* ἔπ⟨ειραν⟩ ὑόμενοι *locutione epica nisus commendavit Kind, ipse ei assentiens* πυκινὰς πέμφιγας π⟨εῖρον⟩ ὑόμενοι ⟨κἀήμενοι *vel* κἀόμενοι⟩ *ex* Ζ *131 conicere ausus sum (Philol. LXXXVI 322/23), ubi quidem non guttas pluvias, sed nubes imbri graves dici exspectaveris (qua de difficultate consulas sis quae commentatus sum l. c. p. 324. 328)* 4 γραμματικῶν H: *cf. p. 47,25*: προγνωστικῶν U *omnesque edd.* *num* περὶ *post* πλεῖστοι *praeferas?* 5 *post* πέμφιγας *lacunam statui, in qua quidem exemplum (fort. et ipsum quoque lyrica ex poesi petitum) dativi pl.* πέμφιξι *verisimiliter eodem significatu quo* αὐγαῖς *vel* ἀκτῖσι *(veluti de radiis solis) potius quam* ῥανίσι *vel* σταγόσι *(velut de guttis aquae) locum habuisse opinor; cf. Acta Acad. Lips. 1928, p. 30 sqq. et Philol. LXXXVI 328 sq. additis versibus Nicandri Ther. 272/73* αἱ δὲ πελιδναὶ φλύκταιναι πέμφιξιν ἐειδόμεναι ὑετοῖο, *quos ad hoc ipsum Hippocrateum* πεμφιγώδεες *explicandum Erotianus adhibuit (cf. Nachmansoni edit. Erot. voc. Hippocr. coll. cum fragm., Gotoburgi 1918, p. 107 fr. 27), lacunam explebat F. E. Kind, cui tamen adstipulari dubitavi Philol. LXXXVI 326/27* *etsi de forma* πέμφιξιν *a me desiderata ne Hunainus quidem quicquam tradidit, quippe cuius exempla Graeca hic iam essent mutila, Graecae tamen memoriae detrimentum hoc additamento versionis Arabicae ante mentionem Callimachi (v. 5. 6) sic servato* Und die Grammatiker erwähnen, daß die eine der Bedeutungen, welche dieses Wort anzeigt, „der Hauch" ist, und Kallimachos und Euphorion haben mit diesem Worte den Hauch benannt *indicat* H 5—7 ὁ δὲ καλλίμαχος ὧδε· μὴ διὰ πεμφίγγων ἐνάγουσιν ἔα *misere corrupta* U *et praeter* πεμφίγων *in Bas. correctum universae edd., ne Kuehniana quidem utpote propter Bentleium desperantem excepta*: Kallimachos, indem er sagt: „Pflanzen, welche Windhauche durchwehen, säen immer neue" *(ad* φυτά *versum* καὶ διὰ πεμφίγων ⟨αἱ⟩ἐν ἀροῦσι νέα *refert Pfaff) interpret.* H: *in quibus quamquam ita perseveraverat Wilamowitzius, ut alias explanationes fastidiose respueret, tamen equidem suspicari pergam lexicographum, sive Pamphilus fuit sive alius Aristophanis Byzantii vel Didymi epitomator, in significationibus glossae artificiose ordinandis postremo significatu ad primum reversum in duobus ultimis versibus* πέμφιγος *vocem de spiritu vel potius de anima hominis mortui accipi voluisse, quod si non fecisset, hunc tam doctum diligentemque grammaticum illius glossae vim quandam prae ceteris insignem, cuius testimonia insuper etiam nunc ex Lycophronis Alexandra (v. 1106), lexico Hesychii, Palladii scholiis ex scriptione Galeniana excerptis (p. 32 sq. Dietz; cf. Wenk. 1928, p. 55[1]), quin etiam ex hoc ipso commentario Galeni (p. 51, 14. 52, 7. 53,10) possumus afferre, neglecturum fuisse necesse est confiteamur; quamobrem* μείλια *pro* μὴ διὰ *conieci (in Actis Acad. Lips. 1928, 38 sqq.) et recte* ⟨αἰ⟩ὲν ἄγουσι νέα *complevisse et distinxisse mihi videtur Otto Schneider (Callimachea II 640), qui quidem glossam ut in Ibyci versu de imbribus accipiendo de toto versus sensu non minus longe aberravit a vero*

ὁ δὲ Εὐφορίων οὕτως εἶπεν·

⟨ἠπε⟩δανὸν πέμφιγες ἐπιτρίζουσι θανόντων.

τὰ μὲν οὖν ἐκ τοῦ ⟨τῆς⟩ πέμφιγος ὀνόματος σημαινόμενα καὶ δὴ λέλεκται, προείρηται δὲ καὶ περὶ τῶν δύο σημαινομένων ἐξ αὐτῶν, ἐπειδὴ πάντες τῶν ἐξηγητῶν οἱ ἄριστοι καὶ κατὰ ταῦτα ἐδέξαντο τῇ λέξει κεχρῆσθαι τὸν Ἱπποκράτην. νυνὶ δὲ ἐκ τῶν εἰρημένων ⟨τούτοιν τοῖν⟩ σημαινομένοιν ἐγχωρεῖ προσθεῖναι καὶ ἄλλο τρίτον, ἵνα πεμφιγώδεις ἀκούσωμεν εἰρῆσθαι τοὺς οἷον σπινθήρων ἐξαλλομένων καὶ | ἀπαντών- 882
των τῇ χειρὶ φαντασίαν ἀποστέλλοντας· καὶ εἶεν ἂν οἱ τοιοῦτοι πυρετοὶ συνθετοί τινες ἐκ δυοῖν ἁπλῶν τῶν ἤδη προειρημένων, τοῦ τε πνευματώδους καὶ πυρώδους. ἐναντιωθήσεται δὲ τῇ ἐξηγήσει ταύτῃ μόνον ἕν, εἴ γε προσκέοιτο ⟨κατά τινα τῶν ἀντιγράφων⟩ τῷ πεμφιγῶδεες τὸ ἰδεῖν. εἰκότως οὖν ἀφῃρήκασιν αὐτό τινες. οἱ δὲ οὐκ ἀφελόντες ἤτοι τοὺς μετὰ φλυκταινῶν ἤκουσαν ἢ τοὺς τῆς ψυχῆς ἁπτομένους.

1 ὁ δὲ Εὐφορίων] *fr. 176 (76) ap. Fel. Scheidweiler, Euphor. fragm. (diss. Bonn. 1908) p. 87, Powell frg. 134* 4 λέλεκται] *a p. 47, 25 ad p. 51, 2* προείρηται] *in his enim ipsis quae modo circumscripsit de duabus* πέμφιγος *nominis significationibus quae pertinent ad* πνεῦμα *et* πῦρ, *ut elucet ex opposito p. 47, 11—15 praegresso; cf. v. 10/11* 10. 11 τῶν ἤδη προειρημένων τοῦ τε πνευματώδους] *de febribus* φαντασίας νοτιώδους καὶ ὑγρᾶς καὶ ἀτμώδους] *cf. p. 45, 5 sqq. 47, 13 sqq.* καὶ πυρώδους] *febres* πυρεκτικῆς θερμασίας *exposuit inde a p. 44, 17; cf. p. 47, 11 sqq.*
14 τοὺς μετὰ φλυκταινῶν] *primum commemoraverat hanc speciem febrium p. 47, 8/9* τοὺς τῆς ψυχῆς ἁπτομένους] *quae hoc loco nova apparet significatio* πεμφιγωδῶν πυρετῶν, *derivata videtur ex consuetudine poetarum (p. 50, 5 sqq.)*

quam Godofredus Hermann (μὴ διὰ πεμφίγων ἐναγίσματα *ut Callimachea confidenter pronuntians) et Ferdinandus Naeke* (δείδια πεμφίγων ἐναγίσματα *Callimachi Hecalae attribuens), quorum conamina in dissert. acad. redarguere studui (p. 30)* ὁ μὲν γὰρ *sec.* H *addidi*: μὲν (*pro* δὲ U) *iam corr. Meineke*

1 ὁ δὲ εὐφορίων οὕτως· εἶπε δ᾽ ἄνθη πέμφιγγες ἐπιτρύζουσι θανόντα U: *in interpret. arab.* und Euphorion, indem er sagt: „Sanfte Hauche umsäuseln den Toten" H: οὕτως εἶπεν· ⟨ἠπε⟩δανὸν πέμφιγες ἐπιτρίζουσι θανόντων *in Actis Acad. Lips. 1928, 37 sq. et Philol. LXXXVI 330 commendavi*: ἠπεδανὸν *corr. Hermann et Meineke profecti ab* ἠπεδαναὶ *coniectura egregia Bentlei*: πέμφιγες ἐπιτρίζουσι *ex descriptione Homerica* Ψ *100 sq. et* ω *5 sqq. intellegendum censeo*: θανόντων *corr. Elter* *de glossae* πέμφιγος *et casibus a grammatico ordinatis et significationibus variis, praecipue de ea qua* πέμφιγες *dicuntur* πνεύματα *pariter ac* ψυχαὶ θανόντων, *cf. Wenk. 1928, p. 55. 56 adnot. 57*[1] 3 ἐκ τοῦ πέμφιγγος ὀνόματος U: τῆς *addidi coll. p. 47, 15 et 49, 1*: πέμφιγος *corr. Bas.*: ὀνόματος *ab Ald. om. edd.* 4 *verba* προείρηται δὲ—ἐξ αὐτῶν *desunt in* H ἐξ αὐτῶν, *quod cum Crasso pro gen. partit. audiens verbis* ἐκ πάντων τῶν ὑφ᾽ ἡμῶν εἰρημένων σημαινομένων ἐκ τοῦ πέμφιγος ὀνόματος *interpretatur Kind, vix integrum mihi videtur, quia post commentatoris de pemphige digressionem statim* πεμφιγωδῶν πυρετῶν, *qui inde a p. 47, 18. 22 non iam nominati sunt, expressam posco mentionem, quippe ad quam et* τῇ λέξει *(v. 5. 6) et* τοὺς *articulus (v. 8) respiciat; itaqne* ἐξ (*i. e.* ὑπὸ *vel* πρὸς) αὐτῶν ⟨τῶν πεμφιγωδῶν πυρετῶν⟩, ἐπειδὴ *compleverim; cf. Wenk. 1928, p. 56* 6 ἐκ *ab Ald. om. edd.* 6. 7 *solum* σημαινομένων U *edd.*: *in vers. arab.* zu diesen beiden (Bedeutungen) *add.* H, *unde supplevi et emendavi coll. v. 4* 12 ἕν γ᾽, εἰ U *edd*: *transpos. Corn.* *vel* προσκέοιτο ⟨κατά τινα τῶν ἀντιγράφων⟩ τῷ *vel* εἴ γ᾽ ⟨ἔν τισιν ἀντιγράφοις⟩ προσκέοιτο *cum* H *supplendum videtur*

ἐπεὶ δὲ οἱ μετὰ φλυκταινῶν ἀπὸ cυμπτώματοc ὀνομάζονται, πιθανῶc
ἂν ἀκούοιμεν ἀπὸ cυμβεβηκότοc οὕτωc αὐτὸν ὀνομάζειν τοὺc λοιμώ-
δειc πυρετούc· ἔcτι γὰρ ἀμέλει καὶ τοῦθ' ἕν τι πυρετῶν εἶδοc. ὅτι δ'
ἐν αὐτῷ φλύκταιναι γίνονται, καὶ ὁ Θουκυδίδηc μαρτυρεῖ γράφων
οὕτωc· "καὶ τὸ μὲν ἔξωθεν ἁπτομένῳ cῶμα οὔτε ἄγαν θερμὸν ἦν
οὔτε χλωρόν, ἀλλ' ὑπέρυθρον, πελιδνόν, φλυκταίναιc μικραῖc ⟨καὶ⟩ ἕλ-
κεcιν ἐξηνθηκόc." ὅcοι δὲ τοὺc τῆc ψυχῆc ἁπτομένουc πυρετοὺc εἰρῆ-
cθαί φαcι πεμφιγώδειc, πόρρω τῆc προκειμένηc τῶν πυρετῶν
883 διαφορᾶc ἀπεχώρηcαν. ὠνόμαζον γὰρ | ἔνιοι τῶν παλαιῶν καὶ φρε-
νιτικόν τινα πυρετόν, ὥcπερ ἀμέλει καὶ ληθαργικὸν καὶ πλευριτικὸν
καὶ περιπνευμονικόν. ἀλλ' ὁ νῦν προκείμενοc ⟨ἐν⟩ τῇ ῥήcει κατάλογοc
τῶν πυρετῶν ἀπὸ τῆc κατὰ τὴν θερμαcίαν διαφορᾶc ἐcτιν, ἐν ᾗ δύναται
καὶ ὁ λοιμώδηc περιέχεcθαι, cηπεδονῶδεc ἔχων τὸ θερμόν, ὁ φρενιτι-
κὸc δὲ οὐ δύναται διά τε τὸ μὴ cύνηθεc εἶναι, καθάπερ ἄλλοιc, οὕτω
καὶ τῷ Ἱπποκράτει πυρετῶν ἰδέαν ὀνομάζειν τὴν φρενῖτιν †οὔτε
ἀπὸ cυμπτώματοc, ὥcπερ ὁ τὰc φλυκταίναc γεννῶν, εἴη λελεγμένοc,
ἐν ταῖc εἰρημέναιc διαφοραῖc αὐτὸν περιέχεcθαι, καθάπερ καὶ τοὺc
ἄλλουc, ὧν ἀρτίωc ἐμνημόνευcεν. εὑρίcκεται γὰρ ὁ τῶν φρενιτικῶν
πυρετὸc τὴν θερμαcίαν ἔχων δακνώδη διὰ παντὸc ὁμοτόνωc ἐν παντὶ
χρόνῳ τῆc ἐπιβαλλομένηc ἁφῆc, ὥcτ' εἰρῆcθαι πρῶτον ἁπάντων αὐτῶν.
οὐκοῦν οὐδ' ὅcοι τοὺc ἁλμυρώδειc πυρετοὺc εἰρῆcθαί φαcιν ἀπὸ
τῆc αὐτῆc τοῖc κάμνουcιν ἐν τῷ cτόματι γινομένηc αἰcθήcεωc, ἀποδεξό-
μεθα τὴν ἐξήγηcιν αὐτῶν. φαίνεται γὰρ ὁ Ἱπποκράτηc ἁπάcαc ἐφ-
884 εξῆc τὰc πρὸc χεῖρα διαγνώcειc εἰρηκέναι κατὰ τὴν τῆc | θερμαcίαc
διαφοράν, ἐν ᾗ τὸ γένοc ὅλον ἐcτὶ καὶ ἡ οὐcία τῶν πυρετῶν. εἰ γὰρ
καὶ τὸν λοιμώδη δεξαίμεθα λελέχθαι πεμφιγώδη, τὴν μὲν προc-
ηγορίαν ἀπὸ cυμβεβηκότοc ἕξει, τὸ δ' εἶδοc αὐτὸ κατὰ τὴν οἰκείαν
οὐcίαν τῶν πυρετῶν. κατὰ τὸν αὐτὸν δὲ λόγον οὐδ' οἱ τοὺc ἁλμυρώ-
δειc εἰρῆcθαι φάντεc, ὅcοι πάνθ' ὅcων ἂν ὁ κάμνων γεύηται φαί-
νεcθαι ποιοῦcιν ἁλμυρά, τῶν προκειμένων ἐν τῇ νῦν διδαcκαλίᾳ δια-
φοριῶν τοῦ πυρετοῦ μνημονεύουcι. καὶ εἴπερ ἐν τῇ τῶν πυρετῶν δια-
φορᾷ καὶ τούτουc ὁ Ἱπποκράτηc ἐτίθετο, πάντωc ἂν κἀκείνουc ἅμ'

4 καὶ ὁ Θουκυδίδηc μαρτυρεῖ] *De bello Pelop. II 49, 5* 9. 10 ὠνόμαζον γὰρ ἔνιοι τῶν παλαιῶν καὶ φρενιτικόν τινα πυρετόν, ὥcπερ . . . ληθαργικὸν κτέ.] *cf. Foës. Oec. Hipp. p. 546 s. v.* πυρετόν. *Gal. Praxagoram Coum in animo habuisse videtur quem paulo post (p. 56, 19 sqq.) hac de re nominat; cf Sprengel-Rosenbaum, Gesch. d. Med. p. 471, Hecker, Gesch. der Heilkunde I 218, Bräutigam, diss. Regimont. 1908, p 26*[2]*, Helmreich ad CMG V 4, 2 p. 234, 3* 18 ὧν ἀρτίωc . . .] *nempe* τῶν δακνωδῶν *p. 43, 16; cf. infra v. 20*

2 ἂν ἀκούωμεν U: *corr. Kuehn* 3 ἔτι γὰρ U: da die Erklärung dafür selbstverständlich ist *versa habet* H: *correxi, sicut* est enim *interpr. Crassus* 6 καὶ *add. sec. Thuc. Corn. Bas.; cf. p. 53, 9. 22* 11 ἐν *addidi* 15 πυρετοῦ U *edd.: correxi* τὴν φρενίτην U: τὴν φρενίτιν *sic Bas.* οὔτε (*post* φρενῖτιν) *corruptum* U *edd.*: *in vers arab.* und weil es, wenn es nach einem Symptom genannt wird, ... H: *propterea* φρενῖτιν ⟨διά τε τὸ δεῖν,⟩ εἴ γε ἀπὸ c. *suppleverim et emendaverim* 22 αὐτῆc] αὐτοῖc *scr. Chart.* 32 ἔθετο *pro* ἐτίθετο *praeferrem*

αὐτοῖc εἶπεν, ἐφ' ὧν καὶ τὸ cίαλον αὐτὸ καὶ πάνθ' ὅcων ἂν ⟨ὁ νοcῶν⟩
γεύηται πικρὰ φαίνεται. ταύτας μὲν οὖν τὰc διαφορὰc οὐκ ἐν ταῖc
τῶν πυρετῶν, ἀλλ' ἐν ταῖc τῶν χυμῶν διαγνώcεcιν ἄμεινον τίθεcθαι,
τοὺc δὲ πυρετοὺc ἐν ταῖc τῆc θερμαcίαc. ὥcπερ γὰρ οἱ χυμοὶ ταῖc
γεύcεcίν εἰcιν αἰcθητοί, κατὰ τὸν αὐτὸν λόγον οἱ πυρετοὶ τῇ ἁφῇ. ὅτι
δὲ οὐδὲ τὸ δ ε ι ν ο ὶ καλῶc προcέθηκαν οἱ περὶ τὸν Cαβῖνον οὕτωc
γράψαντεc τὴν λέξιν· "οἱ δὲ πεμφιγώδεεc ἰδεῖν δεινοί", καὶ πρόcθεν
μὲν εἶπον, ἀλλὰ καὶ νῦν ἀνα|μνήcω· δ ε ι ν ο ὺ c γὰρ ἰ δ ε ῖ ν αὐτοὺc εἰ- 885
ρῆcθαι ⟨λέγουcι⟩ πρὸc ἡμῶν μέν, ἐὰν μετὰ φλυκταινῶν καὶ ἑλκώcεων
γίνωνται, κατ' αὐτοὺc δέ, ὅταν παρακόπτωcι καὶ φοβερὸν ἐμβλέπωcιν.
περὶ δὲ τούτων ἀμφοτέρων ἥντινα χρὴ γνώμην ἔχειν, προειρήκαμεν.
ὁμοίωc δὲ ἥμαρτον καὶ οἱ πνευματώδειc μὲν αὐτοὺc εἰρῆcθαι λέγοντεc,
οὐ πρὸc τὴν ἁφὴν τὴν διάγνωcιν ἀναφέροντεc, ἀλλ' ἐπὶ δυcπνοίαc
εἶδοc, ἐν ᾧ μέγα καὶ πυκνὸν γίνεται τὸ πνεῦμα. πιθανώτατον οὖν
ἐcτιν ἢ πρὸc τὴν ἁφὴν πνευματώδη νομίζειν ἢ τὸν λοιμώδη λελέχθαι
π ε μ φ ι γ ώ δ η. προcτεθέντοc δὲ κατὰ ⟨τὴν⟩ ῥῆcιν τῷ π ε μ φ ι γ ώ δ ε ε c
τοῦ δ ε ι ν ο ί, ὁ λοιμώδηc μόνοc ἐcτὶ δηλούμενοc, οὗ τὸ πρὸc ἄλλουc
διαφέρον ἐcτὶ τὸ cηπεδονῶδεc εἶναι τὸ θερμόν, οἱόνπερ κἀν τῷ νῦν
γενομένῳ πολυχρονιωτάτῳ λοιμῷ. διὰ τοῦτο οὖν οὐδὲ θερμοὶ καὶ δια-
καεῖc ἐφαίνοντο τοῖc ἁπτομένοιc οἱ λοιμώττοντεc, καίτοι τά γ' ἔνδον
ἰcχυρῶc διακαιόμενοι, καθάπερ καὶ ὁ Θ ο υ κ υ δ ί δ η c ἔφη· "καὶ τὸ μὲν
ἔξωθεν ἁπτομένῳ cῶμα οὔτ' ἄγαν θερμὸν ἦν οὔτε χλωρόν [ἦν], ἀλλ'|
ὑπέρυθρον, πελιδνόν, φλυκταίναιc cμικραῖc καὶ ἕλκεcιν ἐξηνθηκόc. τὰ 886
δὲ ἐντὸc οὕτωc ἐκαίετο, ὥcτε μήτε τῶν πάνυ λεπτῶν ἱματίων καὶ

3 ἐν ταῖc τῶν χυμῶν διαγνώcεcιν] *cf. Epid. VI 5, 10 (V 318, 11. 12 L.)* 6 οἱ περὶ τὸν Cαβῖνον] *cf. p. 46, 29* 8 εἶπον] *p. 46, 27 sq.* 11 προειρήκαμεν] *p. 51, 13 sqq.* 14 μέγα καὶ πυκνὸν (πνεῦμα)] *cf. Epid. VI 2, 3 (V 278, 7 L.) cum Gal. comm. infra p. 73. 74 et in Epid. II 3, 7 (V 108, 17 sqq. L.) comm. CMG V 10, 1 p. 274, 25 sqq. Pf.; praeterea CMG V 9, 2 p. 174, 12 sqq. Diels* 18. 19 κἀν τῷ νῦν γενομένῳ πολυχρ. λοιμῷ] *de illa peste Romana vid. Gal. in Epid. III comm. III 59. 60 CMG V 10, 2, 1 p. 144/45* 21 καὶ ὁ Θουκυδίδηc ἔφη] *eadem quae supra laudavit p. 52, 5 sqq.*

1 ὁ νοcῶν *inter* ὅcων ἂν *et* γεύηται *sec.* H *inserui; cf. p. 52, 29*: febricitans *vertendo add. Crassus* 4 ἐν τῇ τῆc U *edd.*: *correxi* 4. 5 ταῖc γεύcεcίν εἰcιν αἰcθητοί *conieci*: οἱ χυμοὶ τῆc γεύcεωc εἰcὶν αἰcθητὰ U *edd.*; *cf. p. 46, 22* 5 τῇ ἁφῇ *scripsi*: τῆc ἁφῆc *eodem quo p. 46, 22 modo peccantes* U *et edd.* 6 οὐδὲ *post* ὅτι δὲ *additum in* UH *ab Ald. om. edd., sed* neque *recte vertit Crassus* 9 sie sagen nämlich *versa praebet* H, *quo auctore supplevi* φλυκτενῶν U: *corr. Ald.* 10 γίνονται U: *corr. Chart.* 14 εἶδοc *correxi*: εἶδεc U: εἴδη *ab Ald. cunctae edd.* ᾧ *scripsi; cf. e. c. CMG V 9, 1 p. 165, 2 Helmr. vel V 9, 2 p. 92, 21 Diels*: ἡ U *edd.* 16 πεμφιγγώδη |||| προcτεθέντοc U, *ita ut in rasura* νομίζειν ἢ τὸν λοιμώδη *scripta fuisse videantur, quam dittographiam in sententia recte distincta merito neglexit Ald.*: πεμφιγώδη *corr. Bas.* τὴν *addidi* τῶ πεμφιγγῶδεc U *Ald.*: τῷ πεμφιγῶδεc *a Bas. reliquae edd.*: *correxi* 18 κἀν *scripsi*: καὶ U *edd.* 19 γινομένω U: *correxi* 20 ἐφαίνοντο] ἐμφαίνοντο *Ald. Bas.*: ἐνεφαίνοντο *corr. Chart.* ἔδον U: *corr. Ald.* 21 καὶ τὸ μὲν] τοῦ *per errorem Chart. etiam Kuehn* 22 ἦν *post* χλωρὸν *delevi coll. p. 52, 6* 24 μήτε *scripsi cum codd. Thuc.*: μηδὲ U *edd.*

cινδονίων τὰc ἐπιβολάc, μηδ' ἄλλο τι ἢ γυμνοὶ ἀνέχεcθαι." εἴρηταί γε μὴν ἡ πέμφιξ κἀν ταῖc Κνιδίαιc γνώμαιc, ἃc εἰc Εὐρυφῶντα τὸν [καὶ] ἰατρὸν ἀναφέρουcι, ⟨κατὰ⟩ τήνδε τὴν λέξιν· "οὐρέει ὀλίγον ἑκάcτοτε αἰεὶ καὶ ἐφίcταται πέμφιξ οἷον ἐλαίου, χλωρὴ ὥcπερ ἀράχνιον." ἐοίκαcι γοῦν οὗτοι πέμφιγα καλεῖν οὐχ ὅλην τὴν φλύκταιναν, ἀλλὰ μόνον τὸ περιγράφον αὐτὴν ἔξωθεν ἀραχνίῳ παραπλήcιον.

cυντελέcαc δ' οὖν ὁ Ἱπποκράτηc τὰc οἰκειοτάταc τε καὶ πρώταc διαφορὰc τῶν πυρετῶν, ἑξῆc ἐπὶ τὰc κατὰ χρόαν μεταβάc φηcιν· οἱ δὲ ἐξέρυθροι, οἱ δὲ ἔξωχροι, οἱ δὲ πελιοί. ἐξερύθρουc μὲν εἶπεν οὐχ ἁπλῶc ἐρυθροὺc καὶ μετὰ τούτουc ἑξῆc πάλιν ἐξώχρουc οὐκ ὠχρούc, πελιοὺc δ' ἁπλῶc οὐδὲν αὐτοῖc ἐπιτάcεωc τοῦ δηλουμένου προcθείc, ὡc εἰ καὶ πελιδνοτάτουc τούτουc εἰρήκει· τοῦτο
887 μὲν γὰρ ἀεὶ μοχθηρὸν τὸ χρῶμα, τὸ δὲ τῶν ἐρυθρῶν τε | καὶ ὠχρῶν cύνηθεc. οἱ δὲ ἐξέρυθροι, τουτέcτιν οἱ cφοδρῶc ἐρυθροί, cφοδροτάτην μὲν ἐμφαίνουcι τὴν θερμαcίαν, τὴν δ' ὕλην αἷμα, καθάπερ οἱ ἔξωχροι τὴν ὠχρὰν χολήν. ἐπιcκέπτου δὲ ἐπ' αὐτῶν τὰ διαχωρούμενα, κἂν μὲν αὐ⟨τὰ χωρὶc⟩ χολῆc εὑρίcκῃc, ἐξ ἀναχύcεωc αὐτῆc γίνωcκε τὴν κατὰ φύcιν χροιὰν ὑπηλλάχθαι, ἐὰν δὲ αὖ μετὰ ⟨πολλῆc χο⟩λῆc, ἐν διαφορᾷ πυρετῶν τίθεcο τὴν χρόαν. οὗτοι μὲν οὖν οἱ πυρετοὶ μαραcμὸν ἐπιφέρουcιν, ἐὰν μὴ φθάcωcί ποτε μετὰ ῥίγουc καὶ

2. 3 κἀν ταῖc Κνιδίαιc γνώμαιc, ἃc εἰc Εὐρυφῶντα ... ἀναφέρουcι] *de Euryphonte cf. H. Diels, Anon. Londin. (Suppl. Aristot. III 1, 1893) 114, M. Wellmann RE VI 1342—44; praecipue consulas sis Ioannem Ilberg, Die Ärzteschule von Knidos, in Actis Acad. Lips. 1925, LXXVI 3; Gal. de Euryphonte testimonia coll. Georgius Helmreich CMG V 4,2 p. 212, 20* 20 μαραcμὸν] *cf. Gal. VII 666—704 K.*

1 cινδόνων *codd. Thuc.* μηδ' *ante* ἄλλο *sec. Thuc. restitui*: μήτ' U *edd.* εἴρητέ γε U: *corr. Ald.* 2 κνιδείαιc U: ἰδίαιc *ab Ald. deinceps omnes edd*: *sec.* H *Corn. praegresso correxi, sicuti iam* in Gnidiis sententiis *scr. Crassus* 3 καὶ *cum Crasso et Cornario delere malui quam in* παλαιὸν *mutare, cum omiserit etiam* H; *aliis de conaminibus vid. Wenk. 1928, p. 58* κατὰ *in* U *omissum, quod errore typographico in* καὶ *corruptum erat in Charteriana, add. Kuehn* οὐρέοι U: *corr. Chart.* 4 καὶ κάει U *edd.*: αἰεὶ καὶ *ex* H *conieci* χλορῆc U: χλωρῆc *ab Ald. edd.*: χλωρὴ *ex* H *scripsi; an* χλοερὴ *praestat?* 9 οἱ δὲ (*pr.*) H *Bas.*; *cf. p. 43, 21*: οἷον δὲ U *Ald.* 16 ἔξωχοι U: *corr. Ald.* *in Arabide* man muß bei diesen die Sache der Gelbsucht untersuchen H, *unde de talibus qualia sunt* ἐπιcκέπτου δὲ ἐπ' αὐτῶν, ⟨εἴ πώc ἐcτι τῶν ἰκτέρων *vel* τῶν ἰκτεριώντων⟩ τὰ διαχωρούμενα *cogitavi* 17 κἂν μὲν αὐ⟨τὰ χωρὶc⟩ χολῆc εὑρίcκῃc *ex interpret. arab. conieci*: und wenn du den Kot nicht vermischt mit Galle siehst H: κἂν μὲν ἂν μετὰ χολῆc εὑρίcκῃc U: ἂν *om. Kuehn* 18. 19 wenn aber die Abgänge vermischt sind mit vieler Galle *versa habet* H: *quibus nisus* ἐὰν δὲ αὖ μετὰ ⟨πολλῆc χο⟩λῆc *temptavi*: ἐὰν δὲ ἄνευ μ ται ? *sic* U: ἐὰν δὲ ἄνευ * τὴν *sic lacuna relicta Ald. Bas.*: ἐὰν δὲ ἄνευ χολῆc τὴν *a Charterio, qui in lacuna explenda cum Cornario congruit, recepit Kuehn*: quae (*sc. alvi excrementa*) si † cum bile iuncta invenies *et* si vero † sine *in textu versionis suae fol. 125v, sed* Al. sine bile invenies *et* cum bili *i. m. adscripta habet Rasarius; cf. Wenk. 1928, p. 70 sq. et 76 sq.* πυρετῶν *scripsi*: *in interpr. arab* so mach diese Farbe zu einer Art der Fieber H: πυροῦ U *Ald. Bas.*: πυρετοῦ vel πυρροῦ potius *adnot. Corn.*: πυρὸc *scr. Chart.*

ἱδρῶτος κριθῆναι. οἱ δὲ ἐξέρυθροι τῶν συνόχων εἰσὶν ὑπὸ φλεβοτομίας ὠφελούμενοι τῆς ἄχρι λειποψυχίας ἀγούσης, ὡς ἐν τῇ τῆς Θεραπευτικῆς μεθόδου πραγματείᾳ μεμάθηκας, ἔνθα καὶ ἡ χρεία μεγάλη φαίνεται τῆς τῶν τοιούτων διαφορῶν γνώσεως, ἰδίαν ἑκάστης αὐτῶν ἐχούσης θεραπείαν. οἱ δὲ πελιοὶ τῶν πυρετῶν, ἀπὸ τῆς χρόας καὶ αὐτοὶ δηλονότι τὴν ἐπωνυμίαν εἰληφότες, ἐλλείπειν σημαίνουσι τὸν αἱματικὸν χυμὸν καὶ δηλονότι σὺν αὐτῷ καὶ τὸ ἔμφυτον θερμὸν καὶ διὰ τοῦτ' εἰσὶν ὀλέθριοι. ὧν ἔνιοι καὶ τὰς διὰ κενώσεως ἐπιφερομένας συγκοπὰς ἐπιφέρουσι, | περὶ ὧν ἔμαθες ἐν τῇ Θεραπευτικῇ μεθόδῳ. 888
τοὺς ⟨δὲ⟩ τοιούτους πυρετοὺς Εὐρυφῶν ὀνομάζει πελιὰς γράφων ὧδε· "πελιδνὸς πυρετὸς ἴσχει καὶ βρυγμὸς ἄλλοτε καὶ ἄλλοτε καὶ τὴν κεφαλὴν ἀλγέει καὶ τὰ σπλάγχνα ὀδύνη ἴσχει καὶ ἐμέει χολήν, καὶ ὅταν ὀδύνη ἔχῃ, ἐνορᾶν οὐ δύναται ὅτι βαρύνεται, καὶ ἡ γαστὴρ ξηρὴ γίνεται καὶ ὁ χρὼς πελιὸς ἅπας καὶ τὰ χείλεα οἷάπερ μόρα τρώξαντι καὶ τῶν ὀφθαλμῶν τὰ λευκὰ πελιὰ καὶ ἐξορᾷ ὥσπερ ἀπαγχόμενος, ὅτε δὲ ἧσσον τοῦτο πάσχει, καὶ μεταβάλλει πολλάκις." ἀλλὰ κἂν τῷ Περὶ νούσων Ἱπποκράτει *** γεγραμμένῳ, τῷ δοκοῦντι τοῖς περὶ τὸν Διοσκουρίδην ὑφ' Ἱπποκράτους γεγράφθαι τοῦ Θεσσαλοῦ υἱέος, εἴρηταί τις νόσος πελιή. τοῦ βιβλίου δ' ἐστὶν ἡ ἀρχὴ ἥδε·

2. 3 ἐν τῇ τῆς Θεραπευτικῆς μεθόδου πραγμ.] *Gal. X 287. 624 sqq. 640 sq. 777 sq. 904 K.* 9 τὰς συγκοπὰς . . . ἐν τῇ Θεραπευτικῇ μεθόδῳ] *Gal. X 837. 844 sqq. K. item VIII 301 sq. 342. CMG V 9, 1 p. 204, 24. 25 Helmr.* 10 Εὐρυφῶν . . . γράφων ὧδε· "πελιὰς πυρετὸς ἴσχει καὶ βρύγμα κτλ."] *quod ex Euryphontis Cnidiis sententiis (cf. p. 54, 2) servatum fragm. exstat etiam* Π. νούσων *II 68 (VII 8 L.); cf. Ilberg l. l. p. 4* 11 βρυγμός] *cf. Gal. lex. Hipp. XIX 89 K.* ὁ ἀπὸ τῶν ὀδόντων συγκρουομένων ψόφος *et similiter Erot. (B 7 p. 28, 9 Nachm.)* ἰδίωμα ποιοῦ ψόφου, *ex corpore Hipp. eandem vim vocis illustr. Foës. Oec. Hipp. p. 128/29 s. v.* 16. 17 κἂν τῷ Περὶ νούσων Ἱπποκράτει ⟨ψευδῶς ἐπι⟩γεγραμμένῳ] *libri III extant VI 138—205. VII 1—161 L.; cf. Ilberg l. l. p. 5 sq. 7* 18 Διοσκορίδην] *cf. ad p. 4, 17* Ἱπποκράτους . . . τοῦ Θεσσαλοῦ υἱέος] *hic Hippocrates minor commemoratur ex. gr. CMG V 9, 1 p. 58, 11 Mew. vel ibid. V 9, 2 p. 68, 5 Diels; de eius patre cf. p. 5, 10. 12* 19 sq. τοῦ βιβλίου . . . ἡ ἀρχὴ ἥδε· "οὐρέεται πολλόν κτλ."] Π. νούσων *l. II. VII 8 L.; de ratione libri laudandi cf. Ilberg l. l. p. 5*

4 αὐτοῦ U: *corr. Chart.* 5. 6 καὶ οὗτοι U *edd.*: *correxi, sicut et ipsae probe vert. Crassus* 8. 9 *praestatne* τὰς καὶ *traicere an* ἐπιφέρουσι *in* ἐμφαίνουσι *vel tale quid mutare?* 10 δὲ *addidi* εὔρυφον U: Εὐρύφων *Ald.*: *corr. Chart.; cf. p. 54, 2* 11 βρεγμὸς *non incolume* U: *ad quam scripturam in Ald. exemplo suo* βρέγμα interp. legit *Crassum* synciput *interpretantem indicans adscr. Corn.*: *in Arabide* Das Fieber, bei dem das Blaugrau überwiegt, ergreift den Körper und verursacht von Zeit zu Zeit Knirschen mit den Zähnen, und es entstehen Kopfschmerzen H, *quorum patrocinium suscipere non dubito, ut collatis quae hinc originem traxerunt verbis* καὶ φρὶξ ἄλλοτε καὶ ἄλλοτε *(p. 56, 3) revocandum* βρυγμὸς *suspicer, id quod iam coni. Ermerins Hipp. lib. De diaeta in acutis (Lugd. Bat. 1841) p. 100* 13 ἔχει U: *corr. Kuehn; cf. p. 56, 4* ἀνορᾶν U: *corr. Ald.; cf. p. 56, 4* 15 ἀπαχόμενος U: *corr. Bas.; cf. p. 56, 6* 16 πολλάκισι U *et Ald.*: πολλάκις *a Bas. edd.* 17 *parvam lacunam significavi coll. ex. gr. talibus qualia leguntur CMG V 9, 1 p. 198, 3 sq. Helmr., ad quam explendam* ψευδῶς ἐπι *inter* Ἱπποκράτει *et* γεγραμμένῳ *satis est inserere: quae de hoc libello leguntur, aut parum accurate versa aut corrupta habet* H 18 Διοσκορίδην *ut alibi melius a Bas. edd.*

"οὐρέεται πολλόν, ὅταν ὑπερθερμανθῇ ἡ κεφαλή." περὶ δὲ τῆς πελιῆς νόσου κατὰ λέξιν οὕτω γράφει· "πελιὴν πυρετὸς ἴσχει ξηρὸς καὶ φρὶξ ἄλλοτε καὶ ἄλλοτε καὶ τὴν κεφαλὴν ἀλγέει καὶ τὰ σπλάγχνα ὀδύνη ἴσχει καὶ ἐμέει χολήν, καὶ ὅταν ἡ ὀδύνη ἔχῃ, οὐ δύναται ἐνορᾶν,
889 ἀλλὰ βαρύνεται· καὶ ἡ γαστὴρ ξηρὰ γίνεται καὶ ἡ χρόα | πελιδνὴ καὶ τὰ χείλεα καὶ τῶν ὀφθαλμῶν τὰ λευκὰ πελιδνὰ καὶ ἐξορᾷ ὡς ἀγχόμενος· ἐνίοτε καὶ τὴν χρόαν μεταβάλλει καὶ ἐκ πελιδνοῦ ὑπόχλωρος γίνεται." τινὲς δὲ πάλιν ἐνταῦθα μοχθηρῶς ἐξηγήσαντο πελιὸν πυρετόν, ἐφ' οὗ τὰ διαχωρήματα πελιὰ φαίνεται. τούτοις γὰρ ἀκόλουθόν ἐστι καὶ μέλανα καλεῖν πυρετόν, ἐφ' οὗ μελάνων ἔκκρισις γίνεται.

καταλείπεται ⟨μὲν⟩ οὖν ἔτι τὸ τέλος τῆς ῥήσεως ἐξηγήσασθαι, γεγραφότος αὐτοῦ καὶ τὰ ἄλλα [καὶ τὰ] τοιαῦτα, τουτέστι τοῖς εἰρημένοις. εἰρήκει δ' ὑστέρας τὰς κατὰ τὴν χρόαν διαφοράς, οὐ κατὰ τὴν οὐσίαν αὐτὴν οὔσας τῶν πυρετῶν, ἐγγυτέρω γε μὴν τῶν ἄλλων τῶν ἀπό τινος συμβεβηκότος γινομένων, ὥσπερ ὅταν ἤτοι διαλείποντας ἢ συνεχεῖς λέγωμεν εἶναι τοὺς πυρετούς, καὶ τῶν διαλειπόντων τὸν μὲν τριταῖον, τὸν δὲ ἀμφημερινόν, τὸν δὲ τεταρταῖον, καὶ τῶν συνεχῶν τὸν μὲν ἡμιτριταῖον, τὸν δὲ καυσώδη, τὸν δὲ κρυμνώδη, τὸν δὲ τυφώδη, τὸν δὲ λοιμώδη, τὸν δὲ ἑλώδη, τὸν δὲ ἠπίαλον. ὁ δὲ
890 Πραξαγόρας καὶ φρενιτικοὺς καὶ λη|θαργικοὺς καὶ πρός γε τούτοις ἰκτερικούς τινας ὀνομάζει πυρετοὺς ἐν ταῖς διαφοραῖς τῶν ὀξέων. οἱ δὲ νεώτεροι καὶ συνοχόν τινα καλοῦσι πυρετόν, οὐ μόνον συνεχῆ, καὶ διαφοράς γε αὐτοῦ τίθενται τόν τε ὁμότονον ἢ ἀκμαστικὸν ὀνο-

2 οὕτω γράφει· "πελιὴν πυρετὸς ἴσχει" κτλ.] *Hipp.* Περὶ νούσων τὸ δεύτερον *68. VII 104, 1—7 L.* 8 τινὲς δὲ πάλιν ἐνταῦθα μοχθηρῶς ἐξηγήσαντο] *haud scio an rursus subindicentur Sabinus et Metrodorus, de quibus vid. ad p. 46, 29* 13 εἰρήκει] *p. 43, 21* οἱ δὲ ἐξέρυθροι κτλ. *(cf. Gal. comm. p. 54, 8—56, 10)* 13. 14 οὐ κατὰ τὴν οὐσίαν αὐτὴν ... τῶν πυρετῶν] *cf. ad p. 47, 10* 15 τῶν ἀπό τινος συμβεβ.] *prae ceteris in mente habet* τοὺς ἀπὸ φλυκταινῶν καὶ ἑλκώσεων, *cf. ad p. 51, 14. 52, 16* 15. 16 διαλείποντας ἢ συνεχεῖς] *de differentiis febrium cf. e. c. CMG V 10, 1, p. 111—113* 17 τριταῖον] *cf. ibid. p. 58, 22* ἀμφημερινόν] *cf. ibid. p. 60, 6* τεταρταῖον] *cf. ibid. p. 59, 22. 114* 18 ἡμιτριταῖον] *cf. ibid. p. 114—118* καυσώδη] *cf. ibid. p. 90 sq. et CMG V 10, 2, 1 p. 131 sqq.* 19 τυφώδη] *defin. Gal. XVIII A 200 K.* λοιμώδη] *cf. paulo ante p. 52, 2 sqq. et v. 13* ἑλώδη] *cf. Gal. XVIII A 200 K.* ἠπίαλον] *cf. Foës. Oec. Hipp. p. 264 s. v., praecipue Gal. VII 347 sqq. K. et eiusdem* Περὶ τῶν ἰατρικῶν ὀνομάτων *fragm. ex Arabide ed. Meyerhof-Schacht in Actis Acad. Berol. 1931, III p. 32* 19. 20 ὁ δὲ Πραξαγόρας καὶ φρενιτικοὺς καὶ ληθαργικοὺς κτέ.] *cf. ad p. 52, 9* 21. 22 οἱ δὲ νεώτεροι καὶ σύνοχόν τινα καλοῦσι] *cf. CMG V 10, 1 p. 111, 13 sqq.*

1 *in vers. arab.* Harn im Überfluß H: *unde* οὐρέεται πολλὸν *scripsi*: οὐρ. πολὸν *sic* U: πολλὴν *ab Ald. edd.* πελινῆς U: *corr. Bas.* 2 *pro* πελιὴν *verba* πελίη νοῦσος *voci* πυρετὸς *praemis. Hipp. VII 104, 1 L.* 4 ἐνορρᾶν U: *corr. Ald.* 5 σκληρὴ *pro* ξηρὰ *Hipp.* χροιὴ *et* χροιὴν *(v. 7) Hipp.* 11 μὲν *addidi* 12 καὶ τὰ *ut ex dittographia nata delevi; cf. p. 43, 22: saltem* καὶ *del. Corn.* 18 συνεχουσῶν U: *corr. Ald.* *incertum,* κρυμμώδη *an* κρυμνώδη *exaraverit* U: κρυμμώδη *Ald. Bas.*: κρυμνώδη *Chart.*: gelidam *(sc. febrim) interpr. Crassus, ut qui* κρυώδη *coniecisse videatur* 19 ἑλεώδη U *edd.*: *correxi*

μαζόμενον καὶ τὸν ἐπακμαστικὸν καὶ τὸν παρακμαστικόν. καθ' ἑτέ-
ραν δ' αὖ τομὴν κοινὴν καὶ πρὸς τὰς ἄλλας νόσους ἐνίους μὲν
ὀξεῖς πυρετοὺς ὀνομάζομεν, ἐνίους δὲ χρονίους καὶ κατ' ἄλλην εὐήθεις
τε καὶ κακοήθεις. καὶ μέντοι καί τινας μὲν τεταγμένους ἢ ἀτάκτους,
ἄλλους δ' αὖ πάλιν περιοδίζοντας καὶ πεπλανημένους. ἔνιοι δὲ τῶν
παλαιῶν καὶ τοὺς ἀπὸ διαφερόντων μορίων ἀναπτομένους ἀπ' ἐκεί-
νων ὠνόμαζον, πλευριτικόν τινα πυρετὸν λέγοντες, ἡπατικόν τε καὶ
σπληνικόν, ἑτέρους δ' ἀπὸ συμπτώματος κωματώδη, καταφορικόν, λη-
θαργικόν, φρενιτικόν, ἰκτερικόν. ὑπὲρ ὧν ἁπάντων ἐν ταῖς περὶ αὐτῶν
πραγματείαις ἔμαθες. ἐν δὲ τῷ νῦν ἐνεστῶτι λόγῳ τὰ τῆς ἐξηγήσεως
αὐτάρκως πεπέρανται. πρὸς γὰρ τῷ τὴν ἐμὴν γνώμην ἀποφήνασθαι
καὶ | τῶν ἐνδόξων ἐξηγητῶν ἐμνημόνευσα, τοὺς ἄλλους ἅπαντας παρα- 891
λιπών, ὅσοι περὶ διαφορᾶς πυρετῶν ἀπεφήναντό τι χωρὶς ὑπομνη-
μάτων ἐξηγητικῶν, ἐν οἷς ἐστι καὶ ὁ Ἀρχιγένης, ὧν ⟨ἐν⟩ ἑτέρᾳ
πραγματείᾳ μνημονεύσω.

I 30 [I 15. V 274,10—276,1 L.] Αἱ συντάσιες τοῦ σώματος καὶ οἱ σκληρυσμοὶ τῶν ἄρθρων ⟨κακὸν⟩ καὶ αὐτὸς διαλελυμένος καὶ αἱ κατακλάσιες τῶν ἄρθρων κακόν.

Τῷ μὲν [οὖν] συντεταμένῳ τὸ κεχαλασμένον ἐστὶν ἐναντίον, τῷ σκληρῷ δὲ τὸ μαλακόν. αὐτὸς γοῦν ἐν τοῖς ἑξῆς ἐρεῖ "δέρματος σκληροῦ μάλθαξις, συντεταμένου χάλασις." εἴτε ⟨δὲ⟩ δέρμα συντεταμένον εἴτε ἄρθρον εἴτε σῶμα λέγοιτο, πρὸς τὸ κατὰ φύσιν ἔχον

5 πεπλανημένους] *cf. ibid. p. 125, 5* ἔνιοι τῶν παλαιῶν] *Praxagoram eiusque sectatores dicit; cf. p. 52, 9* 8 κωματώδη] *exstat Gal.* Π. τοῦ παρ' Ἱπποκράτει κώματος *VII 643 sqq. K. = CMG V 9, 2 p. 181—194 Mew.* 10 ἔμαθες] *in animo habet libros suos* Π. τῆς διαφορᾶς πυρετῶν *VII 273—405 K et* Π. τῶν πεπονθότων τόπων *VIII 1—452 K.; alibi quoque de febribus egit, veluti de lethargicis Gal. XVII B 646, 15 sqq. K.* 11 τὴν ἐμὴν γνώμην] *cf. e. c. p. 53, 9* 12 τῶν ἐνδόξων ἐξηγητῶν] *Hippocrateorum quorundam meminerat p. 46, 29 et 53, 6* 14 ὁ Ἀρχιγένης] *cf. CMG V 10, 1 p. 62, 16* 14. 15 ὧν ⟨ἐν⟩ ἑτέρᾳ πραγματείᾳ μνημονεύσω] *cum librum* Π. διαφορᾶς πυρετῶν *(Gal. VII 273—405 K.) iam ante commentaria primi libri Epid. (cf. CMG V 10, 1 p. 38, 15. 16. 62, 20. 21. 113, 15. 16 al.) conscriptum fuisse pateat, quo hoc promissum spectet ignoro; neque magis fieri potest ut scriptor his verbis de loco huiusce Epidemiae 8, 21 (V 352, 3 L.) cogitaverit* 20. 21 ἐρεῖ "δέρματος σκληροῦ μάλθαξις, συντεταμένου χάλασις"] *haec in ceteris huius libri partibus non leguntur, immo De hum. us. CMG I 1 p. 85, 8 Heiberg; quem eundem Gal. errorem cum ex cit. XI 741. XIII 991 K. tum maxime ex hoc comm. Epid. VI ad Gal. in lib.* Π. φύσεως ἀνθρώπου *9. VI 52, 10. 11 L. comm. II 1 CMG V 9, 1 p. 61, 5 animadvertit Ioa. Mewaldt*

1. 2 ἑτέραν *scripsi*: ἑκατέραν U *edd.* 3 ὀξὺς U: ὀξεῖς *corr. Bas.* 8 ξυμπτώματος U: *correxi* κωματώδη *sec.* H *scripsi, sicut* soporificam *vertit Crassus*: κωμματώδους U *Ald.*: κωματώδους *a Bas. ceterae edd.* 10 πραγματίαις U: *corr. Bas.* 14 ὁ *ab Ald. om. edd.* ἐν H *add. Chart.* 16 ξυντάσιες *scr. Chart.* 17 κακὸν H *Hipp. add. Chart.* 18 *post* διαλελυμένος *add.* κακὸν *Hipp.* κατακλάσιες *Hipp. Ald.; cf. p. 58, 19. 21. 59, 14*: κατακλίσιες U κακαὶ *post* ἄρθρων *exhib. Hipp.* 19 οὖν *ut ex prima proximi vocabuli syllaba natum abesse malui* κεχασμένον U: *corr. Ald.; cf. p. 58, 2* 20 δὲ (*post* σκληρῷ) *om. ab Ald. edd.* 21 δὲ *addidi*

αὐτὸ παραβάλλοντες οὕτως εἰρῆςθαι νοήςομεν, ὅπερ οὔτε ςυντεταμένον οὔτε κεχαλαςμένον, ἀλλὰ ςυμμέτρως ἔχον ἐςτί. ςυντείνεται
892 μὲν | οὖν τὰ ςυντεινόμενα ποτὲ μὲν δι' οἰκείαν διάθεςιν, ἔςτι δ' ὅτε πρός τινων ἑτέρων ἑλκόμενα· διὰ μὲν τὴν οἰκείαν διάθεςιν, ὅταν ἤτοι παγῇ διὰ ψῦξιν ἰςχυρὰν ἢ ξηρανθῇ διά τι τῶν ξηραινόντων αἰτίων (ἔςτι γάρ, ὡς ἔμαθες, πλείω), τείνεται δὲ ὑπὸ τῶν ςυνεχῶν ἔνια ξηραινομένων ἢ φλεγμαινόντων ἢ πηγνυμένων. ἔμπαλιν δὲ χαλαρὰ γίνεταί τινα παρὰ τὸ κατὰ φύςιν ὑγρότητι πολλῇ διαβρεχόμενα χωρὶς ψύξεως. ςκληρύνεται δὲ τὰ ςκληρυνόμενα [ξηραινόμενα] διὰ ψῦξιν ἢ ςκίρρον ἢ ξηρότητα. φλεγμονὴ γὰρ οὐ ςκληρόν, ἀλλ' ἀντίτυπον ἐργάζεται τὸν ὄγκον, ὁμοίως τοῖς πεπληρωμένοις ἀςκοῖς ὑγρᾶς οὐςίας ἢ ἀέρος. ὥςπερ δὲ τῷ ςκληρῷ παραπλήςιον φαινόμενον τὸ ἀντίτυπον ἀπὸ κοινοῦ ςυμβεβηκότος, ἐπειδὴ καὶ τὸ ςκληρὸν ἀντίτυπόν ἐςτι, πάμπολυ διαλλάττει κατὰ τὴν οἰκείαν φύςιν, οὕτως καὶ τῷ μαλακῷ ςώματι τὸ ἔκλυτον ὁμοιότητά τινα ἔχον ὡς πρὸς τὴν αἰςθητὴν φανταςίαν οὐ τὴν αὐτὴν ἔχει διάθεςιν. ἀρρωςτούςης γὰρ τῆς τοὺς μῦς κινούςης δυνάμεως ἔκλυτά τε καὶ πάρετα φαίνεται κείμενα τὰ τῶν
893 ἀρρώςτων ςώματα. ταύ|την μὲν οὖν τὴν διάθεςιν ἐδήλωςεν εἰπὼν καὶ αὐτὸς διαλελυμένος, ἐφεξῆς δὲ ςαφῶς ἔφη καὶ αἱ κατακλάςιες τῶν ἄρθρων. ἔνιοι δὲ τὴν τρίτην ςυλλαβὴν οὐ διὰ τοῦ α γράφουςι κατακλάςιες, ἀλλὰ διὰ τοῦ ι "κατακλίςιες". ὅπως δὲ ἄμεινόν ἐςτι γράφειν εὑρήςομεν ἀναμνηςθέντες τῶν εἰρημένων ἐν τῷ Προγνωςτικῷ περὶ κατακλίςεως ἐν τῇδε τῇ ῥήςει· "κεκλιμένον δὲ χρὴ καταλαμβάνεςθαι τὸν νοςέοντα ὑπὸ τοῦ ἰατροῦ ἐπὶ τὸ πλευρὸν τὸ δεξιὸν ἢ τὸ ἀριςτερὸν καὶ τὰς χεῖρας ⟨καὶ τὸν τράχηλον⟩ καὶ τὰ ςκέλεα ὀλίγον ἐπικεκαμμένα ἔχοντα." πρόςςχες δὲ ἐνταῦθα τῷ τὰς χεῖρας ⟨καὶ τὸν τράχηλον⟩ καὶ τὰ ςκέλεα ὀλίγον ἐπικεκαμμένα ἔχοντι. τὸ γὰρ ἤτοι μηδ' ὅλως ἢ πλέον τοῦ προςήκοντος ἐπικεκάμφθαι μοχθηρὸν ἑκάτερον, ὅτι μὴ κατὰ φύςιν. αὐτὸς γοῦν εἶπεν· "οὕτως γὰρ καὶ οἱ πλεῖςτοι τῶν ὑγιαινόντων κατακλίνονται." διὰ τοῦτο ⟨δ'⟩ ἐφεξῆς

6 ἔςτι γάρ, ὡς ἔμαθες, πλείω] *de* ξηραινόντων αἰτίων *multitudine et varietate cf. Gal. XI 718 K.; veluti siccare dicuntur CMG V 9, 1 p. 91, 15 Mew.* ὀπτὰ κρέα *animalium agrestium, 16* ἄρτος *(ut ibid. V 4, 2 p. 229, 6. 242, 12 Helmr.), 18* φακῆ, *20* κράμβη *(ut l. l. p. 342, 1 Helmr.* ςκόροδον); *calor multus ibid. V 4, 2 p. 172, 5 Koch, exercitatio multa ibid. p. 155, 9; respiratio densata V 9, 1 p. 149, 26 Helmr., denique febres quaedam V 9, 2 p. 313, 1 Heeg; de medicamentis siccantibus cf. Gal. XIII 401. 689. X 199. 282 K.* 9 ςκληρυνόμενα (*sc.* ςώματα)] *cf. CMG V 9, 2 p. 87, 7 sqq. Diels* 22. 23 ἐν τῷ Προγνωςτικῷ] *3. II 118, 7 L. I 81, 7 Kw.* 29 αὐτὸς γοῦν εἶπεν] *ibid. v. 10 L. 11. 12 Kw.* 30 sq. ἐφεξῆς ἐρεῖ] *ibid. v. 12 L. 13 Kw.*

3 οἰκίαν U: *corr. Ald.* 9 ξηραινόμενα *sec.* H *seclusi* 17 ἔλκυτα U: *corr. Ald.; cf. v. 15* πάρεςτα U: *corr. Ald.* 20 τὴν τρίτην *ex* τῷ τρίτῳ *corr. ipse* U 24 ἰητροῦ *Hipp.* 25 *et v. 27* καὶ τὸν τράχηλον *post* ςκέλεα *add.* H, *inter* καὶ τὰς χεῖρας *et* καὶ τὰ ςκέλεα *inser. Hipp. et Gal. codd. CMG V 9, 2 p. 227, 3 (Heeg), quos secutus sum: utroque loco om.* U 26 πρόςχες U *edd.*: *correxi* 29 οὕτω *Hipp. et codd. Gal. l. l. p. 227, 5* 30 δ' *inter* διὰ τοῦτο *et* ἐφεξῆς *inserui, nisi* καὶ διὰ τοῦτο *vel* διὰ τοῦτο μὲν οὖν *anteponas*

ἐρεῖ· "ὕπτιον δὲ κεῖcθαι καὶ τὰc χεῖραc καὶ τὰ cκέλεα ἐκτεταμένα ἔχοντα ἧccον ἀγαθόν." ἐδείχθη δέ coι δυνάμεωc ἀρρωcτίαν ἡ τοιαύτη κατάκλιcιc ἐνδείκνυcθαι καὶ ταύτηc ἔτι | μᾶλλον ἡ ἐφεξῆc εἰρημένη κατὰ 894 τήνδε τὴν λέξιν· "εἰ δὲ καὶ προπετὴc γίνοιτο καὶ καταρρέοι ἀπὸ τῆc κλίνηc ἐπὶ τοὺc πόδαc, δεινότερόν ἐcτιν." ταύταc οὖν τὰc κατακλίcειc ἐν τῇ νῦν προκειμένῃ ῥήcει διὰ τῆcδε τῆc λέξεωc ἐδήλωcε καὶ αὐτὸc διαλελυμένοc, εἴ γε τὸ τὰc χεῖραc καὶ τὰ cκέλη ὀλίγον ἐπικεκαμμένα ἔχειν ἐπαινεῖται, τὸ περαιτέρω τοῦδε μείζονα ⟨κατά⟩κλαcιν ἐμφαίνει τῶν ἄρθρων, οὕτωc γὰρ αὐτὴν ὠνόμαcεν. ἐν δὲ τῷ Προγνωcτικῷ κατὰ τήνδε τὴν λέξιν· "θανατῶδεc δὲ τὸ κεχηνότα καθεύδειν καὶ τὰ cκέλεα ὑπτίου κειμένου cυγκεκαμμένα εἶναι ⟨ἰcχυρῶc⟩ καὶ διαπεπλεγμένα", ὅπερ cημαίνει τὸ διεcτῶτα μέχρι πλείονοc. εἴτε δὲ cυγκεκαμμένα εἴτε διαπεπλεγμένα γράφοι⟨το⟩, καθ' ἑκάτερον ἐμφαίνεται κεκλάcθαι τὰ ἄρθρα. καὶ διὰ τοῦτ' ἄμεινόν ἐcτι γράφειν ἐνταῦθα κατακλάcιεc τῶν ἄρθρων διὰ τοῦ α, τὸ γὰρ διὰ τοῦ ι κατακλίcιεc οὐ πάνυ τι καλῶc ἐπὶ τῶν ἄρθρων λέγεται, τῷ παντὶ cώματι τὰc τοιαύταc προcηγορίαc εἰθιcμένου τοῦ Ἱπποκράτουc οὐ τοῖc ἄρθροιc ἐπιφέρειν. |

I 31 [I 15. V 276, 1. 2 L.] Ὄμματοc θράcοc παρακρουcτι- 895 κὸν καὶ ῥίψιc καὶ κατάκλαcιc κακόν.

Τὸ μὲν θράcοc παρακρουcτικόν ἐcτι cημεῖον καὶ μάλιcθ', ὅταν ἀναιδημόνωc γίνηται, καθότι λέλεκται πολλάκιc. ἡ δὲ ῥίψιc τῶν ὀμμάτων ἐναντίον cύμπτωμά ἐcτι τῷ θραcεῖ βλέμματι. δηλοῖ γὰρ τοὺc μὴ δυναμένουc ἐπὶ πλέον ἀναπεπταμένουc ἔχειν τοὺc ὀφθαλμοὺc ὑπ' ἀρρωcτίαc τῆc διοικούcηc τὰ βλέφαρα δυνάμεωc. κατάκλαcιν δὲ λέγει τῶν ὀφθαλμῶν, ὅταν διαcτρέφηται τὰ βλέφαρα, καθάπερ ἐν τῷ Προγνωcτικῷ διῆλθεν εἰπών· "ἢν καὶ καμπύλον γένηται ἢ πελιὸν βλέφαρον ἢ χεῖλοc ἢ ῥίc", κακόν. |

2 ἐδείχθη] *Gal. in locos laudatos comm. I 13 CMG V 9, 2 p. 227, 18 et I 15 p. 230, 2. 3 Heeg* 3. 4 κατὰ τήνδε τὴν λέξιν] *Progn. 3. II 118, 14 L. I 81, 15 Kw.* 8. 9 ⟨κατά⟩κλαcιν τῶν ἄρθρων] *respicit lemmatis verba p. 57, 18* 9. 10 ἐν δὲ τῷ Προγνωcτικῷ ...] *3. II 120, 2—4 L. I 81, 20—22 Kw.* 22 καθότι λέλεκται πολλάκιc] *velut e. c. CMG V 9, 2 p. 144, 3 Diels vel V 10, 1 p. 104, 3 sqq.* 26. 27 ἐν τῷ Προγνωcτικῷ] *2. II 118, 3 L. I 81, 2 Kw.*

4 γένοιτο *Hipp.*: γίνοιτο *cum codd. Gal. p. 229, 20 etiam* U 5 τοῦτο ἐκείνου *post* δεινότερόν ἐcτι *add. plures codd. Gal. l. l. p. 229, 1. 2 et 21. 22, sed om. cum Gal. cod. Paris. 2266 (F) plurimisque codd. Hipp. etiam* U 7 διαλελυμένωc U: *corr. Ald.; cf. p. 57, 17. 18* εἴ γε] εἰ δὲ U: *corr. Ald.* 8. 9 ⟨κατά⟩κλαcιν *ex* H *emendari coll. v. 14 et p. 57, 18*: κόλαcιν U *omnesque edd.*: fractionem *bene interpr. Crassus* 9. 10 *in Arabide* und er weist auf dieselbe Bedeutung hin *ad* ἐν δὲ τῷ Προγνωcτικῷ *add.* H, *unde* ταὐτὸ δείκνυται *fort. est quod suppleas* καὶ *ante* τὸ κεχηνότα *add. Hipp. et codd. Gal. l. l. p. 230, 24* 11 *post* καθεύδειν *add.* αἰεὶ *Hipp.*, ἀεὶ *codd. Gal. l. l. p. 230, 25* ξυγκεκαμμένα *Hipp., sed codd. Gal. l. l. p. 231, 13 consentiunt cum* U ἰcχυρῶc *ex* H *cum Hipp. et Gal. codd. l. l. p. 231, 14 addidi* 18 γράφοιτο *praeferendum putem* 20 ἔρριψιc καὶ κατάκλαcιc *Hipp.*: ῥίψειc καὶ κατακλάcειc U *edd.*: *numerum mutavi* 23 cύμπτω ἐcτὶ U: *compl. Ald.* 27 ἢ ῥικνὸν *post* καμπύλον *falso cum Hipp. cod. V(atic. 276) add. plures codd. Gal. l. c., sed vid. Gal. in hunc locum comm. CMG V 9, 2 p. 226, 15 sqq. Heeg* πελιδνὸν *Hipp., sed codd. Gal. l. l. p. 226, 11 congruunt cum* U

ΓΑΛΗΝΟΥ
ΕΙΣ ΤΟ ΕΚΤΟΝ ΒΙΒΛΙΟΝ ΤΩΝ ΕΠΙΔΗΜΙΩΝ ΙΠΠΟΚΡΑΤΟΥΣ ΥΠΟΜΝΗΜΑ ΔΕΥΤΕΡΟΝ

896 **II 1** [II 1. V 276, 3 L.] Εὐρῦναι, στενυγρῶσαι τὰ μέν, τὰ δὲ μή.

Θεραπειῶν εἰσι καὶ οὗτοι τρόποι τοῖς ἐναντίοις ἁρμόττοντες παθήμασιν. εὐρῦναι μὲν γὰρ δεῖ τὰ πεπυκνωμένα, πυκνῶσαι δὲ τὰ πέρα τοῦ προσήκοντος εὐρυσμένα. διὸ καὶ τὴν δευτέραν συλλαβὴν τοῦ στενυ-
897 γρῶσαι | ψιλοῦντας, οὐ δασύνοντας ἀναγνωστέον ἐστίν. οὐ γὰρ ἔγκειται τὸ ὑγρὸν ἐν τῇ λέξει, καθάπερ ἄν τις οἰηθείη μὴ γινώσκων ὑπὸ τῶν Ἰώνων τὸ στενὸν ὀνομάζεσθαι στενυγρόν. ἀλλὰ τοῦτό γε μαρτύριόν ἐστιν αὔταρκες τὸ παρὰ τῷ Σημωνίδῃ γεγραμμένον ἐν τοῖσδε τοῖς ἔπεσιν·

οὐκ ἄν τις οὕτω δασκίοις ἐν οὔρεσιν
ἀνὴρ λέοντ' ἔδεισεν οὐδὲ πάρδαλιν,
μοῦνος στενυγρῇ συμπεσὼν ἐν ἀτραπῷ,

ταὐτὸν σημαίνει τῷ στενῇ. στενοῦνται δὲ καὶ ἀνευρύνονται παρὰ τὴν κατὰ φύσιν συμμετρίαν ἐνίοτε μὲν ἀγγείων τινῶν ἢ μορίων αἰσθητὰ στόμια, πολλάκις δὲ λόγῳ θεωρητὰ κατά τε τὸ δέρμα κἀν τῷ βάθει· καὶ χρὴ τὰ μὲν πεπυκνωμένα διοίγειν καὶ ἀραιοῦν μετρίως ἐκθερμαίνοντα, τὰ δὲ ἀναπεπταμένα συνάγειν στύφοντά τε καὶ ψύχοντα. τέ-

6 καὶ οὗτοι] *talia refert qualia leguntur p. 57, 19 sqq. secundum sententiam illam Hipp.* Περὶ φυσῶν *1 (VI 92 L.)* "τὰ ἐναντία τῶν ἐναντίων ἰάματα" *(cf.* Π. φύς. ἀνθρ. *1. VI 52 L. et Aph. II 23. IV 476 L.) vel in prooemio omnium in Epid. comm. CMG V 10, 1 p. 6, 2 sqq.* 11 στενυγρόν] *quo de vocabulo Ionico cf. O. Hoffmann, Griech. Dial. II 125* 12 παρὰ τῷ Σημωνίδῃ] *Semonid. Iamb. fr. 12 in Anthol. lyr. Gr. ed. Diehl vol. I³ (Lips. MCMXXXVI) 3 p. 59, cf. Gal. XVIII A 411 K.*

inscriptionem ut primi comm. formavi: tit. loco Γαληνοῦ εἰς τὸ ἕκτον τῶν ἐπιδημίων (*sic*) βιβλίον β' U: *in interpret. arab.* Zweite Abhandlung von dem Kommentar Galens zu der sechsten Abhandlung von dem „Epidemien" genannten Buche des Hippokrates H 4 εὐρύναι *ut v. 7* U; *cf. p. 61, 21. 23. 24. 29 al.: ubique corr. Ald.* ναὶ *post* τὰ μὲν *add. Hipp. codd. excepto* C: καὶ *(num ex* ναὶ *corruptum?) ante* δὲ *add. Chart.* 6 θεραπιῶν U: *corr. Ald.* 8 διὸ — *v. 17* στενῇ *om.* H 9 ψιλοῦντες οὐ δασύνοντες *perperam ab Ald. edd.; cf. ex. gr. p. 7, 4 vel 61, 10* 12 Σημωνίδῃ *scripsi*: Σιμωνίδῃ U 16 στενυγρῇ. ταὐτόν, *sed omissa* συμπεσὼν ἐν ἀτραπῷ *supra pos. ipse* U 17 *interieruntne post* ἐν ἀτραπῷ *verba* ὅπου γε τὸ στενυγρῇ? *nescio an* °στενεῖται δὲ καὶ ἀνευρύνεται *praeferas* λειον δὲ ἔχετε τὸν περὶ τούτων λόγον, ὥσπερ καὶ τῶν ἄλλων θεραπευτικῶν λογισμῶν εἰρημένων, ἐν τῇ τῆς Θεραπευτικῆς μεθόδου πραγματείᾳ. |

II 2 [II 1. V 276, 4—6 L.] Χυμοὺς τοὺς μὲν ἐξῶσαι, τοὺς 898
δὲ ξηρᾶναι, τοὺς δὲ ἐνθεῖναι, καὶ τῇ [τι] μέν, τῇ [τι] δὲ μή.

Κἀν τῷ Περὶ χυμῶν ἐμάθετε περὶ τούτων τελεώτερον, ὥσπερ κἀν τοῖς ἡμετέροις Θεραπευτικοῖς, ὡς ποτε μὲν αἰσθητῶς ἐκκενοῦν προσήκει τοὺς πλεονάζοντας χυμοὺς ἢ ἐμέτοις ἢ κλυστῆρσιν ἢ διὰ καθαιρόντων φαρμάκων ἢ δι' οὔρων ἢ δι' ἱδρώτων ἢ διὰ φλεβοτομίας ἢ δι' αἱμορροΐδος ἢ διὰ μήτρας ἢ ἀποσχάζοντας, ἐνίοτε δὲ διαφορεῖν τοῖς ἔξωθεν ἐπιτιθεμένοις φαρμάκοις, ὧν ὠνόμασε τοῦτο μὲν ξηρᾶναι, τὸ πρότερον δὲ ἐξῶσαι. κοινοῦ δὲ ἀμφοτέροις ὄντος τοῦ κενῶσαι, τὸ ἐναντίον ⟨αὐ⟩τῷ τρίτον ἔγραψεν, ὀνομάσας ἐνθεῖναι, τουτέστι γεννῆσαι τοὺς λείποντας χυμούς. εὔδηλον δ' ὅτι διὰ τῶν ἐσθιομένων καὶ πινομένων ἐντίθεμεν τούτους, ἐκλεγόμενοι
τάς τε προσηκούσας ποιότητας | αὐτῶν καὶ τὰς ποσότητας καὶ φροντί- 899
ζοντες ὅπως πεφθῇ τε καὶ ἀναδοθῇ καὶ προστεθῇ τοῖς σώμασι. τὸ δὲ καὶ τῇ [τι] μέν, τῇ [τι] δὲ μή, κἂν εἰ μὴ ἐλέλεκτο, σαφὲς ἦν. ἐνίοτε μὲν γὰρ ἐφ' ἑνὸς ἀνθρώπου τινὰ μὲν εἰς ὄγκον ἠρμένα μόρια κενώσεως δεῖται, τινὰ δὲ ἀτροφοῦντα προσθέσεως.

II 3 [II 1. V 276, 6. 7 L.] Λεπτῦναι, παχῦναι τεῦχος, δέρμα, σάρκας καὶ τἄλλα, καὶ τὰ μέν, τὰ δὲ μή.

Τεῦχος μὲν ἀκουστέον ἐστὶν ὅλον τὸ σῶμα· καὶ γὰρ λεπτῦναι πεπαχυσμένον ἀμέτρως αὐτὸ καὶ παχῦναι λελεπτυσμένον οὐκ ὀλιγάκις ἡμῖν πρόκειται, πολλάκις δ' οὐχ ὅλον, ἀλλ' ἤτοι σάρκας τινὰς ἢ τὸ δέρμα μόνον, ἐνίοτε δὲ τοὺς χυμούς, οὓς ἐδήλωσε προσθεὶς καὶ
τὰ ἄλλα. τὸ δὲ καὶ | τὰ μέν, τὰ δὲ μὴ κατὰ τὸν αὐτὸν εἴρηται 900
λόγον, ὡς ἐπὶ τῆς πρὸ ταύτης ῥήσεως ἐξηγησάμην.

II 4 [II 1. V 276, 7. 8 L.] Λειῆναι, τρηχῦναι, σκληρῦναι, μαλθάξαι τὰ μέν, τὰ δὲ μή.

2. 3 ἐν τῇ τῆς Θεραπευτικῆς μεθόδου πραγμ.] *Gal. X 472. 712 K.* 6 κἀν τῷ Περὶ χυμῶν] *Hipp. VII 476—502 L., veluti de* ξηρῆναι *p. 476/78. 484, 5. 486, 7 al.* 7 κἀν τοῖς ἡμετέροις Θεραπευτικοῖς] *exsiccantia remedia Gal. X 192. 282 et cura exsiccati ibid. p. 470 sqq. 481 sqq. 487 K.* 28 ὡς ἐπὶ τῆς πρὸ ταύτης ῥήσ. ἐξηγησάμην] *v. 17 sqq.*

2 εἰρημένων H: εἰρησόμενον U *edd.* 5 τι *tam inter* τῇ *et* μὲν *quam inter* τῇ *et* δὲ *intrusum om.* H *Hipp., fort. Gal. ipse, si citatis fides habenda XIX 491, 10 K., del. Corn.* 9. 10 φλεβοτι^ύ^ *sic* U: *corr. Ald.* ἢ ἀποσχάζοντας *ut interpretamentum* φλεβοτομίας *a sede sua delatum in suspicionem vocaverim* 11 ὠνόμαζε *ab Ald. edd.* 13 τοὐναντίον ⟨αὐ⟩τῷ τρίτον *ex* H *conieci*: τὸ ἐναντίον τῶ τρίτω U 18 *utrumque* τι *ut v. 5 cum Hipp. del. Corn., sicuti deest in* H κἂν *corr. Kuehn*: ἂν U *ceteraeque edd.* 19 μώρια U: *corr. Ald.* 24. 25 ὀλικάκις U: *corr. Ald.*

Κοινὸν καὶ καθόλου cκοπὸν ἰαμάτων παρ' αὐτοῦ μεμαθηκὼc ἕπεcθαι δυνήcῃ τοῖc λεγομένοιc ἐν μέρει πᾶcι θεραπευτικοῖc λογιcμοῖc. εἰ γάρ ἐcτι "τὰ ἐναντία τῶν ἐναντίων ἰάματα", λεᾶναι μὲν δεήcει τὰ τετραχυcμένα παρὰ φύcιν, τραχῦναι δὲ τὰ λεῖα γεγονότα. τραχύνεται μὲν οὖν καὶ φάρυγξ πολλάκιc αἰcθητῶc καὶ ἀρτηρία τραχεῖα καὶ cτόμα καὶ ὅλον τὸ δέρμα κατά τε τὰc ψωρώδειc καὶ λεπρώδειc διαθέcειc ἐξανθήμαcί τέ τιcι, τοῖc μὲν κεγχρώδεcιν, τοῖc δ' ἐλάττοcι τούτων ἢ μείζοcι. τραχύνεται δὲ καὶ τὰ κατὰ γαcτέρα πολλάκιc, ὅταν δι' αὐτῶν ἐκκρίνηται πλείων χολώδηc χυμὸc ἄκρατοc. ἔcθ' ὅτε δὲ καὶ
901 ἐξ ἐδεcμάτων | δριμέων τε καὶ δακνωδῶν γίνεται τοῦτο. καὶ δηλονότι διὰ τῶν ἰωμένων τὰc τραχύτηταc φαρμάκων τὴν θεραπείαν ποιεῖcθαι χρὴ τῶν τοιούτων, ὅπερ ὠνόμαcε λειῆναι. τοῖc δὲ εἰρημένοιc ἐναντίωc διακείμενα τὰ °⟨τοῦ⟩ τραχυνθῆναι δεόμενα κατὰ μὲν τὸ δέρμα περί τε τὰc τῆc κεφαλῆc καὶ τοῦ γενείου τρίχαc γίνεται, περὶ μὲν τὰc τῆc κεφαλῆc ἐν ἀλωπεκίαιc καὶ ὀφιάcεcι καὶ μαδήcεcιν, περὶ δὲ ⟨τὰc⟩ τοῦ γενείου τῶν βραδέωc αὐτὰc καὶ μόγιc φυόντων, ἐφ ὧν καὶ αὐτῶν ἐπειράθημεν ἁπάντων τῶν πρὸc ἀλωπεκίαc ἁρμοζόντων φαρμάκων. ἐν δὲ τοῖc ἄλλοιc μέρεcι τοῦ cώματοc ἔν τε τῷ χειλῶν κολλᾶν ἕλκη ἢ κόλπουc ὅλουc, ἐνιέντεc φάρμακα ῥυπτικά, τραχύνομεν τὰ μόρια καὶ τὴν γαcτέρα γλίcχρου φλέγματοc ἐμπεπληcμένην ἐνίοτε τραχυντικοῖc φαρμάκοιc διαρρύπτομεν. ἐν ταὐτῷ δ' εἰcὶ [τῷ] γένει καὶ οἱ τῶν °αἱμορροΐδων καθάρcεων προκλητικοὶ πεccοί. καὶ μέντοι ⟨καὶ⟩ τὰc ἐν τοῖc βλεφάροιc cυκώcειc προτραχύνοντέc τινι πρότερον οὕτωc ἐπαλείφομεν τὰ καθαιρετικὰ φάρμακα, πράττοντεc τοῦτο
902 χάριν τοῦ παραδέξαcθαι τὴν δύναμιν | αὐτῶν εἰc τὸ βάθοc τὰc ἡλκωμέναc ἐξοχάc. ἴcτε γοῦν ἐμὲ χρώμενον ἐπ' αὐτῶν δέρμαcί τε θαλατ-

3 τὰ ἐναντία τῶν ἐναντίων ἰάματα] *Hipp. De flat. 1 (VI 92 L.) sententiam attulit Gal. etiam in Epid. I 2 CMG V 10,1 p. 52,2 et in Epid. II 6 ibid. p. 376, 6 Pf.; praeterea cf. p. 64,13. 69,5—14* 6 ψωρώδειc *cf. Gal. VII 167. 279. 727 K. CMG V 4,2 p. 429,11 Helmr.* λεπρώδειc] *cf. Gal. VII 197. 727. XIV 757. 758 K.* 15 ἐν ἀλωπεκίαιc καὶ ὀφιάcεcι] *cf. Gal. VII 63. X 1015. XII 381 sqq. XIV 757 K.* μαδήcεcιν] μάδηcιc τριχῶν *nominatur Epid. II 1, 7 (V 78, 6 L.) Epid. III 3,4 (I 225, 21 Kw. III 74, 3 L.); cf. CMG V 10, 2,1 p. 122,12*: μυδριάcεcι *vocabulo morbus quidam pupulae (cf. Gal. XIV 775/76 K.) significatur* 17. 18 τῶν πρὸc ἀλωπεκίαc ἁρμοζόντων φαρμάκων] *Gal. XII 392—398 K.* 23 cυκώcειc] *cf. Foës. Oec. Hipp. p. 594 s. v.* 26 ἴcτε γοῦν ἐμὲ χρώμενον . . .] *cf. Gal. XII 205. 343. 347 K.*

4 τὰ τε τραχυcμ/ *sic* U: τὰ τετραχυcμένα *corr. Ald.* 5 φάρυξ U: *corr. Ald.* 6 ψωρώδηc U: *corr. Ald.* 9 ἐκκρίνεται *ab Ald. edd.* 12 ὠνόμαcε *ex* -cαι *corr. ipse* U λειᾶναι U: λεᾶναι *ab Ald. edd.*: *correxi* 13 τοῦ *addidi* 15 ἐν ἀλωπεκίαιc *(cf. v. 17) servavi, quamquam* ἀλωπεκιάcεcι *Gal. usitatius* μυαδήcεcι *non sanum* U *Ald.*: μυδριάcεcιν *praegresso Bas. editore Crassus*: *num* μαδήcεcιν *ex CMG V 10, 2, 1 p. 122, 12?* περὶ *scripsi*: ἐπὶ U *edd.* 16 τὰc *addidi* αὐτὰc *emendavi*: αὐτοῦ U *edd.* 17 τῶν *post* ἁπάντων *ab Ald. om. edd.* 19 κολλᾶν: verbinden *versum habet* H: κ*αλῶν *Ald., quam sequuntur omnes deinceps edd.* 21 εἰcὶ *corr. Corn.*: ἐcτὶ U *edd.* τῷ *ante* γένει *delevi*; *an* τού⟨τοιc⟩ *malis?* 22 οἱ *corr. Corn.*: τὰ U *Ald. Bas.*: *om. Chart.* 23 καὶ *addidi*

τίων κητῶν τραχέςι καὶ ςηπίας ὀςτράκοις καὶ κιςςήρει, καὶ τούτων μὴ παρόντων αὐτῷ τῷ κυαθίςκῳ τῆς μήλης ςτενὸν ἐχούςης, οὐκ εὐρὺ τὸ πέρας. ἀλλὰ καὶ τοὺς ἀχῶρας καὶ τὰ κηρία καλούμενα καὶ τὰς μυρμηκίας, ὅςα τε ἄλλα τοιαῦτα φαρμάκοις ἐκτῆξαι βουλόμεθα, προτραχύνοντες ἤτοι διὰ τῶν ἡμετέρων ὀνύχων μετρίως ἢ δι᾽ ὀθόνης ςκληρᾶς ἤ διά τινος τῶν προειρημένων, οὕτως ἐπιτίθεμεν αὐτοῖς τὰ φάρμακα. ςκληρῦναι, μαλθάξαι· καὶ τούτων ἡμῖν χρεία γίνεται πολλάκις μὲν ἐφ᾽ ὅλου τοῦ ςώματος, ἐνίοτε δὲ ἐφ᾽ ἑνὸς μορίου. τοὺς μὲν γὰρ ὕποιδόν τε καὶ ὑδερικὴν ἔχοντας ὅλην τὴν ἕξιν τοῦ ςώματος ςκληρύνομεν διά τε ςινδόνων προανατρίβοντες καὶ ςκληρᾷ τρίψει χρώμενοι καὶ γυμνάζοντες ἐν κόνει. τοὺς δ᾽ οὐ φέροντας ταῦτα φαρμάκοις ξηραίνουςι προςπλαςτικοῖς ἀλουςίᾳ τε καὶ ταῖς εἰρημέναις τρίψεςι, πρὸς δύναμιν δηλονότι καὶ κατὰ βραχὺ χρώμενοι ταῖς παραυξήςεςιν αὐτῶν. ἓν δὲ μόριον ἐνίοτε διακείμενον οὕτως ἀνὰ|λόγον οἷς 908
εἴρηκα θεραπεύομεν. ἐπὶ δὲ τῶν κώλων μάλιςτα φαίνεται ςυνεχῶς τοῦτο γινόμενον, ἀλλὰ καὶ τῶν ἑλκῶν πάντων, ὅταν ςαρκωθῇ, τὴν ἐπούλωςιν οὕτω ποιούμεθα. ςκληρυνομένη γὰρ ἡ ςὰρξ δερματοῦται καὶ οὐλὴ γίνεται. πάλιν δὲ ἐκ τῶν ἐναντίων μαλθάςςεται τά τε τετυλωμένα καὶ τῶν φλεγμονῶν αἱ ςκιρρούμεναι, καθ᾽ ὃν τρόπον καὶ ἡ τοῦ ςκιρρουμένου ςπληνὸς ἴαςις γίνεται. καὶ ⟨μέντοι καὶ⟩ τὸ παχυνόμενον δέρμα κατὰ τὸ πάθος, ὃ καλοῦμεν ἐλέφαντα, καὶ τῶν οὐλῶν δὲ τὰς ςκληροτέρας τοῦ προςήκοντος μᾶλλον μαλάςςομεν, ὥςπερ τὰς πάνυ μαλακὰς ςκληρύνομεν.

II 5 [II 1. V 276, 8 L.] Ἐπεγεῖραι, ναρκῶςαι.

Τὸ μὲν ἐπεγεῖραι τὴν αἴςθηςιν καὶ τὴν κίνηςιν τῶν ἐκλελυμένας ἐχόντων αὐτὰς εὔδηλόν ἐςτιν οὐ ςμικρὰν χρείαν παρέχον τοῖς

3. 4 ἀχῶρας, κηρία καλούμενα, μυρμηκίας] *cf. Gal. VII 728 (P. Richter, Klass. d. Med. XXI 23). X 1004. 1011. XII 463 sq. XIV 397. XV 347 sq. K.* 6 τῶν προειρημένων] *modo p. 62. 63* 12 προςπλαςτικοῖς] *emplastica remedia quae dicantur exponit Gal. XI 634. 742 K.* εἰρημέναις] *v. 10* 15 τῶν κώλων] *ut ex. gr. Gal. in Progn. comm. I 13 CMG V 9, 2 p. 228, 12 Heeg* τὰ τέςςαρα κῶλα, τουτέςτι τὰ ςκέλη καὶ αἱ χεῖρες 17 ἐπούλωςιν] *cf. Gal. XI 757 sq. K.* 19 τῶν φλεγμονῶν αἱ ςκιρρούμεναι] *Gal. VII 723 (v. P. Richter l. l. p. 20[3]). 738. X 876. 926. XIII 950. 992 K.* 20 ςκιρρουμένου ςπληνὸς ἴαςις] *e. c. Gal. X 921. 959. 960. XI 108 K.* 21 ἐλέφαντα] *cf. CMG V 10, 1 p. 191, 36 sqq. Pf., Gal. VII 29. 75. 224. 727 (cf. P. Richter l. l. p. 22[7]). XI 140 sq.; historiolam huius morbi ex libro De simplicium medicamentorum temperamentis et facultatibus IX 1. XII 312 sqq. K. in Subfig. empir. ipse Gal. iterasse videtur Carolo Deichgräber, Empirikerschule p. 13/14*

1 κιςςίρει U: *corr. Ald.* 3 καὶ (*post* ἀλλὰ)] τὸ *per errorem Charterii edd.* 7 ςκ■ρῦναι *sic* U: ςκ⟨λη⟩ρῦναι *compl. Ald.* 10 ςκληρὰ U: *corr. Chart.* 12 προςπλαςτικοῖς *vel potius* ἐμπλαςτικοῖς *conieci*: προςπλαςτοῖς U *edd.* 20 μέντοι καὶ *post* καὶ *excidisse credam; cf. p. 62, 22* 21 *inter* καὶ *et* τῶν *rasuram octo fere litterarum exhibet* U, *ita ut* ὃ καλοῦμεν *ante* τῶν οὐλῶν *iterata fuisse videantur* 22 καὶ *post* δὲ *a Bas. falso edd.* 24 *in Arabide post* ναρκῶςαι *add.* καὶ τἄλλα ὅςα τοιαῦτα H; *cf. p. 64, 6* 25. 26 ἐκλελυμένων *compendiose* U: *asterisco quidem apposito corr. Ald., in qua errorem librarii recte sublatum testatur* H 26 sq. τοῖς ἰατροῖς *deest in* H

904 ἰατροῖς. τὸ δὲ ναρκῶσαι κατὰ μόνας | τὰς σφοδρὰς ὀδύνας γίνεταί ποτε χρήσιμον, ἡνίκα τὰ δι' ὀπίου καὶ μανδραγόρου καὶ ὑοσκυάμου φάρμακα προσφέρομεν. αὐτὸς γὰρ εἶπε· "νάρκη δὲ μετρίη ὀδύνης λυτική." ἐὰν γοῦν τις σφοδροτέροις ἢ πλείοσι χρήσηται τοῖς ναρκωτικοῖς φαρμάκοις, καταψύχεταί τε καὶ νεκροῦται τὰ σώματα.

II 6 [Π 1. V 276, 8 L.] Καὶ τὰ ἄλλα ὁκόσα τοιαῦτα.

Τὰ κατὰ τὴν ὁμοίαν τοῖς προειρημένοις γινόμενα ἐναντίωσιν λέγει, θερμαινόντων ἢ ψυχόντων ἢ ὑγραινόντων ἢ ξηραινόντων ἢ ἐμβαλλόντων τὸ ἐκπεπτωκὸς ἢ ἐκτεμνόντων τὸ παρὰ φύσιν ὅλῳ τῷ γένει τοῦ σώματος ἢ ἀποτεμνόντων ⟨τὸ⟩ τῷ μεγέθει παρὰ φύσιν ἢ τὸ διεστραμμένον °ἐξευθυνόντων ἢ ἐκφραττόντων τὸ ἐμπεφραγμένον ἢ τἆλλα ὅσα κατὰ τὴν Θεραπευτικὴν εἴρηται πραγματείαν, ἅπαντα κοινὸν ἔχοντα σκοπὸν τὴν τῶν ἐναντίων τοῖς πάθεσι προσαγωγήν.|

905 **II 7** [Π 1. V 276, 9 L.] Παροχετεύειν.

Τρόπους θεραπειῶν ἐπὶ χυμοῖς ἐνταῦθα διδάσκειν ἄρχεται, γεγραμμένους τελειότερον ἐν τῷ Περὶ τῶν χυμῶν, εἰρήσονται δὲ καὶ νῦν ἀναμνήσεως ἕνεκα. παροχέτευσιν μὲν ὀνομάζειν εἴωθεν ὁ Ἱπποκράτης, ὅταν χυμός τις δεόμενος κενώσεως μὴ καθ' ὃ δεῖ χωρίον ὁρμήσῃ φέρεσθαι καὶ μέντοι μηδὲ πόρρω πάνυ τοῦ προσήκοντος μηδ' εἰς τὸν ἐναντιώτατον τόπον, ἀλλ' οἷον εἰ δι' οὔρων ὁρμήσει⟨εν⟩ ἐκκενοῦσθαι, κεκακωμένης κύστεως ἢ νεφρῶν. παροχετεύειν γὰρ ἄμεινον ἐνταῦθα διὰ τῆς γαστρός, ὥσπερ εἰ καὶ διὰ γαστρὸς τὴν ὁρμὴν σχοίη φέρεσθαι, κεκακωμένων ἐντέρων, ἔμπαλιν [γὰρ] ἐπὶ τούτων εἰς οὖρα προτρέψομεν ἔρχεσθαι τὸν χρῄζοντα κενώσεως χυμόν. ἐπὶ δὲ γυναικῶν ἐνίοτε διὰ μήτρας ἢ κατὰ τοὐναντίον ἔστιν ὅτε τὸν διὰ μήτρας ῥοῦν γινόμενον ἐπ' οὖρα καὶ γαστέρα παροχετεύσομεν. εἰ

2. 3 τὰ δι' ὀπίου καὶ μανδραγόρου καὶ ὑοσκυάμου φάρμακα] *haec* ἀνώδυνα *(cf. e. c. p. 68, 15 vel XI 764 K.) saepe iuxta ponuntur, velut CMG V 9, 1 p. 151, 9. 175, 14 Helmr. vel XI 751. 767. XII 67. XIII 271. 272 sq. K.* εἶπε] *Aph. V 25. IV 540, 17 L.; cf. Foës. Oec. Hipp. p. 424 s. v.* νάρκη ἢ νάρκωσις, *item Gal. VIII 71 et XIII 865 K.* 5 καταψύχεταί τε καὶ νεκροῦται] *cf. e. c. Gal. VII 14. XI 421. 596. XIII 155 K.* 12 τἆλλα ὅσα κατὰ τὴν Θεραπευτικὴν εἴρηται πραγματεί(αν] *Gal. X 557. 650. 735. 761. 767 al. K.* 16 ἐν τῷ Περὶ χυμῶν] *Hipp. V 476—502 L.* 17 παροχέτευσιν] *cf. Foës. Oec. Hipp. p. 488 sq. s. v.* 18 ὅταν χυμός τις . . .] *cf. illud Hipp. De hum. 1 (V 476 L.)* ἀκτέα ᾗ ῥέπει διὰ τῶν ξυμφερόντων χωρίων *Gal. frequentatum (vid. CMG V 9, 1 p. 169, 5 Helmr.) et Aph. I 21 (IV 468 L.) cum Gal. comm. XVII B 439/40 et XI 160 K.*

2 ὑοσκιάμου U: *corr. Ald.* 4 λητική U: *corr. Ald.* 6 ὅσα *Hipp. verba* καὶ—τοιαῦτα *non habent novi lemmatis locum in* H; *cf. p. 63, 24* 9 ἐκπεπωκός, *quamquam corr. Corn., etiam Kuehn* 10 τὸ *ante* τῷ μεγέθει *addidi* 16 τελειώτερον U: *corr. Chart.* 17 παρεχέτευσιν U: *corr. Bas. Corn.* 20 ὁρμήσειεν *anteposui coll. v. 23* σχοίη *et p. 65, 1* κινήσαιμεν: ὁρμήσει U *edd.* 23 *sec. interpr. arab., ut quae duas sententias in unam contraxerit,* γὰρ *cum* H *delevi* 24 δὲ] καὶ *per compend.* U: *om.* H: *corr. Kuehn* 25. 26 ἢ κατὰ τοὐναντίον—ἐπ' οὖρα *post* οὖρα *iter.* U: *iterata sustulit Ald.*

δὲ ἐπί τινος τῶν τοιούτων κενώσεων ἐμέτους κινήσαιμεν, ἀν|τίσπασιν 906 ὀνομάζει τοῦτο, καθάπερ εἰ καὶ τοὺς ἐμέτους ἀντισπάσαιμεν, ἐρεθίζοντες ἐπὶ μήτραν ἢ κύστιν ἢ ἕδραν.

II 8 [II 1. V 276, 9 L.] Παροχετεύειν, ὑπείξαντα ἀντισπᾶν αὐτίκα, †ἀντιπίπτοντα ὑπεῖξαι.

Τῷ παροχετεύειν ἀκόλουθον ἦν ἐπενηνέχθαι τὸ ἀντισπᾶν, ἔπειθ᾽ οὕτω διδάσκειν, ὅπως ἄν τις ἄριστα ποιήσαιτο τὴν ἀντίσπασιν. ὁ δ᾽ Ἱπποκράτης ὑπερβὰς τὸ ἀντισπᾶν εἰπεῖν εὐθέως ἧκεν ἐπὶ τὸ χρησιμώτατον ἐγνῶσθαι τοῖς μέλλουσι καλῶς ἀντισπᾶν τοὺς κακῶς ἐπί τι μόριον ὁρμήσαντας χυμούς. οὐ γὰρ ἐπιμένειν χρή γε τοῖς ἀντισπῶσι βοηθήμασι διὰ παντός, ἀλλὰ παρεντιθέναι τινὰ καιρὸν ἀργὸν τῶν ἀντισπώντων, ἵνα τὸν φθάσαντα χυμὸν ἐστηρίχθαι κατὰ τὸ πάσχον μόριον ἐάσωμεν ἐκκριθῆναι. διαμείνας γὰρ ἐν αὐτῷ διττῶς ἀνιάσει, τὸ μέν τι τῷ πλήθει διατείνων, τὸ δέ τι τῇ ποιότητι λυπῶν. ἐὰν δὲ ἐάσῃς | ἐκκριθῆναι τοὺς φθάσαντας ἐπὶ τὸ μόριον ἐνηνέχθαι 907 χυμούς, ἐλευθερώσεις αὐτὸ τοῦ πόνου ῥᾷόν τ᾽ ἀνύσεις τι τοῖς ἀντισπαστικοῖς βοηθήμασιν, οὐκέτ᾽ ἐφ᾽ ἑαυτὸ διὰ τὸν πόνον ἐρεθίζοντος τοὺς χυμοὺς τοῦ μορίου πρὸς τὴν ῥοπήν, ἣν ἐξ ἀρχῆς οὐκ ὀρθῶς ἐπεποίηντο.

II 9 [II 1. V 276, 10—278, 2 L.] Ἄλλον χυμὸν μὴ τὸν ἰόντα ἄγειν, τὸν δὲ ἰόντα συνεκχυμοῦν, ὀργάσασθαι τὸ ὅμοιον, οἷον ὀδύνη ὀδύνην παύει. τὰ ἀνόμοια εἰ ῥέπει ἄνω ἀρθέντα, κάτωθεν λύειν καὶ τὰ ἐναντία ταῦτα, οἷον κεφαλῆς κάθαρσις, φλεβοτομίη, ὅτε οὐκ εἰκῇ ἀφαιρέεται.

Τὸ μὲν ἄλλον χυμὸν μὴ τὸν ἰόντα ἄγειν εὔδηλόν ἐστιν ἐξ ὧν ἐμάθομεν ἐν Ἀφορισμοῖς τε καὶ ἐν τῷ Περὶ χυμῶν. ἐὰν μὲν

1 ἀντίσπασιν] *ut p. 94, 15 aliisque locis allatis a Foësio Oec. Hipp. p. 64 sq. s. v.; cf. etiam Gal. X 315 sq. XI 91. 319 K.* 26 ἐν Ἀφορισμοῖς τε καὶ ἐν τῷ Περὶ χυμῶν] *cf. ad p. 64, 18 sq.; qui adhuc in libris impressis circumferuntur Gal. in Hipp. De hum. commentarios (XVI 1—488 K.) in spuriis habendos pronuntiavit Carolus Kalbfleisch in Actis Acad. Berol. a. 1916 p. 139*

2 ἀντισπάσαιμεν *scripsi coll. modo opt. p. 64, 20. 23. 65, 1*: ἀντισπάσομεν U *edd.* 3 κύστην U: *corr. Ald.* 4 παροχετεύειν *in init. lemm. e priore iteratum cum* HU *servavi* 5 ἀντιπίπτοντα *et propter tempus et propter significationem suspectum habeo; Hipp. in actu contrario describendo idem quod modo usurpaverat verbum* ἀντισπάσαντα *scripsisse opinor*: ἀντιτείναντα *cum universis codd. Hipp. etiam Pall., sed eodem quo* ἀντισπάσαντα *sensu transtulit Littré V 277/79* 6 ἀκόλουθον ἦν H *corr. Chart*: ἀκ. ἢ U *Ald. Bas.* 13 τὸν πάσχοντα *compend.* U: *corr. Corn. Chart.* 14 ἀνιάσῃ U *edd.*: *correxi* 15 ἐάσαις U *edd.*: *correxi* 16 αὐτὸν U *edd.*: *corr. Corn.* 21 ἐργάσασθαι *glossema in text. intrusum (cf. p. 66, 20 sqq.) exhibent* U *edd. Hipp. Pall.*: *in vers. arab.* mischen H, *unde* ὀργάσασθαι *coll. et comm. p. 66, 7. 69, 24 et Gloss. Hipp. s. v. Gal. XIX 129, 14 K. restitui* 22 εἰ ῥέπει ἀνώ UH: ἢν ῥέπει ἄνωθεν *scr. Chart. sec.* ἢν ῥέπῃ ἄνωθεν *Hipp.* 24 βλεβοτομία U: *corr. Ald.* 25 ἄλλο U: *corr. Ald.; cf. v. 20* 26 ἐν τῷ] *pro* τῷ *a Chart. omisso frustra* τοῖς *add. Kuehn*

γὰρ ὁ λυπῶν ἐκκρίνηται συμμέτρου τῆς κενώσεως οὔσης, δέχεσθαι χρὴ
908 μηδὲν αὐτὸν περιεργαζόμενον, ὥσπερ εἰ καὶ | μὴ συμμέτρως γένοιτο
πράττειν αὐτόν τι, ποτὲ μὲν ἐπέχοντα τὸ πλῆθος, ποτὲ ⟨δὲ⟩ παροξύ-
νοντα τὸ τῆς κενώσεως ἐλλιπές, ὅπερ ὠνόμασεν αὐτὸς τὸν ἰόντα
συνεκχυμοῦν. ἐκχυμώσεις γὰρ εἴωθε τὰς ἐκ τῶν ἀγγείων ἐκ-
χύσεις καὶ κενώσεις ὀνομάζειν. τὸ δὲ ὀργάσασθαι μεμάθηκας ἐπὶ τοῦ
μεταλλάττειν ἢ μειγνύναι λεγόμενον. ἄδηλον οὖν εἴτε τῷ προειρημένῳ
συντακτέον εἴτε τῷ ἑξῆς εἰρημένῳ [αὐτὸ] προσακτέον, ἑκατέρως γὰρ
οὐκ οἰκείως φαίνεται λέγεσθαι. διὸ καὶ τινὲς μὲν ὡς ἑπόμενον αὐτὸ
τοῖς προειρημένοις ἐκείνοις συνῆψαν, εἶτ᾽ ἀφ᾽ ἑτέρας ἀρχῆς τὸ
ὅμοιον οἷον ὀδύνην ἡ ὀδύνη παύει. τινὲς δὲ ἀρχὴν ἐποιήσαντο
τῶν ἐφεξῆς τὸ ὀργάσασθαι τὸ ὅμοιον. ἐπεὶ δέ, ὡς ἔφην, ἑκατέρως
λεγόμενον οὐδετέρως ἐστὶ πιθανόν, ἐπὶ τὸ μεταγράφειν αὐτὸ παρεγέ-
νοντο πολλοί, καθάπερ καὶ τὰ ἄλλα ὅσα καθ᾽ ἓν ὄνομα τὴν ἀσάφειαν
ἔχει. καὶ τινὲς μὲν τὴν δευτέραν συλλαβὴν διὰ τοῦ γ καὶ ι γράφουσιν,
"ὀργίσασθαι", τινὲς δὲ τὴν πρώτην διὰ τοῦ ε καὶ ρ, τὴν δὲ δευτέραν
909 διὰ τοῦ γ | καὶ α, ἐργάσασθαι τὸ ὅμοιον. εἶτ᾽ ἐφεξῆς φασιν ἐν
παραδείγματος μοίρᾳ λελέχθαι τὸ οἷον ὀδύνη ὀδύνην παύει. γέ-
γραπται μὲν οὖν τοῦτο κατὰ πολλὰ τῶν ἀντιγράφων, ὀρθῶς δὲ ἐν
τοῖς κατὰ Διοσκουρίδην οὐ γέγραπται. φαίνεται μὲν γὰρ εἰς ἐξ-
ήγησιν προσγραφὲν ὑπό τινος αὖθις [δὲ] εἰς τοὔδαφος ὑπὸ τοῦ βιβλιο-
γράφου μετατεθεῖσθαι. τό γε μὴν διὰ τοῦ γ καὶ ι γραφόμενον "ὀργί-
σασθαι" πάνυ κακόζηλόν ἐστι καὶ πόρρω τῆς Ἱπποκράτους ἑρμη-
νείας, ἐάν τε ἐφ᾽ ἡμῶν αὐτῶν ἐάν τε ἐπὶ τῶν θεραπευομένων λέγηται
μορίων ἐάν τε ἐπὶ τῶν χυμῶν. τὸ γὰρ οἷον εἰς ὀργὴν αὐτὰ προτρέψαι
καὶ ἐπεγεῖραι πρὸς τὴν ἔκκρισιν ἡγοῦνται δηλοῦσθαι διὰ τοῦ "ὀργί-
σασθαι" ῥήματος.

5 *verbum* συνεκχυμοῦν *Gal. XIX 143, 8 K. in lex. Hipp. aliter explicuisse atque in comm. adnot. Littré V 276*[9] 6 τὸ δ᾽ ὀργάσασθαι μεμάθηκας . . .] *nempe e Gal. XIX 129, 14 K. gloss. Hipp., ubi* ἀναμεῖξαι, συγκεράσαι *exponitur eodem modo quo hic et p. 69, 24 (70, 1)* 12 ὡς ἔφην] *modo v. 8 sq.* 13—15 τὸ μεταγράφειν . . . ὅσα καθ᾽ ἓν ὄνομα τὴν ἀσάφειαν ἔχει] *eius generis quod illustratur p. 4, 9. 10 exempla sunto p. 19, 29. 58, 21* 16 ὀργίσασθαι] *ad hoc pertinere putatur altera quidem explicatio quae est Erot. 65, 1 N. gloss.* ὁρμὴν ἔχειν πρός τι . . ., εἰς παράστασιν ἀγαγεῖν τὰ ὑγρὰ καὶ πρὸς ἔκκρισιν ἑτοιμάζειν 19. 20 ἐν τοῖς κατὰ Διοσκορίδην (*sc.* ἀντιγράφοις)] *cf. p. 4, 17 et 55, 18* 21 εἰς τοὔδαφος . . .] *cf. CMG V 10, 1 p. 35, 31. 43, 23 sqq. vel 10, 2, 1 p. 100, 15 sq. 133, 17 sq.*

3 δὲ *addidi* 6 et 12 ἐργάσασθαι U *edd.*: ὀργάσασθαι *sec.* H *utroque loco scripsi; cf. p. 65, 21* 8 αὐτὸ *propter hiatum delevi* 13 ἐπὶ τὸ] τοῦ *falso a Chart. edd.* 15 *ad verba* τὴν δευτέραν συλλαβὴν διὰ τοῦ γ̄ καὶ ῑ *i. m. Ald. exempli sui* τὴν πρώτην διὰ τοῦ ο̄ καὶ ρ̄ *adnot. Corn.* 16 καὶ ο̄ U: ε *mut. recte Ald.* 17 ὀργάσασθαι *pro* ἐργάσασθαι *non recte coni. Littré V 277* 19 ἀντιγραφέων U: *corr. Kuehn* 20 διοσκουρίδην *ex* διοσκωρίδην *corr. ipse* U: *formae recentioris* ο *ut p. 69, 18. 83, 18 a Bas. edd.* 20. 21 ὡς ἐξηγήσει U *edd.*: εἰς ἐξήγησιν *ex* H *emendavi* δὲ *seclusi* βιβλογράφου U: *corr. Bas.* 22 μετατεθῆσθαι U: *corr. Chart.* 26. 27 ὀργήσασθαι *falso Kuehn*

ἀλλὰ ταῦτα μὲν εὐκαταφρόνητα καὶ cμικρά, καθάπερ καὶ πάνθ' ὅcα περὶ τῆc λέξεωc ἐξήγηνται, τῆc τῶν πραγμάτων ἀληθείαc φυλαττομένηc. ἐὰν δὲ κἀκεῖνα κινῆται, φευκτέον ἡμῖν ἐcτι τὰc τοιαύταc γραφάc, ὥcπερ κἀνταῦθα cχεδὸν ἁπάντων τῶν ἐξηγητῶν προcιεμένων θεραπείαc τινὰc ἐνίοτε διὰ τῶν ὁμοίων γίνεcθαι, καὶ μὴ διὰ παντὸc ὑπὸ τῶν ἐναντίων, | ὅπερ αὐτὸc ὁ Ἱπποκράτηc ὑπονοήcαc τινὰc 910 οἰήcεcθαι δι' ἑνὸc παραδείγματοc ἐνεδείξατο τὴν ἀπάτην αὐτῶν, ἐν Ἀφοριcμοῖc γράψαc· "ἔcτιν ὅκου ἐπὶ τετάνου ἄνευ ἕλκεοc νέῳ εὐcάρκῳ θέρεοc μέcου ψυχροῦ πολλοῦ κατάχυcιc ἐπανάκληcιν θέρμηc ποιέεται, θέρμη δὲ ταῦτα ῥύεται." ψυχρὸν γὰρ πάθοc ὄντα τὸν τέτανον ὁμοίῳ βοηθήματι δόξει τιc λύεcθαι, ψυχρὸν ὕδωρ καταχέων αὐτῷ. τὸ δ' οὐχ οὕτωc ἔχει, θερμαcίαc γὰρ ἐπανάκληcιν ποιηcάμενον ὠφελεῖ· ὡc εἴ γε μὴ ποιήcαιτο ταύτην, ἐcχάτωc βλάψει. ὥcπερ δὲ τοῦτο δοκοῦν εἶναι βοήθημα ψυχρὸν τῷ θερμαίνειν ὠφελεῖ ποτε πάθοc ψυχρὸν τὸν τέτανον, οὕτωc ἕτερα θερμαίνοντα κατὰ cυμβεβηκὸc ψύχει, διαφοροῦντα τὴν πυρώδη θερμαcίαν. καί μοι περὶ τούτων ἐν ὅλῃ τῇ τῆc Θεραπευτικῆc μεθόδου πραγματείᾳ γέγραπται διὰ τῶν ἐναντίων βοηθημάτων τῷ πάθει τὴν θεραπείαν ἐπιδεικνύντι γίνεcθαι διὰ παντόc. οἱ δὲ δι' ὀδύνηc μείζονοc ἡγούμενοι θεραπεύεcθαι τὴν ἐλάccονα μέγιcτόν τι παρορῶcιν. οὐ γὰρ ἡ ὀδύνη τὴν θεραπείαν ἐργάζεται τῆc ὀδύνηc, ἀλλὰ τὸ cὺν τῇ ὀδύνῃ βοήθη|μα τοῦ ποιοῦντοc αὐτὴν πάθουc. ἔμαθεc 911 γὰρ ὡc οὐδενὸc cυμπτώματοc ἡ θεραπεία γίνεται πρώτωc, ἀλλ' ἀεὶ τῆc ἐργαζομένηc αὐτὸ διαθέcεωc. εἰ δέ τιc οὐδέποτε μὲν πρώτωc, ἐνίοτε δὲ ⟨κατὰ⟩ cυμβεβηκὸc φαίη τὰ ὅμοια τῶν ὁμοίων εἶναι θεραπευτικά, διὰ μέcων τῶν πρώτωc ἐναντίων, ἀληθῆ τέ φηcι καὶ μεμάθηκαc ἐπιcτημονικῶc αὐτὸ διά τε τῆc Θεραπευτικῆc πραγματείαc καὶ

5 θεραπείαc τινὰc ἐνίοτε διὰ τῶν ὁμοίων γίνεcθαι] *quibusdam commentatoribus conspirantibus fort. cum auctore libri* Περὶ τόπων τῶν κατ' ἄνθρωπον *42. VI 334. 336 L. (cf. Hipp. VII 234 L.); quibus quamquam Gal. eiusque sectatores obloquuntur, quorum ex numero Leonardus Fuchsius in enarratione Epid. l. VI (cf. Praef. p. XXI) haec scripsit p. 33: "communissimum hoc axioma, Contraria contrariis curantur, inverteretur: quod non solum Hipp. . . ., sed etiam Gal., et omnes quotquot rationalem medicinam professi sunt, tamquam infallibile et omnium certissimum principium inculcarunt", recte tamen mihi iudicavisse videtur Henricus E. Sigerist alterum quoque placitum in schola medicorum Coorum non ignotum fuisse ostendens (Antike Heilkunde, 1927, p. 36)* 5. 6 καὶ μὴ διὰ παντὸc ὑπὸ τῶν ἐναντίων] *cf. ad p. 60, 6 et 62, 3* 7. 8 ἐν Ἀφοριcμοῖc γράψαc . . .] *V 21 (IV 538, 10—12 L.); cf. Gal. XVII B 806 sq. K.* 16. 17 ἐν ὅλῃ τῇ τῆc Θεραπευτικῆc μεθόδου πραγματείᾳ κτλ.] *veluti Gal. X 650 K. contrarietatem maximum* cκοπὸν *curationis dicit et p. 735 omnium morborum curationis* cκοπὸν *communem, simillime ibid. p. 557. 761. 767 K.* 19 δι' ὀδύνηc μείζονοc θεραπ. τὴν ἐλάccονα] *cf. Hipp. Aph. II 46. IV 482 L. et Gal. comm. in Aph. XVII B 549 K. et in l. De hum. (quamvis traditorum auctoritas addubitetur) XVI 488 K.* 21 ἔμαθεc] *e. c. Gal. in Progn. comm. I CMG V 9, 2 p. 198. 199 Heeg; cf. etiam p. 68, 19. 25* 26 sq. διά τε τῆc Θεραπευτικῆc πραγμ. καὶ διὰ τῶν εἰc τοὺc Ἀφορ. ὑπομν.] *vid. ad vv. 16/17 et 19 allata*

2 ἐξήγηται U *edd.: correxi* 9 μέcον U *Ald.: corr. Bas.* 12 θερμαcία U *Ald.: corr. Corn. Bas.* 24 κατὰ *add. Bas.; cf. v. 15.*

προςέτι διὰ τῶν Εἰς τοὺς ἀφοριςμοὺς ὑπομνημάτων. ὃ δὲ λέγουςί τινες ὡς καύςας τις ἰςχίον, ὡς ἐπὶ τῶν ἰςχιαδικῶν, δι᾽ ὀδύνης ὀδύνην ἰάςατο, πρόδηλον ἔχει τὴν ἀτοπίαν. οὐ γὰρ διὰ τὴν ὀδύνην ἐθεραπεύθη τὸ πάθος, ἀλλὰ διὰ τὴν καῦςιν, ᾗ ςυμβέβηκε κατὰ τύχην ὀδύνη. θλάςας γέ τοί τις ἢ τεμὼν ἢ ὅπως ἑτέρως εἰς ὀδύνην ἀγαγὼν τὸ μόριον οὐκ ἂν ἰάςαιτο. καίτοι γ᾽ εἴπερ ἦν ἡ ὀδύνη τῆς ὠφελείας αἰτία, διὰ παντὸς ἂν ἐθεράπευεν ἰςχιάδας. οὕτω δὲ καὶ τὸν ὀδυνώμενον ὀδόντα δι᾽ ὀδοντάγρας κομιςάμενός τις ἀνώδυνον εἰργάςατο 912 τὸν ἄνθρωπον οὐ διὰ τὴν γενομένην ὀδύνην ἐξαι|ρουμένου τοῦ ὀδόντος, ἀλλὰ διὰ τὴν ἐξαίρεςιν ᾗ ςυνυπῆρχεν ἡ ὀδύνη. ὡς εἴ γε καὶ χωρὶς ὀδύνης ἦν ἐξελεῖν αὐτόν, ὁμοίως ἂν ὁ κάμνων ἀνώδυνος ἐγένετο, καθάπερ γε καὶ χωρὶς ἐξαιρέςεως, ἐὰν θλίβων τις ἢ διακινῶν αὐτὸν ὀδυνήςῃ, τὸ μὲν ἄλγημα ςφοδρότερον ποιήςει, οὐδὲν δὲ ὠφελήςει. ἑκατέρως τοίνυν εὔδηλόν ἐςτιν ἀνωφελῆ τοῖς ὀδυνωμένοις εἶναι τὴν ὀδύνην, ὅςον ἐφ᾽ αὑτῇ. διά τε γὰρ τῶν ἀνωδύνων βοηθημάτων πολλὰ θεραπεύεται τῶν ὀδυνωμένων μορίων, ἐφ᾽ ἑτέρων τε πολλάκις ὀδύναι μεγάλαι διὰ τῶν προςφερομένων ἔξωθεν γινόμεναι παῦλαν οὐδεμίαν τοῖς διά τι πάθος ὀδυνωμένοις ἐπιφέρουςιν. ἓν γὰρ μόνον ἐςτὶ τὸ ἰώμενον, ὅπερ ἂν ἐκκόπτῃ τὴν διάθεςιν ὁπωςοῦν, ἐάν τε χωρὶς ὀδύνης, ἐάν τε ςὺν ταύτῃ· κατὰ δὲ τὸν αὐτῆς λόγον ὀδύνη παύειν ὀδύνην οὐ πέφυκεν, ἀλλὰ τοὐναντίον ἅπαν παροξύνειν. τοῦτο μὲν οὖν τὸ παράδειγμα φανερῶς ἐςτι κίβδηλον, ἐφ᾽ ἕτερον δέ τι μεταβάντες ὧν εἰρήκαςι καὶ τὴν κατ᾽ ἐκεῖνο μοχθηρίαν θεαςώμεθα. φαςὶν 913 οὖν ἔμετον ἐμέ|τῳ θεραπεύεςθαι πολλάκις καὶ κλυςτῆρι δριμεῖ διαχωρήματα δακνώδη. ἔςτι δὲ κἀνταῦθα μία μὲν ἴαςις ἐκκόψαι τὴν διάθεςιν, ὑφ᾽ ἧς ἤτοι ναυτιώδεις εἰςὶν ἢ ςυνεχῶς ἐξ⟨αν⟩ίςτανται δακνόμενοι. γίνεται δὲ τοῦτο διττῶς, ὡς ἐμάθετε, καθ᾽ ἕνα μὲν τρόπον ἐκκενωςάντων ἡμῶν τοὺς χυμούς, ὅςοι τήν τε ναυτίαν καὶ τὴν τῶν ἐντέρων δῆξιν εἰργάςαντο, καθ᾽ ἕτερον δὲ πεψάντων τε καὶ μεταβαλόντων εἰς ποιότητα χρηςτὴν ἢ ἐπικεραςάντων. ἐδείχθη δὲ κἀπὶ τούτων ἡ ἴαςις ὑπὸ τῶν

2 καύςας] καῦςις *inter remedia* κακοχυμίας *enumeratur infra p. 338, 7 sqq. et cura ischiadis XVIII A 99 K.* 24 ἔμετον . . .] *Hipp. De loc. 42 (VI 336, 3 L.)* διὰ τὸ ἐμέειν ὁ ἔμετος παύεται 27 ὡς ἐμάθετε] *de nausea et diarrhoea cf. e. c. CMG V 10, 1 p. 39, 11 sqq. 53 sq. 54 sq. earumque de curis diversis cf. XIV 369. 450 et ibid. p. 752. VIII 25. X 862. 871 K.*

7 ἐθεραπεύειν *per errorem Ald., unde* ἐθεράπευςε *a Bas. edd., quod solus corr. Corn.* 9 διαιρουμένου *et v. 10* διαίρεςιν *perperam Chart.; cf. v. 11* ἐξελεῖν *et v. 12* ἐξαιρέςεως 13 ποιήςει *et v. 14* ὠφελήςει *scripsi*: ἐποίηςεν *et* ὠφέληςεν U *edd.* δὲ] καὶ *ab Ald. usque ad Charterianam* 14 ἑκατέρωςε U *edd.*: *correxi* 16 ὀδυνομένων U: *corr. Ald.* 22. 23 μεταβάντις *sic* U: *corr. Ald.* θεαςώμεθα *corr. Chart., sicuti* contemplemur *iam interpr. Crassus*: θεαςόμεθα U: θεαςάμεθα *per errorem Ald. Bas.* 26 ἐξίςτανται U *edd.*: *correxi coll. e. c. CMG V 10, 1 p. 39, 15. 16* δακνώμενοι U: *corr. Chart.* 27 ἔμαθε *pro* ἐμάθετε *per errorem Chart., unde* ἔμαθες *Kuehn; sed cf. e. c. p. 61, 6. 90, 29. 96, 9. 121, 5* 28. 29 εἰργάςαντο (ζο *supra*) *sic eadem manu* U πεψάντων H, *ut interpr. Crassus et corr. Corn.*: πεμψάντων U *edd.; sed cf. p. 70, 2* μεταβαλλόντων U: *correxi coll. p. 70, 1*

ἐναντίων γινομένη. τό τε γὰρ ὅλως ἐκκενῶσαι τὸν ἀλλότριόν τε καὶ παρὰ φύσιν χυμὸν ἐναντίον ἐστὶ τῷ ἴσχειν, ἥ τε κατὰ ποιότητα μεταβολὴ διὰ τῆς ἐναντίας γίνεται ποιότητος. ἀλλ' οὐ χρὴ ζητεῖν ἐνταῦθα, δεδειγμένου καθ' ὅλην τὴν Θεραπευτικὴν μέθοδον ἀεὶ διὰ τῶν ἐναντίων γίνεσθαι τὴν θεραπείαν. ἐπεὶ δὲ ⟨πολλοὶ⟩ πολλάκις ὑπό τε τῶν ἐμπειρικῶν καὶ τῶν μεθοδικῶν λόγων παραγόμενοι διαβάλλειν ἐπιχειροῦσιν αὐτό, παραπλησίους λέγοντες λόγους, °οὓς ἄρτι | διῆλθον, 914
ἴσως ἄμεινόν ἐστι μετὰ τὸ συμπληρῶσαι τὴν ἐξήγησιν τοῦ προκειμένου ποιῆσαί τι βιβλίον, ἐν ᾧ δειχθήσεται "τὰ ἐναντία τῶν ἐναντίων ἰάματα" ὑπάρχοντα μόνα πρώτως τε καὶ καθ' ἑαυτά. κατὰ συμβεβηκὸς γὰρ καὶ φαλακρὸς ἰατρὸς φαλακρὸν ἄρρωστον ὅμοιος ὅμοιον ἰᾶσθαι δύναται καὶ φοξὸς φοξὸν καὶ χωλὸς χωλόν. τὸ δὲ γενησόμενον βιβλίον ἐπιγραφήσεται Περὶ τοῦ καλῶς ὑπὸ ⟨τοῦ⟩ Ἱπποκράτους εἰρῆσθαι τὰ ἐναντία τῶν ἐναντίων ὑπάρχειν ἰάματα.

νυνὶ δ' ἀφικώμεθα πάλιν ἐπὶ τὴν τῆς προκειμένης ῥήσεως ἐξήγησιν, ἐν ᾗ διὰ τοῦ ο καὶ ρ τὴν πρώτην συλλαβὴν ἔφην ἐν τοῖς παλαιοῖς ἀντιγράφοις γεγράφθαι μετὰ τοῦ καὶ τοὺς παλαιοτάτους ἐξηγητὰς ἐπίστασθαι ταύτην. ἐφυλάξαντο δὲ αὐτὴν καὶ οἱ περὶ τὸν Διοσκορίδην καίτοι πολλὰς τῶν ἀρχαίων γραφῶν ὑπαλλάττοντες. εἴη ἂν οὖν ὁ Ἱπποκράτης ὡς ἐν ὑπομνήματι γεγραφὼς ἑαυτῷ καθάπερ ἄλλας πολλὰς συμβολικῶς τε καὶ βραχέως, οὕτω καὶ τὸ ὀργάσασθαι τὸ ὅμοιον. προειρηκὼς ⟨γὰρ⟩ ὡς ἐνίοτε [ὅτε] βέλτιόν ἐστι συμπράττειν τοῖς ⟨ἐκ⟩κρινομένοις ἐπήνεγκεν ὀργάσασθαι τὸ ὅμοιον, | τουτέστιν 915
ἀναμεῖξαι τῷ κενουμένῳ καλῶς χυμῷ τὸ ὅμοιον. ἐγχωρεῖ δὲ καὶ τὸ ἐπιφερόμενον αὐτῷ τὰ ἀνόμοια κατὰ τὴν αὐτὴν διάνοιαν ἐξηγήσασθαι. καὶ γὰρ καὶ τοὺς ἀνομοίους χυμοὺς συνεκχυμοῦν προσήκει τοῖς

4 καθ' ὅλην τὴν Θεραπευτικὴν μέθοδον...] *cf. ad p. 67, 16 sqq.* 9 ποιῆσαί τι βιβλίον, ἐν ᾧ δειχθήσεται κτέ.] *v. 13 quin etiam tit. libelli promissi pronuntiat, quem non extare ad hunc locum animadvertit Cornarius; neque autem num Gal. omnino promisso steterit cognitum habemus; cf. de alio promisso CMG V 10, 2, 1 p. 176, 21 sqq.* 16 ἔφην] *in mente habet lemmatis scripturam quae est* ὀργάσασθαι *(p. 65, 21), de qua inde a p. 66, 6 egit* 18. 19 οἱ περὶ τὸν Διοσκορίδην... ὑπαλλάττοντες] *cf. p. 66, 20 et 4, 17* 20 ὡς ἐν ὑπομνήματι γεγραφὼς ἑαυτῷ...] *cf. supra p. 5, 9. 10. 19, 5 sqq. 29, 34 sqq. et infra p. 80, 17 sqq. 106, 26 sq. 109, 24. 111, 17 sqq.* 22 προειρηκὼς] *verba p. 65, 21* τὸν δὲ ἰόντα (*sc.* χυμὸν) συνεκχυμοῦν *respicit*

1 γινομένην U: *corr. Ald.* 2 τὸ *ante* ἴσχειν U: *corr. Ald.* 4 τοῦ *ante* ἀεὶ *addere supersedi, cum genet. absol. indefin. Gal. usitatus sit; in universum vid. Kuehner-Gerth, Gramm. der griech. Spr. II 1³, 81. 82* 5 πολλοὶ *ante* πολλάκις *ex* H *recepi* ὑπὸ *scripsi*: ἀπὸ U *edd.* 6 παραγόμενοι *conieci*: ἀναγόμενοι U *edd.* 7 οἷς *coni. Sch.* 13 τοῦ *addidi* 15 ἀφικόμεθα *ab Ald. edd.* 16 ο *scripsi*: ε U *edd.*; *cf. p. 65, 21. 66, 6* 21 ὀργάσασθαι *correxi; cf. v. 16*: ἐργάσασθαι U *edd.* 22 γὰρ *post* προειρηκὼς *ex* H *adiciendum censui* ὅτε *ex* ἐνίοτε *in* U *iteratum om. Ald.* 23 ἐκκρινομένοις H *vel idem vel* κενουμένοις *adnot. Corn.*: κρινομένοις U *edd.*: *recte* iis quae vacuantur *vertit Crassus* ὀργάσασθαι *ut v. 21 ex* H *correxi*: ὁρμᾶσθαι *vestigium veri prae se ferens* U *omnesque edd.*: ἐργάσασθαι *Crasso praegresso scr. Corn.*; *cf. p. 65, 21* 25 ἀνόμια U *Ald.*: *corr. Bas.* 26 ἀνομίους U: *corr. Ald.*

καλῶς κενουμένοις. εἰ δὲ κἀπὶ τοῦ μεταβαλεῖν καὶ ἀλλοιῶσαι καὶ
πέψαι βούλοιτό τις ἀκούειν τὸ ὀργάσασθαι, καὶ οὕτως ἂν ἔχοι
νοῦν ἰατρικὸν ἡ λέξις. ἐὰν γὰρ ἐκκρίνηταί τις καλῶς χυμός, συνεκχυ-
μῶσαι τούτῳ, τουτέστιν ἐξομοιῶσαί τε καὶ συνεκκρῖναι προσήκει τοὺς
δεομένους κενώσεως, ἐάν τε ὁμοιότητά τινα ἔχωσι πρὸς αὐτόν, ἐάν
τε ἀνομοιότητα. δυνατὸν ⟨δ'⟩ ἐστὶ καὶ διελόντα τὴν λέξιν ὡς τελευτὴν
ποιήσασθαι τῆς προτέρας ⟨τὸ⟩ ὀργάσασθαι τὸ ὅμοιον, τῆς δὲ
δευτέρας ἐπ' αὐτῇ πάλιν ἀρχὴν ποιήσασθαι τήνδε· τὰ ἀνόμοια, εἰ
ῥέπει ἄνω ἀρθέντα, κάτω λύειν, ὡς εἶναι τὴν διάνοιαν τοι-
άνδε· "τὰ ἀνόμοια ὑγρὰ τοῖς μορίοις εἰς ἅπαν, ἄνω μὲν ἀρθέντα, κάτω
λύειν, εἰ δὲ κάτω ῥέψειεν, ἀντισπᾶν ἄνω," νοούντων ἡμῶν ἀνόμοια
916 λελέχθαι τὰ τοῖς τόποις οὐκ οἰκεῖα. τὴν δ' | αὐτὴν ἐξήγησιν ποιησό-
μεθα καὶ κατὰ τὴν ἑτέραν γραφήν, ἐφ' ἧς ἡ πρώτη συλλαβὴ διὰ τοῦ
ε καὶ ρ γέγραπται. τὸ γὰρ ἐργάσασθαι τὸ ὅμοιον ἐροῦμεν δηλοῦν
ἕκαστον ἡμῶν ἐργάσασθαι χρῆναι ἐκχυμουμένους χυμοὺς ὁμοίους τοῖς
κενουμένοις, ὡσαύτως δὲ καὶ τοὺς ἀνομοίους ὁμοίους ποιητέον. δύ-
ναται δ' ἴσως, ὥσπερ ᾠήθησαν ἔνιοι, τὸ "ὀργίσασθαι" ἐκ μεταφορᾶς
ἀπὸ τῶν ὀργώντων εἰρῆσθαι ζῴων. καὶ γὰρ ⟨αὐτῷ⟩ φαίνεται χρώ-
μενος αὐτὸς οὕτως, ὅταν εἴπῃ· "φαρμακεύειν ἐν τοῖσι λίην ὀξέσιν,
ἢν ὀργᾷ, αὐθημερόν." ἐπὶ γὰρ τῶν ἑτοιμοτάτων εἰς ἔκκρισιν ἐπειγο-
μένων τε πρὸς κένωσιν ὑγρῶν ἐνταῦθά τε καὶ κατ' ἄλλους Ἀφορι-
σμοὺς φαίνεται χρώμενος τῇ "ὀργᾶν" φωνῇ. οὕτως οὖν καὶ νῦν εἰκός
φασιν εἰρῆσθαι περὶ τῶν χυμῶν "ὀργίσασθαι" τὸ πρὸς ἔκκρισιν ἑτοί-
μους αὐτοὺς παρασκευάσαι.

πάλιν οὖν ἀφ' ἑτέρας ἀρχῆς εἴς τι χρήσιμον ἀγάγωμεν ὡς οἷόν
τε τὸν λόγον. ἐπεὶ γὰρ ἔφη τὰ ἄνω ἀρθέντα κάτω λύειν καὶ
τὰ ἐναντία τὸ αὐτό, τὰ μὲν ἀρθέντα τὰ οἷον ὁρμήσαντα δηλοῦν
917 ἡγητέον, ἵνα περὶ | τῆς πρώτης γενέσεως τοῦ πάθους ὁ λόγος αὐτῷ
γένηται, κελεύοντι πρὸς τοὺς ἐναντίους τόπους ἀντισπᾶν αὐτίκα,

6 διελόντα τὴν λέξιν] *cf. p. 66, 11. 12* 17 ὀργίσασθαι] *prorsus alia metaphora adhibita atque ea quam ut* κακόζηλον *p. 66, 22—27 respuit; de translatione ab animalibus turgescentibus deducta cf. Erot. glossam ad p. 66, 16 allatam et Gal. ipsius in Epid. II 6, 21 (V 136, 13 L.) comm. CMG V 10, 1 p. 388, 39 sqq. Pf.* 19 ὅταν εἴπῃ] *Aph. IV 10 (IV 504, 8 L.), qui aphorismus e memoria adscitus legitur etiam CMG V 9, 2 p. 82, 18 Diels* 21. 22 κατ' ἄλλους Ἀφορισμοὺς] *ut in aphorismo I 22 (IV 468 L.) a Gal. allato CMG V 9, 1 p. 304, 17. 18 Helmr.* 26 ἔφη] *p. 65, 22. 23* 29 et p. 71, 6 ἀντισπᾶν] *p. 65, 4; cf. Gal. X 316. 972 K.*

1 μεταβάλλειν U *edd.: correxi* 2 et 7 ἐργάσασθαι U *edd.: cum* H *correxi sicut p. 69, 21 et 23* οὕτω U *edd.: correxi* 4 πρόκει *sic* U: *corr. Ald.; cf. p. 69, 26* 6 δ' *addidi* 7 τὸ *addidi* 7. 8 τὸ ὅμοιον—ἀρχὴν ποιήσασθαι *post* ἀρχὴν ποιήσασθαι *iteravit* U: *del. Ald.* 8 ἐπ' αὐτῇ *cum* H *scripsi*: ἐπ' αὐτὴν U *edd.* 9 ῥέποι *a Bas. edd.; sed cf. p. 65, 22* 13. 14 διὰ τοῦ ε *coll. p. 66, 16 conieci*: διὰ τοῦ ο̄ U *edd.: itaque* ἐργάσασθαι *cum* H *reposui*: ὀργίσασθαι U *edd.* 15 ⟨συν⟩εκχυμουμένους *anteponam; cf. p. 66, 5. 69, 26. 70, 3* 17 τὸ *ante* ὀργίσασθαι *ab Ald. om. edd.* 18 ζώω *sic* U: *corr. Ald.* αὐτῷ *ante* φαίνεται *addidi* 23 τὸν χυμὸν U: *corr. Ald.* τῶ *ante* πρὸς U *Ald.*: τὸ *scr. Corn. Bas.*

κάτωθεν μὲν ἐπὶ τῶν ἄνωθεν ἐχόντων τὴν γένεσιν, ἄνωθεν δὲ ἐπὶ τῶν κάτωθεν, ὅπως τῷ μὲν αὐτῷ λογισμῷ χρώμενοι τὴν βοήθειαν ποιώμεθα, πρὸς διαφέροντας δὲ ἄγωμεν τόπους ⟨τὸ πλῆθος⟩. ἐὰν γοῦν αἰσθώμεθα κατασκῆπτον εἰς πόδας καὶ σκέλη ῥεῦμα, διὰ τῶν κατ' ἀγκῶνα φλεβῶν ἀφαιρήσομεν αἵματος ἢ καθαροῦμεν ἐμέτοις, οὐχ ὥσπερ ἔνιοι νομίζουσι μηδέποτε ⟨δεῖν⟩ ἀντισπᾶν ἄνω, κἂν εἰς τὰ κάτω χωρία τὴν ὁρμὴν τῶν χυμῶν ποιησαμένων μέγα τι μέλλῃ γενέσθαι πάθος ἐν αὐτοῖς. ἔστι δὲ καὶ τὸ ἄνω[θεν] ἀρθέντα νοεῖν εἰρῆσθαι κατὰ τῶν ὁρμησάντων χυμῶν ἄνω, ἵνα τὸ ἀρθέντα κυριώτερον ᾖ λελεγμένον. ἡ μέντοι διάνοια ἡ αὐτὴ καὶ νῦν μένει. τοὺς μὲν γὰρ αἰρομένους ἄνω χυμούς, τουτέστι μετεωριζομένους, ἀντισπᾶν χρὴ κάτω μὴ καλῶς ὁρμῶντας, τοὺς δ' ἔμπαλιν ἐναντίως, οἷον ἐπὶ κεφαλῆς κάθαρσίν τε διὰ ὑπηλάτου φαρμάκου παραλαμβάνοντας καὶ φλεβοτομίαν ἀπ' ἀγκῶνος. °ἀμφότερα γὰρ ἐκκενοῦσι καὶ ἀντισπῶσι κάτω. | πιθανὸν δ' ἐστὶ ⟨τὸ⟩ καὶ τἀναντία λελέχθαι πρὸς αὐτοῦ κατὰ 918
τοιαύτην τινὰ διάνοιαν· "τὰ ἄνω[θεν] ἀρθέντα καὶ γεννηθέντα πάθη κάτω μὲν ἀντισπᾶν εὐθέως ἐν ἀρχῇ προσήκει, καὶ τἀναντία δὲ τούτων πράττειν ἐφεξῆς," ὅπερ ἐστὶ τοπικῶς κενοῦν, οἷον ἐπὶ κεφαλῆς. "τῷ" γοῦν "⟨τὰ⟩ ὄπισθεν κεφαλῆς ὀδυνωμένῳ ἡ ἐν μετώπῳ ὀρθὴ φλὲψ τμηθεῖσα ὠφελέει", τοπικὸν οὖσα βοήθημα. Man wendet auch

13 διὰ ὑπηλάτου φαρμάκου] *cf. Gal. X 527 K.* 14 φλεβοτομίαν ἀπ' ἀγκῶνος] *cf. CMG V 10, 2, 1 p. 3, 15—20 et V 9, 1 p. 528 Helmr.; praeterea Gal. X 316. 640 sq. XI 250 sq. 292 sq. 296 K.* 19. 20 "τῷ" γοῦν "⟨τὰ⟩ ὄπισθεν κεφαλῆς κτέ."] *cf. infra p. 93, 1. 2 Hipp. Aph. V 68 (IV 560 L.)*

3 *post* τόπους den Überfluß *versum add.* H, *unde supplevi coll. p. 65, 14* 5 ἀφαιρήσωμεν U: *corr. Chart.* καθαίρωμεν U: *correxi* 6 δεῖν *addidi* 8 ἄνω[θεν] *sec.* H *correxi; cf. p. 65, 22* 9 τὰ ἀρθέοτα U *edd.*: *correxi* 12 ἐναντίω U: *corr. Ald.* 13 τε *om. Chart.* 15 τὸ *addidi* 16 ἄνω[θεν] *sec.* H *correxi* 19 τὰ *ante* ὄπισθεν *e codd. Hipp. addere coll. p. 93, 1 dubitavi* τῆς *ante* κεφαλῆς *in nonnullis codd. Hipp. additum om. cum* C *Hipp.* U ὀδυνομένω U: *corr. Bas.* ἡ *post* ἐν μετώπῳ *transpos. Chart.* ὀρθὴ C *quoque Hipp. exhibet, alii* ὀρθίη 20 ὠφελέη U: *corr. Chart.* *post* βοήθημα *lacunam explevi et explanationis eam quae interiit partem in sermonem germanicum translatam adieci ex* H: βοήθημα. πνεῦμα δὲ πυκνὸν *continua praebet* U: *lacunam insigniverunt Ald. Bas.*, λείπει *inter* βοήθημα *et* πνεῦμα *(p. 74, 1) insertum habet Ald.*: *lemmatis loco (p. 72, 14)* Αἱ ἀποστάσιες, οἷον βουβῶνες, σημεῖον μὲν τῶν τὰ βλαστήματα ἐχόντων, ἀτὰρ καὶ ἄλλων, μάλιστα δὲ περὶ τὰ σπλάγχνα· κακοήθεες δὲ οὗτοι *ex Hipp. vulg. primus add. Chart., quem secutus est Kuehn*: *quibuscum concordat interpr. arab., nisi quod* μάλιστα δὲ τῶν περὶ τὰ σπλάγχνα *exhibere videtur* H *(p. 73, 18) proximum quoque lemma Hipp. quod ad respirationem attinet cum parte quadam commentarii requiritur in* U: *bene servavit* H, *quo auctore quae interciderunt germanice versa addidi*: *om. Ald. Bas.*: Πνεύματα σμικρὰ πυκνά, μεγάλα ἀραιά, σμικρὰ ἀραιά, πυκνὰ μεγάλα. εἴσω μεγάλα, ἔξω σμικρά. τὸ μὲν ἐκτεῖνον, τὸ δὲ κατεπεῖγον. διπλῆ ἔσω ἐπανάκλισις οἷον ἐπιπνέουσι, θερμόν, ψυχρόν *ex Hipp. vulg. addita a Chart. recepit Kuehn, et ita quidem ut sive illius ipsius critici neglegentia sive editoris Charterianae Caroli du Gard sive typothetarum incuria frustum explicationis Galeni traditum (p. 918, 12—16 K.) a suo loco remotum lemmati Hippocrateo antepositum legatur*: *de verbis* ἔσω μέγα, ἔξω σμικρὸν *in Epid. II 3, 7 (V 108, 17. 18 L.) omissis, hoc loco Epid. VI in codd. Hipp. additis cf. Littré V 109*: *in Epid. VI 2, 3 (V 278 L.) sic haec* Πνεύματα, σμικρὰ πυκνά· μεγάλα, ἀραιά· σμικρά, ἀραιά· πυκνά, μεγάλα· ἔξω μεγάλα, εἴσω σμικρά· εἴσω με-

Reinigung besonders des Kopfes allein durch die Nase und den Mund an. Und alle diese Arten zugleich mit einer großen Entleerung sind auch eine Hilfe und Nutzen, sofern sie nicht auf das Geratewohl angewandt werden, d. h. wenn sie nicht angewandt werden, während die Krankheit noch am Anfang ist, sondern erst nachdem sie sich festgesetzt hat und gekocht ist, so daß der ganze Satz folgendermaßen lautet: Was nach oben ansteigt, muß man von dem der Krankheit entgegengesetzten Ort aus behandeln. Und man hat auch Nutzen von dem Gegenteil davon. Und wenn etwas darauf hinweist, daß die Krankheit im Kopf sitzt, so hat man Nutzen durch eine Reinigung besonders durch die Nase und den Mund und den Aderlaß, wenn nicht das Blut aufs Geratewohl läuft, d. h. wenn es nicht in einer anderen als zu seiner Zeit läuft.

II 10 [II 2. V 278, 3—5 L.] Hippokrates: Die Ablagerungen wie die Geschwülste in dem weichen Fleisch an den Geschlechtsteilen sind ein Zeichen für den Ort des Gebildes, das sich bildet, und sie sind auch ein Beweis für anderes und besonders für das, was in den Eingeweiden ist; und diese Geschwülste sind bösartig.

Galen: Es ist nicht nur Gewohnheit der Ärzte, sondern auch der Allgemeinheit, mit dem Namen "Gebilde" alles zu bezeichnen, was dick und geschwollen am Körper der Lebewesen ist. Dieses Wort wird in der griechischen Sprache gebraucht nicht von Pflanzen, die aus der Erde wachsen. Denn mit "dem Gebilde" bezeichnet man nicht, was aus der Erde selbst herauswächst, sondern was sich bildet durch Abzweigen. Manchmal nennt man mit diesem Namen auch das, was aus dem Baum am Stamm hervorsprießt. Und man kann auch den im Mutterleib werdenden Embryo "Gebilde" nennen, und der Embryo selbst wird mit diesem Namen genannt, solange er wächst und sich bildet, aber noch keine Eigenbewegung besitzt. Was aber "das Gebilde", das sich später an den Gliedern bildet, nachdem sie vollendet sind, betrifft, so ist sein Name Auswuchs. Geschwülste im

14 Ablagerungen] *de apostasibus cf. ad p. 75, 9 sqq. ac praeterea Gal.* Π. τῶν παρὰ φύσιν ὄγκων *XVII 705—732 K., praecipue c. 3, eiusdemque in Epid. II 1, 7 (V 76. 78 L.) comm. CMG V 10, 1 p. 174 sqq. Pf.* 15 Geschwülste im weichen Fleisch] βουβῶνες *nominantur, cf. Gal.* Π. τῶν παρὰ φύσιν ὄγκων *c. 15* 28 βλάστημα *de embryone e. c. Eurip. Med. 1099*

γάλα, ἔξω σμικρά· τὸ μὲν ἐκτεῖνον, τὸ δὲ κατεπεῖγον· διπλῆ εἴσω ἐπανάκλησις, οἷον ἐπεισπνέουσι, θερμὸν ψυχρόν *ex codd. suis Paris. dedit Littré: ipso Gal. testante et hic et in Epid. II orationis membra in codd. variis varie ordinata sec. interpret. arab.* πνεύματα σμικρὰ πυκνά, μεγάλα ἀραιά, σμικρὰ ἀραιά, μεγάλα πυκνά· μεγάλα ἔξω, σμικρὰ εἴσω· μεγάλα εἴσω, σμικρὰ ἔξω· τὸ μὲν—ψυχρόν *colloc.* H: πυκνὰ μεγάλα *Hipp. vel* μεγάλα πυκνά H] πυκνὸν μέγα *om. ut in Epid. II ita in cit. Gal.* Περὶ δυσπνοίας *III 2. VII 891 K.*

weichen Fleisch sind ein Zeichen von Gliedern, die von selbst schwellen. Unter "von selbst" verstehe ich alles, was schwillt ohne Ursache von außen. Das ist es, was er unter einem "Gebilde, das sich bildet", versteht. Und diese Geschwülste des weichen Fleisches sind auch von der Art der Ablagerungen. Denn diese Geschwülste, welche im weichen Fleisch entstehen, sind nicht nur ein Zeichen für "die Gebilde, die sich bilden", sondern auch ein Zeichen für andere Dinge. Mit den anderen Dingen meint er blutige Geschwülste, die sogenannte Rose, fressende Geschwüre, bekannt als Umlauf, und Geschwüre, die Krebs heißen, u. dgl. Er sagt, daß die Geschwülste im weichen Fleisch ein Zeichen für Krankheiten in den Eingeweiden sind. Unter Krankheiten der Eingeweide versteht er z. B. Krankheiten, die, wenn sie außen am Leibe auftreten, das Geschwür in dem weichen Fleisch erzeugen. Was nun die Geschwüre im weichen Fleisch betrifft, so ist über sie folgender Ausspruch getan: "Alle Fieber, die mit Schwellungen des weichen Fleisches an den Geschlechtsteilen verbunden sind, und anderes derartiges ist schlecht, wenn es nicht eintägig ist."

II 11 [II 3. V 278, 6—9 L.] Hippokrates: An Atmung gibt es die kleine in kleinen Abständen, die große in großen Abständen, die kleine in großen Abständen, die große in kleinen Abständen, die große nach außen, die kleine nach innen, die große nach innen, die kleine nach außen, die ausgedehnte, die schnelle, die verdoppelte Wiederholung nach innen, wie wenn einer nach einem Atemzug noch einen Atemzug macht, die warme, die kalte.

Galen: Hippokrates hat mit diesen selben Arten die Stufen der schlechten Atmung im zweiten Teil der Epidemien festgestellt. Ihre Anordnung ist in den Handschriften verschieden, aber an der Zahl fehlt nichts in den echten Handschriften, obgleich bei der Zahl, die er im zweiten Teil der Epidemien festgestellt hat, eine Art fehlt. Über alle diese Arten schlechter Atmung habe ich geredet in einer vollkommenen Erklärung im dritten Teile meines Buches "Über die schlechte Atmung". Kurz und bündig habe ich sie alle auch in dem dritten Teil des zweiten Buches der Epidemien und die vier ersten Arten in meinem Kommentar zu der Rede im Prognosti-

8 blutige Geschwülste] *vid. l. l. c. 5 sqq.* 15 über sie (*scil. de bubonibus*) ist folgender Ausspruch getan] *Epid. II 3, 5 (V 108, 7 L.) = Aph. IV 55 (IV 522 L.)* 18—26 An Atmung — die kalte: Πνεύματα—ψυχρόν] *extant in Epid. II 3, 7 (V 108, 17—110, 1 L.) et in Gal. in Epid. II comm. 3 CMG V 10, 1 p. 274/75 Pf.* 28 im zweiten Teil der Epidemien] *sect. 3, 7 (V 108, 17—110, 1 L.) et Gal. in hunc locum comm. CMG V 10, 1 p. 274/75 Pf.* 31 eine Art fehlt] *scil.* die große Atmung in kleinen Abständen; *cf. l. l. p. 274, 25 sqq.* 33. 34 in meinem Buche *Über die schlechte Atmung III 2. VII 891 sqq. K.* im dritten Teile des zweiten Buches der Epidemien] *3, 7 (V 108/110 L.) CMG V 10, 1 p. 274 sq. Pf.* 36 zu der Rede im Progn.] *5 (II 122, 11 L. I 82, 20—83, 3 Kw.) cum comm. Gal. CMG V 9, 2 p. 238/39 Heeg*

kon beschrieben, und dies sind seine Worte: "Πνεῦμα δὲ πυκνὸν μὲν ἐὸν πόνον σημαίνει ἢ φλεγμονὴν ἐν τοῖς ὑπὲρ τῶν φρενῶν χωρίοις. μέγα δὲ ἀναπνεόμενον καὶ διὰ πολλοῦ χρόνου παραφροσύνην σημαίνει, ⟨ψυχρὸν δὲ ἐκπνεόμενον ἐκ τῶν ῥινῶν καὶ τοῦ στόματος ὀλέθριον κάρτα ἤδη γίνεται⟩." |

919 **II 12** [II 4. V 278, 10 L.] Ἰητήριον χασμέων συνεχέων μακρόπνους.

Καὶ ταύτην τὴν ῥῆσιν ἐν τῷ ⟨τρίτῳ εἰς τὸ⟩ δεύτερον τῶν Ἐπιδημιῶν ἐξηγησάμεθα.

II 13 [II 4. V 278, 10. 11 L.] Ἐν τοῖσιν ἀπότοισι καὶ μόγις βραχύπνους.

Ὥσπερ ἐν τῷ δευτέρῳ τῶν Ἐπιδημιῶν τὰ πλεῖστα τῶν ἀντιγράφων ἔχει τὴν ῥῆσιν οὕτω γεγραμμένην ἐν τοῖσιν ἀπότοισι

920 καὶ μόγις μακρόπνους, οὕτως ἐνταῦθα | βραχύπνους. εἴρηται δὲ αὐτάρκως ἡμῖν ὑπὲρ ἑκατέρας τῆς γραφῆς ἐν τοῖς Εἰς τὸ δεύτερον τῶν Ἐπιδημιῶν ὑπομνήμασιν.

II 14 [II 5. V 278, 12—14 L.] Κατ' ἴξιν καὶ πλευρέων ὀδύνη καὶ συντάσιες ὑποχονδρίων καὶ σπληνὸς ἐπάρσιες καὶ ἐκ ῥινῶν ῥήξιες, καὶ ⟨εἰς⟩ ὦτα κατ' ἴξιν τούτων τὰ πλεῖστα, ταὐτὰ καὶ εἰς ὀφθαλμούς.

1—5 πνεῦμα δὲ πυκνὸν μὲν ἐὸν κτέ.] *Hipp. Progn. 5 (II 122, 11 L. I 82, 20 Kw.)* 6 Ἰητήριον χασμέων συνεχέων μακρόπνους] *eadem inveniuntur in Epid. II 3, 7 (V 110, 1. 2 L.), ubi Gal. teste (in comm. CMG V 10, 1 p. 277, 9 Pf.) nonnulli codd.* μικρόπνοος (*i. e.* βραχύπνους), *multi* (*cf. l. l. p. 277, 14*) μακρόπνοος *exhibent, quibuscum consentit Gal. etiam in cit. VII 931 K., si editiones impressae dignae sunt quibus fidem habeamus* 8 καὶ ταύτην τὴν ῥῆσιν..] *spectat verba lacuna exhausta* 9 ἐξηγησάμεθα] *CMG V 10, 1 p. 275, 24—276, 36 Pfaff* 10. 11 Ἐν τοῖσιν ἀπότοισι καὶ μόγις βραχύπνους[*idem lemma quod est in Epid. II 3, 7 (V 110, 2. 3 L.) praeter* πίνουσι *post* μόγις *Hipp. invito additum etiam in cit.* Περὶ δυσπνοίας *Gal. VII 939. 940/41 K., si modo libris impressis confidimus, circumfertur* 12. 13 τὰ πλεῖστα τῶν ἀντιγράφων] *cf. ad v. 6* 14. 15 εἴρηται . . . ὑπὲρ ἑκατέρας τῆς γραφῆς] *i. e. de scripturis quae sunt* βραχύπνους *et* μακρόπνους *disputatum Gal. in Epid. II 3, 8 comm. CMG V 10, 1 p. 276, 39—279, 25 Pfaff* 17—20 Κατ' ἴξιν—εἰς ὀφθαλμούς] *verba* Κατ' ἴξιν—ῥήξιες *concordant cum Epid. II 3, 8 (V 110, 4. 5 L.)*

2 πόνον] *pro hoc vocabulo in Ald. Bas. omisso* ὀδύνην *e vers. lat. Vassaei, qui voce* dolorem *addita Prognostici locum laudatum cognoverat, add. Chart.; cf. Wenk. 1928, p. 79*[1] 4. 5 σημαίνει, ὀλέθριον U *Ald. Bas.*: ψυχρὸς (*sic*) δὲ ἐκ τοῦ μυκτῆρός τε καὶ στόματος προερχόμενον *ex latinitate Vassaei retrovertendo add. Chart., a quo recep. Kuehn: additorum cum Hipp. concordantiam sec.* H *restitui ex Gal. in Progn. comm. I 24 CMG V 9, 2 p. 238, 12 Heeg* 6. 7 ξυνεχέων χασμέων *hic ordin. Hipp.;* ἰητήριον συνεχέων χασμέων μακρόπνους *tradita inveniuntur Epid. II 3, 7. V 110, 1. 2 L.* 8 ἐν τῷ δευτέρῳ τῶν ἐπιδ. U *edd.: ex* H *supplevi* 18 συντάσεις *per compend.* U: *corr. Chart.* 19 καὶ ὦτα κατ' ἴξιν· τούτων U *edd.: sec.* H *distinxi et* εἰς *ante* ὦτα *addidi* 20 ταὐτὰ H: ταῦτα U *edd.* ἐν ὀφθαλμοῖσιν *Hipp. vulg., sed* ἐς ὀφθαλμούς *testatur* C

Ἐν τοῖϲ πλείϲτοιϲ τῶν ἀντιγράφων ἡ λέξιϲ οὕτωϲ ἔχει, καθότι νῦν γέγραπται. ϲπανίωϲ δ' ἂν εὕροιϲ καὶ τήνδε· “κατ' ἴξιν καὶ πλευρέων ὀδύνηϲ καὶ τῶν ὑποχονδρίων τάϲιοϲ καὶ ϲπληνὸϲ ἐπάρϲιοϲ καὶ ἐκ ῥινῶν ῥήξιεϲ”, ἥντινα κἀγὼ προϲίεμαι γραφὴν οὖϲαν ἰατρικήν τε καὶ ϲαφῆ. τὸ μέντοι δηλούμενον κἀκ τῆϲ ἑτέραϲ λέξεωϲ ταὐτόν ἐϲτι. καὶ προεξηγηϲάμεθα δ' ⟨ἐν τοῖϲ⟩ εἰϲ τὸ δεύτερον τῶν Ἐπιδημιῶν ταύτην τὴν ῥῆϲιν. νυνὶ μέντοι περιττότερον πρόϲκειται τὸ τῶν ὤτων καὶ τῶν ὀφθαλμῶν, ὡϲ καὶ τούτων τῶν μορίων ὑποπεπτωκότων τῷ κατ' ἴξιν, ὥϲπερ καὶ τὰ ἄλλα διττῶϲ. | ἐνίοτε μὲν γὰρ ἐξ ἑαυ- 921 τῶν εἰϲ ἕτερά τινα μόρια τὰϲ ἀποθέϲειϲ ποιεῖται κατ' εὐθυωρίαν, ἐνίοτε δὲ ἑτέρων παϲχόντων εἰϲ °ὀφθαλμοὺϲ ἢ εἰϲ οὖϲ ταῦτα ἀποϲκήπτει.

II 15 [II 5. V 278, 14—280, 1 L.] Πότερον μὴν ἄρα πάντα ἢ τὰ μὲν κάτωθεν ἄνω ⟨κατ' ἴξιν⟩, οἷα τὰ παρὰ γνάθουϲ ἢ παρ' ὀφθαλμὸν ἢ παρ' οὖϲ, τὰ δὲ ἄνωθεν κάτω οὐ κατ' ἴξιν. καίτοι καὶ τὰ ϲυναγχικὰ ἐρυθήματα καὶ πλευρέων ὀδυνήματα κατ' ἴξιν.

Ἐν τῷ δευτέρῳ τῶν Ἐπιδημιῶν οὐκέθ' ἡ λέξιϲ αὕτη πρόϲκειται, καθ' ἣν ἀπορεῖ, πότερον ἐκ μὲν τῶν κάτω⟨θεν⟩ τῆϲ ἀποϲτάϲεωϲ ἄνω γινομένηϲ [χρήϲιμον] ἀεὶ φυλάττεται τὸ κατ' εὐθυωρίαν, ἐκ δὲ τῶν ἄνωθεν κάτω διαφέρονταί τε καὶ γίνονταί τινεϲ οὐ κατ' ἴξιν ἀποϲτάϲειϲ. ἄδηλον οὖν ἐϲτιν ὁπότερα γέγραπται πρότερον, τὰ κατὰ τὸ δεύτερον | τῶν Ἐπιδημιῶν ἢ ταῦτα. οὐ γὰρ δήπου ἐκ τοῦ δεύτερον 922 μὲν ἐκεῖνο, τοῦτο δ' ἕκτον ἐπιγεγράφθαι πρότερον τὰ κατ' ἐκεῖνο γεγράφθαι νομιϲτέον, ἐν μὲν τοῖϲ πρὸϲ ἔκδοϲιν ὑπ' αὐτοῦ γεγονόϲιν εὐλόγωϲ τῆϲ τοιαύτηϲ λέξεωϲ ἐμφαινομένηϲ, ἐν δὲ τοῖϲ ὑπομνήμαϲιν

6 προεξηγηϲάμεθα . . .] *CMG V 10, 1 p. 279, 29 sqq. Pf.* 10 τὰϲ ἀποθέϲειϲ] *de apostasibus quae* κατ' ἀπόθεϲιν *vocantur cf. e. c. CMG V 10, 1 p. 54, 16. 17. 59/60. 70, 16. 73, 6 sqq.* 18 Ἐν τῷ δευτέρῳ τῶν Ἐπιδημιῶν . . .] *1, 7 (V 76/78 L.) cum Gal. in illum locum comm. CMG V 10, 1 p. 174/75. 176, 8 sqq. 178, 9 sqq. Pfaff* ·

3 ὀδύνηϲ H: ὀδύνη U *edd.* 4 ῥήξιεϲ H: ῥήξιοϲ U *edd.* 5 καὶ μέντοι δηλ. *ab Ald. edd., sed cf. e. c. p. 71, 10* 6 δ' ⟨ἐν τοῖϲ⟩ εἰϲ τὸ *e vers. arab. supplevi et emendavi,* in meinem Kommentar zum H: *sed fort. tolerabilia* δὲ κατὰ U: τε *per errorem Ald. omnes edd.* 8 ὑποπεπτοκότων U: *corr. Ald.* 9 τῶν π ἴξιν *sic* U: τῶν κατ' ἴξιν *Ald. Bas.*: τῷ *corr. Chart.* 11 *verba* ὀφθαλμοὺϲ ἢ εἰϲ οὖϲ *sec.* H *abesse malim* 13 μὴν ἄρα U *edd.*: *solum* ἦρα *Hipp.* πάντα H *Hipp. corr. Corn.*: πάντων U *edd.* 14 κατ' ἴξιν *post* ἄνω *ex* H *Hipp. addidi* 14. 15 ἢ παρ' ὀφθαλμὸν ἢ παρ' οὖϲ *cum* H *scripsi*: *pro utroque* παρ' *exhibet* καὶ U: ἢ παρ' ὀφθαλμὸν καὶ οὖϲ *Hipp.* 16 πλευρέων *cum Hipp. e comm. (p. 76, 12) restitui*: πλευρῶν U ἀλγήματα *pro* ὀδυνήματα *Hipp.; sed cf. p. 76, 12* 19 κάτω⟨θεν⟩ *posteriori* ἄνωθεν *(v. 21) adaptatum ex lemmate reduxi* 20 γινομένηϲ χρήϲιμον U: γιγνομένηϲ *Ald. Bas.*: χρηϲίμωϲ *Bas.*: γινομένηϲ χρηϲίμωϲ *a Chart. Kuehn*: χρήϲιμον *sec.* H *inclusi* τὰ κατ' εὐθυωρίαν U: *correxi; cf. e. c. p. 77, 1. 78, 2. 7. 10. 14* 21 διαφέρονται H: διαφθείρονται U *edd.* 22 ἀποϲτάϲιεϲ U *edd.*: *correxi* 23 *num* δήπου⟨θεν⟩ *ante* ἐκ τοῦ *coll. CMG V 4, 1, 1 p. 21, 8 de Boer praestat?* 26 λέξεωϲ *retineam, ut quod numerum significet*

οὐκέτι. τὰ γὰρ ἐν διφθέραις ἢ χάρταις ἢ δέλτοις ὑφ' Ἱπποκράτους γεγραμμένα τὸν υἱὸν αὐτοῦ Θεσσαλὸν ἀθροίσαντά φασι ταυτὶ τὰ δύο βιβλία συνθεῖναι, τό τε δεύτερον καὶ τὸ ἕκτον, ἔνιοι δὲ καὶ τὸ τέταρτόν φασι. πρὸς ἔκδοσιν δ' ὁμολογεῖται γεγονέναι τὸ πρῶτόν τε καὶ τὸ τρίτον. διὸ καί τινες *** ἐπὶ προτέροις τοῖς κατὰ τὸ δεύτερον τῶν Ἐπιδημιῶν ὕστερα γέγραπται τὰ κατὰ τοῦτο τὸ ἕκτον, εἰκός ἐστι θεασάμενον ὕστερον αὐτὸν ἀπόστασιν εἰς τὰ κάτω γενομένην ἐπ' ἀγαθῷ μὴ κατ' ἴξιν, οὕτως γράψαι τὰ κατὰ τήνδε τὴν ῥῆσιν. εἰ δ' ἀπορῶν μὲν ἐνταῦθα, κρίνας δὲ ὕστερον ὑπὲρ ὧν ἀπορεῖ βεβαίως ἀπεφήνατο κατὰ τὸ δεύτερον τῶν Ἐπιδημιῶν, ἐκείνοις μᾶλλόν ἐστι πιστευτέον. ἐν δ' οὖν τούτοις οἷς νῦν γράφει καίτοι τὰ κυναγχικὰ
928 ἐρυθήματα καὶ πλευρέων | ὀδυνήματα κατ' ἴξιν ἀκοῦσαι χρὴ περὶ μεταστάσεως οὐ τῆς ἐκ °τῆς πλευρᾶς εἰς τὸν φάρυγγα, ἀλλὰ τῆς ἐκ τοῦ φάρυγγος εἰς τὰς πλευρὰς εἶναι τὸν λόγον. αὕτη γὰρ ἄνωθεν κάτω γίνεται, περὶ ἧς ἀπορῶν προειρήκει· τὰ δὲ ἄνωθεν κάτω οὐ κατ' ἴξιν. ταῦτ' οὖν ἀνθυπενέγκας ἑαυτῷ, μετὰ ταῦτα ἐπιφέρει τὰ κατὰ τὴν ἑξῆς ῥῆσιν οὕτως ἔχοντα·

II 16 [II 5. V 280, 1. 2 L.] Ἢ καὶ τὰ κάτω τοῦ ἥπατος, ἄνωθεν διαδιδόντα, οἷον τὰ εἰς ὄρχιας καὶ κιρσούς.

Τοῖς κυναγχικοῖς τὰς τῶν πλευρῶν ὀδύνας κατ' ἴξιν γίνεσθαι προειπών, ἑξῆς ζητεῖ πότερον καὶ περὶ τῶν εἰς τὰ κάτω τοῦ

1. 2 τὰ γὰρ ἐν διφθέραις . . . γεγραμμένα] *de Epid. ll. II et VI ut Hippocratis commentariis cf. ex. gr. CMG V 10, 1 p. 213, 25 sqq. 310, 25 sq. Pf. et infra p. 272, 7—9* Θεσσαλὸν] *cf. CMG V 10, 1 p. 213, 23 sqq. 310, 24 et hoc in vol. supra p. 5, 10 sqq. et infra p. 272, 7* 4 sq. πρὸς ἔκδοσιν . . . τὸ πρῶτόν τε καὶ τὸ τρίτον] *cf. CMG V 10, 1 p. 213, 20 sqq. 310, 27—33 et in hoc vol. p. 5, 5 sqq. al.* 5 sqq. *Gal. de numerandis Epid. libris iam CMG V 10, 1 p. 310, 36 sqq. Pf. animadverterat libr. III rectius alterum et libr. II tertium inscribi deberi, ita ut libr. VI necesse esset quartum numerari* 11 κυναγχικά] *de significationibus quae sunt* συνάγχη *et* κυνάγχη *cf. CMG V 9, 1 p. 300, 17 Helmr. et V 9, 2 p. 349, 8 sqq. Diels* 15 προειρήκει] *in lemmate (p. 75, 15)* 21 προειπών] *p. 75, 16. 17*

1 auf Häuten *versum habet* H, *unde correxi coll. quae exstant infra p. 272, 8 sq. et CMG V 10, 1 p. 310, 25. 26 Pf.*: διαφέραις (θ *supra* φ) *sic* U: διαφόραις *scr. Ald., quod in* διαφόροις *mutav. Kuehn* 5 τὸ *ante* τρίτον *om. Kuehn* καί τινας *a Bas. edd.* *post* διὸ καί τινες *lacunam indicavi*: *in Arabide* und deswegen haben einige diese Abhandlung nicht als die dritte bezeichnet, sondern haben sie die zweite genannt; daher Hippokrates *recte add.* H; *cf. CMG V 10, 1 p. 310, 34 sqq. Pfaff; quadecausa manca forsitan talibus additis qualia sunt* ἐπέγραψαν ἐκεῖνο μὲν τὸ δεύτερον, οὐ τὸ τρίτον, ὥστ', εἴπερ *redintegrari possint*: καί τινες *frustra in* εἰ *mutans, sicut* si *in vers. lat. addiderat Crassus, corruptelam sanabat Corn.* 6 ἐπιδημίων U: *corr. Ald.* 13. 14 εἰς τὸν φάρυγγα *et* ἐκ τοῦ φάρυγγος *correxi, sicut* nach dem Schlunde *et* von dem Schlunde *versa habet* H: τὰς κυναγχικὰς *et* τῶν κυναγχικῶν U *omnesque edd.* 18 τοῦ *ante* ἥπατος *om. Hipp.* 19 ἄνωθεν "*Hip. tex. ut Gal. expos.*" *adnot. Corn. et corr. Bas. consentiente* H; *cf. p. 77, 31*: ἢ ἄνω U *Ald.* τὰ *post* οἷον *sec. Hipp. restitui*; *cf. p. 77, 31*: ὅταν U: *om. Chart.* εἰς χίας *sic* U, *sed recte p. 77, 32*: εἰς ὄρχιας *ab Ald. edd.*: ἐς ὄρχιας *Hipp.* 21 πότερα U: *correxi*

cώματος ἀποςτάςεων ἀεὶ φυλάττεται τὸ κατ' ἴξιν ἢ οὔ, καθάπερ ἐν
τῇ πρὸ ταύτης ῥήςει διηπόρηςεν. ἀλλ' ἐκεῖ μὲν ἔφη τὰς εἰς τὰ κάτω,
νυνὶ δὲ τὰς κάτω τοῦ ἥπατος, ὅρον ὡς ἔοικε τιθέμενος τὸ ἧπαρ
τῶν ἄνω τε καὶ κάτω τοῦ cώματος | ἁπάντων μορίων. ἔζευκται γὰρ 924
αὐτοῦ τὰ κυρτὰ τῷ διαφράγματι, καὶ διὰ τοῦθ' ὅςα τοῦ ἥπατός ἐςτιν
ἄνω, ταῦτα καὶ τοῦ διαφράγματος ἄνω τετύχηκεν ὄντα, τὰ κατὰ τὴν
καρδίαν δηλονότι καὶ πνεύμονα καὶ τὸν ταῦτα περιέχοντα θώρακα
καὶ πολὺ μᾶλλον ἔτι τὰ κατὰ τὸν τράχηλόν τε καὶ κεφαλήν. τὰ δ'
ἄλλα πάντα κάτω τοῦ cώματός ἐςτι, πρὸς ἄλληλα μέντοι παραβαλλό-
μενα καὶ αὐτῶν τῶν ἄνω τὰ μὲν μᾶλλόν ἐςτιν ἄνω, τὰ δ' ἧττον,
⟨ὡςαύτως δὲ καὶ τῶν κάτω τὰ μὲν μᾶλλον κάτω, τὰ δὲ ἧττον⟩.
ἔθος δ' ἐςτὶν ἡμῖν ἐν τοῖς οὕτω λεγομένοις πᾶςιν ἐνίοτε τὸ μὲν
ἧττον ἄνω κάτω λέγειν, ὡς πρὸς τὸ ὑπερκείμενον αὐτοῦ παραβάλλουςι,
τὸ δ' ἧττον κάτω καὶ τοῦτ' ἄνω πρὸς τὰ κάτωθεν αὐτοῦ. καὶ διὰ
τὴν ἀμέλειαν τῆς τοιαύτης ἑρμηνείας εἰς ἔθος οὐκ ὀλίγον ἐκτεταμένης
ὁμωνυμία τέ τις γίνεται καὶ ταραχὴ κατὰ τοὺς λόγους, ἧς δὴ μεμνη-
μένους, ὅταν ἀκούςωμεν λέγοντος αὐτοῦ τὰς εἰς τὰ κάτω τῶν ἀπο-
ςτάςεων ἀμείνους εἶναι, ςκοπεῖςθαι χρή, κατὰ τίνα τρόπον χρήςεως
εἴρηκε "κάτω", μετὰ τοῦ καὶ προςδιορίζεςθαι τὰ τῶν μορίων ἀξιώ|ματα. 925
διὰ τοῦτο γὰρ ὡς ἐπὶ τὸ πλεῖςτον αἱ ἄνω τῶν ἀποςτάςεών εἰςι χαλε-
πώτεραι, διότι κινδυνωδέςτερα ταῦτά ἐςτι τὰ πάςχοντα τὸ αὐτὸ πάθος
τοῖς κάτωθεν. ἐάν τε γὰρ ἐγκέφαλος, ἐάν τε λάρυγξ ἢ ςτόμαχος ἢ
πνεύμων ἢ θώραξ ἢ καρδία φλεγμήνῃ, θανατῶδες γίνεται τὸ νόςημα.
τῶν δὲ κάτω τοῦ ἥπατος φλεγμηνάντων, ὀλίγοι πάνυ διαφθεί-
ρονται, καὶ μάλιςτα ἐὰν ὀρθῶς θεραπεύωνται· καὶ αὐτοῦ δὲ τοῦ
ἥπατος τὰ κυρτὰ τῶν ςιμῶν πολὺ κινδυνωδέςτερα· καί τινες αὐτὰ
τῶν ἄνω μερῶν τοῦ cώματος ὅλου τίθενται, καθάπερ καὶ τῆς γαςτρὸς
τὸ ςτόμα. ταῦτα μὲν οὖν ἡμῖν κατὰ τὸ πάρεργον εἰρήςθω, καίτοι γ'
οὐκ ὄντα πάρεργα, τὸ δ' ὑπόλοιπον τῆς εἰς τὴν προκειμένην ῥῆςιν
ἐξηγήςεως ἐφεξῆς ποιηςόμεθα. Ζητεῖν γὰρ ἔοικεν ὁ Ἱπποκράτης°ἢ
καὶ τὰ κάτω τοῦ ἥπατος ἐκ τῶν ἄνω διαδιδόντα, οἷον τὰ
εἰς ὄρχεις καὶ κιρςοὺς ἄμεινόν ἐςτι γενέςθαι κατ' ἴξιν ἤ, κἂν μὴ

1. 2 ἐν τῇ πρὸ ταύτης ῥήςει] *p. 75, 15* 17 λέγοντος αὐτοῦ κτἑ.] *Epid. II 1, 7 (V 76. 78 L.) cum Gal. comm. CMG V 10, 1 p. 175, 17. 34 sqq. Pf.* 25. 26 τοῦ ἥπατος τὰ κυρτὰ] *cf. Gal. X 527. 923 K. CMG V 9, 1 p. 137, 4 sqq. Helmr.*

2. 3 *post* τὰ κάτω *verba* νυνὶ δὲ τὰς κάτω *errore typothetae ed. Charterianae praetermis. etiam Kuehn* 4 *nonne* μορίων ἁπάντων *traicienda?* 10 *ex vers. arab. supplevi, post* τὰ δ' ἧττον und ebenso sagt man von den Gliedern, welche unten sind, daß die einen mehr unten und die anderen weniger unten sind *recte add.* H 13 περιβάλλουςι U: *corr. Ald.* 14 καὶ τοῦτ' *om.* H, *sed propter hiatum servavi, sicut* et id inferioribus comparantes *probe convertisse videtur Crassus, nisi* τοὐναντίον *praeferas* 16. 17 μεμνημένους U: μεμνημένοι *perperam ab Ald. edd.* 22 γ' *inter* ἐγκέφαλος *et* ἐάν τε *inseruit* U: *om. Ald.* 30 *post* ὁ Ἱπποκράτης in dieser Rede (ἐνταῦθα) *versum add.* H: *an* Ζητεῖν γὰρ ⟨νῦν⟩ ἔοικεν *supplere malis?* ἢ *corr. Ald.; cf. p. 76, 18*: εἰ U

κατ' ἴξιν γένηται, δύναται βοηθεῖν αὐτοῖς ὁμοίως. ⟨ἀλλ'⟩ ἐπὶ τινῶν
926 μὲν οὐδὲ δυνατὸν γνῶναι τὸ κατ' ἴξιν, | οἷον ὅτε κιρσοὶ μανίαν ἰάσαντο, κατ' ἴξιν γενομένης τῆς ἀποστάσεως. οὐ γὰρ ἔστι διακρῖναι, πότερον ἐν τοῖς δεξιοῖς μέρεσι τοῦ ἐγκεφάλου τῆς διαθέσεως γενομένης ἐμάνησαν ἢ ἐν τοῖς ἀριστεροῖς, ὥσπερ οὐδ' ἂν βηττόντων χρονίως ἄνευ πλευρᾶς ἀλγήματος ἀπόστασις εἰς ὄρχιν γένηται. καίτοι τάχα κἀπὶ τούτων διαφυλάττεται τὸ κατ' ἴξιν, εἰ καὶ μὴ γινώσκομεν ἡμεῖς βεβαίως, ὁπότερον μέρος τοῦ πνεύμονος ἢ τοῦ ἐγκεφάλου πέπονθεν. ἀλλὰ καὶ μελαγχολίαν αἱμορροῖς ἰάσατο πολλάκις οὐδ' ἐνταῦθα γινωσκόντων ἡμῶν τὸ κατ' ἴξιν. ὅτι δὲ καὶ διὰ μήτρας αἵματος κένωσις δαψιλὴς πολλὰ τῶν νοσημάτων ἰᾶται πρόδηλον. ἀλλ' οὐδ' ἐνταῦθα δυνατὸν γνῶναι, πότερον διὰ τῶν τῆς δεξιᾶς μήτρας φλεβῶν ἡ ἔκκρισις ἢ διὰ τῶν τῆς ἀριστερᾶς ἢ δι' ἀμφοτέρων ἐγένετο. ταύτῃ μὲν οὖν δυσδιάγνωστον ἢ ἄγνωστον ἔχει τὸ κατ' ἴξιν. ἐφ ὧν δ' ἔστι διαγνῶναι τὸ κατ' ἴξιν, ἐπὶ τούτων, ὡς ἔοικεν, ὁ Ἱπποκράτης
927 σκεπτέον εἶναί | φησιν, εἰ διὰ παντὸς ἐκ τῶν εἰς τὰ κάτω μόρια γινομένων ἀποστάσεων ἀμείνους εἰσὶν αἱ κατ' ἴξιν.

II 17 [II 5. V 280, 2. 3 L.] Σκεπτέα ταῦτα, ὅπῃ καὶ ὅθεν καὶ διὰ τί.

Ἄδηλον εἴτε μόνοις τοῖς ὑστάτοις εἴτε πᾶσι τοῖς προειρημένοις ὑπὲρ τῶν κατ' ἴξιν τε καὶ οὐ κατ' ἴξιν ἀποστάσεων ἐπενήνεκται τοῦτο. τὸ δ' οὖν λεγόμενον αὐτὸ τοιόνδε ἐστίν· ἐπισκέπτεσθαί φησι χρῆναι τό τε χωρίον εἰς ὃ ἡ ἀπόστασις γίνεται (τοῦτο γὰρ ἐκ τοῦ ὅπῃ σημαίνεται) ⟨καὶ⟩ τὸ μόριον, ἐξ οὗ (καὶ τοῦτο γὰρ ἐκ τοῦ ὅθεν δηλοῦται) καὶ πρὸς τούτοις ἔτι τὴν αἰτίαν δι' ἣν ⟨ἡ⟩ ἀπόστασις γίνεται (τοῦτο γὰρ αὖ πάλιν ἐκ τοῦ διὰ τί σημαίνεται). χρὴ γὰρ εἰδέναι, πότερον ὑπὸ τῆς φύσεως ἐπὶ πέψει τοῦ νοσήματος ἢ μεταρρυέντος ἀπέπτως τοῦ λυποῦντος ἐξ ἑτέρου μέρους εἰς ἕτερον ἡ ἀπόστασις ἐγένετο. δύναται δέ τις καὶ °χωρίζειν ἀπὸ τῶν προειρημένων
928 τὴν|ῥῆσιν ταύτην ἀρχήν ⟨τε⟩ τῶν ἐφεξῆς εἰρημένων ποιεῖσθαι κατὰ τὸν °προγεγραμμένον τρόπον.

2 κιρσοὶ] *cf. Epid. II 1, 7 (V. 76, 19 L.) cum Gal. comm. CMG V 10, 1 p. 175, 19 sqq. 179, 6 sqq.; varices interdum melancholiam curare expon. Gal. XVIII A 33 K.* 20 τοῖς ὑστάτοις] *p. 76, 18. 19* πᾶσι τοῖς προειρημένοις] *p. 75, 13 sqq.* 30. 31 κατὰ τὸν προγεγραμμένον τρόπον] *v. 20 oppositum; huius modi, quem ipse modum p. 34, 23 sqq. significavit, exempla reperies ut p. 66, 9 vel 70, 6, ita in posterioribus p. 97, 21 sqq. 100, 4. 6. 105, 23 sqq. 106, 19. 111, 9—12 al.*

1 *estne opus* ἀλλὰ *addito?* 2 ὅτε H: ὅτι U *edd.* μανίαν H *corr. Bas.*: μανι$^{α'}$ U *Ald.* 7 τάχα, ἀπὶ *ut v. 15* U: κἀπὶ *ab Ald. edd.* 9 ἰάσαιτο *falsum ab Ald. recep. edd.* 13 ἀμφωτέρων U: *corr. Ald.* 15 ἀπὶ U: κἀπὶ *ab Ald. edd.* 16 εἰ] ἢ *ex errore Chart. scr. Kuehn* ἐκ *scripsi*: ἐπὶ U *edd.* 17 αἱ *ante* κατ' ἴξιν *corr. Chart.*: τῶν U 24 καὶ *addidi* μόριον H: μόνον U *Ald. Bas.*: at non solum hoc, sed etiam pars, ex qua manat *interpr. lat.*, *ex quo* οὐ μόνον δὲ τοῦτο, ἀλλὰ καὶ *coniectando dependere videtur Chart., quocum ex more suo consentit Kuehn* 25 ἡ *coll. v. 23 et 28 addidi* 29 χωρίζων *coni. Deichgr.* 30 τε *ante* τῶν *ex* H *recepi* 31 προσγεγραμμένον *ratione habita eorum quae p. 79, 1 sequuntur propos. Deichgr.*

II 18 [II 5. 6. V 280, 2—4 L.] Σκεπτέα ταῦτα ὅπῃ καὶ ὅθεν καὶ διὰ τί φλέβες κροτάφων οὐχ ἱδρυμέναι οὐδὲ χλώρασμα λαμπρόν.

Εἶπον ὅτι καὶ οὕτως δύναταί τις διαιρεῖν τὴν ὅλην ῥῆσιν, ὥσπερ γε καὶ κατ' ἄλλον τινὰ τρόπον τόνδε· φλέβες κροτάφων οὐχ ἱδρυμέναι οὐδὲ χλώρασμα λαμπρόν, ἣν πνεῦμα ἐγκαταλείπηται καὶ τὰ ἐφεξῆς. καὶ γὰρ εἰ μὴ τὸ χλώρασμα λαμπρὸν ἐνέκειτο τῷ λόγῳ, δυνατὸν ἦν πολυειδῶς διαιρεῖν ὡς ἂν ὑπομνήματος ὄντος, οὐ συγγράμματος (ἤκουσας γὰρ ἤδη περὶ τούτου). παρεγκειμένου δὲ καὶ τοῦ χλώρασμα λαμπρὸν ἔτι καὶ μᾶλλον ἀσαφὴς γίνεται ὁ λόγος. εἴπομεν γὰρ ἤδη [ὅτι] κατὰ τὰς ἄλλας ῥήσεις, ἐν αἷς τὸ χλωρὸν ὄνομα γέγραπται, μὴ δύνασθαι γνωσθῆναι σαφῶς, | ὁποῖόν τι 929 χρῶμα δηλοῦται δι' αὐτοῦ, καθάπερ οὐδ' εἰ 'χλόασμα' εἴη γεγραμμένον, ὥσπερ ἔνιοι γράφουσιν. ὁρῶμεν γὰρ καὶ νῦν ἔτι καθάπερ κατὰ τὴν Κῶ αὐτὴν τὴν Ἱπποκράτους πατρίδα καὶ πᾶσαν τὴν ἡμετέραν Ἀσίαν χλωρὰ μὲν ὀνομαζόμενα καὶ λάχανα καὶ δένδρα καὶ φυτὰ τὰ οἷον χλοερὰ "χλωράζειν" τε καὶ τὰ κτήνη λέγομεν τὰ τὴν ἐαρινὴν βοτάνην ἐσθίοντα. λέγουσί γε μὴν καὶ τῶν ἀνθρώπων ἐνίους χλωροὺς οὐκ ἔχοντας ὁμοίαν τῇ χλόῃ τὴν χρόαν, ἀλλὰ μᾶλλον ὠχράν. ἄδηλον οὖν ἐστι, πότερον τὴν ὕπωχρον χρόαν ὁ Ἱπποκράτης ὀνομάζει χλωράν τε καὶ χλοεράν, ὅπερ ὁρᾶται πάνυ πολλοῖς συμβαῖνον, ἢ τὴν χλόῃ παραπλησίαν, ὃ πάνυ σπανίως φαίνεται γινόμενον. οὔσης οὖν ἀσαφοῦς καὶ αὐτῆς ταύτης τῆς λέξεως, ἔτι μᾶλλον ἀσάφεια γίνεται προσκειμένου τοῦ λαμπρόν. ἄπορον γὰρ εὑρεῖν ὅ τι ποτὲ βούλεται δηλοῦν ἐκ τοῦ γράψαι χλώρασμα λαμπρόν. καὶ διὰ τοῦτ' ἄρα πᾶσαν τὴν τοιαύτην ἀσάφειαν θελήσαντές τινες φυγεῖν τῶν ἐξηγητῶν ἔγραψαν 'οὐ χρῶμα λαμπρόν' | ἀκούειν τέ φασι δεῖν ἐπὶ τοῦ 930 κατὰ φύσιν τοῦ κάμνοντος χρώματος τὸ λαμπρόν, οὕτω δὲ καὶ οἱ περὶ τὸν Σαβῖνον διελέχθησαν.

4 εἶπον] *modo p. 78, 29* 7 καὶ τὰ ἐφεξῆς] *p. 80, 3 sqq.* 9 ἤκουσας] *nempe de* ὑπομνήμασιν *et* συγγράμμασιν *inter se oppositis statim p. 5, 9. 10, item p. 69, 20. 75, 25/6* 11 εἴπομεν] *cf. Gal. IX 599, 13 sqq. K. eiusque in Hipp.* Περὶ διαίτης ὀξ. *comm. II 22 CMG V 9, 1 p. 182, 4 sqq. Helmr., in Progn. ibid. V 9, 2 p. 213, 25 sqq. 235, 9 sqq. Heeg, in Prorrh. ibid. V 9, 2 p. 116, 30 sqq. Diels, in Epid. II 2, 12 (V 88, 18 L.) comm. II ibid. V 10, 1 p. 216, 5 sqq. Pfaff* 24 λαμπρόν] *Gal. XIX 154, 11 K.* χλώρασμα λαμπρόν· χλωρότης διαυγουμένη 28. 29 οἱ περὶ τὸν Σαβῖνον] *cf. p. 46, 29*

2. 3 χλώρας[α] *ut v. 6* U: *utroque loco* χλώρασμα *Ald.; cf. v. 7* 9 ἤκουσας *compendiose* UH *corr. Crassus Corn.*: ἤκουσεν *ab Ald. propagav. cunctae edd.* 10 ἀσαφὲς U: *corr. Ald.* 11 ὅτι *vel propter hiatum delevi* κατὰ *scripsi*: καὶ U *edd.* 17 χαράζειν *(an* χωράζειν *exaraverit librarius ambiguum)* τ[καὶ] τὰ *sic* U: χλωράζειν τε τὰ *corr. Ald.*: καὶ *ab Ald. om. edd.* 23 τῆς *post* ταύτης *ab Ald. om. edd.* 25 χλώσμ[α] *sic* U: χλώρασμα *Ald.* 29 διελέχθησαν H: διηνέχθησαν U *edd.*

II 19 [II 6. V 280,4—6 L.] Φλέβες [καὶ] κροτάφων οὐχ ἱδρυμέναι, οὐδὲ χλώρασμα λαμπρόν, ἢν πνεῦμα ἐγκαταλείπηται ἢ βὴξ ξηρή, μὴ θηριώδης, ἐς ἄρθρα στηρίζειν προσδέχεσθαι δεῖ κατ' ἴξιν τῶν ἐντασίων τῶν κατὰ τὴν κοιλίην.

Εἶπον ὅτι καὶ χωρὶς τοῦ πρώτου μέρους τῆς ῥήσεως ἀναγινώσκειν ἐστὶ δυνατὸν αὐτὸ καθ' ἑαυτό, ἢν πνεῦμα ἐγκαταλείπηται καὶ τὰ ἐφεξῆς αὐτῷ γεγραμμένα. πνεῦμα δὲ δηλονότι νῦν ἀκουσόμεθα τὸ πλέον τοῦ κατὰ φύσιν, ἵν' ὁ λόγος ᾖ τοιοῦτος· "ἐὰν ἐν νόσῳ ῥᾳστωνήσαντές τινες ἔχωσι τάς τε τῶν κροτάφων φλέβας οὐχ ἱδρυμένας, ὅπερ ἐστὶν ἐπὶ πλέον διαστελλομένας, καὶ τὸ χρῶμα μὴ κατὰ
981 φύσιν ἢ | τ' ἀναπνοὴ πλείων ᾖ καὶ τὰ ἄλλα τὰ ἐφεξῆς εἰρημένα, τούτοις εἰς ἄρθρα τὴν ἀπόστασιν ἔσεσθαι προσδοκᾶν χρή." τὰ δὲ ἐφεξῆς εἰρημένα τάδε ἐστί· πρῶτον μὲν τὸ ξηρὴ βήξ, δεύτερον δὲ τὸ μὴ θηριώδης. ἡ μὲν οὖν ξηρὰ βὴξ λέγεται συνήθως, ἐφ ἧς οὐδὲν ἀναπτύεται. τοῦτο δ' οὕτως ῥηθὲν ἐν μὲν συγγράμματι προφανῶς ἐνδείκνυται τὸν γράψαντα χαίρειν αἰνιγματώδει λέξει· τὸν δ' αὐτῷ τινα ὑπογραφὴν ἐν ὑπομνήματι πεποιημένον οὐκ ἄν τις μέμψαιτο. πολλὰ γὰρ οὕτως εἰώθαμεν ἡμῖν αὐτοῖς ὑποτυποῦσθαι συμβολικῶς. ἴσως οὖν καὶ νῦν ἑαυτῷ ταῦτ' ἔγραψεν ὁ Ἱπποκράτης, ἐπὶ πλειόνων παθῶν ποιούμενος τὸν λόγον, ἐνταυθοῖ μὲν ἐπὶ τῆς ξηρᾶς βηχὸς ἐν περιπνευμονίαις καὶ πλευρίτισι (καὶ γὰρ καὶ τὸ πνεῦμα τούτοις ὁμολογεῖ), τὰ δ' ἔμπροσθεν, ἡνίκα περὶ τῶν κατὰ τὸ πρόσωπον ἔγραψεν, ἐπὶ πυρετῶν θερμῶν καὶ διακαῶν. ἐγχωρεῖ δὲ καὶ περὶ τῶν κατὰ τὸν θώρακα καὶ πνεύμονα λελέχθαι κἀκεῖνα. γενήσεται τοιγαροῦν ⟨ὁ⟩ σύμπας
982 λόγος τοιόσδε· "ἐὰν ἐπὶ πλέον ἅμα τοῖς εἰρημένοις αἱ βῆχες | ὦσι ξηραί, προσδέχεσθαι τὴν ἀπόστασιν εἰς ἄρθρα ⟨δεῖ⟩." διορισμὸν δέ τινα ταῖς βηξὶ προσγράψας ἀσαφῆ ζήτησιν ἑτέραν εἰργάσατο, τίνες εἰσὶν αἱ θηριώδεις βῆχες. ἔνιοι μὲν οὖν ἐπὶ ταῖς ἕλμινσιν, ὅταν ἐπὶ τὸ στόμα τῆς κοιλίας ἀνενεχθεῖσαι δάκνωσι, τὰς βῆχάς φασι γί-

2. 3 ἢν πνεῦμα ἐγκαταλείπηται] *in cit. Gal. VII 957 K.* 6 εἶπον] *p. 79, 4 sqq.* 16—18 ἐν συγγράμματι—ἐν ὑπομνήματι] *cf. ad p. 69, 20 et 79, 8. 9* 29 θηριώδεις βῆχες] *cf. p. 37, 1* ταῖς ἕλμινσιν[*ut p. 37, 3 vel 89, 16; cf. CMG V 10, 1 p. 160, 3 sqq. Pf.*

1 καὶ *ante* κροτάφων *add.* U: *cum Hipp. vulg. om. Ald.; cf. v. 10 et p. 79, 2. 5* 3 θηριώδεις U *Ald.*: *ex Hipp. vulg. corr. Corn. Bas.* εἰς *ab Ald. edd.* στήριξιν *praeb. Hipp., quod fort. recipiendum, cum praesertim* τὴν ῥῆξιν *corruptum exhibeat Pall.* 4 προσδέχεσθαι δεῖ *ultima lemmatis verba in* H ἐναντίων U: *corr. Ald.; cf. p. 81, 25 et 82, 9* 4. 5 κατὰ κοιλίην *Hipp.*: κοι^λ^ *lemma expl. in* U: κοιλίην *ab Ald. edd.*: *verba* ὡς ἐπὶ τὸ πουλύ *ex Hipp. add. Chart., sed ut desunt in* H, *ita ne in commentario quidem eorum rationem habuit Gal.; quadecausa ea neglexi* 7 ἑαυτὸν *compend.* U: *corr. Bas.* 8 ἀκουσόμεθα *per comp.* U: ἀκουσόμενον *Ald.*: *unde* ἀκούσομεν *a Chart. edd.* 15 μοχθηριώδες *sic* U: *unde* χθηριῶδες *Ald.*: θηριῶδες *Bas.*: *correxi coll. v. 3* 24 τὸ *ante* θώρακα U: *corr. Ald.* 25 ὁ *addidi; cf. e. c. p. 81, 16. 82, 3. 9* 26 ἐπὶ πλέον *om.* H 27 δεῖ *ex lemmate (v. 4) sec.* H *addidi* 30 κοίλας *compend.* U: *corr. Ald.*

νεσθαι ξηράς, ὅπερ εἰ ⟨γ'⟩ ὄντως ἐφαίνετο συμβαῖνον, οὐκ ἂν ἦν ζήτημα. νυνὶ δὲ μυριάκις εἴδομεν ἄνευ βηχῶν ἕλμινθας ἐνοχλούςας τὰ κατὰ τὸ στόμα τῆς γαστρὸς καὶ διὰ τοῦθ' οἱ πλείους τῶν ἐξηγητῶν ἐπ' ἄλλας ἐξηγήσεις ἐτράποντο, τινὲς μὲν τὸ θηριῶδες ἐπὶ τῶν φθισικῶν εἰρῆσθαι λέγοντες, ἐπειδὴ γρυποῦνται τοὺς ὄνυχας ὥσπερ τὰ θηρία, τινὲς δὲ ἐπὶ [τοὺς] κακοήθους. ἐν γὰρ ταῖς κρισίμοις ἀποστάσεσιν ὥσπερ ἄπεπτον εἶναι χρὴ τὴν νόσον οὕτω καὶ περιεστηκυῖαν. ἥ τε γὰρ πεττομένη χωρὶς ἀποστάσεως ἐπαγγέλλεται τὴν λύσιν, ἥ τε ὀλέθριος οὐδὲ γενήσεσθαί τινα κρίσιμον ἀπόστασιν. ἐὰν δὲ ἐπὶ πλέον ἄπεπτόν τε διαμένῃ τὸ νόσημα καὶ μὴ κακόηθες ᾖ, προσδέχεσθαι χρὴ γενήσεσθαί τινα ἀπόστασιν. ὅτι δὲ ἄπεπτόν τε ἅμα καὶ περιεστηκὸς τὸ νόσημα χρὴ διαμένειν | ἄχρι πλείονος, ἵν' ἐλπίσωμεν ἀπόστασιν 933 ἔσεσθαι, σαφῶς αὐτὸς ἐδήλωσεν ἐν Προγνωστικῷ γράψας οὕτως· "ὅσοι δ' ἂν οὖρα λεπτὰ καὶ ὠμὰ οὐρέωσι πολὺν χρόνον, ἢν τἄλλα ὡς περιεσομένοισι σημεῖα ᾖ, τούτοισιν ἀπόστασιν δεῖ προσδέχεσθαι εἰς τὰ κάτω τῶν φρενῶν χωρία." γενήσεται τοιγαροῦν ὁ σύμπας λόγος τοιοῦτος· "ἐὰν ἄπεπτον διαμένῃ τῶν κατὰ θώρακα καὶ πνεύμονα νοσημάτων τι καὶ μηδὲν ἔχῃ κακόηθες, ἀπόστασιν χρὴ προσδέχεσθαι." τοῦ δ' ἄπεπτον εἶναι σημεῖον ἡ ξηρὰ βήξ. ἐὰν γὰρ ἀναπτύωσί τι, πέψεώς ἐστι γνώρισμα. τοῦτο δ' αὖ τὸ ἀναπτυόμενον, εἰ μὲν [ὑγρὸν καὶ] λεπτὸν εἴη, μετρίας, εἰ δὲ παχύ, τελείας. εἴρηται δὲ ἐπὶ πλέον περὶ τῶν τοιούτων ἔν τε τοῖς Εἰς τὸ περὶ διαίτης ὀξέων ὑπομνήμασι κἀν τοῖς Περὶ κρίσεων, οὐδὲν ἧττον κἀν ⟨τοῖς Περὶ⟩ τῶν ἐν ταῖς νόσοις καιρῶν. ὃ δὲ ἐπὶ τῷ τέλει τῆς ῥήσεως ἔγραψεν, ἔνθα φησὶ ⟨κατ' ἴξιν⟩ τῶν ἐντασίων τῶν κατὰ τὴν κοιλίαν, οἱ πλεῖστοι

4. 5 ἐπὶ τῶν φθισικῶν] *cf. p. 89, 13 sq.* 7 περιεστηκυῖαν] *ut v. 11 et p. 83, 1* περιεστηκὸς *de morbo salutari e. c. CMG V 9, 1 p. 206, 25 Helmr. usurpatum invenitur eodem sensu quo Hipp. ipsi vocabulum* περιεστικὴν *usitatum (e. c. Progn. 9. II 132, 16 L. I 87, 7 Kw. vel ibid. 18. II 160, 2 L. I 98, 6 Kw.)* 13 ἐν Προγνωστικῷ] *12. II 142, 4 L. I 90, 17 Kw.* 22 ἔν τε τοῖς Εἰς τὸ περὶ διαίτης ὀξέων ὑπομνήμασι] *I 22 CMG V 9, 1 p. 144, 6 sqq. Helmr.* 23 κἀν τοῖς Περὶ κρίσεων] *I 7 sq. IX 579 sqq. K.* 23. 24 κἀν ⟨τοῖς Περὶ⟩ τῶν ἐν ταῖς νόσοις καιρῶν] *vid. adnot. meam ad CMG V 10, 1 p. 72, 24: de coctionis signis agitur VII 445—447 K.*

1 γ' *inter* εἰ *et* ὄντως *inserendum censeo* 4 τὸ θηριώδης *malim* ἐπὶ] *om. Ald., add. Chart.* 5 φυσικῶν *falso Kuehn* 6 τοὺς *ante* κακοήθους (*sc.* βηχὸς) *add.* U: *del. Ald.* 10 κακόθες *sic* U: *corr. Ald.* 11 ὅτε *per errorem Kuehn* 13 τῷ *ante* Προγν. *addere vix opus esse videtur* 13. 14 ὅσοι δ' ἂν ... οὐρέωσι *cum Hipp. cod. V(atic. 276)* U: ὁκόσοισι δ' ἂν *M(arcian. 269) cum Gal. codd. CMG V 9, 2 p. 287, 16 Heeg, nisi quod* ἂν *omisso* οὐρέουσι *hi praebent codd.* ἢν καὶ *Hipp. cod. Paris. 446 Suppl. (C' Kuehleweinii) et Gal. codd. l. c p. 287, 17* 14. 15 ὡς περιε|μένοι σημεῖα ᾖ *sic* U *Ald*: περιεχομένοισι *Bas.*: περιεσομένοισι *corr. Chart.*: σημεῖα ὡς περιεσομένοισιν (ὥσπερ ἐσομένοις *Hipp. cod. C'*: ὥσπερι ἐχομένοισι M) ᾖ *Gal. codd. excepto P(alat. 157) l. c. p. 287, 17. 18*: σημεῖα ᾖ *cum* U *colloc. Hipp. cod.* M τουτέοισι *Gal. codd. l. c. p. 287, 18 inter* ἐς *et* εἰς *variant codd. Gal. l. l.* 16 φρενῶν *Hipp. et Gal. codd. l. l. p. 287, 19 corr. Bas.*: νεφρῶν U *Ald.* 20. 21 ὑγρὸν καὶ *sec.* H *delevi* ταχὺ *a Bas. edd.* 23. 24 κἀν ⟨τοῖς Περὶ⟩ τῶν *supplevi et emendavi*: κἀπὶ τῶν U *edd.* 25 κατ' ἴξιν *ex* H *addidi; cf p. 80, 4*

μὲν τοῖc προειρημένοιc ⟨cυνάπτουcιν⟩, ἔνιοι δὲ καὶ καθ' ἑαυτὸ μόνον
984 ἰδίαν ἔχειν φαcὶ τὴν διάνοιαν. ἐὰν μὲν οὖν | cυνάψαντεc αὐτὸ τοῖc προειρημένοιc ἀναγνῶμεν, ὁ λόγοc ἔcται τοιοῦτοc· "ὅταν ἐπὶ τοῖc προειρημένοιc ἐλπίcῃc ἀπόcταcιν ἔcεcθαι, τὰc κατὰ κοιλίαν ἐντάcειc προcεπίβλεπε." δυνήcῃ γὰρ ἐκ τούτων εὑρεῖν εἴτε εἰc τὸ δεξιὸν μέροc τοῦ cώματοc εἴτ' εἰc τὸ λαιὸν ἡ ἀπόcταcιc ἔcται τοῦ νοcήματοc· αἱ γὰρ ἐντάcειc αὗται κατ' ἴξιν ἑαυτῶν ἀγγέλλουcιν ἔcεcθαι τὰc ἀποcτάcειc. ἐὰν δὲ πάλιν αὐτὸ καθ' ἑαυτό τιc ἀναγινώcκῃ τὸ κατ' ἴξιν τῶν κατὰ τὴν κοιλίαν ἐντάcεων, ὁ λόγοc ἔcται τοιοῦτοc· "ὥcπερ, ὅταν ἐπὶ τοῖc ἀναπνευcτικοῖc ὀργάνοιc πάcχωcιν, ἀπέπτωc τε καὶ περιεcτικῶc ἀποcτάcειc ὁρῶμεν γινομέναc, οὕτωc κἀπὶ τῶν κατὰ τὴν κοιλίαν εὑρήcομεν cυμβαι⟨νούcαc αὐτάc⟩. ἔcονται δὲ καὶ αὗται κατ' ἴξιν τῶν πεπονθότων μορίων."

II 20 [II 6. V 280, 7—9 L.] Ἔχουcι δὲ οὗτοι οἱ πλεῖcτοι καὶ ἐξέρυθρα καὶ τῇ φύcει τοῦ λευκοχρωτέρου τρόπου καὶ ⟨οὐχ⟩ αἱμορραγέουcι ῥῖνεc ἢ cμικρὰ αἱμορραγέουcι.|

985 Τὰ πρόcωπα δηλονότι προcυπακουcτέον ἔχειν αὐτοὺc ἐξέρυθρα κατὰ τὰc νόcουc εἶναί τε φύcει τοῦ λευκοχρωτέρου τρόπου. ἐν γὰρ τοῖc πολλοῖc τῶν μελλόντων ἀπόcταcίν τινα ἕξειν ἐν νοcήμαcι περιεcτικῶc χρονίζουcι διαμένει τὸ πρόcωπον ἐρυθρόν, καὶ μάλιcθ' ὅταν ἡ ἀπόcκηψιc ἔcεcθαι μέλλῃ πρὸc ⟨τὰ⟩ ὦτα. τίcι δὲ φαίνεται τῶν οὕτωc ἐχόντων τὸ πρόcωπον ἐξέρυθρον, ἐδήλωcεν εἰπὼν εἶναι τοὺc τοιούτουc ἀνθρώπουc τοῦ λευκοτέρου τρόπου. τοῖc γὰρ μελαντέροιc φύcει, κἂν πλεονάcῃ ποτὲ αἷμα κατὰ τὸ πρόcωπον, οὐ διαcημαίνει cαφῶc. ἐν δὲ τοῖc λευκοῖc cώμαcι κἀπὶ τῶν ἐκτόc, ὅταν βραχύ τι παρεμπέcῃ χρόαc ἑτερογενοῦc, εὐθέωc εὔδηλον γίνεται. τοῦτο μὲν οὖν αὐτῷ παρέγκειται, τὸ δὲ τοῦ λόγου cυνεχέc ἐcτι τοιόνδε·

11 et 20 περιεcτικῶc] *cf. p. 81, 7 et Foës. Oecon. Hipp. p. 495 s. v.* περιεcτηκὸc νόcημα

1 cυνάπτουcιν *sec.* H *addidi collatis quae insequuntur v. 2, sicuti* cum antedictis copulant *interpret. Crassus* 4 ἐντάcει U: *corr. Ald.* 5 *post* εὑρεῖν *lectu difficile* εἰώντε *exaratum habet* U: *ex quo* εἴτε *restitui*: ἢ *ab Ald. edd.* 6 εἴτ' εἰc *correxi*: εἴ τιc U: ἢ εἰc *ab Ald. edd.* 8 καθ' ἑαυτό *om. Chart. et Kuehn* ἀναγινώcκει U *edd.*: *correxi* 8. 9 τὸ νόcημα κατ' ἴξιν U 10 πάcχουcιν U *edd.*: *correxi* 11 περιεcτικῶc *scripsi; cf. Helmreichii ad Gal. in Hipp. De victu acut. Comm. IV 59 adnot. in CMG V 9, 1 p. 323, 23*: περιεcτηκῶc U *edd., quo de errore cf. e. c. CMG V 10, 1 p. 122, 12* 12 *ex vers. arab. emendavi et supplevi,* ebenso finden wir sie entstehen H: εὑρήcειc cυμβαῖ. ἔcονται *sic* U: cυμβαῖνον *ab Ald. edd.* 12. 13 καὶ *ante* αὗται *om. Chart. et Kuehn* 15 ἐξέρυθρα *cum Hipp. corr. Ald.; cf. v. 17*: ἐξέρυθροι U τοῦ φύcει U *Ald.*: *corr. Corn. Bas.* λευκοχροωτέρου *Hipp.* 16 οὐχ *add.* H *Hipp. Ald.; cf. p. 83, 5. 11*: *om.* U 20 περιεcτικῶc *scripsi; cf. v. 11*: περιεcτηκῶc U *edd.* ἐρυθρόν *conieci*: ἐρυθριὰ U: ἐρυθριᾶν *Ald. Bas.*: ἐρυθριῶν *a Chart. edd.* 21 μέλλοι U *edd.*: *correxi* τὰ *ante* ὦτα *add. Ald.* τί ἐcτι *ante* τίcι δὲ *addita del. ipse* U 25 ὅταν *scr. Ald., ut* quum *vertit Crassus*: ὅ τιc U παρεμπέcοι U *edd.*: *correxi* 27 τοῦ *ante* λόγου *om. Chart. et Kuehn*

τούτοις ἐξέρυθρον ἔχουςι τὸ πρόςωπον, ὅταν περιεςτηκὸς χρονίζῃ τὸ νόςημα, δι' ἀποςτάςεων ἐλπιζέτω κρίςιν γενέςθαι, πλὴν εἰ φθάςειεν αἱμορραγία διὰ ῥινῶν γενομένη κενῶςαι τὸ μέλλον καταςκήψειν εἴς τι τῶν ἄρθρων περιττὸν αἷμα. ὅςοι δ' οὕτως ἔχοντες ὡς εἶπον ἢ οὐδ' ὅλως αἱ|μορραγοῦςιν ἢ ςμικρὰ καὶ οὐκ ἄξια τῆς 936 ὑπερβολῆς τοῦ νοςήματος, οὕτως τὰς ἀποςτάςεις ἴςχουςιν.

II 21 [II 6. V 280, 9. 10 L.] Καὶ ἢν μὲν ῥυέντων ἐγκαταλείπηται, ἕτοιμον.

Εἰ χωρὶς τοῦ μὲν ἐγέγραπτο ςυνδέςμου, ςαφὴς ⟨ἂν⟩ ἡ λέξις ἦν. εἰρηκὼς γὰρ ὅτι τοῖς ἐξέρυθρον ἔχουςι τὸ πρόςωπον αἱ ἀποςτάςεις γίνονται, μὴ ῥυέντος αἵματος ἐκ ῥινὸς ἢ ςμικροῦ ῥυέντος, εἰκότως ἂν ἐπήνεγκεν· "ἐὰν λείπηταί τι ῥυέντος, ἕτοιμόν ἐςτι τὸ νόςημα πρὸς ἀπόςταςιν." ἐπεὶ δὲ ὁ μὲν ςύνδεςμος πρόςκειται, προςυπακοῦςαι προςῆκον· "ἢν δὲ ⟨μηδὲν⟩ ἐγκαταλείπηται, οὐκ ἔςται ἡ ἀπόςταςις." οὐ μόνον δὲ ἐν τοῖς ὑπομνήμαςιν, ἅπερ ἀναγράφουςιν ἑαυτοῖς οἱ ἄνθρωποι, τοιαύτας ἔςτι λέξεις εὑρεῖν, ἀλλὰ καὶ ἐν ςυγγράμμαςιν, ὡς τοῦ μὲν ςυνδέςμου προειρημένου μηκέτ' ἀνταποδοθῆναι μηδὲν | αὐτῷ, καὶ τοῦτ' ἐχρῆν μάλιςτα τοὺς περὶ τὸν Διοςκορίδην εἰδότας, 937 ἐπειδὴ καὶ γραμματικώτεροι τῶν ἄλλων εἶναι προςποιοῦνται, φυλάξαι τὴν παλαιὰν γραφήν, ἣν οἵ τ' ἐξηγηταὶ πάντες ἴςαςι καὶ τὰ ἀντίγραφα πάντ' ἔχει, ἢ εἴπερ ἐδόκει περιττὸς ὁ μὲν ςύνδεςμος εἶναι, περιελεῖν αὐτὸν τολμῆςαι μᾶλλον, οὐ μεταγράφειν εἰς τὸ "μή". τὸ γὰρ καὶ ἢν μὴ ῥυέντων ἐγκαταλείπηται, ἕτοιμον ἑαυτῷ μάχεται, τοῦ μὲν ἐγκαταλείπηται τὰ μὴ τελέως, ἀλλ' ἐκ μέρους

5 εἶπον] *p. 82, 23 sqq.* 10 εἰρηκὼς] *p. 82, 14. 15* 16 sqq. ἀλλὰ καὶ ἐν ςυγγράμμαςιν . . .] *de* μὲν *particula adhibita, cui non respondeat* δέ, *cf. e. c. Ioannis Vahleni Mantissam adnot. gramm. in Aristot. De arte poet. libr.³ p. 118. 128. 279; Theophrasti Characteres. rec. Herm. Diels, Oxonii 1909, Ind. s. v.* μέν; *Athaulfum Sonny, Ad Dionem Chrysostomum Analecta, ex comment. Univers. St[ti] Vladimiri, Kioviae 1896, p. 170* 18 τοὺς περὶ τὸν Διοςκορίδην] *cf. ad p. 4, 17*

2 ἐλπιζέτω] ἐλπιςτέον *nulla necessitate coni. Corn., ut* sperandum est *verterat Crassus* 3. 4 καταςκήψειν *praetuli*: καταςκῆψαι U *edd.* εἴ τι U *Ald.*: *corr. Corn. Bas.* 5 οὐδ' ὅλως U; *cf. p. 82, 16*: οὐδὲν ὅλως *ab Ald. edd.* 6 οὗτος U: *corr. Ald.* 9 εἰ *correxi*: ἢν U *edd.* ἂν *addidi; cf. ex. gr. in vicinio p. 81, 1*: *in Arabide* wenn dieser Satz mit dem anfinge, womit er anfängt, und nicht auch „zwar" zum Anfange machte, so wäre er klar H, *ut interpres Arabicus talia qualia* εἰ τὰ κατὰ τὴν ἀρχὴν τῆς ῥήςεως λελεγμένα "καὶ ἢν μὲν" χωρὶς τοῦ μὲν ἐ. c. *convertisse videatur* 10 ὑποςτάςεις U *edd.*: *correxi coll. vv. 13. 14* 12 τοι *ante* ῥυέντ^{o} *in* τι *corr. ipse* U 14 προςῆκεν *ut p. 84, 3* U *crebro errore (cf. e. c. p. 32, 26 vel CMG V 10, 1 p. 73, 6)*: *correxi* μηδὲν *post* ἢν δὲ *ex* H *addidi*: μὴ *primus add. Corn.*: δὲ *in* μὴ *mutav. Bas.* 18 ἐχρῆν] *ambigue scriptum habet* U; *quare* ἔγνων *ab Ald. recep. edd.* διοςκουρίδην U: -ο- *a Bas. edd.* 21 ἔλει< *sic* U: ἔχει *compendio* εν *syllabae sublato correxi*: ἔχουςι *Ald. ceteraeque edd.* 22 τολμῆςαι *compendiose* U: τολμῆςαν *ab Ald. propagav. edd.* 23 δίκαιον *ante* καὶ ἢν *(sic) additum del. ipse* U: ἢν *corr. demum Chart.*

κενούμενα δηλοῦντος, τοῦ δὲ καὶ ἢν μὴ ῥυέντων τοὐναντίον ἐμφαίνοντος ὥςπερ καὶ τοῦ δαψιλῶς ῥυῆναι. καθάπερ οὖν ἐπὶ τούτου τὸ ἐγκαταλείπηται λέγειν οὐ προςῆκον, οὕτως οὐδ' ἐφ' οὗ μηδ' ὅλως ἐρρύη. καὶ γὰρ εἰ μὴ ἐπὶ τοῦ λυποῦντος χυμοῦ δεξαίμεθα τὸ ἐγκαταλείπεςθαι λελέχθαι, καθάπερ ἔνιοι βούλονται πρὸς τὸ νόςημα μετα⟨γα⟩γόντες τὸν λόγον ὡς ἐν ταῖς ἐλλιπέςιν αἱμορραγίαις, ⟨τὸ⟩ ἐγκαταλείπεται νοῦν ἕξει. ῥυέντος γὰρ αἵματος,
938 οὐ μὴν αὐτάρκως, ἐλλιπεῖς | αἱ κρίςεις γίνονται τῶν νόςων, ἐφ' ὧν προςήκει λέγεςθαι τὸ ἐγκαταλείπεςθαι.

II 22 [II 6. V 280, 10. 11 L.] Δίψα ἐγκαταλειφθεῖςα καὶ ςτόματος ἐπιξηραςίη καὶ ἀηδίη καὶ ἀποςιτίη τοῦτον τὸν τρόπον.

Ὅταν τοῦ πυρετοῦ παυςαμένου μείνῃ τινὰ τῶν ςυμπτωμάτων, ἐγκαταλείπεςθαί τι λέγεται τῆς νόςου λείψανον. ἐμνημόνευςεν οὖν ὁ Ἱπποκράτης ὡς ἐν παραδείγματι κυριώτατα τῶν ὑπολειπομένων δίψαν καὶ ςτόματος ξηρότητα καὶ ἀηδίαν καὶ ἀποςιτίαν, τουτέςτιν ἀνορεξίαν, ὥςτε ἐξήγηςις αὕτη ἡ ῥῆςίς ἐςτι τοῦ προειρημένου κατὰ τὴν ἔμπροςθεν ῥῆςιν, ἔνθα φηςί· "καὶ ἢν μὲν ῥυέντων ἐγκαταλείπηται." διττῶς γὰρ ἀκούομεν τοῦ ἐγκαταλείπεςθαι, καθ' ἕνα μὲν τρόπον ἐπὶ τοῦ νοςοποιοῦντος χυμοῦ, καθ' ἕτερον
939 δὲ ἐπὶ τῆς | νοςώδους [καὶ] διαθέςεως. ἐξηγεῖται ⟨δὲ⟩ νῦν τὰ γνωρίςματα τῆς ἐγκαταλειπομένης διαθέςεως νοςώδους.

II 23 [II 6. V 280, 11. 12 L.] Πυρετοὶ δὲ οὐκ ὀξέες οἱ τοιοῦτοι, ὑποςτροφώδεες δέ.

Καὶ τοῦθ' ἕν ἐςτι τῶν ςυντελούντων εἰς τὴν τῶν ἐςομένων ἀποςκημμάτων πρόγνωςιν. οἱ γὰρ ὀξεῖς πυρετοὶ καὶ ταχέως κρίνονται καὶ δι' ἐκκρίςεων ἴςχουςι τελείαν τὴν λύςιν. οἱ δ' οὐκ ὀξεῖς καλούμενοι ὑποςτροφώδεες καὶ χρονίζουςι καὶ λύςεις ἐλλιπεῖς ποιηςά-

16. 17 ἀποςιτίαν] *consulas quae CMG V 10, 1 p. 41, 3* οὐχὶ τοὺς ἀνορέκτους ἀςίτους ὀνομάζουςιν οἱ Ἕλληνες, ⟨ἀλλὰ⟩ τοὺς μὴ προςενηνεγμένους ςιτία, τοὺς δ' ἀπεςτραμμένους ⟨τοῦ⟩ προςίεςθαι καλοῦςιν ἀποςίτους *varie temptata restituisse mihi videor* 18 ἔνθα φηςί ...] *p. 83, 7*

2 ἐμφαίνεται U *edd.*: *correxi, sicut* ea *(sc. voce)* vero contrarium indicante *recte vert. Crassus* 3 προςῆκεν *compend. ut p. 83, 14* U: *corr. Ald.* 4 ἐπὶ *ante* εἰ μὴ *transp.* U: *corr. Ald.* 4. 5 δεξαίμεθα *scripsi*: δεξάμεθα U *edd. praeter* δεξόμεθα *Kuehnianae* 6 μετα⟨γα⟩γόντες *quam* μετάγοντες *scribere malui*: μεταδόντες U *edd.* 7 τὸ *addidi* νῦν U: *corr. Ald.* 12 τρόπον H *Hipp.*: λόγον U *edd.* 15. 16 τῶν κυριώτατα ὑπολειπομένων U: *transposui, cum* ⟨τὰ⟩ κυριώτατα τῶν ὑπολ. *reponere supervacaneum mihi videatur* δίψης U: δίψην *Ald.*: *corr. Kuehn* 21 καὶ *post* νοςώδους *in* U *additum del. Corn. Bas.* δὲ *inter* ἐξηγεῖται *et* νῦν *inserui* οὖν *a Bas. edd.* 23. 24 ὀξέες οἱ τοιοίδε *praeb. Hipp., ex quibus* ὀξέες *restitui*: ὀξεῖς οἱ τοιοῦτοι U *edd.* 27 ἔχουςι *sicuti p. 85, 2 frustra scr. Kuehn* τελέαν *ut p. 85, 2* U: *utroque loco correxi; cf. e. c. p. 97, 4*

μενοι μετὰ ταῦτα πάλιν ὑποστρέφουσι καὶ ⟨διὰ⟩ δευτέραν ἔκκρισιν ἐξ ἀποσκήμματος ἴσχουσι τελείαν τὴν λύσιν.

II 24 [II 7. V 282,1 L.] Τὰ ἐγκαταλειπόμενα μετὰ κρίσιν ὑποστροφώδεα. |

Ἡ αὐτὴ ῥῆσις ἥδε κἀν τῷ δευτέρῳ τῶν Ἐπιδημιῶν γέγραπται 940
καὶ μετὰ ταύτην ἄλλαι μέχρι τῆς "ὅσοι τριταιοφυεῖς", ἃς ὑπερβησόμεθα διὰ τὸ προεξηγήσασθαι. |

II 25 [II 10. V 282, 13. 14 L.] Ὅσοι τριταιοφυεῖς, τού- 941
τοισιν ἡ νὺξ δύσφορος ἡ πρὸ τοῦ παροξυσμοῦ.

Τίνας ποτὲ λέγει τριταιοφυεῖς, † ἐξήγηται, διότι καὶ περὶ τῶν ἡμιτριταίων τε καὶ τῶν παρεκτεταμένων τριταίων ***. ἓν γὰρ μόνον ὡμολόγηται τοῖς νεωτέροις ἰατροῖς ἐν τῇ τῶν εἰρημένων ὀνομάτων ἐξηγήσει τὸ κατὰ τῶν ἀκριβῶν τριταίων, ὡς ἐντὸς τῶν δώδεκα ὡρῶν αὐτὸν περιγράφεσθαι, τὰς δὲ ὑπολοίπους ὥρας ἀπυρέτους

3 τὰ ἐγκαταλιμπανόμενα] *hoc vocabulum Hipp. ab Atthide quidem alienum, sed Iadi cum* κοινῇ *commune esse adnot. v. Wilamowitz (Platon II 407) et Alb. Thumb (Die griech. Spr. im Zeitalter d. Hellenismus, 1901, p. 136. 209)* 5 κἀν τῷ δευτέρῳ τῶν Ἐπιδημιῶν] *3, 8. V 110, 5. 6 L., quae explic. Gal. CMG V 10, 1 p. 280 Pf.* 6. 7 καὶ μετὰ ταύτην ἄλλαι μέχρι τῆς "ὅσοι τριταιοφυεῖς", ἃς ὑπερβησόμεθα διὰ τὸ προεξηγήσασθαι] *quae in codd. Hipp. annexa sunt lemmata, Epid. VI 2, 7 (V 282, 1—9 L.) = Epid. II 3, 8 (V 110, 6—112, 5 L.)* Τὸ γοῦν πρῶτον σπληνῶν ἐπάρσιες—εἰ δὲ μή, ἀρχομένας ἄρτι, *Epid. VI 2, 8 (V 282, 10 L.) = Epid. II 3, 9 (V 112, 6 L.)* Αἱ τεταρταῖαι αἱμορραγίαι δύσκριτοι, *Epid. VI 2, 9 (V 282, 11. 12 L.) levidensibus exceptis = Epid. II 3, 10 (V 112, 7. 8 L.)* Οἱ διαλείποντες μίην τῇ ἑτέρῃ ἐπιρριγέουσιν ἅμα κρίσει ἐκ τῶν πέντε εἰς τὰς ἑπτά, *memoria et Graeca et Arabica praetermissa sunt, ut editores quoque ea ab Aldina praeterierint, nisi quod saltem verba primi ex his tribus lemmatis* Τὸ γοῦν—ἄρτι *Charterium secutus addidit Kuehn; Gal. horum omnium comm. servatus legitur in CMG V 10, 1 p. 280—285 Pfaff* 10 τριταιοφυεῖς] *cf. Gal. in Epid. I 4 (II 622, 10 L.) comm. II 25 CMG V 10, 1 p. 62, 6 sqq. 63, 27 sqq. et in Epid. I 11 (II 674, 4 L.) comm. III 5 ibid. p. 115, 8 sqq. 117, 6 sqq.; item Gal. VII 337. 436 K.*

1 ⟨διὰ⟩ δευτέρας ἐκκρίσεως *praetulerim; cf. p. 84, 27* 3 ἐγκαταλιμπανόμενα *Hipp. et hic et Epid. II 3, 8. V 110, 5. 6 L.* 4 ὑποστρώδεα U: *corr. Ald.* 5 ἤδη *pro* ἥδε *suspic. Schubring* 6 ἄλλαις U *Ald.*: *corr. Corn. Bas.* 7 *lemmata quae sunt Epid. VI 2, 7 (V 282, 1—9 L.) = Epid. II 3, 8 (V 110, 6—112, 5 L.)* Τὸ γοῦν πρῶτον σπληνῶν ἐπάρσιες—εἰ δὲ μή, ἀρχομένας ἄρτι *ex Hipp. vulg. add. Chart.: ut Gal. ipse se ea praeteriturum dicit (v. 6), ita desunt in* UH *duo lemmata sequentia Epid. VI 2, 8 (V 282, 10 L.) et 9 (V 282, 11. 12 L.) = Epid. II 3. 9 (V 112, 6 L.) et 10 (V 112, 7. 8 L.) om. et* UH *et ad unam omnes edd.* 9 *post* παροξ. *addita* ἡ δὲ ἐπιοῦσα εὐφορωτέρη *in codd. Hipp. haud scio an ex Aph. II 13 (IV 472 L.) citat. p. 88, 4. 5 huc irrepserint: om.* UH *eamque ob causam neglegenda duxi* ἐξήγηται *corruptum* U: *vel* ἐζήτηται *vel* ζητῆσαι⟨δεῖ⟩ *coniciam*: die Leute haben untersucht *versum exhibet* H 11 ἓν γὰρ *post* ἡμιτριταίων *ex posterioribus anticipatum sustulit ipse* U *lacunam post* τριταίων *significavi, quam interpret. arab. verbis* (weil auch über ...) Streit herrscht und es nötig ist, es zu untersuchen, damit man erkenne, was das ist, was er mit jedem einzelnen dieser Namen meint *explev.* H 12 νεοτέροις U: *corr. Bas.* 14 τὰς δ' ὑπολείπους U: *corr. Chart.*

εἶναι. τῆς γὰρ τῶν μεθοδικῶν ἀλλοκότου χρήσεως τοῦ τῶν ἡμιτριταίων ὀνόματος οὐδὲ μεμνῆσθαι καλόν. εἴπερ δὲ ὁ ἀκριβὴς τριταῖος ἐλάττονα τῶν δώδεκα ὡρῶν ἔχει τὸν παροξυσμόν, ὁ πέντε καὶ δέκα ὥρας παροξυνόμενος ⟨καὶ⟩ ἅπαντα τὸν ὑπόλοιπον χρόνον ἔχων ἀπύρετον ὀνομασθήσεται τριταῖος ἁπλῶς ἄνευ προσθήκης, εἰ δὲ βούλοιτό τις ἀκριβολογεῖσθαι, τριταῖος οὐκ ἀκριβής. καὶ εἴπερ αὐτὸς ὁ Ἱπποκράτης εἶπεν· "πυρετοὶ ὁκόσοι μὴ διαλείποντες διὰ τρίτης
942 ἰσχυρότεροι | γίνονται, πάντες κακοί. ὅτῳ δ' ἂν τρόπῳ διαλείπωσι, σημαίνει ὅτι ἀκίνδυνοι," ἅπαντες οἱ διὰ τρίτης μὲν παροξυνόμενοι, παυόμενοι δὲ εἰς ἀπυρεξίαν ἀκίνδυνοι γενήσονται. ἀλλ' εἴπερ ἀκινδύνους τούτους εἶναι φήσομεν ἑπόμενοι τῇ γνώμῃ τοῦ Ἱπποκράτους, οὐκ ἀκίνδυνον δὲ τὸν ἡμιτριταῖον αὐτὸς οἶδεν, οὐκ ἔσται τῶν διαλειπόντων ὁ πυρετὸς οὗτος. ἀλλ' οἱ μὲν οὐκ ἔλαττον τῶν εἴκοσι τεσσάρων ὡρῶν ἔχοντες ⟨τὸ⟩ τοῦ διαλείμματος ἅπαντες ἁπλῶς τριταῖοι λεχθήσονται. οἷς δὲ τὸ μὲν διάλειμμα τοῦ χρόνου τούτου βραχύτερον, οἱ δὲ παροξυσμοὶ μακρότεροι, οὗτοι παρεκτεταμένοι τριταῖοι. προσήκουσι δὲ τοὐπίπαν εἰς τὰ τρία διαστήματα, τεττάρων τῶν πάντων ὄντων κατὰ τὴν διὰ τρίτης ἡμέρας περίοδον. δύο μὲν γὰρ ἡμέραι, δύο δὲ νύκτες ἐν τῷ μεταξὺ τῶν δύο παροξυσμῶν γίνονται πᾶσι τοῖς διὰ τρίτης παροξυνομένοις. σπανίως δ' ἂν εὕροις τὸν ὑπὲρ τὰ τρία διαστήματα παροξυνόμενον εἰς ἀπυρεξίαν ἀφικνούμενον, ὃν οἱ περὶ τὸν
943 Ἀγαθῖνον εἰώθασι μέγαν ἡμιτριταῖον ὀνομάζειν, ὥσπερ | γε μέσον μέν, ᾧ χρόνος ἴσος γίνεται παροξυσμοῦ τε καὶ διαλείμματος. ᾧ ⟨δὲ⟩ μείων ὁ τοῦ παροξυσμοῦ χρόνος [ᾧ δὲ] ⟨καὶ⟩ ἐντὸς τῶν εἴκοσι τεσσάρων ὡρῶν ὁ χρόνος περιγράφεται τοῦ παροξυσμοῦ, μικρὸν ἡμιτριταῖον ὀνομάζουσι τοῦτον, ὥστε οὔτε τριταῖον οὔτε παρεκτεταμένον

1. 2 τοῦ τῶν ἡμιτριταίων ὀνόματος] *cf. CMG V 10, 1 p. 62, 13 sqq. 115, 3 sqq., ubi Agathini (cf. M. Wellmann RE I 745) de semitertiana liber affertur, et Gal.* Π. ἰατρικῶν ὀνομάτων *fragm. ex Arabide versum a Max. Meyerhof et Ioa. Schacht in Actis Acad. Berol. 1931, III, p. 10, 19 sqq. 22. 24, 19 sqq.*
6. 7 ὁ Ἱπποκράτης εἶπεν· "πυρετοὶ" κτέ.] *Aph. IV 43 (IV 518, 3 sqq. L.)*
12 αὐτὸς οἶδεν] *velut Epid. I 11 (II 674, 4 sqq. L.); cf. Gal. comm. CMG V 10, 1 p. 116, 22 sq.* 21. 22 οἱ περὶ τὸν Ἀγαθῖνον] *cf. ad v. 1/2*

1 ἀλλοκότων U: *corr. Bas.* 1. 2 ἡμιτραῖ *sic* U: *corr. Ald.* 3 παροξισμὸν U: *corr. Bas.* 4 *aut* καὶ *ante* ἅπαντα *aut* τε *post* ἅπαντα *addendum puto* ἔχων χρόνον *traiec. Chart. et Kuehn* 7 οἱ *ante* πυρετοὶ *in Hipp. additum deest etiam in cit. CMG V 10, 1 p. 116, 25* 8 πάντες κακοί] ἐπικίνδυνοι *cum Hipp. Gal. quoque codd. l. l. v. 26* διαλειποσι *sic* U: *corr. Ald.* 12 τὸ *pro* τὸν *ante* ἡμιτρ. *ab Ald. edd.* 13 ἐλάττονας U: ἔλαττον *scr. Chart.* 14 ἔχοντος U: *corr. Chart.* τὸ *ante* τοῦ *add. Chart.* 16 παρεκτηταμένοι U: *corr. Ald.* 20 ἂν *ab Ald. deest in edd.* 23 ᾧ ⟨δὲ⟩ μείων *complevi* 24 ᾧ δ' *ante* ἐντὸς *ex prioribus in* U *iterata delevi, sed haud scio an* ἐστὶ *sub voculis* ῳι δὲ *lateat* καὶ *ante* ἐντὸς *Crassi versione comprobata addidi, nisi* ᾧ ⟨δὲ⟩ μείων ⟨μὲν⟩ ὁ . . . χρόνος, ἐντὸς ⟨δὲ⟩ τῶν *collatis quae leguntur v. 15/16 anteponas*
23 sqq. *in Arabide fusius* und sie nennen das, dessen Anfalldauer geringer ist als die Zeit der Pause nach dem Aufhören, das kleine Halbdrittagsfieber, und ebenso, wenn die Anfalldauer zwischen 12 und 24 Stunden ist, nennen sie diese Fieber kleine Halbdrittagsfieber H

ὀνομάcαι ποτὲ τριταῖον. εἰ γὰρ ὁ μὲν ἀκριβὴc τριταῖοc οὐχ ὑπερβάλλει τὰc δώδεκα ὥραc, ὁ δ' ὑπὲρ ταύταc εὐθύc ἐcτι μικρὸc τριταῖοc, οὐδεὶc ἔcται τριταῖοc ἁπλῶc, ἔτι°δὲ μᾶλλον οὐδ' ἐκτεταμένοc τριταῖοc· οὐχ ὑπαρχόντων δὲ τούτων, οὐδ' ἀκριβῆ τριταῖον ὀνομάζειν ἀναγκαῖον ἔcται. μηδενὸc γὰρ ἀκριβοῦc ὄντοc ἡ προcθήκη ματαία. πῶc οὖν ὁ Ἱπποκράτηc ἀκριβῆ τριταῖον εἴωθε καλεῖν, ἐὸν ἁπλῶc ὀνομάζειν τριταῖον, εἴπερ οὗτοc μόνοc ἐcτὶ τριταῖοc ὁ τῶν δώδεκα ὡρῶν ὀλιγοχρονιώτερον ἔχων τὸν παροξυcμόν; εὔδηλον οὖν ὅτι τοῦτον μὲν ἀκριβῆ καλεῖ καὶ μᾶλλον ἔτι τὸν καὶ τὰ ἄλλα ἔχοντα γνωρίcματα τὰ γεγραμμένα πρὸc ἡμῶν ἐν τοῖc Περὶ κρίcεων ὑπομνήμαcιν, ἁπλῶc δὲ τριταῖον τὸν ὑπὲρ τὰc | δώδεκα ὥραc ἐκτεταμένον 944 ἔχοντα τὸν παροξυcμόν. ἐὰν δὲ τὰc εἴκοcι τέccαραc ὑπερβάλλῃ, τριταῖον μακρὸν ἢ ἐκτεταμένον ὀνομάcομεν τοῦτον. ὅcτιc δ' ἂν ὑπὲρ τὰ τρία διαcτήματα τὸν παροξυcμὸν ἐκτείνῃ, τοῦτον ὀλιγάκιc ἂν εὕροιc εἰc τὴν καλουμένην εἰλικρίνειαν ἀφικνούμενον. οὐ μὴν οὐδ' ἡμιτριταῖον ἤδη καλέcομεν αὐτόν, ἐὰν μήτε τὰc ἐπαναλήψειc ποιῆται φρικώδειc, μήτε ἐν τῇ ἑτέρᾳ τῶν ἡμερῶν ἕτερον ἔχῃ παροξυcμὸν ἐπαναλήψεωc χωρίc. τοῦτον μὲν οὖν ἡμιτριταῖον ὀνομάcομεν. ἐὰν δέ τιc διὰ τρίτηc παροξύνηται πυρετὸc οὐδὲ βραχὺ διάλειμμα ποιούμενοc, ὡc δοκεῖν ἐν αὐτῷ πληcίον εἶναι τὸν κάμνοντα τῆc εἰλικρινοῦc ἀπυρεξίαc, τοῦτον ὀξὺν ὀνομάcομεν πυρετόν, αὐτὸ τοῦθ' ὅπερ ὑπάρχει περὶ αὐτοῦ λέγοντεc, ὡc διὰ τρίτηc παροξύνει. μόνοc οὖν ἔτι τῶν διὰ τρίτηc παροξυνομένων ὀνομαcθήcεται τριταιοφυὴc ὁ πληcίον ἀπυρεξίαc ἀφικνούμενοc. εἰ δέ τιc καὶ τοὺc ἄλλουc ἅπανταc ὀξεῖc πυρετούc, ὅcοι διὰ τρίτηc παροξύνουcι, τριταιοφυεῖc ὀνομάζειν ἐθέλοι, δόξει | τάχα καὶ αὐτὸc οὐκ ἀλόγωc ἐπὶ ταύτην ἀφῖχθαι τὴν 945 δόξαν. οὐ μὴν τῶν γε εἰc ἀπυρεξίαν ληγόντων τινὰ πυρετῶν ὑφ' Ἱπποκράτουc ἡμιτριταῖον ὀνομάζεcθαι cυγχωρήcομεν. ἀκίνδυνοι μὲν γὰρ οὗτοι, κινδυνώδηc δὲ ἡμιτριταῖοc. ἐν τῷ μεταξὺ δ' αὐτῶν εἰcιν οἱ τριταιοφυεῖc, οὕc φηcι δύcφορον ἔχειν τὴν πρὸ τοῦ παροξυcμοῦ νύκτα. πάντωc μὲν γὰρ ἐκείνοιc ὑπάρχει τοῦτο, τοῖc δ' ἐκτεταμένοιc τριταίοιc οὐ πᾶcιν. ὅπωc δὲ μὴ πράγματ' ἔχοιμι, πολλάκιc ὑπὲρ τοῦ κατὰ τὸν ἡμιτριταῖον cημαινομένου καὶ γράφων

1—3 εἰ γὰρ—μικρὸc τριταῖοc] *cf. Orib. L. ad Eunap. III 3, 3 CMG VI 3 p. 399, 24 Raed.* 9—11 ἀκριβῆ (τριταῖον) . . . ἐν τοῖc Περὶ κρίcεων ὑπομν.] *Gal. IX 647 sqq. K.; cf. CMG V 10, 1 p. 120, 9 sqq.* ἁπλῶc δὲ τριταῖον] *cf. p. 86, 3 sqq.* 15 εἰc τὴν καλουμένην εἰλικρίνειαν] *cf. v. 20. 21* τῆc εἰλικρινοῦc ἀπυρεξίαc, *Gal. VII 424 K.* 18 ἡμιτριταῖον] *cf. CMG V 10, 1 p. 117, 15 sqq.* 23 τριταιοφυὴc] *vid. l. l. v. 18 sq.* 27. 28 ὑφ' Ἱπποκρ. ἡμιτριταῖον ὀνομ.] *cf. in Epid. I 11. II 674, 4 L. Gal. comm. CMG V 10, 1 p. 116, 16—117, 2* 29. 30 ἐν τῷ μεταξὺ δ' αὐτῶν εἰcιν οἱ τριταιοφυεῖc] *cf. CMG V 10, 1 p. 62, 8 sqq.*

1 ὀνομάcει U: *correxi*: ὀνομάζει *ab Ald. edd.* 9 μᾶλλόν ἐcτι U *edd.*: *correxi coll. v. 3* 11 τριταῖον H *corr. Bas.*: τεταρταῖον U *Ald.* 23 παροξυνόμενον U *Ald.*: *corr. Bas.* 26 ἐθέλοι] θέλει *ab Ald. edd.; sed cf. e. c. p. 38, 3* 30 οἱ τριταιοφυεῖc H *interpr. Crassus*: αὐτοὶ παροφυεῖc U *Ald.*: αὐτοὶ παραφυεῖc *a Bas. edd.*

καὶ τοῖς πυνθανομένοις [οὐκ] ἀποκρινόμενος, ἓν ἰδίᾳ περὶ τούτου † ἔγραψα βιβλίον. ἐν μέντοι τοῖς 'Αφορισμοῖς χωρὶς τοῦ ⟨τῶν⟩ τριταιοφυῶν μνημονεῦσαί φησιν ἁπλῶς ὁ Ἱπποκράτης· "ὅσοις δὲ κρίσις γίνεται, τουτέοισιν ἡ νὺξ δύσφορος ἡ πρὸ τοῦ παροξυσμοῦ, ἡ δὲ ἐπιοῦσα εὐφορωτέρη ὡς ἐπὶ τὸ πολύ." κρίσιν δ' ⟨οἱ μὲν⟩ ἤκουσαν, ὑφ' ἧς ὀξύρροπος γίνεται μεταβολή τις ἀξιόλογος, οἱ δ' ἁπλῶς τὸν παροξυσμόν. εἴωθε δὲ ὄντως ἡ νὺξ δύσφορος ἡ πρὸ τοῦ παροξυσμοῦ γίνεσθαι σχεδὸν ἅπασι τοῖς διὰ τρίτης παροξυνομένοις πυρε-
946 τοῖς | ἄνευ τῶν ἀκριβῶν τριταίων. ἐὰν δέ ποτε κἀπὶ τούτων γένηται, κρίσιν ἕπεσθαι σημαίνει κατὰ τὴν ἐπιοῦσαν ἡμέραν, καὶ μάλιστ' εἰ καὶ τὰ ἄλλα σημεῖα τοῦ γενήσεσθαι τὴν κρίσιν ὁμολογεῖ.

II 26 [II 11. V 282, 15—19 L.] Βῆχες ξηραί, βραχὺ ἐρεθίζουσαι, ἐπὶ πυρετοῦ πυρικαέος [κἂν] οὐ κατὰ λόγον διψώδεες, οὐδὲ γλῶσσαι καταπεφρυγμέναι, οὐ τῷ θηριώδει, ἀλλὰ τῷ πνεύματι, δῆλον δέ· ὅταν γὰρ διαλέγωνται ἢ χάσκωσι, τότε βήσσουσιν· ὅταν δὲ μή, οὔ. τοῦτο δ' ἐν τοῖσι κοπιώδεσι πυρετοῖσι μάλιστα γίνεται.

Καὶ κατὰ τοὺς 'Αφορισμοὺς ἔγραψεν περὶ τῶν αὐτῶν ὧδέ πως· "ὁπόσοισιν ἐπὶ πολὺ βῆχες ξηραί, βραχὺ ἐρεθίζουσαι ἐν πυρετοῖσι καυσώδεσιν, οὐ πάνυ τι διψώδεες." τὸ τοίνυν "οὐ πάνυ τι διψώδεες"
947 ἴσον δύναται τῷ οὐ κατὰ | λόγον διψώδεες. ἐν γὰρ τοῖς καυσώδεσι πυρετοῖς ἄνευ ξηρᾶς βηχὸς ἰσχυρῶς γίνονται διψώδεις. ἐὰν δὲ προσγένηται ξηρὰ βήξ, ἄδιψοι μὲν οὐ δύνανται γενέσθαι. θραύεται δ' αὐτῶν τὸ σφοδρὸν τοῦ δίψους, ὡς διψῆν μὲν ἔτι, μὴ μέντοι κατὰ τὴν ἀναλογίαν τοῦ πυρετοῦ. τὸ δ' ἐρεθιζούσας βραχὺ

1. 2 ἓν ἰδίᾳ . . . βιβλίον] *alio nullo loco hunc libellum adscitum repperi; an* συγγράψω *de promisso conicias, quod quo pacto Gal. praestiterit ignoramus? cf. ad p. 69, 9* 2. 3 ἐν τοῖς 'Αφορισμοῖς . . .] *II 13 (IV 472 L.)* 5 κρίσιν] *de diversa vi vocis cf. e. g. CMG V 10, 1 p. 124, 18 sqq. 170, 1 sqq. 171, 7 sqq.* 18 κατὰ τοὺς 'Αφορισμοὺς] *IV 54 (IV 522, 6 L.)*

1 οὐκ *add.* U *Ald. Bas.*: *recte om.* H *Chart.* 2 ἔγραψα *vix recte* U *edd.*: *in vers. arab.* ich hielt es für gut zu schreiben H, *unde* γράψαι βιβλίον ⟨διενοήθην⟩ *vel* ⟨ἔγνωκα⟩ *scribere mihi in mentem venit, nisi* ἔγραψα *in* συγγράψω *mutare simplicius videtur* 2. 3 χωρὶς τοῦ τριτ. U: χ. τῶν τρ. *a Chart. edd.*: χ. τοῦ ⟨τῶν⟩ τρ. *scripsi* 4 πρὸς *per comp.* U: *corr. Ald.*; *cf. v. 7* 5 οἱ μὲν *add. Chart.* 8 παροξυνομένης *frustra ab Ald. edd.* 9 ἐὰν *scripsi*: εἰ U *edd.* 12 βραχέα *ab Ald. edd.*; *cf. v. 25* 13 *in Arabide* bei feurigen Fiebern von heftigem Brennen H, *unde* ἐπὶ πυρετοῦ πυρικαέος *restitui cum Hipp. concordantia, nisi quod* ἀπὸ *praeb. Hipp.*: ἐν πυρετοῖσι καυσώδεσι, *quae ex verbis Hipp. Aph. IV 54 (IV 522, 7 L.) v. 19/20 adscitis huc irrepsisse videntur,* U *omnesque edd.* κἂν *sec. Hipp. vulg. inclusit Corn.* 16 χασμῶσι *Hipp., sed cf. p. 90, 6* 16 δ' *inter* τοῦτο *et* ἐν τοῖσι *deest Hipp.* 17 μάλιστα πυρετοῖσι *transp. Hipp.* 19 ὁκόσοισιν *ex Hipp. scr. Ald.* ἐρεθίζουσ *i. e.* -σαι U: ἐρεθίζουσιν *Ald.* 19. 20 *in vers. arab.* in brennenden Fiebern (ἐν πυρετοῖσι καυσώδεσιν) *etiam* H διψώδεές ⟨εἰσι⟩ *cum Hipp. ab Ald. edd.* 22 πυρετοῦ U *Ald.*: *corr. Corn. Bas.* 25 βραχὺ *cum Hipp. in citatis ex v. 12 necessarium duxi*: βραχέα U *edd.*

γίνεcθαι τὰc βῆχαc οὐκ ἀργῶc πρόκειται. cφοδραὶ γὰρ γινόμεναι διαθερμαίνουcι τὰ κατὰ θώρακά τε καὶ πνεύμονα μόρια κἀκ τούτου τόν τε πυρετὸν ἐπαύξουcι καὶ τὴν δίψαν. μικραὶ δ' εἴπερ εἶεν αἱ βῆχεc ἐκ διαλειμμάτων τε μακροτέρων γινόμεναι, μέχρι τοcούτου κινοῦcι τὰ μόρια, μέχρι τοῦ παραγενέcθαι τινὰ εἰc αὐτὰ ⟨λεπτὴν⟩ ὑγρότητα. καὶ οὕτω cυμβήcεται μήτε cπαράττειν αὐτὰc ἰcχυρῶc μήτ' ἐξάπτειν τὸν πυρετὸν ὑγρότητά τε παρέχειν τοῖc μορίοιc πρὸc τὰ κινούμενα κατὰ τὰc βῆχαc ἀφικνουμένην μετρίαν, δι' ἣν οἱ κάμνοντεc ἀδιψότεροι γενήcονται. γινομένων δὲ βηχῶν ξηρῶν [καὶ] διά τινα κακοήθειαν τοῦ νοcήματοc, ἣν ἐφεξῆc ὁποία τίc ἐcτιν ἐρῶ, ταύτηc ἀφορίζων τὰc ἐν τῷ νῦν λόγῳ βῆχαc, οὐ τῷ θηριώδει φηcὶν αὐτὰc, ἀλλὰ | τῷ πν⟨εύματι⟩ γίγνεcθαι. τινὲc δ' οὐχ ἁπλῶc τὸ κακόηθεc ἅπαν 948 ἡγοῦνται λέγειν αὐτὸν θηριῶδεc, ἀλλ' ἔνιοι μὲν τὴν φθίcιν, ἐπειδὴ γρυπουμένων τῶν ὀνύχων θηρίοιc κατά γε τοῦτο ἐοικότεc φαίνονται. τινὲc δὲ θηρίωμα καλεῖcθαί φαcιν ἰδίωc τὸ ἐν τῷ πνεύμονι ἕλκοc. ἔνιοι δ' ὅταν ἐπὶ τὸ cτόμα τῆc γαcτρὸc ἀνέλθωcιν ἕλμινθεc, ἐρεθίζειν αὐτάc φαcι βῆχαc, μήτε ⟨τῷ⟩ λόγῳ τοῦτο ἀποδεῖξαι δυνάμενοι μήτε τῇ πείρᾳ. τὸ κακόηθεc οὖν ἄμεινον ἀκούειν θηριῶδεc, ἐάν τε ἀπὸ κεφαλῆc καταφερομένου ῥεύματοc βήττωcιν, ἐάν τε ἐφ' ἕλκει τῶν κατά τι τῶν ἀναπνευcτικῶν ἢ τοῖc κατὰ ταῦτα γινομένοιc ἀποcτήμαcιν, ἐάν τε ἐπὶ τοῖc καλουμένοιc ἐμπυήμαcιν. ἕτεραι δὲ τούτων εἰcὶν αἱ οὐ κακοήθεεc αἱ διὰ δυcκραcίαν τῶν ἀναπνευcτικῶν ὀργάνων ἢ τραχύτητα τῆc φάρυγγοc ἢ τῆc τραχείαc ἀρτηρίαc ἀποτελούμεναι, ποτὲ μὲν ἐξ ἐδεcμάτων ἢ πομάτων τραχυνόντων, ἐνίοτε δὲ κἀκ τοῦ περιέχοντοc ἀέροc. ἐν γοῦν Ἀφοριcμοῖc αὐτὸc ἔγραψεν· "Ἢν δὲ βόρειον ᾖ, βῆχεc, φάρυγγεc, κοιλίαι cκληραί, δυcουρίαι φρικώδεεc, ὀδύναι πλευρέων, | cτηθέων." ὁ γὰρ εἰcπνεόμενοc ἀήρ, ὅταν ἱκανῶc 949

10 ἐρῶ] *statim a v. 12; cf. praecipue v. 18* 13 θηριῶδεc] *cf. p. 37, 3 sqq.* τὴν φθίcιν] *cf. p. 81, 4 sqq.* 16 ἕλμινθεc] *cf. l. l.* 21 ἐπὶ τοῖc καλουμένοιc ἐμπυήμαcιν] *cf. CMG V 9, 1 p. 168, 23 sqq. Helmr. vel ibid. V 9, 2 p. 342 sq. Heeg; Foës. Oec. Hipp. p. 204 sq. s. v.* ἐμπύημα ἢ ἐμπύηcιc 25 ἐν γοῦν Ἀφοριcμοῖc...] *III 5 (IV 488, 3 L.), quem aphorismum totum cit. CMG V 10, 1 p. 22, 2—6*

2 τε *post* θώρακα *ab Ald. om. edd.* τούτου *ex* τούτων *corr. ipse* U 3 δίψαν H, *sicut* sitim *vertit Crassus*: βῆχα U *edd.* δ' εἴπερ *corr. Corn. Chart.*: δίπερ *sic* U: δήπερ *Ald. Bas.* 5 eine dünne Flüssigkeit *versa habet* H, *unde* λεπτὴν *addito hiatum sustuli* 8 μετρίαν H: μετρίαc U *edd.* 9 ξηρῶν *om. Chart. et Kuehn* καὶ H *secutus delevi* 12 τῷ πν⟨εύματι⟩ γίγνεcθαι *ex* H *scripsi coll. p. 88, 14*: *ut* spiritu *iam verterant Crassus, Vassaeus, ita* πνεύματι *coni. Corn.*: τῷ πνίγεcθαι U *cum universis edd.* 14 οἰκότεc U: *corr. Ald.* 15 *nonne vel* τὸ ἐν τοῖc πνεύμοcιν ἕλκοc *vel* τὸ ἐν τῷ πνεύμονι ⟨cυνεcτηκὸc⟩ ἕλκοc *praeferendo hiatum tollere placet?* 17 τῷ *addidi; cf. ex. gr. p. 91, 7. 13* 21 ἐμποιήμαcιν U: *corr. Ald.* 22 αἱ οὐ κακοήθεεc H: αἱ οὐ κακόηθεc U: *propter difficultatem* οὐ *voculae legendae* αἱ ὃν κακόηθεc *asterisco praefixo Ald., cuius errorem i. m. exemplaris sui verbis* μὴ οὖcαι κακοήθειc *adnotatis item sustulit Corn. ac vertendo* quae (sc. tusses) malignae non sunt *Crassus*: αἱ κακόηθεc οὐκ ἔχουcαι *a Chart. recep. Kuehn* 22. 23 αἱ διὰ δυcκραcίαν... ἀποτελούμενα U *edd.*: *correxi* φάριγγοc U: *corr. Ald.* 25 αὐτὸc *bis* U

ἢ ψυχρός, ἐνίοτε μὲν τὰ κατὰ τὴν φάρυγγά τε καὶ τὴν τραχεῖαν ἀρτηρίαν μόρια τραχύνει τε καὶ καταψύχει, ποτὲ δὲ καὶ τῷ πνεύμονι παντὶ καὶ τῷ θώρακι δυςκρασίαν ἐργάζεται· πολλάκις δ' ἀμφότερα τὰ εἰρημένα συμπίπτει καὶ βήςςουσι μετρίως ἐπ' αὐτοῖς βῆχας ξηράς. σημεῖον δὲ τῶν οὕτως ἐχόντων ἐστὶ τὸ ἐρεθίζεσθαι κατὰ τὰς εἰςπνοάς, ὅταν ***, ἀθρόως δ' ἐμπίπτῃ διαλεγομένοις τε καὶ χάσκουσι καὶ διὰ τοῦ στόματος εἰςπνέουσιν. ὅταν δὲ διά τε τῆς ῥινὸς εἰςπνέωσι καὶ θερμὸν τὸν ἔξωθεν ἀέρα κατὰ τὸν οἶκον αὐτῶν ἐργάσηταί τις, ἢ παντάπασιν ἐλάχιστα βήςςουσιν ἢ οὐδ' ὅλως, διὸ καὶ πρὸ τῶν ῥινῶν ὀθόνιον ἔνιοι προστιθέντες οὕτως εἰςπνέουσι, πεπειραμένοι παροξύνεσθαι τὰς βῆχας, ὅταν ἀθρόως ἢ ψυχρὸς ὁ ἔξωθεν ἀὴρ ὁμιλῶν τοῖς προκατεψυγμένοις τε καὶ τετραχυσμένοις μορίοις. μάλιστα δέ φησιν ἐν τοῖς κοπιώδεσι πυρετοῖς τοῦτο γίνεσθαι. τίνας δὲ κοπιώδεις ὀνομάζει πυρετούς, ἄδηλον. ἆρά γε τοὺς διὰ τὰς σφοδρὰς 950 κινήσεις γινομένους ἢ κἂν αὐτόματοι συστῶσι | τὴν κοπιώδη φέροντας αἴσθησιν. τὰ μὲν δὴ τοιαῦτα σχεδὸν οὐδεὶς παραφυλάττει τις ἰατρός, οὔτε τῶν νῦν ὄντων οὔτε τῶν ἔμπροσθεν γεγονότων, καίτοι παράδειγμα τὴν Ἱπποκράτους ἔχοντες ἀκρίβειαν, ἣν ἐχρῆν μιμεῖσθαι τοὺς ἀληθείας ἀντιποιουμένους αὐτῆς δι' ἑαυτήν, οὐ διὰ δόξαν ἢ χρηματισμόν. ἐγὼ δ' οὖν ἐνόησα ἄμεινον εἶναι τῇ πείρᾳ βασανίσαι τὸ λεγόμενον. τοῖς μὲν ἀπὸ τῶν ἔξωθεν πόνων κοπιώδεσι πυρετοῖς εἶδον ἐπιγινόμενα* τοιαῦτα βηχία, τοῖς δ' ἄλλοις οὐ πάντως τι, καὶ αὐτοῖς δὲ τοῖς διὰ τοὺς ἔξωθεν πόνους οὐχ ἁπλῶς, ἀλλὰ τοῖς γε ἐν κρύει κάμνουσι καὶ τοῖς ἐν θάλπει σφοδρῷ καὶ μάλιστα δι' ὁδοῦ κόνιν ἐχούσης, ὥστε καὶ κατὰ συμβεβηκός τι μᾶλλον, οὐ διὰ τὴν κοπιώδη διάθεσιν ἐφαίνοντό μοι βήττειν. τῷ γὰρ τραχυνθῆναι τὰ περὶ τὴν φάρυγγα χωρία διὰ κρύος, ὡς ἔφην, ἢ κόνιν ἢ τὴν ἐκ τοῦ περιέχοντος αὐτοῖς ἐγγενομένην ἄμετρον ξηρότητα καὶ πρὸς τούτοις ἔτι διὰ τὴν δυςκρασίαν τῶν αὐτῶν ὀργάνων οὗτοι βήττουσιν. ἐμάθετε γὰρ ὅτι καὶ διὰ δυςκρασίαν γίνονται βῆχες. |

27 ὡς ἔφην] *modo v. 24. 25* 27. 28 ἐκ τοῦ περιέχοντος] *cf. p. 89, 27 sqq.* 29 δυςκρασίαν] *cf. v. 3* ἐμάθετε] *e. c. ex Aph. III 5 (IV 488 L.) p. 89, 25 laudato*

6 *in interpret. arab.* wenn viel Luft plötzlich von außen auf die Glieder stößt, die eine schlechte Mischung oder Rauhheit getroffen hat, und wenn sie viel Winterluft plötzlich trifft beim Sprechen H, *ita ut* ἀθρόως *iterato pauca intercedentia evanuisse suspicere*: *quamobrem lacunam homoeoteleuto sic exortam* ὅταν ⟨ἀθρόως μὲν ***,⟩ ἀθρόως δ' ἐμπίπτῃ *statuo*: δεμπίπτει *sic* U: δ' ἐμπίπτῃ *corr. Ald.*: δ' *om. Chart. et Kuehn* 8 κατὰ *corr. Chart.*: μετὰ U 12 προςκατεψυγμένοις *compend.* U: *corr. Chart.* 15 φέροντας *corr. Chart.*; *cf. p. 91, 19*: φέροντες *comp.* U 16 οὐδεὶς *scripsi*: οὐδὲ U *edd* 19 ἀντιποιουμένας U: *corr. Ald.* 20 *pro* χρημάτων *exstincto* χρηματισμόν *scr. ipse* U ἐννοίς *i. e.* -σας U: ἐννόησα *ab Ald. edd.*, *corr. Kuehn* 22 οὐ πάντ (*i. e.* πάντες) τι U: *πάντες *Ald.*: *corr. Bas.* 25 συμβεβηκώς τις U: *corr. Ald.*

II 27 [II 12. V 284, 1 L.] Μηδὲν εἰκῇ, μηδὲν ὑπερορᾶν. 951

Τοῦτο μὲν καὶ αὐτὸ καθ᾽ ἑαυτὸ λεγόμενόν τε καὶ γραφόμενον οὐδὲν δεῖται πρὸς πίστιν ἢ νόηcιν ἑτέρων ἤτοι προειρημένων ἢ ἐπιφερομένων. ἐνταυθοῖ μέντοι καὶ πάντως προcηκόντως ἐπὶ τῷ προειρημένῳ τέτακται. τὰ γὰρ τοιαῦτα θεωρήματα cμικρὰ καὶ λεπτὰ καὶ οὐδενὸς ἄξια φαίνεται τοῖς πολλοῖς καὶ διὰ τοῦθ᾽ ὑπερορῶcιν αὐτῶν, ὥcτε μή⟨τε⟩ τῷ λόγῳ cκέπτεcθαι μήτε τῇ πείρᾳ περὶ φύcεως τοιούτων πραγμάτων. ὥcπερ δὲ τοῦ μηδὲν δεῖν ὑπερορᾶν παράδειγμά ἐcτιν ὁ προειρημένος λόγος, οὕτω καὶ τοῦ μηδὲν προπετῶς μηδὲ ἀπερισκέπτως cυγκατατίθεcθαι, καθάπερ αὐτὸς ἐγὼ κατ᾽ αὐτὴν τὴν πρὸ ταύτης ῥῆσιν ἔπραξα. καὶ ταῖς ἄλλαις ⟨δ'⟩ ἁπάcαις οὐ τοῦ Ἱπποκράτους μόνον, ἀλλὰ καὶ ταῖς ἄλλων παλαιῶν οὐχ ἁπλῶς αἷς ἂν εἴπῃ τις αὐτῶν πιστεύω, βασανίζω δὲ καὶ αὐτὸς τῇ τε πείρᾳ καὶ τῷ λόγῳ, πότερον ἀληθές ἐcτιν ἢ ψευδὲς ὃ | γεγράφαcιν. ὅσοι δ᾽ ἂν πρὸς 952 ἑνὸς ἑαυτοὺς ἤτοι δούλους ἢ ἐξελευθέρους ἀποφήνωνται, εὐθέως ἅμα τῷ γεγραμμένον εὑρεῖν τι παρ᾽ αὐτῷ πιστεύουcιν ἀπερισκέπτως τε καὶ εἰκῇ, καθάπερ καὶ ἐπὶ τοῦ μάλιστα ⟨ἐν πυρετοῖς⟩ τοῖς κοπιώδεcι ξηρὰς γίνεcθαι βῆχας οὔτε ὁποίους κοπιώδεις εἶπεν ἐζήτηcαν, ἆρά γε τοῖς ἀπὸ καμάτων τε καὶ τῆς ἔξωθεν ταλαιπωρίας ἢ καὶ τοῖς χωρὶς τούτων ἴcχουcι τὴν αὐτὴν διάθεcιν, οὔτε πότερον ἁπλῶς ἢ καὶ κατὰ cυμβεβηκὸς ὁ κόπος αὐτοῖς ἐγένετο. ὅπερ δὲ ἐπὶ τούτων, τοῦτο κἀπὶ μυρίων ἄλλων ἴcτε cυμβαῖνον αὐτοῖς τε τοῖς τὰ cυγγράμματα γράψαcι καὶ τοῖς ἐξηγηcαμένοις αὐτὰ καὶ πολὺ μᾶλλον ἔτι τούτων τοῖς ὁcημέραι περιτρέχουcιν ἐν ταῖς πόλεcιν ἰατροῖς ἀλόγῳ τριβῇ μόνῃ χρωμένοις. καὶ γὰρ ὑπερορῶcι πολλῶν ὡς μικρῶν, οὐκ εἰδότες ὅτι πολλῶν ἐνίοτε cμικρῶν cυνερχομένων ἓν ἐξ αὐτῶν κεφάλαιον ἀξιόλογον ἀθροίζεται προπετῶς

4. 5 ἐπὶ τῷ προειρημένῳ] *p. 88, 16. 17; cf. p. 90, 16 sqq.* 9 ὁ προειρημένος λόγος] *vid. ad v. 4/5* 11 ἔπραξα] *cf. p. 90, 20 sqq.* 13. 14 βασανίζω δὲ καὶ αὐτὸς τῇ τε πείρᾳ καὶ τῷ λόγῳ] *ex multis eius modi pauca ex. gr. CMG. V 10, 1 p. 119, 22 sqq.; cf. quae animadvertimus in Quellen u. Stud. z. Gesch. d. Naturwiss. u. d. Med. III, 1933, 371. 375/76* 17. 18 ἐπὶ τοῦ ... ξηρὰς γίν. βῆχας] *cf. p. 88, 16. 17* κοπιώδεις] *cf. p. 90, 13 sqq.*

1 μηδὲν ὑπερορᾶν, μηδὲν εἰκῇ *ut p. 92, 18* U *edd.*: *Hipp. ordinem membrorum orationis sec.* H *et Pall. restitui* 3 οὐδενὸς *vix necessarium existimem* 4 καὶ πάντες U *Ald.*: *haud scio an vel* καὶ πάνυ *suo iure neglexerit* H: καὶ πάντως *dubito num recte scripserit Bas.*: γε *pro* καὶ *coniecerim* προειρημένῳ H; *cf. p. 90, 16 sqq.*: προκειμένω U 6 οὐδὲν U: *corr. Chart.* 7 μή⟨τε⟩ *post* ὥcτε *coll. p. 89, 17 complevi*: μὴ U *edd.* 11. 12 *in Arabide* und auch den anderen Reden nicht nur des Hippokrates, sondern auch den Reden anderer Alten vertraue ich nicht schlechthin; denn ich nehme nicht von irgendeinem eine Rede an H, *unde distinxi et correxi*: οὐ γὰρ ἱπποκράτους μόνον, ἀλλὰ κἂν (*ut superiore quoque loco*) τοῖς ἄλλοις παλαιοῖς, οὐχ ἁπλῶς U 12. 13 οἷς ἂν εἴποι U *edd.*: *correxi* 14 ψεῦδος U *edd.*: *correxi* 15 ἀποφήνωνται *correxi; cf. p. 92, 2*: ἀπεφήναντο U *edd.* 15. 16 τὸ *ante* γεγραμμένον U *edd.*: *ex* H *correxi* 17 καὶ *ante* τοῖς κοπιώδεcι *add. Ald.* *aut* μάλιστα ⟨ἐν πυρε⟩τοῖς *aut* μάλιστα ⟨ἐν πυρετοῖς⟩ τοῖς κοπιώδεcι *supplendum puto* 18 ὁποίους κοπιώδεις *scripsi*: ὁποίοις κοπιώδεcιν U *edd.* 19 ταλαιπορίας U: *corr. Ald.* τούτων H: τούτου U *edd.* 26 ἀθρίζεται U: *corr. Ald.*

τε συγκατατίθενται τοῖς γεγραμμένοις ὑπό τινος ἀνδρός, οὗπερ ἂν αὐτὸς ἑαυτὸν ἕκαστος ἀποφήνῃ δοῦλον. εἰ δὲ μὴ τοῦτό τις ποιήσειεν,
953 ἀλλὰ καθ'| ἕτερόν γε τρόπον ἐνίοτε τῷ φανέντι πιθανῷ κατὰ τὴν πρώτην ἐπιβολὴν τῆς φαντασίας συγκατατιθέμενος, ἄνευ τοῦ χρόνῳ πολλῷ σκέψασθαι καθ' ἑαυτόν τε καὶ μετ' ἄλλων ἀπεφήνατο προπετῶς ὑπὲρ τοῦ σπανίως ὀφθέντος ὡς πολλάκις ἢ διηνεκῶς φαινομένου. καὶ τάς γε ἐν ταῖς αἱρέσεσι διαφωνίας ἐντεῦθεν εἰκὸς μάλιστα γεγονέναι, δοξοσόφων τε καὶ φιλαύτων ἀνθρώπων τὰ φανέντα πιθανὰ χωρὶς τοῦ μετὰ πολλῶν πολλάκις ἀνασκέψασθαι πιστευσάντων ὑπάρχειν ἀληθῆ. καθάπερ δὲ νῦν ἐπὶ σημειωτικοῦ θεωρήματος ὡς ἐπὶ παραδείγματος °ἐποιήσαμεν τὸν λόγον, οὕτω κἀπὶ τῶν θεραπευτικῶν °οὐθ' ὑπερορᾶν τινος χρὴ τῶν δοκούντων εἶναι μικρῶν οὔτ' εἰκῇ καὶ ἀβασανίστως πιστεύειν ταῖς εἰρημέναις αὐτῶν δυνάμεσιν, ὡς ἐν Τῇ θεραπευτικῇ πραγματείᾳ μεμαθήκατε.

II 28 [II 12. V 284, 1. 2 L.] Ἐκ προσαγωγῆς τὰ ἐναντία προσάγειν καὶ διαναπαύειν. |

954 Θεραπευτικὴν συμβουλὴν καλεῖν ἔξεστί σοι καὶ ὑγιεινὴν αὐτὴν ἐπιδεικνύναι τό τε "μηδὲν ὑπερορᾶν" καὶ τὸ "μηδὲν εἰκῇ" καθάπερ ἐπὶ παραδείγματός τινος τούτου τοῦ λόγου. τῶν γοῦν ἐθῶν ὡς μικροῦ πράγματος ὑπερορῶσιν ἔνιοι τῶν ἰατρῶν, μηδεμίαν ἀπ' αὐτῶν ἔνδειξιν εἰς διαφορὰν θεραπείας ἡγούμενοι γίνεσθαι, τινὲς δ' οὐχ ὑπερορῶσι μέν, ἀπὸ δὲ μοχθηρῶν ἐθῶν ἐνίους ἐπὶ τὰ ἐναντία μετάγειν ἐπιχειροῦντες ἀθρόως οὐ σμικρὰ σφάλλονται. χρὴ δὲ οὔτε ὑπερορᾶν ⟨αὐ⟩τῶν οὔτ' ἀθρόως μετάγειν, ἀλλὰ καὶ κατὰ βραχὺ καὶ μετὰ τοῦ διαναπαύειν αὐτούς. διττῶς δ' ἔστι τοῦ διαναπαύειν ῥήματος ἀκοῦσαι· καθ' ἕνα μὲν τρόπον, ἵνα μὴ μόνον ⟨εἰς⟩ τοὐναντίον ἔθος κατὰ βραχὺ μετάγωμέν τινας, ἀλλὰ καὶ μεταξὺ διαναπαύωμεν ὅλην τὴν μεταβολήν, οἷον, ὅταν ἐξ ἀργίας ἄγωμεν εἰς τὰ γυμνάσια, πρῶτον μὲν ἀπὸ τῶν βραχυτάτων ἀρξόμεθα καὶ κατὰ βραχὺ ταῦτα παραυξήσομεν, εἶτα παραβαλοῦμέν ποτε μίαν ἢ καὶ δύο ἡμέρας ἀργάς.
955 καθ' ἕτερον δὲ τρόπον ἔστιν ἀκοῦσαι τοῦ | διαναπαύειν ὡς ἀντιδιῃρημένου τῷ προσάγειν, ἵν', ἐφ' ὧν μὲν οὐκ ὂν ἔμπροσθεν ἔθος ἐμποιῆσαι βουλόμεθα, προσάγωμεν αὐτὸ κατ' ὀλίγον, ἐφ' ὧν δὲ τὸ πρότερον ὑπάρχον καταλῦσαι, κατὰ βραχὺ πάλιν ἐπὶ τούτων ἀναπαύωμεν.

13. 14 ὡς ἐν Τῇ θεραπευτικῇ πραγματείᾳ μεμαθήκατε] *Gal. X 1—1021 K. universe* 18 τό τε "μηδὲν ὑπερορᾶν" καὶ τὸ "μηδὲν εἰκῇ"] *p. 91, 1*

5 ἀφεφήνατο *i. t., litteris* ἀφε *deletis* ἀπε *i. m. corr. ipse* U 8 φανέντα *om. Chart.; sed cf. v. 3* 11 οὐθ' *emendavi*: οὐχ U *edd.* 12. 13 ἀβανίστως U: *corr. Ald.* 14 wie ich es euch auseinandergesetzt habe *versa praebet* H, *quamobrem* μεμαθήκατε *scripsi*: μεμαθήκαμεν U *edd.* 20 πράγματος H, ut rem pusillam *interpr. Crassus*: παραδείγματος *e praecedentibus iter.* U *edd.* 22 ἐθνῶν U: *corr. Ald.; cf. v. 19* 24 ⟨αὐ⟩τῶν *compl. Chart.* 26 εἰς *vel* πρὸς *ex* H *recipiendum censeo, sicut* ad contrarias *(sc. consuetudines) vert. Crassus* 32 ἐφ' ὧ U: *corr. Ald.* 33 προσάγομεν U: *corr. Kuehn*

II 29 [II 13. V 284, 3. 4 L.] Τῷ ὄπισθεν κεφαλῆς ὀδυνωμένῳ ἡ ἐν μετώπῳ ὀρθίη φλὲψ τμηθεῖσα ὠφέλησεν.

Οἱ παλαιότεροι τῶν ἐξηγητῶν ⟨τὸ⟩ ὠφέλησεν ἐπὶ παρεληλυθότος χρόνου γεγραμμένον ἐπίστανται. καί φασί γε τὸ μὲν ὠφελεῖ κατὰ τοὺς Ἀφορισμοὺς γεγράφθαι καθολικὴν ἀπόφασιν ἐν τούτοις ποιησαμένου τοῦ παλαιοῦ, τὸ δ' ὠφέλησεν ἐνταῦθα πρὸς ὑπόμνησιν αὑτῷ γεγραφότος ἐπί τινος ἑνός, ἵνα, ὅταν ἐπὶ πολλῶν πειραθῇ τοῦ βοηθήματος, ἀποφήνασθαι τολμήσῃ καθόλου περὶ αὐτοῦ. δῆλον δ' ὅτι | καὶ τοπικόν ἐστι τὸ βοήθημα τοῦτο καὶ ἀντισπαστικὸν ἐπὶ τἀ- 956 ναντία. τὴν δὲ ὀρθὴν ἐν μετώπῳ φλέβα καὶ πρὸ τῆς ἀνατομῆς ἐναργῶς ἔστιν ἰδεῖν, ἡ δὲ ἀνατομὴ συρρεῖν ταῖς ἑκατέρωθεν αὐτὴν ἐπιδείκνυσιν. οὐκ ὀρθῶς οὖν ἔνιοι περὶ τῆς τομῆς ᾠήθησαν λελέχθαι τὸ ὀρθίη. οὐ γὰρ διὰ τὸ σχῆμα τῆς τομῆς ἡ ὠφέλεια γίνεται τοῖς ὀδυνωμένοις, ἀλλὰ διὰ τὴν κένωσιν τοῦ αἵματος.

II 30 [II 14. V 284, 5—7 L.] Αἱ διαδέξιες τῶν ὑποχονδρίων, ἐξ οἵων ⟨ἐς οἷα⟩ καὶ ἄλλαι καὶ τῶν σπλάγχνων τῶν φλεγμονῶν οἷα δύνανται, εἶτ' ἐξ ἥπατος σπληνί, καὶ τἀναντία καὶ ὅσα τοιαῦτα.

Οὐ μόνον ἐξ οἵων ⟨ἐς οἷα⟩ καὶ ἄλλαι γεγραμμένον εὑρίσκομεν, ἀλλὰ καὶ "ἐξ οἵων οἷα ἀλλοιοῦσι" καὶ "ἐξ οἵων οἷα ποιοῦσι·" καὶ τὴν μὲν πρώτην γραφὴν οἵ τε παλαιοὶ τῶν ἐξηγητῶν ἴσασι καὶ Ῥοῦφος, τὴν δ' "ἐξ οἵων οἷα ἀλλοιοῦσιν" οἱ περὶ Σαβῖνον καὶ Διοσκουρίδην, τὴν δ' "ἐξ οἵων οἷα ποιοῦσιν" οἱ | περὶ τὸν Λύκον. ἔστι δὲ τῆς παλαιᾶς 957 γραφῆς ἡ διάνοια καθολικόν τι διδάσκουσα, τῶν δ' ἄλλων ⟨τὸ⟩ ἐν μέρει· περὶ γὰρ τῶν καθ' ὑποχόνδριον διαδοχῶν ἀποφαίνονται μόνον, οὐ περὶ πασῶν. ἄμεινον δὲ ἐν οἷς ἐγχωρεῖ καὶ ἀληθές ἐστι τὸ καθόλου

3—8 αὐτοῦ: *Deichgräber, Empirikerschule, frg. 353, p. 243* 5 κατὰ τοὺς Ἀφορισμοὺς] *V 68 (IV 560 L.), aphorismus allatus etiam p. 71, 19. 20 Galenus ut temporum rationes quae inter Epid. ll. II et VI intercedunt non plane praetermisit (cf. p. 75, 22 sqq.) ita etiam observationum differentiam, quae est aut* μερική *aut* καθολική, *ad Epid et Aph. adhibere ac deinde eorum librorum ordinem temporis constituere non neglexit (cf. CMG V 10, 1 p. 214, 15 sqq. Pfaff); prorsus autem aliud discrimen horum scriptorum pertinet ad orationis formam, veluti p. 118, 23 sqq.* 9 τοπικὸν ... βοήθημα ...] *cf. p. 71, 18. 20* 21 Ῥοῦφος] *cf. p. 32, 6* 22 Σαβῖνον καὶ Διοσκορίδην] *de hoc vid. p. 4, 17, de illo p. 46, 29* 23 οἱ περὶ τὸν Λύκον] *cf. CMG V 10, 2, 1 p. 14, 5. 154, 14*

2 ὀρθίη *ex parte codd. Hipp. reposui coll. v. 13*: ὀρθὴ U *edd. ut p. 71, 19 cum codd. melioribus Hipp.* 3 τὸ *coll. v. 4 et 6 addidi* 10 μετόπω U: *corr. Ald.* 13 ὀρθίη U *edd.*: ὀρθὴ *scr. Corn.* 14 ὠδυνομένοις U: *corr. Ald.* τοῦ σώματος αἵματος U 16 ἐς οἷα *cum* H *Hipp. add. Bas., nisi quod* εἰς *a Bas. edd.; cf. p. 94, 4* 17 δύναται *cum Hipp. vulg. Ald.*: δύνανται U εἰ δ' U: εἶτ' *ex Hipp. corr. Ald.* σπληνὶ H *Hipp.; cf. p. 94, 8*: σπλὴν U *edd.* 19 *in vers. arab.* diese Worte finden sich in einigen Büchern in der vorangegangenen Lesart und in einigen anders H, *ita ut etiam hic* ἐς οἷα *addi necesse sit* 22 διοσκουρίδην U: -ο- *corr. Bas.* τὴν δ' *altero loco correxi*: τὸ δ' U *edd.* 24 τὸ *ante* ἐν μέρει *coll. p. 94, 1 addidi*

μᾶλλον ἡγεῖϲθαι διδάϲκειν αὐτόν, οὐ τὸ κατὰ μέροϲ. ὁ μὲν οὖν καθόλου λόγοϲ ἐϲτὶ τοιοῦτοϲ· "τὰϲ δὲ διαδοχὰϲ ἐπιϲκέπτεϲθαι προϲήκει, τάϲ τε καθ' ὑποχόνδριον καὶ τὰϲ ἄλλαϲ ἁπάϲαϲ, ἐξ οἵων γίνονται παθῶν ἢ μερῶν εἰϲ οἷα μέρη τε καὶ πάθη, καθάπερ ἐφ' ἥπατόϲ τε καὶ ϲπληνόϲ." αὐτὸϲ γὰρ ἐμνημόνευϲε τούτων ἕνεκα παραδείγματοϲ, εἰδότων ἡμῶν ἐπικινδύνουϲ μὲν εἶναι τὰϲ εἰϲ ἧπαρ ἐκ ϲπληνόϲ, ἀκινδύνουϲ δὲ καὶ πρὸϲ ἀγαθοῦ μᾶλλον ὅϲαι διαδοχαὶ νοϲημάτων ἀφ' ἥπατοϲ εἰϲ ϲπλῆνα γίνονται. πάντα δὲ τὰ περὶ τῶν ἀποϲτάϲεων ἅϲ τε ἡ φύϲιϲ εἴωθε μόνη ποιεῖϲθαι καθ' ἑαυτήν, ἅϲ θ' ἡμεῖϲ ἢ μετ' ἐκείνηϲ ἢ μόνοι, κατά τε ⟨τὰ Εἰϲ⟩ τὸ περὶ χυμῶν καὶ τὸ δεύτερον τῶν Ἐπιδημιῶν προεξήγημαι. καὶ ἄλλαι δέ τινέϲ εἰϲι γραφαὶ παρ' ἃϲ
958 ἔγραψα κατά τε τήνδε καὶ πολλὰϲ ἄλλαϲ ῥή|ϲειϲ. ἀλλ' ἐγὼ κατ' ἀρχὰϲ εὐθέωϲ ὀλίγων ἔφην μνημονεύειν ἐξηγήϲεών τε καὶ γραφῶν, ὅπωϲ μὴ πολλὰ γίνωνται τὰ τοῦ προκειμένου γράμματοϲ ὑπομνήματα.

II 31 [II 14. V 284, 7—9 L.] Ἀντιϲπᾶν, ἣν μὴ ᾗ δεῖ ῥέπῃ· ἣν δὲ ὅπῃ δεῖ, τουτέοιϲι δεῖ ϲτομοῦν, ὡϲ ἂν ἕκαϲτα ῥέπῃ.

Ἔμαθεϲ ἤδη καὶ περὶ τούτων, ὡϲ "ἀκτέα μέν ἐϲτιν ᾗ ῥέπει ⟨διὰ⟩ τῶν ϲυμφερόντων χωρίων", ἀποτρεπτέα δὲ καὶ ἀντιϲπαϲτέα τὰ μὴ καλῶϲ ῥέποντα. τὸ δὲ ϲτομοῦν εἴρηκε νῦν οὐχ ὡϲ ἐπὶ τῶν ἀποϲτημάτων εἰώθαμεν λέγειν ἀντὶ τοῦ διελθεῖν ϲμίλῃ, γενικώτερον δὲ τούτου, °καθὸ καὶ τὸ ἀναϲτομοῦν περιέχεται καὶ φλέβαϲ ἡμῶν ἀναϲτομούντων ἐν αἱμορροΐϲι κατὰ τὰϲ διὰ ῥινῶν ἢ μήτραϲ κενώϲειϲ καί τιναϲ ϲύριγγαϲ ἐκ χρόνου μὲν ἱκανοῦ ⟨κενοῦν τι⟩ ϲυνήθειϲ, ἐϲτεγνωμέναϲ δὲ κατά τινα καιρόν. καὶ δι' ὤτων δέ τινοϲ ἐκκαθαιρο-
959 μένου | ϲυνήθωϲ τὰ κατὰ τὸν ἐγκέφαλον, ⟨ἔπειτ'⟩ ἐπιϲχεθείϲηϲ ἀθρόωϲ τῆϲ κενώϲεωϲ, ἰλίγγου ⟨καὶ⟩ ϲκοτώϲεων ἐπιγενομένων, ἐρεθίϲαντεϲ ἐπ' ὦτα διὰ τῶν ἀναϲτομωτικῶν φαρμάκων εἴδομεν εὐθέωϲ ὠφεληθέντα τὸν ἄνθρωπον.

6. 7 ἀκινδύνουϲ δὲ καὶ πρὸϲ ἀγαθοῦ . . .] *cf. Gal. II 178. V 127 K.* 10 κατά τε ⟨τὰ Εἰϲ⟩ τὸ περὶ χυμῶν] *fort. in c. 6 (V 476 L.) comm.; sed quem legimus in vol. XVI ed. Kuehn. in litteris falsis et corruptis habendum supra commemoravi ad p. 65, 26* 10. 11 καὶ τὸ δεύτερον τῶν Ἐπιδημιῶν προεξήγημαι] *CMG V 10, 1 p. 279 sqq. Pfaff* 12 κατ' ἀρχὰϲ] *in prooem. p. 4, 17 sqq.* 17 ἔμαθεϲ . . .] *illud* ἀκτέα ᾗ ῥέπει διὰ τῶν ξυμφερόντων χωρίων *Hipp. De hum. 1 (V 476, 3. 4 L.) crebrius Gal. laudatum; cf. CMG V 9, 1 p. 169, 5 Helmr.* 20 ἀποϲτημάτων] *cf. Gal. VII 715. 718. XI 115 sq. K.*

1 ἢ *pro* οὐ *ut e. c. ne p. 35, 23 quidem rescribere nolui*: potius quam *vertit Crassus* 10 τὰ εἰϲ *post* κατά τε *sec.* H *addidi* 13 *num* μνημονεύϲειν *infin. praes. praeferas?* me memoraturum esse *interpr. Crassus* 14 *aut* ⟨λίαν⟩ πολλὰ *aut* ⟨πάμ⟩πολλα *aut* ⟨ὑπέρ⟩πολλα *complendum opinor* 16 δὲ *post* τουτέοιϲι *pro* δεῖ *hab. Hipp.* ὡϲ ἂν U: οἵωϲ *ab Ald. edd.*: οἵωϲ ἕκαϲτα ῥέπει *Hipp.* 18 διὰ *ex Hipp. De hum. 1 (V 476 L.) addidi, sicuti* per *vertendo add. Crassus* 20 ἀποϲτημάτων *corr. Corn.*: ἀποϲκηνωμάτων U: ἀποϲκημμάτων *coni. Chart.* 22 κατὰ *conieci*: καὶ U *edd.* 23 κενοῦν τι *ex interpr. arab. addidi,* Fisteln, die ... etwas fließen lassen H: fistulas ... patere consuetas *interpr. Crassus* 24 ἐϲτενωγνωμεναϲ *sic* U: *corr. Ald.* 25 ἔπειτ' *ante* ἐπιϲχεθείϲηϲ *ex* H *recepi* 26 καὶ *ante* ϲκοτώϲεων *add. Chart.* 27 ἀναϲτοματικῶν U: *corr. Ald.*

II 32 [II 15. V 284, 10—12 L.] Τὰ πλατέα ἐξανθήματα οὐ πάνυ τι κνησμώδεα, οἷα Σίμων εἶχε χειμῶνος· [ὃς] ὅτε πρὸς πῦρ ἀλείψαιτο ἢ θερμῷ λούσαιτο, ἀνίστατο· ἔμετοι οὐκ ὠφέλεον, οἴομαι, εἴ τις ἐξεπυρία, ἀνιέναι ἄν.

Ὡς ἐπὶ τῶν φυμάτων εἴπομεν ὅσα ὑπὸ θερμοῦ γίνονται χυμοῦ ταχὺ κρίσιμά τε εἶναι καὶ ἥκιστα πλατέα, τὰ δὲ ὑπὸ ψυχροῦ πλατέα καὶ χρόνια, [τὰ] κατὰ τὸν αὐτὸν λόγον ἐπίστασθαι χρὴ καὶ περὶ τῶν ἐξανθημάτων. οὐ γὰρ ὅλῳ τῷ γένει διαφέρει τῶν φυμάτων, ἀλλὰ τῇ ποιότητι τοῦ γεννῶντος αὐτὰ χυμοῦ. γεννᾶται δὲ καθαιρούσης τὸ βάθος | τοῦ σώματος τῆς φύσεως ὥσπερ ἐνίοτε δι᾽ ἐκκρίσεως, οὕτως 960 καὶ δι᾽ ἀποθέσεως ἐπὶ τὸ δέρμα. τοὺς μὲν γὰρ λεπτοτέρους τε καὶ ὑδατωδεστέρους χυμοὺς διαφορεῖ λεπτύνουσα. τῶν δὲ παχυτέρων ἐμπλαττομένων τῷ δέρματι καὶ μᾶλλον κατὰ τὴν ἐπιδερμίδα πυκνὴν οὖσαν, ἐξανθήματα γίνεται. καὶ τοῦτο συμβαίνει μᾶλλον ἐκείνοις, ὅσοις πυκνότερόν τε καὶ σκληρότερόν ἐστι τὸ δέρμα. δυσχερὴς γὰρ ἡ δι᾽ αὐτοῦ γίνεται τῶν παχυτέρων τε καὶ γλισχροτέρων χυμῶν διέξοδος. οὕτως οὖν καὶ ⟨μνημονεύει τοῦ⟩ τῷ Σίμωνι τοῦ χειμῶνος ἐξανθήματα πλατέα γενέσθαι, καθ᾽ ὃν ἂν χρόνον ἀξιολόγως θερμανθῇ τὸ σῶμα, λουτροῖς χρησαμένῳ ἢ ἀλειψαμένῳ παρὰ πυρί. τῷ δ᾽ ἄλλῳ χρόνῳ κατὰ τὸ βάθος ἔμενον οἱ τῶν τοιούτων ἐξανθημάτων αἴτιοι χυμοί. εἶτά φησι μηδὲν αὐτὸν ὑπὸ τῶν ἐμέτων ὀνίνασθαι. πότερον δ᾽ αὐτὸς ὁ Ἱπποκράτης ἦν ὁ συμβουλεύσας χρῆσθαι τοῖς ἐμέτοις ἢ ἄλλος τις, οὐκ ἐδήλωσεν, οὐ μὴν οὐδ᾽ ἀναγκαῖον ἡμῖν ἐπίστασθαι. μόνον γὰρ ἀρκεῖ τὸ γνῶναι τοὺς πρὸς τὸ δέρμα ῥέψαντας χυμοὺς δι᾽ ἐκείνου χρῆναι κενοῦν, ἐπειδὴ πόρρω πάλιν | αὐτοῖς ἐστιν 961 ἡ εἰς τὸ βάθος ἀντίσπασις, ὡς διὰ γαστρὸς ἢ ἐμέτων ἐκκενοῦσθαι. ἴσως οὖν οἰήσῃ με λέγειν μηδέποτε καθάρσει χρῆσθαι τῇ διὰ γαστρὸς ἐπὶ τῶν τοιούτων· ἐγὼ δ᾽ οὔ φημι τοῦτο, μεμάθηκας γὰρ ἐν τοῖς

5 ἐπὶ τῶν φυμάτων εἴπομεν] *p. 35, 18—23; cf. etiam ad v. 3* 7. 8 περὶ τῶν ἐξανθημάτων] *cf. p. 62, 7 sqq. CMG V 9, 2 p. 8, 28. 148, 27 Diels et Gal. in Aph. VI 9 (IV 566 L.) comm. XVIII A 19 K.* 12 τῶν δὲ παχυτέρων—p. 96, 9 ψυχρός] *cf. Orib. Syn. ad Eust. VII 7, 1 sqq. CMG VI 3 p. 215, 22—216, 4 = Orib. L. ad Eun. III 21 ibid. p. 410, 1—13 Raeder* 28 sq. ἐν τοῖς Θεραπευτικοῖς] *Gal. X 288 sq. K., maxime lib.* Π. τῆς τῶν καθαιρόντων φαρμάκων δυνάμεως *XI 323—342 et lib.* Τίνας δεῖ ἐκκαθαίρειν καὶ ποίοις καθαρτηρίοις καὶ πότε *ibid. p. 343—356 K.*

2 ὃς *om.* H *Hipp. del. Littré V 284* 3 ἀνίστατο U *cum plerisque codd. Hipp.*: ὀνίνατο *scr. Ald. Bas.*: ὠνίνατο *a Chart. recep. Kuehn* 4 ἀνιαίναι ἄν *sic* U: *ex Hipp. correxi*: ὀνίνασθαι ἄν *ab Ald. edd.; cf. v. 21* 5 τῶν *ante* φυμάτων *om. Chart.* 7 τὰ *ante* κατὰ *del. Bas.* 9 γεννᾶται *propter* διαφέρει *praetuli*: γεννῶνται U *edd.* 12 ὑδατωδεστέρους *ex* -ρων *corr. ipse* U 12. 13 ἐμπλαττομένων τῷ δέρματι] ἐν τῷ δέρματι σφηνωθέντων *Orib.* 14 γίνεται *Orib.*: γίνονται U *edd.* 15 πυκνώτερον U: *corr. Ald.* 17 μνημονεύει τοῦ *ex* H *addidi*: τῷ Σίμωνι⟨φησι⟩ *Deichgr.* 18 γίνεσθαι U *edd.*: *correxi* καθ᾽ ὃ U: *corr. Ald.* 20 ἔμενον *ex* ἔμεινον *corr. ipse* U: *tamen* ἔμεινον *ab Ald. edd.*; ἔμειναν *scr. Kuehn* 23 ἄλλοις U: *corr. Ald.* 26 *post* ἐκκενοῦσθαι *vel* χρῆναι *vel* δεῖν *interisse existimaverim*

θεραπευτικοῖς ὠφελίμους εἶναι τὰς καθάρσεις ἐφ᾽ ὧν ἡ περιουσία τῶν χυμῶν ἐστι παμπόλλη. πρὶν γὰρ οὕτω κενῶσαι τὸ πλεονάζον αὐτῆς ἢ διὰ φλεβοτομίας ἢ διὰ καθάρσεως, ἐάν τις ἐκπυριῶν μόνον, ὅπερ ἐστὶ τοῖς θερμαίνουσι χρώμενος, ἐπιχειρῇ διαφορεῖν, ἐπισπάσεται μᾶλλον ἢ κενώσει διὰ τοῦ δέρματος. ἀλλ᾽ ἥ γε τῶν ἐμπεπλασμένων τῷ δέρματι θεραπεία πάντως ἐστὶ διὰ τῶν ἐκπυριώντων τε καὶ θερμαινόντων φαρμάκων, καὶ μάλισθ᾽ ὅταν ᾖ πλατέα. δηλοῦται γὰρ ὁ γεννῶν αὐτὰ χυμὸς οὐ θερμὸς οὐδὲ λεπτὸς ὑπάρχων, ἀλλ᾽ ἱκανῶς παχὺς ἢ ψυχρός. ἐμάθετε δ᾽ ἤδη καὶ περὶ τῶν φυμάτων ἔμπροσθεν ὡς τὰ μὲν ἀποκορυφοῦντα εἰς ὀξὺ καὶ οἷον ὀργῶντα θερμῶν χυμῶν ἐστιν ἔκγονα, τὰ δὲ ἐναντία ψυχροτέρων. τὸ δ᾽ ὀργᾶν αὐτὰ διά τε τῶν κνησμῶν καὶ τῆς ὀδύνης ἔνεστι διαγινώσκειν. τὰ
962 μὲν γὰρ | μετρίως θερμὰ κνησμοὺς μόνον ἐργάζεται, τὰ δ᾽ ἐπὶ πλέον ἥκοντα τοῦ θερμαίνειν εὐθέως δάκνει καὶ ἀνιᾷ.

II 33 [II 16. V 284, 13. 14 L.] Ὅσα πεπαίνεσθαι δεῖ, ἐγκατακεκλεῖσθαι δεῖ, τἀναντία δὲ ξηραίνειν καὶ ἀνεῷχθαι.

Καὶ περὶ τούτου πολλάκις ἀκηκόατε καὶ μάλιστα ἐν τοῖς περὶ τῶν ἐκπυϊσκόντων φαρμάκων, ὡς οὐ χρὴ διαφορητικὴν αὐτῶν εἶναι τὴν δύναμιν, ἀλλὰ τὴν ὀνομαζομένην ἐμπλαστικήν. ταῦτα γὰρ ἀποστέγει καὶ συνέχει καὶ ἀποκλείει τὸ ἔμφυτον θερμόν, οὐκ ἐῶντα διαπνεῖσθαι. πέττεται δὲ ὑπὸ τούτου τὰ περιττώματα. πάλιν δὲ κἀνταῦθα μὴ παρακούσητε μηδ᾽ οἰηθῆτε πάντα με λέγειν τὰ δύσπεπτα καὶ ἴσχοντα πῦον μηδ᾽ ὅλως οὕτω ⟨δεῖν⟩ θεραπεύεσθαι. σήπεται γὰρ ἔνια τῶν τοιούτων ὑπὸ ἐμπλαστικῶν φαρμάκων ἢ διὰ μοχθηρίαν τῶν ἐργασα-
963 μένων αὐτὰ χυμῶν ἢ δι᾽ ἀσθένειαν | τοῦ πάσχοντος μορίου, τὴν ἔμφυτον θερμασίαν οὕτως ἔχοντος ὀλίγην τε καὶ ἄρρωστον, ὡς μηδ᾽ ἐπιχειρεῖν τῇ πέψει τῶν κατασκηψάντων ἐπ᾽ αὐτὸ χυμῶν. ἐπὶ τούτων μὲν οὖν ἀμυχαῖς τε βαθυτάταις ἀνοίγομεν τὸ δέρμα καὶ πολλάκις γε καὶ διατέμνομεν ἄχρι βάθους κατὰ πολλὰ μέρη τοῦ πεπονθότος μορίου φαρμάκοις τε χρώμεθα ξηραντικωτάτοις. ἐφεδρεύει γὰρ ταῖς τοιαύταις

10 ἔμπροσθεν] *p. 35, 19 sq.; cf. Hipp. Progn. 7. II 130, 3 L. I 85, 13 Kw. cum Gal. comm. CMG V 9, 2 p. 254/55 Heeg* οἷον ὀργῶντα (*sc.* φύματα) *cf. p. 70, 18 sqq.* 17 sqq. πολλάκις ἀκηκόατε κτλ.] *e. c. Gal. XI 729 K.* 21 πάλιν δὲ κἀνταῦθα] *refert ad p. 95, 27 sq.* 22 μὴ παρακούσῃ δέ τις—p. 97, 2 θερμασίας *exc. Orib. Coll. med. XIV 37, 16 CMG VI 1, 2 p. 210, 23 sqq. Raeder* 24 ἐμπλαστικῶν φαρμάκων *ut p. 97, 6*] *cf. Gal. XI 634. 742 sq. K.*

1 *in Arabide* Reinigungen und Erbrechen *ut v. 3* H 6 πάντως θεραπεία U: *transposui* 9 ἱκανῶς *Orib.*: ἱκανὸς U *edd.* 11 ἔγγονα U *edd.*: *correxi* 12 κνησμῶν *scripsi; cf. v. 13*: κνησμοδῶν U: κνηςμωδῶν *ab Ald. edd.* 15 ὁκόσα *ab Ald. edd.* 16 κατακεκλεῖσθαι *Hipp ; sed cf. p. 97, 23* 18 διαφοριτικὴν U: *corr. Ald.* 22. 23 μὴ παρακούσῃ δέ τις μηδ᾽ οἰηθῇ ... καὶ μηδ᾽ ὅλως ἴσχοντα πύον οὕτω δεῖν θεραπεύεσθαι *Orib.* δεῖν *cum Orib.* H *scripsi* 27 τῶν εἰς αὐτὸ κατασκηψάντων χυμῶν *Orib.* 28 μὲν *a Chart. om. edd.* βαθυτάτοις U: *corr. Chart.*: βαθείαις *Orib.* 29 τοῦ *ante* βάθους *add. Orib.*

φλεγμοναῖς ἡ καλουμένη γάγγραινα, νενικημένης ἤδη κατ' αὐτὰς [ἤδη] καὶ πλησίον ἡκούσης τοῦ τελέως ἀποσβεσθῆναι τῆς ἐμφύτου θερμασίας. ἐφ' ὧν οὖν φλεγμονῶν ἢ ὅλως ὄγκων ὡντινοῦν οὐκ ἐν κινδύνῳ σβέσεώς ἐστι καὶ τελείας ἀπωλείας ἡ ἔμφυτος θερμασία καὶ διὰ τοῦτο δύναται βοηθείας τυχοῦσα κρατῆσαι τῶν χυμῶν, ἐπὶ τούτων χρώμεθα τοῖς ἐμπλαστικοῖς φαρμάκοις, ἅπερ ἐν αὐτῷ τούτῳ σαφῶς ἐδήλωσεν εἰπών· ὅσα πεπαίνεσθαι δεῖ. τὰ δ' ἐγγὺς ὄντα τοῦ γαγγραινοῦσθαι καὶ τὰ ἤδη σηπόμενα τὴν ἀρχὴν οὐδὲ δεῖται πεπαίνεσθαι. διὸ τὰ μέν, ὡς ἔφην, κενώσεσί τε δι' ἀμυχῶν καὶ | τομῶν καὶ φαρμάκοις ἰσχυροτάτοις 964 θεραπεύομεν, τὰ δ' ἤδη σηπόμενα τέμνομέν τε καὶ καίομεν. καλῶς οὖν προσέθηκε τὰ ἐναντία δὲ ξηραίνειν καὶ ἀνεῷχθαι, τουτέστι τὰ μὴ δεόμενα διαπυΐσκεσθαι. χρεία γάρ ἐστιν ἐπὶ τῶν ⟨μὴ⟩ διαπυησάντων ἀνεῷχθαί τε τὰς ἐκροὰς ἁπάσας καὶ ξηραίνεσθαι τὰ πεπονθότα μόρια. δῆλον οὖν ἐκ τούτων οὐκ ὀρθῶς ὑπ' ἐνίων γεγράφθαι "ὅσα ξηραίνεται, κατακεκλίσθαι δεῖ," τουτέστιν ἡσυχάζειν κατακείμενα. πρὸς γὰρ τῷ σμικρὸν εἶναι τοῦτο καὶ πρόδηλον ὡς μὴ δεῖσθαι πεφροντισμένως ὑπὲρ αὐτοῦ τὸν Ἱπποκράτην γράψαι, καὶ ἡ ἀντίθεσις ἐδήλωσε μὴ πρὸς τὴν κατάκλισιν, ἀλλὰ πρὸς τὸ κατακεκλεῖσθαι γεγονυῖα. τοῖς γὰρ κατακεκλεισμένοις καὶ ἀποστεγομένοις ἐναντία τὰ διαφορούμενά τ' ἐστὶ καὶ τὰ ξηραινόμενα.

ταύτῃ τῇ ῥήσει τινὲς συνάπτουσι τὴν ἐφεξῆς, καὶ μάλισθ' ὅσοι βούλονται γεγράφθαι μετὰ ταύτην τὸ "οἷον", ὥσθ' ὅλον τὸν λόγον εἶναι τοιοῦτον· "ὅσα πεπαίνεσθαι δεῖ, ἐγκατακεκλεῖσθαι δεῖ, τἀναντία δὲ ξηραίνεινκαὶ ἀνεῷχθαι, | οἷον ὀμμάτων ῥοωδέων, ἣν ἄλλως φαίνηται 965 συμφέρειν, ἀντισπᾶν εἰς φάρυγγα." καίτοι γε οὐχ ὅμοιόν ἐστι τὸ κατὰ τήνδε τὴν λέξιν διδασκόμενον τῷ προειρημένῳ. τὸ γὰρ ξηραίνειν καὶ ἀνεῷχθαι διαφέρει τοῦ ἀντισπᾶν. πῶς οὖν προειρηκὼς "τἀναντία δεῖ ξηραίνειν καὶ ἀνεῷχθαι" δύναιτ' ἂν ὡς παράδειγμα λέγειν ἐπὶ τῶν ῥοωδῶν ὀμμάτων ἀντισπᾶν εἰς φάρυγγα;

1 ἡ καλουμένη γάγγραινα] *cf. Gal. VII 720 sq. 726: XI 135 K.; Paul Richter, Klass. d. Med. XXI 17 sq. 21* 9 ὡς ἔφην] *modo p. 96, 27—30*

1 γάγραινα U: *corr. Ald.* ἤδη κατ' αὐτὰς ἤδη U: ἤδη *posterius delevi: prius cum Orib. om. Ald. edd.* 7. 8 γαγραινοῦσθαι U: *corr. Ald.* 9 δι' ἀμυχῶν H, *corr. interpretando Crassus; cf. p. 96, 28*: διὰ μυχῶν U *edd.* 12 *in vers. arab.* und das, was nicht geöffnet werden darf, ist das, was nicht eitern kann; was eitert, braucht nachher nicht geöffnet zu werden *recte* H, *ex quibus* μὴ *recepi, sicut* in non admittentibus suppurationem *vertit Crassus* 13 διαπυσάντων U: *corr. Ald.* 15 ξηραίνεται H: ξηραίνεσθαι U *edd.* κατακεκλίσθαι *corr. Littré V 284*: κατακεῖσθαι U *edd.* 18 τὴν κατάκλισιν *quam* τὸ κατακεκλίσθαι *restituere malui (cf. p. 58, 21. 23. 59, 2/3. 118, 13)*, zum Daliegen *versum habet* H: τὸ κατακεῖσθαι *coni. Corn., ut* iacere *interpr. Crassus*: τὴν κατάκλεισιν U *edd.* 19 γεγονυῖαν U *edd.*: *correxi* 24 δὲ *scripsi; cf. p. 96, 16*: καὶ U *edd.* 24 οἷον *cum Hipp. vulg. add.* U: *om.* H *Hipp.* οἴω δέϽ *sic* U: ῥοωδέων *corr. Ald.; cf. v. 29* ἄλλως *ex Hipp. corr. Corn. Bas.*: ἄλλ^{ω} U *Ald.* 28 δύνατ' ἂν U *Ald.*: *corr. Bas.*

II 34 [II 16. V 284, 14—286, 2 L.] ⟨Ὀμμάτων ῥοωδέων, ἣν ἄλλως φαίνηται ευμφέρειν, ἀντιςπᾶν εἰς φάρυγγα,⟩ καὶ ὅπῃ ἔρευξις λυςιτελέει καὶ ὅςα ἄλλα τοιαῦτα.

Ἕν τι τῶν κατ' εἶδος ἀντιςπαςτικῶν βοηθημάτων τοῦτ' ἐςτὶ ευμβουλεύοντος ἡμῖν αὐτοῦ τὰ χρόνια τῶν ὀφθαλμῶν ῥεύματα μετάγειν ἀντιςπῶντας ἐπὶ φάρυγγα διὰ φαρμάκων δηλονότι δριμέων, οἷς διαχρίειν τε δεήςει τὸν οὐρανίςκον ἀνακογχυλίζεςθαί τε 966 κελεύειν, ἐάν γε μηδὲν ἐκ | τούτου μέλλωμεν ἐργάςαςθαι χεῖρον. ἐφ' ὧν γὰρ εὐλαβούμεθα μή πως εἰς τὴν τραχεῖαν ἀρτηρίαν καὶ τὸν πνεύμονα τραπῇ τὸ ῥεῦμα, φυλαξόμεθα τὴν τοιαύτην ἀντίςπαςιν. ὥςπερ οὖν ἐπὶ τούτου ευνεβούλευςεν, οὕτω κἀπὶ τῶν ἄλλων ἀξιοῖ ςε προορᾶςθαι, μή τι τῶν μορίων, εἰς ἃ τὴν ἀντίςπαςιν ἐργάζῃ, κινδυνεύςῃ μεγάλως βλαβῆναι. τινὲς δ' ἐπὶ τῶν ⟨τὴν⟩ καλουμένην ῥοιάδα κατ' ὀφθαλμὸν ἐχόντων τὸν λόγον τοῦτον αὐτῷ γεγονέναι φαςίν, ὥςπερ καὶ ὁ Λύκος, ὃς ἀποτείνας μακρὸν λόγον ἐκ τῶν ὀφθαλμῶν εἰς ὑπερῴαν φηςὶ διήκειν πόρον ἐκκενοῦντα ταύτῃ τὸ κατ' αὐτοὺς γεννώμενον περίττωμα. κεῖςθαι δὲ τὸν πόρον τοῦτον παρὰ τὸν μείζω κανθὸν καὶ γίνεςθαι ῥοιάδα κατὰ τρόπους τρεῖς, ἤτοι τοῦ πόρου μύςαντός πως ἢ φραχθέντος ἢ τοῦ περιττώματος πολλοῦ ςυλλεγομένου κατὰ τὸν ὀφθαλμόν, ὡς ὑπερχεῖςθαί τι, μὴ δεχομένου πᾶν αὐτὸ τοῦ πόρου διὰ φυςικὴν ςτενότητα, καὶ κατὰ τρόπον ἄλλον, ὅταν οὐλὴ κατὰ τὸν κανθὸν γενομένη τυφλώςῃ τὸν πόρον, ἣν καὶ μετὰ τὰς ἐκ- 967 τομὰς τῶν ἐγκανθίδων γίνεςθαί φηςι καὶ ἄλλως ἑλκωθέν|τος τοῦ τόπου. ταύτην μὲν οὖν ἀνίατον εἶναι, τὰς δ' ἄλλας ἰαςίμας, ἀντιςπώντων ἡμῶν εἰς φάρυγγα.

τὸ δὲ καὶ ὅπῃ ἔρευξις λυςιτελέει προςκείμενον ευμβολικῶς ἑαυτῷ γράψαντος τοῦ Ἱπποκράτους. ὅτι μὲν γάρ, ἔνθα λυςιτελής ἐςτιν ἔρευξις, ἐνταῦθα χρὴ κινεῖν ἐρυγὰς εὔδηλον. ἐπὶ τίνων δ' ἐςτὶ λυςιτελὴς οὐκ εἶπεν. ἀλλ' οὐδὲ ⟨τὸ⟩ κατὰ τοὺς ῥοιώδεις

13 ⟨τὴν⟩ καλουμένην ῥοιάδα . . .] *quae affectio* ῥυάς *dici videtur Foësio Oec. Hipp. p. 955, sed cf. Gal. III 811 K.* = Π. χρείας μορ. *X 11. II 91, 28 Helmr. VI 870. X 939 sqq. 1002 K.* 15 ὁ Λύκος] *cf. p. 93, 23* 22. 23 ἐκτομὰς τῶν ἐγκανθίδων] *cf. Gal. VI 870. VII 732. XIV 772. 784 et de cura earum X 988. XVIII B 681 K. Foës. Oec. Hipp. p. 176 s. v.* ἐγκανθίς

1. 2 *ante* καὶ ὅπῃ *verba prioris lemmatis* Ὀμμάτων ῥοωδέων—ἀντιςπᾶν εἰς φάρυγγα *add.* H, *quem secutus sum* ξυμφέρειν *et* ἐς *Hipp.* 3 ἔρευξις λυςιτελέει H *Hipp. corr. Ald.; cf. v. 26. p. 99, 3*: εὕρεξις τελέει U ὅςα *deest Hipp.* 6 ἀντιςπῶντος U: *corr. Chart.* 13 βραβῆναι *compend.* U: *corr. Ald.* τὴν *addidi* καλουμένων *in* -νην *corr.* U, *item Corn. Crassus*: καλουμένων *Ald.* 17. 18 den größeren Augenwinkel *versa habet* H, *unde correxi, sicuti* maiorem angulum *iam interpr. Crassus*: τὸν μέςον κανθὸν U *omnesque edd.* μύρου *errore typographico Charterianae inter* πόρου *et* μύςαντος *intrusum neglegenter iteravit Kuehn* 19 *dubium utrum* φραχθοὺς *an* φραχθὲν *exaraverit* U: φραχθέντως *ab Ald. edd.*: *corr. Kuehn* 22 ἣν] ἢ *falso Kuehn* 23 ἐγκανθίδων *conieci*: ἀκαντίδων U *edd.* φηςὶ *(scil. Lycus, cuius doctrina inde a v. 15 refertur)* U *edd.*: *fort.* φαςὶ H 26 ὅρπη ἔρευξις U: *corr. Ald.* 29 τὸ *ante* κατὰ *addidi*

ὀφθαλμοὺς ὅμοιόν ἐστι τούτῳ, διὸ καὶ παρεγκείμενον ἀτάκτως ἀσάφειαν εἰργάσατο· περὶ μὲν γὰρ τῶν ῥοιωδῶν ὀφθαλμῶν ἀντισπαστικὸν ἔγραψε βοήθημα. τὸ δὲ ⟨καὶ⟩ ὅπῃ ἔρευξις λυσιτελέει δυοῖν θάτερον, ἤτοι γ' ἐπὶ τῶν ῥοιωδῶν ὀφθαλμῶν εἰρῆσθαι χρὴ (καὶ φαίνεται μηδὲν ἐρυγὴ συντελοῦσα πρὸς τὴν ἴασιν αὐτῶν) ἢ τινος ἀρχὴν ἑτέρου λόγου. διὸ καί τινες ἠναγκάσθησαν χωρίσαντες τῶν προειρημένων αὐτὸ ἑτέραν ῥῆσιν ποιήσασθαι τοιάνδε· "καὶ ὅκου ἔρευξις λυσιτελεῖ καὶ ὅσα ἄλλα τοιαῦτα, τὰς ἐφόδους ἀνεστομῶσθαι." ἀλλ' οὐδὲ τοῦτο πάλιν οἰκείως ἐπιφέρεσθαι δόξει "οἷον ῥῖνας καὶ τὰ ἄλλα ὧν δεῖ καὶ ὡς δεῖ καὶ τὰ ἐφεξῆς". ὅσοι τοίνυν αὐτὸ καθ' ἑαυτὸ | μόνον ὑποτετυπῶσθαί φασιν ἑαυτῷ τὸν Ἱπποκράτην τὸ "ὅκου 968 ἔρευξις λυσιτελεῖ", νομίζουσιν αὐτὸν ἀξιοῦν ἐρυγὰς ἐνίοτε συμβουλεύειν κινεῖν. καὶ ἁρμόττειν γε αὐτάς φασιν ἐπὶ τῶν ἐμπνευματουμένων τὴν γαστέρα καὶ μάλιστα ἐφ' ὧν οὐ διέρχεται κάτω τὸ φυσῶδες πνεῦμα. καὶ μέντοι καὶ τὸν στόμαχον ἀτονοῦντά φασι ῥώννυσθαι διὰ τῶν ἐρυγῶν ὡς δι' οἰκείου γυμνασίου, καὶ κινεῖν γε τὰς ἐρυγὰς συμβουλεύουσιν οὐ μόνον διὰ φαρμάκων, ἀλλὰ καὶ αὐτὸν ἐπιτηδεύοντα συνεχῶς ἐρυγγάνειν, κἂν ὀλίγου τινὸς αἰσθάνηται πνεύματος ἐν τῷ στομάχῳ. Σαβῖνος δὲ ⟨ἐκ⟩ βομβυλίου στενοστόμου πίνοντα κελεύει κινεῖν ἐρυγάς.

ἔνιοι δὲ καὶ τὰς κενώσεις τοῦ φυσώδους πνεύματος, ὁπόθεν ἂν γίνωνται καὶ ὁπωσοῦν, ἔρευξιν αὐτὸν ὠνομακέναι φασί, καθ' οὓς καὶ βὴξ καὶ πταρμὸς καὶ λὺγξ καὶ φῦσα δι' ἕδρας ἐκκρινομένη καὶ αἱ δι' ὅλου τοῦ σώματος διαπνοαὶ τοῦ πνεύματος ἐρεύξεις κληθήσονται. τινὲς δὲ καὶ πᾶσαν ἔκκρισιν ὠνομάσθαι φασὶν ἔρευξιν, οὐ μόνον ἐὰν πνεύματος, ἀλλὰ κἂν τι|νῶν ὑγρῶν ᾖ, τὴν τοῦ ποιητοῦ λέξιν ἐπ- 969 αγόμενοι μαρτύριον, ἔνθα φησίν·

ἐρευγομένης ἁλὸς ἔξω,

μοχθηρὰν ὁδὸν ἐξηγήσεως ταύτην τεμνόμενοι. τὰ γὰρ ὑπὸ τῶν ποιητῶν σπανίως εἰρημένα κατά τινα τρόπον ποιητικόν, ἐὰν ὡς κυρίως λελεγμένα τις ἐξηγῆται, διαστρέφειν δυνήσεται καὶ τὰ σαφῶς εἰρημένα πάντα.

10 καὶ τὰ ἐφεξῆς] *vid. p. 100, 2. 3* 19 Σαβῖνος] *cf. p. 46, 29* 22 ἔρευξιν] *cf. CMG V 10, 1 p. 110, 18 sqq.* 26 τοῦ ποιητοῦ λέξιν...] *P 265*

3 καὶ *sec.* H *ex lemmate (p. 98, 2) recepi coll. p. 98, 26* 4 ὀφθαλμῶν *om. Kuehn* 10 καὶ ὡς δεῖ *ab Ald. om. edd.* 12 ἔρευξις H *corr. Corn. Chart.*, *ut* eructatio *vert. Crassus*: ἔρευις *sic* U: εὕρεσις *Ald. Bas.* ἀξιοῦν *fort. merito neglexit* H 16 ἐρυγῶν U *corr. Corn.*: ἐρυγμῶν *ab Ald. omnes edd.* 19 ἐκ *add. Chart.* 22 γίνονται ω *non satis clare superscripto* U: *corr. Chart.* ὁποσοῦν U: *corr. Ald.* 23 λύξ U: *corr. Ald.* 24 καθ' ὅλον U *edd.*: *correxi; cf. e. c. p. 101, 5. 6*

II 35 [II 16. V 286, 2–4 L.] Τὰϲ ἐφόδουϲ ἀνεϲτομῶϲθαι, οἷον ῥῖναϲ καὶ ἄλλα, ὧν δεῖ καὶ ὡϲ δεῖ καὶ οἷα καὶ ὅπῃ καὶ ὅτε καὶ ὅϲα δεῖ, οἷον ἱδρῶταϲ καὶ τἄλλα δὴ πάντα.

Τοῦτο καθ᾽ ἑαυτὸ μὲν ἄξιόν ἐϲτι μνημονεύεϲθαι (ϲυμφέρει γὰρ ἀνεϲτομῶϲθαι τοὺϲ ἐκκριτικοὺϲ [πάνταϲ] πόρουϲ τῶν περιττωμάτων), καὶ τῷ προειρημένῳ δὲ ϲυνάπτεϲθαι δύναται, διττὴν χρείαν
970 παρεχόμενον· ἰδίαν μὲν ἐπὶ τῶν | ῥοιωδῶν ὀμμάτων, κοινὴν δὲ πάντων ἐφ᾽ ὧν ἀντιϲπᾶν ἢ παροχετεύειν προϲῆκον. ἐὰν γὰρ ἀντιϲπάϲεωϲ μὲν ᾖ χρεία, φοβώμεθα δ᾽ αὐτὴν ποιήϲαϲθαι, παροχετεύειν τὸ αἷμα προϲήκει καὶ κενὸν ὅλον ἐργάζεϲθαι τὸ ϲῶμα. τὰ δ᾽ ἐφεξῆϲ γεγραμμένα πολλάκιϲ ἤδη παρ᾽ αὐτοῦ μεμαθήκαμεν ἐπὶ πάϲηϲ κενώϲεωϲ ὄντα χρήϲιμα. δεῖ γὰρ οὐχ ἁπλῶϲ, ὅταν ᾖ χρεία κενώϲεωϲ, ἐπ᾽ αὐτὴν παραγίνεϲθαι, ἀλλὰ προδιοριϲάμενον, ὅπωϲ ταύτην ποιήϲαϲθαι χρή, καὶ ὁποῖα προϲῆκον εἶναι τὰ κενωθηϲόμενα καὶ καθ᾽ ὅ τι χωρίον, ἐν τίνι τε καιρῷ καὶ μέχρι πόϲου. λεκτέον δὲ καὶ νῦν ἀναμνήϲεωϲ ἕνεκα περὶ ἑκάϲτου διὰ βραχέων. τὸ μὲν ὡϲ δεῖ τοιόνδε τι ϲημαίνει· "τὰϲ ἐφόδουϲ ἀναϲτομωτέον, οὐ μὴν ἁπλῶϲ καὶ ὡϲ ἔτυχεν, ἀλλ᾽ ὡϲ δεῖ." τοῦτο δὲ ϲημαίνει τὸν τρόπον δι᾽ οὗ ποιηϲόμεθα τὰϲ κενώϲειϲ, οἷον ἐπὶ τῶν κατὰ γαϲτέρα διὰ κλυϲτῆροϲ, διὰ βαλάνου, δι᾽ ὑπηλάτου φαρμάκου καὶ καθ᾽ ἕκαϲτον αὐτῶν δι᾽ ὡντινοῦν· καὶ γὰρ καὶ κλυϲτῆρεϲ πολυειδῶϲ ϲυντίθενται καὶ βάλανοι καὶ τὰ κατωτερικά τε καὶ ὑπήλατα
971 καλούμενα φάρμακα. τὸ μὲν οὖν | ὡϲ δεῖ τοιοῦτόν τι ϲημαίνει. τὸ δὲ οἷα τὸ ποιὸν τῶν κενουμένων δηλοῖ, τουτέϲτιν ἆρά γε ὑδατώδη καὶ λεπτὰ κενοῦν ἐϲτι βέλτιον ἢ φλεγματώδη χυμὸν ἢ πικρόχολον ἢ μελαγχολικόν, ἤ τιναϲ τούτων ἢ καὶ πάνταϲ. τὸ δὲ ὅπῃ τὸ μέροϲ τοῦ ϲώματοϲ ἐνδείκνυται, δι᾽ οὗ χρὴ κενοῦν. κἂν γὰρ ὅτι διὰ τῶν

7 ἐπὶ τῶν ῥοιωδῶν ὀμμ.] *p. 98, 1* 8 ἀντιϲπᾶν] *cf. p. 65, 4sqq.* παροχετεύειν] *cf. p. 64, 14 sqq.* 11 πολλάκιϲ ἤδη παρ᾽ αὐτοῦ μεμαθήκαμεν ...] *ex. gr. in Aph. I 2 (IV 458, 11. 12 L.). I 21 (IV 468 L.). I 22 (IV 468 L.). I 23 (IV 470 L.). II 9 (IV 472 L.) aliisque praeceptis quibus liber De hum. abundat* 19 διὰ κλυϲτῆροϲ] *Gal. X 756 K.* διὰ βαλάνου] *Gal. XI 844 sq. K.* 21. 22 τὰ κατωτερικά τε καὶ ὑπήλατα καλ. φάρμ.] *cf. Gal. X 527 K.*

1 ἀνεϲτομοῦϲθαι *ut v. 5* U *Ald. Bas.*: *utroque loco corr. Chart.* 2 τὰϲ ἄλλαϲ *pro* ἄλλα *Hipp.* 3 ὅϲον *Hipp.* ἱδρῶτεϲ *per compend.* U: *corr. Chart.* δὴ *cum parte codd. Hipp.* U: δεῖ *ceteri codd. Hipp.*: τἄλλα ἃ δεῖ H *Pall.* 4 ⟨αὐτὸ⟩ καθ᾽ ἑαυτὸ *vix opus est supplere; cf. e. c. p. 104, 20* 5 πάνταϲ *sec.* H *seclusi* 6 προειμ^ω^ *sic* U: *corr. Ald.* 8 ἐφ᾽ οὗ U: *corr. Chart., ut iam* in quibus *recte interpr. Crassus* προϲῆκεν *ut v. 14* U *edd.*: *utroque loco correxi coll. e. g. p. 15, 15 vel 32, 26* 9 φοβούμεθα U *edd.*: *correxi* 12 ὅταν *iteratum erasit* U ᾖ *ante* χρεία *difficillimum lectu habet* U: *om. ab Ald. edd.* 15 πόϲου H *corr. Chart.*: *incertum* πότου *an* πόϲου *exaraverit* U: πότου *Ald. Bas.* 16. 17 ἐφόδουϲ H; *cf. v. 1*: ἀφόδουϲ U *edd.* 20 ὡντινῶν U: *correxi; cf. e. c. p. 97, 3* 22 καλούμεθα *Charterianae mendum typotheticum propag. Kuehn* δὲ οἷα *inter* τὸ *et* μὲν *inserta sustulit ipse* U 24 *verba* κενοῦν—φλεγματώδη *uncinata exhibet Bas.* 25 *in vers. arab.* und ob man ausscheiden muß von diesen Säften zwei oder mehr H: ἤ τινα U *edd.*: *corr. Sch.*

κάτω κενῶσαι προσήκει γνῶμεν, ἀλλὰ δι᾽ οὗ γε τῶν κάτω χωρίων προδιορίσασθαι δεῖ, διὸ καί τινες ἀντὶ τοῦ ὅπῃ τὸ "οὗ δεῖ" γεγράφασιν, ἐνδεικνύμενοι τῷ δι᾽ οὗ, πότερον διὰ κύστεως ἢ διὰ γαστρὸς ἢ δι᾽ ὑστέρας. καὶ πάλιν ἄνω, πότερον διὰ ῥινῶν ἢ διὰ στόματος. ἔστι δέ τις καὶ δι᾽ ὅλου τοῦ σώματος κένωσις, ἥ τε διὰ τῶν ἱδρώτων καὶ ἡ διὰ τῆς ἀδήλου καλουμένης διαπνοῆς. τό γε μὴν ὅτε σαφῶς τοῦ καιροῦ δηλωτικόν ἐστιν, ἐν ᾧ χρὴ κενοῦν, ἆρά γε κατ᾽ ἀρχὰς πρὶν πεφθῆναι τὴν νόσον, ὅταν, ὡς αὐτὸς ἔλεγεν, ὀργᾷ καὶ πρὸς τὴν ἔκκρισιν ἐπείγηται τῶν ὑγρῶν ἡ διοικοῦσα τὰ ζῷα φύσις, ἢ μετὰ τὸ πεφθῆναι τοὺς λυποῦντας χυμούς. καὶ γὰρ καὶ τοῦτο αὐτὸς ἐδίδαξεν, ὥσπερ | καὶ τὸ πρότερον ἐν Ἀφορισμοῖς. τὸ δὲ ὅσα δεῖ κατὰ τὴν τε- 972 λευτὴν τῆς ῥήσεως εἰρημένον ἐνδείκνυται τὴν ποσότητα τῶν κενουμένων ἧς ⟨καὶ⟩ αὐτῆς ἐστοχάσθαι δεῖ τὸν ἰατρόν. εἶτ᾽ ἐν παραδείγματος μοίρᾳ °πρόκειται τὸ οἷον ἱδρῶτας. καίτοι γὰρ ὠφέλιμος εἶναι δοκῶν τοῖς νοσοῦσιν ὁ ἱδρώς, ὅμως καὶ αὐτὸς συμμετρίας χρῄζει. τὸ γοῦν ἄμετρον αὐτοῦ διαλύει τὴν δύναμιν. ὅπου δ᾽ ἐπὶ τῶν ἱδρώτων ἡ ὑπερβολὴ τοῦ πλήθους ἐστὶ βλαβερά, πολλῷ δή τοι μᾶλλον ἐπὶ τῶν ἐμουμένων ἢ διαχωρουμένων ἢ δι᾽ αἱμορροΐδων ἢ διὰ μήτρας κενουμένων.

II 36 [II 17. V 286, 5. 6 L.] Ἐπὶ τοῖσι μεγάλοισι κακοῖσι πρόσωπον ἢν ᾖ χρηστόν, σημεῖον χρηστόν· ἐπὶ δὲ τοῖσι σμικροῖσι τἀναντία σημαῖνον [τῇ] εὐσημείῃ, κακόν. |

Καὶ ταύτης τῆς ῥήσεως τὸ δεύτερον μέρος ἄλλος ἄλλως γράφει 973 τῶν ἐξηγησαμένων τὸ βιβλίον. εἰ δὲ προσθείη τις αὐτῇ τὸ "τῇ" ἄρθρον, οὐδὲν ἕξει ζήτημα τοιάδε γενομένη· ἐπὶ δὲ τοῖς μικροῖς τἀναντία σημαῖνον τῇ εὐσημείῃ, κακόν, ἵνα καὶ ὁ σύμπας

5 δι᾽ ὅλου τοῦ σώματος (διαπνοή)] *cf. e. c. CMG V 9, 1 p. 92, 6. 7 Mew. p. 253, 13 Helmr.* 6 ἀδήλου καλουμένης] *vid. Helmreichii adnot. crit. ad Gal. in Hipp. De victu acut. comm. IV 38 CMG V 9, 1 p. 307, 28, praeterea infra p. 142, 25 vel CMG V 4, 2 p. 31, 13. 15 Koch* 8 ὡς αὐτὸς ἔλεγεν] *Hipp. Aph. I 22 (IV 468 L.), quem aphorism. Gal. et supra p. 70, 20 sq. adscivit et CMG V 9, 1 p. 304, 17 sq. Helmr.* 17 ἡ ὑπερβολὴ τοῦ πλήθους βλαβερά] *cf. Aph. II 51 (IV 484 L.)* 23 καὶ ταύτης . . .] *ad tales locos referenda quales extant p. 19, 24 sqq. 113, 24 sqq. 154, 20 sqq. al.*

2 τοῦ *ante* οὗ δεῖ U *Ald.*: τὸ *corr. Bas.* 3 τῷ *ante* δι᾽ οὗ *correxi*: τὸ U *edd.* πότερα *ut v.* 4 U *edd.*: *correxi* 4 γαστρὸς *ante* στόματος *additum delev. ipse* U 9 ἐπείγεται *ab Ald. edd.* διοικοῦσα *ex* H *scripsi*: διήκουσα U *edd. omnes, quamquam recte* natura animalia regens *interpr. Crassus* 13 καὶ *addidi* 14 πρόσκειται *coni. Schubring* ἱδρῶτες *ut p. 100, 3* U *edd.*: *ex Hipp. correxi* 16 *pro* ὅπου δ᾽ ἐπὶ *solum* und *versum exhibet* H 17 πολλῷ *scripsi*: πολλὴ U: πολλοῦ *ab Ald. edd.* 18. 19 *post* κενουμένων *addita* ἐπὶ τοῖσι ἢ χρηστόν, σημεῖον *expunxit* U 20 μεγάλοις U: *cum Hipp. corr. Ald.* 21. 22 τοῖς μικροῖσι U: τοῖσι σμικροῖσι *cum Hipp. ab Ald. edd.; v. 25* τοῖς μικροῖς U *edd.* σημαῖνον *om. Hipp.*: *add.* U H τῇ *sec. Gal. comm. p. 102, 5 sqq. et 103, 21 sq., ut quod ab antiquis libris afuerit, delendum videtur* εὐσημείῃ (*sine* σημαῖνον τῇ) *comprob. Littré V 286*: τῇ εὐσημείῃ U *edd.*

λόγος ᾖ τοιοῦτος· "ἐπὶ τοῖς μεγάλοις κακοῖς, εἴτ' οὖν πάθεσιν ἢ συμπτώμασιν, ἐὰν ᾖ τὸ πρόσωπον χρηστόν, τουτέστιν ὅμοιον τῷ κατὰ φύσιν, ἀγαθόν ἐστι σημεῖον. ἐπὶ δὲ τοῖς μικροῖς, πάλιν οὖν κἀνταῦθα πάθεσιν ἢ συμπτώμασιν, ἐὰν τἀναντία σημαῖνον γένηται τὸ πρόσωπον τῇ προειρημένῃ εὐσημείῃ, κακόν τι δηλώσει." τινὲς μὲν οὖν ἄντικρυς ὡς ἐξ ἀρχῆς γενομένης τῆς λέξεως μετὰ τοῦ ἄρθρου τὴν ἐξήγησιν ἐποιήσαντο, μὴ δηλώσαντες ὅτι τὰ παλαιὰ τῶν ἀντιγράφων οὐκ ἔχει τὸ "τῇ" ⟨προς⟩γεγραμμένον τῷ εὐσημείῃ, τάχα τοῦ πρῶτον γράψαντος τὸ βιβλίον ἁμαρτόντος. ἔνιοι δ' οὐ μόνον ἑτέρως ἔγραψαν, ἀλλὰ καὶ τὴν ἐξήγησιν οὐ προσήκουσαν ἐποιήσαντο. φυλαττόμενος δ' ἐγώ, καθάπερ ἐν ἀρχῇ προεῖπον, εἰς μῆκος ἐκτείνειν τὰ ὑπομνήματα, παρα-
974 λιπεῖν ἔγνωκα τὰ πολλὰ τῶν οὐκ ὀρθῶς εἰρημέ|νων. ἱκανὸς γὰρ εἶναί μοι δοκεῖ σκοπὸς ἐξηγήσεως, ἐὰν ἀληθῆ τε διδάσκῃ τις ἐν αὐτῇ καὶ ⟨τὰ⟩ κατὰ τὴν γνώμην τοῦ παλαιοῦ, καθάπερ καὶ νῦν ἔνεστι ποιησάμενον ἀπηλλάχθαι πολυλογίας. ἐὰν γὰρ μικρῶν ὄντων τῶν παθῶν τὸ πρόσωπον aufgedunsen ist ähnlich wie bei der großen Krankheit, zeigt es die Schwäche der Kraft an, und bei einem solchen Kranken ist es nicht sicher, daß die Krankheit sich löst und er nicht zugrunde geht, wenn sie zunimmt. Denn wenn er seine Krankheit nicht ertragen konnte, solange sie klein war, dann ist es noch schwerer, sie zu ertragen, wenn sie größer ist.

Hippokrates: Beim Großen.

Galen: Wir finden zwischen der vorhergehenden und der folgenden Rede folgende zwei Worte geschrieben: Beim Großen. Dann folgt ihnen: wo die Frau hinter dem Heldengrab lag, so daß der Sinn, den er mit dem Worte, das "dem Großen" folgt, anzeigt, der gewöhnliche von Alef und Dhal (idh = οὗ) ist, was den Ort bzw. die Zeit anzeigt. Denn man macht dieses Wort zum Anfang der dem ersten folgenden Rede, so daß Hippokrates diese Darlegung über die vorliegende Krankheit in der Weise gemacht hat, wie es seine Gewohnheit ist, wenn er von vielen Kranken, die er erwähnt hat, redet. Diese Lesart, in der der Ausdruck nur aus diesen beiden Buchstaben (Alef und Dhal = idh = οὗ) besteht und der gewöhnliche ist

11 ἐν ἀρχῇ] *p. 4, 17 sqq.; cf. p. 94, 12—14* 13 σκοπὸς ἐξηγήσεως] *cf. CMG V 10, 2, 1 p. 17, 16 sqq. et 22, 16 sqq., Deichgräber, Empirikerschule p. 23 sq.*
16 das Gesicht aufgedunsen wie bei der großen Krankheit] *hic non* ἐπιληψίαν *apparet eum dicere* μεγάλην νόσον, *de qua cf. e. c. p. 348, 13, sed spectat ad lemmatis* μεγάλα κακά 30. 31 wie es seine (*sc.* des Hippokrates) Gewohnheit ist] *exempla a Gal. collecta inveniuntur CMG V 10, 2, 1 p. 11 sq.*

7 οὐκ ἔχει *corr. Ald.*: *solum* οὐχὶ U 8 ⟨προς⟩γεγραμμένον *complevi coll. p. 101, 24, ut* adiectum *vertit Crassus* 9 ἁμαρτάνοντος *ab Ald. edd.* *post* ἔνιοι *om.* δ' *Ald. omnesque edd.* 14 τὰ *ante* κατὰ *addidi; cf. e. c. CMG V 9, 2 p. 206, 8 Heeg* 15 μικρῶν UH: μεγάλων *falso coni. Corn. et a Chart. recep. edd.* 16 *lacunam post* τὸ πρόσωπον *apertam et usque p. 103, 18 pertinentem eorum quae interciderunt additamento ex interpretatione arabica germanice verso ex* H *explevi*

ohne gleichzeitige Hinzufügung eines Alef (idha, das die Wiedergabe von πού sein muß), ist die Lesart, die sich in den alten Handschriften findet. Was aber den L y k o s betrifft, so fügte er zu den beiden Buchstaben einen dritten hinzu, das Alef (also idha = πού), und verband diesen ganzen Ausdruck mit dem Vorhergehenden. Er sagte, man müsse den H i p p o k r a t e s in diesen Worten dahin verstehen, daß er darauf hinweisen wolle, daß man das, was er in der vorangegangenen Beschreibung des Gesichtes sagt, vom äußeren Aussehen verstehen müsse, worauf das Anzeichen aus der Schönheit der Anzeichen (= εὐσημείη) hinweise, und zwar "b e i m G r o ß e n" vom Mangel gegenüber dem natürlichen Zustand, aber nicht beim Kleinen. Und darauf wolle H i p p o k r a t e s hinaus mit seiner Beifügung "b e i m G r o ß e n i r g e n d w o". Was aber den S a b i n u s betrifft, so hält er die Beifügung von "idha" (= πού) nicht für nötig und beschränkt sich darauf, zum Ende der ersten Rede "beim Großen" zu machen. Er geht darauf hinaus, daß der Sinn, den H i p p o k r a t e s mit diesen Worten will, der sei, daß, wenn die Krankheit von Natur und nach dem Äußern groß sei, das Gesicht, ἐὰν ᾖ συμπεπτωκὸς ἀξίως τοῦ νοσήματος, χρηστὸν εἶναι σημεῖον, ἐπὶ δὲ τοῖς μικροῖς ⟨ὡσαύτως ἔχον⟩ ἐξ ὑπεναντίου κακόν τι σημαίνειν. ἔξεστιν οὖν καὶ τούτοις, εἴ τις ἀρέσκοιτο, χρῆσθαι. ἐγὼ δ' ἐπὶ τὴν παλαιὰν γραφὴν καὶ τοῖς ἄλλοις ἅπασιν ἐξηγηταῖς ὁμολογουμένην μεταβήσομαι.

II 37 [II 18. V 286, 7. 8 L.] [Π α ρ ὰ τ ὸ μ έ γ α,] Ο ὗ ἡ γ υ ν ὴ ὄ π ι σ θ ε ν τ ο ῦ ἡ ρ ῴ ο υ, ἰ κ τ ε ρ ι ώ δ ε ο ς ἐ π ι γ ε ν ο μ έ ν ο υ.

Εἴτε τῆς προγεγραμμένης ῥήσεώς ἐστι τέλος [τὸ π α ρ ὰ τ ὸ μ έ γ α ο ὗ] τοῦτο ⟨τὸ⟩ λεξείδιον, εἴτε ⟨τῆς ἐπιγεγραμμένης ἀρχὴ⟩ τόπου ⟨τέ⟩ τινος δηλωτικόν, ἐάσω ζητεῖν τοῖς τὰ μὲν ἰατρικὰ παρατρέχουσιν, ὡς γραμματικοῖς δὲ μᾶλλον ἢ ὡς ἰατροῖς ἐξηγεῖσθαι προαιρουμένοις. |

3 Lykos] *cf. e. c. p. 93, 23* 13 Sabinus] *cf. e. c. p. 92, 23. 46, 29. 32, 5*

18 μὴ *pro* ἐὰν *(sec.) et* ἐστι *pro* εἶναι *(v. 19) et* σημαίνει *pro* σημαίνειν *(v. 20) frustra temptabat Corn.* 19. 20 *pro* ἐπὶ δὲ τοῖς . . . σημαίνειν und wenn die Krankheit gering sei und das Gesicht sich in demselben Zustande *(nempe* συμπεπτωκὸς *ut v. 18)* befinde, so sei die Sache entgegengesetzt und weise auf etwas Schlechtes hin *versa habet* H: *ex quibus* ὡσαύτως ἔχον *addendum censui* 22 ὁμολουμένην U: *corr. Ald.* 23 Παρὰ τὸ μέγα *utpote antecedentibus illustratum* H *secutus inclusi*: *add.* U *edd.* 24 ἰκτερώδεος *plerique codd. Hipp., quibus auctoribus nescio an hic quoque restituendum sit, ut p. 104, 18. 24 tradidit etiam* U: ἰκτεριώδεος U *Pall.* 25 *in Arabide* ich unterlasse es, die beiden Worte, über die man streitet, zu untersuchen, ob man sie mit der vorhergehenden Rede verbinden und sie zu ihrem Schluß machen soll, oder mit der folgenden Rede, so daß sie deren Anfang ist und das "Groß" einen Ort anzeigt H 25. 26 *ut additamentum lectoris otiosi* τὸ παρὰ τὸ μέγα οὗ *sec.* H *omisi* τῆς ἐπιγεγραμμένης ἀρχὴ *post* εἴτε *ex* H *addidi* τοῦτο λεξείδιον *praebet* U: τὸ *addidi*: λεξίδιον *a Bas. edd.* 27 τέ *post* τόπου *add. Deichgr.* μὲν *post* τοῖς *ex posteris anticipatum sustulit ipse* U

975 ἀρκεῖ γὰρ ἐπὶ μὲν τοῦ παρὰ τὸ μέγα τοσοῦτον εἰπεῖν, ὅσον οἱ παλαιοὶ τῶν ἐξηγητῶν εἶπον, ὡς ἤτοι θέατρον ἢ ᾠδεῖον ἢ γυμνάσιον ⟨ἢ⟩ ἡρῷον ἢ οἴκημά τι δηλοῦται ⟨διὰ⟩ τῆς μέγα λέξεως ἢ ὁτιοῦν ἄλλο [τι] τοιοῦτον, μεταβάντα δ' ⟨ἐπὶ τὰ⟩ ἐφεξῆς, εἴ τι πρὸς τὰ τῆς τέχνης ἔργα χρήσιμόν ἐστιν, ἐκεῖνο σκοπεῖν. ⟨ἀλλ' οὐχ εὑρήσομεν, ὅτι τὸ εἰπεῖν,⟩ ὅτι τοῦ ἡρῴου ὄπισθεν ἢ ὅτι ⟨"παρὰ τὸ⟩ τοῦ Μενελάου" (τινὲς γὰρ οὕτως γράφουσιν) ἡ ἄρρωστος ἐκείνη κατέκειτο, χρήσιμον ἔχει τι, καθάπερ οὐδὲ τὸ τούτων ἐφεξῆς εἰρημένον ἰκτεριώδεος ἐπιγενομένου, εἰ καὶ ὅτι μάλιστα χρήσιμον ἦν αὐτῷ τῷ Ἱπποκράτει πρὸς ἀνάμνησιν, ἴσως μὲν τῶν προειρημένων, ἴσως δὲ καὶ αὐτὸ καθ' ἑαυτό· πάθους γὰρ ἢ χρώματος ἰκτεριώδους ἐπιγενομένου τῇ γυναικὶ [ἐπι]μέμνηται. κἀνταῦθα ⟨δὲ⟩ παρά τε τοῖς παλαιοῖς ἐξηγηταῖς κἀν τοῖς ἀντιγράφοις ἡ ῥῆσις παραγέγραπται. κατ' ἄλλους δέ τινας ἐξηγητὰς πρόσκειται τῷ ἰκτεριώδεος ἐπιγενομένου τὸ "παρέμενεν", ὥσπερ αὖ καθ' ἑτέρους μετὰ τῆς ἀποφάσεως τὸ "οὐ παρέμενεν". ἔνιοι δὲ καὶ τὸ "αὐτῇ" προστιθέασιν. ἀλλὰ τοῦτο |
976 μὲν ⟨ἐν⟩ τῇ λέξει τὴν διαφοράν, οὐκ ἐν τῇ διανοίᾳ λαμβάνει, τὰ δὲ πρότερα τὴν διάνοιαν ἐπὶ τοὐναντίον ὑπαλλάττει· τὸ γὰρ ἰκτερῶδες πάθος ἢ χρῶμα τῆς ἑτέρας γραφῆς παραμεῖναι δηλούσης, ἡ ἑτέρα φησὶ μὴ παραμεῖναι. καθ' ἑαυτὴν μὲν οὖν γεγραμμένης τῆς προκειμένης ῥήσεως, οὔτ' εἰ παρέμενεν, οὔτ' εἰ μὴ παρέμενεν, ⟨οὐδὲν⟩ ἔχει τι χρήσιμον ἡμῖν τοῖς οὐκ εἰδόσιν, ὅπως ἐνόσησεν ἢ τίνα διάθεσιν ἔσχεν.

εἰ δὲ τοῖς ἐπιγεγραμμένοις συνάπτοιτο, περιττὸν ὅλως ἐστίν. ἀρκεῖ γὰρ εἰρῆσθαι μόνον τὸ ἰκτερώδεος ἐπιγενομένου, παραδείγματος τούτου τοῦ περὶ τὸ πρόσωπον φανέντος, ὡς τῶν ἄλλων δοκούντων μικρῶν εἶναι μόνον ἐδήλωσε τοὐναντίον, ἐπειδὴ μεγάλως ἐξετράπη τοῦ κατὰ φύσιν. καὶ γὰρ τὸ ἐπιφερόμενον τοῦτό σε διδάξει διαμαρτυροῦν, ἐφ' ὃ μεταβαίνειν ἤδη καιρὸς ἐάσαντα τὰς ἄλλας ἐξηγήσεις τῆς προκειμένης ῥήσεως. ἴσως γὰρ καὶ τὰ νῦν εἰρημένα παρὰ τὴν

3 ἢ *ante* ἡρῷον *ex* H *addidi* ἡρώων U *edd.*: *correxi* δηλοῦται μέγα τῆς λέξεως U: διὰ *add. et* τῆς *ante* μέγα *transp. Chart.* 4 τι *ante* τοιοῦτον *delevi* ἐπὶ τὰ *post* μεταβάντα δ' *addidi* 5 *post* σκοπεῖν *in interpr. arabica* und wir werden nicht finden, daß seine Worte, daß die Frau hinter dem Heldengrabe, noch die, daß sie bei dem Hause des Menelaos lag (einige schreiben dies in der Erzählung dieser Frau), von Nutzen sind für die Werke der Medizin H, *unde supplevi* 6 γὰρ *post* ὅτι *(pr.) addebat Corn.* 7 γὰρ *post* τινὲς *add.* U *Corn., sicuti* quidam enim *interpr. Crassus*: *om. ab Ald. edd.* ὁ ἄρρωστος ἐκεῖνος U *edd.*: *sec.* H *correxi; cf. v. 12* 8 οὐδὲν *ante* ἔχει *addere volebat Corn., poterat etiam* ἡμῖν οὐδὲν *coll. v. 21sq.* 10 ἴσω *superiore loco* U: *corr. Ald.* 12 [ἐπι]μέμνηται *ut ex dittographia natum vel ob hiatum scripsi* δὲ *addidi* 13 κἀν *correxi*: καὶ U *edd.* 16 καὶ *ante* τὸ αὐτῇ *om. Chart. et Kuehn* 17 ἐν *post* μὲν *addidi* 18. 19 ἰκτερῶδες *fort. genuinum ex lemmate Hipp. (p. 103, 24) servavit* U: ἰκτεριῶδες *ab Ald. recep. edd.* 20 μὲν *ante* οὖν *om. ab Ald. edd.* 21 οὐδὲν *cum* H *addidi; cf. v. 8*: μηδὲν *addebat Corn.* 26 μόνον H *corr. Corn.*: μόνων U *edd.* 27 *post* τοῦ κατὰ φύσιν *in vers. arab.* da seine (*sc.* τοῦ προσώπου) Farbe die der Gelbsüchtigen wurde, und was dieses feststellt und seine Richtigkeit bezeugt, ist die folgende Rede *add.* H: *quo auctore* διαμαρτυροῦν *scripsi*: διαμαρτυρεῖν U *edd.* σε *correxi*: με U *edd.* τούτῶ *sic* U: τοῦτό με *ab Ald. edd.*: *an* τούτῳ ⟨ταὐτὸ⟩ *praeferas?*

ἐμαυτοῦ προαίρεσιν ἐμήκυνα, παραλιπεῖν ἐγνωκὼς ὅσα τοὺς ἀναγινώ-
σκοντας αὐτὰ νέους οὐδὲν εἰς τὴν τέχνην | ὀνίνησιν. οὐ γὰρ ⟨ἐπὶ⟩ σο- 977
φιστικὴν παρασκευὴν πρόκειταί μοι παρασκευάζειν αὐτούς, ἣν ἐμίσησα διὰ παντός, ἀλλ' ἐπὶ τὰ τῆς τέχνης ἔργα κατά τε πρόγνωσιν καὶ θεραπείαν, ἃ κἀμοὶ διὰ παντὸς ἠσκήθη.

II 38 [II 19. V 286, 9 L.] Ὁ παρὰ Τιμένεω ἀδελφιδῇ, οὗτος μελάγχρως.

Εἰ πρὸς τὰ ⟨περὶ⟩ τοῦ προσώπου λελεγμένα καὶ τοῦτ' ἀναφέροι τις, ἕξει τι χρήσιμον ὡς ἐν παραδείγματος μοίρᾳ λελεγμένον. εἰκὸς γὰρ καὶ τοῦτον ἐπὶ μικροῖς τοῖς ἄλλοις ἐκτροπὴν τοῦ χρώματος εἰς τὸ παρὰ φύσιν ἐσχηκότα μεγάλην ἀποθανεῖν ἢ κινδυνεῦσαι διὰ τοῦτο μόνον. εἰ δὲ καὶ "μελάγχλωρος" εἴη γεγραμμένον ἀντὶ τοῦ μελάγχρως, ὡς ⟨ἐν⟩ ἐνίοις τῶν ἀντιγράφων εὕρομεν, ἔτι καὶ μᾶλλον δόξει κάκωσίν τινα μεγάλην ἐνδείκνυσθαι τοῦτο μόνον τὸ χρῶμα, καίτοι τῶν ἄλλων μικρῶν γενομένων τῷ κάμνοντι. |

II 39 [II 19. V 286, 9—288, 4 L.] Ἐν Περίνθῳ τὸ γονοειδές, 978
τὸ τοιοῦτον ὅτι κρίσιμον καὶ τῶν ἤτρων τὰ τοιαῦτα. ὅτι αἱ οὐρήσιες ῥύονται· ὅτι οὔτε φύσης πολλῆς οὔτε κόπρου πολλῆς γλίσχρης διελθούσης ἐλαπάσσετο. οὐ γὰρ δὴ μέγα ἦν τὸ ὑποχόνδριον. κράμβην ἑβδομαῖος ἔφαγεν ἔτι δύσπνους ἐών, τὰ περὶ τὸ ἦτρον ἐλαπάσσετο, εὔθυπνους ἐγένετο [, ἡ κοιλίη αὐτῷ ἐξετίναξεν].

Οὐκ ἀρχὴν τῆς προκειμένης ῥήσεως, ἀλλὰ τελευτὴν τῆς προτέρας οἱ περὶ τὸν Σαβῖνον ἡγοῦνται τὸ ἐν Περίνθῳ. καθόλου μὲν γάρ

1 παραλιπεῖν ἐγνωκὼς] *statim in prooem. p. 4, 19—23* 2. 3 σοφιστικὴν παρασκευὴν . . ., ἣν ἐμίσησα] *cf. e. c. quae congessimus ad CMG V 10, 2, 1 p. 70, 11 vel. Gal.* Π. τῶν ἰατρικῶν ὀνομάτων *fragm. quod ex arabide versum edid. Meyerhof et Schacht in Actis Acad. Berol. 1931, III, 40 Ind. s. v. Sophisten* 8 τὰ ⟨περὶ⟩ τοῦ προσώπου λελεγμένα] *p. 101, 20 sqq.* 10 καὶ τοῦτον] *spectat ad p. 104, 24 sqq.* 24 οἱ περὶ τὸν Σαβῖνον ἡγοῦνται] *causis adductus probabilioribus quam quas ille quidem medicus Hippocrateus protulerat eius sententiae adstipulatus est Littré V 287 sq.*

1 ἐμήκυνα *correxi*: μηκύν^{α}) *sic* U: μηκῦναι *Ald.*: μηκύναι *Bas.*: μηκύνει *Chart.* ἐγνωκὼς *compend.* U: ἐγνωκότος *perperam coni. Chart.* 2 ἐπὶ *add. Corn.* 6 τιμενέω U: *corr. Corn.*: *inter* τημένεω *et* τιμενέω *fluctuant codd. Hipp.* 7 μελάγχλωρος U *Ald.*: μελάγχρους *a Bas. edd.*: *aut* μελάγχρως *aut* μελαγχρὼς *exhib. Hipp.*: μελάγχρως *ut v. 12. 13 anteposui* 8 περὶ *addidi* ἀναφέροι *coni. Bas.; cf. v. 12*: ἀναφέρει U 10 χρώματος H; *cf. v. 14 et p. 104, 11*: σώματος U *edd.* 12. 13 μελάγχρους U: *correxi; cf. v. 7* ἐν *add. Chart.* 18 αἱ οὐρήσιες *ex Hipp. restitui coll. p. 107, 6*: αἱ οὐρήσεις U *edd.* 19 ἐπαλάσσετο U: *corr. Ald.; cf. v. 21 et p. 106, 6* 20 ἔφαγεν ἔτι *coniungebat Corn., sed eo minus necessario quod haec observatio ad Scopam (Epid. II 3, 11. V 112, 9 L.) pertinere videtur, cuius* πνεῦμα ὑπόπυκνον *(v. 12. 13) ante diem octavum commemoratur; qua de opinione lemmatum coniungendorum scite disseruit Littré V 288 sq.* 21 ἔτι δύσπνοος ἐών, ἐπὶ τὸ ἦτρον ἐλ. *exhib. Hipp.*: ἐὼν *servavi coll. p. 107, 26* 22 ἡ κοιλίη αὐτῷ ἐξετίναξεν *om.* H *Hipp.*: *cum Pall. add.* U *edd.* 24 τὸν *ante* Σαβῖνον *om. ab Ald. edd.*

φασι τὸν νῦν λόγον εἶναι, ἐν μέρει δ' ἐκεῖνον, εἰωθότως δὲ τοῖς ἐν μέρει λόγοις τὸν Ἱπποκράτην προςγράφειν ἤτοι τὰ τῶν χωρίων ἢ τὰ τῶν παθόντων ὀνόματα. καίτοι καὶ οὗτος ὁ νῦν λεγόμενος λόγος ὅτι τῶν ἐπὶ μέρους ἐστὶ δῆλον ἐξ ὧν ἐπιφέρων αὐτὸς εἶπεν ὁ Ἱπποκράτης· ὅτι οὔτε πολλῆς φύςης οὔτε κόπρου πολλῆς γλίςχρης διελθούςης ἐλαπάςςετο. πολλὰ δ' ἐν τοῖς τῶν Ἐπι-
979 δημιῶν γέ|γραπται μὲν ἐπί τινων ἑωραμένα κατὰ μέρος, ὑποπέπτωκε δὲ καθολικοῖς θεωρήμαςιν ἤτοι διηνεκέςιν ἢ ὡς τὸ πολὺ γινομένοις. οὕτως οὖν καὶ νῦν τὸ γονοειδὲς εἴτε οὖρον εἴτε διαχώρημα γενόμενον ἐν Περίνθῳ κρίςιμον ἐφάνη. πότερον δ' ὀλίγοις ἢ πολλοῖς [ἢ ἑνὶ] τὸ τοιοῦτον ςυμβαίη, κατὰ τὴν λέξιν αὐτοῦ τοῦ Ἱπποκράτους οὐ διώριςται. πιθανώτερον δ' ἐςτὶν ἐπὶ πολλῶν αὐτὸ πεφυκέναι κατ' ἐκεῖνον τὸν καιρὸν ἐπιδημῆςαν, ἡνίκα ἔγραφεν ὁ Ἱπποκράτης ταῦτα. ὅταν μὲν γὰρ ἐφ' ἑνός τινος γενόμενόν τι γράφῃ, προςτίθηςιν ἤτοι τὸν τόπον τῆς πόλεως ἐν ᾧ τὸν ἄνθρωπον εἶδε κατακείμενον ἢ τὴν ἡλικίαν ἢ τοὔνομα. τῶν πόλεων δ' εἴωθε μνημονεύειν ὀνομαςτὶ κατ' ἐκείνας τὰς διηγήςεις, ἐν αἷς πολλοὺς ἐθεάςατο παθόντας ταὐτά· τοῦτο μὲν οὖν οὐ μεγάλην ἔχει διαφορὰν ὡς πρὸς τὰ τῆς τέχνης ἔργα καὶ ςυναπτέτω τις ᾧ ἂν βούληται τὸ ἐν Περίνθῳ.

τὸ γονοειδὲς δὲ οὖρον ἢ καὶ διαχώρημα γένοιτ' ἂν ποτε κρίςιμον, ὅταν ὁ καλούμενος ὑπὸ Πραξαγόρου χυμὸς ὑαλώδης ἐκκενῶται. τὸ δὲ καὶ τῶν ἤτρων τὰ τοιαῦτα δεῖ[ται] μὲν ἐπὶ τὸ
980 προειρη|μένον ἀναφέρεςθαι, τὰ γὰρ τοιαῦτα πρὸς ἕτερον ἀναφερόμενα λέγεται. προείρηται δὲ οὐδὲν περὶ τῶν ἤτρων. ἴςως οὖν ἢ ἐν τῷ ⟨ἐκ⟩γράφεςθαι τὸ πρῶτον ἀντίγραφον ἐκ τῶν ὑπομνημάτων τοῦ Ἱπποκράτους παρελείφθη τι τοιοῦτον γεγραμμένον, ἢ αὐτὸς ἑαυτῷ τοῦθ' ὑπεμνημονεύςατο πρὸς τὸν πρῶτον ἄρρωςτον ἀναφερόμενον, ὑπὲρ

15 τὸν τόπον τῆς πόλεως] *cf. CMG V 10, 2, 1 p. 11. 12* 21 ὁ καλ. ὑπὸ Πραξαγόρου χυμὸς ὑαλώδης] *cf. p. 31, 19. 20* 24 ἴςως οὖν κτέ.] *aliud Gal. artis criticae specimen reperies CMG V 10, 1 p. 43, 23 sqq. vel V 10, 2, 1 p. 133, 17 sqq.* 27 πρὸς τὸν πρῶτον ἄρρωςτον ἀναφερόμενον . . .] *ad Scopam Perinthium aegrotum Epid. II 3, 11 (V 112, 11 L.) sec. opinionem Littraei V 288 sq.*

1 φαςι H: φηςὶ U *edd.* 1. 2 εἰωθότως *commodius quam* εἰωθότος γε . . . τοῦ Ἱπποκράτους *mutavi*: εἰωθότα U *edd.* 3 παθαινόντων U: *corr. Ald.* καὶ *post* καίτοι *om. ab Ald. edd.* 8 γενομένης *per compend.* U: γενομένοις *ab Ald. edd.*: *correxi* 9 τὸ *ante* γονοειδὲς *ab Ald. om. edd., sed cf. p. 105, 16* 10 δ' *ante* ὀλίγοις *correxi*: ἢ U *edd.* 11 ἢ ἑνὶ *sec.* H *inclusi* ςυμβαίη *conieci; cf. A. Sonny, Ad Dion. Chrysost. Anal. (Kioviae 1896) p. 216*: ςυμβαίνει U *edd.* 12 αὐτῷ U: *corr. Corn. Chart.* πεφηκέναι U: *corr. Ald.* 14 γράφει U: *corr. Kuehn* 15 ἐν *ante* ᾧ *om. ab Ald. edd.* 16 τ' ὄνομα U: *corr. Ald.* 17 ἐθεάςατο H: ἐθεάςαντο U *edd.* ταὐτά H: ταῦτα U *edd.* 19 αἷς U, *sed* οἷς *supra pos. fort.* U²: οἷς *ab Ald. edd., praeterquam quod* οἷον *scr. Kuehn*: ᾧ ἂν *praetuli* βούληται *scripsi*: βούλεται U 21. 22 ἐκενῶται *sic* U *Ald.*: ἐκκενοῦται *a Bas. edd.*: *correxi* δεῖται U *edd.*: *correxi* ἐπὶ]οὖν *per errorem Charterianae etiam Kuehn* 23 *nonne* τὸ γὰρ τὰ τοιαῦτα . . . ἀναφερόμενον *scribere praestat?* ἀναφέρεςθαι U *edd.*: *saltem* ἀναφερόμενα *scripsi* 25 *vel* ⟨ἐκ⟩γράφεςθαι *vel* ⟨ἀντι⟩γράφεςθαι *aptius videtur, ut* cum describeretur *interpr. Crassus; cf. Wenk. 1928, p. 25¹: traditum tuetur Sch.* 26 παρελήφθη U: *corr. Corn. Chart.* 27 ὑπεμνημάτιςα τὸ *sic* U: ὑπεμνημόνευςα τὸ *Ald.*: ὑπεμνημονεύςατο *corr. i. t.,* ὑπεμνημόνευςε *i. m. Corn.*: ὑπομνημονεύςατο *Bas.*: *corr. Chart.*

οὗ προεῖπε τοῦτο μόνον· "ὁ παρὰ Τιμένεω ἀδελφιδῆ, οὗτος μελάγχρως". ἔνιοι δὲ διὰ ταύτην τὴν ἀπορίαν ὧδέ πως διπλῆν διεῖλον τὴν ῥῆσιν· ὅτι κρίσιμον καὶ τῶν ἤτρων, ὡς εἰ καὶ οὕτως ἐγέγραπτο· "τὸ γονοειδὲς οὖρον ὅτι κρίσιμόν ἐστι καὶ τῶν κατὰ τὸ ἦτρον παθῶν ἐπίστασθαι χρή," καὶ πάλιν ἀπ' ἄλλης ἀρχῆς· τὰ τοιαῦτα ὅτι αἱ οὐρήσιες ῥύονται, ἵν' ἀκούσωμεν 'τὰ τοιαῦτα τὰ κατὰ τὸ ἦτρον γινόμενα.' καὶ τούτου γε μαρτύριον ἐφεξῆς ἔγραψεν, ὅτι οὔτε [ἡ] φύσης πολλῆς οὔτε κόπρου πολλῆς γλίσχρης διελθούσης ἐλαπάσσετο, τουτέστιν οὐδενὸς ἄλλου γενομένου τὸν κατὰ τὸ ἦτρον ὄγκον λῦσαι δυναμένου ἐπὶ μόνοις τοῖς γονοειδέσιν οὔροις ἐκρίθη τὸ νόσημα. τάχα γὰρ τοιοῦτόν τι κατὰ τὸ ἦτρον ἦν, ὁποῖον καὶ ἐν | τῷ Προγνωστικῷ διῆλθεν αὐτὸς ἐν τῇδε τῇ λέξει· "τοὺς δ' 981 ἐκ τῶν ὑποχονδρίων πόνους τε καὶ κυρτώματα, ἤν νεαρά τε ᾖ καὶ μὴ σὺν φλεγμονῇ, λύει βορβορυγμὸς ἐγγενόμενος ἐν τῷ ὑποχονδρίῳ, καὶ μάλιστα μὲν διεξελθὼν σὺν κόπρῳ τε καὶ οὔρῳ· εἰ δὲ ⟨μή, καὶ⟩ αὐτὸς διαπεραιωθείς· ὠφελέει δὲ καὶ ὑποκαταβὰς ἐς τὰ κάτω χωρία." οὐ γὰρ δὴ φλεγμονὴν ἤ τι ταύτης ἔτι δυσλυτώτερον ἐν ἥπατι συστὰν ἢ ἐν ἐντέροις ἢ ἐν γαστρὶ γονοειδὲς οὖρον ἔλυσεν ἂν μόνον γενόμενον. διὰ τοῦτ' οὖν ἐπήνεγκεν αὐτός· οὐ γὰρ δὴ μέγα ἦν τὸ ὑποχόνδριον, ὡς, εἴ γε ἦν μέγα, μὴ ἂν λυθέντος αὐτοῦ διὰ τῆς τοῦ γονοειδοῦς ἐκκρίσεως. ἐπεὶ δὲ τὸ ἐπιφερόμενον οὐ πάνυ τι φαίνεται συνᾴδειν τοῖς οὕτω προειρημένοις, διὰ τοῦτό τινες ἀπ' ἄλλης ἀρχῆς ἀνέγνωσαν αὐτό, δασύνοντες κατὰ τὴν πρώτην συλλαβὴν τὴν οὐ καὶ ποιοῦντες ἄρθρον ⟨προτακτικὸν⟩ ἀρσενικὸν πτώσεως γενικῆς, ὡς εἰ καὶ οὕτως εἶπεν· "οὗ γὰρ δὴ ἀνθρώπου μέγα ἦν τὸ ὑποχόνδριον, κράμβην ἑβδομαῖος ἔφαγεν ἔτι δύσπνους ἐών. ἐπεὶ δὲ τὸ | ἦτρον ἐλαπάχθη, 982 εὐθύπνους ἐγένετο, τουτέστιν εὔπνους τε καὶ κατὰ φύσιν ἀναπνέων." οὐ μὴν ἔγραψε πότερον ὑπαγαγοῦσα τὴν κοιλίαν ἡ κράμβη τὴν

1 προεῖπε...] *p. 105, 6 sq.* 12 ἐν τῷ Προγνωστικῷ...] *11 (II 138, 10 L. I 89, 10 Kw.)*

1 τιμενέτω U: τιμένεω *a Bas. edd.*: τημένεω *cum Hipp. cod.* C *Pall. scr. Corn.* μελάγχρους U: *correxi coll. p. 105, 7* 2 *in vers. arab.* sie zerschnitten diese Rede H, *unde* διεῖλον *emendavi coll. e. c. p. 112, 4. 5*: διῆλθον U *edd.* 5 ἐπίστασθαι UH: ἐπίσπασθαι *errore Ald.*: *quapropter* ἐπισπᾶσθαι *a Bas. edd.*: "*vel delendum puto vel legendum* ἀσπάζεσθαι χρή" *adnot. Corn.* 6 ἀκουσούσωμεν *sic* U: *corr. Ald.* 8 ἡ φύσις *articulo* ἡ *relicto in* φύσης *corr. ipse* U: ἡ *delevi*: ἢ φύσης *ab Ald. edd.*: ἢ *del. Corn.* 11 κατὰ *om. ab Ald. edd.* 12 προστικῷ *sic* U: *corr. Ald.* 13 ἦν ᾖ νεαρὰ *praeb. Hipp.* 15 *post* οὔρῳ *add.* καὶ φύσῃ *Hipp. codd.* MV *consentientibus Corn.* μή, καὶ *ex Hipp. add. Corn. Bas.* 16 διαπεραιωθεὶς *compl. Bas., sicut plerique codd. et Hipp. et Gal. CMG V 9, 2 p. 279, 5 Heeg*: περαιωθ^ss U *Ald.*: διαπεραιωθῇς *a Charterio perperam recep. Kuehn* ὠφελέει *post* περαιωθεὶς *congruenter cum Hipp. cod.* M *add. Corn., item ac contra codd. Gal. l. l. p. 279, 5 add. Heeg* 17 δυσλυτότερον U: *corr. Kuehn* 23. 24 *verba* δασύνοντες—γενικῆς *de industria nimirum om.* H προτακτικὸν *ad pron. relat. significandum addidi; cf. Kühner-Blass, Gramm. d. griech. Spr. I 1³ 579, 2 adnot.*: ἄρθρον ἀρσενικὸν U *edd.* 25 ἀνθρώπου *cum H abesse malim; sed cf. Kühner-Gerth, Gramm. d. griech. Spr. II 2, 420*

ὠφέλειαν ἐποίησεν ἢ κατὰ τὸν τῆς ἀναδόσεως λόγον. ἔνιοι δ' ὡς βλαβέντος αὐτοῦ τὴν εὐθύπνους λέξιν ἐξηγήσαντο, σημαίνεσθαι λέγοντες ἐξ αὐτῆς τὸν ὀρθοπνοϊκὸν καλούμενον τῆς δυσπνοίας τρόπον. ἐν γὰρ ταῖς αἰνιγματώδεσι ῥήσεσιν ὅ τι ἂν τις ἐθέλῃ δύναται λέγειν, οὐδὲν ἡμῶν ἀξιόλογον ὠφελουμένων ἐν αὐταῖς, ἐν αἷς γε οὐδὲ τὴν Ἱπποκράτους γνώμην ἔνεστι μαθεῖν ἀκριβῶς, ἀλλὰ τὴν τῶν ἐξηγητῶν.

II 40 [II 20. V 288, 5. 6 L.] Περὶ τοῦ αἵματος τοῦ ἰχωροειδέος, ὅτι ἐν τοῖσι πτοώδεσι τὸ τοιοῦτον καὶ ἐν τοῖσιν ἠγρυπνηκόσι, καὶ εἴτε φαῦλον εἴτε χρηστόν.

Οὐχ ἁπλῶς τὸ λεπτὸν καὶ ὑδατῶδες αἷμα καλεῖν αὐτὸν ἰχω-
988 ροειδὲς ὑποληπτέον ἐστίν, ἀλλὰ τὸ μετά | τινος ἰώδους καὶ κακοήθους δυνάμεως. ἐν γὰρ τῷ δευτέρῳ τῶν Ἐπιδημιῶν αὐτὸς ἔγραψε· "καὶ ὑπὸ τῷ δέρματι ἰχῶρες γίνονται, ἐγκαταλαμβανόμενοι δὲ θερμαίνονται καὶ κνησμὸν ἐμποιοῦσιν, εἶτα φλυκταινίδες ὥσπερ πυρίκαυστοι ἀνίσταντο καὶ ὑπὸ τὸ δέρμα καίεσθαι ἐδόκεον." εὔδηλον οὖν ὅπως ὑπὸ τῶν ἰχώρων οὐ σμικρὰ συμπτώματα γίνεσθαί φησι. καὶ ὁ Πλάτων δὲ ἐν τῷ Τιμαίῳ τοιοῦτόν τι σημαίνει διὰ τῆς ἰχώρων προσηγορίας ὧδέ πως λέγων· "ἰχὼρ δὲ ὁ μὲν αἵματος ὀρρὸς πρᾶος, ὁ δὲ μελαίνης χολῆς ὀξείας τε ἄγριος." ἰχωροειδὲς οὖν αἷμα καλεῖται

3 ὀρθοπνοϊκὸν] *cf. CMG V 9, 1 p. 291, 8 Helmr. V 9, 2 p. 92, 17 sqq. Diels. V 10, 2, 1 p. 73, 10 sqq.* 13 ἐν τῷ δευτέρῳ τῶν Ἐπιδημιῶν . . .] *1, 1 (V 72, 5/7 L.) de carbunculis Cranonensibus (cf. CMG V 10, 2, 1 p. 110, 14 sqq. 111, 18. 118, 4. 5); de evacuatione ichorum cf. CMG V 9, 1 p. 279, 23. 24 Helmr.* 17. 18 ὁ Πλάτων δὲ ἐν τῷ Τιμαίῳ] *p. 83c, qui locus in Gal. comm. fragm. (CMG Suppl. I ed. H. O. Schroeder, p. 26) non servatus et Gal. V 684 K. = p. 688, 9. 10 Müll. et XVIII A 261 K. affertur*

1 ἀναδόσεως H: ἀναλώσεως *corruptum* U *edd.*: *pro* λ *littera i. t. Ald. exempli sui sublata* .δ. interp. *i. m. adscr., sed* ἀναδόσεως *volebat Corn., ut* digestionis ratione *verterat Crassus, cuius emendatio facilior mihi videtur quam* ἀλλοιώσεως, *quod olim mihi in mentem venit* 2 βλαβέντος *recte* H; *cf. CMG V 9, 1 p. 291, 8 Helmr.*: κληθέντος U: καθαρθέντος *coni. Corn.* 3 δυσπνίας U: *corr. Ald.* 4 ἐνιγματώδεσι U: *corr. Corn. Bas.* 5 γε *om. ab Ald. edd.* 9 πτοιώδεσι *Hipp.* καὶ *post* τοιοῦτον H *Hipp.*: ἢ U *edd.* ἐν *(sec.) om. Hipp.* 10 φλαῦρον *Hipp.* 14 καὶ ὑπεγίνοντο μὲν ἐν τῷ δέρματι ἰχῶρες *praeb. Hipp. codd. nostri; sed genuinam servaverunt scripturam* καὶ ὑπογίνονται μὲν κτλ. *Gal. codd. tam in Progn. Comm. II 60 CMG V 9, 2 p. 313, 22 Heeg quam in interpret. arabica et CMG V 10, 1 p. 155, 8 Pfaff et hoc loco; nam* und es entsteht unter der Haut Eiter, und wenn er sich anstaut, erhitzt er sich und erzeugt Jucken; dann traten Bläschen hervor *versa habet* H, *cuius ex versione interpretem et* ὑπογίνονται— θερμαίνονται — ἐμποιοῦσι — *et* ἐπανίσταντο — ἐδόκεον *legisse constat; quibus de temporibus a scriptore consulto mutatis, sed ab Artemidoro editore aequatis consulas sis Gal. in hunc locum comment. CMG V 10, 1 p. 157, 35 sqq. Pf.*: γίνονται *scripsi, nisi rectius* καὶ ὑπογίνονται μὲν *rescribere debui*: ἐγίνοντο U *edd.* 14. 15 *item* θερμαίνονται *sec.* H *et Gal. codd. l. l. p. 313, 23 restitui*: ἐθερμαίνοντο U *edd.* *item* ἐμποιοῦσιν *ex* H *reposui*: ἐνεποίουν U *edd.* πυρίκαστοι U: *corr. ex Hipp. Ald.*: πυρικαύστου *per errorem Kuehn* 16 ἐπανίσταντο *Hipp.* 20 et p. 109, 4 δὲ *post* ὀξείας U *edd.*: τε *correxi, sicut recte citavit Leonardus Fuchsius in comm. Epid. l. VI, Basil. a MDXXXVII, p. 59; cf. Gal. De Plac. Hipp. et Plat. l. VIII p. 688, 10 Müll.*

τὸ περιέχον ἐν ἑαυτῷ μοχθηρὰν ὑγρότητα λεπτήν, οὐχ ὑδατώδη καὶ ἄδηκτον, ἀλλὰ δακνώδη καὶ διαβρωτικήν. εἰπόντος δὲ τοῦ Πλάτωνος "ἰχὼρ δὲ ὁ μὲν αἵματος ὀρρὸς πρᾷος, ὁ δὲ μελαίνης χολῆς ὀξείας τε ἄγριος," εὔδηλον ἐγένετο ἡμῖν, καθάπερ ἐπὶ τοῦ γάλακτος ὀρρώδης τίς ἐστιν ὑγρότης οἷον περιήθημα καὶ περίχυμα τῶν παχυτέρων ἐν αὐτῷ, ⟨κατὰ⟩ τὸν αὐτὸν τρόπον ⟨κἀν φυτοῖς καὶ ζῴοις⟩ ἐπὶ πάντων εἶναι χυλῶν τε καὶ χυμῶν ὀρρώδη τινὰ καὶ λεπτὴν ὑγρότητα. διοίσουσιν οὖν ἀλλήλων δηλον|ότι κατὰ τὰς φύσεις τῶν χυμῶν ὧν 984
εἰσιν ὀρροὶ καὶ γενήσεται χαλεπώτατος μὲν ὁ τῆς μελαίνης χολῆς, ἧττον δὲ χαλεπὸς ὁ τῆς ξανθῆς, καὶ τούτου μᾶλλον ὁ τοῦ φλέγματος, ἐπιεικέστατος δὲ πάντων ὁ τοῦ αἵματος ὀρρός τε καὶ ἰχώρ. οὐδὲν γὰρ ἐν τῷ παρόντι διοίσει λέγειν οὕτως ἢ ἐκείνως, ἀλλ' ἐπειδὴ διττῶς τὸ αἷμα λέγομεν, ἐνίοτε μὲν ἀντιδιαιρούμενον πρὸς τοὺς ἄρτι λελεγμένους χυμούς, ἐνίοτε δὲ κατ' ἐπικράτειαν ὅλον τὸν ἐν τοῖς ἀγγείοις χυμόν, ἰχωροειδὲς αἷμα νῦν ἀκουστέον ἐστὶ τὸ κατὰ τὸ δεύτερον σημαινόμενον, ὥσπερ καὶ λέγειν ἐστὶ σύνηθες ἅπασι τοῖς ἰατροῖς ἐν ταῖς φλεβοτομίαις ἐνίοτε μὲν ὀρρῶδες, ἐνίοτε δὲ μελαγχολικὸν ἢ φλεγματῶδες ἢ χολῶδες, ἔστι δ' ὅτε κατὰ φύσιν ἔχον ἐκκεκρίσθαι τὸ αἷμα. διὰ παντὸς μὲν οὖν πτοώδεις, ὅπερ ἐστὶ τεταραγμένους μετα φόβου, ποιήσει τὸ ἰχωροειδὲς αἷμα καὶ ἀγρύπνους γε προσέτι. ἐὰν δὲ καὶ μοχθηροῦ χυμοῦ τινος, μὴ μόνον τοῦ αἵματος ὀρρὸς ἐν τοῖς αἱματικοῖς ἀγγείοις περιέχηται, καὶ παραφροσύνας καὶ φρενίτιδας καὶ μανίας ἐργάσεται. ἀλλὰ νῦν γε τοῦ αἱματώδους ἔοικεν ὀρροῦ | μνημονεύειν, ἀνάμνησιν ἑαυτῷ τινα γράφων τήνδε. *** δειλίαν μὲν 985
ἐργάζεσθαι τὸν φλεγματικὸν ὀρρὸν εἰκός ἐστιν, οὐ μὴν ἀγρυπνίαν ἢ ταραχὴν ἢ κίνησιν ψυχῆς πτοώδη. τὸ γὰρ νωθρὸν αὐτῷ καὶ ψυχρὸν ὑπάρχει μόνον, οὐ τὸ δακνῶδές τε καὶ κακόηθες, εἰ μή ποτ' ἄρα καὶ τοῦτο διαφθαρὲν ὀξὺ ἢ ἁλμυρὸν [τε] γένοιτο. ἀλλ' ἐκεῖνό γε

6. 7 ἐπὶ πάντων χυλῶν τε καὶ χυμῶν] *cf. Gal. XI 449/50 K.* 26 τὸ γὰρ νωθρὸν] *cf. e. c. Gal. VII 143. 655. 658. VIII 131. 161 K.* 27 ψυχρόν] *cf. Gal. V 676. VII 21 sq. 137. IX 460 K. CMC V 9, 1 p. 50, 19 sqq. Mew. al.*

4 ἡμῖν γίνεται *sec.* H *Gal. scripsisse opinor* 5 *verba* οἷον περιήθημα καὶ περίχυμα *vix integra mihi videntur;* οἱόνπερ διήθημα καὶ ἀπόχυμα *coniecerim* 5. 6 τοῦ παχυτέρου ἐν ἑαυτῷ U *edd.*: τῶν παχυτέρων ἐν αὐτῷ *propter hiatum emendavi, nisi tradita tolerabilia habere satius fuerit; cf. Minor, dissert. Marburg. 1921, p. 51* κατὰ *addidi* *e vers. arab. supplevi,* in allen Säften, welche im Innern der Pflanzen und in den Körpern der Tiere sind H 7 χυλῶν *ex* χυμῶν *corr. ipse* U 8 ἀδήλων U *Ald.*: *corr. Corn. Bas., ut recte* inter se *vert. Crassus* 11 *supra* ἐπιεικέστατος *litteris admodum exiguis (num manu* U²*?)* ϗ πραῦς *ut glossema natum ex loco Platonico (p. 108, 19) positum habet* U οὐδὲ U *edd.*: *correxi* 12 ἐκείνως] ἐκεῖνος *falso Chart. et Kuehn* 13 ἀντιδιαιρούμενος U: *aut* ἀντιδιαιρούμενον *cum Corn. aut* ἀντιδιαιρούμενοι *scribendum videtur*: ἀντιδιαιρουμένως *coni. Chart.* 14 λεγομένους *ab Ald. edd.* 16 καὶ *ante* σύνηθες *falso repet. ab Ald. edd.* 19 μὲν οὖν *corr. Corn.*: μέν ἐστι U *edd.* 23 ἐργάσηται U: *corr. Ald.* 24 *ante* δειλίαν *parvam lacunam indicavi, quam ne interpres quidem Arabs explere videtur, quia pro* τήνδε *conversa* denn was das Wässerige der beiden Gallen erzeugt, haben wir schon gesagt *add.* H 26 γὰρ *post* τὸ *additum om. Ald. Bas.*: *post* νωθρὸν *add. Chart.* 28 τε *delevi; an* γίγνοιτο *pro* τε γένοιτο *scribendum?*

ζητήσεως ἄξιόν ἐστιν ὅπερ ἔφη καὶ εἴτε φαῦλον εἴτε χρηστόν. εἰ μὲν γὰρ ἁπλῶς τις ἀποφαίνοιτο φαῦλον εἶναι τὸ ἰχωροειδὲς αἷμα, καλῶς δόξει λέγειν. τὸ γὰρ οὕτως λεγόμενον πάντως πρὸς τὸ κατὰ φύσιν παραβάλλεται· εἰ δέ τις τοῖς τῶν ἄλλων χυμῶν ἰχῶρσιν ἀντιπαραβάλλων, τὸν τοῦ αἵματος ἰχῶρα μὴ πονηρὸν [ἢ ἀγαθὸν] εἶναι λέγοι, καὶ οὕτως ἀληθεύειν ὀρθῶς ⟨ἂν⟩ νομισθείη. πολλάκις δ' εἰώθασι καὶ οἱ νῦν ἄνθρωποι καὶ οἱ παλαιοὶ τὸ ἧττον μοχθηρὸν ὀνομάζειν ἀγαθὸν ἢ χρηστὸν ἢ ἐπαινετὸν ἤ τι τοιοῦτον, καὶ μάλισθ' ὅταν ᾖ μεγάλη τις ὑπεροχὴ τοῦ πάνυ μοχθηροῦ πρὸς τὸ μετρίως ἀποκεχωρηκὸς τοῦ κατὰ φύσιν· ὥστε καὶ τὸ ἰχωροειδὲς αἷμα ζητοῦντος τοῦ Ἱπποκράτους εἴτε φαῦλον εἴτε χρηστόν ἐστι, δυναί-|
986 μεθα ἂν ἡμεῖς ἀποφήνασθαι, τῷ μὲν ἀρίστῳ παραβαλλόμενον αἵματι φαῦλον ὑπάρχειν αὐτό, τοῖς δ' ἄλλοις ἅπασιν, οἷς ⟨ὁ⟩ ἰχὼρ ἑτέρου τινὸς ἀναμέμικται χυμοῦ μοχθηροῦ, πολὺ βέλτιόν τε καὶ αἱρετώτερον καὶ διὰ τοῦτο χρηστόν.

II 41 [II 20. V 288, 7—9 L.] Οἷσι σπλὴν ἐστι κατάρροπος, πόδες καὶ χεῖρες καὶ γούνατα θερμά, ῥὶς καὶ ὦτα ψυχρὰ ἀεί. ἦρα διὰ τοῦτο ὅτι λεπτὸν τὸ αἷμα; ἦρα καὶ φύσει τὸ τοιοῦτον οὗτοι ἔχουσιν;

Ὅτι μὲν κατάρροπος σπλὴν ὁ κάτω τὴν ῥοπὴν ἔχων λέγεται, καὶ δι' αὐτῆς τῆς φωνῆς ἔστι μαθ[εῖ]ν. εἴτε δ' ἐπὶ τῶν κατ' αὐτὸν ὄγκων ἐν τοῖς κάτω μέρεσι συνισταμένων εἴθ' ὅταν εἰς αὐτὰ τὰ κάτω μόρια τοῦ σώματος ὠθῇ τοὺς ἐν αὐτῷ μοχθηροὺς χυμούς, ὠνόμασε κατάρροπον σπλῆνα, τοῦτο οὐκέθ' οἷόν τε πρὸς τῆς φωνῆς διδαχθῆναι. δυνατόν γε μήν ἐστιν, ὅσον ἐπὶ τῇ τῶν πραγμάτων φύσει, κατ' ἄμφω τὰ εἰρημένα δέξασθαι κατάρροπον ὑπ' αὐτοῦ λελέχθαι
987 τὸν | σπλῆνα. πόδες γάρ, φησί, καὶ χεῖρες καὶ γόνατα θερμά, ῥὶς δὲ καὶ ὦτα ψυχρά. τὰ μὲν οὖν γόνατα καὶ τοὺς πόδας ἐν καταρρόπῳ σπληνὶ θερμὰ φαίνεσθαι λόγον ἔχει, καθάπερ καὶ τὰς ῥῖνας καὶ τὰ ὦτα ψυχρά· τὰς δὲ χεῖρας οὐκ ἔστιν εὔλογον θερμὰς ὑπάρχειν ἐν καταρρόπῳ σπληνί. μᾶλλον μὲν γὰρ ἄν τις αὐτὰς τῶν ἄνω θείη μορίων, εἰ δὲ μή, ἀλλ' οὐ τῶν κάτω. τοῦ δ' οὖν ὦτα μὲν καὶ ῥῖνας εἶναι ψυχρά, τὰ κάτω δὲ θερμὰ σκοπῶν τὴν αἰτίαν ὁ Ἱππο-

2 τι *ante* ἀποφαίνοιτο *depravatum a Chart. recep. Kuehn* 3 πάντως H: πᾶν U *edd.* 4 τοῖς *ante* τῶν ἄλλων *per errorem om. Kuehn* 5 ἢ ἀγαθὸν *cum* H *delere quam aut in* ἢ ἄρχηστον (*vel* μοχθηρὸν) *aut Cornarium secutus* ἢ *in* ἀλλὰ *mutare malui, cum praesertim facilius* μὴ *in* μεῖον *mutetur* 6 ἂν *addidi* 9. 10 ἀποκεχωρικὸς U: *corr. Ald.* 11. 12 δυνάμεθα U *edd.*: *correxi* προβαλλόμενον *ab Ald. edd.* 13 οἷς ἰχὼρ U: οἷσι(ν) ἰχὼρ *Ald. ceteraeque edd.*: οἷς ⟨ὁ⟩ ἰχὼρ *supplevi* 14 πολὺ] πολ *littera* ὺ *deperdita Ald.*: *unde* πολλῷ *a Bas. edd.* 16 οἷσιν ὁ *Hipp.* ἐστι *om. Chart. et Kuehn* 17 καὶ γούνατα καὶ χεῖρες *Hipp.* 18 αἰεί U: ἀεὶ *cum Hipp. ab Ald. edd.*: *fort. recte deest in* H; *cf. v. 28. 30. 33* ἀεὶ ψυχρά *transp. Hipp.* ἄρα *utroque loco* U: ἆρα *scr. Ald.; cf. p. 111, 1. 4*: ἦρα *ex Hipp. corr. Chart.* ὅτι *om. Hipp.* 18. 19 τὸ *ante* τοιοῦτον *om. Hipp.* 23 ὠθεῖ U *edd.*: *correxi* 27 γόνατα U: *ex lemm. (v. 17) corrigendum videtur* 31 σπληνί H: νοσήματι U *omnesque edd.*

κράτης ἔφη, ἆρά γε διὰ τοῦτο ὅτι [τε] λεπτὸν ἔχουςι τὸ αἷμα, ἢ ⟨ἆρα καὶ φύςει τὸ τοιοῦτον οὗτοι ἔχουςιν; γίνεται δὲ τοιοῦτον τὸ αἷμα,⟩ ὅταν οἱ ςπλῆνες γένωνται κατάρροποι. τινὲς δ' οὐ τοῖς ςπληςὶν ἀντιδιαιρεῖςθαί φαςι τὸ ἆρα καὶ φύςει τὸ τοιοῦτον οὗτοι ἔχουςιν, ἀλλὰ τῷ μετὰ ταῦτα γεγραμμένῳ καὶ ποιοῦςιν ὅλην τὴν λέξιν τοιαύτην· "ἆρα καὶ φύςει τὸ τοιοῦτον οὗτοι ἔχουςιν ὡς ⟨ἐν⟩ τοῖς ἐμπυήμαςιν;" ἐπιςκεπτέον οὖν ἐφεξῆς ἀκριβέςτερον ὑπὲρ αὐτοῦ ⟨τοῦ⟩ "ὡς ἐν τοῖςιν ἐμπυήμαςιν", ⟨ὅπως⟩ τοῦτο τοῖς προειρημένοις ςυνάπτουςιν οἱ οὕτω γράφοντες. ὅςοι δ' ἀρχὴν αὐτὸ βούλονται τῶν ἐφεξῆς γεγραμμένων ⟨εἶναι⟩, τὸ "ὡς" ἀφαιροῦςι καὶ τοιάνδε τινὰ ποιοῦςι τὴν λέξιν· "τοῖς ἐμπυήμαςιν | ὀρρὸς τοῖςι 988
μέλλουςιν ἐκπυΐςκειν, αἱ κοιλίαι ἐκταράςςονται," γνώριςμα τῶν μελλόντων ἐκπυΐςκειν τιθέμενοι τὴν ταραχὴν τῆς γαςτρός. εἴη δ' ἂν οὐ πάντων τῶν ἐκπυϊςκόντων, ἀλλὰ μόνων ὅςα ῥήγνυνται τῇ διὰ τῶν ἐντέρων ἐκκρίςει τὸ ςημεῖον τοῦτο ἔγραψεν ὁ Ἱπποκράτης. εἰ δ' ἄνευ τοῦ διορίςαςθαι περὶ ποίων λέγει τὴν ἑρμηνείαν ἐποιήςατο, θαυμαςτὸν οὐδέν, ἐὰν τοῦ κατ' ἀρχὰς εἰρημένου μεμνώμεθα τοῦ γράφειν ἑαυτῷ ταῦτα παραςκευάς τινας εἰς ςυγγράμματα. μόνον γὰρ ἤρκει πρὸς ἀνάμνηςιν ὧν βούλεται δηλοῦν ἑαυτῷ προςκείμενον ἐν γραφῇ τὸ ⟨αἱ⟩ κοιλίαι ἐκταράςςονται, λέγοντος αὐτοῦ κοιλίας ἐπιταράςςεςθαι τοῖς τοιούτοις ἐμπυήμαςιν, ὧν μελλόντων ῥήγνυςθαι προδιϊδροῦταί τις ἰχὼρ λεπτὸς ἐκ τοῦ πύου, δι' ὃν δακνόμενα τὰ ἔντερα ταραχήν τινα τῆς γαςτρὸς ἐργάζεται, τουτέςτι δήξεις τε καὶ προθυμίας ςυνεχεῖς ἐπ' ἀποκρίςεις. ἔνιοι δὲ καὶ τοιάνδε τινὰ γραφὴν ἴςαςι· |

II 42 [II 21. V 288,10. 11 L.] Τοῖςιν ἐμπυήμαςιν ὀμφαλὸς 989
ὅρος, οἷςι μέλλουςιν ἐκπυΐςκειν, κοιλίαι ταράςςονται,

7 τοῖς ἐμπυήμαςιν] *cf. ad p. 89, 21* 17 τοῦ κατ' ἀρχὰς εἰρημένου . . .] *p. 5, 9. 10*

1 τε *inter* ὅτι *et* λεπτὸν *insertum delevi coll. p. 110, 18* 1. 2 *ex interpret. arab. supplevi, post* τὸ αἷμα, ἢ (und dabei ist es auch nötig zu untersuchen,) ob die Dünne des Blutes bei den Menschen dieses Zustandes von Natur so beschaffen ist. Und das Blut wird so, wenn *add.* H 3 ὅταν *ex* ὅτι *corr. ipse* U οἱ *ante* ςπλῆνες *om. ab Ald. edd.* γεννῶνται U: *corr. Chart.* 5 μετὰ ταῦτα H: μετ' αὐτὸν U *edd.* 7 wie die Dünne des Blutes bei den Eiternden ist *versa habet* H, *unde* ὡς ἐν *cum Hipp. congruentia recepi*: οὐ τοῖς ἐμπυήμαςιν U *Ald.*: ὡς *corr. Corn.*: ἢ *a Bas. edd.* 8 αὐτοῦ ⟨τοῦ⟩ ὡς ἐν *ex* H *supplevi et emendavi*: αὑτοῦ οὐ U *Ald.*: ὡς *corr. Corn.*: ἢ *a Bas. edd.*: ἢ ἐν *Pall.* ὅπως *post* ἐμπυήμαςιν *addidi, post* προειρημένοις *add. Corn.* τοῦτο *scripsi*: τούτοις U: τοῖς *post* τούτοις *om. Chart. et Kuehn* 10 ⟨εἶναι⟩, τὸ "ὡς" *sec.* H *supplevi*: τὸ ωc *sic* U *Ald.*: ὡς *corr. Corn.*: ἢ *falso a Bas. edd.* 11 *in Arabide* bei den Eiternden läuft, wenn die Zeit des Eiterns gekommen ist, wässerige Flüssigkeit ab, und ihr Gedärm ist gestört H, *ex quibus* ὀρρὸς *restitui*: ὅρος U *edd.* 12 ἐκταράςκονται U: *corr. Ald.; cf. v. 20* 14 ῥήγνυται *plurali hic quidem praeferam* 15 ἔγραψεν *conieci*: γράφων U *edd.* 17 μεμνήμεθα U *edd.*: *correxi* 18 ἤρκει U *corr. Corn.*: ἥκει *per errorem Ald.*: *unde* ἥκει *a Bas. edd.* 19 προκείμενον U *edd.*: *correxi* αἱ *addidi coll. v. 12* 21 ἐμποιήμαςιν U: *corr. Bas.* 22 ὃν U: ὧν *falso scr. Chart.*: *num* οὗ *anteponendum? ut* a quo *interpr. Crassus* 26 ἐκπυέειν *Pall.*: ἐκπυεῖν *Hipp.* αἱ κοιλίαι ἐκταράςςονται *ut v. 12. 19/20 Hipp.*

βουλόμενοι δηλοῦcθαι cυντόμωc τὸ διὰ τοῦ Προγνωcτικοῦ cαφῶc εἰρημένον· "ἥκιcτα δὲ τὰ ὑποκάτω τοῦ ὀμφαλοῦ εἰc διαπύηcιν τρέπεται." οἷc μέντοι μέλλει διαρρήγνυcθαι τὸ ἐμπύημα, κοιλίαι προεπιταράccονται. πολυειδῶc δὲ καὶ ἄλλωc γράφουcι καὶ διαιροῦcιν οὐ ταύτην μόνον τὴν ῥῆcιν, ἀλλὰ καὶ τῶν ἄλλων [τὰc] πλείcταc οἱ ἐξηγηcάμενοι τοῦτο τὸ βιβλίον, ὡc ἀπορρεῦcαί τιναc τῶν ἐπὶ τὰ τῆc τέχνηc ἔργα cπευδόντων. φαίνονται γάρ τινεc ποιεῖν ὅπερ ὁ Τίμων εἶπεν·

εἰκάζω, τί θέλειc, ὀλίγον κρέαc, ὀcτέα πολλά.

τινὲc δὲ καὶ τὴν ἑξῆc ῥῆcιν ἧc ἀρχὴ "cπλὴν cκληρὸc οὐ τὰ ἄνω" ταύτῃ cυνάπτουcιν, ἵνα ἐπὶ τῶν κατὰ cπλῆνα διαφορῶν ὁ λόγοc ᾖ γινόμενοc αὐτῷ. μεταβάντεc οὖν ἐπ' ἐκείνην ἴδωμεν τὰc διαφοράc, ἔχουcι γάρ τι χρήcιμον. |

990 **II 43** [II 22. V 290, 1. 2 L.] Cπλὴν cκληρὸc οὐ τὰ ἄνω, κάτω cτρογγύλοc, πλατύc, παχύc, μακρόc, λεπτόc.

Τῶν ἐν cπληνὶ παρὰ φύcιν ὄγκων ἐν ταύτῃ τῇ ῥήcει διαφορὰc ἔγραψεν, ὑποτυπούμενοc ἑαυτῷ τάχα, διότι καταρρόπου cπληνὸc ἐμνημόνευcεν. ἡ γοῦν πρώτη διαφορὰ μία τῶν τοιούτου cπληνόc ἐcτιν· ὁπόταν μὲν ⟨γὰρ⟩ cκληρὸc ᾖ, μὴ μέντοι τὰ ἄνω, πρόδηλον ὅτι τὰ κάτω cκληρόc ἐcτιν. ἡ δευτέρα δὲ ὧν εἶπεν ἐν τῇ προκειμένῃ ῥήcει διαφορὰ τῶν καταρρόπων cπληνῶν αὐτῶν πάλιν ἐcτὶν ἰδία.

1 διὰ τοῦ Προγνωcτικοῦ ...] *7. II 128, 13 L. I 85, 5 Kw.* 4 πολυειδῶc ...] *veluti p. 78, 30 sq. vel 70, 6 sqq.* 7. 8 ὅπερ ὁ Τίμων εἶπεν· ...] *fragm. XXV (65 proecd.) Corpusc. poes. ep. Graec. ludib. rel.: fasc. II Sillogr., ed. C. Wachsmuth, Lips. 1885, p. 129 et fr. 52 Timonis in Poet. philos. fragm. (Berol. MCMI) ed. H. Diels, p. 197* 17. 18 καταρρόπου cπληνὸc ἐμνημ.] *p. 110, 16*

1 βουλόμενοc *ab Ald. edd.* 2 ἧccον *pro* ἥκιcτα *contra Hipp. quoque Gal. codd. CMG V 9, 2 p. 252, 11 Heeg* 2. 3 τρέπεται *ex* τρέπεcθαι *corr. ipse* U 4 καὶ ἄλλωc γράφουcι U *edd.*: καὶ μεταγράφουcι *scribam an* ἄλλοc ἄλλωc γράφουcι *coll. e. c. p. 113, 25 haereo; utique locus vix integer*: *in interpret. arab.* nach anderen vielen verschiedenen Lesarten (ἄλλωc καὶ πολυειδῶc) H 5 sondern auch sehr viele der Reden, welche in diesem Buche sind *versa habet* H: τὰc *inclusi, quamquam* τῶν *quoque deleri et* ἄλλαc πολλὰc *reponi malim* 6 οἱ *ante* ἐξηγηcάμενοι *a Bas. om. edd.* ἀπορρεῦcαι *nondum sanatum* U, *sed fort. translate* („daß sie von der Erklärung und Lektüre abgeschwenkt sind") *ut ex sermone cottidiano sumptum genuinum putat Sch.*: so daß sie dadurch manche von den Medizinstudierenden von sich entfernen und vertreiben *haud improbabiliter versa praebet* H; *unde* ἀποcεῦcαι *Pfaff,* ἀποcοβῆcαι *ego suspicati sumus*: ut quis ... multum retardetur *interpr. Crassus*: *alias aliis temptatis* ἀπορῆcαι *coni. Wachsmuth (fragm. sillogr. XXV)* τιναc H: τινα U *edd.* 7 γὰρ *ab Ald. om. edd.; quapropter* ὧν *ante* φαίνονται *addebat Diels (Tim. fr. 52 in Poet. philos. fragm. p. 197)* *verba* τινεc ποιεῖν *non mihi omni suspicione maiora nec vero quicquam utilius hariolando offert* H 9 εἰκάζω H: εἰκάζων U *edd.*: εἰκάζων *iniuria tribui ratus Timoni* εἰκαcμὸν ἰχθύοc *proponenti* εἶπεν εἰκάζων· τί θέλειc; *distinxit Diels l. l.* 14 *post* ἄνω sondern unten und (οὐ τὰ ἄνω, ἀλλὰ τὰ κάτω καὶ *vel* τὰ κάτω δὲ) *versa habet* H: *solum* ἀλλὰ *add. van der Linden* 16 παφύcιν *sic* U: *corr. Ald.*: *om.* H 19 γὰρ *addidi consentiente* H 20 τὸ *ante* κάτω U *edd.*: *correxi coll. p. 113, 2*

τούτων γὰρ τῶν καταρρόπων σπληνῶν κοινὸν ἐχόντων ⟨τὸ⟩ τὰ μὲν ἄνω μέρη μὴ ἔχειν σκληρά, τὰ κάτω δ' ἔχειν ὁ μέν τίς ἐστι στρογγύλος, ὁ δέ ⟨τις⟩ πλατύς, ὁ δ' ἐπὶ μῆκος ηὐξημένος ἤτοι σὺν ὄγκῳ παρὰ φύσιν ἢ χωρὶς τούτου μόνην ἐσχηκὼς τὴν κατὰ τὸ μῆκος ἐπίδοσιν. ἐδήλωσε δὲ τὴν μὲν προτέραν ἐν τῷ φάναι παχύς, μακρός· τὴν δὲ δευτέραν ἐν τῷ μακρός, λεπτός. δὶς γὰρ τοῦ μακρὸς ὑφ' Ἱπποκράτους γεγραμμένου, | καθάπερ ἄν τις εἰκάσειε, τὸ 991 ἕτερον ἀφεῖλον οἱ ἐκγραφόμενοι καὶ τοιαύτην ἐποίησαν τὴν ῥῆσιν, οἵαν ἄρτι προὔγραψα. κατὰ λόγον δ' ἐστὶ πρώτης μὲν αὐτὸν μεμνημονευκέναι διαφορᾶς, καθ' ἣν ἔφη σπλὴν σκληρὸς οὐ τὰ ἄνω, τουτέστι τὰ κάτω σκληρός, ὥσπερ καὶ κατάρροπός ἐστιν. εἶτα πάλιν αὐτοῦ διαφορὰς τέσσαρας εἴρηκε· μίαν μὲν ἐν ᾗ στρογγύλος ἐστί, δευτέραν δὲ ἐν ᾗ πλατύς, ἀμφοτέρων τούτων ἐχουσῶν κοινὸν τὸ μὴ προσηυξῆσθαι κατὰ μῆκος τὸν σπλῆνα. δύο δ' ἄλλας διαφορὰς τὴν μὲν ἑτέραν καθ' ἣν μακρὸς καὶ παχὺς γίνεται, τὴν δ' ὑπόλοιπον καθ' ἣν μακρὸς καὶ λεπτός. δὶς γάρ, ὡς ἔφην, γεγραμμένου τοῦ μακρός, εἰκός ἐστιν ⟨τὸ ἕτερον⟩ ὡς περιττὸν παρελθεῖν τὸν ἀντιγραφόμενον ἐκ τῶν ἀρχαίων ὑπομνημάτων. ἡ μὲν οὖν παλαιὰ γραφὴ τοιαύτη τίς ἐστιν, ἐν ᾗ τὸ μακρὸς ἐγώ φημι δὶς ὑφ' Ἱπποκράτους εἰρημένον ἅπαξ γραφῆναι πρὸς τοῦ βιβλιογράφου. δυνατὸν δ' ἴσως ἐστί, κἂν ἅπαξ ὑπ' αὐτοῦ τοῦ Ἱπποκράτους ᾖ γεγραμμένον ἐν τῷ μεταξὺ τοῦ τε παχὺς καὶ λεπτός, ἀπὸ κοινοῦ δέξασθαι συνῆφθαι τῷ τε προειρημένῳ καὶ τῷ μετ' | αὐτὸ λεγομένῳ. πολλὰ 992 γὰρ καὶ ἄλλα τοιαῦτα ⟨παρὰ⟩ τοῖς παλαιοῖς εὑρίσκεται· τοὺς δ' ἐξηγητὰς ἐθαύμασα πολυειδῶς μεταγράψαντας τὴν ῥῆσιν ἄλλον ἄλλως. εἴπερ γὰρ ὅλως ἀποχωρεῖν τις τολμᾷ παλαιᾶς γραφῆς, κατά τι πιθανὸν χρὴ τοῦτον πράττειν, ὥσπερ ἔφην ἐγὼ νῦν εὔλογον εἶναι, ἐφ' ὧν δὶς γεγραμμένου τοῦ μακρὸς παραλελεῖφθαι τὸ ἕτερον. ὅτι δ' οὕτως ἔχουσαν τὴν γραφὴν ἐπίστανται πάντες οἱ παλαιοὶ ⟨τῶν⟩ ἐξη-

8 et 21 sqq. *de Gal. philologo critico cf. ad p. 106, 24* 9 ἄρτι] *p. 112, 15* 16 ὡς ἔφην] *modo v. 6 sq.* 22—24 ἀπὸ κοινοῦ . . . ⟨παρὰ⟩ τοῖς παλαιοῖς εὑρίσκεται] *ut multa et varia huius figurae dicendi exempla de sermone poetico petita illustraverunt Mauricius Haupt (Opusc. I 133. II 60 sqq. 146. III 528) et Udalricus de Wilamowitz-Moellendorff (ad Eurip. Herc. 237 et 1091 II² p. 62 sq. et 229)* 27 ὥσπερ ἔφην] *v. 6 sq.; cf. v. 16 sq.* 28 ὅτι δ' — p. 114, 11 αὐτῶν: *Deichgräber, Empirikerschule, fragm. 354, p. 243 sq.*

1 τούτων—ἐχόντων *om.* H κοινὸν *scripsi; cf. v. 13*: κοινῶς U *edd.* τὸ *ante* τὰ μὲν *addidi* 3 τις *post* ὁ δὲ *adici quamvis dubius malim* 8 ἐγγραφόμενοι U *edd.*: *correxi; cf. Wenk. 1928, p. 25*[1] 9 αὐτὸν *emendavi, sicut* ipsum *vertit Crassus*: αὐτῶν U *edd.* 9. 10 μεμνηνευκέναι *sic* U: *corr. Chart.* 13 δευτέραν *corr. Corn., ut* secundam *interpr. Crassus*: δευτέρα U *edd.* κοινὴν U: *corr. Corn. Chart., ut* commune est *vertit Crassus* 17 τὸ ἕτερον *ante* ὡς περιττὸν *addere opus esse putavi coll. vv. 7. 8 et 28* 24 παρὰ *addidi*: apud veteres *interpr. Crassus* 29 sq. οἱ παλαιοὶ ⟨τῶν⟩ ἐξηγητῶν *hiatus vitandi causa scripsi; cf. ex. gr. p. 131, 16 sq.*: οἱ παλαιοὶ ἐξηγηταὶ U *edd.*

γητῶν, μαρτυρία καὶ παρὰ τοῦ Ζεύξιδος ἂν εἴη ἀρίστη. οὗτος γὰρ ὡς κακῶς ἐξηγηcαμένου τοῦ Γλαυκίου τὴν προκειμένην ῥῆcιν οὐδὲν μὲν ἐγκαλεῖ περὶ τῆc γραφῆc, καίτοι γ' ἀπόρου καὶ ταύτηc τῆc λέξεωc φαινομένηc αὐτῷ, ὅτι δὲ προcέθηκεν ἀποφάcειc τοῖc εἰρημένοιc μέμφεται. φηcὶ γὰρ ἀπορούμενον αὐτὸν καὶ μὴ δυνάμενον ἐξηγήcαcθαι τὴν προκειμένην ῥῆcιν ἅπαcι τοῖc προειρημένοιc ἀποφάcειc προcτεθεικέναι, ὡc εἰ καὶ οὕτωc ἔγραψεν ὁ Ἱπποκράτηc· "⟨Cπλὴν cκληρὸc οὐ τὰ ἄνω,⟩ κάτω cτρογγύλοc, οὐ πλατύc, ⟨οὐ παχύc⟩, οὐ μακρόc, οὐ λεπτόc." ἡγεῖτο γὰρ Γλαυκίαc ἀδύνατον εἶναι τὸν cπλῆνα ταῦτα πάντα τὰ πάθη δέξαcθαι μὴ δυνάμενα cυνυπάρχειν, ὥcπερ
998 ἀναγκαῖον ὂν ἐφ' | ἑνὸc ἀνθρώπου πάντων ἀκούειν αὐτῶν, ἀλλ' οὐ διαφορὰc ἐφεξῆc ἑαυτῷ γράψαι τὸν Ἱπποκράτην πρὸc ἀνάμνηcιν, ὡc ἔμπροcθεν ἔγραψε ⟨τὰc⟩ δυcπνοίαc τε καὶ πυρετῶν, οὕτω νῦν τῶν ἐν τοῖc καταρρόποιc cπληcὶ παρὰ φύcιν ὄγκων. εἰ δ' ἔξεcτι προcτιθέναι τοῖc καταφατικῶc εἰρημένοιc ἀποφάcειc, ἅπαν οὕτω τιc διαφθείρει δόγμα καὶ γνώμην οὐδεμίαν φυλάξει τῶν παλαιῶν βεβαίαν.

II 44 [II 23. V 290, 3 L.] Ἧccον τοῖc ἀπὸ κεφαλῆc κορυζώδεcιν.

Οὐδὲν ἄλλο ἔχομεν νοεῖν ἢ ὅτι τὰ εἰρημένα τῷ cπληνὶ cυμβαίνειν ἧττον γίνεται τοῖc ἀπὸ κεφαλῆc κορυζώδεcι. αἰτίαν δὲ τούτου καὶ Ῥοῦφόc φηcι καὶ Cαβῖνοc, διότι τὸ αἷμα καθαίρεται τῇ κορύζῃ. διὰ τοῦτο γὰρ οἴονται [τὸ] μηδὲν ἥκειν ἐπὶ τὸν cπλῆνα. βέλτιον δ' εἰc καθολικὸν ἀνάγεcθαι λόγον, οὐκ εἰc ⟨τὸ⟩ κατὰ μέροc αὐτό. πάνυ

1 τοῦ Ζεύξιδοc] *cf. ad p. 3, 9* 2. 9 *de Glaucia commentatore Hipp. cf. ad p. 3, 10* 13 ὡc ἔμπροcθεν ἔγραψε δυcπνοίαc (*sc.* διαφοράc)] *Epid. VI 2, 3 (V 278, 6—9 L.) = Epid. II 3, 7 (V 108, 17—110, 1 L.) cum Gal. comm. interpretatione arabica servato supra p. 73 et CMG V 10, 1 p. 273, 41 sqq. Pfaff* καὶ πυρετῶν (διαφοράc)] *Epid. VI 1, 14 (V 274, 4—9 L.), horum comm. I 29 p. 43, 16 sqq.* 19 Οὐδὲν ἄλλο ἔχομεν νοεῖν . . .] *nihilo setius novam rationem commentandi iniens laboriosis Rufi, Sabini, Galeni conaminibus reiectis verba* ἧccον . . . κορυζώδεcιν *ut hic truncata posterioribus (3, 3 p. 294, 3) verbis* καὶ βραγχώδεcιν, ἐπιπυρετήναcιν, ὡc οἶμαι, ὑποcτροφαί *diversis ex Hipp. scidarum paginis in unam sententiam redintegrasse sibi videtur Littré l. l.* τὰ εἰρημένα] *inde a p. 110, 16* 21 Ῥοῦφοc] *cf. ad p. 32, 6* Cαβῖνοc] *cf. ad p. 46, 29*

1 παρὰ *corr. Deichgr.*: περὶ U *edd.*: *in vers. arab.* des Zeuxis, welcher einer der ältesten von denen ist, die dieses Buch erklärt haben H 1—3 *pro* οὗτοc γὰρ κτέ. dieser Zeuxis hat den Glaukias getadelt wegen der schlechten Erklärung der Worte, welche wir jetzt erklären, und er hat durchaus nicht getadelt *versa praebet* H 3 αὐτῆc *ante* ταύτηc *interisse videtur* 7 προcτεθεικέναι U *edd.*: -ηκέναι *anteponebat Deichgr., sed fort. non necessario, sicuti librorum testimonio confirmatur e. c. CMG V 9, 1 p. 115, 12 Mew.; cf. Kühner-Blaß, Gramm. der griech. Spr. I 2³, 195 et Wilh. Schmid, Attic. IV 40* 7. 8 *verba* cπλὴν cκληρὸc οὐ τὰ ἄνω *ex* H *Hipp. addidi coll. p. 112, 14* οὐ παχύc *add.* H *Deichgr.* 9 ἡγεῖται *scr. Deichgr.* 10 πάντα *om. Chart. et Kuehn* 12 αὐτῶν U *edd.*: *correxi coll. e. c. p. 19, 6. 106, 26. 109, 24. 111, 19, sicuti* sibi ipsi *recte vert. Crassus* 13 τὰc *addidi* 15 καταφατικῶc *emendavi*: καταφατικοῖc U *edd., sed* affirmative dictis *bene interpr. Crassus* 15. 16 διαφθερεῖ *Sch. et ego exspectamus* 22 τὸ *sec.* H *delevi* 23 τὸ *ante* κατὰ μέροc *addidi: ad verba* εἰc κ. μ. *fort.* λόγον *mente audiri posse opinatur Deichgr.*

γάρ ἐϲτι | ϲπάνιον ἐν ὅλῳ τῷ ϲώματι δύο τινὰ μόρια παραπληϲίωϲ 994
ἔχειν ἀϲθενῆ. τοῖϲ πλείϲτοιϲ γὰρ ἕν γε τοιοῦτον φαίνεται γινόμενον, εἰϲ ὅ, κἂν πληθώρα κἂν κακοχυμία τιϲ ἐν τῷ ϲώματι γένηται, πάντα ϲυρρεῖ τὰ περιττά. φθάϲαντοϲ δ' ἑνὸϲ αὐτὰ δέξαϲθαι, τὰ λοιπὰ κατὰ φύϲιν ἔχοντα διαμένει. οὐ μόνον οὖν τοῖϲ ἀπὸ κεφαλῆϲ κορυζώδεϲιν, ἀλλὰ καὶ τοῖϲ τῶν ἀναπνευϲτικῶν τι μορίων ἢ τῶν κατὰ νεφροὺϲ καὶ ἧπαρ ἢ κοιλίαν ἀϲθενὲϲ ἔχουϲι φύϲει μᾶλλον ἐκεῖνο πάϲχον εὕροιϲ ἂν ἢ τὸν ϲπλῆνα. τούτου δὲ ὄντοϲ κοινοῦ καὶ καθόλου, προϲθείη ἄν τιϲ ἴδιον τῶν νῦν λεγομένων, ἐφ' ὧν ἀθροίζεται φλεγματῶδεϲ ὑγρὸν ἢ λεπτὸν καὶ ὑδατῶδεϲ, οἵοίπερ εἰϲὶ καὶ οἱ ἀπὸ κεφαλῆϲ κορυζώδειϲ, τούτοιϲ μὴ πάνυ τι τοὺϲ παρὰ φύϲιν ὄγκουϲ ἐν ϲπληνὶ ϲυνίϲταϲθαι παχέϲι καὶ μελαγχολικοῖϲ ἑπομένουϲ χυμοῖϲ.

II 45 [II 24. V 290, 4—6 L.] Ἡ περὶ τὸν νοϲέοντα οἰκονομίη καὶ αἱ ἐϲ τὴν νοῦϲον | ἐρωτήϲιεϲ· ἃ διηγεῖται, οἷα, ὡϲ 995
ἀποδεκτέον, οἱ λόγοι [τὰ] πρὸϲ τὸν νοϲέοντα, πρὸϲ τοὺϲ παρεόνταϲ καὶ τὰ ἔξωθεν.

Ἐξεῦρεν οἰκεῖον ὄνομα τῶν μελλόντων ῥηθήϲεϲθαι λόγων οἰκονομίην εἰπών. οὐ γὰρ ὡϲ ἐν τοῖϲ ἄλλοιϲ ϲχεδὸν ἅπαϲι ϲυγγράμμαϲιν ἤτοι διαγνώϲειϲ παθῶν ἢ θεραπείαϲ ἢ προγνώϲειϲ τῶν ἐϲομένων ἔγραψεν, οὕτω καὶ νῦν, ἀλλ' ὅπωϲ ἄν τιϲ ἐπιδεξίωϲ οἷϲ ἐμάθομεν ἰατρικοῖϲ θεωρήμαϲι χρῷτο, διέρχεται κατὰ τὴν προκειμένην ῥῆϲιν, οὐ ⟨τὰ⟩ κατὰ μέροϲ ἐν αὐτοῖϲ, ἀλλὰ τὰ καθόλου κεφάλαια μόνον γράφων. καὶ πρώτου γε μέμνηται κατὰ ταῦτα τῶν ἐρωτήϲεων, ἃϲ ὁ ἰατρὸϲ δηλονότι ποιεῖται πρὸϲ τὸν κάμνοντα, δευτέρου δὲ τῶν διηγήϲεων αὐτοῦ. πολλὰ γὰρ εἰώθαϲιν οἱ κάμνοντεϲ διηγεῖϲθαι δυνάμενα τὴν γνώμην ἐνδείξαϲθαι τοῦ λέγοντοϲ, ὡϲ, εἴ γε μὴ πρότερον εἰδείημεν αὐτόν, ἐξ αὐτῶν ὧν ἂν διηγήϲηται ϲυνιένταϲ, ὁποῖόϲ τίϲ ἐϲτιν, οὕτωϲ αὐτῷ προϲφέρεϲθαι. φρόνιμον μὲν γὰρ εἰ γνωρίϲαιϲ εἶναι τόνδε τινὰ | τὸν ἄνθρωπον ἔτι τε μὴ δειλόν, ἀλη- 996
θεύειν πειραθήϲῃ μηδὲν ὑποϲτελλόμενοϲ τῶν κατὰ τὴν νόϲον ἐϲομένων· ἄφρονα δὲ καὶ δειλόν, ἐξ ὧν ἂν εὐθυμότεροϲ γένοιτο, πάντα ταῦτα ἐρεῖν μετὰ τοῦ μηδὲν μέγα ψεύδεϲθαι. κἂν ἀναγκαϲθῇϲ δέ ποτε

11. 12 ὄγκουϲ ... μελαγχολικοῖϲ ἑπομένουϲ χυμοῖϲ] *cf. Gal. XV 369. XVII B 659 K.*

9 τῶ νῦν λεγομένω U: *corr. Ald.* ἀθρίζεται (ι *ut p. 116, 13)* U: *corr. utroque loco Bas.* 14 ἐρώτηϲιϲ *pro* αἱ ... ἐρωτήϲιεϲ *praeb. Hipp.* 15 *in Arabide* und die Reden mit dem Kranken und mit denen, die ihn besuchen, und über das, was außen ist H τὰ *om.* H: *add.* U *Pall. Hipp.* 15. 16 τὰ *ante* πρὸϲ τοὺϲ παρεόνταϲ *om.* U: *cum plerisque codd. Hipp. et Pall. add. Ald.*: καὶ τὰ ἔξωθεν *cum* H *Hipp. corr. Bas.*: πρὸϲ τοὺϲ ἔξω U: τὰ πρὸϲ τοὺϲ ἔξωθεν *Pall.* 22 τὰ *ante* κατὰ *addidi* 26 ἡμᾶϲ *addito vix opus esse videtur* 27 διηγήϲηται *scripsi*: διηγήϲετο U: διηγήϲατο *scr. Chart.* ϲυνιόνταϲ *per comp.* U: *correxi*: ϲυνήϲομεν *ab Ald. edd.* 29 γνωρίϲ U: γνωρίϲαιϲ *Ald.* 30 ὑποϲτελλόμενοϲ *compendiose* U: ὑποϲτελλόμενον *ab Ald. edd.* 31 ἐξ *ante* ὧν *om. Ald. omnesque deinceps edd.*

διὰ δειλίαν ἐσχάτην τοῦ κάμνοντος ἐπαγγείλασθαι σωτηρίαν αὐτῷ βεβαίαν, ἀλλ᾽ ἐξελθών γε τοῖς κηδομένοις αὐτοῦ τἀληθῆ φράζε. πειρῶ δὲ καὶ αὐτοῖς τοῖς κάμνουσι, κἂν ἄκρως ὦσι δειλοί, μὴ καθάπερ οἱ προχείρως ψευδόμενοι τὴν σωτηρίαν ἐπαγγέλλεσθαι χωρὶς τοῦ προσθεῖναί σε τὴν ἀρχὴν ἔσεσθαι ταύτην ἅπαντα πράττοντος αὐτοῦ καλῶς καὶ πειθομένου τοῖς προστάγμασι τῶν ἰατρῶν. οὕτω γὰρ οὔτ᾽ ἐκεῖνος ἀθυμήσει καὶ σὺ πολλάκις ἀληθεύσεις. τὰ γὰρ πλεῖστα τῶν ἐπισφαλῶν νοσημάτων ἀνατρέπει τοὺς κάμνοντας ἀπειθοῦντας τοῖς ἰατροῖς, ὡς ὀλίγα πάνυ τὰ πάντως ἀναιροῦντα ⟨γεν⟩ήσεται, ἐὰν μήθ᾽ ὁ ἰατρὸς ἁμάρτῃ ⟨τι⟩ μήθ᾽ ὁ νοσῶν μήθ᾽ οἱ ὑπηρέται, μήτ᾽ ἄλλο τι τῶν
997 ἔξωθεν ἐκ τύχης γένηται βλαβερόν. ὅσοι γὰρ ἐν σφαλεροῖς | νοσήμασι πλέον ⟨τοῦ⟩ προσήκοντος τοὺς κάμνοντας [τὰς] εὐθύμους ποιοῦσι, πολλαπλασίαν αὐτοῖς ἀθροίζουσι δυσθυμίαν ἐν ταῖς ἑξῆς ἡμέραις, ὅταν ἤτοι χεῖρον φαίνηται τὸ νόσημα γινόμενον ἢ χρονίζῃ παρὰ τὴν ἐπαγγελίαν τῶν ἰατρῶν. ἀλλὰ καὶ θαρρήσαντες, ὡς ἀκινδύνως νοσοῦντες, οἱ πλείους τῶν ἀνθρώπων οὐ πάνυ κατήκοοι γίνονται τῶν ἰατρῶν.

ἄμεινον μὲν οὖν ἐπίστασθαι τὸ τοῦ κάμνοντος ἦθος ἔμπροσθεν ὅθ᾽ ὑγίαινε πεπειραμένον. εἰ δὲ νῦν αὐτῷ πρῶτον ἐντυγχάνομεν, ἐξ ὧν διηγεῖται συνήσομεν ὁποῖός τίς ἐστιν. ἐξ ὧν δὲ προγινώσκομεν, ἕξομέν τι πρὸς τὴν νόσον ἐξευρίσκειν. εἰ γάρ ⟨τις⟩ κόσμιος ὢν φύσει θρασέως ἀποκρίνοιτο καὶ φρόνιμος ὢν ἄφρων φαίνοιτο κατὰ τὴν διήγησιν, ἔνδειξις ἡμῖν ἐντεῦθεν ἔσται τοῦ βεβλάφθαι τὴν διάνοιαν αὐτῷ, καθάπερ εἰ καὶ νήφων καὶ φροντιστὴς ἢ ἀγρυπνητικὸς εἴη καὶ φύσει χαίρων τῷ διηγεῖσθαι μακρὰ νωθρὸς φαίνοιτο περὶ τὰς διηγήσεις ἢ τὰς ἀποκρίσεις. κἀξ αὐτῆς δὲ τῆς φωνῆς ἔνεστί τι τεκμήρασθαι περὶ τῆς νόσου. τινὲς μὲν γὰρ μόγις φθέγγονται, τινὲς δὲ βραγχῶδες ἢ ὀξὺ
998 περὶ τὸν | τῆς νόσου καιρόν, ἔνιοι δὲ ψελλίζουσί τε καὶ τραυλίζουσιν,

8. 9 (νοσήματα) τὰ πάντως ἀναιροῦντα] *cf. Gal. X 376. XVII B 370—372 K.* 21. 22 κόσμιος ὢν φύσει θρασέως...] *cf. Prorrh. I 44 (V 522, 6 L.)* Ἐκ κοσμίου θρασεῖα ἀπόκρισις κακόν *cum Gal. comm. CMG V 9, 2 p. 59, 16 sqq. Diels et CMG V 10, 1 p. 104, 3 sqq.*

3 εἰσὶ U *edd.*: *correxi* 5 τὴν ἀρχὴν *om.* H, *sed hanc locutionem a more Galeni non alienam invenies e. c. infra p. 176, 23. 225, 15 vel CMG V 9, 1 p. 308, 1. 315, 2. 333, 10 Helmr. et V 9, 2 p. 205, 1 Heeg* 8 ἀνατρέπουσι U *edd.*: *propter num. sing. verbi sequentis correxi* 9 ἀναιροῦντα συναριθμηθήσεται *vel* γενήσεται *conieci sec. interpr. arab.*, denn es ergeben sich an Krankheiten, die unbedingt tödlich sind, nur wenige H: τὰ πάντως ἂν ἐρεθήσεται *sic* U: τὰ πάντως ἀναιρεθήσεται *ab Ald. edd.* 10 ἁμαρτάνοι U *edd.*: ἁμάρτῃ ⟨τι⟩ *emendavi et supplevi* οἱ πηρέται U: *corr. Ald.* 12 ⟨τοῦ⟩ προσήκοντος *conieci*: προσῆκεν U: ἢ *ante* πρ. *add. Ald.* τὰς *ex* κάμνοντας *iteraverunt* U *Ald.*: *del. Corn. Bas.* 14 χρονίζοι U: χρονίζει *Chart.*: *corr. Kuehn* 19 πεπειραμένων *compend.* U *cum asterisco Ald.*: *corr. Corn. Chart.* ἐτυγχάνομεν U *edd.*: *correxi* 20 ἐξ *ante* ὧν δὲ *scripsi, sicut* ex iis vero quae *vert. Crassus*: ἐφ᾽ ὧν δὲ U *edd.* 21 ἕξομέν τι *coni. Sch.*: ἐξὸν μέν τι U *edd.* τις *addidi* 22 ἀποκρίνεται U *edd.*: *ratione sequentium habita (v. 25) correxi* φαίνοιτο U: φαίνεται *propter* ἀποκρίνεται *scr. Chart.* 24 *num* καθάπερ ⟨γε κἂν⟩ εἰ *praeferas?* 27 βραχῶδες U: *corr. Ald.*

ὧν ἕκαστον ὁποῖόν τι σημαίνει μεμάθηκας ἐν ἑτέροις. ἐκ μὲν δὴ τῶν τοιούτων ὁ ἰατρὸς γνώσεταί τι περὶ τοῦ νοσοῦντος, ὁποῖος τὴν γνώμην καὶ τὸ ἦθος, αὐτῆς δὲ τῆς νόσου τίς ἐστιν ἡ ἰδέα.

πάλιν δ' αὐτὸς ἐπιδείξεται τῷ τε κάμνοντι καὶ τοῖς ἀμφ' αὐτὸν ὁποῖός τίς ἐστι τὴν τέχνην ἐξ αὐτῶν τῶν ἐρωτήσεων. καὶ ῥῖνα μὲν γὰρ ὀξυμμένην καὶ ὀφθαλμοὺς κοίλους καὶ κροτάφους συμπεπτωκότας ἰδών τις ἐν ὀξεῖ νοσήματι πεύσεται μή τις κένωσις αὐτῷ γέγονεν ἢ ἀγρυπνία καὶ λύπη, μὴ σιτίων ἔνδεια καὶ κόπος ἰσχυρός. τὸ δὲ ⟨πρόσωπον⟩ ἀσύμπτωτον θεασάμενος ἐρήσεται, μή τις ⟨συνέπεσεν αὐτῷ τῶν⟩ συνήθων ἐκκρίσεων ἐπίσχεσις ἢ παρὰ τὸ ἔθος ἀργῶς καὶ ⟨ἐπὶ⟩ πλησμονῆς διῃτήθη. δυνήσεται δὲ καὶ περὶ ψύξεως ἐγκαύσεώς τε καὶ οἰνοπόσεως πολλῆς, ὅσα τε ἄλλα τοιαῦτα, πυνθάνεσθαι κατὰ τρόπον, ὥστε ἐν αὐτῷ τούτῳ πρῶτον ἐπαινεθῆναι πρὸς τῶν παρόντων· ἐὰν γὰρ τὰ προγεγονότα καὶ τὰ προγινωσκόμενα τῷ τε κάμνοντι καὶ τοῖς ἀμφ' αὐτὸν ὁ ἰατρὸς | πυνθάνηται, θαυμάζουσιν εὐθέως αὐτόν, ὥσπερ κἂν 999 εἴ τινα τῶν ἐναντίων τοῖς γεγονόσιν ἐρωτῴη, καταγινώσκουσιν. ἀλλὰ καὶ τῶν συμβεβηκότων τοῖς κάμνουσιν ἔνια, πρὶν ἀκοῦσαι παρ' αὐτῶν, ἐν μέσῳ σχήματι λέξεως ἐρωτήσεώς τε καὶ ἀποφάσεως ἐὰν εἰπὼν ἐπιτύχῃ, θαυμάζεται. λέλεκται δ' ἅπαντα ταῦθ' ἡμῖν ἑτέρωθι, καὶ νῦν, ὡς ἔφην, Ἱπποκράτους αὐτὰ μόνα τά γε πρῶτα κεφάλαια διερχομένου, καὶ ἡμεῖς κατά τινα πρώτην τομὴν αὐτὰ διήλθομεν. εἰ δὲ τὰ κατὰ μέρος ἅπαντα λέγοιμι, τά τε εἰς τὸ Προγνωστικὸν ὑπομνήματα καὶ τὰ Περὶ κρίσεων ἐνταῦθα μεταφέρειν ἀναγκασθήσομαι. τούτων δὲ ⟨τῶν⟩ ἔξωθέν ἐστιν εἰς τὴν οἰκονομίαν τε καὶ χρῆσιν ὠφελοῦντα καὶ τῶν ὑφ' Ἡροδότου γραφέντων ἔνια κατὰ τὸ βιβλίον ὃ ἐπέγραψεν αὐτὸς "Ἰατρόν". εἴρηται δὲ καὶ πρὸς ἡμῶν ἐν οἷς καὶ περὶ τοῦ προγινώσκειν διερχόμεθα.

1 μεμάθηκας ἐν ἑτέροις] *de voce ut signo cf. e. c. Gal. VII 78 K. ve CMG V 10, 1 p. 94, maxime autem ibid. V 9, 2 p. 276, 23. 369, 21 sqq. Heeg.* 5. 6 καὶ ῥῖνα μὲν κτέ.] *Hipp. Progn. 2 (II 114, 2 sq. L. I 79, 14 Kw.) cum Gal. comm. CMG V 9, 2 p. 211 sqq. Heeg* 10. 11 ⟨ἐπὶ⟩ πλησμονῆς] *cf. e. c. Gal. in* Π. φύσ. ἀνθρ. *comm. II 1 CMG V 9, 1 p. 58 sqq. Mew.* 19 ἑτέρωθι] *vid. ad v. 2* 20 ὡς ἔφην] *p. 115, 22* 22. 23 τά τε εἰς τὸ Προγνωστικὸν ὑπομνήματα καὶ τὰ Περὶ κρίσεων] *CMG V 9, 2 p. 197—378 Heeg et Gal. IX 550—768 K.* 25 ὑφ' Ἡροδότου] *cf. M. Wellmann, Pneumat. Schule p. 15 et W. Bräutigam, dissert. Regimont. 1908, p. 26* 26. 27 ἐν οἷς καὶ περὶ τοῦ προγινώσκειν διερχόμεθα] *praeter modo (ad v. 22/23) laudata scil. in libro ad Epigenem misso Gal. XIV 599—673 K.; cf. H. Schoene Schedae philol. H. Usener oblatae, Bonn 1891, p. 89*

3 τίς ἐστιν (*ante* ἡ ἰδέα) *inter se confusis ligaturis coniciam*: τίς θ' U *edd.* 5 ἐρωτήσεων H *ut* interrogationibus *interpr. Crassus*: ἔργων U *edd.* 6 ὀξυμμένην *compend.* U: *corr. Chart.* ὀφθαλ$^{\mu\nu}$ *ambigue* U: ὀφθαλμοὺς *Ald.* 7 πεύσεται *conieci coll. eiusdem temporis formis v. 3. 5. 10. 12*: πύθεται *compend.* U: πυνθάνεται *coni. Chart.* 8. 9 τὸ δὲ ⟨πρόσωπον⟩ ἀσύμπτωτον *ex* H *emendavi et supplevi, sicuti* faciem *vertendo add. Crassus*: εἰ δ' ἀσύμπτωτον U *edd.* *verba* συνέπεσεν αὐτῷ τῶν *ante* συνήθων *interisse arbitror* 10 ἐπὶ *saltem Corn. praegresso addidi; cf. e. c. CMG V 4, 2 p. 442, 15 Kalbfl.* 11 διῃτήθη] διηλήθη *ex errore Ald. ceterae edd.* 15 πυνθάνεται U: *corr. Chart.* 16 ἐρωτώη U: ἐρωτᾷ *sic Ald.* 20 γε *scripsi*: τε U *edd.* 24 τῶν *post* τούτων δὲ *addidi* 26 ἡμῖν U: *correxi*

ἀναλαβόντεϲ οὖν αὖθιϲ ἐξ ἀρχῆϲ τὰ κεφάλαια τοῦ λόγου μεταβῶμεν ἐπὶ τὰ ἐφεξῆϲ γεγραμμένα· ὥϲπερ ἐν τῷ βίῳ τὸ κτᾶϲθαι τὰ
1000 προϲήκοντα πάντα, λέγω δὲ | ἐϲθῆτα καὶ ϲκεύη καὶ οἰκέταϲ, ὑποζύγιά τε καὶ ἄλλα θρέμματα καὶ οἰκίαϲ καὶ ϲῖτον καὶ χεδροπὰ καὶ τραγήματα καὶ οἶνον καὶ ἔλαιον, ὅϲα τ' ἄλλα τοιαῦτα, διαφέρει πάμπολυ τοῦ χρῆϲθαι τούτοιϲ προϲηκόντωϲ, ὅπερ ὀνομάζουϲιν οἰκονομίαν, οὕτω καὶ κατὰ τὴν ἰατρικὴν οὐ ταὐτόν ἐϲτι τὸ μαθεῖν τὴν τέχνην τῷ χρήϲαϲθαι προϲηκόντωϲ οἷϲ ἔμαθέ τιϲ, ἐπιϲτάμενοϲ ἐν καιρῷ μὲν αὐτὸϲ ἐρωτῆϲαι καὶ εἰπεῖν, ἐν καιρῷ δ' ἀκοῦϲαί τι τοῦ κάμνοντοϲ ἢ τῶν οἰκείων αὐτοῦ διαλεχθῆναί τε αὐτοῖϲ, ὅπωϲ εἰϲ τὴν ὑπηρεϲίαν ὡϲ χρηϲιμώτατοι γίνονται, προνοήϲαϲθαί τε τῶν ἔξωθεν, ἃ παρορᾶται τοῖϲ ἰατροῖϲ καὶ τοῖϲ οἰκείοιϲ τοῦ κάμνοντοϲ· ὧν μάλιϲτα χρήϲιμα τὰ περὶ τὰϲ κατακλίϲειϲ εἰϲὶν ἢ τῶν οἰκιῶν ὅλων μοχθηρῶν οὐϲῶν ἢ τῶν οἴκων ἐν οἷϲ οἱ νοϲοῦντεϲ κατάκεινται δι' ὀϲμὴν μοχθηρὰν ἢ ἀέρα θερμὸν ἢ ψυχρὸν ἰϲχυρῶϲ ἢ εὐρῶτοϲ πλήρη, καὶ περὶ τῆϲ ἐνοχλήϲεωϲ δὲ τῆϲ ἐκ τῶν γειτνιώντων ἢ τῆϲ τῶν παρ⟨ι⟩όντων κατὰ τὰϲ δημοϲίαϲ ὁδοὺϲ προνοήϲαϲθαι χρὴ τὸν ἰατρόν, διαλεχθῆναι δὲ περὶ τούτων
1001 ἁπάντων τοῖϲ οἰκείοιϲ τε καὶ φίλοιϲ | τοῦ νοϲοῦντοϲ. αὕτη γάρ ἐϲτι καὶ τοιαύτη τιϲ ἡ περὶ τοὺϲ κάμνονταϲ οἰκονομία.

II 46 [II 25. V 290, 7. 8 L.] Ὅτι ἐν θερμοτέρῳ, ϲτερεωτέρῳ, ἐν τοῖϲι δεξιοῖϲι καὶ μέλανεϲ διὰ τοῦτο καὶ ἔξω αἱ φλέβεϲ [καὶ χολωδέϲτεροι] μᾶλλον.

Οὐδὲν θαυμαϲτόν ἐϲτι κἀνταῦθα παραλελεῖφθαι τὸ ϲυνέχον μάλιϲτα τὸν ὅλον λόγον. οὐ γὰρ ϲύγγραμμά ἐϲτι τὸ βιβλίον τοῦτο πρὸϲ ἔκδοϲιν γεγονόϲ, ἀλλὰ παραϲκευαί τινεϲ ἢ ὑποτυπώϲειϲ ὁποίαϲ ἑαυτοῖϲ εἰώθαμεν ποιεῖϲθαι· ὡϲ, εἴ γε ϲύγγραμμα ἦν, οὕτωϲ ἂν ἀρχόμενοϲ, ὡϲ ἐν τοῖϲ Ἀφοριϲμοῖϲ ἔγραψε, προϲέθηκε τὰ ἐφεξῆϲ, τὸν ὅλον λόγον

4 χεδροπὰ] *cf. CMG V 4, 2 p. 243, 1 sqq. 264, 8. 389, 10 Helmr. 438, 12 sqq. Kalbfl.* τραγήματα] *cf. CMG V 4, 2 p. 227, 3. 259, 16 Helmr.* 20. 21 Ὅτι ἐν θερμοτέρῳ, ϲτερεωτέρῳ, ἐν τοῖϲι δεξιοῖϲι] *cf. Epid. II 6, 5 (V 136, 6. 7 L.)* ὅτι ἐμπέφυκε τοῖϲι δεξιοῖϲι τὰ ἄρϲενα *cum Gal. comm. CMG V 10, 1 p. 385, 31 sqq. Pf.* 23 κἀνταῦθα] *spectat ad talia qualia leguntur p. 83, 13 sqq.* 24. 25 οὐ γὰρ ϲύγγραμμα ... πρὸϲ ἔκδοϲιν γεγονόϲ, ἀλλὰ παραϲκευαί τινεϲ ἢ ὑποτυπώϲειϲ] *cf. e. c. 69, 20. 80, 16 sqq. 111, 17 sq. 130, 12 sqq.* 27 ἐν τοῖϲ Ἀφοριϲμοῖϲ] *V 48 (IV 550 L.)* Ἔμβρυα τὰ μὲν ἄρϲενα ἐν τοῖϲι δεξιοῖϲι, τὰ δὲ θήλεα ἐν τοῖϲιν ἀριϲτεροῖϲι μᾶλλον. *cf. Gal. IV 174. 633 K.*

2 ἐπὶ τὰ ἐφεξῆϲ γεγραμμένα *correxi, arabice* zu dem, was folgt H: ἐπί τι τῶν ἐξ ἀρχῆϲ γεγραμμένων U *edd.* 4 οἰκείαϲ *ab Ald. edd.* χεδρο^π U: χέδροπα *Ald.*: *accentum mutavi* 5 τἄλλα U: *correxi coll. e. c. p. 117, 12*: ἄλλα *a Chart. recep. Kuehn* 9 ἐρωτήϲειν U *edd.*: *correxi* 13 εἰϲὶν U *edd.*: ἐϲτὶν *praetulerim* ὅλην U *edd.*: *correxi, sicuti* prorsus *interpr. Crassus* 16 παρ⟨ι⟩όντων *coni. Sch.*: παρόντων U *edd.* 18 τοῦ *ante* νοϲοῦντοϲ *om. ab Ald. edd.* 20. 21 ϲτερεωτέρῳ *ex Hipp. corr. Corn.; cf. p. 120, 8*: ϲτερεῶ ἐντέρω U: ϲτερεωτέρων *ab Ald. edd.* μέζονεϲ *pro* ἔξω *coni. Diels (Poet. philos. frg., Berol. 1901, p. 133)* 22 καὶ χολωδέϲτεροι *in codd. Hipp. Pall. omissa eo magis delenda censeo, quod ea Gal. in comm. prorsus neglexit*

ποιηcάμενος τοιοῦτον· "ἔμβρυα τὰ μὲν ἄρρενα ἐν τοῖcι δεξιοῖcι μέρεcι τῆc μήτρας μᾶλλον εὑρίcκεται cυνιcτάμενα, τὰ δὲ θήλεα κατὰ τὸν ἕτερον κόλπον αὐτῆc τὸν ἀριcτερόν. εἰκὸc γάρ ἐcτιν ἐν τῷ θερμοτέρῳ μέρει τῆc μήτρας τὸ θερμότερον cυνίcταcθαι. θερμότερον δ' ἐcτὶ τὸ ἄρρεν, ὡc | δηλοῖ καὶ τὸ τῶν φλεβῶν μέγεθοc ἐν αὐτῷ καὶ ἡ χρόα· 1002
μελάντεροι γάρ εἰcι τοὐπίπαν οἱ ἄνδρεc τῶν γυναικῶν." οὕτωc μὲν ⟨ἄν,⟩ εἰ cύγγραμμα ἔγραψεν ὁ Ἱπποκράτηc ὁμοίωc τῷ Περὶ ἀγμῶν καὶ ἄρθρων καὶ Προγνωcτικῷ καὶ τοῖc ἄλλοιc τοῖc τοιούτοιc, ἐπεποίητο τὴν ἑρμηνείαν. ἐπεὶ δ', ὡc ἔφην, ἑαυτῷ μόνῳ ταῦτα ὑπετυπώcατο, διὰ τοῦτο παραλέλειπται τὸ κεφάλαιον τοῦ λόγου, μὴ δηλώcαντοc αὐτοῦ περὶ τῶν κατὰ τὴν κύηcιν ἀρρένων λέγεcθαι ταῦτα.

τὸ μέντοι ἄρρεν ἐν τῷ δεξιῷ μέρει τῆc μήτραc κυΐcκεcθαι καὶ ἄλλοι τῶν παλαιοτάτων ἀνδρῶν εἰρήκαcιν. ὁ μὲν γὰρ Παρμενίδηc οὕτωc ἔφη·

"δεξιτεροῖcι [μὲν] κόρουc, λαιοῖcιν δ' αὖ ⟨κτίcε⟩ κούραc,"

ὁ δ' Ἐμπεδοκλῆc οὕτωc·

"ἐν γὰρ θερμοτέρῳ γόνοc ἄρρενοc ἔπλετο γυίῳ,

4. 5 θερμότερον δ' ἐcτὶ τὸ ἄρρεν] *cf. Gal. in Epid. II 3, 17 (V 116, 15. 16 L.) comm. CMG V 10, 1 p. 298, 12 sqq. Pf.* 7. 8 τῷ Περὶ ἀγμῶν καὶ ἄρθρων καὶ Προγνωcτικῷ] *Hipp. III 412—562. IV 78—326. II 140—190 L.* 9 ὡc ἔφην] *modo p. 118, 25* 13. 14 Παρμενίδηc οὕτωc ἔφη·...] *frg. 17 (Diels, Vorsokr. I^5 244, 15)* 16 ὁ δ' Ἐμπεδοκλῆc οὕτωc·...] *frg. 67 (Diels, Vorsokr. I^5 337, 5—7)*

1 δεξιοῖc U: *corr. Ald.* 5 δη (λ̀ supra) U: δηλοῖ *Ald.* 6 εἰcι *cum Chart. om. Kuehn* 7 ἂν *addidi coll. p. 118, 26, sicut modo irreali recte usus est Crassus* ἔγραψεν *emendavi; cf. p. 118, 27:* ἔγραφεν U *edd.* 10 περιλέλειπται *ab Ald. falso cunctae edd.* 11 λέγεται *frustra coni. Chart.* 15 δεξιτεροῖcι μὲν κούρουc, λαιοῖcι δ' αὖ κούραc U *universaeque edd.*: δεξιτεροῖcιν *et* δὲ *(pro* δ' αὖ*) scr. Karsten, quem secutus* δεξιτεροῖcιν μὲν κούρουc, λαιοῖcι δὲ κούραc *non sine diffidentia elumbis versus refingere volebat Diels (Vorsokrat. I^5 p. 244, 15, Parmen. fragm. 17)*: δεξιτεροῖcι [μὲν] κόρουc, λαιοῖcιν δ' αὖ ⟨κτίcε⟩ κούραc *in textu ponere malui; nam de* μὲν *particula praetermissa Parmen. fr. 8, 48 (Vorsokr. I^5 p. 239, 4 Diels) et de formis* κόρουc *et* κούραc *mutatis Empedoclis fr. 117, 1 (Vorsokr. I^5 p. 359, 1 D.) afferre licet;* λαιοῖcιν *ante* δ' αὖ *eadem ratione restitui, qua in priore versus parte —* cιν μὲν *commendabat Karsten, collatis ex. gr. quae leg. in Parmen. prooem. fr. 1, 15 sq. (p. 229, 15 sq. D.) vel fr. 16, 2 sqq. (p. 244, 9 sqq. D.);* κτίcε *sc.* μήτρηc μέρεcιν ἡ δαίμων *(cf. fr. 12, 3 sqq. p. 243, 2 sqq. D. et fr. 13 p. 243, 16 D.) ante* κούραc *eodem sensu quo* ἔτεκε *poeta dixit (cf. Empedocl. fr. 23, 5. p. 321, 5 sq. D. et Aeschyl. Suppl. 167, praeterea Erotian. gloss. Hipp. p. 67, 17 Nachm.* οὐ παιδοκτιcτήcει· οὐ παιδοποιήcει, *sicut Hipp. VIII 280, 6 hoc glossemate lectionem genuinam expulsam esse opinatur Littré; denique de versus caesura et spondeis vid. fr. 12, 3 (p. 243, 2) et fr. 4, 3 (p. 232, 9). 6, 3 (p. 233, 1). 6, 8 (p. 233, 5). 8, 6 (p. 235, 7)* 17 ἐν γὰρ θερμοτέρω τὸ κατ' ἄρρενα ἔπλετο γαίηc U *edd.*: der männliche Embryo war auf der wärmeren Seite wohnend *conversa habet* H: τοκὰc ἄρρενοc *et* γαcτήρ *vetustiorum criticorum conaminibus refutatis de suo scribere ausus est Diels*: τόκοc ἄρρενοc *et* ναίων *ex interpret. arab. a me ficta (cf. Wenk. 1928, p. 51 sq.) redarguit pro iisque ipse* ἐν γὰρ θερμοτέρῳ τοκὰc ἄρρενοc ἔπλετο γαίῃ *coniciebat Deichgr. Gnom. VI, 1930, 376: quae cum Dielsii conatu minus sententiae Empedoclis satisfacere videantur, nunc* γόνοc ἄρρενοc *et* γυίῳ *meo Marte in versu ponere non vereor, quippe quem et ipsum quoque de foetu masculo et utero feminae intellegendum*

καὶ μέλανες διὰ τοῦτο καὶ ἀδρομελέστεροι ἄνδρες
καὶ λαχνήεντες μᾶλλον."

ὅτι δὲ ἀληθὴς ἡ περὶ τῆς κράσεως τοῦ ἄρρενος ὡς θερμοτέρου δόξα, τελέως ὁ λόγος ἐν τοῖς Περὶ κράσεων ὑπομνήμασιν ἐξείργασται. νυνὶ
1003 δ', ὡς πολλάκις εἶπον, οὐκ ἀπο|δεικνύναι τὰ δόγματα πρόκειται τὰ Ἱπποκράτεια, ὅτι μὴ πάρεργον, ἀλλὰ τὴν λέξιν ἐξηγεῖσθαι.

καὶ ταύτην οὖν τινες τῶν νεωτέρων ἐξηγητῶν ἐτόλμησαν μεταγράφειν, τὸ στερεωτέρῳ, καὶ ποιῆσαι "στερεώτεροι". δοκεῖ γὰρ αὐτοῖς ἄλογον εἶναι τὸ δεξιὸν μέρος τῆς μήτρας ὥσπερ θερμότερον, οὕτω καὶ στερεώτερον λέγεσθαι. φαίνεται γὰρ ὁμοίως ἔχον ὅσον ἐπὶ στερεότητι καὶ διὰ τοῦτο χρῆναι γράφειν φασίν, ὅτι ἐν θερμοτέρῳ στερεώτεροι ἐν τοῖσι δεξιοῖσι καὶ μέλανες διὰ τοῦτο, δηλούσης τῆς λέξεως ἐν τῷ θερμοτέρῳ τῆς μήτρας μέρει κυεῖσθαι ⟨τὸ ἔμβρυον⟩ στερεώτερον, ἐν ἴσῳ τῷ ἰσχυρότερον καὶ εὐρρωστότερον, ἐπειδὴ καὶ θερμότερόν ἐστι φύσει. περὶ δὲ τῆς ἀληθείας τοῦ δόγματος οὐ νῦν, ὡς ἔφην †εἶναι, λέγειν καιρός. ἐπεὶ δ' ἔνιοι πρὸς τοὺς εἰπόντας ἅπαντα δεξιὰ μέρη τῶν ἀριστερῶν εἶναι θερμότερα καὶ ἰσχυρότερα διὰ τὴν τοῦ ἥπατος θέσιν ἀντιλέγοντες ἔφασαν· "ἀλλ' ἔκ τε τῶν ἀριστερῶν ἡ καρδία κεῖται καὶ φαίνεται μήθ' ὁ δεξιὸς ὀφθαλμὸς τοῦ ἀριστεροῦ μᾶλλον βλέπων μήτε τὸ οὖς ἀκοῦον ἢ τὸ
1004 σκέλος βαδίζον, ἀλλ' ἐπὶ τῆς χειρὸς μόνης τὸ | τοιοῦτον δοκεῖ πιθανὸν εἶναι", διὰ τοῦτο ὀλίγα πρὸς αὐτοὺς εἰρήσεται. μεγίστη γὰρ ἀπόδειξις τοῦ τὰ πλεῖστα τῶν ἀρρένων ἐν τοῖς δεξιοῖς μέρεσι κυΐσκεσθαι τὸ ἐκ τῆς ἀνατομῆς τῶν ζῴων φαινόμενον. δύο γοῦν ἐχούσης κόλπους τῆς

4 ἐν τοῖς Περὶ κράσεων ὑπομν.] *ut elucet ex eis quae leguntur Gal. I 607 K. = p. 62, 10 ed. Helmreich (Lips. 1904)* 5 ὡς πολλάκις εἶπον] *ex. gr. p. 102, 12 sqq.* 16 ἄρτι] *v. 3—6* 17 ἅπαντα δεξιὰ μέρη τῶν ἀριστερῶν εἶναι θερμότερα] *cf. Gal. IV 171. XVII B 841 K.* 22 sqq. μεγίστη γὰρ ἀπόδειξις ... τὸ ἐκ τῆς ἀνατομῆς τῶν ζῴων φαινόμενον] *cf. CMG V 10, 1 p. 385, 33 sqq. Pf.*

habeam; de γόνος *vocabulo cf. Aët. V 11,2 (Doxogr. 422 = Vorsokr. I[5] p. 227, 16) et 1 (Doxogr. 422 = Vorsokr. I[5] p. 300, 18) et ad* γυῖον *poetae medici vocabulum Homericum aut membrum virile aut uterum significans cf. Emped. fr. 61,4 (Vorsokr. I[5] p. 334,25) et fr. 62,8 (p. 335,11); Hom. h. Merc. v. 20 et Callim. h. Dian. v. 24.* 25

1 ἀδρομελέστεροι *egregie coni. Simon Karsten, Empedocl. carm. reliqu., Amstelodami 1838, p. 241 (novato de vocabulo cf. Wenk. 1928, p. 53[2]), congruenter cum vers. arab.* stärker an Gliedern H: ἀνδρωδέστεροι U *edd., cuius patrocinium suscipiebat Diels (Poet. philos. fragm. p. 133); cf. Wenk. 1928, p. 53* 3 ἀληθὲς U *edd.: correxi, sicut* opinionem veram *interpr. Crassus* 4 κράσεως *ut v. 3* U *edd.: correxi* 8 στερεωτέρῳ *sec. Hipp. restit. Corn., ut* statt "was fester ist" haben sie "welche fester sind" gemacht *versa praebet* H: στερεωτέρων U *edd.* στερεώτεροι UH *edd.*: στερεώτερον *falso coni. Corn.* 11 ἐν *lemmatis om. ab Ald. edd.* 12 στερεώτερον U *edd.: correxi; cf. v. 8* 13. 14 κυεῖσθαι ⟨τὸ ἔμβρυον⟩ στερεώτερον *ex* H *emendavi et supplevi*: εἰρῆσθαι στερεώτερον U *Ald.*: κυεῖσθαι *coni. iam Corn., ut* conceptum esse *interpr. Crassus*: κυΐσκεσθαι *a Bas. edd.* 16 εἶναι *post* ἔφην *corruptum* U: *tollendum censet Deichgr., ut* ὡς ἔφην εἶναι *om.* H: *vel* ἤδη *(ut e. c. p. 79, 11) vel* ἀρτίως *(ut e. c. p. 23, 23) vel* ἄρτι *scribendum suspicor* 18 ἀλλ' *om.* H; *quod si rectum est, cum Arabe interprete* ὡς *rescribendo pro contradictione recta obliquam substitui necesse esse videtur* 20 μήτε *ante* τὸ οὖς *iter.* U ἀκούειν *compendiose* U: *corr. Corn. Chart.*

μήτρας συναπτομένους κατὰ τὸν αὐχένα κοινὸν ἀμφοῖν ὄντα, τὰ μὲν ἄρρενα τοὐπίπαν ἐν τῷ δεξιῷ φαίνεται κυϊσκόμενα, τὰ θήλεα δ' ἐν θατέρῳ. κάλλιον ⟨οὖν⟩ ἦν τούτου φαινομένου ζητῆσαι τὴν αἰτίαν, οὐκ ἀνατρέπειν πειρᾶσθαι τὸ ἀληθὲς ἀγνοίᾳ τῆς αἰτίας. ἀλλ' ὑμεῖς γε καὶ τὴν αἰτίαν ἐν ταῖς Ἀνατομικαῖς ἐγχειρήσεσιν ἐμάθετε, θεασάμενοι πρὸς μὲν τὸ δεξιὸν μέρος τῆς μήτρας μετὰ τὸ καθαρθῆναι τὸ αἷμα κατὰ τοὺς νεφροὺς ἀφικνούμενον, εἰς δὲ τὸ ἀριστερὸν ἀκάθαρτον ἔτι καὶ ὀρρῶδες. ἐθεάσασθε δὲ καὶ τὴν καρδίαν ἐν τῷ μέσῳ τοῦ θώρακος κειμένην, οὐκ ἐν τοῖς ἀριστεροῖς. οἰηθῆναι δέ τινας ἐνταῦθα κεῖσθαι μᾶλλον αὐτὴν εἰκός ἐστιν ἐκ τοῦ διασημαίνειν τὸν σφυγμὸν κατὰ τοῦτο τὸ μέρος, ὡς ἂν τῆς ἀριστερᾶς ἐν αὐτῇ κοιλίας σφυζούσης. |

II 47 [II 25. V 290, 8—10 L.] Συνεκρίθη, συνέστη ὀξύτε- 1005
ρον κινηθέν, ἐμωλύνθη καὶ βραδύτερον αὔξεται καὶ ἐπὶ πλείω χρόνον.

Πολλάκις εἶπον ἐν τούτῳ τῷ βιβλίῳ μυρίας εἶναι γραφάς, διὰ τὴν ἀσάφειαν ἄλλων ἄλλως αὐτὰς ῥυθμιζόντων, ὡς ἂν ἑκάστῳ δόξῃ τὸ τῆς ἐξηγήσεως ἔσεσθαι πιθανόν. ἀλλ' ἐγὼ τὰς παλαιὰς γραφὰς προαιροῦμαι, κἂν ἀπίθανοι δοκῶσιν εἶναι καὶ μείζονα τὴν ἀπορίαν ἔχειν. δι' αὐτὸ γὰρ ⟨τοῦτο⟩ πιστεύοι ἄν τις αὐτὰς οὕτως εἰρῆσθαι, διότι καίτοι γ' ἀπορίας οὔσης περὶ τὴν ἐξήγησιν ὅμως οἱ παλαιότατοι τῶν ἐξηγητῶν ἐν ταύταις ὁμολογοῦσιν. εἰ δέ γ' ἐτόλμων αὐτὰς μεταγράφειν, εἰς εὐπορωτέραν ἂν ὑπήλλαττον λέξιν, ὥστε πιθανὴν γενέσθαι τὴν ἐξήγησιν. καὶ τοίνυν τῆς προκειμένης ῥήσεως οὕτως νῦν γεγραμμένης ἐν τοῖς παλαιοῖς ἀντιγράφοις, εἰδότων δὲ καὶ τῶν παλαιῶν ἐξηγητῶν οὕτως αὐτὴν ἔχουσαν, ἐξεῖλον οἱ πλεῖστοι τῶν νεωτέρων τὸ ἐμωλύνθη. τινὲς δὲ καὶ τῷ κινηθὲν προσέθηκαν τὸ "βραδύτερον", ὡς γενέσθαι |
τὴν λέξιν τοιαύτην· "συνεκρίθη, συνέστη ὀξύτερον, κινηθὲν βραδύτερον 1006
αὔξεται." τινὲς δὲ καὶ τὸ "διὰ τοῦτο" προὔταξαν τῆς λέξεως, ὡς γενέσθαι τοιάνδε· "[καὶ] διὰ τοῦτο συνεκρίθη, συνέστη." τό γε μὴν τῆς διανοίας οὐ μέγα παραλλάττει κατὰ πάσας τὰς γραφάς, βούλονται γὰρ οἱ

5 ἐν ταῖς Ἀνατομικαῖς ἐγχειρήσεσιν] *Gal. II 215—731 K. Max Simon, Sieben Bücher Anatomie des Gal. (arab. u. deutsch), Leipzig 1906. Cf.* Π. χρείας μορ. *XIV 7. II 309, 8 sqq. Helmr. = III 174 K., Gal. IV 633. XVII B 840 K.* 8. 9 τὴν καρδίαν ἐν τῷ μέσῳ τοῦ θώρακος κειμ.] *cf. Gal. II 605. III 415 K* 9 οἰηθῆναι δέ τινας . . .] *quos redarguit Gal.* Π. χρ. μορ. *VI 2. I 303, 11 sqq. Helmr. = III 415 K.* 15 πολλάκις εἶπον] *veluti p. 3, 4 sqq. 19, 28 sqq. 66, 13 sqq. 113, 25 sq.* 17. 18 τὰς παλαιὰς γραφὰς προαιροῦμαι] *cf. prooem. p. 4, 5 sq.*

2 φαίνεσθαι *falso ab Ald. edd.* 3 οὖν *addidi* 7 ἔτι *corr. Corn., ut adhuc vert. Crassus*: ἔστι U *edd.* 12 ξυνεκρίθη, ξυνέστη *Hipp.* 13 κινηθὲν *deest in* H ἐμωλύνθη *ut v. 25 malebat Corn.*: ἐμολύνθη U: *inter* ἐμωλύνθη *et* ἐμολύνθη *fluctuant codd. Hipp.* 18 ἔχοιεν U *edd.*: *correxi* 19 τοῦτο *addidi* αὐταῖς *per compend.* U: *corr. Chart.* 22 ἂν *post* εὐπορωτέραν *ut ex dittographia natum abesse malim, cum praesertim* ἂν *iterativum, quo admisso* εἰ δέ γε τολμῷεν *usitatius esset, a Gal. consuetudine alienum existimem* ὑπήλαττον U: *corr. Ald.* 23 καὶ *ante* τοίνυν *corr. Corn.*: εἰ U *edd.* 28 καὶ τὸ UH: *invert. ab Ald. edd.* 29 καὶ *sec.* H *inclusi* 30 παραλλάττοι *per errorem Ald. cunctae edd.*

ἐξηγηταὶ συγκριθῆναι καὶ συστῆναι διὰ τοῦτο θᾶττον τὸ ἄρρεν τοῦ θήλεος, ὅτι θερμότερόν ἐστι, καὶ κινηθῆναι δὲ θᾶττον αὐτὸ διὰ τοῦτό φασιν. καὶ μέντοι καὶ ὡμολόγηται σχεδὸν ἅπασι τοῖς ἰατροῖς οὐ μόνον διαπλάττεσθαι θᾶττον, ἀλλὰ καὶ κινεῖσθαι τὸ ἄρρεν τοῦ θήλεος. εἴρηται δὲ περὶ τούτων σαφῶς κἀν τῷ Περὶ φύσεως παιδίου, ὥσπερ γε καὶ παρὰ Διοκλεῖ κατὰ τὰ Περὶ γυναικείων συγγράμματα. Ῥοῦφος δέ φησι Διογένη τὸν Ἀπολλωνιάτην μόνον ἐναντίως ἀποφήνασθαι κατὰ τὸ Περὶ φύσεως δεύτερον· ἐγὼ δὲ οὐκ ἐνέτυχον τῷ βιβλίῳ. μαρτυρεῖταί γε μὴν καὶ πρὸς αὐτῶν τῶν κυουσῶν καὶ θᾶττον ἀρχόμενα κινεῖσθαι καὶ πλείονας καὶ σφοδροτέρας κινήσεις φαίνεσθαι κινούμενα τὰ ἄρρενα. λέγεται δ' ἐν τῇ προκειμένῃ ῥήσει, ὅτι
1007 μὲν θᾶττον συνεκρίθη τε καὶ | συνέστη, τουτέστιν ἐπάγη τε καὶ ἐστερεώθη, μετὰ ταῦτα δ' αὔξεται βραδύτερον τοῦ θήλεος τὸ ἄρρεν, αὔξησιν δὲ πότερον ⟨ἐκείνην⟩ ἣν κυούμενον ἴσχει μόνην ἢ τὴν ἐφεξῆς λέγει νῦν ἄδηλον. ἀληθὲς δ' ἐστίν, ὅτι καὶ μετὰ τὴν ἀποκύησιν αὔξεταί τό τε θῆλυ θᾶττον καὶ ἵσταται πρότερα τὰ τῆς αὐξήσεως αὐτῷ. τοῦ μὲν αὔξεσθαι θᾶττον ἡ μαλακότης αἰτία τοῦ σώματος. ῥᾷον γὰρ ἐπιδίδωσι διατεινόμενα τὰ τοιαῦτα σώματα πρὸς τὰς τρεῖς διαστάσεις, μῆκος, βάθος καὶ πλάτος. ἵστασθαι δὲ καὶ παύεσθαι τὴν αὔξησιν αὐτοῖς προτέροις τῶν ἀρρένων, οὐκέτι διὰ τὴν μαλακότητα τοῦ σώματος, ἀλλὰ διὰ τὴν ἀσθένειαν ὑπάρχει. δύναμις γάρ ἐστιν ἐν τοῖς ζῴοις φυσικὴ τὴν αὔξησιν αὐτῶν ἐργαζομένη, δι' ἣν εὐρρωστοτέραν μὲν οὖσαν ἐπὶ πλέον αὔξεται, θᾶττον δὲ παύεται τῆς αὐξήσεως, ἀσθενοῦς ὑπαρχούσης.

2. 3 καὶ κινηθῆναι δὲ θᾶττον αὐτὸ (*sc.* τὸ θερμότερον) διὰ τοῦτο] *de quo vid. p. 119, 4 sq. et Epid. II 3, 17 (V 116, 15 L.) cum comm. Gal. CMG V 10, 1 p. 297/98 Pf.* 5 κἀν τῷ Περὶ φύσεως παιδίου] *18 (VII 500 L.)* 6 παρὰ Διοκλεῖ κατὰ τὰ Περὶ γυναικείων συγγράμματα] *cf. Max Wellmann, Die Fragm. d. griech. Ärzte I 65 sqq. 117 sqq. RE V 802—812; CMG V 4, 2 p. 202, 25 Helmr.* 7 Ῥοῦφος] *cf. p. 32, 6* 7. 8 Διογένη τὸν Ἀπολλωνιάτην μόνον ἐναντίως ἀποφήνασθαι...] *cf. Diels, Vorsokr. II⁵ 51 sqq. Zeller, Phil. der Griech. I 1⁶, 259 sqq. Krause, Diogenes von Apoll., Progr. Gnesen 1909, 5; nec Rufi vel potius Diogenis nec Sorani (cf. CMG IV p. 30, 1 sqq. Ilberg) iudicium Gal. cognitum fuisse videtur ad unum omnes hac de re consentire affirmanti CMG V 10, 1 p. 297/98 Pf.* 13 αὔξησιν] *cf. CMG V 10, 1 p. 297, 31. 298, 5—7 Pf.* 17. 18 ῥᾷον γὰρ ἐπιδίδωσι κτέ.] *cf. CMG V 10, 1 p. 298, 23—28* 19—23 ἵστασθαι δὲ καὶ παύεσθαι...] *cf. l. l. v. 29 sqq.* 21 δύναμις...φυσικὴ] *cf. p. 18, 12 et e. c. Ps. Gal. in Hipp. De alim. III 25 XV 362 K. vel CMG V 9, 2 p. 56, 4 sqq. Diels*

7 διογένης τ̃ ἀπολλωνιάτ̃ U: *corr. Ald.* 11 *nonne videntur* λέγεται δὲ ⟨κατὰ⟩ τὴν προκειμένην ῥῆσιν, ὅτι *stilo Galeniano aptiora?* 12 συνεκρίθη *corr. Corn., ut* concretus est *interpret. Crassus*: ἐκινήθη U *edd.* 14 *in Arabide* und es ist in dieser Rede nicht klar, ob er mit dem, was wächst, den Embryo nur im Mutterleibe meint oder auch das Wachsen nachher darunter versteht H: *unde Corn. secutus* κυούμενον *correxi*: κινούμενον U *edd.* ἐκείνην *conieci, sicut* incrementum autem utrum id, quod in utero solum fit, *recte vertit Crassus*: πότερον ἢ ἣν U *edd.* 17 ἡ *ante* μαλακότης *om. ab Ald. edd.* 21 ὑπάρχειν *per comp.* U *Ald.*: *corr. Bas.* 22 δι' ἣν εὐρρωστοτέραν μὲν οὖσαν *emendavit Corn.*: wenn diese Kraft stark ist, dauert durch sie das Wachsen der Körper länger *versa habet* H: δι' ἣν εὐρρωστοτέρα μὲν οὖσα U: ἀρρωστοτέρα *ab Ald. edd.*

εἴπερ οὖν ὁ Ἱπποκράτης αὐτὸς ἔγραψε τὸ ἐμωλύνθη, τοιοῦτον ἄν τι φαίνοιτο σημαίνειν, οἷον κἀν τῷ δευτέρῳ τῶν Ἐπιδημιῶν, | ἔνθα 1008 φησίν· "ἀριστερὸν παρ' οὖς οἴδημα, τῇ δ' ὑστεραίῃ καὶ δεξιόν, ἧσσον δὲ τοῦτο, καὶ ἐπεχλιαίνετο ταῦτα καὶ ἐμωλύνθη καὶ οὐκ ἀπεπύησεν." τὸ γὰρ °⟨διὰ⟩ τῆς ὀξείας κινήσεως καὶ μεταβολῆς παυσάμενον καὶ ἀποψυχθὲν οὕτως ὠνόμασεν.

II 48 [II 25. V 290, 10—12 L.] Ὅτι ἐστερεώθη καὶ χολωδέστερον καὶ ἐναιμότερόν ἐστι ⟨τοῦτο⟩ τὸ χωρίον °τῷ ζῴῳ.

Διὰ τοῦτό φησι τὸ ἄρρεν στερεώτερόν τε καὶ χολωδέστερον καὶ ἐναιμότερον γίνεσθαι, διότι καὶ τὸ χωρίον ἐν ᾧ κυΐσκεται τοιοῦτον ὑπάρχει, λέγει δὲ δηλονότι τὸν δεξιὸν κόλπον τῆς μήτρας. καὶ ταύτην ⟨δὲ⟩ τὴν ῥῆσιν ἄλλος ἄλλως γράφει. πάντες μέντοι τὴν αὐτὴν διάνοιαν φυλάττουσι, °διότι καὶ τὸ λίαν ἀκριβῶς ζητεῖν, ὁποία τίς ἐστιν ἡ ὄντως Ἱπποκράτους λέξις, περιττόν. ἄμεινον γὰρ οὐ τοῦτο σκοπεῖν, ἀλλ' εἰ τὸ λεγόμενον ἀληθές. ἡ δ' ἀλήθεια διὰ τῶν ἀνα|τομῶν, ὡς ἔφην, εὑρίσκεται, τῶν ἀρρένων τοὐπίπαν ἐν τῷ δεξιῷ 1009 κόλπῳ τῆς μήτρας κυϊσκομένων. εἴρηται δὲ καὶ ἡ αἰτία τοῦ θερμότερον εἶναι τοῦτον καὶ αὐτὴ διὰ τῆς ἀνατομῆς ἐγνωσμένη.

2 κἀν τῷ δευτέρῳ τῶν Ἐπιδημιῶν ...] *2, 6 (V 86, 12 L.)* 12 καὶ ταύτην δὲ τὴν ῥῆσιν] *cf. ad p. 121, 15* 13 τὴν αὐτὴν διάνοιαν φυλάττουσι ...] *similiter p. 6, 14 sqq. 7, 13 sqq. 104, 16 sqq. 105, 1 sqq.* 16 ὡς ἔφην] *p. 120, 23 sqq.* 17 εἴρηται] *p. 121, 5 sqq.*

1 ἐμωλύνθη *corr. Corn. Chart.*: ἐμολύνθη *ut v. 4 et p. 121, 13 et 25* U 2 τι *om. Chart. et Kuehn* 3 παρὰ *ante* δεξιόν *ex Hipp. add. Corn.* 4 *in vers. arab.* und es entstand dabei Hitze, und diese Geschwülste brannten H, *cui assentiens* ἐπεχλιαίνετο *ex Hipp. Cornario praegresso scripsi*: συνελειαίνετο U *et causis expositis recep. Littré V 86* 4 ταῦτα, καὶ ἐμολύνθη U: ταῦτα κατεμωλύνθη *ex Hipp. vulg. adnot. Corn.* ἀπεπυήσατο U *edd.*: *non* οὐκ ἀπεπαύσατο, *sed* οὐκ ἀπεπύησεν *cum Hipp. Epid. II 2, 6 (V 86, 14 L.) codd. Gal. CMG V 10, 1 p. 202, 28. 29 Pfaff*: *sec. Hipp. correxi* 5 διὰ *ex* H *addidi* 7 ὅτι *cum Hipp. servavi ex* U: *om.* H: ἔτι *Pall.* 8 τε *ante* καὶ *ex Hipp. vulg. add. Chart.* ἐναιμότερόν ἐστι τὸ χωρίον τῷ ζώῳ U: *totum lemma sic versum* Es wurde fest, und dies ist der Ort der Lebewesen, an dem sich mehr Galle und Blut befinden *exhibet* H: *post* ἐναιμότερον *add.* τοῦτο θερμότερον *ex Hipp. Ald. ceteraeque edd.*: ἢ *(volebat ᾗ) ex Hipp. vulg. add. Corn.* τοῦτο *ante* τὸ χωρίον *ex* H *recepi* τῶν ζῴων H *Hipp.* 10 γίνεσθαι *scripsi*: γενέσθαι U 12 δὲ *addidi* 18 τοῦτο U *edd.*: *correxi* *post* ἐγνωσμένη *add.* τέλους *(sic)* τοῦ δευτέρου λόγου U: *qua subscriptione caret Ald.*

ΓΑΛΗΝΟΥ
ΕΙΣ ΤΟ ΕΚΤΟΝ ΒΙΒΛΙΟΝ ΤΩΝ ΕΠΙΔΗΜΙΩΝ ΙΠΠΟΚΡΑΤΟΥΣ ΥΠΟΜΝΗΜΑ ΤΡΙΤΟΝ

XVII B

1 **III 1** [III 1. V 292, 2—5 L.] Ἡ δέρματος ἀραιότης, ἡ κοιλίης πυκνότης, ἡ δέρματος σύνδεσις, ἡ σαρκῶν αὔξησις, ἡ κοιλίης νάρκωσις, ἡ τῶν ὅλων σύγχυσις, ἡ τῶν ἀγγείων ἀκαθαρσία, ἡ ἐγκεφάλου ἀνάλωσις, διὸ καὶ φαλακρότης, ἡ τῶν ὀργάνων ⟨κατά⟩τριψις.

Ἔνιοι μὲν ἡγοῦνται κατάλογον εἶναι τῶν γνωστέων τοῖς ἰατροῖς.
2 φαίνεται δὲ μᾶλλον ἐν συζυγίᾳ λελέχθαι τινὰ τῶν | ἐζευγμένων ἀλλήλοις πραγμάτων, καὶ πρώτη μὲν εἰρῆσθαι συζυγία, καθ' ἥν φησιν ἡ δέρματος ἀραιότης, ἡ κοιλίης πυκνότης. ἔνιοι γὰρ διὰ τοῦτο πυκνὴν ἔχουσι τὴν κοιλίαν, τουτέστιν ἐπεχομένην τε καὶ στεγνήν, ὅτι διὰ τοῦ δέρματος ἐκκενοῦται πολλά, καθάπερ αὖ πάλιν ἕτεροι δυσδιαφόρητοι κατὰ τὴν ἐπιφάνειαν ὄντες οὐροῦσί τε πολλὰ καὶ διαχωροῦσι κάτω. ἑτέρα δὲ πάλιν ἐφεξῆς γέγραπται συζυγία ἡ δέρματος σύνδεσις, ἡ σαρκῶν αὔξησις, ἔνθα δηλοῦται τὴν συναγωγὴν καὶ σφίγξιν τοῦ δέρματος αἰτίαν γίνεσθαι πολλάκις ἀμέτρου σαρκῶν αὐξήσεως. ἄλλη δὲ ταύτης ἐχομένη συζυγία γέγραπται κατὰ τήνδε τὴν λέξιν· ἡ κοιλίης νάρκωσις, ἡ τῶν ὅλων σύγχυσις. νάρκωσιν δ' ἀκούσωμεν τὴν περὶ τὸ πέττειν τὰς τροφὰς ἀρρωστίαν τῆς γαστρός, ⟨ὡς⟩ ἁπάντων δὴ ταύτην τῶν κατὰ τὸ σῶμα παθῶν αἰτίαν γίνεσθαι. τὸ δ' ἐφεξῆς εἰρημένον ἡ τῶν ἀγγείων ἀκαθαρσία δύναται μὲν καὶ ταύτῃ τῇ συζυγίᾳ συνάπτεσθαι (τὸ γὰρ μὴ καλῶς πεφθὲν ἐν τῇ γαστρὶ τῆς τῶν ἀγγείων ἀκαθαρσίας πολλάκις
3 αἴτιον γίνεται), δύ|ναται δὲ καὶ χωρὶς τοῦ συνάπτεσθαι τῇ ναρκώσει τῆς κοιλίας ἀκούεσθαι τῆς κατὰ τὰς φλέβας μοχθηρᾶς πέψεως, †ἵν', ὥσπερ ἡ κατὰ τὴν γαστέρα πέψις οὐ καλῶς ἐπιτελουμένη πολλὰ

1 *inscriptionem formavi ut primi comm.*: *tit.* γ^α ὑπόμνημα εἰς τὴν ἕκτην ἐπιδη^μ'. λόγος τρίτος U: Γαληνοῦ εἰς τὸ ἕκτον τῶν Ἐπιδημιῶν Ἱπποκράτους λόγος τρίτος *Ald.* 5 ξύνδεσις *cum Hipp. Chart.* 6 ἄλλων *pro* ὅλων *Hipp.* σύγχησις *ut v. 20 et p. 127, 7* U: *corr. Ald.*: ξύγχυσις *Hipp.* 7 ἀκαθαρσίη *Hipp.* 8 ⟨κατά⟩τριψις *complevi; cf. p. 126, 21* 10 ἐζευγμένων *corr. Corn. Bas., ut* res inter se iunctae *vertit Crassus*: ἐζεσμένων U *Ald.* 21 ἀκούσομεν *praefert Deichgr.*: ἀκούεσθαι ⟨περὶ⟩ *coni. Sch.* 22 ὡς *addidi* 27 ἵν' *incastigatum ex* U *receper. edd.*: *propter orationis aequabilitatem voculae* γὰρ *(v. 24) respondens* εἴ γε *pro* ἵνα *ponendum videtur*

συγχεῖ καθ’ ὅλον τὸ ζῷον, οὕτω καὶ ἡ κατὰ τὰς φλέβας ἀποτυγχανομένη πρῶτον μὲν ἀκαθαρσίαν ἐν ταῖς φλεψὶ ποιεῖ, τουτέστι μοχθηρῶν χυμῶν πλεονεξίαν, εἶτα δὴ καὶ βλάβην μεγάλην, ὥστε τὸ μεταξὺ τοῦ τε κοιλίης νάρκωσις καὶ τοῦ τῶν ἀγγείων ἀκαθαρσία κοινὸν ἀμφοῖν εἶναι, ὅπερ αὐτὸς ὠνόμασε τῶν ὅλων σύγχυσιν.

τὸ δ’ ἐφεξῆς εἰρημένον ἡ ἐγκεφάλου ἀνάλωσις, διὸ καὶ φαλακρότης ἐμοὶ μὲν δοκεῖ τοιόνδε τι δηλοῦν· ὅταν ὁ ἐγκέφαλος ἐλάττων ἑαυτοῦ γένηται κατὰ πολύ, συμβαίνῃ δὲ τοῦτο τοῖς ξηρότερον αὐτὸν ἔχουσι φύσει, τότ’ ἀφίσταται τῶν ὑπερκειμένων ὀστῶν, ἃ καλοῦσιν οἱ ἀνατομικοὶ βρέγμα. ἔστι δὲ δύο ταῦτα, περιγραφόμενον ἑκάτερον [δὲ] εὐθείαις γραμμαῖς τέτταρσι, μιᾷ μὲν τῆς κατὰ τὸ μέσον ῥαφῆς κοινῆς οὔσης ἀμφοτέροις τοῖς ὀστοῖς, ὄπισθεν δὲ ταῖς πλευραῖς τῆς λαβδοειδοῦς, ἔμπροσθεν δὲ ταῖς τῆς στεφανιαίας, ἑκατέ|ρωθι δὲ ταῖς λεπιδοειδέσιν. τῶν δ’ ἄλλων μερῶν τοῦ κρανίου μάλιστα μὲν οὐδ’ 4
ἀφίσταται πλέον ὁ ἐγκέφαλος, εἰ δὲ καὶ ἀποσταίη ποτέ, διὰ γοῦν τὰς ὑποκειμένας τοῖς ὀστοῖς [τὰς] σάρκας οὐκ ἀπόλλυται παντάπασιν ἡ τοῦ δέρματος ὑγρότης, ὥστ’ οὐδὲ τρίχες. ἐμάθετε γὰρ ἐν τοῖς Περὶ κράσεων ὑπομνήμασι μήτ’ ἐκ τοῦ ἐνύγρου δέρματος φύεσθαι τρίχας μήτ’ ἐκ τοῦ ξηρανθέντος σφοδρῶς. ὑγρὸν μὲν οὖν ἐστι τὸ περὶ τὴν κεφαλὴν δέρμα παισὶ καὶ γυναιξὶ καὶ τοῖς εὐνούχοις, ξηρὸν δ’ ἀμέτρως τοῖς φαλακροῖς. ὅτι δ’ ὁ ἐγκέφαλος ἐπὶ μὲν τῶν νέων ψαύει τοῦ κρανίου μαλακὸς ὢν καὶ ὑγρὸς ἅπασάν τε τὴν ἔνδον εὐρυχωρίαν κατείληφε, τοῖς γηρῶσι δ’ ἀφίσταται ξηραινόμενός τε καὶ συνιζάνων, ἐθεάσασθε πολλάκις ἐν ταῖς τῶν ζῴων ἀνατομαῖς. νυνὶ δ’ οὐκ ἀποδείξεις

3—5 ὥστε τὸ μεταξὺ...κοινὸν ἀμφοῖν εἶναι] *de ea quae dicitur* ἀπὸ κοινοῦ *figura cf. p. 113, 22 sqq.* 10 βρέγμα] *Gal. De usu part. XI 20. II 179, 23 sqq. Helmr. = III 935/36 K. II 744 K.* 11. 12 τῆς κατὰ τὸ μέσον ῥαφῆς] *cf. Gal. II 740 K. III 751 K. = De usu part. IX 17. II 49, 26. 50, 13 Helmr.* 13 τῆς λαβδοειδοῦς (*sc.* ῥαφῆς)] *cf. CMG V 10, 1 p. 331, 24 sq. Pf., fusius Gal. II 740 sqq. K. III 752 K. = De usu part. IX 17. II 50, 18 Helmr. XIV 720 K.* τῆς στεφανιαίας (ῥαφῆς)] *Gal. II 740 K. De usu part. IX 17. III 752 K. = II 50, 19 Helmr.* 14 ταῖς λεπιδοειδέσι] *Gal. II 741 K. III 755 sqq. K. = De usu part. IX 18. II 53, 2. 16 sqq. Helmr.* 17. 18 ἐν τοῖς Περὶ κράσεων ὑπομν.] *II 5. I 614 K. = p. 66, 6 sqq. Helmr.; cf. etiam Gal. X 1015 K.* 24 sqq. νυνὶ δ’ οὐκ ἀποδείξεις κτέ.] *cf. ex. gr. p. 120, 5 sq. CMG V 10, 1 p. 113, 16. 127, 9 sqq. V 10, 2, 1 p. 22, 12—23, 24*

3 δὴ] δὲ *scribi vetant CMG V 4, 1, 1 de Boer ind. s. v.* πρότερος *p. 136. 162 et V 9, 2 Diels ind. p. 398 s. v.* εἶτα 4 τοῦ τε *correxi*: τῆς τε U *edd.* κοιλίας U *edd.*: -ίης *coll. p. 124, 12 et 127, 6 correxi* 8 *num* γίνηται *praeferendum?* συμβαίνῃ *an, si quidem* γένηται *rectum,* συμβαίη *restituam, haesito*: συμβαίνει U *edd.* 10 βρέγματα *ab Ald. edd.* 11 δὲ *post* ἑκάτερον *ut ex nota numerali* δ′ *corruptum Corn. secutus delevi, nisi* ἐν *pro* δὲ *scribere praestet* μιᾷ *scripsi*: μία U *edd.* μέσον H; *cf. Gal. III 751 K.*: μῆκος U *edd.* 11. 12 τῆς...ῥαφῆς κοινῆς οὔσης *vel ob hiatum correxi*: τῇ...ῥαφῇ κοινῇ οὔσῃ U *edd.* 13 τοῦ λαυδοει^δ U *Ald.*: τῆς *correxi*: λαβδοειδοῦς *Bas.*: λαμβδοειδοῦς *a Chart. edd.* 15 ἀποστέη U: *corr. Chart.* 16 ἐπικειμένας *coni. Corn.* τὰς *ante* σάρκας *delevi* 17 ὥστ’ (*sc.* ἀπόλλυνται) U: ὡς *scr. Chart.* 21 φαρακροῖς U: *corr. Ald.* ὁ *ante* ἐγκέφαλος *ab Ald. om. edd.* 24 ἀπόδειξεις *per errorem typothetae Chart., unde* ἀπόδειξις *perperam scr. Kuehn*

πρόκειται γράφειν τῶν Ἱπποκράτους δογμάτων, ὅτι μὴ πάρεργον, ἀλλ' ἐξηγεῖϲθαι τὴν ἀϲαφῆ λέξιν, ἅμα καὶ τῷ διὰ κεφαλαίων ἐνίοτε τὰϲ αἰτίαϲ προϲτιθέναι κατὰ τὴν ἀκολουθίαν τῶν ἀποδεδειγμένων δογμάτων. ὅτι δ' ἀνάλωϲιν ἐγκεφάλου τὴν τελείαν ἀπώλειαν, ὡϲ
5 ἐκδαπανηθῆναι παντά|παϲιν αὐτόν, οὐδ' ἐπινοῆϲαι δυνατὸν ἐν ζῶντι ζῴῳ γίνεϲθαι παντὶ πρόδηλον. καὶ μὴν εἰ μὴ τοῦτο, λείποιτ' ἂν ἀκούειν ἀνάλωϲιν ἐγκεφάλου τὴν μείωϲιν, ἣν διὰ ξηρότητα γίνεϲθαι τοῖϲ φαλακρουμένοιϲ ἔφην, ὥϲτε τὰ τοῦ βρέγματοϲ ὀϲτᾶ χαυνότερα καὶ ἁπαλώτερα τῶν ἄλλων ὄντα καὶ ἄνωθεν ἐπικείμενα γίνεϲθαι ξηρὰ διὰ τὴν ἔνδειαν τοῦ ἐγκεφάλου μηκέτ' ἐξικνουμένου πρὸϲ αὐτὰ μηδ' ἅπτεϲθαι δυναμένου. ϲυνιζάνει τε γὰρ καὶ καταπίπτει ταπεινούμενοϲ ἐπὶ τὴν ἑαυτοῦ βάϲιν. ἀκόλουθον δ' ἐϲτὶ τῶν ὀϲτῶν τούτων ξηρανθέντων ξηραίνεϲθαι καὶ τὸ περιτεταμένον αὐτοῖϲ δέρμα. καὶ φαίνεταί γε καὶ αὐτῇ τῇ αἰϲθήϲει πάνυ ξηρὸν ἐπὶ τῶν φαλακρῶν, ὡϲ μηδὲ δεῖϲθαι ἀποδείξεωϲ λογικῆϲ. ὅταν γε μὴν ἐπὶ πλέον τύχῃ ξηρανθεὶϲ ὁ ἐγκέφαλοϲ, ὡϲ ἐπί τινων ἐν ἐϲχάτῳ γήρᾳ ϲυμβαίνει, καὶ τὰϲ τῶν νεύρων ἐκφύϲειϲ ἀναγκαῖον ἀποξηραίνεϲθαι τηνικαῦτα ⟨καὶ⟩ διὰ τοῦτο μήθ' ὁρᾶν ὁμοίωϲ ἔτι μήτ' ἀκούειν μήτ' ἄλλο τι τῶν κατὰ τὰϲ αἰϲθήϲειϲ ἢ τὰϲ καθ' ὁρμὴν κινήϲειϲ ἐρρωμένωϲ ἐπιτελεῖν, ἀλλ' ἔκλυτα πάντα
6 καὶ ἀμυδρὰ καὶ ἄρρωϲτα γίνε|ται τὰ κατὰ ταύταϲ ὄργανα, δι' ὧν ἐπετέλουν τὸ πρότερον, ὅπερ εἰκὸϲ αὐτὸν ὠνομακέναι κατάτριψιν ὀργάνων ἐκ μεταφορᾶϲ τῶν τριβομένων ἱματίων καὶ ϲκευῶν χρηϲάμενον τῇ προϲηγορίᾳ. καὶ γὰρ καὶ ταῦτα φαίνεται ξηρότερα ϲφῶν αὐτῶν γινόμενα μετὰ τὰϲ πολυχρονίουϲ χρήϲειϲ, ἡνίκα κατατετρῖφθαι λέγομεν αὐτά.

τινὲϲ μέντοι τὸ κατὰ ϲυζυγίαν ἀκούειν τῶν γεγραμμένων οὐκ ἐννοήϲαντεϲ ὅλωϲ ἕκαϲτόν τε τῶν προειρημένων ἰδίᾳ προχειριζόμενοι ϲυμβουλεύειν ἐν τῇ ῥήϲει ταύτῃ τὸν Ἱπποκράτην φαϲὶ τὰϲ δυνάμειϲ αὐτῶν ἐπιϲκοπεῖϲθαι, οἷον εὐθέωϲ τὴν τοῦ δέρματοϲ ἀραιότητα (πρώτη γὰρ αὕτη γέγραπται) γινώϲκειν φαϲὶ προϲήκειν τί δύναται, χάριν τοῦ καὶ ποιεῖν αὐτήν, ὁπότε χρείαν ἔχοιμεν, ἀναιρεῖν δ', ὁπότ'

1 ὅτι μὴ πάρεργον] *eadem p. 120, 6; cf. etiam CMG V 10, 1 p. 80, 4 sqq.* 7 ἐγκεφάλου μείωϲιϲ—21 πρότερον *exc. Orib. Coll. med. XXIV 2 CMG VI 2, 1 p. 11, 9—22 Raeder* 8 ἔφην] *modo p. 125, 21 sq.*

2 ἅμα δὲ *coni. Kuehn* 7. 8 ἐγκεφάλου μείωϲιϲ, ὥϲ φηϲιν Ἱπποκράτηϲ, γίνεται τοῖϲ φαλ. *(omisso* διὰ ξηρότητα*) Orib.* 9 λεπτότερα *pro* ἁπαλώτερα *Orib.* 10 μήτε *pro* μηκέτ' *Orib.* μηδ' U: μήτε *Orib.*, μήθ' *Ald.* 11 ταπεινὸϲ *Orib.* 12 *et* 18 τῶν] τοῦ *ex errore typographico Charterianae Kuehn* 14 ξηρὸν U *Orib.*: ξηρὰ *ab Ald. edd.* 14. 15 ὡϲ—λογικῆϲ *om. Orib.* 16 ἐϲχάτῳ *Orib.*: ἐϲχάτη U: -τῃ *edd.* 17 καὶ *ante* διὰ τοῦτο *ex Orib. recepi* 18 ὁμοίωϲ ὁρᾶν *colloc. Orib.* ἔτι U *Orib.*: ἔϲτι *falso ab Ald. edd.* 20 γίνεται *per compend.* U: γίγνεται *ab Ald. edd.* κατ' αὐτὰϲ *Orib.* 21 ἐπιτελοῦν U *Ald.*: *corr. Corn. Bas.* 27 προειρηζομένων *propter statim insequens* προχειριζόμενοι U: *corr. Ald.* 29 οἷον] οἷϲ *frustra Kuehn* τὴν...ἀραιότητα *compendiose* U *corr. Corn.*: τὴν...ἀραιότηϲ *sic Ald.*: ἡ...ἀραιώτηϲ *Bas.*: ἡ...ἀραιότηϲ *a Chart. recep. Kuehn* 31 ἔχοιμεν *scripsi*: ἔχομεν U *edd.*

οὐκ εἴη χρεία. γέγραπται γοῦν, φαcί, κἂν τῷ Περὶ τροφῆc· "ἀραιότηc cώματοc ἐc διαπνοήν, οἷc πλέον ἀφαιρεῖται, ὑγιεινότεροι, οἷc δ' ἔλαττον, νοcερώτεροι." ἀλλὰ τούτοιc γε μάχεται τὸ μεταξὺ *** γεγράφθαι τὸ κοιλίηc πυκνότηc, *** τὸ δέρματοc cύνδεcιc, εἴπερ ἦν κατάλογοc πραγμάτων εἰc γνῶcιν χρηcίμων ἰατρῷ. καὶ μέντοι καὶ τὸ τούτων | ἐφεξῆc οὕτωc εἰρημένον ἡ κοιλίηc νάρκωcιc, ἡ τῶν 7 ὅλων cύγχυcιc ἐνδεικτικόν ἐcτι τοῦ γράφειν αὐτὸν ὅcα cυνυπάρχειν ἀλλήλοιc πέφυκεν, οὐχ ἁπλῶc τίνεc εἰcὶ διαθέcειc ἐν τῷ cώματι cυνιcτάμεναι γινώcκεcθαι δεόμεναι. τὸ γὰρ ἡ τῶν ὅλων cύγχυcιc οὐ διαθέcεώc ἐcτι δηλωτικόν, ἀλλὰ τῶν ἐπὶ διαθέcει μοχθηρᾷ γινομένων κακῶν.

III 2 [III 1. V 292,5—7 L.] Καθαίρεcιc δρόμοιcι, πάληcιν, ἡcυχίῃcι, πολλοῖcι περιπάτοιcι ταχέcιν, οἷcιν ἑφθὴ μᾶζα τὸ πλεῖcτον, ἄρτοc ὀλίγοc.

Τὸ μὲν τῆc κενώcεωc ὄνομα κατὰ μόνων τῶν ὑγρῶν λέγεται, τὸ δὲ τῆc καθαιρέcεωc μᾶλλον μὲν ἐπὶ τῶν cτερεῶν, ἐνίοτε δὲ κἀπὶ τῶν ὑγρῶν. καὶ μέντοι καὶ τὰ νῦν εἰρημένα κοινὰ τῆc τε τῶν ὑγρῶν καὶ τῆc τῶν cτερεῶν μειώcεώc ἐcτιν, ὅταν ἄνευ καθάρcεωc ἢ κενώcεωc αἵματοc | αὐτὴν ποιήcαcθαι βουληθῶμεν, ἐπὶ τῶν ὑγιαινόντων 8 δηλονότι (νοcοῦντα γὰρ οὐδεὶc δρόμοιc καὶ πάλαιc θεραπεύcει). κοινὸν γὰρ καὶ τούτων καὶ τῶν ἄλλων ἐcτὶ τῶν ὁμοίων αὐτοῖc τὸ τῶν

1 κἂν τῷ Περὶ τροφῆc . . .] *28 (IX 108 L. CMG I 1 p. 82, 4 Heiberg) saepius a Gal. allata, velut CMG V 4, 2 p. 25, 13. 179, 10 Koch* 18. 19 ἄνευ καθάρcεωc ἢ κενώcεωc αἵματοc] *cf. CMG V 9, 2 p. 273, 7 sqq. Heeg vel V 10, 2, 1 p. 167, 14. 15* 20 νοcοῦντα γὰρ οὐδεὶc δρόμοιc καὶ πάλαιc θεραπεύει] *at contra vid. p. 177 sqq.*

1. 2 ἀραιότηc cώματοc ἐc διαπνοήν, οἷcι πλέον ἀφαιρέεται, ὑγιεινόν, πυκνότηc cώματοc ἐc διαπνοήν, οἷcι ἔλαccον ἀφαιρέεται, νοcηλόν *Hipp.* 2 πλέον *ex parte codd. Hipp. restitui*: πλεῖον U *cum Hipp. cod. Paris. Gr. 2253 (A)*: πλεῖcτον *scr. Kuehn* 3 *post* μεταξὺ *pauca deesse videntur* 4 ἡ *ante* κοιλίηc πυκνότηc *e lemmate (p. 124, 4. 5) addam* *post* πυκνότηc *lacunam statui; verba mutila talibus additis qualia sunt* εὐθὺc γὰρ ἂν ἠκολούθει *(vel potius* καὶ γὰρ ἂν cυνῆπτο*)* τῷ ἡ δέρματοc ἀραιότηc τὸ ἡ *redintegrare studeo*: *eundem sensum per ambages interpretationis* Aber es widerspricht der Rede dieser (Erklärer), daß Hippokrates die Erwähnung der Dichte des Bauches zwischen die Erwähnung der Lockerheit der Haut und der Zusammenziehung der Haut gesetzt hat. Denn wenn diese Worte des Hippokrates nur eine Aufzählung der Dinge wären, deren Kenntnis für den Arzt notwendig ist, dann hätte er nach der Lockerheit der Haut die Zusammenziehung der Haut gesetzt (τὸ μεταξὺ ⟨τοῦ τε ἡ δέρματοc ἀραιότηc καὶ τοῦ ἡ δέρματοc cύνδεcιc⟩ γεγράφθαι τὸ ⟨ἡ⟩ κοιλίηc πυκνότηc· ⟨καὶ γὰρ ἂν ἔθηκεν ὁ Ἱπποκράτηc μετὰ τὸ ἡ δέρματοc ἀραιότηc⟩ τὸ ⟨ἡ⟩) *praebet* H: *ad Ald. lectionem* πυκνότηc τοῦ δέρματοc cύνδεcιc *verba* 'εἶτα *forte vel* τοῦ τε δέρματοc ἀραιότηc, καὶ τοῦ' *adnot. Corn.* τοῦ *(ante* δέρματοc*)* U *edd.*: τὸ ⟨ἡ⟩ *scripsi* 5 ἰατρῶν *per errorem Kuehn* 6 εἰρημένων *in* -ον *corr. ipse* U 12 ἡ *ante* καθαίρεcιc *add. Hipp., quod in* ἡ *mutavit van der Linden* 13 ἡcυχίῃcι *om.* H ἡcυχίῃcι πολλῇcι *inter se coniunxit* U; *cf. p. 129, 17 sqq.* πολλοῖcι περιπάτοιcι *sec.* H *Hipp. scripsi; cf. p. 129, 23/4* 19 αὐτὰc U *edd.*: αὐτὴν *(sc.* τὴν μείωcιν*) scripsi, quemadmodum* ipsam *(minutionem) vertit Crassus* ἐπεὶ U: *corr. Ald.*

γυμνασίων γένος ἐκτεταμένον ἐπί τε δίσκων καὶ ἀκοντίων βολάς, ἅλματά τε καὶ ἁλτῆρας, ὁπλομαχίας τε καὶ πάντα τὰ κατὰ τὸν βίον ἔργα καὶ μάλισθ' ὅσα κατὰ γεωργίαν πονοῦσιν ἀροῦντές τε καὶ θερίζοντες καὶ σκάπτοντες. ἅπαντ' οὖν τὰ γυμνάσια καὶ τῶν σαρκῶν καὶ πιμελῶν καὶ χυμῶν πλῆθος μειοῖ. χρῆσθαι δ' ἐφ' ἑνὸς σώματος ⟨πᾶσιν⟩ αὐτοῖς ἀδύνατον, ἀλλὰ κατὰ τὰς ἕξεις καὶ κατὰ τὰς ἡλικίας καὶ τὴν δύναμιν ⟨καὶ τὴν κρᾶσιν⟩ καὶ τὸ ἔθος ἐξευρίσκειν ἑκάστῳ προσήκει τὸ ἐπιτήδειον γυμνάσιον, ὡς ἐν τοῖς Ὑγιεινοῖς ἐμάθετε. νυνὶ γὰρ ἐκ τῆς τῶν Ἱπποκράτους συγγραμμάτων ἐξηγήσεως οὐ τὰ τῆς ἰατρικῆς θεωρήματα μανθάνετε, προμεμαθηκότες ταῦτα κατὰ τάξιν ἐν ταῖς οἰκείαις πραγματείαις, ἐν αἷς ἁπάσαις τά τε δόγματα αὐτοῦ μετὰ ἀποδείξεως ἔγνωτε καὶ τὰ τοῖς δόγμασιν ἀκόλουθα κατὰ μέρος ἅπαντα.
9 βουληθέντες δὲ τῶν εἰρημένων παρ' αὐτοῦ τὴν ἱστορίαν | προσκτήσασθαι, ταῦτα ἠξιώσατέ με τὰ ὑπομνήμαθ' ὑμῖν ποιήσασθαι, καίτοι μὴ προῃρημένον. αἱ γὰρ ἀσαφεῖς λέξεις ἐπιστημονικὴν ἐξήγησιν οὐ προσίενται.

νῦν γοῦν εὐθέως ἐφεξῆς γεγραμμένου τοῦ ἡσυχίῃσιν οὐκ ἔστι γνῶναι σαφῶς ὅ⟨τι⟩ βούλεται δηλῶσαι διὰ τῆς φωνῆς ταύτης ὁ Ἱπποκράτης. στοχάζεσθαι δὲ χρή, καθάπερ ἐν ταῖς ἄλλαις [ταῖς] ἀσαφέσι λέξεσιν, οὕτως κἀν ταύτῃ ⟨τοῦ⟩ τὸ μέν τι τῷδε φαίνεσθαι πιθανώτερον εἶναι, τὸ δὲ τῷδε. καὶ γὰρ καὶ πέφηνε, καὶ ἄλλος ἄλλως ἐξηγεῖται τὴν ἡσυχίαν. ἐγχωρεῖ γοῦν ἐπί τε τῶν μεταξὺ διαναπαύσεων ἐν τοῖς γυμνασίοις εἰρῆσθαι, καθάπερ ἐν Ἀφορισμοῖς εἶπεν· "ὁκόταν ἄρξηται πονέειν, τὸ διαναπαύειν εὐθὺς ἄκοπον", ἐγχωρεῖ δὲ κἀπὶ τῶν ⟨ἐν⟩ ταῖς [τοῦ] ὅλαις ἡμέραις ἐσομένων ἡσυχιῶν ἐν ταῖς μεταξὺ λελέχθαι. δύναται δὲ καὶ τελείαν ἡσυχίαν ἐπί τινων σωμάτων συμβουλεύειν. εἰ γὰρ οὕτως αὐτὸς εἶπε· "κίνησις κρατύνει, ἀργίη τήκει", δύναιτ' ἄν ποτε καὶ βίος ἀργὸς λεπτῦναι τὸ σῶμα. καὶ γὰρ τεθεάμεθά τισιν οὕτως συμβῆναι ἐκ μεταστάσεως εἰς ἀργίαν τῶν γυμνασίων. ἀλλὰ
10 διορισμῶν ἀκριβῶν ἐστι | χρεία, τίνες εἰσὶν οἱ τούτων δεησόμενοι λε-

8 ἐν τοῖς Ὑγιεινοῖς] *l. II CMG V 4, 2 p. 38—72 Koch* 9 ἐξηγήσεως σκοπούς *expos. ut alibi ita p. 125, 25 sqq.* 14. 15 ταῦτα ἠξιώσατέ με ... μὴ προῃρημένον] *cf. quae animadverti in Actis Acad. Berol. 1927, IV, p. 93 sqq.* 23 ἐν Ἀφορισμοῖς] *II 48 (IV 484, 1 L.)* Ἐν πάσῃ κινήσει τοῦ σώματος, ὁκόταν ἄρχηται, τὸ διαναπαύειν εὐθὺς ἄκοπον 27 αὐτὸς εἶπε] *Hipp.* Κατ' ἰητρεῖον *20 (III 324 L. II 42, 19 Kw.)* χρῆσις κρατύνει, ἀργίη τήκει

1 ἐκτεταμένων *coni. Chart.* 2 ὁπλομάχας *ab Ald. edd.* 3 μάλλισθ' *i. t. altera* λ *littera expuncta,* μάλισθ' ὅσα *i. m. iter.* U 5. 6 πᾶσιν *addidi, sicut* omnibus istis uti *vert. Crassus* 7 καὶ τὴν κρᾶσιν *ex* H *recepi* 11 πραγματίαις U: *corr. Ald.* 12 *post* ἅπαντα wie z. B. die Arten der Elemente *versa add.* H 15 προῃρημένων U *Ald. Bas.*: *corr. Chart.* 15. 16 προσίεντ (ε *supra*) *sic* U: *corr. Ald.* 18 ὅ⟨τι⟩ *complevi* 19 ταῖς *ante* ἀσαφέσι *iter.* U: *sustulit Ald.* 20 τοῦ *inter* ταύτῃ *et* τὸ *inser. Deichgr.*: ut ... verisimilius videatur *interpret. Crassus* 21 τὸ δέ ⟨τι⟩ τῷδε *restituere supersedi* καὶ δὴ κἀνταῦθα πέφηνεν, ἡνίκα ἄλλος *anteponam* 25 ἐν *addidi* τοῦ *del. Corn. Chart.* ἐν ταῖς μεταξὺ H *vertendo Crassus*: ἐν τοῖς μ. U *edd.*

πτύνσεως ἕνεκεν. οἷς γὰρ δεῖ κενώσεώς γε πλεοναζόντων ὑγρῶν ⟨ποιητέον⟩· οὐδέποτε γὰρ ἀργία τοῦτο ποιεῖν πέφυκεν. εἰκότως οὖν ἔνιοι περὶ καθαιρέσεως σαρκῶν τὸν λόγον αὐτῷ νῦν εἶναί φασιν, οὐ κενώσεως ὑγρῶν, ὡς ἐν πληθώραις τε καὶ ταῖς ὑδαρώδεσιν ἕξεσι γίνεται. δυνατόν γε μὴν ἐπ' ἀμφοτέρων αὐτοῦ τὸν λόγον πεποιημένου κατάλογον εἶναι πάντων τῶν βοηθημάτων, ὅσα τε κοινὰ τῶν καθαιρέσεων ἀμφοτέρων ἐστὶ καὶ ὅσα [τε] καθ' ἑτέραν αὐτῶν ἴδια. δύναται δὲ μετὰ τὰ γυμνάσια τὴν ἡσυχίαν γεγραφέναι περὶ τῶν καθ' ἑκάστην ἡμέραν γυμνασίων καὶ τῆς ἐπ' αὐτοῖς ἡσυχίας ποιούμενος τὸν λόγον, ἵν' οἱ γυμνασάμενοι μὴ προσφέρωνται τὰ σιτία εὐθέως, καθάπερ ἔθος, ἔτι διασῴζοντες ἐν τῷ σώματι τὴν ἐκ τῶν γυμνασίων θερμασίαν, ἀλλὰ τελέως ἀπεψυγμένοι. καὶ γὰρ καὶ τοῦτ' ἐν τοῖς Ὑγιεινοῖς ἐμάθετε λελεγμένον ὀρθῶς ἄλλοις τε καὶ τῷ Ἐρασιστράτῳ, ὥστε κἀκ τούτου δῆλον γίνεσθαι, πολὺ τὸ στοχαστικὸν ἐν ταῖς ἐξηγήσεσιν εἶναι τῶν διὰ συντομίαν ἀσαφῶς ἡρμηνευμένων. ὅταν δὲ καὶ γράφειν τὴν | λέξιν ὡς 11 ἂν ἐθέλῃ τις ἐξῇ, πολὺ δή που μᾶλλον ἄδηλον γίνεται τὸ τῆς γνώμης τοῦ παλαιοῦ. νῦν γοῦν ἐν τῇ προκειμένῃ ῥήσει γράφουσιν ἔνιοι ἡσυχίῃσι πολλῇσι, οὔτε τῶν παλαιῶν ἀντιγράφων οὔτε τῶν °πρῶτον ἐξηγησαμένων τὸ βιβλίον ἐπισταμένων τὴν γραφὴν ταύτην. εἰ δ' ἀναγκάζει τις ἡμᾶς αὐτὴν ἐξηγήσασθαι τὴν μετὰ τὰ γυμνάσια γινομένην ἡσυχίαν, φήσομεν ἀξιοῦν αὐτὸν ποιεῖσθαι πολλήν.

ἀλλὰ ταύτην μὲν ἐατέον, τὴν δ' ὁμολογουμένην ἅπασι γραφὴν ἐξηγούμενοι συμβουλεύειν αὐτὸν ἐροῦμεν πολλοῖς περιπάτοις καὶ ὀξέσι χρῆσθαι. παχύνουσι γὰρ οἱ βραδεῖς, ὥσπερ καὶ τὰ βραδέα γυμνάσια. καὶ θαυμάζω γε πῶς ἐπ' ἐκείνων παρέλιπε τὸ ταχέσι. καὶ γὰρ δρόμοι ταχεῖς καὶ γυμνάσια τοιαῦτα καὶ σαρκῶν ὄγκον καθαιρεῖ καὶ χυμῶν πλῆθος κενοῖ, καὶ σχεδὸν ἅπασιν ὁμολογεῖται τοῦτο καὶ γυμνασταῖς καὶ ἰατροῖς. ὁ δ' οὖν Ἱπποκράτης ἐφεξῆς ἔγραψε περὶ τῆς ἐπιτηδείου τροφῆς τοῖς καθαιρέσεως δεομένοις, ὡς εἴωθεν, ἐκ [τοῦ] παραδείγματος ἑνὸς ἑαυτῷ ὑπόμνησιν | ποιησάμενος τοῦ 12

12 καὶ τοῦτ' ἐν τοῖς Ὑγιεινοῖς] *cf. ad p. 128, 8; l. II 2 CMG V 4,2 p. 39, 7 sqq. l. V 3 p. 141, 7 sqq. Koch* 13 τῷ Ἐρασιστράτῳ] *cf. p. 44, 16; auctor quidem appellatur legitimae artis gymnasticae Gal. V 879 K., sed quod ad eius de exercitationum vi salutari iudicium attinet, diversa rettulit Gal. CMG V, 4, 2 p. 18, 23. 24 (19, 10) Koch* 28 ἐφεξῆς] *infra p. 132, 8 sq.*

1. 2 οἷς γὰρ δεῖ . . . ⟨ποιητέον⟩ *sec. interpret. arab. emendavi et supplevi*, denn es ist nötig, daß man dies bei denen anwendet, bei denen eine Entleerung der überschüssigen Flüssigkeiten notwendig ist H: οὐ γὰρ δεῖ U *edd.*: 'δὴ forte' *ad* δεῖ *adnot. Corn.* 2 οὐδέποποτε *sic* U: *corr. Ald.* 5 γίνονται U: *corr. Chart.* 7 τε *delevi* 9 αὐτοῖς U *(compend.) Chart.*: αὐτῆς *Ald. Bas.* 10 ἵν' οἱ *scripsi*: ἵνα U *edd.* 11 ἔτι] ἐστὶ *ab Ald. edd.* 12 καὶ *ante* τοῦτο *ab Ald. om. edd.* 13 ἄλλοις H, *ex* ἄλλως *corr. ipse* U 15 ἀσαφῶς H *Bas.*: σαφῶς U *Ald.* 25 τὸ παχέσι U *Ald. Bas.*: τοῦ ταχέσι *scr. Chart.*: *correxi* 26 παχεῖς U: *corr. Ald.* 29 τ̑ *i. e.* τοῖς (*ante* καθαιρέσεως) U *Corn. Bas.*: τῆς *Ald.* 30 τοῦ *delevi*

καθόλου πᾶςιν ἁρμόττοντος. ἔςτι δὲ τούτοις καθόλου τροφὰς διδόναι μὴ τροφίμους, ὁποῖόν ἐςτι τὸ χοίρειον κρέας, ἀλλ' ὀλιγοτρόφους, ὁποῖόν ἐςτι τὸ τῆς ὄϊος, ὅπερ ἐςτὶ τὸ τοῦ προβάτου. καὶ ἡ μάζα δὲ τῶν ὀλιγοτρόφων ἐςτί. διὰ τοῦτ' οὖν ταύτης μὲν τὸ πλεῖςτον, ὀλίγον δὲ τοῦ ἄρτου λαμβάνειν κελεύει.

III 3 [III 1. V 292, 7. 8 L.] Καθαιρέςεως ςημεῖον τὴν αὐτὴν ὥρην τῆς ἡμέρης φυλάςςειν, ἐξαπίνης γὰρ εἰρύεται.

Οὐκ ἄδηλόν ἐςτι ςυνῆφθαι τὴν ῥῆςιν ταύτην τῇ προγεγραμμένῃ, καθ' ἣν ἐδίδαςκεν ὅντινα τρόπον χρὴ ποιεῖςθαι τὴν καθαίρεςιν. ὅπως οὖν γνῶμεν, εἰ τοῦ ποςοῦ τοῦ κατ' αὐτὴν ἀκριβῶς ἐςτοχάςμεθα, ςημεῖον νῦν γράφει τούτου. γέγονε δὲ ὁ λόγος οὗτος ἀςαφὴς ὡς πρὸς
18 ἡμᾶς διὰ τό, καθάπερ ἔφην ἤδη πολλάκις, οὐ πρὸς ἔκδοςιν αὐτῷ | γεγράφθαι τὴν βίβλον ταύτην, ἀλλ' εἰς ὑποτύπωςίν τε καὶ παραςκευὴν ἑαυτῷ. πρὸς ἔκδοςιν δὲ γράφων οὕτως εἶπεν ἂν πάντως, ἥντινα λέγει τῆς ἡμέρας ὥραν τὴν αὐτὴν ἐν ᾗ τὸ τῆς καθαιρέςεως ςημεῖον ἐπιτηρεῖν χρή. μὴ γράψαντος οὖν αὐτοῦ, τί ἂν ἄλλο τις ἀκούειν ἔχοι πιθανώτερον ἢ ὅτι τὴν αὐτὴν ὥραν τῆς ἡμέρας ἄγοντες ἐπὶ τὰ γυμνάςια τὸν τῆς καθαιρέςεως χρήζοντα παραφυλάξωμεν, ὡς ἐκέλευε; μή τι γὰρ ἐξαπίνης εἰρύεται, τουτέςτι ⟨τὸ⟩ ςυμπίπτειν μὲν τὸν ὄγκον τοῦ ςώματος, καταπίπτειν δὲ καὶ ἀρρωςτεῖν τὴν δύναμιν. ἄντικρυς μὲν γὰρ "ἕλκεςθαι" ςημαίνει τὸ εἰρύεςθαι. δύναται δ' ἀπ' ἐκείνου κἀπὶ ταῦτα μεταφέρεςθαι διὰ τὴν τῶν πραγμάτων φύςιν, ὑπὲρ ὧν ὁ λόγος ἐςτίν, οἷς, ὡς ἔφην πολλάκις, ἐν ταῖς ἀςαφέςιν ἑρμηνείαις, ἃ φθάνομεν αὐτοὶ γινώςκειν, ἐφαρμόττομεν. ἔνιοι δ' ἀντὶ τοῦ εἰρύεται γράφουςιν "ἐρείπεται", ςαφεςτέραν τὴν δήλωςιν τοῦ πράγματος ἐκ τῆς λέξεως ταύτης ἐλπίςαντες ἔςεςθαι. ἀλλ' ἥ γε παλαιὰ γραφὴ τὴν εἰρύεται φωνὴν ἔχει. |

14 **III 4** [III 1. V 292, 8. 9 L.] Ὑφεῖναι τῶν πόνων, εἰ λύεται.

Κἀνταῦθα γράφουςί τινες ⟨ἀντὶ τοῦ "εἰ λύεται" τὸ "εἰ ἐρείπεται", ὥςτε τὸν λόγον γενέςθαι τοιοῦτον·⟩ ὑφεῖναι τῶν πόνων,

2 τὸ χοίρειον κρέας] *cf. p. 132,13 sqq. Gal. De alim. facult. III 1,2 CMG V 4,2 p. 333 sq. Helmr.; item Gal. X 482. XV 883 sq. K.* 3 τὸ τοῦ προβάτου] *cf. Gal. De alim. facult. III 1,7 CMG V 4,2 p. 334,4 sqq. Helmr. Gal. I 255. VI 789 K.* ἡ μάζα] *cf. Hipp.* Περὶ διαίτης *II 40 (VI 536 sq. L.) et Gal. in* Π. διαίτης ὀξέων *I 10 (II 298, 6 L.) comm. CMG V 9,1 p. 193,1 sqq. Helmr. et eiusd. De alim. fac. I 12 CMG V 4,2 p. 233 sq. Helmr.* 5 τοῦ ἄρτου] *de optimis panibus cf. e. c. CMG V 4,2 p. 219,5 sqq. 224,3 sqq. Helmr.* 12 καθάπερ ἔφην ἤδη πολλάκις] *ex. gr. p. 5,7. 9. 10 vel 75 sq.* 23. 24 οἷς, ὡς ἔφην πολλάκις,… ἐφαρμόττομεν] *cf. e. c. p. 121,15 sqq., imprimis CMG V 9,2 p. 31,12 sqq. 99,5. 6. 139,20. 26 Diels* 29 κἀνταῦθα] *ut v. 7; cf. v. 24 sqq.*

3 τὸ *ante* τοῦ *ab Ald. om. edd.* 6 *aut* καθαιρέςιος *aut* καθαίρεςις *Hipp.* 7 ἡμέρας *per comp.* U: *corr. Chart.* 10 ἐςτοχαςάμεθα *ab Ald. edd.* 20 καταπίπτοι U *Ald. Bas.*: *corr. Corn. Chart.* 28 ἀφεῖναι *per errorem Ald. omnes edd.* εἰ λύεται *ex interpret. arab. restitui*, wenn es sich löst H: ᾗ ῥύεται *Pall.*: ἡ ῥύεται *Hipp. vulg.*: ᾗ ῥυήςεται U *edd.*: ᾗ εἰρύεται *scr. Littré* 29 *post* τινες

εἰ ἐρείπεται. ἡ δ' οὖν τοῦ λόγου δύναμίς ἐστι τοιάδε· πᾶσα κένωσις
ἐὰν μὴ κατὰ βραχὺ γένηται, τήν τε δύναμιν καταλύει καὶ τὴν τοῦ
σώματος ἕξιν ἀθρόως διαφορεῖ. διὰ τοῦτ' οὖν ἔνιοι μὲν ἔγραψαν
ὑφεῖναι τῶν πόνων, εἰ λύεται, τὴν ἀθρόαν κένωσιν ἐκ τοῦ
λύεσθαί γε δηλοῦσθαι βουλόμενοι. *** τινὲς δὲ ἢ εἰρύεται γράφουσι
προστιθέντες τὸ ἦτα καὶ περισπῶντες καὶ μετὰ ⟨τοῦ⟩ ἰῶτα γράφοντες,
ἵνα σημαίνηται "τῶν πόνων ὑφεῖναι ἢ ὑφιέναι, καθότι ἂν εἰρύηται ὁ
ἄνθρωπος." αὐτὸ δὲ τὸ "εἰρύεσθαι" κατά τε τῆς τοῦ σώματος συμπτώ-
σεως καὶ κατὰ τῆς ἐν τῇ δυνάμει καταπτώσεως εἰρηκέναι φασίν, ὡς
γενέσθαι τὸν λόγον τοιοῦτον· "ὑφεῖναι τῶν πόνων ⟨δεῖ⟩, ὁπόταν ἥ
τε δύναμις καταπίπτῃ καὶ τὸ σῶμα διαφορῆται." καὶ μέντοι οἱ τὸ
"ἐρείπεται" γρά|φοντες ἐπὶ τὴν τῆς δυνάμεως κατάπτωσιν °φέρουσι 15
τὸν λόγον.

III 5 [III 1. V 292, 9 L.] Ὁμοίως γὰρ [ὅλον] συμπίπτει.

Τῇ προγεγραμμένῃ ῥήσει ταύτην ἐφεξῆς εὗρον ἐν τοῖς παλαιοῖς
ἀντιγράφοις πᾶσιν. ἴσασι δὲ αὐτὴν οὕτως ἔχουσαν καὶ οἱ παλαιοὶ
τῶν ἐξηγητῶν καὶ μέντοι καὶ τῶν νεωτέρων οἱ περὶ Σαβῖνον·
οὐ μὴν εἰρήκασί γέ τινα ἐξήγησιν εἰς αὐτήν. ὅλην γὰρ τὴν προειρη-
μένην ῥῆσιν προγράψαντες, εἶτ' ἐξηγησάμενοι τὰ κατὰ μέρος ἐν αὐτῇ
ταύτης τῆς λέξεως τὴν ἐξήγησιν οὐκ εἶπον, ὥσπερ οὐδὲ Ζεῦξις ἐκ
τῶν παλαιῶν ἐξηγητῶν [εἰς] ὧν καὶ αὐτός. ἔνιοι δέ φασιν εἰρῆσθαι
πρὸς Ἱπποκράτους τὸ ὁμοίως γὰρ συμπίπτει τοιοῦτόν τι δη-
λοῦν βουλομένου· "ὥσπερ ἡ πλήρωσις βλάπτει καὶ διὰ τοῦτο δεῖ
καθαιρεῖν αὐτήν, οὕτω καὶ ἡ περαιτέρω τοῦ προσήκοντος κένωσίς ἐστι
βλαβερὰ | παραπλησίως τῇ πληρώσει· συμπίπτει γὰρ ὑπ' αὐτῆς τὸ 16

8 τὸ εἰρύεσθαι] *cf. 130, 19 sqq.* 16 ἴσασι δὲ—21 καὶ αὐτός: *Deichgräber, Empirikerschule, fragm. 355, p. 244* 17 τῶν νεωτέρων οἱ περὶ Σαβῖνον] *cf. ad p. 32, 5* 20 Ζεῦξις] *cf. p. 3, 9*

anstatt "wenn es sich löst" "wenn es zerfällt", so daß der Text der folgende wird *versa add.* H, *unde quae desunt recepi*

1 κένωσις *ex* κενώσεως *corr. ipse* U 2 τήν δε *sic* U: *corr. Ald.* 4 *in vers. arab.* wenn es sich löst (εἰ λύεται) *ut in lemmate* H: ἡ ῥυήσεται *ut p. 130, 28* U *edd.* 5 λύεσθαι H: ῥυήσεσθαι U *edd.* *post* βουλόμενοι *lacunam significavi, quam in versione additis* Auf dieselbe Bedeutung kommen diejenigen, die anstatt "wenn es sich löst" schreiben "wenn es zerfällt", d. h. wenn der Körper zerfällt und plötzlich heftig zusammenbricht, dann muß man mit den Anstrengungen nachlassen *explet* H wo es zerfließt *versum exhibet* H: ἢ εἰρύεται *retinui cum* U *edd.* 6 ⟨τοῦ⟩ ἰῶτα *scripsi*: *tantummodo* ῑ U *ante* γράφοντες *asteriscum appositum habet Ald., quamobrem* ὑπογράφοντες *coni. Bas.* 7 ἢ ὑφιέναι *om.* H 8 εἰρύεσθαι U *edd.; cf. p. 130, 19 sq.*: *ab eodem quod praecessit verbo derivatum* H 9 αὐτὸν *subaudire nescio an sufficiat* 10 δεῖ *in paraphrasi ex* H *recipiendum duxi coll. e. c. v. 23* 12 ἐρείπεται *coll. v. 1 correxi*: ἐρείψεται U *edd.* 14 ὅλον *sec.* H *delevi; cf. v. 22* 16 πᾶσιν *sec.* H *conieci, sicut* omnibus *interpr. Crassus*: πάλιν U *edd.* 18. 19 προειρημένην *ex* H *correxi*: antepositam dictionem *vert. Crassus*: προκειμένην *eodem mendo quo p. 91, 4. 5* U *edd.* 19 προσγράψαντες U *edd.*: *corr. Deichgr.* 21 εἰς *del. Sch.* 22 ὅλον *ante* συμπίπτει *ex Hipp. add. Corn. et* totum concidit *in vers. lat. scr. Crassus; cf. v. 14*: *om.* UH *edd.* 23 ἡ *ante* πλήρ. *bis* U: *corr. Ald.*

cῶμα βλαβερῶc, ὡc ἐπὶ τῆc πληρώcεωc εἰc ὄγκον αἴρεται.'' μεμψάμενοι δ' ἔνιοι τὴν ἐξήγηcιν ταύτην ὡc ἀπίθανον ἤτοι οὐδ' ὅλωc ἔγραψαν τὸ μέροc τοῦτο τῆc ῥήcεωc ἢ μετέγραψαν εἰc τήνδε τὴν λέξιν· ''ἀθρόωc γὰρ ἂν ῥυήcεται'', παρακελεύεcθαι βουλόμενοι τὸν Ἱπποκράτην προcέχειν ἡμᾶc ἀκριβῶc τῇ καθαιρέcει τοῦ cώματοc. ἀθρόωc γὰρ αὐτοῖc γίνεcθαι ⟨τὸ⟩ διαφορεῖcθαι καὶ ῥεῖν ἐν τοῖc γυμναcίοιc, ὅταν ἐφεξῆc ἡμέραιc πολλαῖc ἐπιμείνῃ τιc γυμνάζων μὲν αὐτὸν ἀξιολόγωc, διαιτῶν δὲ λεπτῶc.

III 6 [III 1. V 292, 9. 10 L.] Ὅταν δ' ἤδη cυμπέcωcι, προcάγειν ὕεια ὀπτά.

Διὰ τῶν προειρημένων ἀξιοῖ φυλάττεcθαι τὴν ἄμετρον καθαίρεcιν. ἐπεὶ δ' ἔcθ' ὅτε cυμβαίνει περιπίπτειν ἀκουcίωc, βούλεται καὶ πρὸc ταῦτα χρῆναι παρεcκευάcθαι τὸν ἰατρόν, ⟨καὶ⟩ ἐάν ποτε καθαίρεcιc
17 ἀθρόα γένηται, διδόναι τηνι|καῦτα cυμβουλεύει κρέα ὕεια ὀπτά· κρέα μὲν ὕεια, διότι πολύτροφα, τὰ δὲ ὀπτά, διότι cτερεὰν καὶ cυνηγμένην εἰc ὀλίγον ὄγκον, οὐχ ὑγρὰν οὐδὲ πλαδαρὰν ἐργάζεται τὴν cάρκα. τινὲc δὲ ἀντὶ τοῦ προcάγειν ''προcφέρειν'' ὕεια ὀπτὰ γράφουcι, τὴν αὐτὴν μὲν φυλάττοντεc ἔννοιαν, ὡc κυριωτέρῳ δὲ ῥήματι τῷ ''προcφέρειν'' ἀντὶ τοῦ προcάγειν χρώμενοι.

III 7 [III 1. V 292, 10. 11 L.] Ὅταν δὲ πληρῶνται, cημεῖον· αὖθιc τὸ cῶμα ἀνθηρὸν γίνεται.

Καὶ τοῦτ' αὐτὸ διὰ βραχέων ὑπεγράψατο, κοινὸν ἁπάcηc ἀναθρέψεωc ὑπάρχον cημεῖον. ἀνθηρὸν γὰρ γίνεται τὸ cῶμα κατά τε τὰ γυμνάcια καὶ ἄλλωc τοῖc ἐξ αἵματοc χρηcτοῦ τὴν ἀνάθρεψιν ἴcχουcιν. |

18 **III 8** [III 1. V 292, 11—13 L.] Ἐν γυμναcίοιc cημεῖον ὁ ἱδρὼc ὁ ῥέων cτάγδην, ἔξειcιν ὥcπερ ἐξ ὀχετῶν, ἡ cύμπτωcιc ἐξ ἐπάρcιοc.

Λείπει κἀνταῦθα τῇ λέξει τὸ cυμπτώcεωc ἢ καθαιρέcεωc ἤ τι τοιοῦτον. διὸ καί τινεc οὐκ ὤκνηcαν αὐτὸ προcθέντεc ὡc γεγραμμένον οὕτωc ἐξ ἀρχῆc ἐξηγεῖcθαι, τοιάνδε τὴν λέξιν ποιήcαντεc· ''ἐν γυμνα-

11 διὰ τῶν προειρημένων] *p. 128, 17 sqq. 130 sq.* 22 διὰ βραχέων ὑπεγράψατο] *deinde haec* ὑπομνήματα *etiam* ὑπογραφὰc *appellare consuevit, veluti p. 80, 18. 151, 11. 12. 272, 8* 29 κἀνταῦθα] *ut p. 130, 28; cf. p. 131, 8. 9*

6 αὐτῷ *malim* τὸ *addidi* 7 τιc τῶν γυμναcίων γυμάζων γυμνάζων *verbis* τῶν γυμν. γυμ. *deletis* U αὐτοὺc U *Ald. Bas.*: αὐτὸν *a Chart. recep. Kuehn*: αὐτὸν *praetuli* 9 ὅταν δὲ δὴ ξυμπέcωcι *Hipp.* 10 ὑίεια *ut vv. 14. 15. 17* U: *corr. Bas.* 13 χρῆναι *corr. aut* χρὴ *delendum censuit Corn.*: χρὴ U *Ald. Bas.*: χρῆν *scr. Chart.* καὶ *addidi, fort.* κἂν *scribendum; an* ἐὰν ⟨γάρ⟩ ποτε *praestantius?* 22. 23 ἀνατρέψεωc *et v. 24* ἀνάτρεψιν *a Chart. edd.* 26 ἐν γυμναcίοιcι *cum Hipp. Chart.; sed cf. p. 132/33* 26. 27 ὁ ῥέων cτάγδην ἔξειcιν U: ὃc *ex* H *addito vix opus est*: ὃc *om. Hipp. cod.* C: ὁ ῥέων *om. Ald. Bas.*: ὁ cτάγδην ῥέων *cum Pall. colloc. Chart.*

cίοιc cημεῖον cυμπτώcεωc ὁ ἱδρὼc ὁ ῥέων ⟨cτάγδην⟩ ὥcπερ ἐξ ὀχετῶν." ἐφεξῆc ⟨δέ φηcι⟩ καὶ ἄλλο cημεῖον γίνεcθαι, τὴν ἀθρόαν cύμπτωcιν ἐξ ἐπάρcεωc. χρὴ γὰρ κἀνταῦθα προcυπακοῦcαι τὸ "ἀθρόον", εἰ καὶ μὴ γέγραπται νῦν, ἔμπροcθεν εἰρηκότοc αὐτοῦ· "ἐξαπίνηc γὰρ εἰρύεται." ὅτι δὲ ταῦτα διαφορουμένου τοῦ cώματοc ἀμέτρωc γίνεται πρόδηλον.

III 9 [III 2. V 292, 14—294, 2 L.] Ἡ γυνή, ἣν τὸ πρῶτον ἐθεράπευcα ἐν Κρανῶνι, cπλὴν | μέγαc φύcει, πυρετὸc 19
καυcώδηc, ἐξέρυθροc, πνεῦμα δεκάτῃ, ἱδρὼc τὰ πολλὰ ἄνω, ἀτάρ τοι καὶ κάτω ιδ΄.

Οὐδὲν ἀξιόλογον ἐκ ταύτηc τῆc ῥήcεωc ἔνεcτιν ἡμῖν μαθεῖν. θαυμάcαιμι δ' ἂν εἰ καὶ αὐτὸc ⟨ὁ⟩ Ἱπποκράτηc οὕτωc ἔγραψεν ἄνευ τοῦ προcγράψαι τὰ οὖρα· ὡc, εἴ γε προcεγέγραπτο, πλέον ἂν ἐκ τούτων εἰc ἀνάμνηcιν ἔcχε τι. πρὸc ἡμᾶc δ' ἐξ ἐπιμέτρου καὶ τοῦτ' ἐcτὶν ἀcαφέc, τό γε κατὰ τὴν ἀρχὴν τῆc ῥήcεωc γεγραμμένον ἣν τὸ πρῶτον ἐθεράπευcα. ζητήcεωc γὰρ ἄξιόν ἐcτι, πότερον ἑαυτοῦ χάριν, ὡc ὀνομάτων καὶ τόπων ἐν οἷc οἱ νοcοῦντεc κατέκειντο μνημονεύειν εἴωθεν, οὕτω καὶ νῦν προcέγραψεν ἣν τὸ πρῶτον ἐθεράπευcα διὰ τὸ ⟨μὴ⟩ μεμνῆcθαι τὸ ὄνομα τῆc γυναικόc, ἢ δηλωτικόν ἐcτι τοῦ νῦν ἐξ ὑποcτροφῆc νοcῆcαι τὴν ἄνθρωπον. οὕτω δὲ καὶ τὸ πνεῦμα τὸ τῇ δεκάτῃ τῶν ἡμερῶν γεγονέναι γεγραμμένον ἀcαφέc ἐcτιν εἴτε δύcπνοιαν ἁπλῶc cημαίνει ἡντινοῦν εἴτε μόνον τὸ δεδιωγμένον καὶ | μέγα πυκνὸν εἶδοc τῆc δυcπνοίαc. ἔνιοι δὲ καὶ τὸ κατὰ 20
τὴν γαcτέρα πνεῦμα πλέον ἠθροῖcθαι νομίζουcιν ἐκ τῆc λέξεωc δηλοῦcθαι.

ταῦτα μὲν οὖν κατὰ τὴν λέξιν ἔχει τὴν ἀcάφειαν, ἄλλα δὲ κατὰ μόνην τὴν διάνοιαν. πότερον γὰρ ἐπὶ μόνῳ τῷ cπληνὶ πάcχοντι cυνέβη τὴν γυναῖκα καὶ πυρετὸν καυcώδη cχεῖν καὶ τὴν δύcπνοιαν ἢ τὴν ἐμπνευμάτωcιν τῆc γαcτρόc, ἐξέρυθρόν τε τὴν χρόαν, ἢ καί

4 ἔμπροcθεν] *p. 130, 7* 8 cπλὴν—9 πνεῦμα *cit. Gal. VII 957, 13 K., ubi ad* πνεῦμα *vocem haec annexuit*: τὴν προειρημένην δύcπνοιαν ἀκουcτέον, ἐφ' ἧc πυκνοῦται τὸ πνεῦμα *(cf. v. 22 sq.)* 17 ὀνομάτων καὶ τόπων] *cf. p. 106, 2. 3* 29 τὴν ἐμπνευμάτωcιν τῆc γαcτρόc] τοὺc ἐμπνευματουμένουc τὰ κατὰ τὴν κοιλίαν *tract. Gal. CMG V 9, 1 p. 290, 9 sqq. 322, 4 sqq. Helmr. V 9, 2 p. 174, 12 sqq. Diels; cf. Foës. Oecon. Hipp. p. 520*

1 cτάγδην *ex* H *recepi* 2 ἐφεξῆc καὶ ἄλλο U: δέ φηcι *inter* ἐφεξῆc *et* καὶ *inserui*: δὲ *pro* καὶ *ab Ald. edd.* 5 εἰρύεται H *corr. Corn. Chart.; cf. p. 130, 7*: εἴρεται *sic* U 7 τὸ *ante* πρῶτον *om. Hipp.* 8 cπλὴν οἱ *praebent codd. Hipp. excepto* C: οἱ *cum Hipp. cod.* C *et Pall. om.* U 9 πνεῦμα· δεκάτῃ ἱδρὼc *dist. Hipp., quam distinctionem Gal. ipse quoque sequitur p. 134, 3. 15; sed cf. comm. v. 21* 10 τοι] τι *Hipp.; sed cf. p. 134, 16. 23* 11 οὐδὲν ἀξιόλογον *ad lemma traxit* U: *corr. Corn. Chart.* 12 ὁ *add. Bas.* 14 τούτου U *edd.*: *vel hiatus tollendi causa mutavi* 15 γε *correxi*: τε U *edd.* 19 μὴ *addidi versione arab. consentiente*: weil er sich nicht an den Namen der Frau erinnerte H 20 τὸν ἄνθρωπον U *edd.*: *corr. Corn.* 23 μέγα ⟨καὶ⟩ πυκνὸν *Gal. quidem usitatius videtur* 28 cχεῖν *conieci*: ἔχειν U *edd.*

τις ἄλλη πυρετώδης αὐτῇ διάθεσις ἐγένετο, δι' ἣν ταῦτα συνέπεσεν, ἄδηλόν ἐστι. μέγιστον δ', ὡς ἔφην, τὸ μὴ γινώσκειν ἡμᾶς ὁποῖα τὰ οὖρα μέχρι κρίσεως ἐγένετο καὶ διὰ τί κατὰ τὴν δεκάτην ἡμέραν ἐπεσήμηναν οἱ ἱδρῶτες. εἴωθε γὰρ αὐτὸς ἐν αἷς ἡμέραις οἱ παροξυσμοὶ σφοδρότεροι γίνονται προσγράφειν, ἵν' εἰδῶμεν, ὡς ἐκ πολλῆς τῆς τῶν κατὰ μέρος πείρας ἤθροισε τὴν ἐμπειρίαν, ἀφ' ἧς ἀπεφήνατο καθόλου περὶ πάντων νοσημάτων, ὧν οἱ παροξυσμοὶ ἐν περισσαῖς ἡμέραις γίνονται, τούτων καὶ τὰς κρίσεις ἐν περισσαῖς ἡμέραις ἀποτελεῖ-
21 σθαι. ὃ δὲ πάντων ἐστὶν | ἀτοπώτατον ἐν τῇ προκειμένῃ ῥήσει καὶ δὴ φράσω, πότερον ἀπέθανεν ἢ ὑγίανεν ἡ γυνή, παραλελεῖφθαι. διὸ καὶ τὸ μεταξὺ ταύτης τε καὶ τῆς μετὰ ταύτην γεγραμμένης [τὸ] "ἧσσον" ἔνιοι μὲν ταύτῃ προστιθέασιν, ἔνιοι δὲ ἐκείνης ἡγούμενον ποιοῦσιν. εἰ μὲν οὖν ἐγέγραπτο κατὰ τὴν ιδ' ἡμέραν ἐπ' ἀγαθῷ κεκρίσθαι τὴν γυναῖκα, λόγον ἂν εἶχε μὴ προσγράφειν ταύτῃ τῇ ῥήσει τὸ "ἧσσον". εἰρηκὼς γὰρ ἐν τῇ δεκάτῃ τῶν ἡμερῶν ἱδρῶτας γεγονέναι τῇ γυναικὶ τὰ πολλὰ ἄνω, κἄπειθ' ἑξῆς ἐπιφέρων ἀτάρ τοι καὶ κάτω τεσσαρεσκαιδεκάτῃ, πῶς ἂν ἔτι προσέγραψε τὸ "ἧσσον", εἴπερ ὅλως ἐσώθη τὸ γύναιον. εὔλογον οὖν ἐστι μᾶλλον ἐκταθῆναι δι' ὅλου τοῦ σώματος ⟨ἐν τῇ ι̅δ̅ῃ⟩ τοὺς ἱδρῶτας, ἀγαθῆς τῆς κρίσεως γενομένης. ἐὰν δ' αὖ πάλιν ὑπόθηταί τις ἐπὶ κακῷ γεγονέναι τοὺς ἱδρῶτας, ἀποθανούσης τῆς γυναικός, τὸ "ἧσσον" εὐλόγως ἐπὶ τῇ τελευτῇ τάξει τῆς προκειμένης ῥήσεως, ἵν' ᾖ τὸ λεγόμενον· "ἵδρωσε μὲν καὶ τῇ δεκάτῃ τὰ ἄνω μᾶλλον, ἀτάρ τοι καὶ κάτω, ἵδρωσε δὲ καὶ
22 τῇ τεσσαρεσκαιδεκάτῃ ἧσσον τὰ | κάτω." ἐπὶ τὴν ἑξῆς οὖν ῥῆσιν ἤδη μεταβῶμεν. ἴσως γὰρ ἐν ἐκείνῃ τι σαφέστερον εὑρήσομεν, ὁποτέρᾳ χρὴ συντάσσειν τὸ "ἧσσον", εἴτε τῇ νῦν προκειμένῃ κατὰ τὴν τελευτὴν εἴτε τῇ μετ' αὐτὴν ἐπὶ τῆς ἀρχῆς.

III 10 [III 3. V 294, 3. 4 L.] Ἧσσον τοῖς ἀπὸ κεφαλῆς κορυζώδεσι καὶ βραγχώδεσιν, ἐπιπυρετήνασιν, ὡς οἶμαι, ὑποστροφαί.

Ὑπακοῦσαι χρὴ "παυσαμένου τοῦ πυρετοῦ". πῶς γὰρ ἂν ἄλλως ἧττον αὐτοῖς εἶναι νομίσαιμεν ὑποστροφάς, εἰ μὴ παύσαιτο πρό-

2 ὡς ἔφην] *p. 133, 12. 13* 6. 7 τὴν ἐμπειρίαν, ἀφ' ἧς ἀπεφήνατο καθόλου περὶ πάντων νοσημάτων κτέ.] *Hipp. Epid. I 12 (II 678, 5 L.) cum comm. Gal. CMG V 10, 1 p. 122/23* 11 τὸ ἧσσον] *v. 28* 28. 29 *lemmatis verba* Ἧσσον . . . κορυζώδεσιν *occurrunt etiam 2, 23 (V 290, 3 L.), quorum facultatem commodius in historiam Scopae Perinthii Epid. II 3, 11 (V 112 L.) transponendorum quamvis nulli veterum commentatorum (cf. Gal. comment. p. 114/15) consideratam breviter ostendit Littré V 294*

3 *de diei decimi significatione ad* πνεῦμα *tracta vid. p. 133, 21.* 4. 5 παροξίσμοὶ (υ supra ι) U 8 τούτων *corr. Corn. Chart.*: οὕτως U *Ald. Bas.* 11 τὸ *inferius delevi* 13 ἡμέραν *ab Ald. om. edd.* 15 τῶν *ab Ald. om. edd.* 19 ἐν τῇ ι̅δ̅ῃ *sec.* H *addidi* 20 ἐάν τ' U *edd.*: *correxi* 24 τῇ ι̅δ̅ U 28 τοῖσιν *Hipp.* 29 ἐπιπυρετήνασιν, ὡς οἶμαι *desunt in* H 32 νομίσωμεν U *edd.*: *correxi* εἰ *correxi*: ἣν U *edd.*

τερον; εἰ δ' ἀφέλοιμεν τὸ ἧccον ἀπὸ ταύτης τῆς ῥήcεως, ὡς ἐνίοις ἔδοξεν ὕcτατον ⟨ἐν⟩ τοῖς προηγουμένοις αὐτὸ τάξαcι, τὴν ἐναντίαν τῇδε διάνοιαν ὁ λόγος ἕξει, τοῖς ἀπὸ κεφαλῆς κορυζώδεcι καὶ βραγχώδεcιν ἐπιπυρετήναcιν ὑποcτροφὰς γίνεcθαι νοούντων ἡμῶν. ὅπερ οὖν ἐν ἅπαcι ποιοῦμεν, οὐ τῇ τοῦ λόγου πιθανότητι τὰ ζητούμενα διορί|ζοντες, ἀλλὰ τοῖς ἐναργῶς ἐπὶ τῶν ἀρρώcτων 23 ὁρωμένοις, ἐὰν καὶ νῦν ποιήcωμεν, εὑρήcομεν ὀρθῶς προτεταγμένον τῆς ῥήcεως τῆcδε τὸ ἧccον. ὁ γὰρ πυρετὸς ἐπιγενόμενος κορύζαις καὶ βράγχοις βεβαιοτέραν αὐτῶν ποιεῖται ⟨τὴν⟩ πέψιν, ὡς μηκέτ' αὖ⟨θις⟩ ὑποcτροφὴν γίνεcθαι ῥᾳδίως, μηδ' ἂν ἁμάρτωcί τι, τῶν ἄλλων ⟨τῶν ληξάντων⟩ τοῦ πυρέττειν ἄνευ τοιαύτης αἰτίας ὑποcτροφαῖς ἁλιcκομένων ἐπὶ τοῖς ἁμαρτήμαcι.

διὰ τί δὲ πρόcκειται τῷ λόγῳ τοῖς ἀπὸ κεφαλῆς κορυζώδεcιν; οὐ γὰρ δὴ ἀπ' ἄλλου τινὸς γίνονται μορίου κορυζώδεις. ἐγχωρεῖ μὲν οὖν καὶ οὕτως εἰρῆcθαι τὸν λόγον, ὡς κατὰ τήνδε τὴν ῥῆcιν εἴρηται· "cπόνδυλοι δὲ οἱ κατὰ ῥάχιν", ἐγχωρεῖ δέ, διότι τῶν βραγχωδῶν ἐν αὐτοῖς ἐμνημόνευcε, προcθεῖναι τὸ ἀπὸ κεφαλῆς, ἐπειδὴ καὶ ἄλλως γίνονται βράγχοι. δυνατὸν δὲ καὶ τοῖς ἀπὸ κεφαλῆς εἰρῆcθαι, γράψαντος αὐτοῦ πρὸς ἀνάμνηcιν ἑαυτῷ cυντόμως ἕνεκα διορισμοῦ πρὸς τὰς ἀπό τινος ἔξωθεν αἰτίας μικρᾶς γινομέ|νας 24 κορύζας, ἵν' ἐνδείξηται περὶ τούτων εἶναι τὸν λόγον, ὅcοι διὰ φυcικὴν ἀcθένειαν τῆς κεφαλῆς ἑτοίμως ἁλίcκονται τῷ παθήματι. τούτους γὰρ ἄν τις εἰκότως ἀπὸ κεφαλῆς ὀνομάζοι κορυζώδεις, οὐ ⟨τοὺς⟩ ἀπὸ ψύξεως ἢ ἐγκαύcεως ἤ τινος ἁπλῶς ἔξωθεν αἰτίας. τὸ δ' ⟨ὡς⟩ οἶμαι κατά τινα τῶν ἀντιγράφων πρόcκειται δηλοῦν ἐπαμφιβάλλειν αὐτὸν ὑπὲρ ὧν ἀπεφήνατο. λόγον δ' ἔχει καὶ χωρὶς τοῦ οἶμαι γράφειν, ἀληθοῦς γε ὄντος τοῦ λεγομένου. διὰ δὲ τῆς ἐφεξῆς γεγραμμένης ῥήcεως ἀπόδειξιν ὧν ὀρθῶς ἀπεφήνατο προcέθηκεν. ἐπ' αὐτὴν οὖν ἤδη μεταβῶμεν.

1. 2 ὡς ἐνίοις ἔδοξεν] *p. 134, 12*

1 πρότερον] wenn nicht vorher die Krankheit aufgehört hat *versa habet* H, *sed satis est* ὁ πυρετὸς *mente audire* ἀφέλειμεν U *Ald.*: *corr. Bas., nisi* ἐὰν δ' ἀφέλωμεν *scribere melius videtur; cf. e. c. v. 7* 2 ἐν *addidi* προηγουμένοις *ex* προηρημένοις *corr. ipse* U 4. 5 νοούντων H *Corn., sicuti* nobis intelligentibus *interpret. Crassus*: νοcούντων U *edd.* 7 εὑρήcωμεν U: *corr. Ald.* 9 τὴν *ante* πέψιν *addidi* 9. 10 αὖ⟨θις⟩ *propter hiatum complevi* 10. 11 *verba* τῶν ἄλλως τοῦ πυρέττειν *non integra habeo*: *in vers. arab.* während bei anderen, bei welchen das Fieber ohne diesen Grund aufgehört hat, die Krankheit infolge von Fehlern wiederkehrt H, *unde* τῶν παυcαμένων *vel* ληξάντων *inter* ἄλλων *et* τοῦ *inserui*: *errore perspecto* ἄλλων *corrigebat et* ἐκ *ante* τοῦ πυρ. *addebat Corn.* 15 εἰρεῖcθαι U: *corr. Ald.* 20 μικρᾶς H, *sicut* exigua causa *Crassus*: μικρὰς *ambigue* U, *perperam Chart.* 23 ὀνομάζει U: *corr. Kuehn* οὐ ⟨τοὺς⟩ ἀπὸ *supplevi*: οὐκ ἀπὸ U *edd.*: damit man einen Unterschied macht zwischen ihm (dem Schnupfen vom Kopfe) und dem Schnupfen infolge von Erkältung *versa exhibet* H 24 ὡς *ex lemmate (p. 134, 29) incertus addidi*

III 11 [III 4. V 294, 5. 6 L.] Πᾶν τὸ ἐκπυέον ἀνυπόϲτροφον· οὗτοϲ γὰρ πεπαϲμὸϲ καὶ κρίϲιϲ ἅμα καὶ ἀπόϲταϲίϲ ⟨ἐϲτιν⟩.

Οὐκ ἀϲαφὴϲ ἡ ῥῆϲιϲ τοῖϲ μεμνημένοιϲ ὑπὲρ ὧν ἤδη πολλάκιϲ εἴρηκε πεπαϲμῶν. ἐμνημόνευϲε δὲ καὶ νῦν αὐτῶν ἕνεκα τῶν προειρη-
25 μένων, ὡϲ ἔφην, ἵνα ὁ ϲύμπαϲ λόγοϲ γέ|νηται τοιοῦτοϲ· "καὶ τοῖϲ κορυζώδεϲι καὶ βραγχώδεϲιν ἀπὸ τῶν ἐκ τῆϲ κεφαλῆϲ κατάρρων, ὅταν ἐπιγενομένου τοῦ πυρετοῦ πεφθῇ τὸ ψυχρὸν ἅμα καὶ ὑγρὸν ῥεῦμα καὶ πεφθὲν ἐκκριθῇ, βεβαίαν ἔλπιζε τὴν κρίϲιν τοῦ νοϲήματοϲ γεγονέναι καὶ μηκέθ' ὑποτροπιάϲαι τὸν ἄνθρωπον."

III 12 [III 5. V 294, 7. 8 L.] Οἷϲιν, ὅταν ἀφροδιϲιάζωϲι, φυϲᾶται ἡ γαϲτὴρ ὡϲ Δαμναγόρᾳ, οἷϲι δ' ἐν τούτοιϲι ψόφοϲ ⟨ὡϲ⟩° Ἀρκεϲιλάῳ.

Καὶ ταύτην τὴν ῥῆϲιν ἄλλοϲ ἄλλωϲ γράφει καί τινεϲ προϲτιθέαϲιν αὐτῇ τὸ "ὅταν ἄρχωνται", τὸ κατὰ τὴν ἀρχὴν εἰρημένον οἷϲιν ἀφαιροῦντεϲ καὶ ποιοῦντεϲ τὴν λέξιν τοιαύτην· "ὅταν ἄρχωνται ἀφροδιϲιάζειν, φυϲᾶται ἡ γαϲτήρ", βουλόμενοι τοὺϲ ἀρχομένουϲ ἀφροδιϲίων, τουτέϲτι τοὺϲ πρῶτον ἐπιχειροῦνταϲ τῷ ἔργῳ τούτῳ, πάϲχειν τὰ ⟨διὰ⟩ τῆϲ ῥήϲεωϲ ἐφεξῆϲ δηλούμενα. καίτοι τὴν γραφὴν
26 ταύτην οὔτε βιβλίον | τι παλαιὸν οὔτ' ἐξηγητὴϲ οἶδεν. ἀλλ' ὅμωϲ οἱ περὶ τὸν Σαβῖνον ἐπὶ τῶν ἀρχομένων ἀφροδιϲιάζειν τὸν λόγον αὐτῷ εἶναί φαϲι, καίτοι μνημονεύϲαντοϲ αὐτονομαϲτὶ τοῦ Ἱπποκράτουϲ ἑνὸϲ ἀνθρώπου, τοῦ Δαμναγόρου. τοῦτο δ' εἴωθε ποιεῖν, ὅταν ὀλίγοιϲ τιϲὶ γινόμενον πρᾶγμα διέρχηται. καὶ χωρὶϲ δὲ τοῦ γεγράφθαι τι περὶ τούτων Ἱπποκράτει τὸ φαινόμενον ἐχρῆν ἐκ τῆϲ πείραϲ μαθεῖν. οὐ γὰρ ϲυμβαίνει τοῖϲ ἀρχομένοιϲ ἀφροδιϲίων ἐμφυϲᾶϲθαι τὴν κοιλίαν ἢ ψόφον ἴϲχειν ἐν αὐτῇ, ἀλλὰ μᾶλλον ἐνίοιϲ ἐν τῷ

4. 5 ὑπὲρ ὧν ἤδη πολλάκιϲ εἴρηκε πεπαϲμῶν] *cum alibi tum Epid. I 5 (II 632, 12—634, 3 L.) cum Gal. comm. CMG V 10, 1 p. 71—74* 6 ὡϲ ἔφην] *modo p. 135, 27 sq.* 10 ὑποτροπιάϲαι] *Gal. XIX 150, 1 K.* ὑποτροπή· οὐ μόνον ἡ ὑποϲτροφή, ἀλλὰ καὶ ἡ ἐναλλὰξ μεταβολή. *cf. Foës. Oec. Hipp. p. 643 s. v.* 20. 21 οἱ περὶ τὸν Σαβῖνον] *cf. ad p. 32, 5*

2 οὗτοϲ *ex* H *Hipp. restitui*: ἑωυτὸϲ U *edd.*: αὐτὸϲ *coni. Corn.* ἅμα *om.* H 2. 3 ἀπόϲταϲίϲ ⟨ἐϲτιν⟩ *ex Hipp. emendavi et supplevi*: ἀποϲταϲία U *edd.* 5 πεπαϲμῶν *Corn.*: πεπας$^{\overset{o}{\mu}}$ *sic* U: πεπαϲμόν *a Chart. recep. Kuehn* 8 πεμφθῇ U *Ald.*: *corr. Corn. Bas.* 10 *num* ὑποτροπιάϲειν *praeferas* 12 Δαμαγόρᾳ *ut p. 139, 12. 20. 22 ab Ald. edd.* τούτῳ *pro* τούτοιϲι *exhib. Hipp., adnot. Corn.* 13 ὡϲ *ante* Ἀρκεϲιλάῳ H *Hipp. vulg. add. Bas.* *lacunam post* Ἀρκεϲιλάῳ *statutam verbis* δὲ καὶ ᾤδει *additis expl. Corn.*: *inter* ᾤδεε(ν) *et* ᾤδει *variant codd. Hipp.* 14 καὶ *pr.*] *cum* κ *littera excidisset,* αἱ *Ald.*: *a Bas. om. edd.* 17 τοῖϲ ἀρχομένοιϲ U *Ald. Bas.*: *corr. Corn. Chart.* 19 *post* τὰ *facilius* διὰ *(cf. e. c. p. 128, 18 vel 135, 27) quam* ἐκ *(cf. e. c. p. 129, 13 vel 133, 24) evanuisse videtur* 23 Δαμαγόρου *a Bas. edd.* 24 γενόμενον *nulla necessitate scr. Kuehn* διέρχεται *ab Ald. edd* γεγράφθαι *scripsi*: γεγραφέναι U *edd.*

σπανίῳ τῶν παρακμαζόντων τε καὶ τὸ καλούμενον πάθημα φυσῶδές τε καὶ ὑποχονδριακὸν καὶ μελαγχολικὸν ἐχόντων ἐμφυσᾶσθαι συμβαίνει μᾶλλον τὴν γαστέρα, ὅταν ἀφροδισίοις χρήσωνται. τοῖς δ' αὐτοῖς τού⟨τοις⟩ ὑπάρχει καὶ τὸ συνεχῶς ὀρέγεσθαι μίξεως.

ὅπερ οὖν πολλάκις ἤδη πρόσθεν εἶπον, ἐάν τε παραλείπω τὰς γραφὰς ἃς ἐποιήσαντο κατὰ τήνδε τὴν ῥῆσιν, ἐάν τ' εἴπω πάσας, ἑκατέρῳ μέμψονται πολλοὶ ταῖς ἑαυτῶν ἐπιθυμίαις κρίνοντες τὸ σύμμετρον ἐν τοῖς λόγοις, οὐ τῇ τῶν πραγμάτων φύσει. καὶ μέντοι κἂν | 27 τινα μὲν εἴπω τῶν εἰρημένων τε καὶ γεγραμμένων, τινὰ ⟨δὲ⟩ παραλείπω, καὶ οὕτως ἔσονταί τινες οἱ μεμψάμενοί τινα μὲν τῶν εἰρημένων ὡς ἐχρῆν παραλελεῖφθαι καὶ ταῦτα ληρώδη γε ὄντα, τινὰ δὲ τῶν παραλελειμμένων ὡς ἐχρῆν εἰρῆσθαι μὴ χείρω τῶν εἰρημένων ὄντα. κατὰ μὲν γὰρ τὰς ὁσημέραι γινομένας συνουσίας ὁποίαν τινὰ βούλονται τὴν ἐξήγησιν ἀκούειν οἱ παρόντες, αὐτῶν ἐκείνων πυθόμενοι ἁρμόττεσθαι πειρῶνται ταῖς βουλήσεσιν αὐτῶν. ἐν βιβλίῳ δ' οὐκ ἔστι πρᾶξαι τοῦτο. διόπερ εἱλόμην ἐν μὲν ταῖς πλείσταις τῶν ῥήσεων ἢ μηδ' ὅλως μνημονεύειν τῶν ὑπαλλαττόντων τὴν ἀρχαίαν γραφὴν ἢ παντάπασιν ἀλλοκότως ἐξηγησαμένων. ἐπί τινων δ' ἤτοι τὰ μὴ παντάπασιν ἀπιθάνως εἰρημένα *** μεμνῆσθαι χρὴ τοὺς ἀναγινώσκοντας τὰ ὑπομνήματα, καθ' ἑκάστην ⟨γὰρ⟩ τὴν ῥῆσιν ἀναμιμνήσκειν αὐτῶν ἐπαχθές.

ὅπερ οὖν ἔλεγον οἱ μὲν περὶ τὸν Σαβῖνον ὡς τοῖς πρῴην τῶν ἀφροδισίων πειρωμένοις συμβαίνει τὰ κατὰ τὴν ῥῆσιν εἰρημένα πάσχειν, ὡς ἀληθὲς ὑποθέμενοι πειρῶνται λέγειν τὴν αἰτίαν αὐτοῦ. τινὲς δ' | 28 ἔμπαλιν τοῖσδε τὴν γραφὴν τῆς λέξεως ἐποιήσαντο τοιάνδε· "εἰσὶν οἷσιν, ὅταν ἀφροδισιάζωσι, φυσᾶται ἡ γαστήρ." οἱ μὲν περὶ τὸν Σαβῖνον οὐκ °ἀλόγως φασὶ τοῖς ἀφροδισιάζειν ἀρχομένοις τοῦτο

1. 2 τὸ καλούμενον πάθημα φυσῶδές τε καὶ ὑποχονδριακὸν καὶ μελαγχολικόν] *cf. Gal. VIII 179. 192, morbi hypochondriaci et flatulentiae symptomata a Diocle Carystio scripta ibid. p. 185* 5 πρόσθεν εἶπον] *ut statim in prooem. p. 4, 17 sqq.* 16 διόπερ εἱλόμην] *cf. ad v. 5* 21 οἱ μὲν περὶ τὸν Σαβῖνον] *p. 136, 20 sqq.* 26 οὐκ ἀλόγως φασὶ...] *sed* ἀπιθάνως *(cf. p. 138, 12), ut quae discrepent ab eis quae de sua ipsius opinione Gal. supra commemoravit (a p. 136,26)*

4 τού⟨τοις⟩ *complevit Ald.* συνεχὲς U *edd.*: *correxi* 6 ἐποιήσατο U *edd.*: *corr. Corn.* 6. 7 ἑκατέρῳ *correxi coll. e. c. p. 4, 21. 22*: ἑκατέρας U *Ald. Bas.*: ἑκατέρως *scr. Chart.* 9 δὲ *add. Corn. Chart.* 10 ἕπονταί τινες *coni. Ald.* μεμψάμενοι U; *cf. Kuehner-Gerth, Gramm. der griech. Spr. II* 1^3 *38. 39*: ἔσονταί τινες οἱ μεμψόμενοι *coni. Chart.* 14 βούλωνται, *quamquam* ἂν *deest, scr. Chart.* 16 διὸ προειλόμην *Gal. consuetudini dicendi convenientius existimem* 18 *inter* παντάπασιν *et* ἀπιθάνως *ex antecedentibus iterata* ἀλλοκότως ἐξηγησαμένων ἐπί τι *expunxit ipse* U *ante* μεμνῆσθαι *Cornario praegresso lacunam insignivi*: *in interpr. arab.* ich habe bei einigen Reden erwähnt, was nicht sehr weit vom Unbefriedigenden ist, oder was gesagt wurde, wie es sich nicht gehört, aber doch unverdienterweise gelobt wurde H: δ' *ante* ἤτοι *(v. 18) delebat et post* εἰρημένα *(v. 19) verba* διιέναι, καὶ τούτων *relatis quae exstant p. 163, 26 sqq. adiciebat Corn.* 20 γὰρ *add.* H *Corn. Crassus* 21 ὡς τοῖς *(comp.)* πρῴην τ^ουν *(sic)* τῶν U: τοῖς *ante* πρῴην *ab Ald. om. edd.*: πρῶτον *(ut p. 136, 18 traditum) exspecto, cui restituendo nescio an* τ^ον *inserviat* 24 ἐστὶν *pro* εἰσὶν *reponi malim*

συμβαίνειν· πρῶτον μὲν ὅτι μέγας ὁ ξενισμὸς γίνεται περὶ τὸ σῶμα (γράφουσι γὰρ οὕτως αὐτοί), δι' ὃν ξενισμόν φασιν ἐπιληψίαν τε καὶ νεφρίτιδας αὐτοῖς ἕτερά τε χρόνια γίνεσθαι· ἔπειτα δὲ καὶ ὅτι Δημόκριτος εἶπεν "ἄνθρωπον ἐξ ἀνθρώπου ἐν ταῖς συνουσίαις ἐκθόρνυσθαι". καὶ μέντοι καὶ διότι φασὶ πολὺν ὀδαξησμὸν διὰ τὴν ἀήθειαν τοῦ θοροῦ καὶ τὴν δριμύτητα πάσχουσι, καὶ κοινοῦ γε, ὡς λέγουσιν, ὄντος τοῦ λόγου θηλειῶν τε καὶ ἀρρένων, ἐπὶ θηλειῶν φασι σαφῆ τὴν αἰτίαν εἶναι· τῇ γὰρ ὑστέρᾳ τὸ μὲν ἔντερον ὑπεστόρεσται, ἡ κύστις δ' ἐπίκειται· εἰκὸς οὖν ἐντεινομένην αὐτὴν καὶ σφριγῶσαν ἐπέχειν τὴν ἀμφοτέρων ἀπόκρισιν· ἐναπολαμβανομένης οὖν τῆς φύσης συνεχῶς ἐμπνευματοῦσθαι καὶ τοῦ οὔρου δὲ κατεχομένου τὸ ἐπιγάστριον οἰδεῖν. ταῦτα μὲν οὖν οἱ περὶ τὸν Σαβῖνον λέγουσιν, ἀπιθάνους αἰτίας ἀπο-
29 διδόντες τῶν μὴ γινομένων. | οὐ γὰρ συμβαίνει ταῦτα τοῖς ἀρχομένοις ἀφροδισίων μειρακίοις, ἀλλὰ τοῖς μελαγχολικοῖς καὶ φυσώδεσιν ὀνομαζομένοις, οἳ καὶ μετὰ τὴν παρακμαστικὴν ἡλικίαν τὰ τοιαῦτα πάσχουσιν. ὅλως γὰρ τὸ φύσης ἐμπίπλασθαι δι' ἀσθένειαν γίνεται τῆς ἐμφύτου θερμασίας. ἐρρωμένης γὰρ ταύτης τῶν τοιούτων οὐδὲν συμβαίνει.

Ἀριστοτέλης δ' ἐν τοῖς Προβλήμασι καὶ τὴν αἰτίαν ζητεῖ, δι' ἣν ἀφροδισιαστικοὺς συμβαίνει γίνεσθαι τοὺς μελαγχολικούς, ἀθροίζεσθαί τε πνεῦμά φησιν αὐτοῖς ἐν ὑποχονδρίοις φυσῶδες οὐκ ὀλίγον, διὸ πνευματώδη τε καὶ ὑποχονδριακὰ προσαγορεύεσθαι τὰ τοιαῦτα πάθη, καὶ Διοκλῆς δὲ καὶ Πλειστόνικος ἕτεροί τε πολλοὶ τῶν ἰατρῶν

2 ἐπιληψίαν] *cf. CMG V 10, 2, 1 p. 25, 4* Δημόκριτον μὲν εἰρηκέναι μικρὰν ἐπιληψίαν εἶναι τὴν συνουσίαν 3. 4 Δημόκριτος εἶπεν . . .] *B 32 (Diels Vorsokr.) 86 Nat.; cf. Wenk. 1928, 22*[1] 4. 5 ἐκθόρνυσθαι *et* 6 θοροῦ] θρωίσκω > θρῴσκω, √θορ, *unde etiam* θόρνυμαι, *de coitu ex. gr. Aesch. Eum. 660* τίκτει δ' ὁ θρῴσκων. *Item Gal. in Hipp. Progn. comm. I 42 CMG V 9, 2 p. 256, 16 Heeg; cf. Foës. Oecon. Hipp. p. 272 s. v.* θορός 14 τοῖς μελαγχολικοῖς καὶ φυσώδεσιν . . .] *cf. p. 137, 1. 2* 19 Ἀριστοτέλης δ' ἐν τοῖς Προβλήμασι] *30, 1. 953b 32. 4, 30. 880a 30* 22 πνευματώδη τε καὶ ὑποχονδριακὰ πάθη] *l. l. 30, 1. 953b 24. 25* 23 Διοκλῆς] *cf. ad CMG V 4, 2 p. 202, 25 Helmr.* Πλειστόνικος] *medicus quidam huius nominis non solum Gal. V 104. XI 163, 795, sed etiam ut hic cum Diocle coniunctus XVIII A 270, 7 K. apparet; sed sunt qui de Phili-*

2 γράφουσι γὰρ οὕτως αὐτοί *om.* H φασιν *ut v. 5 et p. 137, 27* H; *cf. Wenk. 1928, p. 24, adnot. 2*: φησὶν U: φύσην *scr. Ald. ceteraeque edd.* 4 ἄνθρωπος U *edd.*: *corr. Corn.* 4. 5 ἐκθόρνυται *coni. Chart.* 5 ἀήθειαν H *corr. Sch. apud Gualtherum Bräutigam, De Hipp. Epid. l. VI commentatoribus, diss. Regimont. 1908, 20*[3]: ἀλήθειαν U *edd.* 6 τοῦ θοροῦ UH: τοῦ θερμοῦ *ab Ald. omnes edd.*: ob seminis salsuginem *interpret. Crassus*: *a quo dependens* "ἁλυκότητα Interp. *legit vel* ἁλμυρότητας τοῦ σπέρματος", *cum* ὁ θορός *nomen eiusdem significationis cuius* τὸ σπέρμα *(e. c. CMG V 9, 2 p. 256, 17 Heeg) eum latuisset, in exemplari suo Ald. adscr. Corn.; item quae ipse olim incerta versione Arabidis fretus suspicatus eram neque* διὰ τὴν ἀηδίαν τοῦ θοροῦ *neque* διὰ τὴν ἀήθειαν τοῦ θορεῖν *(cf. Wenk. 1928, p. 23 sq.) iam duco necessaria* 8 ὑπεστόρεσθαι *falso Ald. et Bas.* 10 φύσεως *ante* φύσης *exaratum expunxit ipse* U 16 διὰ τὶ σθένειαν *in* διὰ ἀσθένειαν *corr.* U: *an* τὴν *pro* τὶ *scribere oportebat?* 19 αἰτείαν U: *corr. Ald.* 23 δὲ *scripsi*: τε U *edd.* Φιλιστίων. H: Πλειστώνικος U *edd., nisi quod* Πλειστόνικος *corr. Kuehn*

οὕτως ὀνομάζεcθαί φαcιν αὐτά. οὐ χεῖρον δὲ καὶ λέξιν τινὰ τῶν τῷ Ἀριcτοτέλει γεγραμμένων εἰπεῖν ἔχουcαν ὧδε· "διὰ τί οἱ μελαγχολικοὶ ⟨εἰcιν⟩ ἀφροδιcιαcτικοί; ἢ ὅτι πνευματώδειc. τὸ γὰρ cπέρμα πνεύματοc ἔξοδόc ἐcτι. διότι οὖν πολὺ τὸ τοιοῦτον, ἀνάγκη πολλάκιc ἐπιθυμεῖν καθαίρεcθαι, κουφίζονται γάρ." διὰ τοῦτ᾽ οὖν καὶ Ῥοῦφοc [ἔλεγεν] ἀντὶ τοῦ ψόφοc εἵλετο γρά|φειν "φόβοc", ἵνα ὁ λόγοc ἦ 30 τῷ Ἱπποκράτει περὶ τῶν μελαγχολικῶν, οἷc ἐcτιν ἰδιαίτατοc ὁ φόβοc· ἄλλῳ μὲν γὰρ ἄλλο φοβερόν, ἓν γοῦν τι πάντωc καθ᾽ ἕκαcτον αὐτῶν, ὅταν γε τὰ μέτρια δυcθυμῶcιν, εἰ δὲ μή, καὶ δύο καὶ πλείω καὶ πάνυ πολλὰ καί τιcιν αὐτῶν ἅπαντα. γενήcεται ⟨δ᾽⟩ οὖν κατὰ μὲν τὸν Ῥοῦφον ἡ λέξιc οὕτωc ἔχουcα· οἷcιν, ὅταν ἀφροδιcιάζωcι, φυcᾶται ἡ γαcτήρ, ὡc Δαμναγόρᾳ, οἷcι δ᾽ ἐν τούτοιc ὁ φόβοc· κατὰ δὲ τοὺc παλαιοὺc ἐξηγητάc, ὡc ἐν ἀρχῇ γέγραπται, τὴν γὰρ ἐκείνων γραφὴν ἀεὶ προcτίθημι, κἂν ἡμαρτῆcθαι δοκῇ κατὰ τοὺc πρώτουc ἀντιγραψαμένουc. ἄμεινον γάρ, ὡc εἶπον ἤδη πολλάκιc, ὅπωc εὑρέθη γεγραμμένον εἰπόνταc, οὕτωc ἤδη προcεπινοεῖν αὐτούc τι δηλοῦνταc αὐτὸ τοῦτο. λέλεκται δὲ καὶ ἡ ⟨τῶν⟩ περὶ τὸν Cαβῖνον ἐξήγηcιc [τε].

Καπίτων δὲ οὕτωc ἔγραψεν· ἔcτιν οἷc, ὅταν ἀφροδιcιάζωcι, φυcᾶται ἡ γαcτήρ, ὡc Δαμναγόρᾳ, οἷcι δ᾽ ἐν τούτοιcι, ψόφοc. Διοcκουρίδηc δὲ οὕτωc· οἷcι μὲν, ὅταν | ἀφρο- 31 διcιάζωcι, φυcᾶται ἡ γαcτήρ, ὡc Δαμναγόρᾳ, οἷcιν ἐν τούτοιcι ψόφοc. ἀφεῖλε γὰρ οὗτοc τὸ δέλτα. οὐ μὴν οὐδὲ κατὰ τὴν ἐξήγηcιν τοῦ ψόφοc ὀνόματοc ὡμολόγηcαν ἀλλήλοιc οἱ ἐξηγηταί, τινὲc μὲν βορβορυγμὸν δηλοῦcθαι λέγονтεc, ἔνιοι δ᾽ ἐρυγήν, ἔνιοι δὲ τὰc κάτω διεξιούcαc φύcαc, ἔνιοι δ᾽ ὅ τι ἂν ᾖ τούτων ἁπλῶc, ἡτιcοῦν

stione quodam cogitare malint, quippe cuius ut libri Hippocratici de victu salubri auctoris mentionem fecerit Gal. CMG V 9,1 p. 135,4 Helmr.; cf. de Philistione Locrensi Anon. Londin. 20,25. M. Wellmann, Frg. griech. Ärzte I 67 sq. 109 sq.

1. 2 λέξιν τινὰ τῶν τῷ Ἀριcτοτέλει γεγραμμένων] *Probl. 4,30. 880a 30/33* 3 4 τὸ γὰρ cπέρμα πνεύματοc ἔξοδόc ἐcτι] *l. l. 4,20. 878b 39* ὁ ἀφροδιcιαcμὸc μετὰ πνεύματοc ἐξόδου πνευματώδηc *ibid. 30,1. 953b 33* 5 et 11 Ῥοῦφοc] *cf. p. 32,6* 13 ἐν ἀρχῇ] *p. 136,11—13* 15. 16 ὡc εἶπον ἤδη πολλάκιc] *e. c. p. 4,4 sqq. vel 121,17 sq.* 17. 18 λέλεκται δὲ καὶ ἡ ⟨τῶν⟩ περὶ τὸν Cαβῖνον ἐξήγ.] *p. 136,20 sqq. et 137,22 sqq.* 19 Καπίτων] *cf. ad p. 4,16. 17* 21 et p. 140, 19 Διοcκορίδηc] *cf. ad p. 4,17*

3 εἰcιν *add. Ald.* ἢ ὅτι U *edd.*: διότι H 6 ἔλεγεν *om.* H: *del. Corn., nisi ex* ἐξηγηcάμενοc *corruptum videtur* 9 δυcθυμοῦcιν U *edd.*: *correxi* 10 δ᾽ *addidi* 11. 12 ἀφροδιάζωcι *ut v. 21. 22* U: *corr. Ald.* 12 οἷcι δ᾽ ἐν *ex lemmate (p. 136,12) restitui*: einigen dabei *recte versum habet* H: ὅθεν U *edd.* 13 ὁ φόβοc—20. 21 τούτοιcι *desunt in* H 14 πρότιθημι *praetulerim* ἡμαρτεῖcθαι U: *corr. Kuehn* 15 δοκεῖ U *edd.*: *correxi* 17 τῶν *addidi* 18 τε *del. Corn. Bas.; num* ἤδη *in ea vocula delitescit?* 19 οἷc ἔcτι U *edd.*: *transposui* 21 διοcκουρίδηc *ut p. 140,19. 142,8 al.* U: *uti consuevit, mut. Bas.* 21. 22 ἀφροδιάζωcι U: ἀφροδιcιάζων *Ald.*: *corr. Bas.* 23 δ᾽ *pro* δέλτα *ab Ald. edd.* 25 δ᾽ *inter* ἔνιοι *et* ἐρυγὴν *ab Ald. om. edd.* 26 τὰ *ante* κάτω U: *corr. Ald.* εἴ τιc οὖν U *edd.*: *corr. Corn.*

ἐν τοῖς ἐντέροις κίνησις αἰσθητὴ ταῖς ἀκοαῖς, εἰσὶ γὰρ καὶ ἄλλαι τινὲς ἔξωθεν τῶν βορβορυγμῶν ἐν τοῖς ἐντέροις κινήσεις τε καὶ ψόφοι, τινὲς μὲν ἤχοις ἐοικότες, τινὲς δὲ συριγμοῖς ἤ τινι τοιουτοτρόπῳ ψόφῳ.

Ἀρκεσιλάῳ δὲ ⟨καὶ ᾤδεε. Ἀρκεσιλάῳ⟩, φησίν, οὐ μόνον ἐφυσᾶτο ἡ γαστήρ, ἀλλὰ καὶ ᾤδει, τουτέστιν οἴδημα εἶχεν. εἴρηκα δὲ ἤδη πολλάκις οἴδημα καλεῖν αὐτὸν ἅπαντα τὸν παρὰ φύσιν ὄγκον, εἴτε φλεγμονώδης εἴτ' ἐρυσιπελατώδης εἴτε σκιρρώδης εἴη, τῶν νεωτέρων μόνον τὸν χαῦνον ὄγκον οἴδημα καλούντων. ἀλλά γε ποῖόν τινα λέγει τὸν ὄγκον γενέσθαι τῷ Ἀρκεσιλάῳ, ζήτημά ἐστιν οὐ μικρόν. ἐμοὶ μὲν οὖν δοκεῖ τὸν ἰδίως ὑπὸ τῶν νεωτέρων ὀνομαζό-
82 μενον εἰρη|κέναι. [οὐκ] ἔστι δ' ἀπίθανον ἐρυσίπελας ἢ φλεγμονὴν ἢ σκίρρον ἤ τι τῶν τοιούτων ⟨αὐτῷ⟩ γενέσθαι περὶ τὸν τῶν ἀφροδισίων καιρὸν ἢ σμικρὸν ὕστερον, αὖθίς τε μετ' οὐ πολὺ καθίστασθαι τοῦτο. τοῖς δ' ἐξηγηταῖς ὅλον τοῦτο παραλέλειπται τὸ σκέμμα. τοῦ μέντοι Ἀρκεσιλάου τούτου καὶ καθ' ἕτερον τόπον τοῦ βιβλίου μέμνηται ὁ Ἱπποκράτης, ἔνθα φησίν· "ἐν τῇσι προσόδοισιν ⟨ἔστιν⟩ οἳ ⟨ἀπο-⟩ψοφοῦσιν, ὡς Ἀρκεσίλαος." εὔδηλον οὖν ὅτι τοῖς τοιούτοις φύσεις ἐστὶν ἡ γαστὴρ μεστὴ καὶ ταύτην ὑπὸ τῆς γινομένης συντονίας ἐν τοῖς ἀφροδισίοις ἐκκρίνεσθαι συμβαίνει. Διοσκουρίδης δὲ οὕτως ἔγραψε τὴν ῥῆσιν· "Ἀρκεσιλάῳ δὲ κακὸν ᾤδει τὸ φυσῶδες", ἀντὶ τοῦ "κακὸν ὤζετο τὸ φυσῶδες", ᾠδὶ γεγράφθαι βουλόμενος, οἱ δ' ἄλλοι πάντες ἀρχὴν τῆς δευτέρας ῥήσεως ἐποιήσαντο "τὸ φυσῶδες", ὡς ἐφεξῆς γέγραπται.

III 13 [III 5. V 294, 8. 9 L.] Τὸ φυσῶδες συναίτιον [ἐν] τοῖσι πιτυρώδεσι. καὶ γάρ εἰσι φυσώδεις. |

4 Ἀρκεσιλάῳ] *Gal. XIX 156, 9 K.* Ὤδει ἐπὶ τοῦ κακοῦ: Ἀρκεσιλάῳ δὲ καὶ κακὸν ᾤδει. *Cf. Georg Helmreich, Handschriftl. Verbess. z. Hipp.-Glossar d. Gal. in Relat. Acad. Berol. 1916, VII 212: Dioscorides (cf. v. 19)* ᾤδει *(sine* ι *idem quod* ὠδώδει*) pro* ὤζετο *legebat* 5—7 εἴρηκα . . . τὸν παρὰ φύσιν ὄγκον] *cf. p. 7, 23 sqq. et 39, 29. 30* 15 καὶ καθ' ἕτερον τόπον τοῦ βιβλίου] *III 14 (V 300, 2. 3 L.); infra p. 163, 23*

3 τοιουτρόπ^ω^ *sic* U: τοιούτῳ τρόπῳ *Ald.*: *correxi* φόβω U: *corr. Corn. Bas.* 4 Ἀρκεσίλαος U *edd.*: *ex Hipp. vulg. corr. Corn.* *supplevi sec. vers. arab., in qua hoc novum lemma et commentarii principium* Hippokrates sagte: Was den Arkesilaos betrifft, so war er *(sc. venter)* ihm dabei geschwollen. Galen sagte: Hippokrates sagt von diesem Arkesilaos, daß er nicht nur Wind im Bauche hatte *constitutum habet* H; *cf. p. 136, 13* 4 et 9 *inter nomina Arcesilai et Aristolai hic et sequentibus locis mirum in modum fluctuat* H 5 ἐφυσσᾶτο U: *corr. Ald.* 6 δοιμα *sic* U: *corr. Ald.* 7 φλεγμονώδεις *compendiose, item statim* σκιρρώδεις U: *corr. Ald.*: φλεγμονῶδες *falso Kuehn* 8 μόνων *frustra coni. Chart.*; *cf. e. c. p. 8, 4* 10 σμικρὸν *ab Ald. edd.* *post* νεωτέρων *add.* χαῦνον H 11 οὐκ *sec.* H *delevi* 12 ἤ τί τῶν τοιούτων *primo, deinde* τῶν *del. et* τοιοῦτον *corr.* U: *cum Ald. priorem lectionem retinui* αὐτῷ *addidi* 16 τοῖσι U *edd.*: *correxi* einige *versum exhibet* H: οἷς U *edd.*: *ad* οἷς *Aldinae suae relatis eis quae leguntur p. 163, 23* οἱ μὲν ἀπο„ *adnot. Corn.*: ⟨ἔστιν⟩ οἳ *et* ⟨ἀπο⟩ψοφοῦσιν *ex* H *restitui* 20 φυσσῶδες *passim* U: *corr. Kuehn* 24 ξυναίτιον τοῖσι *et* φυσώδεες *Hipp.*: ἐν *igitur abesse malui, quod praesertim p. 141, 20. 23. 142, 6 absit ab* U

Τίνας λέγει πιτυρώδεις ἄπορον εὑρεῖν, ἐάν γέ τις μή, καθάπερ 33
Ἡροδότου καὶ Κτησίου, μόνον ὡς ἱστορίαν ἀναγινώσκῃ τὰ βιβλία
τῶν παλαιῶν ἰατρῶν, ἀλλ᾽ ἕνεκα τοῦ πλεῖόν τι ἔχειν εἰς τὰ τῆς
τέχνης ἔργα. πολλοὶ δὲ τῶν ἐξηγητῶν ἀμελήσαντες τούτου καὶ μά-
λιστα οἱ τὸ σοφιστικὸν εἶδος ζηλώσαντες ἐπὶ τὸ πρόχειρον ἀφικνοῦνται
τῆς ἐξηγήσεως, ὃ κατὰ τὴν τῆς λέξεως ἔνδειξίν ἐστιν, οὐκέτι βασανί-
ζοντες ἐπὶ τῶν νοσούντων τὴν τῶν λεγομένων ἀλήθειαν. οὕτως γοῦν
καὶ νῦν πιτυρώδεις λελέχθαι δεξάμενοι τοὺς πίτυρα συνεχῶς ἐν τῇ
κεφαλῇ γεννῶντας ἀποδιδόναι τούτου τὴν αἰτίαν πειρῶνται, λέγοντες
ὑπὸ περιττωμάτων εἰς τὴν κεφαλὴν ἀναφερομένων γίνεσθαι τὰ πί-
τυρα, φέρεσθαί τε αὐτά φασι πρὸς τὰ μετέωρα ὑπὸ πνεύματος θερμοῦ
καὶ διὰ τοῦτο φυσώδεις ⟨εἶναι⟩ τοὺς τοιούτους. μοχθηρὸς δ᾽ ὁ λόγος
αὐτῶν ἐστι, πρῶτον μὲν ὅτι τὸ φαινόμενον οὐκ ἔχει μαρτυροῦν· μυ-
ρίους γὰρ οἴδαμεν ἥκιστα φυσώδεις, οἷς ἐν τῇ κεφαλῇ συνεχῶς
γίνονται πίτυρα· δεύτερον δὲ ⟨ὅτι⟩, εἰ καὶ τὸ φαινόμενον αὐτοῖς ἐμαρ-
τύρει, πάντων τῶν περιττώματα τρεφόντων | θερμὰ κοινὸς ⟨ἂν⟩ ὁ λόγος 34
ἐγίνετο, καὶ τρίτον πρὸς τούτοις, ὅτι τῆς κεφαλῆς αὐτῆς ὡς τὰ πολλὰ
διὰ τὴν οἰκείαν κρᾶσίν ἐστι σύμπτωμα τὸ γεννᾶν πίτυρα κατὰ φύσιν
ἐχόντων τῶν χυμῶν. εἰκότως οὖν ἔνιοι τὴν παλαιὰν γραφὴν ὑπαλλά-
ξαντες ἔγραψαν· τὸ φυσῶδες συναίτιον τοῖσι πτερυγώδεσιν.
ἐμάθετε δ᾽ ὅτι "πτερυγώδεις" ἔθος ἐστὶ τοῖς ἰατροῖς ὀνομάζειν τοὺς
ὁμοίως ὀρνίθων πτέρυξι τὰς ὠμοπλάτας ἔχοντας ἐκκειμένας τε καὶ
προηκούσας εἰς τοὐπίσω. τούτοις οὖν φασι συναίτιον εἶναι τὸ φυ-
σῶδες ⟨τοῦ⟩ ἐμπίπτειν εἰς τὸ πάθος ὥσπερ ἐμπίπτουσι, τουτέστιν
εἰς τὴν ἀναγωγὴν τοῦ αἵματος· καὶ γὰρ εἶναι φυσώδεις αὐτούς.
ὅτι μὲν οὖν εἰς τὸ ῥαγῆναί τι κατὰ τὸν πνεύμονα συναίτιόν ἐστι τὸ
φυσῶδες οὐκ ἄδηλον. εἰ δὲ καὶ φυσώδεις εἰσὶν οἱ στενοθώρακες, τοῦτο
διὰ τῆς πείρας βασανιστέον ἡμῖν ἐπιμελῶς. ἐμοὶ μὲν γὰρ ἐφάνησαν
ὀλίγου δεῖν ἅπαντες τοιοῦτοι καὶ τάχα διὰ τὴν ἔνδειαν τῆς ζωτικῆς
θερμασίας, ἣν ἐκ τῆς καρδίας ὁρμᾶσθαι μεμαθήκατε. μικρὰν οὖν ἔχοντες

2 Ἡροδότου καὶ Κτησίου ... ἱστορίαν] *post Herodotum Dindorfianum fragm. ex Persicis et Indicis Ctesiae servata coll. Müller; de fabulatorum natura et indole egit Ed. Schwartz, Fünf Vorträge über den griech. Roman (1896) p. 72 sqq. Christ-Schmid, Griech. Litt. II 664. Fel. Jacoby RE XI 2032 sqq.* 8 πίτυρα] *cf. Gal. XII 459. XV 348 K.* 21 ἐμάθετε δ᾽ ὅτι πτερυγώδεις ...] *e. c. CMG V 10, 1 p. 35, 14 vel V 10, 2, 1 p. 155, 4 sqq.; cf. etiam Gal.* Περὶ κράσεων *II 6 p. 72, 2 Helmr. = I 623 K.* 29. 30 τῆς ζωτικῆς θερμασίας ... μεμαθήκατε] *cf. e. c. CMG V 10, 2, 1 p. 57, 11 sqq. 58, 20 sqq. vel supra p. 18, 11 vel Gal. III 436. 545. V 582. XV 362 K.*

1 γε *corr. Corn.*: τε U *edd.* 2 *inter* τὰ *et* βιβλία *spatium sex fere litterarum vacuum reliquit* U 3 εἰς τὸ τῆς U: *corr. Ald.* 4. 5 μάλισθ᾽ ὅσοι U *edd.*: *correxi* 10 εἰς τὴν κεφαλὴν *scripsi*: ἐν τῇ κεφαλῇ U 11 *num* δὲ *post* φέρεσθαι *praeferas?* 12 εἶναι *ex lemmate addidi* 15 γίνονται U: γίνεται *Ald.* ὅτι *addidi; cf. v. 13 et 17* 16 ἂν *addidi* 18 *nonne* καίτοι *ante* κατὰ *interiit?* 22 ὁμοίους U *Ald. Bas.*: *corr. Chart.* τοὺς *ante* ὠμοπλάτας *in* τὰς *corr. ipse* U 24 ⟨τοῦ⟩ *sec.* H *addidi* *pro* ὥσπερ ἐμπίπτουσιν *in vers. arab.* deren Eigenheit es ist, daß sie Lungenschwindsucht bekommen (εἰς τὸ πάθος, ᾧπερ ⟨μάλιστ᾽ εἰς φθίσιν ἐμπίπτουσι⟩) H: *saltem* εἰς ὅπερ *pro* ὥσπερ *exspecto*

οἱ πτερυγώδεις ⟨καὶ οἱ στενοθώρακες⟩ τὴν καρδίαν ἀκολούθως ταύτῃ
35 καὶ τὴν ἅπαντι | τῷ σώματι θερμασίαν ἐξ αὐτῆς ἐπιρρέουσαν ἔχουσιν ἀσθενῆ. διὰ γάρ τοι τὴν ἀσθένειαν ταύτης ἐξ ἀρχῆς αὐτῆς ἡ καρδία γέγονεν, ὡς ἐμάθετε, μικρά. τινὲς δ' οὐ "πτερυγώδεσιν", ἀλλὰ "πυρετώδεσι" γράφουσι, τὴν λέξιν ποιοῦντες τοιάνδε· τὸ φυσῶδες συναίτιον τοῖς πυρετώδεσι· καὶ γάρ εἰσι φυσώδεις. οὐκ ἀληθεύουσι δ' οὐδ' αὐτοὶ πάντας τοὺς πυρετώδεις φυσώδεις εἶναι νομίζοντες. ὅ γε μὴν Διοσκουρίδης, ὡς ὀλίγον ἔμπροσθεν ἔφην, ἐπὶ τῇ τελευτῇ τῆς προγεγραμμένης ῥήσεως γράψας τὸ φυσῶδες, ὧδέ πως ἔγραψε τὴν νῦν προκειμένην ῥῆσιν· συναίτιον οἱ πτερυγώδεες, ὡς εἶναι τὸ συνεχὲς ὅλως αὐτῆς τοιόνδε· "Ἀρκεσιλάῳ δὲ κακὸν°ᾦδει τὸ φυσῶδες." εἶθ' ἑξῆς ἀπ' ἄλλης ἀρχῆς· συναίτιον οἱ πτερυγώδεες· καὶ γάρ εἰσι φυσώδεες. ἅλις δ' οὖν ἤδη καὶ τῶν φυσωδῶν, ἵνα μὴ τῷ λόγῳ μὲν ἀεὶ παραιτῶμαι τὸ γράφειν πολλά, τῷ δ' ἔργῳ κατάφωρος γίνωμαι μηκύνων περιττῶς. |

36 **III 14** [III 6. V 294, 10—296, 2 L.] Τὸ ψυχρὸν πάνυ φλεβῶν ῥηκτικὸν καὶ βηχῶδες, οἷον χιών, κρύσταλλος, καὶ συστρεπτικόν, οἷον τὰ φήρεα καὶ αἱ γογγρῶναι, συναίτιον ⟨καὶ⟩ αἱ σκληρότητες.

Εἴρηται μὲν ἐπὶ πλέον ἔν τε τῷ Περὶ ὑγρῶν χρήσιος κἀν τοῖς Ἀφορισμοῖς, ὁποία τίς ἐστιν ἡ δύναμις τοῦ ψυχροῦ. λέλεκται δέ τινα καὶ νῦν αὐτοῦ τῶν ἔργων ὡς ἐν ὑποτυπώσει χρήσιμα πρὸς τὴν τῆς καθόλου δυνάμεως εὕρεσιν. ὅσον μὲν γὰρ ἐφ' ἑαυτῷ συνάγει καὶ πυκνοῖ καὶ πιλεῖ καὶ σφίγγει τὸ ψυχρὸν ἅπανθ' ὅσοις ἂν πλησιάζῃ καὶ διὰ τοῦτο τάς τε ἀδήλους αἰσθήσει διαπνοὰς τῶν σωμάτων καὶ τὰς αἰσθητὰς ἐκροὰς κωλύει. οὕτως γοῦν κἀν Ἀφορισμοῖς ἔγραψεν· "ἐν τούτοισι δὲ τῷ ψυχρῷ χρῆσθαι, ὅταν αἱμορραγέειν μέλλῃ, μὴ ἐπ' αὐτά, ἀλλὰ περὶ αὐτά, ὅθεν ἐπιρρεῖ," καὶ ὅσα τούτων ἐφεξῆς εἴρηκεν ἔργα τοῦ ψυχροῦ τῆς οἰκείας δυνάμεως, ὅταν διὰ μέσου μηδενὸς ἐνεργῇ.

4 ὡς ἐμάθετε] *p. 15, 17. 18, 11 al.* 8 Διοσκορίδης] *p. 140, 19* 14 ἵνα μὴ ... παραιτῶμαι τὸ γράφειν πολλὰ] *ut p. 34, 26 sq.* 16 *hoc lemma cit. Gal. VIII 288, 11 K.* 20 ἐν τῷ Π. ὑγρῶν χρήσιος] *Hipp. VI 118—136 L. universe, imprimis c. 2 p. 122—126 L.* 20. 21 κἀν τοῖς Ἀφορισμοῖς] *vid. v. 26 sqq.* 22 ἐν ὑποτυπώσει] *cf. ad p. 27, 10. 11* 26 κἀν Ἀφορισμοῖς] *V 23 (IV 540, 6 L.)*

1 καὶ οἱ στενοθώρακες *ex* H *recepi* 14 μὲν *correxi*: νῦν U *edd.* παραιτοῦμαι U: *corr. Chart.*: παραιτοῦμεν *Ald. Bas.*: *quapropter* καὶ ἀεὶ παραιτούμενος *verisimiliter Crassum* in praesentia et semper *interpretantem secutus coni. Corn.* τὸ] τοῦ *ex errore Charterianae Kuehn* 15 γίνομαι U: *corr. Ald.* μηκύνειν *(sine* τοῦ*) perperam scr. Kuehn* 17 οἷον] οἷς *per errorem Kuehn* καὶ *ante* συστρεπτικὸν *add.* U 17. 18 δὲ *post* συστρ. *(omisso* καὶ*) add. plerique codd. Hipp.* τὰ φηρεῖα *Hipp.* 19 καὶ *ante* αἱ σκληρότητες *cum Hipp. add. Chart.; cf. p. 144, 17* 26. 27 ἐν τουτέοισι δὲ δεῖ τῷ ψ. χρέεσθαι *cum parte codd. Hipp. et cum Gal. comm. in Aph. V 23 (IV 540, 6) scr. Littré* 27 ὅταν *coni. Ald.*: ὅθεν U: ὁκόθεν αἱμορραγέει ἢ μέλλει *Galeno commentanti ob oculos versata persuasum erat Littraeo IV 540*

πάλιν δ' ὅταν εἴπῃ· "τὰ ψυχρά, οἷον χιών, κρύσταλλος, στήθει | πο- 87
λέμια, βηχέων κινητικά, αἱμορροϊκὰ καὶ καταρροϊκά", τὸ μὲν "στήθει
πολέμια" κατὰ τὴν [τοῦ] αὐτοῦ τοῦ ψυχροῦ δύναμιν εἶπεν, τὸ δὲ
"βηχέων κινητικά, αἱμορροϊκὰ" διὰ μέσων ἑτέρων. ἐπειδὴ γὰρ εἰς
ἑαυτὰ συνάγεται καὶ σφίγγεται τὰ σώματα τῶν περιεχόντων ἀγγείων
τὸ αἷμα, διὰ τοῦτ' ἐνίοτε συμβαίνει ῥήγνυσθαι τοὺς χιτῶνας αὐτῶν,
ὥσθ', ὅπερ ὑπὸ πολλοῦ τοῦ περιεχομένου γίνεται [ἐν] τοῖς χαλαροῖς
ἀγγείοις, τοῦτο ὑπὸ τοῦ μὴ πολλοῦ συμβαίνει τοῖς τεταμένοις. διὰ
τοῦτ' οὖν οὐχ ἁπλῶς εἶπεν ἐν τῇ προκειμένῃ ῥήσει τὸ ψυχρὸν
εἶναι φλεβῶν ⟨ῥηκτικὸν⟩, ἀλλὰ τὸ πάνυ ψυχρὸν ἔφη. ταὐτὸ
δὲ τοῦτο δυνάμει κἀν τοῖς Ἀφορισμοῖς ἔγραψεν ἐν τῷ φάναι· "τὰ
ψυχρά, οἷον χιών, κρύσταλλος", ἐξηγησάμενος διὰ τῶν παραδειγμάτων
τίνα τ' ἐστὶ τὰ ⟨ψυχρὰ καὶ τὸ⟩ πάνυ ψυχρόν.

πάλιν δ' ἐν Ἀφορισμοῖς εἰπών· "ἕλκεσι τὸ μὲν ψυχρὸν δακνῶδες,
δέρμα περισκληρύνει", νῦν εἶπε τὸ ψυχρὸν συστρεπτικὸν ἐν ἴσῳ
τῷ συνακτικόν. οὕτως οὖν ἐργάζεται καὶ τοὺς ἐν τοῖς νευρώδεσι μο-
ρίοις ὄγκους, καὶ κατά γε τὰ νεῦρα τά τε γαγγλία καλούμενα καί
τινας ἄλλας τάσεις | τὰς μὲν προμηκεστέρας, τὰς δὲ στρογγυλωτέρας. 88
καί μοι δοκεῖ τὰς μὲν προμηκεστέρας ὠνομακέναι φήρεα, τὰς δὲ
στρογγυλωτέρας γογγρώνας, φήρεα μὲν εἰπὼν τὰ τὴν ἐμφέρειαν
ἔχοντα φηρῶν (οὕτω γὰρ ὠνομάκασιν ἔνιοι τῶν Ἰώνων τοὺς σατύ-
ρους, οὓς γράφουσί τε καὶ πλάττουσι προμήκεις ἐξοχὰς ἔχοντας παρὰ

1 ὅταν εἴπῃ] *Hipp. Aph. V 24 (IV 540, 12 L.)* 11 κἀν τοῖς Ἀφορισμοῖς...] *vid. v. 1* 14 πάλιν δ' ἐν Ἀφορισμοῖς εἰπών·...] *V 20 (IV 538, 7. 8 L.)* 17 τὰ γαγγλία καλούμενα] *Gal. VII 22. XVIII A 489 K.* 19. 20 *Schol. in Orib. Coll. med. l. XLV 9, 1 CMG VI 2, 1 p. 166 Raed.* φήρεα τὰ προμηκέστερα, γογγρῶνας τὰ στρογγύλα 20 φήρεα] *Gal. XIX 151, 3 K. in lex. Hipp. s. v.* φηρία ἀττικῶς, *cf. Helmreich in Relat. Acad. Berol. 1916, VII 211. Quae innuere velle videntur Foësio (Oec. Hipp. p. 653 s. v.* φήρεα*)* φῆρες *dici Attice pro* θῆρες, *quemadmodum* φλᾶν *pro* θλᾶν *et* φλᾶσθαι *pro* θλᾶσθαι *Attici dicunt; item* φηρεῖα *pro* θηρεῖα *accipiebat de ferinis tuberculis oblongis, quae in ferarum coriis, veluti bubalis, uris aut elephantis visuntur. At longe alia Erotian.* T *11, p. 85, 2 Nachm.* τὰ φήρεα· οἱ μὲν συνεσταλμένως ἀναγινώσκοντες ῥίζαν φασὶν εἶναι πυκνωτικήν, οἱ δὲ ἐξέτειναν δὲ τὸ ἔσχατον ᾱ, ἵν' ᾖ ὄνομα Αἰολικὸν τοῦ τὰ φηρία. ἰδίως δὲ τὰ φήρεα λέγει ἀντὶ τοῦ φάρεα, ἅπερ εἰσὶν ἱμάτια.

1 κρίσταλλος *ut v. 12 et p. 145, 15* U: *corr. Ald.* τῷ *ante* στήθει *aut add. aut om. codd. Hipp.* 2 καὶ *om. Hipp.* στήθους *iter.* U: *corr. Ald.*: στήθει *coll. v. 1 et p. 145, 15 restitui* 3 τοῦ *seclusi, sicut* ipsius *interpr. Crassus* 5. 6 τὸ *inter lineas intrusum habet ideoque* ἀγγεῖ τὸ αἷμα *iter. i. m.* U 7 ὥσθ' *sec.* H *scripsi*: ἵν' U *edd.* ἐν *vel propter hiatum delevi* 8 συμβαίνῃ U: *corr. Ald.* 10 ῥηκτικὸν *add.* H *Chart.; cf. p. 142, 17*: *om.* U τὸ ψυχρὸν πάνυ *sec. lemmatis ordinem verborum cum Hipp. traici malim, cum hiatus nascens in cit. nihil habeat offensionis* 13 *ex vers. arab. supplevi et emendavi,* was das Kalte und das ganz Kalte ist H: τίνα τ' ἐστὶ τὰ πάνυ ψυχρά U *edd.* 15 περισκληρύνειν *scr. Chart.* 16 συναπτικόν *ab Ald. edd.* 18 στρογγυλοτέρας U: *corr. Chart.* 19 μὲν *om. Ald.* τὰ δὲ *i. t.,* τὰς *i. m.* U 20 στρογγυλοτέρας U: *corr. Kuehn* τὴν] μὲν *a Chart. recep. Kuehn* 21 φηρεῶν U *edd.*: *correxi* τοὺς *ab Ald. om. edd.*

τοῖϲ ὠϲί), γογγρώναϲ δὲ τὰϲ περιφερεϲτέραϲ ἐξοχὰϲ μετὰ ϲκληρότητοϲ, οἷαίπερ εἰϲὶν αἱ γινόμεναί τιϲι τῶν δένδρων ἐπιφύϲειϲ, ἃϲ καλοῦϲι γόγγρουϲ, ὡϲ καὶ Θεόφραϲτοϲ ἐν τῷ πρώτῳ τῶν Περὶ φυτῶν ἔγραψε κατὰ λέξιν οὕτωϲ· "ἔνια δὲ ἴϲχει τοὺϲ καλουμένουϲ ὑπό τινων γόγγρουϲ ἢ τὸ ἀνάλογον, οἷον ἐλαία." λέγουϲι δ' ἔνιοι καὶ νῦν ἔτι κατὰ Θετταλίαν ἀκηκοέναι τινῶν γογγρώναϲ ὀνομαζόντων τὰϲ τοιαύταϲ ϲκληρότηταϲ, ὅταν ἐν τραχήλῳ ϲυϲτῶϲιν. οὐ μὴν τά γε φήρεα λέγοντόϲ τινοϲ οὔτ' αὐτὸϲ ἤκουϲα κατά τι τῶν ἐθνῶν οὔτε τινὸϲ ἀκηκοότοϲ ἐπυθόμην. καίτοι τινὲϲ τῶν ἐξηγητῶν φαϲι τὸν Ἱπποκράτην φήρεα καλεῖν τὰ ἐν Φηραῖϲ τῆϲ Πελοποννήϲου πλεονάζοντα. τινὲϲ δὲ διὰ τοῦ ε τὴν πρώτην ϲυλλαβὴν γράφοντεϲ ἅμα
39 τῷ φ δη|λονότι φέρεά φαϲιν αὐτὸν ὀνομάζειν τὰ ἐν Φεραῖϲ τῆϲ Θετταλίαϲ πολλάκιϲ γινόμενα. τοῦ μέντοι τὰϲ προμήκειϲ ἐξοχὰϲ ὀνομάζειν φήρεα μαρτύριον εἶναι δοκεῖ καὶ τὸ γεγραμμένον ἐν τῷ τῶν Ἐπιδημιῶν ἑβδόμῳ κατὰ λέξιν οὕτωϲ· "ἐπεδήμηϲαν βῆχεϲ, μάλιϲτα δὲ παιδίοιϲ, τὰ παρὰ τὰ ὦτα πολλοῖϲιν, οἷα τοῖϲ ϲατύροιϲ."

τὸ δ' ἐπὶ τῇ τελευτῇ τῆϲ προκειμένηϲ ῥήϲεωϲ ϲυναίτιον καὶ αἱ ϲκληρότητεϲ τοιοῦτον ϲημαίνει· ταῖϲ τῶν εἰρημένων παθῶν γενέϲεϲιν ὑπὸ τοῦ ψυχροῦ ϲυναίτιόν ἐϲτι καὶ ἡ ϲκληρότηϲ τοῦ ϲώματοϲ, ἐν ᾧ ϲυνίϲταται τὰ πάθη, τουτέϲτιν ὅταν ὁ ἄνθρωποϲ ᾖ φύϲει ϲκληρὸν ἔχων τὸ δέρμα. διὰ γὰρ τὴν αὐτὴν αἰτίαν τό τε ψυχρὸν αἴτιόν ἐϲτι τῆϲ τῶν εἰρημένων παθῶν γενέϲεωϲ τό τε δέρμα τὸ ϲκληρόν. ὅτι γάρ, ὡϲ αὐτὸϲ ἔφη, "τὸ ψυχρὸν δέρμα περιϲκληρύνει", διὰ τοῦτο τὰ τοιαῦτα πάθη γεννᾷ, διεξέρχεϲθαι δι' αὐτοῦ τῶν ὑπ' αὐτῷ ϲυναθροιζομένων χυμῶν μὴ δυναμένων. οἷϲ οὖν ἐϲτι φύϲει ϲκληρὸν τὸ δέρμα, τούτοιϲ ϲυναίτιον καὶ αὐτὸ γίνεται τοῦ μήτε διαφορεῖϲθαι τοὺϲ παχεῖϲ
40 καὶ γλίϲχρουϲ χυμούϲ, | ἀθροιζομένουϲ θ' ὑπ' αὐτῷ τοὺϲ εἰρημένουϲ ϲκληροὺϲ καὶ ϲκιρρώδειϲ ὄγκουϲ ἐργάζεϲθαι. ὅτι δὲ καὶ φλεβῶν

1—3 γογγρώναϲ ... τῶν δένδρων ἐπυφύϲειϲ, ἃϲ καλοῦϲι γόγγρουϲ, ὡϲ καὶ Θεόφραϲτοϲ κτλ.] *Hist. plant. I 8, 6. vol. I p. 19 Wimmer; eundem locum laudavit Gal. XIX 91, 8 K.* γογγρῶναι: βρογχοκήλη, *ut corr. Foës. Oec. Hipp. p. 139/40 et ex libr. m. scr. edidit Georgius Helmreich (Rel. Acad. Berol. 1916, VII 202)* 14. 15 ἐν τῷ τῶν Ἐπιδημιῶν ἑβδόμῳ] *105 (V 456, 10 L.)* 16 οἷα τοῖϲ ϲατύροιϲ] *cf. Hipp. Aph. III 26 (IV 498, 6 L.), ubi plerisque codd. omissum* ϲατυριαϲμοί *de principio elephantiasis (cf. Gal. VII 728 K.) merito recepisse mihi videtur Littré* 23 ὡϲ αὐτὸϲ ἔφη] *cf. p. 143, 14. 15* 27. 28 τοὺϲ εἰρημένουϲ... ὄγκουϲ ἐργάζεϲθαι] *p. 143, 16 sqq.*

1 περιφεϲτέραϲ U: *corr. Ald.* 3 τῶ *ante* περὶ U: *corr. Ald.* 4 κατὰ *om. Chart. et Kuehn* καὶ *ante* ἴϲχει *add. codd. Theophr. et Gal. XIX 91, 10 K.* 5 ἢ *ante* γόγγρουϲ *add. Theophr. cod. U(rbin. 61)* γόγρουϲ U: *corr. Ald. cum codd. Theophr.* ἡ ἐλάα *codd. Theophr.* 12 φήρεα *falso Kuehn* φέραιϲ U: *corr. Chart.* 15 *post* βῆχεϲ *om.* πολλαὶ UH: *add. Hipp.* 15. 16 ἐπεδήμηϲαν βῆχεϲ πουλλαί, μᾶλλον δὲ παιδίοιϲι· παρὰ τὰ ὦτα πουλλοῖϲιν, οἷα τοῖϲι ϲατύροιϲιν *Hipp.* 16 παρὰ H *Hipp.*: περὶ U *edd.* 17 καὶ *ut in lemmate (p. 142, 19) deest in* H 23 περιϲκληρύνει *corr. Corn.; cf. p. 143, 15: cum dubium sit,* α *an* υ *exaratum habeat* U, περιϲκληράνει *scr. Ald.*: περιϲκληραίνει *Chart.* 24 αὐτὸ *ut v. 27* Ū: *utroque loco corr. Chart.* 25. 26 οὖν *post* τούτοιϲ *iter. del. ipse* U 27 θ' *emendavi*: δὲ U *edd.*

ῥῆξις ἐν τοῖς φύσει σκληροτέροις ἔσται διὰ τὴν τοῦ ψυχροῦ βίαν οὐκ ἄδηλόν ἐστιν. εἰ γὰρ ὑπὸ τοῦ περιεχομένου κατὰ τὰς φλέβας αἵματος ἡ ῥῆξις γίνεται τῶν ἀγγείων, ἐν τοῖς τοιούτοις ἔσται μᾶλλον, ὅσα διὰ σκληρότητα δυσχερῶς καὶ μόγις ἀνευρύνεται. τὰ γὰρ ἐπὶ πλέον ἐκτείνεσθαι πεφυκότα, κἂν πολὺ τὸ περιεχόμενον ἐν αὐτοῖς ᾖ, στέγει τοῦτο μὴ ῥηγνύμενα. καὶ βῆχες δ' ἂν εἰκότως ἐν τοῖς φύσει σκληροτέροις σώμασι γίνοιντο. λέλεκται γὰρ ὅτι τῶν μαλακῶν ῥᾷον ταῦτα τραχύνεται. γεγραφότων δέ τινων κατὰ τὴν ῥῆσιν ἀντὶ τοῦ βηχῶδες "φυσῶδες", εἰπεῖν τι καὶ περὶ τούτου προσήκει. φαίνεται γὰρ ὁσημέραι ⟨τὰ⟩ κατὰ τὴν γαστέρα πνεύματος φυσώδους ἐμπιπλάμενα τοῖς ψυχθεῖσιν, ἀλλ' ἥ γε παλαιὰ γραφὴ τῆς ῥήσεως οὐ τὸ "φυσῶδες", ἀλλὰ τὸ βηχῶδες ἔχει καὶ κατὰ τοὺς 'Αφορισμούς, ὡς ἔφην ἄρτι, τῶν ψυχροτάτων ὑλῶν ἐν παραδείγματι μνημονεύσας, | οὐ προσέ- 41
θηκεν αὐταῖς τὸ φυσῶδες. "τὰ" γὰρ "ψυχρά", φησίν, "οἷον χιών, κρύσταλλος, στήθει πολέμια, βηχῶν κινητικά, αἱμορροϊκὰ καὶ καταρροϊκά". διδάσκει δὲ καὶ ⟨κατὰ⟩ τὴν νῦν προκειμένην ἡμῖν ῥῆσιν καὶ κατὰ τὸν εἰρημένον 'Αφορισμὸν οὐχ ἁπλῶς ὅσα γίνεται διὰ τὸ ψυχρόν, ἀλλ' ὅσα διὰ τὸ λίαν ψυχρόν, ἐνταῦθα μὲν εἰπὼν τὸ ψυχρὸν πάνυ φλεβῶν ῥηκτικόν, ἐν δὲ τοῖς 'Αφορισμοῖς τὸ "οἷον χιών, κρύσταλλος". ὅτι δὲ μετέχειν τινὸς δεῖται θερμασίας τὰ φυσώμενα, καθάπερ γε καὶ τὰ ⟨ξηραινόμενα⟩, πολλάκις ἤδη μεμαθήκατε.

III 15 [III 7. V 296, 3. 4 L.] Τὸ μετ' οὔρησιν σύναγμα παιδίοισι μᾶλλον, ἆρα ὅτι θερμότερα;

Ὅτι μὲν ὁ λόγος ὅδε περὶ τῶν λιθιώντων παιδίων ἐστὶν ἅπαντες εἰρήκασιν οἱ ἐξηγησάμενοι τὸ βιβλίον, οὐ μὴν τὸ διὰ τί προσέθηκε

7 λέλεκται] *p. 62, 5 sqq.* 12. 13 κατὰ τοὺς 'Αφορισμούς, ὡς ἔφην ἄρτι] *V 24 (IV 540, 12 L.) aphor. allat. p. 143, 1. 2. 11. 12* 20. 21 ὅτι δὲ μετέχειν ... θερμασίας τὰ φυσώμενα ... μεμαθήκατε] *etsi flatus affectus frigidus dicitur Gal. VII 608 K. (cf. CMG V 9, 2 p. 42, 28. 113, 27 Diels), tamen* πνεῦμα φυσῶδες *non sine ulla caliditate exsistere posse forsitan eluceat ex talibus qualia leguntur CMG V 9, 1 p. 308, 1. 2. 24 Helmr.; V 9, 2 p. 35, 12 sqq. 44, 25. 26 Diels; ibid. p. 262, 8 sqq. Heeg* 24 περὶ τῶν λιθιώντων παιδίων] *cf. p. 22, 24 sqq. Hipp. Aph. III 26 (IV 498, 5 L.) et Gal. comm. XVII B 634 K. CMG V 9, 1 p. 80, 1 sqq. Mew. VI 697 K. = CMG V 4, 2 p. 354, 8 sqq. Helmr.*

3 τοῖς *iter.* U: *corr. Ald.* 4 ἐναυρύνεται *sic* U: *corr. Corn. Bas.* 9 φυςσῶδες *(passim)* U: *corr. Kuehn* 10 τὰ *add. Corn. Chart.; an* ⟨τὰ σώ⟩ματα τὴν γαστέρα *scribere melius videtur?* 16 δὲ *scripsi*: τε U *edd.* κατὰ *addidi*: καὶ *pr. in* κατὰ *mut. Corn.* 17 ὅσα *per errorem typographicum om. Kuehn* 21 ξηραινόμενα *ex* H *addidi*: *post* καθάπερ γε καὶ τὰ *non solum signum lacunae et i. t. et i. m. appictum, sed etiam* λείπει *verbum i. m. aliena manu (verisimiliter* U[1]*) additum exhibet* U, *a quo dependet Ald.* *verba* πολλάκις ἤδη μεμαθήκατε *recte cum prioribus coniunxit* H: *ad lemma posterum traxit* U: *del. Ald., qua de causa desunt in ceteris quoque edd.; sed in vers. lat.* saepe didicistis *add. Crassus similiterque verbis* multotiēs iam didicistis *scriptura quae vocatur humanistarum additis spatium contextus vacuum expletum praebet* U 23 ἆρα U: ἀρά γε *in cit. De comate CMG V 9, 2 p. 192, 5 Mew.*: ἦρα *Hipp.; cf. coniunctionem dubitativam eadem ratione adhibitam e. g. Epid. I 8. II 650, 3 L. = CMG V 10, 1 p. 87, 21*

τὸ μετ᾽ οὔρηϲιν, ἐνὸν ἁπλῶϲ γράψαι τὸ ϲύναγμα παιδίοιϲιν,
42 ἐπεϲκέψαντο, καθάπερ οὐδὲ διὰ | τί τὸν ἀπορητικὸν ϲύνδεϲμον προϲέ-
θηκεν, οὐχ ἁπλῶϲ εἰπὼν τὸ "ϲύναγμα παιδίοιϲιν, ὅτι θερμότερα". τὸ
γὰρ ἆρα ὅτι θερμότερα τοῦ μὴ τολμῶντοϲ ἀποφήναϲθαι βεβαίωϲ
ἐϲτὶν ἐνδεικτικόν. καίτοι γε ἐν τοῖϲ Ἀφοριϲμοῖϲ ἁπλῶϲ ἔφη· "τὰ αὐ-
ξανόμενα πλεῖϲτον ἔχει τὸ ἔμφυτον θερμόν." τὸ μὲν οὖν ὄνομα τοῦ
ϲυνάγματοϲ ἐν μόνῳ τῷ ἑβδόμῳ τῶν Ἐπιδημιῶν εὗρον, εἰπόντοϲ
τοῦ γράψαντοϲ αὐτό· "καὶ ϲύναγμα ἐφαίνετο ἐν τῷ χερνίβῳ."

διὰ τί δὲ τὸ μετ᾽ οὔρηϲιν ἢ διὰ τί τὸ ἆρα προϲέθηκεν ἑξῆϲ
ἐπιϲκεψόμεθα, καὶ πρῶτόν γε τὸ περὶ τῆϲ ἀπορίαϲ, εἰ καὶ δεύτερον
γέγραπται. ἤτοι τοίνυν ἔτι μὲν ἀπορῶν ἔγραψε ταῦτα, τῷ χρόνῳ δὲ
εὑρών τινα ἀπόδειξιν ἀπεφήνατο περὶ τῆϲ τῶν αὐξανομένων κράϲεωϲ,
ἤ, ὅπερ ἄμεινόν ἐϲτι καὶ διώριϲται πρὸϲ ἡμῶν ἔν τε τοῖϲ Περὶ κρά-
ϲεων ὑπομνήμαϲι κἀν τοῖϲ Εἰϲ τοὺϲ Ἀφοριϲμούϲ, οὐχ ἁπλῶϲ ἐϲτι θερ-
μότεροϲ ὁ παῖϲ τοῦ ἀκμάζοντοϲ, ἀλλὰ τῷ ϲυμφύτῳ θερμῷ θερμότεροϲ.
ἐδείχθη δὲ τούτου θερμότερον ἁπλῶϲ τὸ μὴ ϲύμφυτον, ᾧ πλεο-
νεκτοῦϲιν οἱ ἀκμάζοντεϲ. ὥϲτ᾽ εἰκὸϲ ἦν μᾶλλον ὑπὸ τούτου τοῦ
43 θερμοῦ πήγνυϲθαι τὸν ἐν | τῇ κύϲτει λίθον. διὰ τοῦτο μὲν οὖν εἰκό-
τωϲ ἀπορεῖ· τὸ δ᾽ ἀληθέϲ ἐϲτι λίθουϲ τοῖϲ παιδίοιϲ ἐν τῇ κύϲτει
⟨γίγνεϲθαι⟩ διὰ τὸ πάχοϲ τῶν οὔρων. ὅτι μὲν οὖν οὐρεῖται παχύτατα
τοῖϲ παιδίοιϲ οὖρα καὶ τοῖϲ πρὸ ἡμῶν ἅπαϲιν ἰατροῖϲ ὡμολόγηται. διὰ
τί δὲ οὐρεῖται τοιαῦτα, ⟨αὐτὸ⟩ καθ᾽ αὑτὸ μὲν ἄξιον ἐπιϲκέψεώϲ ἐϲτιν,
εἰϲ δὲ τὸ προκείμενον οὐδὲν ϲυντελεῖ. τὸ γὰρ οὐρεῖϲθαι παχέα καὶ
φαινόμενον ϲαφῶϲ καὶ πράγμαϲιν ὡμολογημένον. τὸ γάρ τοι πάχοϲ

2 τὸν ἀπορητικὸν ϲύνδεϲμον ...] *ubi de vi* ἆρα *coniunctionis agit, cit. Gal. VII 662, 14 K. = CMG V 9, 2 p. 191, 35 Mew.* τὸ μετ᾽ οὔρηϲιν ϲύναγμα, φηϲίν, παιδίοιϲι μᾶλλον, ἆρά γε, ὅτι θερμότερα; 5 καίτοι γε ἐν τοῖϲ Ἀφοριϲμοῖϲ ἁπλῶϲ ἔφη ...] *I 14 (IV 466, 8—10 L.) illustratus comm. XVII B 404 K., qui aphor. alibi quoque affertur ut infra p. 220, 25 vel V 703. 704 K. = p. 709/10. 710, 12 Müll. vel CMG V 9, 1 p. 79, 11 Mew.* 6. 7 τὸ μὲν οὖν ὄνομα τοῦ ϲυνάγματοϲ ...] *ne in septimo quidem l. Epid. hanc vocem inveni, nisi vero Gal. ea dicit quae Littraei in codd. Paris. sic leguntur: Epid. VII 83 (V 438, 17 L.)* καὶ τὸ ϲύϲτημα οὐκ ἐφαίνετο ἐν τῷ χερνιβίῳ *(cf. Foës. Oec. Hipp. p. 596, ubi corr. etiam explicationem Gal. XIX 143 K.* ϲύναγμα*)* 13. 14 ἔν τε τοῖϲ Περὶ κράϲεων ὑπομν.] *l. II 2 p. 47, 3 sqq. 53, 21 sqq. Helmr. = I 583. 593/94 K.; cf. etiam p. 20, 9 sqq. CMG V 9, 1 p. 95, 9 sqq. Mew.* 14 κἀν τοῖϲ Εἰϲ τοὺϲ Ἀφοριϲμούϲ] *cf. Gal. XVII B 408 K., quae scriptor ipse simul cum libello* Πρὸϲ Λύκον *emisso (XVIII A 196—245 K.) laudavit V 704/5 K. = p. 711, 5 sqq. Müll.*

4 ἆρά γε U *edd., sicut in cit. modo allata:* γε *in* ὅτι *mutare quam* ὅτι *post* γε *addere malui; cf. p. 145, 23* 7 ϲυνάγματοϲ (das Sichzusammenballen *versum*) H: ϲυγγράματοϲ *sic i. t.,* ϲυνάγματοϲ *aliena manu (ni fallor* U[1]*) i. m.* U: ϲυνγράμματοϲ *sic Ald.: corr. Corn. Chart.; cf. p. 145, 22, ubi quidem* ϲύϲτημα *praebent ad unum omnes codd. Hipp.* 8 οὐκ *ante* ἐφαίνετο *add. Hipp., sed deest etiam* H χερνιβίῳ *Hipp.* 13 ἄμεινον *iter.* U καὶ *ante* διώριϲται U *add. Corn.: om. ab Ald. edd.* 16 ᾧ] ὃ *scr. Chart.* 16. 17 πλέον ἐκτοῦϲιν U: πλέον κτῶϲιν *ab Ald. omnes edd.: correxi* 20 γίγνεϲθαι *addidi:* γεννᾶϲθαι *post* οὔρων *deesse adnot. Corn. congruenter cum vers. lat., in qua* procreari *add. Crassus* 21 ὡμολόγειται U: *corr. Ald.* 22 αὐτὸ *addidi*

τοῦτο cυνιcτάμενόν τε καὶ ἀθροιζόμενον, ὅταν ἅπαξ ποτὲ μὴ κατὰ τὸν προcήκοντα καιρὸν ἐκκριθὲν ἔνδον ἐπὶ πλέον μείνῃ, cυcτάcεώc τε καὶ πήξεωc ἀρχὴν λαμβάνει. γενομένηc δὲ τοιαύτηc ἀρχῆc, ἑτοίμωc °λοιπόν, ὅcονπερ αὖθιc εἰc τὴν κύcτιν ἀφικνεῖται παχύ, προcπλάττεται τοῦτο καὶ γίνεται μείζων ὁ πωρώδηc λίθοc, ὥcπερ ἐκτὸc ἔν τε τοῖc αὐτοφυέcι θερμοῖc ὕδαcιν ὁρᾶται cυνιcτάμενοc ἔν τε τοῖc ἀγγείοιc, ἐν οἷc ὕδωρ ὁcημέραι θερμαίνεται. τὸ τοίνυν πάχοc τῶν οὔρων τὴν πρώτην τε καὶ μεγίcτην αἰτίαν ἔχει τῆc τῶν λίθων γενέcεωc. | ἡ δὲ 44 θερμότηc ἀρκεῖ καὶ cύμμετροc οὖcα πρὸc τὴν τῆc τοιαύτηc ὕληc γένεcιν, ἀμέλει κἀν τοῖc θερμοῖc αὐτοφυέcιν ὕδαcι, κἂν χλιαρώτερα τῶν cυμμέτρων ⟨ᾖ⟩, φαίνονται cυνιcτάμενοι πῶροι. διὰ τοῦτ' οὖν μοι δοκεῖ καὶ ὁ Ἱπποκράτηc προcθεῖναι τὸ ἄρα, διότι καὶ ἡ τοcαύτη θερμότηc, ἣν ἔχει παιδία φύcει, cυνεργεῖ τι πρὸc τὴν πῆξιν, οὐ μὴν αὐτή γε τὸ πλεῖcτον, ἀλλ' ἡ τῆc ὕληc ποιότηc, ἐξ ἧc ὁ λίθοc γίνεται, τῆc cυcτάcεωc αὐτῆc τὴν αἰτίαν ἔχει.

διὰ τί οὖν προcέθηκε τὸ μετ' οὔρηcιν καὶ οὐχ ἁπλῶc εἶπε τὸ cύναγμα παιδίοιcιν; ὅτι περὶ τῶν ἐν τῇ κύcτει λίθων τὸν λόγον ποιεῖται νῦν, οὐ τῶν ἐν τοῖc νεφροῖc. γίνεται δὲ ἡ cύcταcιc τῶν μὲν ἐν τῇ κύcτει μετὰ τὴν οὔρηcιν, τῶν δ' ἐν τοῖc νεφροῖc πρὸ τῆc οὐρήcεωc. ἴcμεν δὲ τὰ μὲν παιδία τοὺc ἐν τῇ κύcτει λίθουc γεννῶντα, τοὺc παρακμάζονταc δὲ τοὺc ἐν ⟨τοῖc⟩ νεφροῖc. ὅπερ οὖν ὀλίγον ἔμπροcθεν ἔφην, ὅτι μὲν οὕτωc ἔχει ταῦτα, μαρτυρεῖ τὸ φαινόμενον αὐτό. τίc δ' ἐcτὶν ἡ αἰτία, κατὰ cχολὴν ἔξεcτι ζητεῖν. ὥcθ' ἡ μὲν ἐξήγηcιc ἤδη πεπέρανται· τὴν δ' αἰτίαν | ὥcπερ ἐπὶ τῶν ἔμπρο- 45 cθεν, οὕτω καὶ νῦν ἐκ περιουcίαc ἐρῶ, πρότερόν γε μεμψάμενοc τοῖc εἰποῦcι διὰ τοῦτο γίνεcθαι τοῖc παιδίοιc τοὺc λίθουc, ὅτι cτενόπορα διὰ μικρότητα τῶν ἀγγείων εἰcίν. ἐχρῆν γάρ, ὅcον ἐπὶ τούτῳ, τοὺc ἐν τοῖc νεφροῖc λίθουc μᾶλλον γίνεcθαι τοῖc παιδίοιc· cτεναὶ γὰρ αἱ κατ' ἐκείνουc διέξοδοι. τῆc κύcτεωc δ' ὁ τράχηλοc εὐρύc ἐcτιν εἰc τοcοῦτον τοῖc παιδίοιc, ὡc πάcηc ὕληc πάχοc ἑτοίμωc αὐτοῦ διεξέρχε-

5—7 ὁ πωρώδηc λίθοc . . . θερμαίνεται] *cf. supra p. 25, 19 sqq. Gal. XIII 332, 16 K. CMG V 4, 2 p. 224, 22 sqq. Helmr.* 14 ἡ τῆc ὕληc ποιότηc . . .] *cf. p. 146, 20. 147, 7. 8* 20. 21 ἴcμεν δὲ . . . ἐν τοῖc νεφροῖc] *cf. Gal. X 917. XVII B 634 K. CMG V 9, 1 p. 78/79. 80, 1 sqq. Mew. de calculis vesicae, de renalibus cum Gal. X 956 K. tum supra p. 23, 9 sqq.* 22 ὀλίγον ἔμπροcθεν] *p. 146, 23 sq.* 24. 25 ἐπὶ τῶν ἔμπροcθεν] *p. 146/47* 25 ἐκ περιουcίαc ἐρῶ] *quoniam propriam egreditur explanationem, cuius fines commentator circumscripsit CMG V 10, 1 p. 80, 1—9*

4 ὅcονπερ *conieci*: ὅcον ἅπαν U *edd.* *post* παχὺ *verba* τῷ παγέντι *perisse suspicor* 5 τοῦτο] τούτῳ *a Chart. recep. Kuehn* 11 ᾖ *add. Corn. Chart.* 14 αὐτή *scripsi, sicut* ipsa *(sc. caliditas) interpr. Crassus*: αὐτῆc U *edd.* ἐξ ἧc] ἑξῆc *eodem mendo, quo p. 146, 9 erravit Ald., a Bas. peccaverunt edd.; cf. etiam CMG V 10, 2, 1 p. 45, 15* 20. 21 τῇ κύcτει λίθουc γεννῶντα *inter* ἐν *et* νεφροῖc *iterata expunxit ipse* U 21 τοῖc *add. Ald.* 24 πεπέραται U *edd.*: *correxi; cf. Kuehner-Blass, Gramm. d. gr. Spr. I 2³, 513* 27 τοῦτο *ab Ald. edd.*

cθαι. μή ποτ' οὖν οὐδὲ ἐπὶ τῶν προηκόντων κατὰ τὴν ἡλικίαν ἡ cτε-
νότηc τῶν ἐν νεφροῖc πόρων αἰτία τῆc τῶν λίθων γενέcεώc ἐcτιν,
ἀλλὰ τό τε τῶν ἐνεργειῶν ἀcθενὲc καὶ τὸ τῶν παχέων χυμῶν ἀκατ-
έργαcτον. ἐπὶ μὲν γὰρ τῶν παιδίων, ἰcχυρῶν ἁπαcῶν τῶν φυcικῶν
ἐνεργειῶν οὐcῶν, κέχυταί τε καὶ διαλέλυται τὸ πάχοc τῶν χυμῶν, ἐπὶ
δὲ τῶν προηκόντων κατὰ τὴν ἡλικίαν cυνῆκται. φαίνεται δὲ κἀπὶ τῶν
ἐκτόc, ὅcα παχέα φύcει διά τινων λεπτῶν διηθεῖν βουλόμεθα, τὰ μὲν
ὑπὸ θερμαcίαc χυθέντα διεξερχόμενα ῥᾳδίωc, τὰ δὲ ἄτηκτά τε καὶ
46 ἄχυτα μὴ διεξιόντα. παραδείγματα δὲ τῶν | τοιούτων ὑλῶν πίττα καὶ
ῥητίνη καὶ cτέαρ καὶ κηρὸc καὶ μέλι. τῶν παίδων οὖν ἐχόντων πολὺ
τὸ ἔμφυτον θερμὸν καὶ τὰc ἐνεργείαc ἰcχυράc, τὸ πάχοc τῆc ὕληc
κεχυμένον εἰc τοὺc νεφροὺc ἀφικνεῖται καὶ διὰ τοῦτο διηθεῖται ῥᾳδίωc
εἰc τὴν κύcτιν, οὐ μικρὸν οὐδὲ τῆc τῶν ἐνεργειῶν ῥώμηc εἰc τὸ τάχοc
τῆc διεξόδου cυντελούcηc. ἅτε δὲ τῆc κύcτεωc οὔcηc ψυχρᾶc, ὅτι τε
νευρώδηc ἐcτὶ καὶ ὀλίγαιμοc, ὅτι τε πλείcτην εὐρυχωρίαν ἐντὸc ἑαυτῆc
ἔχει, cυνίcταται πάλιν ἐνταῦθα καὶ πήγνυται τὸ διεξελθὸν εἰc αὐτὴν
πάχοc, ὡc ἔμπροcθεν εἶπον, ἀρχὴν λαμβάνον τῆc τοιαύτηc cυcτάcεωc,
ὅταν ἐπὶ πλέον ἐν τῇ κύcτει χρονίζῃ. καὶ μὴν καὶ γλίcχρον εἰκὸc αὐτὸ
μᾶλλον εἶναι τοῖc παιδίοιc τῷ κατειργάcθαι μᾶλλον ὑπὸ τῆc ἐμφύτου
θερμαcίαc· ὅcα γὰρ ὑπὸ τῆc θερμότητοc ἀλλοιοῦται πεττόμενα προc-
λαμβάνει τινὰ τῷ χρόνῳ γλιcχρότητα, κἂν ἐξ ἀρχῆc μηδεμίαν ἔχῃ, καὶ
διὰ τοῦτο δὴ μᾶλλον ἑνοῦταί τε καὶ cυνίcταται καὶ πήγνυται. τῶν
γὰρ ἴcον ἐχόντων πάχοc ἐπιτηδειότερον εἰc ἕνωcίν τε καὶ cύcταcιν
47 καὶ πῆξίν ἐcτι τὸ γλιcχρότερον. ἐπεὶ | τοίνυν ἔνια τῶν οὐκ ἀναγκαίων
εἰc τὴν προκειμένην ῥῆcιν ᾐτιολόγηται, προcθῶ⟨μεν⟩ ἔτι τὴν περὶ
τοῦ πάχουc τῶν οὔρων ἐν τοῖc παιδίοιc αἰτίαν. ἔcτι δὲ ἥδε τό τ'
ἀδδηφάγον αὐτῶν καὶ τὸ μετὰ τροφὴν κινεῖcθαι παίζοντα καὶ cκιρ-
τῶντα, τοῖc δὲ θηλάζουcι καὶ ἡ ὕλη cυντελεῖ. παχὺ γὰρ φύcει τὸ
γάλα καὶ πρὸc λίθων γένεcιν ἐπιτηδειότατον, ἀμέλει καὶ τῶν τελείων
τοῖc πλεονάζουcιν ἐν τυρῶν ἐδωδῇ λίθουc ἐν νεφροῖc γεννωμένουc
ἔγνωμεν πολλάκιc.

III 16 [III 8. V 296,5–7 L.] Τὰ cχήματα τὰ ῥηῖζοντα, οἷον ὁ τὰ κλήματα τῇ χειρὶ πλέκων καὶ cτρέφων, ὑπερ-

17 ὡc ἔμπροcθεν εἶπον] *p. 147,4. 5* 24. 25 ἔνια τῶν οὐκ ἀναγκαίων ... ᾐτιολόγηται] *cf. p. 146,22. 23. 147,25* 26. 27 τὸ ἀδδηφάγον] *cf. CMG V 9,1 p. 80, 1 sqq. Mew.* 28. 29 παχὺ γὰρ φύcει τὸ γάλα...] *cf. CMG V 4,2 p. 149,2. 3 Helmr.* 30 τοῖc πλεονάζουcιν ἐν τυρῶν ἐδωδῇ κτἑ.] *cf. CMG V 4,2 p. 348,10 sqq. Helmr.* 32 *ad epidemiam tussientium Perinthiorum Epid. VI 7, 1 et Epid. II 2, 8. 9 (cf. Gal. comm. CMG V 10, 1 p. 204,16. 205,1 sqq. Pf.) rettulit Littré V 297;*

10 τὸ *ante* πολὺ *add. Ald.* 12 διαθεῖται *falso ab Ald. edd.; cf. v. 7* 23 τε *om. Kuehn* 24 γλίcχρον *in* γλιcχρότερον *corr. ipse* U 25 ᾐτιολόγηται *correxi, sicuti* quum... causae... traditae sint *vert. Crassus*: αἰτιολογεῖται U *edd.* προcθῶ⟨μεν⟩ ἔτι *vel ob hiatum complevi* 27 ἀδηφάγον *fort. recte scr. Kuehn; cf. Buttmanni Lexil. II 133* 32 μᾶλλον *post* ῥηῖζοντα *om.* UH *cum Littraei cod.* C: *add. cum plerisque codd. Hipp. Chart.* 33 καὶ] ἢ *cum Hipp. scr. Chart.* 33 sq. ὑπὲρ

οδυνάων κατακείμενος, λαβόμενος παςςάλου ἄκρου ὑπερπεπηγότος εἴχετο καὶ ἐρρήϊςεν.

Αὐτὸ μὲν τὸ λεγόμενον εὔδηλόν ἐςτιν. αἰτίαν δὲ αὐτοῦ χαλεπὸν εἰπεῖν, ὅτι μηδὲν ὁ Ἱπποκράτης ἔγραψε, καίτοι δυνάμενος, ἤτοι γε ἐξαιφνίδιον αὐτῷ γενέςθαι τὴν ὀδύνην | εἰπὼν ἢ κατὰ βραχὺ λαβεῖν 48 τὴν αὔξηςιν ἄρξαςθαί τε ἐνεργοῦντι περὶ τὴν τῶν κλημάτων πλοκὴν ἢ μετ' αὐτὴν εὐθέως ἢ κατ' ἄλλον τινὰ χρόνον τῆς ἡμέρας ἢ τῆς νυκτός. ἀλλ' οὐδὲ τί μόριον ἦν, ᾧπερ ἡ ὀδύνη, λέλεκται. τὴν χεῖρα δὲ ἡγοῦνται διὰ τὸ τοῦ παττάλου λαμβανόμενον αὐτὸν ὠφεληθῆναι. εἰ μὲν οὖν ἐκοπώθη ςτρέφων αὐτὸς τὰ κλήματα, ἀπίθανον οὐκ ἂν εἴη διὰ ςχήματος αὐτὸν τοιούτου ῥαΐςαι. τὸ γὰρ ἀνώδυνον τῆς χειρὸς ςχῆμα δέδεικται διά τε τοῦ Περὶ ἀγμῶν καὶ τοῦ Κατ' ἰητρεῖον, ὁποῖόν ἐςτιν. εἰ δέ τις ἐν τῷ περιςτρέφειν τὴν χεῖρα διαςτροφὴ μυὸς ἐγένετο περὶ τὸν ἄνθρωπον ἢ καὶ πνεῦμα φυςῶδες ἐναπελείφθη μεταξὺ δυοῖν μυῶν οὐκ ἔχον διέξοδον, εἰκὸς ἦν ἐν ἐπιτηδείῳ ςχήματι, καθ' ὃ κενωθῆναι ςυνέβη τὸ πνεῦμα, ῥαΐςαι°τὸν περιωδυνῶντα. |

III 17 [III 9. V 296, 8—10 L.] Ὃν ἐξ ὀρειτυπίης παρὰ τὴν 49 γέφυραν εἶδον ἐγὼ ῥιπτοῦντα τὰ ςκέλεα, κνήμην ἑτέρην ἥκιςτα ἐλεπτύνετο, μηροὺς δὲ κάρτα· οὖρα καὶ γονὴ οὐκ ἴςχετο.

Ὀρειτύπους ὀνομάζουςιν οἱ Ἕλληνες τοὺς ὁτιοῦν ἐκ τῶν ὀρῶν εἰς τὴν πόλιν καταφέροντας, οἷον ξύλα καὶ λίθους ἤ τι τοιοῦτον. γεγραφότος δὲ τοῦ Ἱπποκράτους οὐχ ἁπλῶς οὕτως· "τὸν ὀρειτύπον ἐθεαςάμην ῥιπτοῦντα τὰ ςκέλη", προςθέντος δὲ τῷ λόγῳ τὴν "ἐξ" πρόθεςιν καὶ γράψαντος τὸ ἐξ ὀρειτυπίης, ἐμφαίνεταί

at alia epidemia describitur Perinthiorum febri ardente afflictorum Epid. II 3, 1. 3. 4 (V 100, 1—102, 13. 104, 13—108, 6 L.); cf. comm. Gal. CMC V 10, 1 p. 249, 31 sqq. 268, 18 sqq. Pf.

6. 7 περὶ τὴν τῶν κλημάτων πλοκήν] *eadem quae p. 148, 33 leguntur Epid. IV 50 (V 190, 11. 12 L.) de puerulo Perinthio non sine verisimilitudine ad tussim Perinthi grassantem relata a Littraeo V 331. 343* 12. 13 δέδεικται διά τε τοῦ Περὶ ἀγμῶν καὶ τοῦ Κατ' ἰητρεῖον] *huius c. 15. III 320 L. II 41, 1 sqq. Kw., illius c. 2. 3. III 416—426 L. II 47, 6—51, 13 Kw.*

ὀδυνάων U: *duo in unum verbum coalescere malim; cf. p. 149, 17: inter* ὑπεροδυνέων *et* ὑπὲρ ὀδυνέων *fluctuant codd. Hipp.*

1 ἄκρου *verisimilius quam* ἄκρον U: ἄκρον *ut permulti codd. Hipp. ab Ald. edd.* 2 ἐρήϊςεν U *edd.* 3 χαλαιπὸν U: *corr. Ald.* 4 μηδὲν H: μηδὲ U: μήτε *ab Ald. edd.* 7 ἄλλόν *corr. Kuehn*: ἄλληλον U 8. 9 *in Arabide* und die Erklärer haben gezeigt, daß das Glied, in welchem der heftige Schmerz war, die Hand war (τὴν χεῖρα δὲ ⟨εἶναι ταύτην ἐξ⟩ηγοῦνται) H 12 δέδεικται *ab Ald. om. edd.*: γέγραπται *post* ἐςτίν *add. Corn. cum interpret. latina consentiens, in qua* descriptum fuit *add. Crassus* 14 τὸ ἄρθρον *haud improbabiliter coni. Schubring* 17 περιωδυνῶντα *scr. Chart.*: περιοδυνοῦντα U 18 παρὰ H *Hipp.; cf. p. 150, 3*: περὶ U *edd.* 19 ῥιπτεῦντα ςκέλεα *Hipp.*

πως ἐξ ἀρχῆς αὐτῆς τῆς κατὰ τὴν ὀρειτυπίαν ἐνεργείας πληγῆναι τὸν κατὰ τὴν ὀςφὺν νωτιαῖον ὁ ἄνθρωπος, ἀφ' οὗ πέφυκε τὰ κινοῦντα τὰ σκέλη νεῦρα. καὶ γάρ τοι τὸ παρὰ τὴν γέφυραν ἱκανὸν ἦν γεγράφθαι μόνον εἰς ἀνάμνηςιν αὐτῷ τοῦ παθόντος, ὡς μηδὲν δεῖςθαι τῆς τέχνης. περιττὸν δὲ ἴςως ζητεῖν, ἐκ τίνος αἰτίας ἔπαθεν ὁ ἄνθρωπος ἐκεῖνος τὰ σκέλη, καθάπερ γε καὶ ὅ, τι δηλοῦται διὰ τοῦ φάναι
50 σκέλεα ῥιπτοῦν|τα, πότερον ἀκίνητα† ἀλγεῖν, μὴ πάσχοντα (καὶ γὰρ τοῦτ' εἴρηταί τισιν ἀπιθάνως) ⟨ἢ⟩, ὅπερ ἐστὶ πιθανώτερον, ἀκρατῶς ἔχοντα τῶν σκελῶν ἐν τῷ βαδίζειν, ⟨ὥςθ'⟩ ὁμοίαν γίνεσθαι τὴν περιφορὰν αὐτῶν τοῖς ῥίπτουσι πρὸς τὴν ἔξω χώραν οὐκ ἰσχυρῶς αὐτά. ἀλλ' οὐδ' ὅτι κνήμας °μέντοι γε ἀμφοτέρας ἢ τὴν ἑτέραν ἥκιστα ἐλεπτύνετο, μηροὺς δὲ κάρτα φέρει τινὰ τοῖς ἀκούσασιν ἡμῖν ὠφέλειαν, ὥσπερ οὐδὲ αὐτῷ τῷ Ἱπποκράτει πρὸς ἀνάμνησιν. οὐ γὰρ σπανίως, ἀλλὰ πολλάκις φαίνεται τὰ τοιαῦτα γινόμενά τε καὶ γινωσκόμενα σαφῶς τοῖς ἰατροῖς ἅπασιν. τί δὴ οὖν ἐστι, δι' ὃ τοῦτ' ἔγραψεν, ἐγὼ πειράσομαι δηλῶσαι, τὴν ὅλην ῥῆσιν εἰπὼν πρότερον ἑτέρᾳ λέξει σαφεστέρᾳ τε καὶ συντομωτέρᾳ τῶν περιττῶν ἀφαιρεθέντων· "παραλυόμενός τις τὰ σκέλη τὰ μὲν κατὰ μηροὺς ἐλεπτύνετο μᾶλλον τῶν κατὰ τὰς κνήμας. οὖρα μέντοι καὶ γονὴ οὐκ ἐπεσχέθησαν αὐτῷ." τοῦτ' οὖν ἐστι χρήσιμον εἰς τὸ γινώσκειν ἡμᾶς, ἀλλ' ἴσως ἐρήσεταί τις, τί φησιν ὃ γέγραπται κατὰ τὸ Περὶ τῶν ἄρθρων βιβλίον· "ἐπεί τοι πολὺ πλέονες σκελέων τε καὶ χειρῶν ἀκρατέες|
51 γίνονται καὶ καταναρκοῦνται τὸ σῶμα καὶ οὖρα ἴσχεται αὐτέοισιν, οἷς ἂν μὴ ἐκστῇ μὲν τὸ ὕβωμα μήτε εἴσω μήτε ἔξω, σεισθῶσι δὲ ἰσχυρῶς εἰς τὴν εὐθυωρίαν τῆς ῥάχεως." ἐκ ταύτης τῆς ῥήσεως ὁρμηθέντες τινὲς ἀπεφήναντο διὰ τῶν νεύρων παράλυσιν ἐπὶ τοῦ νωτιαίου πάθει γίνεσθαι ταῦτα τὰ συμπτώματα, μὴ προσέχοντες, ὅτι τῶν σπονδύλων μετακινηθέντων ἐκ τῆς κατὰ φύσιν ἕδρας καὶ τῷ τῆς συμπαθείας λόγῳ φλεγμονὰς μὲν τὸ πρῶτον, ὕστερον δὲ καὶ σκιρρώδεις ὄγκους ἐργασαμένων περὶ τὴν κύστιν καὶ τὸ καλούμενον ἀπευθυσμένον ἔντερον αἱ φυσικαὶ τῶν ὀργάνων τούτων ἐνέργειαι βλάπτονται, δι' ἃς ἴσχεται τὰ πρότερον ὑπ' αὐτῶν ἐκκρινόμενα. τῶν μέντοι νεύρων βλαβέντων μό-

21. 22 κατὰ τὸ Περὶ τῶν ἄρθρων βιβλίον·...] *48. IV 216 L. II 184, 3 Kw.* 30 et p. 151, 5 τὸ καλούμενον ἀπευθυσμένον] *cf. Gal. II 888. XIV 715. IV 454 sq. XVIII B 998 K.*

3 καὶ γείτοι *(sic) Ald.*: καὶ γέ τοι *(sic) Bas.*: καίτοι γε *post Corn. scr. Kuehn*: καὶ γάρ τοι *praetuli* 6 ὅ, τι *scripsi*: τὸ U *edd.* 7 πότερα U *edd.*: *corr. Corn.* *corrupta* ἀκίνητα ἀλγεῖν, μὴ πάσχοντα U: *non satis accurate versa* ob sie (*sc.* τὰ σκέλη) unbeweglich waren ... oder *exhibet* H, *unde* πότερον ἀκίνητα ⟨σκέλη⟩ ἔλεγεν αὐτὸν πάσχοντα *coniciam*: εὐκίνητα *scr. et* μὴ *in* τὸν *mut. Corn.* 8 ἢ *add.* H *Corn.* 9 ὥςθ' *ex* H *recepi* 11 μέντοι] μέν τι U: *corr. Bas.* 12 λελέπτυντο U: *correxi coll. v. 18 et p. 149, 20* φέρει H *corr. Corn.*: φέρειν U *edd.* 13 ἱπποκράτη U: *corr. Ald.* 22 τοι] οἱ *a Chart. edd.* πλείονες *Hipp.* 24 ὕβωμα U *ex Hipp. corr. Kuehn*: ὕβωλυ *(sic) Ald., cuius ad erratum* ὕβον *(sic) adnot. Corn.* ἔσω *plerique codd. Hipp.* 24. 25 σεισθέωσι δὲ ἰσχ. ἐς τὴν ἰθυωρίην τῆς ῥάχιος *Hipp.*

νων ἄνευ τοῦ συμπαθῆσαί τι τῶν εἰρημένων ὀργάνων οὐ τὰς φυσικὰς
ἐνεργείας, ἀλλὰ τὰς προαιρετικὰς συμβαίνει κακοῦσθαι. καὶ διὰ τοῦτο
χωρὶς προαιρέσεως ἐκρεῖ τὸ οὖρον αὐτοῖς καὶ ἡ κόπρος, ὅταν γε συν-
τελεσθῇ τῶν νεύρων ἡ παράλυσις, ὅσα φέρεται πρὸς τοὺς ἐπὶ τοῖς
πέρασι τῆς κύστεως καὶ ⟨τοῦ⟩ ἀπευθυσμένου μῦς, ὑφ' ὧν κλείεταί τε
καὶ | σφίγγεται τὸ στόμιον ἑκατέρου τῶν ὀργάνων. ὅτι μὲν οὖν οὐκ 52
ἐπεσχέθη τῷ ὀρειτύπῳ τὰ οὖρα, λέλεκται κατὰ τὴν ῥῆσιν· εἰ
δ' ἀπροαιρέτως ἢ κατὰ προαίρεσιν ἀπεκρίνετο, τοῦτ' οὐκέτι προσέθη-
κεν. εἰ μὲν οὖν σύγγραμμα πρὸς ἔκδοσιν ἦν τὸ βιβλίον, ἐκ τοῦ μὴ
προσγεγράφθαι δῆλον ἦν, ὡς οὐδὲ ἐγένετο (πάντως γὰρ ἂν ἐδήλωσεν
αὐτό). μὴ γεγραμμένου δ' οὕτως, ἀλλ', ὡς εἴρηται πολλάκις, ἐν ὑπο-
γραφῇ[σιν] πρὸς ἀνάμνησιν ***. οὐδὲ γὰρ οὐδὲ περὶ τῶν διαχωρημάτων
ἔγραψέ τι. καίτοι καὶ ταῦτα ἀναγκαῖόν ἐστιν ἢ οὐδ' ὅλως ἐπεσχῆσθαι,
ἀλλὰ τοῖς οὔροις ὡσαύτως ἀκουσίως ἐκρεῖν ἢ κατὰ προαίρεσιν ἀπο-
κρίνεσθαι. ἀλλ' εἰκὸς αὐτὸν εἰς ἀνάμνησιν ὧν εἶδεν ἀρκεσθῆναι τῷ
περὶ τῶν οὔρων ῥηθέντι, τῆς γε τῶν ἀποπατημάτων κενώσεως ὡσαύ-
τως τοῖς οὔροις γενομένης. εἰ μὲν ⟨γὰρ⟩ ἐναντίον τι περὶ τὴν ἑτέραν
αὐτῶν ἐγεγόνει, πάντως ἂν ἐπεσημήνατο. τῶν δ' αὐτῶν αὐτοῖς ἀκολουθη-
σάντων οὐκ ἦν ἀναγκαῖον ἀμφοτέρων μνημονεύειν. | ἀλλ' οὐδὲ γονή, 53
φησίν, ἴσχετο. φυσικὴ γάρ ἐστι καὶ ἡ ταύτης κένωσις, ὥσπερ καὶ ἡ
τῶν οὔρων τε καὶ σκυβάλων. διὰ τί δὲ βουληθέντες μὲν ἀφροδισιάζειν
ἐπ' αὐτὴν ἀφικνοῦνται, μὴ βουληθέντες δ' οὐκ ἔρχονται, μακροτέρῳ
λόγῳ καὶ ἐν τοῖς περὶ τῶν ἀπόρων κινήσεων λογισμοῖς εἴρηται.

III 18 [III 10. V 296, 11—13 L.] Ὅσαι πτερυγώδεες φύσιες πλευρέων δι' ἀδυναμίαν τῆς ἀφορμῆς [καὶ] ἐπὶ τοῖσι καταρροισι τοῖσι κακοήθεσι, καὶ ἢν ἔκκρισις εἴη, καὶ ἢν μὴ εἴη, κακόν.

11 ὡς εἴρηται πολλάκις] *veluti p. 19, 6. 7. 69, 20. 80, 17. 18* 21 σκυβάλων] *cf. CMG V 9, 1 p. 149, 13: 14 Helmr.* 23 καὶ ἐν τοῖς περὶ τῶν ἀπόρων κινήσεων λογισμοῖς εἴρηται] *Gal. respicere videtur libr.* Περὶ μυῶν κινήσεων *IV 367—464 K., in quo quae de motus voluntarii instrumentis animaeque officio musculos movendi disseruit videas sis p. 367. 442/43; cf. etiam* Περὶ χρείας μορίων *XV 3. II 345, 8 sqq. Helmr. = IV 222 K.*

5 τοῦ *addidi* 9 μὴ *per errorem om. Chart. et Kuehn* 11. 12 ὑπογραφῆσιν U: *correxi; cf. e. c. p. 80, 18*: ὑπογραφαῖς *scr. Chart.* 12 *post* ἀνάμνησιν *lacunam indicavi, quam ad explendam satisfaciunt quae sic versa* so ist es möglich, daß dieser Mann an unfreiwilligem Abgang des Harns litt, Hippokrates aber es zu erwähnen unterlassen hat, weil er sich darauf beschränkte, das Notwendige zu erwähnen *exhibet* H 16 τῆς γὰρ τῶν U *edd.*: γὰρ *post* εἰ μὲν *(v. 17) Crassum secutus traiecit Corn.*: *at* γε *pro* γὰρ *ad vim causalem participii pronuntiandam (ut ex. gr. p. 135, 27 vel 162, 17; cf. Kühner-Gerth, Gramm. der griech. Spr. II* 2^3*, 175) restituere et deinde* εἰ μὲν ⟨γὰρ⟩ *scribere praestantius duxi* 17 γινομένης U *edd.*: *correxi* ἐναντία U *Ald. Bas.*: *corr. Chart.* 25 δι' ἀδυναμίην *Hipp.* καὶ *ante* ἐπὶ *om.* H *Hipp. del. Chart.* 26 καὶ ἢν — κἢν μὴ *ex Hipp. retinui*: καὶ εἰ — καὶ εἰ H; *cf. p. 153, 14*: κἂν ἔκκρισις εἴη, κἂν μὴ εἴη U: εἰ *et* καὶ *(sec.) cum Pall. corrigendum videtur*: κἂν *utroque loco om. Chart.*

Τίνας μὲν ὀνομάζουσιν οἱ ἰατροὶ πτερυγώδεις ἔμπροσθεν εἴ-
ρηται. μεμαθήκατε δὲ καὶ ὅτι πρὸς φθίσιν ἐπιτήδειοι τυγχάνουσιν ὄντες
οἱ τοιοῦτοι διὰ τοῦ τρίτου τῶν Ἐπιδημιῶν. ἀφορμὴν δὲ λέγειν εἴω-
θεν ὁ Ἱπποκράτης καὶ σχεδὸν ἅπαντες οἱ παλαιοὶ πᾶσαν ὕλην
πράγματος, ἀφ' ἧς ὁρμὴ γίνεται πρὸς τὰς ἐφεξῆς ἐνεργείας, εἴτε ἀργύ-
54 ριον | εἴτε τις ἄλλη κτῆσις, εἴτε δύναμις εἴη τις, εἴτε χωρίον, εἴτε
πίστις, εἴτε πρᾶξις, εἴτε αἴτιον, εἴθ' ὁτιοῦν ἁπλῶς ἄλλο. τινὲς δ' οἴον-
ται τοὺς πρωτοπαθοῦντας τόπους ἄλλων ἀφορμὰς ὀνομάζειν αὐτόν,
ἀποδείκνυσθαί τε [καὶ] τοῦτό φασι διὰ τῆσδε τῆς ῥήσεως· "τὰς ἀφορ-
μάς, ὁκόθεν ἤρξατο κάμνειν, σκεπτέον, εἴτε ⟨κεφαλῆς ὀδύνη, εἴτε ὠτός,
εἴτε πλευροῦ⟩." καὶ τοῦτο τὸ σημαινόμενόν ⟨ἐστιν ἐν ἐκείνῳ περιεχό-
μενον⟩, ᾧ πρόσθεν εἶπον, ὄντι καθόλου πολλῶν τοιούτων κατὰ μέρος.
οἱ μὲν γὰρ ῥήτορες, ὥσπερ γε καὶ οἱ ἱστορικοὶ καὶ οἱ φιλό-
σοφοι ἀφορμὰς τῶν ἀνθρώπων ἐνεργείας εἰρήκασιν, ὡς ἂν καὶ περὶ
τούτων διαλεγόμενοι. μετενήνεκται δ' ὑφ' Ἱπποκράτους τοὔνομα,
καθάπερ καὶ τὰ ἄλλα πολλὰ τῶν φυσικῶν ἐνεργειῶν τε καὶ παθῶν,
ἐν οἷς ἅπασι κοινόν ἐστι τὸ "ὁκόθεν ἤρξατο γενέσθαι". νῦν μὲν γὰρ
ἐπὶ τῆς εἰρημένης ῥήσεως ὁ Ἱπποκράτης "ὁκόθεν ἤρξατο κάμνειν"
ἔφη, δύναται δὲ ὡσαύτως λέγεσθαι καὶ τὸ "ὁκόθεν ἤρξατο" πλωΐζεσθαι,
πολεμεῖν, εἰρηνεύειν, μάχεσθαι, φιλεῖν ἀλλήλους, μισεῖν, τυραννεῖν καὶ
πᾶν ὁτιοῦν ἄλλο τοιοῦτον.

καὶ νῦν οὖν τὴν πρώτην ἀρχὴν τοῦ πτερυγώδη τινὰ γενέσθαι
55 λελέ|χθαι πρὸς Ἱπποκράτους ἀφορμὴν δή⟨ποuθεν⟩ οὐκ ἄν τις ἄπο
τρόπου φαίη. τίς οὖν ἐστιν αὕτη; τῆς ἐμφύτου θερμασίας, ἥτις ἐκ τῆς
καρδίας ἔχει τὴν ἀρχήν, ἡ ἀρρωστία. μεμάθηκας ⟨δ',⟩ ὥσπερ ἐγκεφάλῳ
⟨μεγάλῳ⟩ μὲν ὑπάρχοντι κεφαλὴ συναύξεται, σμικρῷ δ' ὄντι συνσμι-

1 ἔμπροσθεν] *p. 141, 21 sqq.* 8 διὰ τοῦ τρίτου τῶν Ἐπιδημιῶν] *14 (III 96, 4 sqq. L. I 231, 12 Kw.) cum Gal. comm. CMG V 10, 2, 1 p. 155, 3 sqq.* ἀφορμήν *coll. vv. 13. 14*] *cum hac illustratione congruenter v. Wilamowitz, Eurip. Herakles, Comm. v. 236, II*^{2} *60* 9—11 διὰ τῆσδε τῆς ῥήσεως· "τὰς ἀφορμάς ... ⟨εἴτε πλευροῦ⟩"] *Epid. II 1, 11 (V 82, 12. 13 L.) = Epid. VI 3, 20 (V 302, 7. 8 L.); cf. infra p. 180, 17 sqq. et Gal. explicat. CMG V 10, 1 p. 194/95 Pf.* 12 ᾧ πρόσθεν εἶπον] *v. 4 sqq.* 24. 25 τῆς ἐμφύτου θερμασίας ... ἀρχήν] *cf. Gal. in Hipp.* Περὶ τροφῆς *III 25 comm. XV 362. V 582 K. = p. 577, 7 Müll. (item De Plac. Hipp. et Plat. l. VI fin.). CMG V 9, 2 p. 56, 5 Diels; p. 266, 16. 268, 6. 7 Heeg* 25 μεμάθηκας] *p. 18, 5 sqq.*

9 καὶ *post* τε *delevi* 10 εἰ δὲ U: *ex Hipp. Epid. II 1, 11. V 82, 12 L. sec.* H *correxi*: ἓν δὲ *temptabat Corn.* *lacunam post* εἴτε *apertam* H *secutus ex Hipp. explevi* 11. 12 *in interpret. arab.* und diese Bedeutung geht ein in die Bedeutung, die ich eben angegeben habe *praebet* H, *unde supplevi et* ᾧ *scripsi*: ὡς U *edd.* ὄντων *coni. Corn., sicuti* multa sub ipso erunt singularia *vert. Crassus* 19 πληΐζεσθαι U *edd.*: *cum* H *consentiens corr. Corn.* *exciditne* πορεύεσθαι *ante* πλωΐζεσθαι? 20 μάχεσθαι *malim abesse* 20. 21 *vel* ὑπακούειν *vel* ὑπηρετεῖν *ante* καὶ πᾶν ὁτιοῦν *interisse mihi videtur* 21 τοιοῦτον *compendiose* U: τοιούτων *coni. Ald.*: τοιοῦτο *Chart.* 22 γίνεσθαι U *edd.*: *correxi* 23 λέλεκται U *edd.*: *correxi* δή⟨ποuθεν⟩ *complevi*: δ' *ex Ald. edd.* ἄπο *scripsi servata anastropha* (*cf. Plat. de re p. V 470b* οὐκ ἄπο τρόπου λέγεις) *quae exstat e. c. CMG V 10, 1 p. 49, 2* 25 δ' *addidi* 26 μεγάλῳ *add.* H *Chart., ut in interpret. lat. Crassus*: *pro* μὲν *hiatu quidem neglecto ia minseruerat Corn.*

κρύνεται, κατὰ τὸν αὐτὸν λόγον καὶ τῇ καρδίᾳ συναύξεσθαί τε καὶ συμμειοῦσθαι τὸν θώρακα, τὴν καρδίαν δὲ αὐτὴν σμικρὰν γίνεσθαι πρὸς τῆς ἀρρωστίας τῆς ζωτικῆς δυνάμεως, ἧς οὐσίαν εἶναι τὸ ἔμφυτον θερμόν. ὅταν οὖν ἄρρωστος αὐτὴ φύσει τινὶ γένηται ἐξ ἀρχῆς, τουτέστιν ἐκ τῆς πρώτης διαπλάσεως, ἀναγκαῖόν ἐστι καὶ τὴν καρδίαν γενέσθαι μικρὰν καὶ τὸν θώρακα. τοῦ δὲ τρεῖς ἀρχὰς εἶναι τὰς διοικούσας τὸ ζῷον ἔμαθες τὰς ἀποδείξεις ἐν τῇ Περὶ τῶν Ἱπποκράτους καὶ Πλάτωνος δογμάτων πραγματείᾳ. τοὺς δ' οἰηθέντας ἀφορμὰς λέγεσθαι τοὺς πρωτοπαθοῦντας τόπους πολλὰ περί τε τὴν ἐξήγησιν τῆς προκειμένης ῥήσεως εὑρήσεις ἁμαρτάνοντας κἂν τῷ προσυπακούειν ἡμᾶς ἀξιοῦν οὐ λέξιν τινὰ μίαν, ἀλλὰ λόγον ὅλον, ὡς εἰ καὶ οὕτως ἡ ῥῆσις εἴρητο· ὅσαι πτερυγώδεες φύσιες | πλευρέων δι' 56
ἀδυναμίαν τῆς ἀφορμῆς ἐν τοῖσι καταρρόοισι τοῖσι κακοήθεσι, μάλιστα φθίσεσιν ἁλίσκονται καὶ ἢν ἔκκρισις εἴη καὶ ἤ⟨ν⟩ μὴ εἴη, κακόν. * * *

III 19 [III 10. V 296, 12 L.] Ἐπὶ τοῖσι καταρρόοισι τοῖσι κακοήθεσιν καὶ εἰ ἔκκρισις εἴη, καὶ εἰ μὴ εἴη, κακόν.

Πολλῶν εἰρημένων τοῖς ἐξηγηταῖς εἰς τήνδε τὴν ῥῆσιν αὐταρκές ἐστι τὸ δοκοῦν ἀληθέστατόν γ' ἐμοὶ καὶ ὠφελιμώτατον εἶναι τοῖς μανθάνουσι τὴν ἰατρικὴν τέχνην ὑποτυπῶσαι μόνον ὡς οἷόν τε διὰ βραχυτάτων. τοὺς τοίνυν ἀπὸ κεφαλῆς εἰς τὸν πνεύμονα γινομένους καταρρους τηνικαῦτα νομιστέον εἶναι κακοήθεις, ὅταν λεπτὰ καὶ διαβρωτικὰ ταῖς δυνάμεσιν ᾖ τὰ καταρρέοντα. ταῦτ' οὖν οὔτε μένειν ἐν τῷ πνεύμονι προσήκει, μέχρι περ ἂν πεφθέντα παχυνθῇ, καθάπερ τὰ ἄλλα ῥεύματα τὰ λεπτὰ μέν, οὐκ ἔχοντα δὲ τὸ διαβρωτικόν τε καὶ δύσπεπτον, οὔτ' εὐθέως ἐκκρίνεσθαι. μένοντα γὰρ ἔνδον οὐ πέττεται ῥᾳδίως καὶ φθάνει γε τὸ σπλάγχνον ἑλκοῦν, ἐκκρινόμενα δὲ βῆχας ἐργάζεται συντόνους, ἐφ' αἷς ἥ τε κεφαλὴ πληροῦται αὐτή τε πάλιν

1 καὶ τῇ καρδίᾳ κτλ.] *cf. 141, 29 sqq.* 6—8 τοῦ δὲ τρεῖς ἀρχὰς ... πραγματείᾳ] *consule Gal. De Plac. Hipp. et Plat. l. VI p. 490 sqq. Müll. = V 505 sqq. K.; praeterea CMG V 10, 2, 1 p. 57. 58 et supra p. 18, 9 sqq.* 8 τοὺς δ' οἰηθέντας κτέ.] *cf. p. 152, 7 sqq.*

4 γένοιτο U *edd.*: *correxi* 4. 5 τουτέστιν ἐξ ἀρχῆς U *edd.*: τουτέστιν *transponere quam* ἐξ ἀρχῆς *sec.* H *includere malui; cf. p. 237, 15* 5 *verba* ἐκ τῆς πρώτης διαπλάσεως *cum* H *ad protasin traxi: cum apodosi coniunxit* U 9 πολλόν τε *ab Ald. edd.* τε *post* περὶ *transposui* 11 ἡμᾶς ἀξιοῦν *om. Chart. et Kuehn* 14 ἢν U *edd.*: *ex Hipp. retinui; cf. p. 151, 26* ἤν *complevi coll. quae leguntur l. l.* 15 *post* κακὸν *parvam lacunam significavi, quam in vers. arab. paucis sic additis* am besten ist es, wenn man "die Flüsse" zum Anfang eines neuen Lemma macht, dessen Wortlaut und Erklärung ich jetzt gebe. Es sagte Hippokrates: "Bei den bösartigen Flüssen, sei es, daß eine Ausscheidung erfolgt, und sei es, daß keine erfolgt, ist dieses böse" *expl.* H *eique adstipulatus sum in novo lemmate constituendo* 18 ἐξηγητοῖς U *Ald.*: *corr. Bas.* 21 *deestne* τῆς *ante* κεφαλῆς? 22. 23 βρωτικὰ *inde ab Ald. edd.* 27 φθάνει] φαίνει *per errorem Ald., unde* φαίνεται *coni. Chart.* 28 *ob hiatum* ῥεύμασιν *inter* πληροῦται *et* αὐτή τε *inseruerim*

καταπέμπει τῷ πνεύμονι κατάρρουν, εἰϲ κίνδυνόν τε τοῦ ῥαγῆναί τι τῶν κατ' αὐτὸν ἀγγείων ἀφικνεῖται διὰ τὴν ἐπὶ τῇ βηχὶ ϲυντονίαν
57 εἰωθυῖαν | γίνεϲθαι τοῖϲ μὴ ῥᾳδίωϲ ἀναπτύουϲι τὰ ἐκ τοῦ πνεύμονοϲ ὑγρὰ λεπτὰ καὶ ὑδατώδη κατὰ τὴν ϲύϲταϲιν ὄντα. γίνεται μὲν γὰρ ἡ ἄνοδοϲ αὐτοῖϲ ἀναφερομένοιϲ ὑπὸ τοῦ κατὰ τὰϲ βῆχαϲ ἐκπεμπομένου πνεύματοϲ,· ὅταν δ' ᾖ λεπτὰ καὶ ὑδατώδη, περιϲχίζεταί τε ταῦτα καὶ ἀντικαταφέρεται, μὴ φθάνοντα διεξελθεῖν ὅλην τὴν τραχεῖαν ἀρτηρίαν. ἀληθὲϲ οὖν ἐϲτι τὸ βλάβην ἕπεϲθαι καὶ μένουϲι κατὰ τὸν πνεύμονα τοῖϲ τοιούτοιϲ ὑγροῖϲ καὶ κενουμένοιϲ.

III 20 [III 11. V 296, 14—298, 3 L.] Ῥίγεα ἄρχεται γυναιξὶ μὲν μᾶλλον ἀπὸ ὀϲφύοϲ καὶ διὰ νώτου ⟨τότε⟩ ἐϲ κεφαλήν. ἀτὰρ καὶ ἀνδράϲιν ὄπιϲθεν μᾶλλον ἢ ἔμπροϲθεν. φρίϲϲουϲι τὰ ἔξω⟨θεν⟩ μᾶλλον ἢ τὰ ἔνδον, οἷον πήχεων, μηρῶν. ἀτὰρ καὶ τὸ δέρμα ἀραιόν, δηλοῖ δὲ ἡ θρίξ. ἀφ' ὧν δὲ ἄλλων ῥιγέουϲιν, ἴϲωϲ ἑλκέων, ἄρχεται ἐκ τῶν ἀγγείων. |

58 Τὰ μὲν ἄλλα τῆϲ ῥήϲεωϲ ἐξηγήμεθα κατά τε τοὺϲ Ἀφοριϲμοὺϲ καὶ τὸ δεύτερον τῶν Ἐπιδημιῶν. τὸ δ' ἐπὶ τῇ τελευτῇ προϲκείμενον οὐκ ὀλίγα πράγματα παρέϲχηκε τοῖϲ ἐξηγηϲαμένοιϲ τὸ βιβλίον. ἄλλοϲ γοῦν ἄλλωϲ αὐτὰ γράφει, δηλοῦντεϲ ἅπαντεϲ, ὡϲ οὐχ οἷόν τ' ἐϲτὶ πιθανῶϲ ἐξηγήϲαϲθαι τὴν ῥῆϲιν, ἐάν γε τὴν ἀρχαίαν φυλάττῃ ⟨τιϲ⟩ γραφήν. ἐκείνη μὲν οὖν ἐϲτι τοιάδε· ⟨ἀφ' ὧν δὲ ἄλλων ῥιγέουϲιν, ἴϲωϲ ἑλκέων, ἄρχεται ἔκ τῶν ἀγγείων.⟩ ἐξ αὐτῆϲ δέ τινεϲ τὸ ἴϲωϲ ἑλκέων ὑπαλλάξαντεϲ ἔγραψαν "ὡϲ ἑλκέων", ἵν' ᾖ παράδειγμα τοῦτ' αὐτὸ τῶν ἄλλων. οὐ γὰρ ἀφ' ἑλκῶν μόνον, ἀλλὰ καὶ ἀποϲτημάτων εἰϲ πῦον μεταβαλόντων ῥιγοῦϲι. καὶ μέντοι καὶ καυθέντεϲ τινὲϲ καὶ τμηθέντεϲ ἐρρίγωϲαν ἐπί τε τῇ καύϲει καὶ τῇ τομῇ. τινὰϲ δ' ἐθεαϲάμην διὰ δριμὺ φάρμακον ἐπιτεθὲν ἕλκει

17. 18 κατά τε ⟨τὰ Εἰϲ⟩ τοὺϲ Ἀφοριϲμοὺϲ] *Gal. in Aph. V 69 (IV 560 L.) comm. XVII B 883 K.*   18 καὶ ⟨τὰ Εἰϲ⟩ τὸ δεύτερον τῶν Ἐπιδημιῶν] *3, 16. V 116, 6 L. comm. CMG V 10, 1 p. 292/93 Pfaff*

2 τῇ *ante* βηχὶ *ex Ald. om. edd.*   3 εἰωθείαν *sic* U *Ald.*: *corr. Bas.*   9 τούτοιϲ *pro* τοιούτοιϲ *falso ab Ald. edd.*   11 τότε διὰ νώτου *transp.* H, *immerito, opinor; cf. p. 155, 14/15. 19. 156, 5*: καὶ τότε ἐϲ κεφαλὴν *colloc. Hipp. codd., quibuscum congruit Ald.*: καὶ *om. Chart.*   13 φρίϲϲομεν γὰρ ... ἢ τὰ ἔνδοθεν τοῦ ϲώματοϲ *Hipp.*: φρίϲϲουϲι *praebent et* γὰρ *et* τοῦ ϲώματοϲ *om.* U H: τοῦ ϲώματοϲ *add. Bas.*: γὰρ *add. Chart., qui* ἔξω⟨θεν⟩ *quoque complevit*   14 ἀραιὸν U H; *cf. etiam Hipp. Aph. V 69. IV 560, 9 L. et Epid. II 3, 16. V 116, 8 L. cum comm. Gal. CMG V 10, 1 p. 292, 36. 293, 15 Pfaff*: ἀραιότερον *Hipp. et a Chart. edd.*   15 ῥιγοῦϲιν U: *ex Hipp. correxi coll. p. 155, 10.*   17 ἐκ] ἀπὸ *Hipp.*   17 ἐξηγηϲάμεθα *scr. Chart.*   τὰ εἰϲ *et post* τε *et post* καὶ *quemadmodum CMG V 10, 1 p. 109, 26* H   22 τιϲ *post* φυλάττῃ *addidi*   *post* τοιάδε *lemmatis verba* H   26 ἀπὸ ϲτημάτων U: *corr. Ald.*   μεταβαλλόν των *fort. recte Bas.*

ῥιγώσαντας. ἀλλὰ πάντα τὰ τοιαῦτα ῥίγη φαινόμενον ἔχει τὸ προκατάρχον αἴτιον. ἕτερα δ' ἐστὶν ἐν τριταίοις καὶ τεταρταίοις πυρετοῖς καὶ πολλάκις ἅμα κρίσει γινόμενα χωρὶς αἰτίας φανερᾶς, ἐφ' ὧν φασιν εἰρῆσθαι τὸ ῥίγεα ἄρχεται γυναιξὶ μὲν μᾶλλον καὶ τὰ ἄλλα ἐφεξῆς.
καίτοι γε τοῦτο πρῶτον αὐτὸ θαυμάσειεν ἄν τις, ὅπως ἐν τοῖς Ἀφο|ρισ- 59
μοῖς, ἔνθα μάλιστα τὴν ἑαυτοῦ γνώμην ἐνδείκνυται, καὶ τὸν περὶ τοῦ ῥίγους λόγον ἔγραψεν ἀποφηνάμενος καθόλου, χωρὶς διορισμοῦ τοῦ νῦν ἐν τῇ προκειμένῃ ῥήσει διδασκομένου. φαίνεται γάρ, εἰ ταύτῃ τις προσέχει τὸν νοῦν, οὐ πάντα [μόνον] τὰ ῥίγη καθ' ἕνα τρόπον γίνεσθαι δοξάζων ἐν τῷ λέγειν· ἀφ' ὧν δὲ ἄλλων ῥιγέουσιν, οἷον ἑλκέων, ἄρχεται ἐκ τῶν ἀγγείων, πρὸς τῷ καὶ αὐτὸ τοῦτο ἐκ τῶν ἀγγείων ἄρχεσθαι φάναι τὸ ῥῖγος οὐκ ἔχειν ἀντιδιαίρεσιν τοῖς προειρημένοις. ἔνεστι γοῦν λέγειν, ὡς ἐκ τῶν ἀγγείων μὲν ἄρχεται τὰ ῥίγη πάντα, τουτέστι τῆς ἐν αὐτοῖς κακοχυμίας, ἀλλὰ φρίττει°πρῶτα μὲν ὀσφὺς καὶ τὰ κατὰ νῶτον, ἔπειτα δὲ καὶ τὰ ἄλλα. διὰ τοῦτ' οὖν ἔνιοι μὲν μεταγράψαντες τὴν παλαιὰν γραφὴν οὕτως ἐτύπωσαν τὴν λέξιν· ἀφ' ὧν δὲ ἄλλων ῥιγέουσιν, ὡς ἑλκέων, ἄρχεται ἐκ τῶν ἀγγείων, ἵν' ὁ λόγος ᾖ τοιοῦτος· ὅσα μὲν ἄνευ τόπου πεπονθότος γίνεται ῥίγη, τὴν ἀρχὴν ἐξ ὀσφύος τε καὶ νώτου λαμβάνει, τὰ δ' ἄλλα τῶν πεπονθότων ἀφορμᾶται μορίων, ἅπερ δὴ καὶ αὐτοῦ τοῦ ῥίγους ἐστὶν ἡ αἰτία. τινὲς δ'
ἀντὶ | τῶν ἀγγείων ἔγραψαν "ἐναντίων", ἵν', ἐφ' ὧν ⟨ἂν⟩ ὁ πε- 60
πονθὼς τόπος αἴτιος γίνηται τοῦ ῥίγους, ἕλκων ἐφ' ἑαυτόν, ὥς φασι, κατ' ἐκεῖνον τὸν χρόνον ἐν ᾧ ῥιγοῦσι τὸ ἐκ παντὸς τοῦ σώματος αἷμα, φανεῖται τὸ ῥῖγος ἐκ τῶν "ἐναντίων" τοῖς πεπονθόσι μορίοις ἀρχόμενον, "ἐναντία" καλοῦντος αὐτοῦ τοῖς μὲν ἄνω τὰ κάτω, τοῖς δ' ἀριστεροῖς τὰ δεξιά. δῆλον οὖν γέγονε τοῖς γε προσέχουσι τὸν νοῦν ὡς ἐξ αὐτῶν ὧν μεταγράφουσιν ἐπ' ἐναντιωτάτας ἀποφάσεις ἄγουσι τὸν λόγον, ἔνιοι μὲν ἐκ τῶν πεπονθότων μορίων ἄρχεσθαι τὰ ῥίγη λέγοντες, ἔνιοι δ' ἐκ τῶν ἐναντίων αὐτοῖς, ἅπερ, ὡς αὐτοί φασι, τὰ

1. 2 τὸ προκατάρχον αἴτιον] *cf. e. c. supra p. 33, 18. 21. 27 vel CMG V 9, 2 p. 198, 19 Heeg et V 10, 1 p. 158, 15 Pf.; a Gal.* Περὶ αἰτίων προκαταρκτικῶν *conscripti libelli versio lat. extat in Iuntin. 1625 class. III fol. 95ʳ, lib. ipsum ed. Bardong CMG Suppl. II* 5—9 *Gal. etiam his in scriptis esse quae particulatim visa subiecta sint universalibus praeceptis hic illic affirmat (ut p. 106, 6 sqq. vel CMG V 10, 1 p. 157, 35 sqq. Pf.), quod Epidemiarum libros et Aphorismorum ut Hippocratis* ἐν μέρει *observationes et* καθόλου *sententias continentes inter se opponit, velut p. 93, 4—8 vel 146, 4 sqq.* 5. 6 ἐν τοῖς Ἀφορισμοῖς (*ut p. 156, 4*)] *cf. p. 154, 17. 18* 20 τοῦ ῥίγους ἡ αἰτία] *de variis causis cf. Gal. VII 182. 187. IX 651. X 709 K., horroris febrilis causae humores dicuntur ut v. 2 sqq. et p. 164, 7 sqq. ita X 679. 680. VII 633 al. K.*

2 ἕτερα H: ἑτέρα U *edd.* 8 προσέχῃ *falso ab Ald. edd.* 9 μόνον (*coll. p. 156, 4*) *sec.* H *includere quam traicere malui*: uno tantum modo *probe vert. Crassus* 11 τούτων U *Ald.*: *corr. Corn. Chart.* 12 οὐκ] *per errorem* οὐθ' *Ald.*: οὔτ' *deinde pessumdedit Bas.*: οὐδ' *ambo spectavisse videntur, nisi potius* οὐδ' ἔχειν ⟨οὐδεμίαν⟩ ἀντιδιαίρεσιν *debebant* 13 ἄρχεσθαι U *edd.*: *corr. Corn.* 14 αὐτοῖς *per comp.* U *corr. Corn.*: αὐτῆς *Ald. Bas.*: αὐτῇ *Chart.* 21 ἂν *addidi* 22 γίνεται *ab Ald. edd.*

πορρωτάτω. περὶ μὲν οὖν αἰτίας, ὡς εἴρηται πολλάκις, ἔξεστι τῷ βουλομένῳ λέγειν ὡς ἂν ⟨ἐ⟩θέλῃ, τὰ φαινόμενα δὲ ἐναργῶς οὐκ ἔξεστιν. ἀνατραπήσονται γὰρ οὕτως αἱ τέχναι πᾶσαι καὶ τῶν ἀνθρώπων ὁ βίος. φαίνεται δ', ὡς ἐν Ἀφορισμοῖς ἐδίδαξε, τὰ ῥίγη πάντα τὴν ἀρχὴν ἐξ ὀσφύος τε καὶ νώτου λαμβάνοντα. καὶ τουτὶ τὸ νῦν προσκείμενον ἐπὶ τῇ τελευτῇ τῆς ῥήσεως εἰ μὲν οὖν ὁ συνθεὶς τὸ
61 βιβλίον, ὡς λέγουσι, Θεσσαλὸς ὁ τοῦ | Ἱπποκράτους υἱὸς ἐν τοῖς τοῦ πατρὸς ὑπομνήμασιν εὑρὼν ἐξεγράψατο, κακῶς ἐποίησεν ἐγγράψας αὐτὸ τῷ βιβλίῳ. τὰ γὰρ ὑπὸ τοῦ πατρὸς κεκριμένα χρόνῳ πολλῷ καὶ διὰ τῶν Ἀφορισμῶν εἰς ἀπόφασιν καθολικὴν ἠγμένα βεβαιότερα νομίζειν αὐτὸν ἐχρῆν εἶναι τῶν, ὁπότ' ἐζήτει, πρόσθεν οὐδέπω γινωσκομένων. εἰ δ' αὐτὸς ἐξ αὑτοῦ προσέγραψε τοῦτο, πολὺ χεῖρον ἔπραξε, τὴν τοῦ πατρὸς ἀπόφασιν καθολικὴν διαστρέψας ἐπὶ τὸ φαῦλον. εἰ δ' ἄλλος τις τῶν μετὰ Θεσσαλὸν ⟨παρεν⟩έγραψε τῷ βιβλίῳ τοῦτο, κακῶς ἐκεῖνος ἐποίησεν. καὶ γάρ, ὡς εἴρηται πολλάκις, ἡ πεῖρα κριτής ἐστι τῶν ἐναργῶς φαινομένων, οὐχ ὁ λόγος, ὃν ἂν ἕκαστος ἑαυτῷ πιθανῶς ἀναπλάσῃ. τοῦ ⟨μὲν⟩ γὰρ ὅτι δὴ γίνεται τόδε τι συμφωνηθέντος ⟨τὴν αἰτίαν⟩ ὁ λόγος ζητεῖ καὶ διατείνεται· τοῦ δ' ⟨οὐδ'⟩ ὅλως φαινομένου γίνεσθαι ληρῶδές ἐστιν ὡς γενομένου λέγειν αἰτίαν. εἴρηται δὲ καὶ ἄλλα τινὰ τοῖς ἐξηγηταῖς εἰς τὴν προκειμένην ῥῆσιν. ἀλλ' ἔγωγε πολλάκις ἤδη παρῃτησάμην ἁπάντων μεμνῆσθαι, καὶ μάλισθ'
62 ὅταν αὐτῶν | τὰ πιθανώτατα δόξαντα εἶναι βασανιζόμενα φαίνηται ψευδῆ.

III 21 [III 12. V 298, 4—9 L.] Κεφάλαιον ἐκ τῆς γενέσιος καὶ ἀφορμῆς καὶ πλείστων λόγων καὶ κατὰ μικρὸν γινω-

1 ὡς εἴρηται πολλάκις] *causas morborum sec. Asclepiadem, Erasistratum, Hippocratem, quos eodem modo CMG V 10, 2, 1 p. 16 sq. composuit, recens. Gal. XIV 728, quorum cum Hipp. concordare Platonem demonstrat V 665—667 K. p. 666, 12—669, 5 Müll. (cf. XVIII A 260 K.)* 2 τὰ φαινόμενα δὲ ἐναργῶς] *cf. Deichgräber, Empirikerschule p. 3 sqq.* 7 Θεσσαλὸς] *cf. CMG V 10, 2, 1 p. 62, 18 et p. 5, 10* 9—12 *de libris Epidemiarum ut fundamentis Aphorismorum cf. p. 155, 5 sqq.* 12 εἰ δ' αὐτὸς ἐξ αὑτοῦ προσέγραψε] *de Thessalo falsario vid. CMG V 10, 2, 1 p. 62, 18 et supra p. 5, 11 vel infra p. 272, 7 sqq.* 14 ἄλλος τις τῶν μετὰ Θεσσαλὸν] *ut p. 5, 12 et 13, 23* 15 ὡς εἴρηται πολλάκις] *cf. ad v. 2 vel CMG V 10, 1 p. 10, 30. 31 et praecipue Gal. subfig. emp. (Deichgräber, Empirikerschule) p. 69, 5 sqq. 74, 32 sqq.* 21 πολλάκις ἤδη παρῃτησάμην] *e. c. CMG V 10, 2, 1 p. 25, 24. 26, 26. 78, 1—26 vel supra p. 4, 17 sqq. et 9, 7. 8*

2 ⟨ἐ⟩θέλῃ *praetuli* *periitne* περὶ *ante* τά? 2. 3 οὐκέστεξιν *sic* U: *corr. Ald.* 4 ἀμφοτέροις *ante* ἀφορ. *additum expunxit* U 6 προκείμενον U *edd.*: *corr. Corn.*, *ut* adiectum *vert. Crassus; cf. p. 154, 19* 14 ⟨παρεν⟩έγραψε τῷ βιβλίῳ *sec. interpret. arab. complevi et emendavi coll. v. 8,* wenn einer dies in das Buch hineininterpoliert hat H: ἔγραψε τὸ βιβλίον U *edd.* 15 καὶ γὰρ *corr. Bas.*: ὡς γὰρ U *Ald.* ὡς *sec. delebat Corn.* κριτής *ex* H *conieci, sicut* iudex *vertit Crassus*: κρείττων U *omnesque edd.* 17 μὲν *ante* γὰρ *interisse mihi videtur* 18 τὴν αἰτίαν *ex* H *addidi* ⟨οὐδ'⟩ ὅλως *ex* H *supplevi* 22 φαίνεται U: *corr. Kuehn* 24 γενέσεως *cum Hipp. vulg. Kuehn* 25 κατὰ σμικρὰ *Hipp., sed cf. p. 157, 10*

σκομένων συνάγοντα καὶ καταμανθάνοντα, εἰ ὅμοιά ἐστιν ἀλλήλοισιν, ⟨αὖθις τὰς ἀνομοιότητας τούτοισιν, εἰ ὅμοιαι ἀλλήλῃσίν⟩ εἰσιν, ⟨ὡς⟩ ἐκ τῶν ἀνομοιοτήτων ὁμοιότης γένηται μία. οὕτως ἂν εἴη ὁδός, οὕτως καὶ τῶν ὀρθῶς ἐχόντων δοκιμασίη καὶ τῶν μὴ ἐχόντων ἔλεγχος.

Οὐ τὸ προστάττειν ἃ νῦν εἶπεν, ἀλλὰ τὸ πράττειν ἐπὶ τῶν νοσούντων αὐτὰ δύσκολον. ὅλως γοῦν τῆς τέχνης τὸ κεφάλαιον ἐν αὐτοῖς ἐστιν. ἐὰν γάρ τις ἀκριβῶς εἰδῇ τήν τ' ἐκ ⟨τῆς⟩ πρώτης γενέσεως φύσιν τοῦ νοσοῦντος, ἐκ τίνος τε νῦν αἰτίας νοσεῖ καὶ διὰ πολλῶν λόγων κατὰ μικρὸν γινωσκομένων ἐπισκοπούμενος τάς τε φαινομένας ὁμοιότητας | καὶ τὰς δοκούσας ἀνομοιότητας 68
εἶναι καὶ τἆλλα τὰ διὰ τῆς ῥήσεως εἰρημένα καλῶς εὑρίσκῃ, θεραπεύειν οὕτως δυνήσεται κάλλιστα. σκεψώμεθα οὖν ἅπαντα τὰ κατὰ μέρος, ἀναμιμνήσκοντες μὲν ὅσα δι' ἄλλων ἐπὶ πλέον ἐξειργάσμεθα, προστιθέντες δ' αὐτοῖς εἴ τι λείποι. τὸ μὲν οὖν ἐπίστασθαι τὴν ἐκ τῆς πρώτης γενέσεως ἑκάστου τῶν θεραπευομένων φύσιν εἴρηται καὶ δέδεικται πολλάκις, ὅπως ἄν τις κάλλιστα πράττοι. δέδεικται δ' οὐδὲν ἧττον ἃ χρὴ περί τε τῶν πεπονθότων τόπων καὶ τῶν [συμπαθότων τόπων καὶ τῶν] συμπαθούντων αὐτοῖς ἐπίστασθαί τε καὶ διαγινώσκειν ἀκριβῶς ἐπὶ τῶν νοσούντων, ὥσπερ γε καὶ περὶ τῶν αἰτίων ὅσα γε προκατάρχοντα καλοῦσι καὶ ὅσα προηγούμενα καὶ ὅσα συνεκτικά. δέδεικται δὲ καὶ κατ' αὐτὸ τοῦτο τὸ βιβλίον, ἡνίκα ἔλεγεν "ἡ περὶ τὸν κάμνοντα οἰκονομίη", τίνα χρησίμως ἄν τις ἐκ τῶν τοῦ κάμνοντος λόγων ἀθροίσειεν εἰς τὰ τῆς τέχνης ἔργα. καὶ μέντοι καὶ ὡς ἐκ τῶν

17 δέδεικται πολλάκις] *cum alibi tum in Epid. I 10 (II 668 L.) comm. III 1 CMG V 10, 1 p. 103, 1 sqq.* 18. 19 περί τε τῶν πεπονθότων τόπων καὶ τῶν συμπαθούντων] *cf. l. l. p. 103, 7 sqq. et Gal.* Π. τῶν πεπ. τόπων *VIII 1—452 K. universe* 20. 21 περὶ τῶν αἰτίων ὅσα γε προκατάρχοντα καλοῦσι καὶ ὅσα προηγούμενα] *cf. p. 155, 1. 2; de causis antecedentibus testimonia vid. CMG V 9, 1 p. 276, 6 Helmr.; quid intersit inter* προκαταρκτικὸν αἴτιον *et* προηγούμενον, *expon. CMG V 4, 2 p. 104, 9 sqq. Koch et ibid. V 9, 1 p. 59, 6 sqq. Mew.* 21 καὶ ὅσα συνεκτικά] *cf. CMG V 9, 1 p. 58, 17. 21 Mew. Gal. XV 302 K.* 22. 23 ἡνίκα ἔλεγεν "ἡ περὶ τὸν κάμνοντα οἰκονομίη"] *Epid. VI 2, 24. V 290, 4 L., supra p. 115, 13 sqq.*

1 εἰ *ante* ὅμοια *sec. Hipp. corr. Ald.*: ἢ U 2. 3 *verba* αὖθις τὰς ἀνομοιότητας τούτοισιν, εἰ ὅμοιαι ἀλλήλῃσιν *post* ἀλλήλοισιν *superius praetermissa ex comm. p. 158, 4. 13. 14 addidi confirmatus ex* H, *qui congruit cum textu Littraei V 298*: αὖθις—τούτοισιν *absunt ab Hipp. vulg.*: καὶ εἰ μὴ ὅμοια ἀλλήλοισιν *cum Hipp. vulg. add. ab Ald. edd.*: καὶ εἰ (*vel* ἢ) ὅμοιαι ἀλλήλαις (*vel* ἀλλήλοις) εἰσὶν *exhibent codd. Hipp.*: ἀλλήλοισιν εἰσίν· ἐκ τῶν U: ὡς *ante* ἐκ *cum Hipp. vulg. add. Corn. Bas.* 4 ἢ *pro* εἴη *Hipp.* 5 ἐχόντων *alt. om. Hipp., sed cf. p. 158, 23* 6 τῷ *supra* τὸ *utrumque positum habet* U: τὸ *restituit Corn. Chart.* 8 τῆς *e lemmate (p. 156, 24) addidi; cf. v. 15* 12 εὑρίσκει U: *corr. Chart.* 13 οὕτως *scr. Chart.*: οὗτος U 16 ἑκάστω U: *corr. Corn., ut* cuiusque *vert. Crassus* 17 πράττοι *scripsi; cf. v. 23 sq.*: πράττη U *edd.* 18. 19 τόπων καὶ τῶν συμπαθότων *(in ras.)* τόπων καὶ τῶν συμπαθούντων U: *praeter* συμπαθόντων *eadem Ald.*: *dittographiam sustulit Bas.* 23 οἰκονομίη *ex* -ία *corr.* U: *sed tamen* -ία *ab Ald. edd.*

κατὰ μέρος ἐν αὐτῇ θεωρουμένων ἐπισκοπούμενον τὰς ἀνομοιότητας εἰς μίαν ἄγειν καθόλου τε καὶ κοινὴν ὁμοιότητα προσήκει, 64 τὰ πλεῖστα | [δὲ] τῶν ἐν τούτοις τοῖς βιβλίοις γεγραμμένων ἐστὶ χρήσιμα. τὸ δ' ἐφεξῆς εἰρημένον αὖθις ⟨τὰς⟩ ἀνομοιότητας τούτοισι τὴν ἀπὸ τῶν καθόλου καὶ κοινῶν καὶ ὁμοίων εἰς τὰς διαφορὰς τομὴν ἐνδείκνυται. δέδεικται δ' ἡμῖν καὶ τοῦτο κατὰ πάντα τὰ μέρη τῆς τέχνης ἐν μὲν τῷ Περὶ τῆς διαφορᾶς τῶν συμπτωμάτων ἐπὶ τῆς ⟨τομῆς⟩ τοῦ γενικοῦ συμπτώματος· οὕτως δὲ κἀν τοῖς Περὶ τῆς διαφορᾶς τῶν ⟨πυρετῶν ἐπὶ τῆς τοῦ πυρετοῦ καὶ ἐν τοῖς Περὶ⟩ σφυγμῶν ⟨ἐπὶ⟩ τῆς τοῦ σφυγμοῦ. ἀλλὰ καὶ κατὰ ταύτας τὰς διαφορὰς πάλιν ὁμοιότης ἐστὶ καὶ τέμνεταί γε πάλιν ἑκάστη διαφορά, καθάπερ ἐδιδάξαμεν, εἰς ἄλλας μερικωτέρας διαφοράς, καὶ αὗται πάλιν ἔχουσιν ὁμοιότητάς τινας. διὰ τοῦτ' οὖν εἰπὼν αὖθις τὰς ἀνομοιότητας τούτοισιν ἐπήνεγκε καὶ εἰ ὅμοιαι ἀλλήλῃσιν [, ἵν' ἀκούσωμεν περισπασθέντος τοῦ κατὰ τί]. βούλεται γὰρ ἡμᾶς γινώσκειν τὰς ⟨ἀν⟩ομοιότητας, αἵπερ εἰσὶ διαφοραί, κατὰ τί πάλιν ὅμοιαί εἰσιν ἀλλήλαις, ὡς ἐκ τῶν ⟨ἀν⟩ομοιοτήτων ὁμοιότης γένηται μία. καὶ γὰρ αὐτὴ καθ' ἑαυτὴν ἑκάστη διαφορὰ κοινὴν ἔχει ὁμοιότητα 65 καὶ πάσας αὐτὰς ἡ γενικὴ περιλαμ|βάνει. καλῶς οὖν εἶπεν· αὕτη γὰρ ἡ ὁδὸς ὀρθὴ κατὰ πᾶσαν δηλονότι τέχνης σύστασίν ἐστιν, ὡς ἔμαθες. κεκλήκασι δὲ οὐχ ὁδόν, ἀλλὰ μέθοδον οἱ μεθ' Ἱπποκράτην τὴν τοιαύτην ὁδόν, ἐξ ἧς καὶ τῶν ὀρθῶς εὑρισκομένων τε καὶ γιν⟨ωσκ⟩ομένων ἐν ταῖς τέχναις ἡ δοκιμασία καὶ τῶν οὐκ ὀρθῶς ἐχόντων ὁ ἔλεγχος γίνεται.

7 ἐν μὲν τῷ Περὶ τῆς διαφορᾶς τῶν συμπτωμάτων] *Gal. VII 42—84 K.* 8—10 κἀν τοῖς Περὶ τῆς διαφορᾶς τῶν ⟨πυρετῶν ἐπὶ τῆς τοῦ πυρετοῦ καὶ ἐν τοῖς Περὶ⟩ σφυγμῶν ἐπὶ τῆς τοῦ σφυγμοῦ] *Gal. liber* Περὶ διαφορᾶς πυρετῶν *extat VII 273—405 K., liber* Περὶ διαφορᾶς σφυγμῶν *VIII 493—765 K.* 20 ὡς ἔμαθες] *cum in praefat. lib. De meth. med. Gal. X 1 sqq. tum CMG V 10, 1 p. 126, 16 sqq.*

3 δὲ H *secutus delevi* 4 εἰρημένων U: *corr. Ald.* τὰς *addidi coll. v. 13* 8. 9 *e vers. arab. supplevi*, und ebenso in unserem Buche "Über die Arten der Fieber" über die Teilung des Fiebers und in unserem Buche "Über die Pulse" über die Teilung des Pulses H: οὕτως δὲ κἀν τοῖς περὶ τῆς διαφορᾶς τῶν σφυγμῶν (*ex* σφυγμὸν *corr., nisi compend.* δὲ *particulae librarius volebat)* τῆς τοῦ σφυγμῶν U: ἐπὶ *ex* H *recepi*: *praeter* τῆς *superius omissum eadem praebent Ald. Bas.*: τοῦ *in* τῶν *mutavit Corn.*: σφυγμῶν καὶ τοῦ σφυγμοῦ *scr. Chart.*: ἐπὶ *pro* τῆς *inferiore scripsi* 13 διὰ H: κατὰ U *edd.* 14 ἢ ὅμοια ἀλλήλοισιν U: *ex lemmatis additamento (p. 157, 2. 3) sec.* H *correxi*: εἰ *corr. iam Corn. Bas.* 14. 15 ἵν' ἀκούσωμεν περισπασθέντος τὸ κατά τι *quae om.* H *mihi suspecta delevi* 15 τὸ *ante* κατά τι U: τοῦ *scr. Corn. Chart.* 15. 16 τὰς ἀνομοιότητας *et v. 17* τῶν ἀνομοιοτήτων H *corr. Corn., ut in vers. lat. Crassus; cf. p. 157, 2. 3. 158, 1. 4. 13*: τὰς ὁμοιότητας *et* τῶν ὁμοιοτήτων U *edd.* 16 κατά τι πάλιν ὁμοίας εἶναι *coni. Corn.* 18 κοινὸς *compendiose* U: *corr. Ald. propter hiatum vel* ἔχει ⟨τιν'⟩ ὁμοιότητα *vel* ὁμοιότητ' ἔχει *praetulerim* 19 αὐτὰς *ab Ald. om. edd.* 19. 20 εἶπεν αὕτη. ἡ γὰρ ὁδὸς U *Ald. ceteraeque edd.*: αὕτη γὰρ ἡ *corr. Corn. congruenter cum interpret. lat., in qua* recte igitur dixit: haec enim via recta *scr. Crassus* 21 οἱ *iter.* U 22 γιν⟨ωσκ⟩ομένων *ex* H *complevi*: γινομένων U *edd.* 23 ἡ *om. ex Ald. edd.*

III 22 [III 13. V 298, 10. 11 L.] Αἱμορραγίη ἐκ ῥινῶν ἢ τοῖcιν ὑποχλωρομέλαcιν ἢ τοῖcιν ἐρυθροχλώροιcιν ἢ τοῖcιν ὑποχλώροιcιν.

Οὐ πρόcκειται τῷ λόγῳ, πότερον γίνεται μᾶλλον ἐν ταῖc νόcοιc ἐκ ῥινῶν αἱμορραγία τοῖc εἰρημένοιc ἢ μᾶλλον τῶν ἄλλων ὠφελεῖ τούτουc. ἀλλ' οὐδὲ τίναc λέγει τοὺc ὑποχλωρομέλαναc εὔδηλόν ἐcτιν. ὡc γὰρ εἶπον ἤδη πολλάκιc, εἰώθαcιν οἱ Ἕλληνεc ἐπὶ τῶν φυτῶν τὸ χλωρὸν λέγειν ἀπὸ τῆc χλόηc καὶ τοῦ ταύτηc χρώματοc ὡc τὰ πολλά, κατα|χρώμενοι δὲ καὶ πᾶν τὸ εὐcθενοῦν καὶ τὴν οἰκείαν 66 ἔχον εὐεξίαν οὕτωc ὀνομάζουcιν. ἔcτι δ' ὅτε καὶ τοὺc ὠχροὺc προcαγορεύουcι χλωρούc, ⟨διὸ⟩ καὶ νῦν οὕτω δοκεῖ ⟨τιcι⟩ τῶν ἐξηγητῶν ὁ Ἱπποκράτηc εἰρηκέναι χλωρομέλαcιν, ὡc εἰ καὶ "ὠχρομέλαcιν" εἶπεν. αὐτοὺc δὲ τούτουc ἔνιοι μὲν ἐπιτηδειοτέρουc εἶναι πρὸc αἱμορραγίαν φαcὶ διὰ τὴν ἐπιμιξίαν τῆc ὠχρᾶc χολῆc, ὡc ἀναcτομῶcαι δυναμένηc ἀγγεῖον ⟨διὰ⟩ τὴν δριμύτητα, τινὲc δὲ ὠφελεῖcθαι μᾶλλον διὰ τὸ μοχθηροὺc ἔχειν χυμοὺc κενώcεωc δεομένουc. ὡcαύτωc δὲ κἀπὶ τῶν ἐρυθροχλώρων διέcτηcαν, οἱ μὲν ἑτοιμοτέρουc εἰρῆcθαι πρὸc αἱμορραγίαν αὐτοὺc φάcκοντεc, οἱ δὲ ὠφελεῖcθαι μᾶλλον. ἐπ' ἀμφοτέρων δὲ κοινὸν μὲν τὸ πλεονάζειν τὴν ὠχρὰν χολήν, οὐ κοινὸν δὲ τὸ μελαγχολικώτερον μὲν αὐτῇ μεμεῖχθαι χυμὸν ἐν τοῖc χλωρομέλαcιν, αἱματικώτερον δ' ἐν τοῖc ἐρυθροχλώροιc. ἔνιοι δὲ "ἐρυθροχρόουc" γράφουcι διὰ τοῦ ρ, τοὺc τὴν ἐρυθρὰν ἔχονταc χρόαν δηλοῦcθαι βουλόμενοι. τρίτων δὲ εἰρημένων τῶν ὑπο|χλώρων ἀκούουcι μὲν κἀνταῦθα τοὺc ὑπώχρουc, ἐνδεικνυμένηc δὲ 67 τῆc φωνῆc τοὺc βραχεῖαν ἔχονταc ὠχρότητα *** τίνι ταύτην μεμεῖχθαι βούλονται παραλείπουcιν. εἰ μὲν γὰρ μελανότητι, τούτουc πρώτουc αὐτῷ λελέχθαι φαcίν, εἰ δ' ἐρυθρότητι, δευτέρουc. μήποτ' οὖν, ὅταν λευκότητι μιχθῇ, καλεῖ τούτουc ὑποχλώρουc. ὁ δὲ λευκόχροοc οὔθ' ἕτοιμόc ἐcτιν εἰc αἱμορραγίαν οὔτε τῶν προειρημένων ὠφελεῖται μᾶλλον.

7 εἶπον ἤδη πολλάκιc] *cf. ad p. 79, 11 sqq.* 28 ὁ δὲ λευκόχροοc...] *cf. CMG V 10, 2, 1 p. 152, 7*

1 αἱμορραγίαι *codd. Hipp. excepto* C, *qui consentit cum* U 2 τοῖc ὑποχλορομέλαcιν U: τοῖcιν *ex Hipp. corr. Chart.*: ὑποχλωρομέλαcιν *corr. Corn. Bas.* τῶν ἐρυθροχλόροιc U: τοῖcιν *ex Hipp. corr. Chart.*: ἐρυθροχλώροιc *a Chart. edd.*: *sec. Hipp. correxi* 2. 3 τοῖc ὑποχλώροιc U: *ex Hipp. corr. Chart.* 4 πρόκειται U: *corr. Ald.* 5 αἱμορραγίαν U *cum asterisco Ald.*: *corr. Corn. Bas.* 7 εἶπεν *Ald. Bas.* ἤδη *corr. Bas.*: εἴδη U *Ald.* 9 εὐθενοῦν U: *corr. Chart.* 10. 11 manchmal nennen sie mit diesem Worte das Gelbe (τὸ ὠχρὸν ... χλωρόν) *versa habet* H 11 διὸ *addidi* τοῖc ἐξηγηταῖc H: τῶν ἐξηγητῶν *Ald.*: *add.* τιcὶ *Corn. Bas.* 15 διὰ H *add. Corn. Bas.* 20 et 25 μεμίχθαι U *edd.*: *correxi* 25 βραχεῖαν *sic compend.* U: βραχείουc *Ald.*: βραχείαc *coni. Corn.*: βραχίουc *Chart.* ὠχρότητα *per comp.* U: ὠχρότηταc *ab Ald. edd.* 24—26 *locus fort. non integer traditus, ut quem sic* da dieser Ausdruck darauf hinweist, daß die gelbe Galle bei ihnen nur wenig ist, so ist es notwendig, daß die bei ihnen überwiegende Farbe eine andere als die gelbe Farbe ist, aber die Erklärer haben ausgelassen *conversum exhibeat* H; *itaque parvam lacunam statui* 26 et 27 μελανότητα *et* ἐρυθρότητα *ab Ald. omnes deinceps edd.*: *corr. Corn. consentiens cum* U 28 λευκόχρωοc U: *corr. Chart.*

III 23 [III 13. V 298, 11. 12 L.] Βραχέα ὑφέντα παχῦναι ξηρῶc.

Αὕτη μὲν ἡ παλαιὰ γραφή. οἱ δὲ περὶ τὸν Cαβῖνον οὐ βραχέα γράφουcιν, ἀλλὰ "βραχίονα" καί φαcιν ἀντιcπάcεωc ἕνεκεν ἐπὶ τῆc ἐκ ῥινῶν αἱμορραγίαc ὀνινάναι τὴν ἀπὸ βραχίονοc φλεβοτομίαν, οὐ μόνον ἰδίαν ἐξηγούμενοι γραφήν, ἀλλὰ καὶ πιθανῶc ἀξιοῦντεc ἡμᾶc
68 ἀκούειν τὸ "βρα|χίονα ὑφέντα" λελέχθαι περὶ τῆc ἀπ' ἀγκῶνοc φλεβοτομίαc. ἐγὼ δὲ τὴν μὲν τοιαύτην φλεβοτομίαν ὠφελοῦcαν ἱκανῶc οἶδα τὴν ἐκ ῥινὸc αἱμορραγίαν ἀμέτρωc γινομένην, ἀντιcπᾷ γὰρ αὐτὴν καὶ κωλύει γίνεcθαι. οὐ μὴν τήν γε τοῦ Ἱπποκράτουc ῥῆcιν ὁρῶ τοῦτο δηλοῦcαν, ἀλλὰ τὸ βραχέα ὑφέντα λέγειν ἔοικεν, ὡc οἱ πλεῖcτοι τῶν ἐξηγητῶν ἤκουcαν, ἐπὶ τοῦ cυγχωρήcανταc βραχέα τῇ ῥύcει τοῦ αἵματοc, οὕτωc καὶ ἐπὶ τὸ παχύνειν αὐτὸ μεταβαίνειν. ἐπεὶ δ' οὐχ ἁπλῶc εἶπε παχῦναι, *** οὐ μεθ' ὑγρότητοc, ἀλλὰ μετὰ ξηρότητοc τὸ αἷμα, τινὲc [δὲ] παχῦναι ξηρῷ κατὰ δοτικὴν πτῶcιν γράψαντεc ὑπακοῦcαί φαcι χρῆναι "τῷ φαρμάκῳ". τοῦτο γὰρ κἀκ τῶν ἐπιφερομένων δηλοῦcθαι. τοῖc δ' °⟨ἐξ⟩ηγουμένοιc cυμβουλὴν εἶναι περὶ τῶν cυνεχῶc αἱμορραγούντων οὐκ ἐν νόcοιc, ἀλλὰ [ἀν] ὀρθοcτάδην ἐπὶ° τῆc διαίτηc ὁ λόγοc° ἀποφαίνεcθαι δοκεῖ, κελεύcαντοc αὐτοῦ ἐκ τῶν παχυνόντων μετὰ ξηρότητοc εὔχυμον τούτοιc ἐργάζεcθαι, χόνδρον ⟨δὲ⟩
69 καὶ ἄμυλον εἶναι λέγουcι | ταῦτα καὶ γάλα καὶ τυρὸν νέον καὶ χοίρεια

3 οἱ δὲ περὶ τὸν Cαβῖνον] *cf. CMG V 10, 2, 1 p. 17, 22 et supra p. 32, 5. 46, 29*   7. 8 περὶ τῆc ἀπ' ἀγκῶνοc φλεβ.] *cf. p. 71, 14*   8. 9 τοιαύτην φλεβοτομίαν ὠφελοῦcαν ἱκανῶc οἶδα] *cf. e. c. Gal. X 316 K.*   18 ὀρθοcτάδην] *cf. Foës. Oec. Hipp. p. 462 s. v.*   20 χόνδρον] *cf. CMG V 4, 2 p. 225, 9 sqq. Helmr. et V 9, 1 p. 355, 27. 28 Helmr.*   21 ἄμυλον] *ibid. V 4, 2 p. 228, 4 sqq. Helmr.*   γάλα] *ibid. p. 345, 8 sqq.*   τυρὸν νέον] *ibid. p. 353, 21 sqq., imprimis a p. 354, 14*   21 sq. χοίρεια κρέα] *cf. Gal. X 482, 5. XI 373, 15. XV 882 sqq. K.*

1. 2 παχύναι ξηρᾶ U: ξηρά *ab Ald. edd.: sec. Hipp. correxi; cf. p. 161, 4. 8 sq.*   *huic lemmati lemma proximum (p. 161, 11. 12) annexuit* H   5 ὀνοννᾶναι *sic* U: ὀνινᾶναι *Ald.: corr. Chart.*   7 τὸν (*ante* βραχίονα) U *edd.: corr. Corn.*   9 γινομένη *comp.* U: -ην *Ald.*   11 ἠφέντα U: *corr. Corn. Bas.*   12 cυγχωρήcανταc *comp.* U: cυγχωρήcαντεc *per errorem Bas.*: cυγχωρήcαντοc *prave Kuehn*   13 αὐτὸν U *edd.: correxi*   14 *post* εἶπε παχῦναι *sec. vers. arab. lacunam parvam insignivi, quam additis* (da er "dick machen" nicht schlechthin sagte,) sondern "trocken machen" hinzufügte, so behaupten einige, er wolle, daß das Dickmachen des Blutes nicht mit Feuchtmachen, sondern mit Trockenmachen erfolge. Und einige ändern den Ausdruck "Trockenmachen", so daß er "trocken" bedeutet *expl.* H   15 δὲ *del. Corn. Chart.; an* δὴ *praeferendum videtur?*
17 τοῖc δ' ἐξηγουμένοιc H: τοῖc διηγουμένοιc U *edd.*: τοῖc δὲ ἡγ. *non improbabiliter coni. Corn.*   18 *difficile lectu* ἀνορθοcτ^α′^δ^α^ U: ὀρθοcτάδην *ex* H *correxi, sicut Hipp. Epid. I 4. II 632, 3 vel I 13. II 704, 8 L. et Gal. ipse locutus est e. c. in Epid. l. I comm. primo CMG V 10, 1 p. 33, 28 vel in Epid. l. III comm. altero CMG V 10, 2, 1 p. 66, 22*: ἀνορθοκο^ς^ *Ald.*: ἀνορθοκότων *coni. Corn.*: ἀνορθο *cum lacuna Bas.*: *unde* ἀνορθοκόcιν *(sic) scr. Chart.*   19 ἐπὶ *in* περὶ *mutare superfluum puto*   ἀναφαίνεcθαι U *edd.: correxi*   19. 20 αὐτοῦ ἐκ τῶν *vix integra* U: *vel ob hiatum* αὐτοῦ ⟨τὸ αἷμα⟩ διὰ τῶν *coniecerim*: τὸ αἷμα *post* εὔχ. *add. etiam* H   20 *post* χόνδρον *add.* δὲ H *Corn., qui praeterea post* ἐργάζεcθαι *volebat* αἷμα *et post* χόνδρον *alio conamine* οὖν *adicere*

κρέα καὶ μάλιστα τῶν γαλαθηνῶν ἀρνῶν, πρὸς τούτοις δὲ καὶ ἐρίφων. οἱ δὲ περὶ τῶν ἐν νόσοις αἱμορραγούντων εἰρῆσθαι βουλόμενοι τὸν λόγον συμβουλεύειν αὐτόν φασι παχύνειν τὸ αἷμα χωρὶς τροφῆς. τοῦτο γὰρ σημαίνειν τὸ ξηρῶς, ἐπειδὴ συμπέττειν βούλεται τὴν κακοχυμίαν, εἰς τὴν πέψιν δὲ συντελεῖν καὶ τὴν τῶν πεπτικῶν φαρμάκων χρῆ⟨σιν⟩, ὅταν ᾖ στύφοντα. καὶ γὰρ καὶ ταῦτα παχύνουσι τὸ αἷμα, καθάπερ καὶ ἡ πέψις. εἴρηται δ' ἐφεξῆς αὐτῷ τῶν τοιούτων φαρμάκων παράδειγμα. τινὲς δ' οὐ ξηρῶς εἰς τὸ σ τελευτώσης τῆς λέξεως, ἀλλ' εἰς τὸ ω γράφουσι "ξηρῷ", φάσκοντες αὐτὸν κελεύειν παχύνειν τὸ διὰ τῆς ῥινὸς ἐκκενούμενον ἐν τῇ αἱμορραγίᾳ αἷμα ξηρῷ τῷ φαρμάκῳ.

III 24 [III 13. V 298, 12 L.] Τοῖσι δ' ἑτέροισιν ἧσσον παχυσμόν. |

Ἑτέρους φασὶ λέγειν αὐτὸν τοὺς χωρὶς κακοχυμίας αἱμορρα- 70
γοῦντας συνεχῶς, οἷς ⟨οὐδὲν⟩ οὔτ' ὠχρᾶς οὔτε μελαίνης χολῆς ἐπιμέμικται. τινὲς δὲ κἀνταῦθα γράφουσιν οὐ παχυσμόν, ἀλλὰ "παχῦναι" τὴν λέξιν σαφεστέραν ἐργάσασθαι βουλόμενοι. τὴν μέντοι διάνοιαν φυλάττουσι τὴν αὐτήν, εἴ γε καὶ αὐτοὶ κελεύειν αὐτόν φασι τοὺς ἑτέρους, οἳ ⟨μὴ⟩ διὰ πλῆθος αἵματος κακοχύμου αἱμορραγοῦσιν, ἧττον παχύνειν, ἀκουομένου δηλονότι τοῦ παχύνειν αὐτοῦ πάλιν διττῶς, τινῶν μὲν κατὰ τὴν δίαιταν, τινῶν δὲ κατὰ τὰ προσφερόμενα τῇ ῥινὶ φάρμακα τὸν παχυσμὸν τοῦ αἵματος ἀξιούντων γίνεσθαι, τινῶν δὲ κατ' ἀμφότερα. βεβαίαν δ' ὅτι γνῶσιν οὐδεμία τῶν τοιούτων ἔχει λέξεων, εἴρηταί μοι πολλάκις.

1 τῶν γαλαθηνῶν ἄρνων] *CMG V 4, 2 p. 334, 4. 404, 5. 412, 29 Helmr.* ἐρίφων] *ibid. p. 264, 16. 333, 20. 404, 5. 412, 28* 5 τῶν πεπτικῶν φαρμάκων] *cf. p. 96, 17 sqq. Gal. XI 779. XII 702 K.* 6 στύφοντα] *Gal. X 192. XI 636 K.* 7 ἐφεξῆς] *statim p. 162, 1. 2; cf. v. 8 sqq.* 9 ξηρῷ] *sc.* φαρμάκῳ, *cf. v. 10. 11 et p. 160, 16* 16 κἀνταῦθα] *ut p. 160, 1* 21 κατὰ τὴν δίαιταν] *cf. p. 160, 19 sqq.* 21. 22 κατὰ τὰ προσφερόμενα τῇ ῥινὶ φάρμακα] *cf. v. 5 sqq.* 24 εἴρηταί μοι πολλάκις] *velut p. 128, 15 sq. vel 133, 11 sqq.*

1 κρέη U: *corr. Ald.* 3. 4 τοῦτο γὰρ σημαίνει τὸ ξηρῶς U *edd.*: τοῦτο γὰρ σημαίνειν τὸ ξηρᾶναι H 4 et p. 162, 16 συμπέπτειν U *edd.*: *correxi; cf. Heegii ind. verb. ad comm. in Progn. CMG V 9, 2 p. 478 s. v.* πέττειν 5 πέμψιν U: *corr. Ald.* *ad* πέμψιν *verbi* ἐστὶν *compendium adiunxit* U: δὲ *scr. Ald.* συντελεῖν *et 6* χρῆ⟨σιν⟩ *ex* H *correxi et complevi*: συντελεῖ *et* χρῆ U *Ald.*: χρῆσιν *corr. iam Bas.*: *post* συντελεῖ *add.* ἡ ἀτροφία *Corn. referens ad "interpr.", scil. Crassum, qui in versione sua* inedia *addidit*: (*post* χρῆ) ὅταν ᾖ στύφοντα U: *in Arabide* adstringierende Mittel, die an der Stelle aufgelegt werden, woher das Blut kommt (χρῆσιν τῶν ὁπόθεν ἂν αἱμορραγῇ στυφόντων) H: ἔστιν ὅτε τὰ στύφοντα *a Bas. edd.*: *iam antea* καὶ τὴν *in* καίτοι *et* χρῆ *in* χρεῖα *(sic) et* ἔστιν, ὅταν ᾖ *(ex* ἡ *Ald.) mutaverat Corn.* 9 *nescio an* ω *ex* ι *corruptum sit* 10 *num hiatus vitandi causa* κατὰ τὴν αἱμορραγίαν *praeferas?* 12. 13 παχυσμοί U: -όν *ex Hipp., qui tamen* παχυσμὸν ἧσσον *colloc., corr. Ald.; cf. v. 16* 15 οὐδὲν *addidi* 18 εἴ γε] εἴτε *Ald.*: καὶ γὰρ *coni. Corn.* 19 οἳ ⟨μὴ⟩ *supplevi*: οἱ δὲ *vel* μὴ *adnot. Corn.* *propter hiatum* συνεχῶς *ante* αἱμορραγοῦσιν *inseruerim coll. v. 15 et p. 160, 18* 23 βεβαίαν *compend.* U: βεβαίως *item ac* οὐδεμίαν *falso ab Ald. edd.*

III 25 [III 13. V 298, 12. 13 L.] Ξηρῷ δὲ δεῖ λευκὰ ⟨ἀπὸ ῥινῶν τῇ ἢ τῇ χρῆϲθαι⟩, οἷον κηκίϲ [ϲτυπτηρία]. |

71 Αὕτη μὲν ἡ παλαιὰ γραφή, δυϲεξήγητον δὲ οὖϲαν αὐτὴν ἔνιοι μετέγραψαν, οἱ μὲν ἐπ' ὀλίγον, οἱ δ' ἐπὶ πλέον ὑπαλλάττοντεϲ. ἐπὶ πλέον μὲν οὖν ὑπήλλαξαν οὕτωϲ γράψαντεϲ· "Ξηρῷ δὲ λευκῷ ἀπὸ ῥινῶν, οἷον κηκίϲ, ϲτυπτηρίη." διάνοιαν δ' αὐτῆϲ εἶναι βούλονται τοιάνδε· τοὺϲ αἱμορραγοῦνταϲ ἀμέτρωϲ ἀπὸ ῥινῶν πρὸϲ τοῖϲ ἔμπροϲθεν εἰρημένοιϲ ἔτι καὶ τοπικοῖϲ βοηθήμαϲι θεραπευτέον ἐϲτί. παράδειγμα δὲ τῶν τοπικῶν βοηθημάτων εἰρῆϲθαί φαϲι ξηρὸν φάρμακον λευκὸν ἐντιθέμενον τῇ ῥινί. τῆϲ κηκίδοϲ δὲ οὐκ οὔϲηϲ λευκῆϲ, ἔνιοι προϲέθεϲαν αὐτῇ καὶ "τὴν ϲτυπτηρίαν", γράψαντεϲ οἷον κηκίϲ, ϲτυπτηρίη. τὸ δὲ τῇ ἢ τῇ περιεῖλον εἰκότωϲ, ὡϲ μικρὸν ὂν καὶ οὐκ ἄξιον Ἱπποκράτουϲ, εἴ γε δὴ ϲημαίνειν αὐτό φαϲιν, ὁπότεροϲ ἂν μυκτὴρ αἱμορραγῇ, τούτῳ ⟨δεῖν⟩ τὸ ξηρὸν φάρμακον ἐντιθέναι. φυλαττομένηϲ δὲ τῆϲ παλαιᾶϲ γραφῆϲ αἰνιγματώδηϲ ἡ λέξιϲ γίνεται. τίνα γὰρ ἀπὸ ῥινῶν ἀξιοῖ λευκὰ κενοῦν ἢ καθαίρειν ἢ ϲυμπέττειν ἢ αὐτόματα φερόμενα θεάϲαϲθαι, παντάπαϲιν ἄπορον εὑρεῖν, αὐτοῦ γε
72 τοῦ Ἱπποκράτουϲ μηδὲν προϲθέντοϲ τῷ λευκά. | καὶ τοίνυν εἰκότωϲ ἐν αὐτῷ τούτῳ πρῶτον οἱ ἐξηγηταὶ διηνέχθηϲαν ὑπακούειν ἀξιοῦντεϲ ἄλλοϲ ἄλλο καὶ ὅτι πᾶϲιν αὐτοῖϲ τὸ οἷον ἡ κηκίϲ ἐναντιοῦται. προϲῆκον γὰρ ἦν εἰρῆϲθαι τὸ "οἷον κηκίδι". τοῦτο μὲν οὖν κοινῇ πᾶϲι μάχεται καὶ φυγεῖν οὐχ οἷόν τε τὸ τῆϲ ἑρμηνείαϲ ἀλλόκοτον οὐδ' ἐπανορθῶϲαι μεταγράφοντα. λέγουϲι δ' ἔνιοι τὸν ὅλον λόγον αὐτῷ καὶ νῦν ἔτι περὶ τῆϲ ἐκ ῥινῶν αἱμορραγίαϲ εἶναι, χρῆϲθαι δὲ ϲυμβουλεύειν ἐπὶ τῶν τοιούτων ϲτύφοντι φαρμάκῳ, κατὰ τὸν αἱ-

4. 5 ἐπὶ πλέον μὲν οὖν ὑπήλλαξαν κτλ.] *cf. p. 163, 5 sqq., ubi sec. versionem arab. Dioscurides nominatur* 7 ἔμπροϲθεν] *p. 160, 5* 10 τῆϲ κηκίδοϲ] *cf. Gal. X 329. XI 591. 632. XII 24 sq. K.* 11 τὴν ϲτυπτηρίαν] *alumen dici adnot. Gal. XIII 877 K.*

1. 2 *in interpr. arab.* Es ist nötig, das Trockene anzuwenden bei einem der beiden (Nasenflügel), wie den Gallapfel, und das Weiße aus der Nase zu entfernen H, *ita ut* ξηρῷ δὲ δεῖ λευκὰ ⟨ἀπὸ ῥινῶν τῇ ἢ τῇ χρῆϲθαι⟩, οἷον κηκίδι *Hipp. et* U *invitis offerantur*: λευκὰ H *corr. Corn.*: λευκῶ U *edd.*: *inter* λευκὰ *et* λευκῷ *fluctuant codd. Hipp.* 2 *saltem* τῇ ἢ τῇ χρῆϲθαι *in lemma ut lectionem antiquam ex* H *recipiendum putavi coll. vv. 3. 12. 24* κικίϲ *cum Hipp. codd.* CJ *(passim)* U *Ald.*: *corr. Bas.*; *cf. v. 20* *post* οἷον κηκίδι und aus der Nase das Weiße *versa add.* H, *quasi spectent ad insequentia, in quibus quidem haec Gal. non legit* (*cf. p. 163, 21*): *verbis* ἀπὸ ῥινῶν λευκὰ *opus esse ex comm. Gal. (v. 15 sqq.) conclusit Littré V 300* ϲτυπτηρία *add.* U: *sec.* H *delevi, sicut abest ab Hipp.*; *cf. Littré V 299*: ϲτυπτηρίη *a Bas. edd.* 14 δεῖν *addidi, sicut* esse iniiciendum *vert. Crassus* 14. 15 φυλακτομένηϲ *comp.* U *Ald.*: *corr. Corn. Bas.* 16 ϲυμπέπτειν *ut p. 161, 4* U: ϲυμπέττειν *fort. recte Bas.*; *cf. e. c. CMG V 9, 1 p. 351, 9 Helmr. vel V 4, 2 p. 109, 4. 123, 4 Koch* 17 ἄπειρον *ab Ald. frustra edd.* 18 λευκῶ U *edd.*: *corr. Corn.*; *cf. v. 1* κατὰ τοῦτ' *(hoc i. ras.)* οὖν U *Ald.*: *correxi, quemadmodum* itaque *interpret. Crassus* 21 εἰρεῖϲθαι U: *corr. Ald.* 23 καίτοι *ante* μεταγρ. *addi malim, ut* licet scripturam mutet *vert. Crassus, quocum* καὶ *add. iam Corn.*

μορραγοῦντα μυκτῆρα τὴν ἔνθεςιν ποιούμενον, ἄχρις ἂν ἔλθῃ λευκὰ παυςαμένης τῆς αἱμορραγίας. πολλὰ δὲ καὶ ἄλλα μοχθηρῶς λέγουςιν εἰς τὴν ῥῆςιν ἡμαρτημένην, ὡς ἐμοὶ φαίνεται, σχεδὸν δὲ καὶ παρεγκειμένην ὑπό τινος. θαυμάςαι δ' ἔςτιν ὥςπερ ἐν ἄλλοις πολλοῖς, οὕτω κἀνταῦθα τοὺς περὶ ⟨τὸν Διοςκορίδην⟩ ἑτοίμως μεταγράφοντας εἰς ὅ τι ἂν αὐτοῖς δόξῃ τὰς Ἱπποκράτους λέξεις. ἁπάντων γὰρ τῶν ἐξηγητῶν ἐπιςταμένων ἐν τῇ ῥήςει γεγραμμένον ἀπὸ ῥινῶν λευκά, μεταγράψαντες αὐτοὶ γράφουςιν "ἀπὸ | ῥινῶν τῷ λευκῷ". πολλάκις 73
δ' εἶπον ὡς ἐν ταῖς αἰνιγματώδεςι λέξεςι τὸ μὲν πιθανῶς μεταγράφειν ἔξεςτιν, εἰπόντα δὲ πρότερον αὐτὸ τοῦτο τηνικαῦτα προςήκει μεταλλάττειν τὴν γραφήν.

III 26 [III 14. V 300, 1. 2 L.] Ὅταν ἀφροδιςιάζειν ἄρχωνται ἢ τραγίζειν, αἱμορραγέουςιν.

°Αἱμορραγέουςιν ἐκ ῥινῶν ἑτοίμως οὐ μόνον νοςοῦντες, ἀλλὰ καὶ [οἱ] ὑγιαίνοντες οἱ τὴν ἡλικίαν ἄγοντες ταύτην, ἐν ᾗ ςυμβαίνει τὸ καλούμενον τραγίζειν. οὗτοί γε καὶ ἀφροδιςιάζειν ἤδη δύνανται. καὶ πρότερον μὲν οὖν εἶχον αἷμα πολὺ παῖδες ὄντες, ἀλλ' εἰς τὴν αὔξηςιν οὐκέθ' ὁμοίως πολύ. τὸ δ' αἷμα θερμότερον αὐτοῖς γίνεται, διὰ τοῦτ' οὖν αἱμορραγοῦςιν. μεμνῆςθαι δ' ὑμᾶς οἶμαι τὰς μὲν ἐξ ἄλλων μορίων γινομένας αἱμορραγίας μετὰ τῆς τοῦ τόπου προςηγορίας λεγομένας ἀεί, τὰς δ' ἐκ τῆς ῥινὸς ἔςθ' ὅτε καὶ χωρὶς τοῦ μέρους. |

III 27 [III 14. V 300, 2—4 L.] Ἐν τῆςι δὲ προςόδοιςιν 74
⟨ἔςτιν⟩ οἳ ἀποψοφέουςιν, ὡς Ἀρκεςίλαος. οἱ δὲ μέλλοντες φρικώδεες, ῥικνώδεες. οἱ δ' ἐπὴν προςέλθωςι, φυςῶνται κοιλίην, οἷον Δαμναγόρας.

Εἴρηκα πολλάκις ὡς, εἰ μὲν τὰ πάνυ κακῶς εἰρημένα πολλοῖς τῶν ἐξηγητῶν ἐλέγχοιμι, δυςχερανοῦςιν ἅπαντες τῷ μήκει τῶν ὑπομνημάτων, εἰ δ' ἀνέλεγκτα παραλείποιμι τῶν μετριωτέρων μνημονεύων, οἱ

5 τοὺς περὶ ⟨τὸν Διοςκορίδην⟩ ἑτοίμως μεταγράφοντας] *cf. p. 4, 17. 55, 18. 69, 18. 19. 164, 16* 8 πολλάκις δ' εἶπον κτέ.] *statim ab initio p. 3/4* 15. 16 τὸ καλούμενον τραγίζειν] *cf. Foës. Oec. Hipp. p. 620 s. v.* τράγος 19 μεμνῆςθαι δ' ὑμᾶς οἶμαι...] *cf. CMG V 10, 1 p. 29, 30 sqq. Foës. Oec. Hipp. p. 12 s. v.* αἱμορραγία 26 sqq. εἴρηκα πολλάκις κτλ.] *ut p. 137, 5 sqq. vel p. 142, 14. 15 vel p. 156, 20 sqq.*

5 *ex vers. arab. supplevi*, Dioskorides und seine Schule *add.* H: περὶ *seclus. Corn. Bas.* ἐς U *edd.*: *correxi* 6 αὐτοὺς U *Ald.*: *corr. Corn. Bas.* 12 ὁκόταν *Pall.*: ἐπὴν *(ut v. 24) Hipp.* 12. 13 ἄρχωνται *cum Pall.* U: ἄρξωνται *Hipp.* 15 οἱ *ante* ὑγιαίνοντες *delevi* 18 πολλὴ (*post* ὁμοίως) U: *corr. Ald.* 22 δὲ *sec. Hipp. delendum censeo; cf. cum p. 164, 17/18 tum p. 140, 16* 23 ἔςτιν *sec. Hipp. add. Bas.; cf. p. 164, 18* μὲν *post* οἱ *addebat. Corn.* οἷον *pro* ὡς *ex Hipp. fort. restituendum videtur; cf. p. 164, 18. 22* ἀρκεςίαλος U: *corr. Ald.* 24. 25 φυςςῶνται *per comp.* U: φυςςῶντες *scr. Chart.*: *correxi* 25 κοιλία U *Ald.*: *corr. Bas.* δαμναγόρας *ut p. 136, 12 al. et* H *et* U *Ald.*: ν *del. Bas.* 27 δυςχερανοῦςιν *cum* H *scripsi*: δυςχεραίνουςιν U *edd.*

νοῦν ἔχοντες ἐξ αὐτῶν ὁρμώμενοι καὶ τὰ παραλελειμμένα κρῖναι δυνήσονται. καὶ νῦν οὖν οὕτω πράξω. τὸ μὲν δὴ προσόδοισιν ἅπαντες σχεδὸν ἤκουσαν ἐπὶ τῆς πρὸς γυναῖκα μίξεως, ὥσπερ γε καὶ τὸ ἀποψοφέουσιν ἐπὶ τοῦ φύσας προΐεσθαι. καὶ περὶ μὲν τούτου καὶ μικρὸν ἔμπροσθεν εἴρηται, τὸ δ' ἐφεξῆς γεγραμμένον οἱ δὲ μέλλοντες φρικώδεες, ῥικνώδεες τοιόνδε τι δηλοῖ· τινὲς τῶν ἐπιχειρούντων
75 ἀφροδισίοις ἐν τῷ | διαθερμαίνεσθαι φρικώδεις γίνονται, καθ' ὃν λόγον ἤδη πολλάκις ἐμάθετε τοὺς κακοχύμους ἅπαντας, ὅταν ἀθροώτερον θερμαίνωνται, τοῦτο πάσχοντας. ἔνιοι δ' ἀντὶ τοῦ φρικώδεες "ῥιγοῦσι" γράφουσιν, ὃ δοκεῖ μοι πάνυ σπάνιον ⟨ἐν νεανίαις⟩ εἶναι καὶ μεγίστης κακοχυμίας σημεῖον, ὥστ' οὐδ' ἔγνων τινὰ ῥιγοῦντα κατὰ τὴν ἀρχὴν τῆς μίξεως. ἀλλὰ καὶ τὸ ῥικνώδεες ἔνιοι ⟨μεταλλάττοντες⟩ "κακώδεες" γράφουσιν. ἐξηγοῦνται δέ τινες ἐπὶ τοῦ κακοῦσθαι τὸ σῶμα λελέχθαι τοὺς κακώδεις, ἔνιοι δ' ἐπὶ τοῦ κακὸν ὄζειν. περὶ δὲ τοῦ κατὰ τὴν κοιλίαν τινὰς ἐμφυσᾶσθαι πρόσθεν εἴρηται. Διοσκουρίδης δὲ καὶ ταύτην τὴν ῥῆσιν ὡς μυρίας ἄλλας μετέγραψεν εἰς ἣν αὐτὸς ἐβούλετο λέξιν, ὡς εἶναι τὴν ὅλην ῥῆσιν τοιάνδε· "ἐν τῇσι προσόδοισιν ἔστιν οἳ ἀποψοφέοντες, οἷον Ἀρκεσίλαος," ἵνα δυσώδεις εἶναι τὰς φύσας αὐτοῦ νοήσωμεν. ὅ γε μὴν Καπίτων καὶ αὐτὸς ⟨πολλάκ⟩ις πολλὰ πάνυ μεταγράφων τήνδε τὴν λέξιν τοιαύτην ἐποίησεν· "ἐν τῇσι προσόδοισιν ⟨ἔστιν⟩ οἳ ἀποψοφέουσιν, οἷον Ἀρκεσίλαος, οἱ δὲ μέλλοντες ῥιγοῦσι ῥικνώδεις." |

76 III 28 [III 15. V 300, 5 L.] Αἱ μεταβολαὶ φυλακτέαι.

Ἀσφαλέστερον ἐν ἄλλοις τέ τισι καὶ τοῖς Ἀφορισμοῖς εἴρηται τοῦτο, προκειμένου τοῦ "κατὰ πολὺ καὶ ἐξαπίνης". οὔτε γὰρ αἱ κατὰ τὸ περιέχον ἡμᾶς οὔθ' αἱ πρὸς ἡμῶν αὐτῶν γινόμεναι κατὰ βραχὺ μεταβολαὶ τὸ σφαλερῶς ἔχουσι. μόναι δ' αἱ ἀθρόαι σφα-

4. 5 μικρὸν ἔμπροσθεν εἴρηται] *p. 136, 26 sqq. 139, 24 sqq.* 8 ἤδη πολλάκις ἐμάθετε ...] *e. c. Gal. VII 633. X 679 K. CMG V 10, 1 p. 38, 15 vel V 10, 2, 1 p. 151, 11* 15 πρόσθεν εἴρηται] *p. 136—140* 16 Διοσκορίδης] *cf. p. 163, 5* 19 ὅ γε μὴν Καπίτων] *cf. ad p. 4, 16. 18* 24 ἐν ... τοῖς Ἀφορισμοῖς] *cf. p. 165, 14*

1 ἐξ ἑαυτῶν U *edd.*: *correxi, sicuti iam* ab illis *vert. Crassus* 2 *post* πράξω *nulla necessitate lacunam statuit Crassus* μὲν δή] μέντοι *ab Ald. edd.* 3 τῆς] τὸ *per errorem Charterianae Kuehn* 6 ῥιγνώδεες U: *corr. Bas.* 7 ἀφροδησίοις U: *corr. Ald.* 9. 10 ῥιγῶσι U *edd.*: *correxi sec. v. 22* 10 *ad* πάνυ σπάνιον bei Jünglingen *versum add.* H, *quem secutus sum* 12. 13 *aut ante aut post* ἔνιοι *verbo* μεταλλάττοντες *vel* μεταγράφοντες *(cf. e. c. p. 163, 19 et 20) addito opus esse puto* 18 τοῖσι U *edd.*: *correxi* οἷον *post* ἔστιν U *edd.*: *correxi coll. p. 163, 23* *in Arabide* es gab Männer, bei denen ein Laut mit Blähung herauskam (*num* ἀποφυσῶντες *pro* ἀποψοφέοντες?) H ἀρχεσίλαος U: *corr. Bas.* 19. 20 auch er gehört zu denen, die große Kühnheit besaßen, Worte des Hippokrates abzuändern *versa praebet* H, *unde supplevi et emandavi*: καὶ αὐτὸς εἰς πολλὰ πάνυ μεταγράφων U *edd.* 21 προσόδησιν U: *corr. Ald.* ⟨ἔστιν⟩ οἳ *ex lemmate (p. 163, 23) complevi* 22 ῥηγοῦσι U: *corr. Ald.* 23 φλυκτέαι *sic* U: *corr. Ald.* 24 εἴρηται] εἴρηκε *ab Ald. edd.* 27 sq. οἱ *ante* ἀθρόαι U: *corr. Ald.*

λεραὶ πρὸς ὑγείαν εἰcὶ καὶ διὰ τοῦτο τοιαύτας ⟨χρὴ⟩ φυλάττεcθαι. φυλαξώμεθα δὲ τὰς μὲν κατὰ τὸ περιέχον ἔνδον τε διατρίβοντες τὰ πλεῖστα καὶ τῇ τῶν ἐναντίων προσαγωγῇ, ξηραίνοντες μὲν τὸ cῶμα κατὰ τὰς ὑγρὰς μεταβολάς, ὑγραίνοντες δὲ κατὰ τὰς εἰς ξηρότητα, κατὰ δὲ τὸν αὐτὸν λόγον θερμαίνοντές τε καὶ ψύχοντες, ὁπότε τούτων ἑκατέρου καιρός. ἐν δὲ τῇ διαίτῃ τὰς μεταβολὰς ἐφ' ἡμῖν αὐτοῖς ἐστι φυλάττεσθαι, μήτ' ἐκ γυμνασίων ἀθρόως εἰς ἀργίαν μήτ' ἐξ ἀργίας εἰς γυμνάσια μεθισταμένοις, ἀλλὰ μηδ' ἐξ ἀλουσίας ἐπὶ λουτρά, μηδ' ἐκ λουτρῶν εἰς ἀλουσίαν, μηδ' ἐξ ὑδροποσίας εἰς οἴνου πόσιν | ἢ ἐξ οἴνου πόσεως εἰς ὑδροποσίαν, ἐπί τε τῶν ἄλλων 77
ἁπάντων ὡσαύτως. οὗτος μὲν οὖν ὁ λόγος ἀληθής ἐστιν ἅμα καὶ πολλάκις ὑφ' Ἱπποκράτους εἰρημένος. οὐκ οἶδα δὲ τί παθόντες ἔνιοί φασι χρῆναι προσυπακοῦσαι τῷ αἱ μεταβολαὶ φυλακτέαι τὸ τῶν ἡλικιῶν. ἐν Ἀφορισμοῖς γὰρ αὐτὸς εἰπὼν "Τὸ κατὰ πολὺ καὶ ἐξαπίνης κενοῦν ἢ πληροῦν ἢ θερμαίνειν ἢ ψύχειν ἢ ἄλλως ὁπωσοῦν τὸ cῶμα κινέειν σφαλερόν, καὶ πᾶν τὸ πολὺ τῇ φύσει πολέμιον" οὐκ ἐμνημόνευσεν ἡλικιῶν. οὔτε γὰρ "τὸ πολὺ" [τῇ φύσει] κατ' αὐτάς ἐστι κατὰ βραχὺ μεθισταμένας οὔτε φυλακῆς τινος δέονται περιττοτέρας παρὰ τὰ κοινὰ τῶν ὑγιεινῶν παραγγελμάτων, καθάπερ οὐδ' ὅταν αἱ ὧραι κατὰ βραχὺ τὴν μεταβολὴν ποιῶνται. ταύτας μὲν οὖν ὁρῶμεν ἐνίοτε μεγάλας ἀθρόως τὰς ὑπαλλαγὰς εἰς τἀναντία ποιουμένας, ἡλικίαν δ' οὐδεμίαν ἀθρόως μεταπεσοῦσαν ἴσμεν, ὥστε τὸν παῖδα κατὰ τὴν ὑστεραίαν ἄνδρα γενέσθαι, μὴ κατὰ βραχὺ διά τε τῆς τῶν ἐφήβων καὶ τῶν μειρακίων ἡλικίας ὁδοιπορήσαντα. |

III 29 [III 15. V 300, 5 L.] Ὀλιγοσιτίη, ἄκοπον, ἄδιψον. 78

Εἰρηκὼς καθόλου φυλάττεσθαι χρῆναι τὰς μεταβολὰς ἕν τι τῶν εἰς φυλακὴν διαφερόντων ἔγραψεν ἐφεξῆς εἰς ἀνάμνησιν ἑαυτῷ. κατὰ γὰρ τὰς ἀμφοτέρας μεταβολάς, τάς τε τοῦ περιέχοντος καὶ τὰς τῶν ἡμε-

11. 12 πολλάκις ὑφ' Ἱπποκράτους εἰρημένος] *cf. Foës. Oec. Hipp. p. 408 s. v.* μεταβάλλειν 14 ἐν Ἀφορισμοῖς γὰρ αὐτὸς εἰπὼν . . .] *II 51 (IV 484 L.) alibi quoque laudata veluti Protrept. 11 p. 16 Kaib.* 26 εἰρηκὼς . . .] *p. 164,23*

1 διὰ *corr. Bas., ut* quocirca *interpret. Crassus*: δὴ U *Ald.* χρὴ *add. Bas.* 7. 8 μετ' *utroque loco* U: *corr. Ald.* 9 λουτρὸν U *edd.*: -ά *correxi* 10 πόσιν *i. t.*, cεʖ *i. e.* cεως *i. m. corr. ipse* U 11 ἀληθὲς *compend.* U: *corr. Ald.* 13 χρῆ⟨ναι⟩ *coll. e. c. v. 26 complevi*: χρὴ U *Ald. Bas.*: χρῆν *a Chart. recep. Kuehn* 17 τῇ φύσει *fort. ut ex prioribus iteratum* U: *om.* H *ideoque delevi* 18 περιττωτέρας U: *corr. Ald.* παρὰ H *corr. Corn.*: περὶ U *edd.* 20 ποιοῦνται *ab Ald. edd.* 21 μεγάλους U: *corr. Ald.* τὰς ὑπαλλαγὰς *post* ἀθρόως *e superioribus repetitum expunxit ipse* U 22 μεταπεσοῦσαν U: πεσοῦσαν *ab Ald. edd.* 25 ὀλιγοσιτίην U: *corr. Ald.* 26. 27 er erwähnt einiges, was zur Vorsicht nötig ist *versa exhibet* H, *unde* τῶν εἰς φυλακὴν δεόντων *conicere licet*: φυσικὴν U *edd.*: ad naturalem statum tuendum conferens (εἰς φυσικὴν ⟨ἕξιν⟩ συμφερόντων) *temptabat Crassus* 28 *nonne* δὴ *pro* τε (*post* τὰς) *reponere placet?*

τέρων ἐπιτηδευμάτων τε καὶ τῆς ὅλης διαίτης, ὀλιγοσιτίην τε καὶ τὸ ἄδιψον καὶ τὸ ἄκοπον ἐν ἅπασιν οἷς πράττομεν ἔχειν ⟨χρὴ⟩ σκοπόν. οἱ δ' ἐξηγηταὶ τὴν ὀλιγοσιτίαν ἔφασαν ἄδιψόν τε καὶ ἄκοπον εἶναι. ψεῦδος δ' ἐστίν, ἐὰν ὡς καθόλου λέγηται. τοῖς μὲν ⟨γὰρ⟩ φλεγματώδεις ἔχουσι χυμοὺς ἢ χρηστὸν αἷμα πολὺ ⟨καὶ⟩ ἄκοπόν ἐστι καὶ ἄδιψον ἡ ὀλιγοσιτία, τοῖς δὲ χολώδεσιν ἢ ἐνδεέσιν οὔτε ἄκοπον οὔτε ἄδιψον, ὡς αὐτὸς ἐν τοῖς Περὶ διαίτης ὀξέων ἐδίδαξεν. ἔτι δὲ χεῖρον ὑπειλήφασιν οἱ γράψαντες "ἀσιτίη ἄκοπον,
79 ἄδιψον". ἀλλ' οὗτοι μὲν ἐσχάτως | ἀμαθεῖς, ἀγνοοῦντες ἃ μηδὲ τῶν ἰδιωτῶν τις ἀγνοεῖ. τινὲς δὲ κατὰ τὸ τέλος τῆς ῥήσεως προστιθέασι τὸ "πεινῶντι" καί φασι τὴν ὀλιγοσιτίαν ἄκοπον καὶ ἄδιψον εἶναι "τῷ πεινῶντι". πεινῶντα δ' εἰρῆσθαί φασι τὸν τῆς ἐνδείας αἰσθανόμενον, καίτοι βέλτιον ⟨ἂν⟩ εἴη λέγειν τῷ μὲν ἐνδείας αἰσθανομένῳ τὴν ὀλιγοσιτίαν οὐκ ἐν καιρῷ παραλαμβάνεσθαι, τῷ δ' οὐκ αἰσθανομένῳ χρήσιμον εἶναι, δῆλον γάρ ἐστιν ὅτι πληθωρικῶς διάκειται.

III 30 [III 16. V 300, 6—11 L.] Πᾶς λεπτυσμὸς χαλᾷ τὸ δέρμα, ἔπειτα περιτείνεται, ἀνάθρεψις τἀναντία, χρωτὸς ῥίκνωσις συμπίπτοντος, ἔκτασις ἀνατρεφομένου. τὸ φρικῶδες τὸ λεῖον, ἑκατέρου σημεῖον, τὸ ὑπόχολον, τὸ ὑπέρυθρον. οὕτως τὸ κατεσπάσθαι μαζούς, ἰσχνοὺς δὲ ἀνεσπάσθαι καὶ περιτετάσθαι. καίτοι οὐκ ἄν τις οἴοιτο διὰ τοῦτο, ἀλλὰ σαρκωθέντος τοῦτο γενέσθαι. κληὶς περιφανής, φλέβες διαφανέες. |

80 Θαυμάζω τῶν ἐξηγητῶν τὰς μὲν αἰνιγματώδεις ῥήσεις, ἃς οὐδεὶς ἀνθρώπων νοεῖ, μόνων ἐπαγγελλομένων νοεῖν, ὅσαι δ' ἡμῖν ἅπασι σαφεῖς εἰσιν, ἐκείνων μόνων μὴ νοούντων. τὴν γοῦν προκειμένην οὐκ οὖσαν αἰνιγματώδη διασπῶσι πολυειδῶς, ἄλλος ἄλλοθεν περιγράφων τὰς κατὰ ταύτην ἀποφάσεις, ἐξηγοῦνταί τε παρὰ τὰ φαινόμενα πᾶσιν

7. 8 ἐν τοῖς Περὶ διαίτης ὀξέων ἐδίδαξεν] *I 9 (II 296 L. I 125 Kw.); cf. CMG V 9,1 p. 190, 19 sqq. Helmr.*

2. 3 ἔχειν ⟨χρὴ⟩ σκοπόν *ex* H *supplevi*: iubet *add. interpretando Crassus, ut ipse* ἀξιοῖ *inter* σκοπὸν *et* οἱ δ' ἐξηγηταὶ *perisse suspicatus eram* 5 γὰρ *add. Chart.* 5 καὶ *inter* πολὺ *et* ἄκοπον *inserui* 7 ἐν̄ *ambigue* U: ἐν τῆς *Ald. Bas.*: *corr. Corn. Chart.* 8 ἀσιτία *ab Ald. edd.* 9 ἀμαθεῖν *exaratum habere videtur* U: *corr. Ald.* μήτε U: *corr. demum Kuehn* 11 τῶ *ante* πεινῶντι U: *corr. Kuehn* 15 δεῖλον U: *corr. Ald.* 18 ξυμπίπτοντος *ex Hipp. vulg. Chart.* 18. 19 τὸ ῥικνῶδες *cum Hipp. et Pall. retinuit Littré* 20 κατασπᾶσθαι U: *corr. Chart.* 20. 21 ἰσχνοὺς τοῖσδε ἀνασπᾶσθαι ἢ περισπᾶσθαι· καίτοι U: τοῖς τὸ *Ald.*: ἰ. δὲ ἀνεσπᾶσθαι ἢ π. *Bas.*: ἰ. δὲ ἀνεσπάσθαι καὶ περιτετάσθαι *sec. Hipp. restit. Chart.; cf. p. 174, 5* 22 γενέσθαι H *Hipp.*: γίνεται *ut p. 174, 6* U *edd.*: γίνεσθαι *scr. Corn. Deichgr.* 17—23 *verba proximorum lemmatum (p. 172, 13. 173, 5. 176, 1. 2) quae sunt* χρωτὸς ῥίκνωσις — φλέβες διαφανέες *non uncinanda duxi*: *omnia huiusce verbis adiuncta praebent* U H: *saltem verba lemmatis p. 176, 1. 2 sequentis sustulerunt Corn. Bas.* 24 αἰνιγματώδης U: *corr. Ald.* 26 *nonne* ἐκείνας *anteponas?* 28 ταύτας U: *corr. Chart.* ἅπασιν U *edd.*: *correxi*

ἐναργῶς, ἃ μάλιστα πάντων ἐχρῆν φυλάττειν αὐτούς. ἔστι μὲν γὰρ ὁ λόγος τῷ Ἱπποκράτει περὶ τῶν ἐν τοῖς σώμασιν ἡμῶν δρωμένων κατά τε τοὺς λεπτυσμοὺς καὶ τὰς ἀναθρέψεις. οἱ δὲ οὐδὲ τί ποτ᾽ ἐστὶν ὁ λεπτυσμὸς ἐοίκασιν ἐπίστασθαι, τοσούτου δέουσιν ἢ τὰ φαινόμενα πάντα κατ᾽ αὐτοὺς ἢ τὰς αἰτίας αὐτῶν ἐγνωκέναι. γίνεσθαι γοῦν τὸν λεπτυσμὸν ἀποφαίνονται διὰ κένωσιν. ἔνιοι δ᾽ ὡς οὐ διαφέρει [εἴτε] κένωσιν ἢ λεπτυσμὸν εἰπεῖν ὑπολαμβάνουσιν. ἀλλὰ τοῦτο μέν, ὡς ἔφην, οὐ μεγάλης τινὸς ἐπιστήμης ἐστὶ γνῶναι.

πολλοὶ γοῦν αἵματος μὲν οὐκ ὀλίγον ἔχουσι πλῆθος, ἐσχάτως δ᾽ εἰσὶ λεπτοί, καθάπερ ἄλλοι πα|χεῖς μέν, ὀλίγαιμοι δέ. καὶ τήν γε 81
ἐπεσχημένην ὀκτὼ μησὶν ἤδη τὰ καταμήνια λεπτοτάτην οὖσαν ἀφελὼν αἵματος οὐκ ὀλίγον εἰς τὴν οἰκείαν ἕξιν ἐπανήγαγον ἐν ἐλαχίστῳ χρόνῳ, καθάπερ καὶ ἄλλας οὐκ ὀλίγας. ἀλλὰ τὸ κατ᾽ ἐκείνην (οὐ γὰρ ἦν ἀφανής) ἔνδοξον ἐγένετο, γεγονυίας μὲν αὐτῇ τῆς φλεβοτομίας, εὐλαβουμένων δὲ καὶ τῶν ἰατρῶν ἐπαγγείλασθαι βεβαίως τὴν ἐπὶ τῷ βοηθήματι γενησομένην ὠφέλειαν. ἔνιοι δὲ καὶ ἡμῖν ἀντιλέγειν ἐτόλμησαν οὐ μόνον διὰ τὴν ἰσχνότητα τῆς γυναικός, ἀλλὰ καὶ διὰ τὴν ἀνορεξίαν, ὑπὸ τῆς φλεβοτομίας αὐτὴν βλαβήσεσθαι λέγοντες. καὶ τά γε τοιαῦτα κάλλιόν ἐστι μακρολογεῖν τοῦ ζητεῖν ἀκριβῶς εὑρεῖν, ὁποτέρου τῶν Ἡροδίκων Ἱπποκράτης μνημονεύει. ἀλλ᾽ ὡς εἶπον ἤδη πολλάκις, οἱ νεώτεροι τῶν ἰατρῶν ἐπὶ τὸ σοφιστικώτερον εἶδος ἀπεχώρησαν, ἀμελήσαντές γε τοῦ παραφυλάττειν μὲν ἀκριβῶς τὰ γινόμενα περὶ τοὺς ἀρρώστους, ⟨τοῦ⟩ ζητεῖν δὲ αὐτῶν τὰς διαθέσεις καὶ τὰς αἰτίας, ἐξ ὧν ἡ τῆς θεραπείας εὕρεσις γίνεται κρινομένης καὶ αὐτῆς | τῇ πείρᾳ. τῆς ⟨τοίνυν⟩ γυναικός, ἧς ἐμνημόνευσα, 82
τῇ μὲν πρώτῃ τῶν ἡμερῶν ἀφεῖλον τοῦ αἵματος ὡς μίαν καὶ ἡμίσειαν

8 ὡς ἔφην] *modo v. 3 sqq.* 9 πολλαὶ δὲ (*sc.* φλέβες)—*p. 168, 7* φαινόμεναι πελιδνοῦ *exc. Orib. Coll. med. VII 2, 27. 28 CMG VI 1, 1 p. 199, 21 sqq. Raeder* 10. 11 καὶ τήν γε ἐπεσχημένην κτέ.] *cf. Gal. XI 205 K.* 15 εὐλαβουμένων δὲ καὶ τῶν ἰατρῶν . . .] *ut Erasistratus in menstruis suppressis venam omnino non secuisse traditur Gal. XI 193 K.* 19. 20 ὁποτέρου τῶν Ἡροδίκων Ἱπποκράτης μνημονεύει] *vid. infra p. 177, 1. 12 sqq.* 20. 21 ὡς εἶπον ἤδη πολλάκις . . .] *velut CMG V 9, 2 p. 90, 6. 99, 13 Diels vel p. 344, 4 sqq. Heeg vel V 10, 2, 1 p. 70, 11* 25 ἧς ἐμνημόνευσα] *v. 10 sqq.*

1 φυλάττειν H *corr. Ald.*: ἐρχῆν χρηλάττεσθαι τ̈ αὐτοὺς *sic* U 7 εἴτε *delevi, nisi* ἤτοι *scribere praestat; cf. ex. gr. CMG V 10, 2, 1 p. 18, 21* 9 πολλαὶ δὲ (*sc.* φλέβες) πλῆθος μὲν αἵματος οὐκ ὀλίγον ἔχουσι *et* 10 λεπταί, καθάπερ ἄλλαι παχεῖαι, ὀλίγαιμοι δέ *Orib.* 11 μηνῶν *Orib.* ἤδη *om. Orib.* 12. 13 *cum verbis* ἐν ἐλαχίστῳ χρόνῳ (*omissis v. 13* καθάπερ—*v. 25* ἧς ἐμνημόνευσα) *statim* τῇ μὲν πρώτῃ τῶν ἡμερῶν ἀφελὼν (*om.* τοῦ αἵματος) ὡς λίτραν μίαν ἥμισυ, τῇ δευτέρᾳ δὲ μίαν, καὶ τῇ τρίτῃ πάλιν οὐ πολλῷ πλέον ἡμίσεως λίτρας *coniunxit Orib.* 14 γεγονείας *comp.* U: *corr. Ald.* 16 δὲ] δὴ *malebat Corn.* 20 Ἡροδίκων *correxi coll. p. 177, 1. 12. 17 al.*: Προδίκων U *edd.* 22 γε *reponere quam* μὲν *tollere malui*: μὲν U *edd.* 23 τοῦ *ante* ζητεῖν *addidi* 25 τῇ πείρα τῆς γυναικὸς U *temere sequentibus edd.*: *a verbis* τῆς γυναικὸς *novum enuntiatum orsus sum consentiente* H, *nisi quod* τοίνυν *inserui, sicut* In muliere sane *vert. Crassus*

λίτραν, αὖθις δὲ τῇ δευτέρᾳ μίαν, τῇ τρίτῃ δ' οὐ πολλῷ πλέον ἡμίσεος μιᾶς λίτρας, οὐγκίαι γὰρ ἦσαν ὀκτώ. σοφιστὴς μὲν οὖν ταῦτα ἀναγνοὺς ζητεῖν ἄρξεται, τίς τῶν Ἑλλήνων ὠνόμασε λίτρας ἢ τίς οὐγκίας· ἰατρὸς δ' ἐπιθυμήσει γνῶναι, τίνα σημεῖα καὶ ἄλλα τὴν φλεβοτομίαν ἐνεδείκνυτο παρὰ τὴν ἐπίσχεσιν τῶν καταμηνίων. ἐκεῖνα τοίνυν ἐρῶ κἀγώ, τοῖς σοφισταῖς οἰμώζειν εἰπών, ὡς αἱ φλέβες ἐξεῖχον αὐτῆς αἵματος μεσταὶ φαινόμεναι πελιδνοῦ τῇ χρόᾳ, διαιρεθέντος δὲ τοῦ ἀγγείου παραπλήσιον ἦν ὑγρᾷ πίττῃ ⟨καὶ τῇ χρόᾳ⟩ καὶ τῷ πάχει. δι' αὐτό γε τοῦτο πολὺ μᾶλλον ἔδοξε κενωτέον εἶναι δαψιλῶς. ταῦτα μὲν ἐν παρέργῳ παρ' ἡμῶν εἴρηται τοῖς ἰατρεύειν ὀρθῶς βουλομένοις.

ἐπὶ δὲ τὸ προκείμενον αὖθις ἀφικόμενος οὐκ ὀρθῶς φήσω τοὺς ἐξηγητὰς ἁπλῶς ἀποφήνασθαι τὸν λεπτυσμὸν τοῦ σώματος ἐπὶ κενώσει γίνεσθαι. διορισμοὺς γὰρ ἐχρῆν εἰπεῖν, ὡς ὁ μὲν λεπτυσμὸς ὅλου
83 τοῦ ὄγκου καθαίρεσίς τίς ἐστι καὶ σύμπτω|σις ἢ συνίζησις ἢ ὅπως ἂν ἐθέλωσιν αὐτὸν καλεῖν, ὁ δὲ παχυσμὸς ἔμπαλιν εἰς ὄγκον ἐπίδοσις. ἐνίοτε μὲν οὖν ἀρρωστούσης τε τῆς ἐν τῷ σαρκώδει γένει δυνάμεως αἵματός τε μοχθηροῦ περιεχομένου κατά τε τὰς ἀρτηρίας καὶ τὰς φλέβας ὁ λεπτυσμὸς γίνεται, πολλάκις δ' ἐπὶ τοῖς ἐναντίοις ὁ παχυσμός, ὡς ἐν μὲν τοῖς ἀγγείοις ὀλίγον εἶναι τὸ αἷμα δαπανώμενον εἰς τὴν θρέψιν τῶν σαρκῶν, εὐτροφεῖν δ' ἐκείνας καὶ δι' αὐτὰς τὸν ὅλον ὄγκον τοῦ σώματος. ἴσασι δὲ [καὶ] τοῦτο καὶ οἱ ἀνδραποδοκάπηλοι πάντες, ὡς περιτείνεται τὸ δέρμα τοῖς σαρκώδεσι μέρεσι καὶ φύσεις γέ τινας σωμάτων γνωρίζουσι μὴ δυναμένας εἰς ὄγκον ἐπιδοῦναι τῇ περιτάσει τοῦ δέρματος. ἀνατείναντες γὰρ αὐτὸ τοῖς δακτύλοις ἄκροις σκοποῦσιν, ἐπὶ πόσον ἀφίσταται τῆς ὑποκειμένης σαρκὸς ἀναθρέψειν τε τοσοῦτον ἐλπίζουσιν ἕκαστον τῶν ἰσχνῶν σωμάτων, ὅσον ἂν ἐνδιδῷ τὸ δέρμα, τὸ μὲν γὰρ χαλαρὸν ἐπὶ τοῖς λελεπτυσμένοις, τὸ δὲ τεταμένον ἐπὶ τοῖς παχυνθεῖσι φαίνεται γινόμενον. οἱ μὲν οὖν λεπτυσμοὶ διὰ πολλὰς αἰτίας συμβαίνουσι. καὶ γὰρ ἔνδεια
84 τρο|φῆς καὶ γυμνάσια πλείω καὶ ἀγρυπνία καὶ φροντίδες, ἀλγήματά τε καὶ νόσοι συντηκτικαὶ καὶ διαφορητικαὶ καὶ κένωσις πολλὴ διὰ γα-

11 ἐπὶ δὲ τὸ προκείμενον ...] *cf. p. 167, 6*

1. 2 ἡμίσεος U; *cf. Kühner-Blass, Gramm. d. griech. Spr. I* 1^3*, 443 adnot. 11*: ἡμίσεως *Orib. et ab Ald. edd.* 2 οὐγκίαι—εἰπών *(v. 6) omissis* ἦλθον δ' ἐπὶ τοῦτο θεασάμενος ὡς ἐξεῖχον αἱ φλέβες *Orib.* 3 ὀνόμασε U: *corr. Bas.* 5 παρὰ H *corr. Corn., ut* praeter *interpr. Crassus*: περὶ U *edd.* 7 πελιδνοῦ *Orib.* H: πελιδναὶ U *edd.* 8 *supplevi ex* H, *quemadmodum* et colore *add. etiam Crassus* 12 ἀποφείνασθαι U: *corr. Ald.* 15 θέλωσιν *ab Ald. edd.; cf. e. c. p. 129, 16 et 156, 2* 21 καὶ *prius abesse malim* 23 γε] τε *per errorem Ald. omnes edd.* 25 τῶν U *Ald.*: τῆς *corr. Bas.; an* τῶν ὑποκειμένων σαρκῶν *coll. e. c. v. 20. p. 169, 16. 19. 20 al. scribere debebat?* 26 ἀνατρέψειν *perperam scr. Chart.* 27 ἐνδιδῷ *scripsi*: ἐπιδῶ U *et asterisco appicto Ald.*: quousque cutis protracta fuerit (ὅσον ἂν ἐπισπᾶται τὸ δέρμα) *in versione sua Crassus; an ex* ἀφίσταται *verbo (v. 25)* ἀποστῇ *conicere melius videtur?* γὰρ *om. Chart. et Kuehn* 31 διαφοριτικαὶ U: *corr. Ald.*

στρὸς ἢ ἐμέτων ἢ ἱδρώτων ἢ αἱμορραγιῶν αἴτια γίνονται λεπτυσμῶν. τῆς δ' ἀναθρέψεως εἷς τρόπος ἡ συμμετρία πάντων ὧν ὑγιαίνοντες δεόμεθα. ταῦτα δ' ἐστίν, ὡς αὐτὸς ἐν τοῖς ἐφεξῆς ἐρεῖ, "πόνοι, ⟨σιτία,⟩ ποτά, ⟨ὕπνος,⟩ ἀφροδίσια".

πολλῶν οὖν ὄντων τῶν τρόπων καθ' οὓς λεπτύνεται τὸ σῶμα κοινὸν ἁπάντων ἐστὶ πρῶτον μὲν χαλᾶσθαι τὸ δέρμα, μετὰ ταῦτα δὲ περιτείνεσθαι, μένοντος δηλονότι τοῦ λεπτυσμοῦ καὶ μὴ διαδεχομένης αὐτὸν ⟨τῆς ἀναθρέψεως. εἰ δ' αὖθις ἡ⟩ ἀνάθρεψις γένοιτο, τοὐναντίον συμβήσεται, ταθήσεται γὰρ τὸ δέρμα. τὰς δ' αἰτίας τούτων ἤδη μὲν ἠκούσατε πολλάκις, εἰρήσονται δὲ καὶ νῦν ἐν κεφαλαίοις, ἀναμνησθέντων γ' ὑμῶν ἃ πολλάκις ἐπί τε τῶν ἀσκῶν καὶ τῶν κύστεων ἑωράκατε. πληρουμένης μὲν γὰρ τῆς ἔνδον χώρας περιτείνεται τὸ δέρμα, κενουμένης δὲ χαλᾶται. τὸν αὐτὸν οὖν τρόπον ἐπί τε τῶν ζῴων εὐτροφούντων μὲν ὁρᾶτε τεινόμενον τὸ δέρμα, χαλαρὸν δὲ ἐπὶ τῶν λεπτυνομένων γινόμενον. ὡς γὰρ τὸ ἐγχεό|μενον ὑγρὸν εἰς τοὺς 85
ἀσκοὺς ἐκτείνει τοὺς χιτῶνας αὐτῶν, οὕτως αἱ σάρκες πολλαὶ γινόμεναι τὸ ἡμέτερον δέρμα περιτείνουσιν ἑαυταῖς. καὶ θεάσασθαι σαφῶς ἔστι τοὺς μὲν παχεῖς τεταμένον οὕτως ἔχοντας τὸ δέρμα πάντας, ὡς μὴ δύνασθαί τινα λαβόμενον αὐτοῦ μηδ' ἐπὶ βραχὺ τῶν ὑποκειμένων ἀποστῆσαι σαρκῶν, τοὺς δ' ἰσχνοὺς οὕτως χαλαρόν, ὥστ' ἐπὶ πλεῖστον ἀνατείνας τις αὐτὸ διεκβάλλειν δύναται βελόνην ἄνευ τοῦ τρῶσαί τι τῶν ὑποκειμένων.

ἄχρι μὲν δὴ τοῦδε σχεδὸν ἅπαντες ὀρθῶς ἤκουσαν τῆς λέξεως, ἐταράχθησαν δὲ ἐκ τοῦ προσκειμένου τῷ πᾶς λεπτυσμὸς ⟨τοῦ τε⟩ χαλᾷ τὸ δέρμα ⟨καὶ τοῦ ἔπειτα περιτείνεται. καὶ γὰρ εἴπερ

3 ἐν τοῖς ἐφεξῆς ἐρεῖ] *6, 2 (V 324, 1 L.); infra p. 328, 22—24* 9 αἰτίας τούτων . . .] *ut Gal. XI 741 K.*

4 σιτία *ante* ποτὰ *et* ὕπνος *post* ποτὰ *ex* H *recepi; cf. infra p. 328, 23: item et* cibus *et* somnus *vertendo add. Crassus* 7. 8 καὶ μὴ διαδεχομένης U: μὴ *om. Ald.*: *itaque* καὶ εἰ διαδεχομένη *frustra coni. Corn. Chart.* 8 *mutilata* αὐτὸν ἀναθρέψις *(ultimis litteris duabus erasis, pro quibus haud dubie* ἀναθρέψεως *exaratum fuit)* γένοιτο *praebet* U: *in Arabide* wenn die Abmagerung bleibt und die Wiederernährung ihr nicht folgt. Wenn aber der Körper überhaupt wieder dick wird *add.* H, *unde* τῆς ἀναθρέψεως. εἰ δ' αὖθις ἡ *ante* ἀνάθρεψις *supplevi comparatis eis que leguntur p. 170, 16—20* 9 *pro verbis* ταθ. γὰρ τὸ δέρμα *in vers.* distendetur enim cutis primum, deinde laxior fiet *Crassus; cf. p. 170, 19. 20* 10 εἰρήσονται *restitui*: εἰρήσεται U *edd.* 11 γε *scripsi*: δὲ U *edd.* ἡμῶν *ut p. 170, 22* U *edd.*: *correxi* 12 μὲν γὰρ *iter.* U 14 ὁρᾶται *per compend.* U: *corr. Chart.* 15 ἐκχεόμενον U: *corr. Chart.* 21 ἄνευ τοῦ τρῶσαί τι *recte* U: *per errorem* τρώσεως *Ald.*: *itaque* τῆς *et* τινὸς *in exemplo suo Ald. adnot. Corn.*: ἄνευ τιτρῶσαι τι *(sic) scr. Bas., cuius lectionem recep. ceterae edd.*
24 sqq. *in vers. arab.* dann gerieten sie in Verwirrung dadurch, daß er seinen Worten "jede Abmagerung" hinzufügt "sie läßt die Haut schlaff werden" und "nachher strafft sie sich". Denn sie sagen, daß derjenige Grund, der in der Haut eine dauernde Lockerung verursacht, nicht auch das Gegenteil bewirken könne H: *hinc* προσκειμένου *et* γίνεσθαι *(p. 170, 1) correxi et quae desunt supplevi*: προκειμένου *et* πᾶς λεπτυσμὸς χαλᾶ τὸ δέρμα, τοὐναντίον οὐκ ἂν ἐπ' αὐτῇ γενέσθαι φασί *nullo lacunae indicio* U *edd., praeterquam quod* οὐκ *in* οὖν *et* αὐτῇ *in* αὐτῷ *pessumdedit Chart.*

αὕτη ἡ αἰτία χαλᾷ τὸ δέρμα,⟩ τοὐναντίον οὐκ ἂν ἐπ᾽ αὐτῇ γίνεσθαί φασιν. διό τινες ἐπὶ τῆς ἀναθρέψεως εἰρῆσθαι τὸ ἔπειτα περιτείνεται νομίζουσι, μὴ συνορῶντες ἐναντιούμενον αὐτοῖς τὸ ἐπιφερόμενον, ἔνθα φησὶν ἀνάθρεψις τἀναντία. γενήσεται γάρ, ἐὰν ἕπηταί τις αὐτῶν τῇ κατὰ τὴν ἐξήγησιν γνώμῃ, τοιοῦτος ὁ νοῦς τῆς ῥήσεως· "ἅπας λεπτυσμὸς χαλᾷ τὸ δέρμα. περιτείνεται δ᾽ ἔμπαλιν ἀνατρεφομένων, ἀνάθρεψις δὲ τἀναντία πέφυκε ποιεῖν." ἀλλὰ πρῶτον
86 μὲν οὐκ "ἐναντία" τὴν ἀνάθρεψιν ⟨ποιεῖν⟩ εἰκὸς | ἦν εἰπεῖν αὐτόν, ἀλλ᾽ "ἐναντίον". ἑνὸς γὰρ ἐπὶ τοῦ λεπτυσμοῦ λελεγμένου, καὶ τὴν ἀνάθρεψιν ἑνὸς ἐναντίον εὔλογόν ἐστιν εἰπεῖν. εἴπερ οὖν ὁ λεπτυσμὸς χαλᾷ τὸ δέρμα, περιτείνειν δεήσει τὴν ἀνάθρεψιν. ἔπειτα δ᾽ ἐφεξῆς ταύτην εἰρηκὼς φαίνεται, ὄντος ἑτοιμοτέρου τε καὶ σαφεστέρου καὶ συντομωτέρου τοῦ τοιούτου λόγου· πᾶς λεπτυσμὸς χαλᾷ τὸ δέρμα, ἀνάθρεψις δὲ περιτείνει. τί ποτ᾽ οὖν ἐστι τὸ δηλούμενον ὑπὸ τῆς λέξεως, ἐν ᾗ φησιν· ἔπειτα περιτείνεται; οὐδὲν ἄλλο παρὰ τὸ σαφῶς ὑπὸ πάντων νοούμενον, ὅτι χαλᾶται μὲν πρῶτον ἐν τοῖς λεπτυσμοῖς τὸ δέρμα, ⟨ἔπειτα περι⟩τείνεται διαμένοντος τοῦ λεπτυσμοῦ δηλονότι καὶ μὴ μεταπεσόντος εἰς ἀνάθρεψιν. ἐπὶ δὲ τῆς ἀναθρέψεως ἔμπαλιν ἐν ἀρχῇ μὲν περιτείνεται τὸ δέρμα, τῷ χρόνῳ δὲ χαλαρώτερον γίνεται. ταῦτα δ᾽, εἴπερ ἐπιμελῶς οὕτως προσεσχήκεσαν τὸν νοῦν τοῖς φαινομένοις, ὡς Ἱπποκράτης, ἑώρων ἂν τὰ γινόμενα. πρῶτον οὖν ἀναμνήσας ὑμᾶς ὧν ἐναργῶς ἐθεάσασθε μετὰ [δὲ] ταῦτα καὶ τῶν φαινομένων τὰς αἰτίας ἐρῶ. γι-
87 νέσθω τοίνυν ἀνάμνησις τῶν μαρανθέντων ἐν νόσοις καὶ μάλιστα | τὸν περιφρυγῆ καλούμενον μαρασμόν, ἐφ᾽ ὧν ἀναμνήσθητε τοῦ δέρματος ὁμοίως βύρσῃ ξηρᾷ τεταμένου, καὶ τί θαυμαστὸν ἐπ᾽ ἐκείνων ἐν χρόνῳ πλείονι ξηρανθέντων φαίνεσθαι τὸ δέρμα τεταμένον, ὅπου γε καὶ περὶ τὰς πρώτας ἡμέρας ἐνίοτε συμβαίνει τοῦτο; λέγει γοῦν αὐτὸς ὁ Ἱπποκράτης ἐν Προγνωστικῷ περὶ τῶν ἐν ἀρχῇ τῆς νόσου συμβαινόντων διηγούμενος ἐν τοῖς ἄλλοις τοῖς κατὰ τὸ πρόσωπον σημείοις καὶ τοῦτο· "⟨καὶ τὸ⟩ δέρμα τὸ περὶ τὸ μέτωπον σκληρὸν καὶ περιτεταμένον." ὅτι δ᾽ ὑπὸ κενώσεως γίνεται τοῦτο, διδάσκων αὐτὸς ἐφεξῆς ἔγραψεν· "ἐπανερέσθαι ⟨χρή,⟩ μὴ ἠγρύπνηκεν ὁ ἄνθρωπος ἢ τὰ τῆς κοιλίας

24 τῶν μαρανθέντων ἐν νόσοις καὶ μάλιστα τὸν περιφρυγῆ καλούμενον μαρασμόν] *cf. CMG V 10, 2, 1 p. 44, 13* 29 ἐν Προγνωστικῷ ...] *2. II 114 L. I 79, 16 Kw.* 32 ἐφεξῆς ἔγραψεν] *Hipp. l. l. I 79, 21 Kw.*

2 τὸ ἀνατρέψεως *falso Chart.* 8 ποιεῖν *ex* H *addidi* 10 ἐναντίαν U: *corr. Corn.*: ἐναντίων *Bas.* ποιεῖν *altero loco ex* H *recipere supersedi, quippe quod facile mente simul audiatur* 12 φαίνεται U *edd.*: ἐφαίνετ᾽ ἂν *exspecto* 17. 18 ⟨ἔπειτα περι⟩τείνεται *ex lemmate compl. Corn.* 18 μὴ *falso om. Kuehn; cf. p. 169, 7* 21 προσεσχήκασι U *edd.*: *correxi* 22 ἡμᾶς *eodem errore quo p. 169, 11* U *edd.*: *corr. Corn. et in vers. sua Crassus* 23 δὲ *post* μετὰ *seclusi* 26 κύοὔσῃ *i. t.*, γρ βύρσῃ *eadem manu i. m.* U ξηρῇ *ab Ald. edd.* 31 καὶ τὸ *ex Hipp. addidi; cf. CMG V 9, 2 p. 211, 20 Heeg* 33 ἐπανέρεσθαι U: *corr. Ald.* χρὴ *sec.* H *Hipp. addidi; cf. l. l. p. 214, 17* κοιλίης *Hipp.*

ἐξυγρασμένα ἦν ἰσχυρῶς, ἢ λιμῶδές τι ἔχει αὐτόν.” ἀλλὰ τοῦτο μὲν
ὡμολόγηται πᾶσι τοῖς μεθ' Ἱπποκράτην, καθάπερ ἐξ ἑνὸς στόματος
εἰποῦσιν, ὡς ἐν κενώσει πολλῇ ποτὲ μὲν αἰσθητῶς γινομένῃ, ποτὲ δὲ
οὐκ αἰσθητῶς τοιοῦτον συμβαίνει γίνεσθαι τὸ πρόσωπον, οἷον ἔγραψε
κατὰ τήνδε τὴν ῥῆσιν· “ῥὶς ὀξεῖα, ὀφθαλμοὶ κοῖλοι, κρόταφοι συμπε-
πτωκότες, ὦτα ψυχρὰ καὶ συνεσταλμένα καὶ οἱ λοβοὶ τῶν ὤτων ἀπ-
εστραμμένοι καὶ τὸ | δέρμα τὸ περὶ τὸ μέτωπον σκληρὸν καὶ περιτετα- 88
μένον.” ὥστε τοῦ φαινομένου σαφῶς ἡμᾶς διδάσκοντος τὴν ἰσχυρὰν
κένωσιν ἐναντίαν τῇ μετρίᾳ περὶ τὸ δέρμα διάθεσιν ἐργαζομένην, ὁ
λόγος αὐτῶν πιθανὸς μέν, οὐκ ἀληθὴς δὲ φαίνεται, καθ' ὅν φασι με-
νόντων τῶν τὴν διάθεσιν ἐργαζομένων αἰτίων οὐκ ἐνδέχεσθαι μετα-
πεσεῖν αὐτὸ πρὸς τοὐναντίον. ἐναργῶς γὰρ ὁρᾶται μεταπῖπτον ἐπὶ
ταῖς ἀμέτροις κενώσεσιν, ἐάν τε αἰσθητῶς αὗται φαίνωνται περιμένουσαι
μέχρι χρόνου πλείονος, ἐάν τε κατὰ τὸ ἄδηλον, ἤτοι συντηκομένων
ἢ διαφορουμένων τῶν νοσούντων. πρὶν μὲν οὖν ἐπ' αὐτὴν τοῦ δέρ-
ματος τὴν οἰκείαν οὐσίαν ἐξικέσθαι τὴν κένωσιν, ὁμοίως τοῖς κενου-
μένοις ἀσκοῖς καὶ σάκκοις καὶ κύστεσι χαλᾶται τὸ δέρμα. χρονιζούσης
δὲ τῆς κενώσεως ὁμοίως γίνεται ταῖς ξηραῖς βύρσαις τε καὶ διφθέραις,
ἃς οὐκ ἔστιν ἐκτεῖναι διὰ τὴν σκληρότητα. τοιοῦτον δὲ φαίνεται καὶ τὸ
τῶν ἀσκῶν καὶ τὸ τῶν κύστεων δέρμα γινόμενον, ὅταν ἱκανῶς ξηρανθῇ.
μέχρι δ' ἂν ὑπάρχον ὑγρὸν καὶ μαλακὸν εἰς τὴν ἐντὸς ἑαυτοῦ χώ-
ραν δέχηταί τι καὶ πάλιν μεθίῃ, δεχόμενον μέν, | ὅταν ἱκανῶς πληρωθῇ, 89
τείνεται, κενούμενον δὲ χαλᾶται. καλῶς ⟨μὲν⟩ οὖν εἶπεν ὁ Ἱππο-
κράτης· πᾶς λεπτυσμὸς χαλᾷ τὸ δέρμα, ἔπειτα περιτεί-
νεται. καὶ γὰρ καὶ φαίνεται γινόμενον οὕτως καὶ ἡ αἰτία λέλεκται.
καλῶς δὲ προσέθηκε καὶ τὸ τὴν ἀνάθρεψιν τἀναντία ποιεῖν. ἐν
ἀρχῇ μὲν γὰρ τείνει τὸ δέρμα, τῷ χρόνῳ δὲ χαλαρώτερον ἐργάζεται.
σκληρότερον γὰρ ὂν φύσει καὶ ξηρότερον τῶν ὑποκειμένων αὐτῷ σαρ-
κῶν, ὕστερον ἐκείνων καὶ σκληρύνεται κατὰ τοὺς λεπτυσμοὺς καὶ
μαλακύνεται κατὰ τὰς ἀναθρέψεις. ὁπόταν οὖν σκληρὸν αὐτὸ καὶ

5 κατὰ τήνδε τὴν ῥῆσιν· “ῥὶς ὀξεῖα” *et quae sequitur descriptio* προσώπου νεκρώδους] *verba de facie Hippocratica celeberrima ibid. extantia I 79, 14—17 Kw. (cf. CMG V 9, 2 p. 211 sqq. Heeg) frequentantur Gal., ut e. c. CMG V 9, 1 p. 208, 24 sqq. Helmr. vel V 9, 2 p. 10, 9. 11, 8 Diels* 10 καθ' ὅν φασι] *cf. p. 170, 1*

1 ἦν *corr. Kuehlewein*: ἢ U *edd.*: *aut* ᾖ *aut* εἴη *praebent codd. Hipp. (I 79, 22 Kw.) et codd. Gal. (l. l. p. 214, 18 Heeg)* λοιμῶδες *a Chart. edd.* *inter* ἔχῃ *et* ἔχει *variant codd. Gal. l. l., inter* ἔχει *et* ἔχῃ *et* ἐπέχει *codd. Hipp. (l. l. v. 23)* 4 τοιοῦτο *scr. Chart.* 7. 8 περιτεταμμένον U: *corr. Ald.* 9 μετρίῳ *scr. Chart.* 10 ἀληθὴς *ex* -θὲς *corr. ipse* U 11 ἐνδέχεσθαι *scripsi*: ἐνδέχεται U *edd.* 13 φαίνονται U: *corr. Chart.* 18 trockenen Häuten und Fellen *versa habet* H, *unde* βύρσαις *conieci coll. cum p. 170, 26 tum p. 172, 4*: κυούς U: κυούσαις *Ald. Bas.*: κύστεσι *coni. Corn. Chart.* 19 τοιοῦτον U *corr. Corn., ut talia vert. Crassus*: τοσοῦτον *ab Ald. omnes edd.* 21 ὑπάρχῃ U *edd.*: *vel ob hiatum mutavi* 22 μεθείῃ U *edd.*: *correxi* πληρωθείῃ U *edd.*: *correxi* 23 μὲν *coll. v. 26 addi velim* 27 τείνει *scripsi*: τείνεται U: ἀνατείνεται *ab Ald. edd.*: *an* γίνεται *pro* ἐργάζεται *ut p. 172, 3?* 30 ἀνάθρεψ̈ *i. t.*, -ψεις *corr. i. m.* U

ξηρὸν ἤδη γεγονὸς ἡ ἀνάθρεψις διαδέξηται, πρῶτον αὐξάνουσα τὰς σάρκας εἰκότως περιτείνει. προϊόντος δὲ τοῦ χρόνου τῆς τροφῆς μεταλαμβανόμενον ὑγρότερόν τε καὶ μαλακώτερον γίνεται καὶ διὰ τοῦτο πάλιν χαλᾶται, καθάπερ αἱ ξηραὶ διφθέραι τε καὶ βύρσαι τεγχθεῖσαι μὲν ὕδατι, λιπανθεῖσαι δὲ ἐλαίῳ καὶ στέατι. ταῦτα μὲν οὖν ἀληθῶς τε ἅμα καὶ σαφῶς εἰρημένα τῷ Ἱ π π ο κ ρ ά τ ε ι κακῶς ἐξηγήσαντο διὰ τὴν τῶν πραγμάτων ἄγνοιαν, ὑπὲρ ὧν ὁ λόγος ἐστὶν αὐτῷ.

90 τὰ δ' ἐφεξῆς οὐχ ὁμοίως | ὄντα σαφῆ, τάχα δὲ καὶ παρεγγεγραμμένα σαφῆ τ' εἶναι νομίζουσι, καίτοι διαφωνοῦντες ἐν ταῖς ἐξηγήσεσιν αὐτῶν οὐδὲν ἧττον ἢ κατὰ τὰς πρόσθεν, ὑπαλλάττουσί τε τὰς παλαιὰς γραφάς. ἵνα δ' ᾖ σαφέστερος ὁ λόγος, ἕκαστον μέρος τῆς ῥήσεως ἰδίᾳ προχειριοῦμαι.

III 31 [III 16: V 300, 7 L.] Χ ρ ω τ ὸ ς ῥ ί κ ν ω σ ι ς σ υ μ π ί π τ ο ν τ ο ς, ἔ κ τ α σ ι ς ἀ ν α τ ρ ε φ ο μ έ ν ο υ.

Ὅτι μὲν οὖν ἐν τοῖς λεπτυσμοῖς χαλᾶται τὸ δέρμα, πρὶν αὐτό τι παθεῖν κατὰ τὴν οἰκείαν οὐσίαν, ἀ ν α τ ρ ε φ ο μ έ ν ω ν δὲ τ ε ί ν ε τ α ι καὶ ὅτι ξηραινόμενον τῷ χρόνῳ °εἰς τἀναντία μεταπίπτει δεδήλωται πρόσθεν. ἐν δὲ τῷδε τῷ λόγῳ σ υ μ π ί π τ ο ν τ ο ς μὲν αὐτοῦ ῥ ί κ ν ω σ ι ν γίνεσθαί φησιν, ἀ ν α τ ρ ε φ ο μ έ ν ο υ δ' ἔ κ τ α σ ι ν. "ῥικνὸν" μὲν ὀνομάζουσιν οἱ Ἕ λ λ η ν ε ς σῶμά τε καὶ δέρμα τὸ ῥυτιδούμενον ἅμα συστολῇ, καθάπερ ἐπὶ τῶν γερόντων ὁρᾶται, καὶ δηλονότι τὴν ἐν αὐτῷ διάθεσιν ῥίκνωσιν. ῥίκνωσις δέ τις φαίνεται καὶ τοῖς νοσούντων σώμασι γινομένη, λυομένων τῶν °φλεγμονῶν καὶ μάλισθ' ὅταν διαφορηθέντος τοῦ κατ' αὐτὰς πλεονάζοντος αἵματος ἐπιθῇ τις φάρμακον αὐστηρᾶς καὶ στυφούσης μετέχον δυνάμεως. γίνεσθαι δὲ καὶ τὴν τοιαύτην ἐν τῷ |
91 δέρματι κατάστασίν φησι σ υ μ π ί π τ ο ν τ ι, τουτέστιν ὅταν τοῖς ἐν αὐτῷ περιεχομένοις ἐλάττοσι γινομένοις ἐπιπίπτῃ συνιζάνον εἰς ἑαυτόν. τὴν δ' ἐναντίαν κατάστασιν, ὅταν εἰς μῆκός τε καὶ πλάτος ἐπιδιδῷ, προσαγορεύουσιν ἔ κ τ α σ ι ν οἱ ἄνθρωποι. συμβαίνει μὲν οὖν ποτε κατὰ

10 κατὰ τὰς πρόσθεν (ἐξηγήσεις)] *p. 169, 24 sqq.* 17. 18 δεδ. πρόσθεν] *inde a p. 168, 11*

2. 3 ὑπολαμβανόμενον *vix sanum* U: μεταλαμβανόμενον *conieci*: et ipsa cutis suscipiens (⟨καὶ αὐτὸ⟩ *fort. iure additis*) *interpr. Crassus* 4 διφθίραι U: *corr. Ald.* τεχθεῖσαι μὲν *sic* U: *correxi*: τὲ, χθεῖσαι (μὲν *om.*) *sic Ald.*: *unde* τε βρεχθεῖσαι *a Bas. edd.*: χυθεῖσαι *pro* χθεῖσαι *temptabat Corn.*; *cf. Wenk. 1928, p. 24 sq.* 6 τῷ ἱπποκράτῃ U: *corr. Ald.* 8. 9 παρεγεγραμμένα *sic* U παραγεγραμμένα *ab Ald. edd.*: *correxi* 13 *hanc* ῥῆσιν *ut novum lemma separavi*; *cf. p. 166, 17. 18. 173, 5. 6 (coll. v. 8)* συμπίπτωτος *sic* U: *corr. Ald.* 16 οἰκίαν U: *corr. Ald.* 19 γίνεται *i. t.*, σθαι *i. m. add.* U 22 ῥίκνωσιν *ante* ῥίκνωσις *ex errore Charterianae om. Kuehn* Kranker *versum exhibet* H: *unde incerta emendatione* νοσούντων *scripsi*: νέοις *speciose* U *edd.* 23 λυομένων U H *Corn.*: λυμένων *per errorem Ald.*: λυμαινομένων *a Bas. edd.*: cum venae occultae sunt (*num* ⟨κατα⟩δυομένων?) *vertendo coni. Crassus*: Geschwülste *versum habet* H, *quo nisus* φλεγμονῶν *potius quam* ὄγκων *coniciam*: φλεβῶν U *edd.* 26 δέρματι U *edd.*: σώματι *ut v. 20* H αὐτῷ *scripsi*: ἑαυτῶ U 27 ἐπιπίπτη U: συμπίπτῃ H 29 *num* μέντοι *pro* μὲν οὖν *ponendum videtur?*

τὸ μῆκος μόνον ἢ τὸ πλάτος αὐτὸ τείνεcθαί τε καὶ cυνιζάνειν. ἀλλὰ καὶ νῦν περὶ τῆc κατ᾽ ἄμφω τὰc διαcτάcειc αὐτοῦ γινομένηc cυcτολῆc τε καὶ ⟨ἐκ⟩τάcεωc ἀκούειν cε χρὴ τῆc λέξεωc. ὅ γε μὴν τὴν προγεγραμμένην τῆcδε νοήcαc ῥῆcιν οὐ πάνυ τι ταύτηc ἐδεῖτο.

III 32 [III 16. V 300, 8 L.] Τὸ φρικῶδες, τὸ λεῖον ἑκατέρου cημεῖον, τὸ ὑπόχολον, τὸ ὑπέρυθρον.

Ἔνιοι γράφουcι τὸ ῥικνῶδες, τὸ λεῖον ἑκατέρου cημεῖον. ἐπεὶ δ᾽ ἐν τῇ πρὸ ταύτηc ῥήcει περὶ τῆc ῥικνώcεωc ἔγραψεν, εὐλογώτερον εἶναι δόξει τὸ φρικῶδες εἰρῆcθαι νῦν, ἐνδεικνυμένου τοῦ Ἱπποκράτουc τὴν γινομένην ἰδέαν ἐν τοῖc ῥικνουμένοιc ἐοικυῖαν εἶναι τοῖc φρίττουcιν. ἡ δ᾽ ὁμοιότηc κατὰ τὴν ἀνωμαλίαν καὶ οἷον τραχύτητα τοῦ δέρματοc γίνεται, ἐνίων μὲν αὐτοῦ μορίων κοιλοτέρων φαινομένων, ἐνίων δ᾽ ἐξεχόντων. ὅταν γὰρ κατὰ | cμικρὰ πάνυ δια- 92
cτήματα γένηται τοῦτο δι᾽ ὅλου τοῦ δέρματοc, ὀνομάζεται τὸ cύμπτωμα φρίκη τε καὶ φρίξ. καί μοι νόει γαλήνῃ μὲν ἀκριβεῖ τὴν τοῦ λείου cώματοc ἐοικέναι κατάcταcιν, ἄρτι δ᾽ ἀρχομένηc τῆc κατ᾽ αὐτὴν ἀνωμαλίαc τὴν φρίκην. οὕτωc γοῦν καὶ ὁ ποιητὴc ἔφη

οἵη δὲ Ζεφύροιο ἐχεύατο πόντον ἔπι φρὶξ
ὀρνυμένοιο ⟨νέον⟩.

τὸ μὲν οὖν λεῖον ὑπάρχει τοῖc ἀνατρεφομένοιc cώμαcι, τὸ δ᾽ οἷον φρικῶδες τοῖc ἐναντίοιc cώμαcιν. ἑκάτερον δὲ αὐτῶν ἑκατέρου cημεῖον ὑπάρχει, οὔτε δ᾽ ἑκάτερον ἀμφοτέρων οὔτε cυναμφότερον ἑκατέρου. κατὰ δὲ τὸν αὐτὸν τρόπον καὶ τὸ ὑπόχολον καὶ τὸ ὑπέρυθρον ἑκάτερον ἑκατέρου cημεῖόν ἐcτι, τὸ μὲν ὑπόχολον τοῦ λεπτυνομένου, τὸ δὲ ὑπέρυθρον τοῦ ἀνατρεφομένου. χολωδέcτερον μὲν γὰρ τὸ cῶμα τοῖc λεπτυνομένοιc γίνεται διὰ τὰc ποιούcαc αἰτίαc τὴν λεπτότητα, περὶ ὧν ἔμπροcθεν ἤκουcαc, αἱματωδέcτερον δὲ τοῖc ἀνατρεφομένοιc. οὐδὲ γὰρ οὐδ᾽ εὐτροφῆcαι δύ|ναται χωρὶc αἵματοc 93
χρηcτοῦ. προcκειμένου δ᾽ ἐν τῇ τελευτῇ τῆc ῥήcεωc τοῦ οὕτωc, ἔνιοι μὲν ἀρχὴν αὐτὸ ποιοῦcι τῆc ἑπομένηc, ἔνιοι δὲ ταύτηc πέραc. ἑκατέρωc γὰρ ἐγχωρεῖ γενέcθαι τὴν ἐξήγηcιν, ὥcτε περὶ τούτου μὲν οὐ χρὴ

3. 4 τὴν προγεγραμμένην ῥῆcιν] *p. 166, 16 sq.* 17 καὶ ὁ ποιητὴc ἔφη] H *63 sq.* 27 ἔμπροcθεν ἤκουcαc] *a p. 168, 16; cf. CMG V 9, 2 p. 214/15 Heeg*

1 αὐτοῦ U *edd.*: *correxi* 2 γινομέναc *comp.* U *Ald. Bas.*: *corr. Chart.* 3 ⟨ἐκ⟩τάcεωc *complevi coll. p 172, 29, ut* extensionem *utroque loco vert. Crassus* 4 τῆcδε *sec.* H *correxi*: τήνδε U *edd.* πάνυ τε U: *corr. Kuehn* 5. 6 *novum lemma finxi; cf. p. 166, 18—20 et 172, 13. 14* 5 τὸ ῥικνῶδες *invito Gal. (statim v. 7 sqq.) cum Hipp. Pall. retin. Littré V 301* λεῖον τὸ U *edd.*: *transp. Corn.* 8. 9 εὐλογότερον U: *corr. Bas.* 10 ἐοικεῖαν U: *corr. Bas.* 11 ἀνομαλεῖαν U *Ald.*: *corr. Bas.* 18 Ζεφύροιc U: *corr. Bas.* ἐπὶ U *edd.*: *correxi* 19 ὀρνυμένοιc (*om.* νέον) *comp.* U: *ex* H *64 emendavit et supplevit Bas.* 23 αὐτὸν *iter.* U 27. 28 ἤκουcαc—ἀνατρεφομένοιc *iter.* U: *corr. Ald.*

φιλοπόνως ζητεῖν, ἐπὶ τὰ συνεχῆ δὲ μεταβῶμεν ἀρχὴν τῆς ἑπομένης ῥήσεως ποιησάμενοι τὸ οὕτως, ἐπειδὴ τοῖς πλείστοις τῶν ἐξηγητῶν ἔδοξεν [ἐκεῖνο] τὸ αὐτὸ πράττειν.

III 33 [III 16. V 300, 9—11 L.] Οὕτως τὸ κατεσπάσθαι μαζούς, ἰσχνοὺς δὲ ἀνεσπάσθαι καὶ περιτετάσθαι, καίτοι οὐκ ἄν τις οἴοιτο διὰ τοῦτο, ἀλλὰ σαρκωθέντος τοῦτο γίνεσθαι.

Αὕτη μὲν ἡ παλαιὰ ῥῆσις. μετεποίησαν δὲ αὐτὴν οἱ μὲν ἐπ' ὀλίγον, οἱ δὲ ἐπὶ πλέον, ὥσπερ καὶ Σαβῖνος ὡδέ πως γράψας· "οὕτως τὸ κατεσπάσθαι μαζοὺς ἰσχνούς, τοὺς δ' ἀνεσπάσθαι," ἵνα τοὺς μὲν ἰσχνοὺς καὶ χαλᾶσθαι καὶ μακροὺς φαίνεσθαι σημαίνηται, τοὺς δ' εὐτροφοῦντας ἀνεσπάσθαι. Ῥοῦφος δὲ καὶ τὴν παλαιὰν ἐφύλαξε γραφὴν καὶ τὴν ἐξήγησιν τῶν παλαιοτέρων ἐξηγητῶν ἐναντίον τι διδάσκουσαν τῇ Σαβίνου. κατεσπάσθαι μὲν γὰρ τοὺς εὐτροφοῦντας,
94 ἀνεσπάσθαι δὲ | τοὺς ἰσχνοὺς βούλεται. τούτοις δὲ φαίνεται καὶ τὸ ἐπιφερόμενον μαρτυρεῖν εἰπόντος τοῦ Ἱπποκράτους καίτοι οὐκ ἄν τις οἴοιτο ⟨διὰ τοῦτο⟩. προειρηκὼς γὰρ ἐν μὲν τῇ λεπτότητι χαλᾶσθαι, περιτείνεσθαι δὲ εὐτροφούντων τὸ δέρμα τῷ μὲν προτέρῳ τὸ κατεσπάσθαι τοὺς μασθούς, τῷ δὲ δευτέρῳ τὸ ἀνεσπάσθαι συνεπόμενον εὑρίσκει καὶ διὰ τοῦτό φησι καίτοι οὐκ ἄν τις οἴοιτο ⟨διὰ τοῦτο⟩. τοῦτο δὴ ὡς ἕρμαιον ἔλαβον οἱ παλαιοὶ τῶν ἐξηγητῶν ὄντες ἐμπειρικοὶ Γλαυκίας τε καὶ ὁ Ταραντῖνος Ἡρακλείδης *** ἡγοῦνται γὰρ ἐκ τούτου καὶ τὸν Ἱπποκράτην δεικνύειν ὁμόψηφον ἑαυτοῖς, ὡς μὴ πιστεύειν ταῖς δογματικαῖς πιθανότησιν, ἀλλὰ μόνῳ τῷ διὰ ⟨τῆς⟩ ἐμπειρίας φαινομένῳ. καίτοι καὶ τὸ φαινόμενον αὐτὸ χωρὶς διορισμοῦ ῥηθὲν ἑκατέρως ἐστὶ ψεῦδος, ἐάν τε κατεσπάσθαι τε καὶ χαλᾶσθαι τοὺς τοιούτους εἴπωμεν ἐν τοῖς λεπτυσμοῖς ἐάν τ' ἀνεσπάσθαι. τοῦτ' οὖν ἐχρῆν αὐτοῖς πρῶτον ἀκρι-

8 Σαβῖνος] *cf. CMG V 10, 2, 1 p. 17, 22 et supra p. 32, 5. 46, 29* 11 Ῥοῦφος δὲ—p. 175, 3 ἀποδιδόναι: *Deichgräber, Empirikerschule, fragm. 356 p. 244 sq.* Ῥοῦφος] *cf. p. 32, 6* 13 τῇ Σαβίνου (*sc.* ἐξηγήσει)] *cf. v. 9 sqq.* 16 προειρηκὼς ...] *p. 166, 16. 17* 21. 22 Γλαυκίας τε καὶ ὁ Ταραντῖνος Ἡρακλείδης] *de illo cf. W. Bräutigam, dissert. Regimont. 1908, p. 11*[1] *et in universum de eius indole atque natura Car. Deichgräber, Empirikerschule, p. 257/58; de hoc empirico nobilissimo cf. Deichgräber l. l. p. 318 sqq.*

3 ἐκεῖν αὐτὸ τὸ U: τὸ *male delebat Corn.*: *ipse* ἐκεῖνο *sustuli* 4—6 *verba* οὕτως—γίνεσθαι *sec.* H *ut novum lemma dedi* 4 κατεσπᾶσθαι U: κατασπᾶσθαι *ut p. 166, 20 Ald.*: *coll. v. 9 et 13 correxi* 6 γενέσθαι H *Hipp.*: γίνεται *ut p. 166, 22* U *edd.*: γίνεσθαι *corr. Corn. Deichgr.* 7. 8 μετ' ὀλίγον U *edd.*: *corr. Corn.*; *cf. e. c. p. 162, 4* 9 μαζοὺς H *corr. Littré V 301*: μακροὺς *exaratum habere videtur* U *et ab Ald. recep. edd.* 10 *et prius* καὶ *et* καὶ μακροὺς φαίνεσθαι *om.* H; *sed cf. p. 175, 10* 14 τούτους U: *corr. Corn. Bas.* 15 ἐπιφερόμενον H: ἐπιφαινόμενον U *edd.* 16 et 20 daß es durch diesen Grund ist *ex lemmate (v. 6) versa add.* H, *quem secutus sum*: *utroque loco om.* U *edd.* 16 μὲν *ab Ald. om. edd.* 17 περιτείνεται *per errorem Charterianae Kuehn* 19 εὑρίσκει H *corr. Deichgr.*: εὑρίσκεις U *edd.* φασιν *ab Ald. edd.* 22 *post* Ἡρακλείδης *parvam lacunam significavi; nam* und Zeuxis, und sie nehmen es für sich zum Beweise gegen die Dogmatiker *versa add.* H 24 τῆς *ante* ἐμπειρίας *addi malui*

βῶϲ ἐξητάϲθαι, τοῖϲ μὲν ἐμπειρικοῖϲ, ἐπειδὴ τοῦ φαινομένου τηρητικοί τέ εἰϲι καὶ μνημονευτικοί, τοῖϲ δὲ δογματικοῖϲ, | ἐπειδὴ τῶν ὄντων 95 αὐτοὺϲ χρὴ τὰϲ αἰτίαϲ, οὐ τῶν οὐκ ὄντων ἀποδιδόναι.

τί δὴ οὖν ἐϲτι τὸ φαινόμενον, ἐγὼ φράϲω, παραφυλάξαϲ ἐπὶ πολλῶν πάνυ γυναικῶν, οὐκ ὀλίγων δὲ καὶ πυθόμενοϲ οὐ μόνον τῶν μαιευτριῶν, ἀλλὰ καὶ τῶν οὐδὲν ἐπιϲταμένων τοιοῦτον. μᾶλλον γὰρ αὗται τὰ φαινόμενα λέγουϲιν ἀληθῶϲ τῶν διὰ δόγμα τυφλωττόντων ἀμφ' αὐτά. τὸ τοίνυν ϲυμβαῖνόν ἐϲτι τοιοῦτον. γάλακτοϲ μὲν ὅταν οἱ τιτθοὶ πληρωθῶϲιν, αὐξάνονται κατὰ πᾶϲαν διάϲταϲιν. εἰϲ ὕψοϲ γὰρ αἴρονται καὶ πλάτοϲ καὶ μακρότεροι φαίνονται. κενωθέντοϲ δὲ τοῦ γάλακτοϲ, αὖθιϲ ἑαυτῶν ἐλάττουϲ γίνονται μειούμενοι κατὰ τὰϲ τρεῖϲ διαϲτάϲειϲ. ἐὰν δὲ χωρὶϲ τοῦ γάλακτοϲ ὑπαλλάττωνται, κατὰ τὸ λεπτύνεϲθαί τε καὶ παχύνεϲθαι μόνον, ὥϲπερ τὰ ἄλλα μόρια παραπληϲίωϲ ἐκείνοιϲ διατίθενται, χαλώμενοι μὲν πρῶτον ἐν τῷ λεπτύνεϲθαι, τεινόμενοι δ' ἐν τῷ παχύνεϲθαι. προϊόντοϲ δὲ τοῦ χρόνου τὴν ἐναντίαν λαμβάνουϲι κατάϲταϲιν, βραχύτεροι μὲν γινόμενοι ξηρανθέντοϲ τοῦ δέρματοϲ, μακρότεροι δ' ὑγρανθέντοϲ ἐν ταῖϲ εὐτροφίαιϲ, ὡϲ ἔμπροϲθεν εἴρηται. | οὕτω γοῦν καὶ ταῖϲ γηρώϲαιϲ χαλῶνται μὲν πρῶτον, ὕϲτερον 96 δ' ἀναϲπῶνται.

ἐμοὶ μὲν δὴ καὶ τὰ φαινόμενα περὶ τοὺϲ τιτθοὺϲ εἴρηται καὶ τὰϲ αἰτίαϲ αὐτοῖϲ προϲέθηκα. τῶν δ' ἐξηγητῶν οὐδεὶϲ τοῦτ' ἔπραξεν, ἀλλ' ὡϲ ἂν ἕκαϲτοϲ ἐθελήϲῃ γράψαϲ ἐξηγεῖται τὴν ἑαυτοῦ λέξιν. εἰκότωϲ δὲ καὶ ἐξηγήϲειϲ ἐναντίαϲ ἐποίηϲάν τε καὶ τὰϲ γραφὰϲ ἐλλιπῶϲ ἡρμηνευμέναϲ καὶ ἀδιορίϲτωϲ τῆϲ λέξεωϲ, ⟨ὥϲτε⟩ ὅπωϲ ἄν τιϲ εἴπῃ κατὰ τὶ μὲν ἀληθεύϲει, κατὰ τὶ δὲ ψεύϲεται, τῶν τιτθῶν ἐν μὲν τῷ γάλακτοϲ πληροῦϲθαι μειζόνων γινομένων, ἐλαττόνων δ' ἐν τῷ κενοῦϲθαι· χωρὶϲ δὲ τοῦ γάλακτοϲ ἐν μὲν ταῖϲ λεπτότηϲι κατ' ἀρχὰϲ μὲν χαλωμένων, ὕϲτερον δ' ἀναϲπωμένων, ἐν δὲ ταῖϲ παχύνϲεϲιν ἐν ἀρχῇ μὲν ἀναϲπωμένων, ὕϲτερον δ' ἠρέμα χαλωμένων, ὄντοϲ καὶ κατὰ τοῦτο τοῦ ἀνατρέφεϲθαι διοριϲμοῦ, διὰ τὸ τινὰϲ μὲν ἀνατρέφεϲθαι, πρὶν εἰϲ τοϲαύτην ἀφικέϲθαι λεπτότητα, καθ' ὅϲον ξηραινόμενον τείνεται τὸ δέρμα, τινὰϲ δὲ μετὰ τὸ ξηρανθῆναι πρὸϲ εὐτροφίαϲ ἐπιδιδόναι. |

17. 18 ὡϲ ἔμπροϲθεν εἴρηται] *p. 172, 1 sqq.*

1 *ambigitur,* ἐξητεῖϲθαι *an* -ᾶϲθαι *exhibeat* U: ἐξητεῖϲθαι *Ald.*: ἐξητᾶϲθαι *Bas.*: *corr. Chart.* τηρητικοί H *corr. Deichgr.* (*cf. eius indic. verb. ad Fragm. Empir. p. 385*): τῇ ῥητορικοί U *asterisco apposito Ald. Bas.*: θεωρητικοί *non bene coni. Corn.* 5 πυθόμενοϲ H *corr. Chart.*: πειθόμενοϲ U 7 τἀληθῶϲ *ex* τἀληθῆ *corr.* U: ἀληθῶϲ *ab Ald. edd.* 14 ἐκείνων U *edd.*: *correxi* 17 *in interpr. arab.* bei der Zunahme des Fettes H, *hinc* ἐν ταῖϲ εὐτροφίαιϲ *coll. v. 32 conieci*: ἐν ταῖϲ ἀτροφίαιϲ U *edd.*, *sed* in refectionibus *probe vert. Crassus* 20 περὶ *iter.* U 24 ὥϲτε *inter* λέξεωϲ *et* ὅπωϲ *inserui, quomodo* ut *interpr. add. Crassus* εἴποι U *edd.*: *correxi* 25 τοῦ *ante* γάλακτοϲ U *edd.*: *corr. Corn.; cf. vv. 8. 9* 29 *post* ἀναϲπωμένων *inferius ex superioribus addita* ἐν δὲ *del.* U 30 τὸ ἀνατρ. U *edd.*: τοῦ *flagito* 30. 31 πρὶν—λεπτότητα *om.* H 32 τινὲϲ U: *corr. Corn. Bas.* μετὰ τὸ *coni. Corn.*, *sicuti* post *vert. Crassus*: πρὶν U *edd.* *in Arabide pro* τινὰϲ δὲ—ἐπιδιδόναι und weil die anderen zur

97 **III 34** [III 17. V 300, 12 L.] Κλεῖc περιφανέεc, φλέβεc διαφανέεc.

Αἱ τοιαῦται τῶν ῥήcεων °⟨οὐκ⟩ εὔδηλον ἔχουcι τὴν τοῦ γράψαντοc διάνοιαν ὡc ἂν μὴ προcκειμένου κατὰ τὴν λέξιν αὐτῶν, ἐπὶ τίνων βούλεται φαίνεcθαι ταῦτα. πολλοὶ μὲν τῶν ἰcχνῶν φύcει τάc γε κλεῖc ἔχουcι cαφεῖc καὶ τὰc φλέβαc ἐκκειμέναc τε καὶ μεcτὰc αἵματοc, ὥcπερ αὖ πάλιν ἕτεροι οὔτε τὰc κλεῖc οὔτε τὰc φλέβαc ἐκκειμέναc. ⟨καὶ⟩ ὥcπερ γε φύcει τοιαύτη διαφορὰ τῶν cωμάτων ὁρᾶται, κατὰ τὸν αὐτὸν τρόπον ἐπὶ τῶν παρὰ τὴν ἐξ ἀρχῆc φύcιν ἤτοι λεπτυνομένων ἢ παχυνομένων καὶ πλῆθοc ἢ ἔνδειαν ἐχόντων χυμῶν. εὔδηλον γὰρ ὅτι πεπληρωμέναι φλέβεc ἐν τῷ ἰcχνῷ cώματι πλῆθοc ἐνδείκνυνται κατὰ ταύταc εἶναι· τοῦ αἵματοc ὡc τὰ πολλὰ μοχθηροῦ, καθάπερ ἐπὶ τῆc γυναικὸc ὀλίγον ἔμπροcθεν ἔλεγον, ἧc ἐπέcχητο τὰ καταμήνια. θαυμάcαι δ' ἔcτι τοῦ Καπίτωνοc μόνου γράψαντοc τὴν ῥῆcιν ἐν τῇδε
98 τῇ λέξει· "ἡ ἄγαν πλήρωcιc περιφανήc, φλέβεc | διαφανεῖc." εἴπερ γὰρ οὕτωc εὕρητο γεγραμμένον, τίc ἦν ἀνάγκη μεταγράψαι πάνταc αὐτὴν τοὺc ἐξηγητὰc ἐπὶ τὸ cαφέcτερον; ἐν οἷc γὰρ ἀποροῦνται μεταγράφουcιν εὐπορίαc ἕνεκεν. ἀλλ' οὐδὲν ἀντίγραφον εὗρον οὕτωc ἔχον, οὐκ ὀλίγοιc ἐντυχὼν δι' αὐτὸ τοῦτο τὸ βούλεcθαι γνῶναι τάc τε παλαιὰc γραφὰc καὶ τὰc ἅπαcιν ὁμολογουμέναc ἢ διαφωνουμέναc. ἁπάντων τε οὖν τῶν ἐξηγητῶν καὶ πάντων τῶν ἀντιγράφων τὴν αὐτὴν ἐχόντων γραφὴν οὐκ ὀρθῶc ὁ Καπίτων μετέγραψεν. ἴcωc δὲ κἀγὼ κακῶc αὐτοῦ τὴν ἀρχὴν ἐμνημόνευcα, προειρηκὼc ἁπάcαc τὰc τοιαύταc ἐν ταῖc γραφαῖc ῥᾳδιουργίαc ὑπερβήcεcθαι κατὰ τὴν ἐξήγηcιν. ἐπὶ τῶν ἑξῆc οὖν ῥήcεων αὐτὸ ποιήcω μήκουc φειδόμενοc.

13 ὀλίγον ἔμπροcθεν ἔλεγον] *p. 167, 10 sqq. 25 sqq.* 14 et 22 τοῦ Καπίτωνοc] *cf. p. 4, 16. 17* 23 προειρηκὼc *p. 137, 16 sqq.; cf. p. 4, 19 sqq.*

Magerkeit zurückkehren, bevor die Haut so feucht wird, daß sie schlaff ist (τινὰc δὲ εἰc τοcαύτην ἀφικέcθαι λεπτότητα, πρὶν ὑγραινόμενον χαλᾶcθαι τὸ δέρμα) *praebet* H

1 κλεῖc *Hipp.* U: *pro qua Atthidis forma* κλῆῖc περιφανὴc *exhibet Pall.*: *an* κλῆῖδεc περιφανέεc *praeferas? cf. Kühner-Blass, Gramm. der griech. Spr. I 1*[3], *461* 3 οὐκ *add.* H *Bas.* 4 τίνην U *et asterisco supra posito Ald.*: *corr. Corn. Bas.* 5 βούλονται U: *corr. Bas.* μὲν *i. t. omissum add. i. m.* U γε] τε *ab Ald. edd.* 7 *inter* ἕτεροι *et* οὔτε *vel* τούτων *vel* τινὲc *deesse videtur* 7. 8 ⟨καὶ⟩ ὥcπερ γε *supplevi et emendavi,* und wie *versa habet* H: *post* ἐκκειμέναc *iterata et corrupta* τὲ κλεῖc οὔτε δὲ (δὲ *pro* τὰc *eraso*) φύcει U: τὲ κλεῖc *omissis* οὔτε δὲ *ab Ald. omnes edd.* 9 ἀρχὴν *et* ν *in* c *corr. et* ἐξ *superscr. i. t.*, Γρ. ἐξ ἀρχῆc *i. m.* U 12 *supra* cώματοc *expunctum ipse* αἵματοc *pos.* U 14 ῥῆcιν *ex* λέξιν *corr.* U 15 λέξη U: *corr. Ald.* 16 γὰρ *bis* U εὕροιτο U *edd.*: *correxi, sicut* inventa esset *interpr. Crassus* 17 οἷc] οἷον *ex errore typothetae Kuehn* 18 οὐδ' *ante* ἀντίγραφον U *edd.*: *correxi* 19 τὸ *ante* βούλεcθαι *ab Ald. om. edd.* 20 ὡμολογουμέναc *ut p. 180, 14* U: *corr. Ald.* 23 κακῶc *ab Ald. om. edd.*

III 35 [III 18. V 302, 1—3 L.] Ἡρόδικος τοὺς πυρεταίνοντας ἔκτεινε δρόμοισι, πάλῃσι, πυρίῃσι, κακόν, τὸ πυρετῶδες πολέμιον λιμῷ, περιό|δοισι, πάλῃσι, δρόμοισιν, 99 ἀνατρίψει, πόνον πόνῳ αὐτοῖσι.

Καὶ ταύτην τὴν ῥῆσιν ἄλλος ἄλλως γράφει, τινὲς μὲν ὑπαλλάττοντες τὴν τάξιν τοιάνδε· "περιόδοισι, πάλῃσιν", ἔνιοι δ' ἐν ἀρχῇ πάλῃσι, τινὲς δ' ἐξαιροῦντες τὸ πάλῃσιν, ἔνιοι δ' ἐν ἀρχῇ προστιθέντες λιμῷ. περιόδους μὲν οὖν καλεῖ τοὺς βραδεῖς περιπάτους ἐπὶ πλείονα χρόνον ἐκτεινομένους, ὡς ἐν τῷ Περὶ διαίτης ὀξέων αὐτὸς ἔφη· "βραδεῖαν, συχνὴν περίοδον πλανηθῆναι." καὶ Πλάτων μὲν μέμνηται τοῦ Ἡροδίκου ὡς πολλοῖς περιπάτοις χρωμένου. τίνος δὲ νῦν Ἡροδίκου μνημονεύει, πότερον τοῦ Λεοντίνου ἢ τοῦ Σηλυμβριανοῦ περιττὸν ζητεῖν. ἐν ἄλλῳ γὰρ λόγῳ τὰ τοιαῦτα πάντως διέρχομαι. νυνὶ δ' οὔ που καιρὸς ἱστορικῶν ζητημάτων, ὅπου καὶ τῶν γεγραμμένων τισὶν ἐξηγήσεων οὐκ ὀλίγας παραλιπόντες ἀγαπῶμεν, ἐὰν ἐν ὀκτὼ βιβλίοις συμπληρώσωμεν τὴν ἐξήγησιν. διὰ τί δὲ μέμφεται τὸν Ἡρόδικον, | αὐτὸς ἐδήλωσεν εἰπὼν τὸ πυρετῶ- 100 δες πολέμιον εἶναι περιόδοισιν ἢ λιμῷ, δῆλον δ' ὅτι καὶ τοῖς ἄλλοις ἃ κατέλεξε, καὶ γὰρ ταῖς πάλαις καὶ τῇ πυρίᾳ καὶ τῇ ἀνατρίψει τὸ πυρετῶδες ἐναντίον ἐστίν. οὕτω γὰρ ἀκουστέον τοῦ πολέμιον, ἐπειδὴ καὶ "φίλιον" ἐκ μεταφορᾶς εἰώθασι λέγειν τὸ οἰ-

9.10 ὡς ἐν τῷ Περὶ διαίτης ὀξέων αὐτὸς ἔφη κτλ.] *I 9 (II 284 L. I 123, 16. 17 Kw.); cf. CMG V 9, 1 p. 183, 24. 25 Helmr.* 10. 11 καὶ Πλάτων μὲν μέμνηται τοῦ Ἡροδίκου κτλ.] *cf. Jul. Jüthner, Philostr. Über Gymnastik, Leipzig u. Berlin 1909, p. 10* 12. 13 πότερον τοῦ Λεοντίνου ἢ τοῦ Σηλυμβριανοῦ περιττὸν ζητεῖν] *cf. p. 167, 19. 20; Herodici Selymbriani meminit Plato Protag. 316 E et De re p. III 406 A, Leontini, Gorgiae fratris, Gorg. 448 B. 456 B* 13. 14 ἐν ἄλλῳ γὰρ λόγῳ τὰ τοιαῦτα πάντως διέρχομαι] *quem ex suis librum scriptor dicat ignoro* 16 ἐν ὀκτὼ βιβλίοις] *cf. Praef. p. IX* 20—p. 178,1 τοῦ πολέμιον, ... φίλιον ... τὸ

1 Ἡρόδικος *ut vv. 11. 12. p. 178, 7* H *Hipp. corr. Corn. Littré (V 302) Helmreich (CMG V 4, 2 p. 404, 20) Braeutigam (diss. Regimont. 1908, p. 27 adn. 13) Deichgr.* (*in Actis Acad. Berol. 1933, III 60*[1]): Πρόδικος U *edd.* 2 δρόμοισι πολλοῖσι *praebet* H *et hic et p. 178, 2 (in add.), ut haec fort. Gal. ipse legisse videatur*: πολλοῖσι *om.* U: πολλῇσι *cum* πάλῃσι *coni. Hipp.* 2—4 *in interpret. arab.* dies ist schlecht, weil Ringkämpfe, Läufe, Märsche, Hunger und Abreibung dem Fiebernden feindlich sind H: *hunc ordinem verborum perturbatum* λιμῷ· πόνον πόνῳ· περιόδῃσι πολλῇσι· δρόμοις· ἀνατρίψει αὐτῇσι *habet* U: λιμῷ, περιόδοισι πολλῇσι, δρόμοισιν, ἀνατρίψει, πόνον πόνῳ αὐτοῖσι *ab Ald. edd.*: *pro* λιμῷ *exhibent* πάλῃσι *ante* περιόδοισι *codd. Hipp.* λιμῷ *mihi suspectum videtur comparanti p. 178, 3 sqq.* πάλῃσι *coll. v. 19 scripsi*: πολλῇσι U *edd.* 4 πόνος πόνον αὐτοῖσιν ὅτε φλεβῶν ἔρευθος *Pall.* 6 τάξιν H: λέξιν U *edd.* *post* τοιάνδε *in vers. arab.* Herodikos tötete die Fieberkranken durch Läufe, viele Ringkämpfe, *ita ut lemmatis sui ordinem verborum qui est* δρόμοισι πολλοῖσι, πάλῃσι *mutatum testetur in* δρόμοισι, πολλῇσι πάλῃσι H: *quae non sequenda existimo, quia altera verborum compositione (v. 2) minus placent et verbis* Ἡρόδικος τοὺς πυρεταίνοντας ἔκτεινε *non utique opus esse videtur*: περιόδῃσι, πάλῃσιν U: *ut v. 18 corr. Bas.* 7 ἐξαίροντες U *edd.*: *coll. p. 178, 20 correxi* 10 πλανηθέντα *codd. Gal. in l. l. comm. CMG V 9, 1 p. 183, 9 Helmr. cum universis fere codd. Hipp.* 12 Λεοντίου U *edd.*: *sec.* H *corr. Deichgr. in Actis Acad. Berol. 1933, III 60*[1] 13 Σηλυβριανοῦ U *edd.*: *recte* H 15 περιλιπόντες *perperam scr. Chart.* 21 τὸ *ante* πολέμιον *i. t.*, τοῦ *i. m.* U

κεῖον. μεταξὺ δὲ τῶν λέξεων ἀμφοτέρων εἰρημένον τὸ κακὸν ἔνιοι μὲν ἐπὶ τῇ τελευτῇ τῆς προτέρας ἔγραψαν, ἔνιοι δ' ἐν ἀρχῇ τῆς δευτέρας, ὡς ἕνα γενέσθαι τὸν λόγον τοιόνδε· "τὸ πυρετῶδες πολέμιον *** περιόδοισιν." ὅτι δὲ βλάπτει τοὺς πυρέττοντας καὶ περίπατος καὶ δρόμος καὶ πυρία καὶ πάλη, πάντοθεν τὴν ἐν τῷ σώματι θερμασίαν αὐξάνοντα, οὐδεὶς ἀγνοεῖ τῶν ὡμιληκότων τοῖς ἔργοις τῆς τέχνης. Ἡρόδικος δ' ἔοικεν οὐ μόνον λογικὴν εὕρεσιν βοηθημάτων ἀγνοεῖν, ἀλλὰ καὶ τήρησιν ἐμπειρικήν. ὁ μὲν γὰρ λόγος ἀπαγορεύει πόνῳ πόνον ἰᾶσθαι, τουτέστι τῇ βλάβῃ τὴν βλάβην καὶ τῷ κακῷ τὸ κακόν. ἐναντία γάρ, οὐχ ὅμοια τῇ λυπούσῃ διαθέσει προσφέρειν χρὴ
101 βοηθήματα. | φαίνεται δ' ἐκεῖνος ὅμοια προσάγων, εἴ γε καὶ περιπάτοις καὶ πάλῃ καὶ ἀνατρίψει καὶ πυρίᾳ καὶ λιμῷ ⟨χρῆται⟩. πυρίαν δὲ πᾶσαν ἀκουστέον τὴν ἔξωθεν ἡμῖν προσπίπτουσαν θερμασίαν, εἴτ' ἀπὸ πυρὸς εἴτ' ἐν λουτροῖς γένοιτο. καὶ μὴν καὶ ὁ λιμὸς ἐναντίον ἐστὶ τοῖς εἰρημένοις "ὅκου γὰρ λιμός, οὐ δεῖ πονεῖν." οὐ μόνον δὲ τὴν ἀρχὴν τῆς ῥήσεως, ἀλλὰ καὶ μετὰ τὴν ἀρχὴν ἄχρι τελευτῆς ὡς ἂν ἐθέλωσι ⟨τὰς °λέξεις μετα⟩γράφουσιν. ἀλλ' ἐγὼ τὰς παλαιὰς αἱροῦμαι, κἂν χαλεπωτέραν ἔχωσι τὴν ἐξήγησιν. ὃ δὲ ἔσχατόν ἐστι γεγραμμένον ἐν τῇ προκειμένῃ ῥήσει, τὸ αὐτοῖσι, τινὲς μὲν τῆς ἑπομένης ἀρχὴν ποιοῦσι, τινὲς δ' ὅλως ἀφαιροῦσι. καὶ γὰρ φαίνεται μηδὲν ἐξ αὐτοῦ πλέον τῶν εἰρημένων διδασκόμενον.

III 36 [III 18. V 302, 3. 4 L.] Φλεβῶν ἔρευθος, πελίωσις, χλωρότης, πλευρέων ὀδύναι λαπαραί. |

102 Εἶπον ὅτι τὸ κατὰ τὴν τελευτὴν τῆς προειρημένης ῥήσεως "αὐτοῖσι" προτάττεσθαι δύναται ταύτης, ἵν' ὁ λόγος ᾖ τοιοῦτος· αὐτοῖς

οἰκεῖον] *haec duo inter se oppon. e. c.* Π. ὑγρῶν χρήσιος *2 (VI 122 L.) CMG I 1 p. 86, 20. 21 Heib. vel ibid. 6 (VI 134/36 L.) CMG I 1 p. 90, 11;* φιλεῖ *similiter* εἴωθεν *exponitur, de quo vid. Foës. Oec. Hipp. p. 656 s. v.*

15 τοῖς εἰρημένοις "ὅκου γὰρ λιμός, οὐ δεῖ πονεῖν" *Hipp. Aph. II 16 (IV 474 L.)* 17. 18 ἀλλ' ἐγὼ τὰς παλαιὰς αἱροῦμαι (*scil.* λέξεις)] *cf. p. 4, 4 sqq. vel 121, 17. 18* 24 εἶπον] *modo v. 19 sq.*

1. 2 ἔνι μὲν U: *compl. Ald.* 2 *post* ἔγραψαν *versa add.* Herodikos tötete die Fieberkranken durch viele Läufe und Ringkämpfe und Erhitzung (δρόμοισι πολλοῖσι, πάλῃσι, πυρίῃσι) H 3 ἕνα *corr. Corn. Kuehn*: ἐν U: ἓν *coni. Ald.* γένεται *i. t.*, γενέσθαι *corr. i. m.* U κακὸν *ante* τὸ πυρετῶδες *requirebat Corn., sed nescio quo pacto om. etiam* H *post* τοιόνδε Ringkämpfe, Läufe, Abreibungen, Hunger, Spaziergänge sind feindlich dem Fiebernden *versa praebet* H, *quapropter signo lacunae usus sum* 12 χρῆται *exhibet* H *add. cum Crasso Corn.* 13 ἡμῖν *ante* θερμασίαν *iteratum del. ipse* U 15 πονέειν *Hipp.* 17 ⟨τὰς λέξεις μετα⟩γράφουσιν *complevi* 18 αἱροῦμαι U *Ald.*: *unde* ἐροῦμαι *a Bas. edd.*: *correxi* 21 αὐτῶν U *edd.*: *corr. Corn.* 22 ὄγκοι *ante* φλεβῶν *in codd. Hipp. in* ὅτε *corruptum ratus a quibusdam commentatoribus in textum recepit et cum* φλεβῶν *coniunxit Littré*: *constat* ὄγκοι *Gal. hic non legisse, quod om.* UH: ὅτε *etiam Pall.* 24 die Rede vor dieser *versa habet* H, *unde* προειρημένης *(quod eundem in modum depravatum extat p. 91, 4. 5) facilius restituere licet quam* προηγημένης: προκειμένης U *edd., sed* proximi sermonis *interpret. Crassus* 24 et 25 τούτοις U: *sec.* H *Cornario praegresso correxi*: τοιοῦτος· ⟨τούτοις⟩ αὐτοῖς *mavult Deichgr.*

οἷς προεῖπον (ἦσαν δὲ οἱ πυρεταίνοντες μὲν οὐκ ὀρθῶς [δὲ] ὑπὸ ⟨τοῦ⟩ Ἡροδίκου πρὸς κινήσεις ὑγιαίνουσιν οἰκείας ἀγόμενοι) συμβαίνει ταῦτ' ἴσχειν ἃ νῦν εἶπεν, οὐχ ἅπαντα δηλονότι καθ' ἕκαστον ἄνθρωπον. οὐ γὰρ οἷόν τε συνυπάρξαι τὸ ἔρευθος τῇ πελιώσει καὶ τῇ χλωρότητι, καὶ γὰρ ἀναιρετικόν ἐστιν ἕκαστον τούτων τῶν λοιπῶν δύο καὶ διαθέσεσιν οὐχ ὁμοίαις ἕπεται. τοῖς μὲν γὰρ τήν τε δύναμιν ἔχουσι μετρίαν καὶ χρηστὸν τὸ αἷμα γυμνασθεῖσιν ἢ πυριασθεῖσιν ἐρεύθεται τὸ σῶμα, τοῖς δ' °ἀρρωστότερον ἢ κακοχυμότερον πελιοῦται καὶ χλωρὸν γίνεται. προτάττουσιν ⟨δ'⟩ ἔνιοι τῆς προκειμένης ῥήσεως τὸ ὄγκοι, τοιάνδε ποιοῦντες τὴν λέξιν· ὄγκοι φλεβῶν, ἔρευθος, πελίωσις, χλωρότης. ὃ δ' ἐπὶ τῇ τελευτῇ τῆς ῥήσεως εἶπε, πλευρέων ὀδύναι λαπαραί, πιθανῶς τινες μετέγραψαν εἰς τὸ "λαπάρης ὀδύναι", γίνεσθαι βουλόμενοι τοῖς ἀκαίρως γυμνασθεῖσιν ***. οἵ γε μὴν ἐξηγηταὶ πάντες ἴσασι τὴν πλευρέων | ὀδύναι λαπαραὶ 108
γραφὴν ἀκούουσί τε λαπαρὰς τὰς ἄνευ φλεγμονῆς καὶ τάσεως ὀδύνας.

III 37 [III 19. V 302, 5. 6 L.] Ἄδιψον συνέχειν στόμα, σιγᾶν, ἄνεμον σὺν τῷ ποτῷ ψυχρὸν εἰσάγειν.

Ἕν τι τῶν εἰς ἀνάμνησιν ἄγειν δυναμένων τῆς ὅλης ἐπὶ τῶν πυρεττόντων ἀγωγῆς ἔγραψεν ὁ Ἱπποκράτης τοῦτο δυνάμενον ἐνδείκνυσθαι καὶ αὐτὸ τὴν μοχθηρίαν τῆς Ἡροδίκου προνοίας ⟨τῶν⟩ πυρεττόντων. οὐ γὰρ ἐξ ὧν ⟨ἂν⟩ διψῷεν οἱ ἐνθερμανθέντες εὔλογόν ἐστι πράττειν, ἀλλ' ἐξ ὧν ἄδιψοι γενήσονται. ταῦτα δ' ἐστὶ πρώτη μὲν ἡ ταῖς κινήσεσιν ἀντικειμένη τοῦ κάμνοντος σώματος ἡσυχία. δεύ-

12. 13 λαπάρης] *cf. e. c. Gal. in Progn. comm. II 1 CMG V 9, 2 p. 260, 19 Heeg; Foësii Oecon. Hipp. p. 373 sq. s. v.* λαπάρα 15 λαπαρὰς ... ὀδύνας] *cf. CMG V 10, 2, 1 p. 31, 1. 2*

1 προεῖπον U *edd.*: *correxi, sicut* praedixi *vert. Crassus* πυρετταίνοντες U: *corr. Kuehn* δὲ *post* ὀρθῶς *secl. Chart.* 2 Ἡροδίκου H; *cf. p. 177, 1*: προδίκου U: τοῦ *post* ὑπὸ *addidi* 7 μετρίαν *propter sequentia (v. 8) correxi*: μετρίως U *edd.* 7. 8 ἐρεύθηται U: *corr. Bas.* 8 ἀρρωστοτέραν *comp.* U: *corr. Bas.* 9 δ' *addidi* 10 ὄγκοι, φλεβῶν ἔρευθος *dist.* U *edd.*: *distinctionem e v. 7 sq. mutavit Littré V 302 sq.* 11 ὁ δ' U *edd.*: *correxi* 12 λαπάραι *ut v. 14* U: *corr. Chart.* 12. 13 λαπάρης *ilium vocem Ionicam (cf.* Γ *359) ex* U *servavi*: λαπάρας *ex Ald. edd.* 13 ὀδύναι U: ὀδύνας *male scr. Chart.* αὐτὰς *ante* γίνεσθαι *addere supersedi* 13. 14 *ante* οἵ γε μὴν ἐξηγηταὶ *lacunam significavi; neque enim dubito quin recte haec* in der griechischen Sprache versteht man unter den weichen Orten das Untere des Bauches, weil dieser Ort der schlaffste des Körpers ist; und sie *(sc.* τινὲς *v. 12)* wollen gewissermaßen, daß bei denjenigen, welche in einer Zeit, wo es nicht sein sollte, Anstrengungen machen und Fieber haben, die Körper in irgendeiner Weise ohne Not heiß werden, und daß sie mit den Schmerzen der Rippen Schmerz in dem, was unter den Rippen im Bauch ist, trifft, und dies sind die Orte, welche Weichen heißen *versa addiderit* H, *quod tamen additamentum interpreti Arabi attribuit Deichgr.* 16 ὅτε ἐχρῆν *ante* ἄδιψον *add. Hipp. et Pall.*: *om.* U H ἄδιψος *a Chart. edd.* 17 ἄνεμος *frustra scr. Chart.* ξὺν τῷ ποτῷ ψυχρῷ *Hipp. cod.* C: ἐν τόπῳ ψ. *Pall.* 18 πραγματίας *inter* ὅλης *et* ἐπὶ *insertum sustulit ipse* U 20 τὴν μοχθηρίαν *iter.* U Ἡροδίκου H; *cf. v. 2*: Προδίκου U *edd.* τῶν *addidi* 21 ἂν *addidi* δίψαι ὡς U *Ald. Bas.*: *corr. Chart.* 23 sq. δευτέρα U *edd.*: *corr. Corn.*

τερα δὲ τἄλλα, δι' ὧν ἂν πραΰνοιτο μᾶλλον, οὐκ ἐξάπτοιτο τὰ κατὰ τὴν πυρετώδη διάθεςιν, ὧν ἕν ἐςτι καὶ τὸ ἄδιψον τηρεῖν. δι' ὧν δ'
104 ἄδιψος ἄν τις γένοιτο, προςέθηκεν εἰπών· ⟨συν⟩έχειν τὸ | ςτόμα καὶ ςιγᾶν, ἄνεμόν τε ψυχρὸν ςὺν τῷ ποτῷ εἰςάγειν, ὅπερ ἐςτὶν ἐπιςπᾶςθαι τῷ ποτῷ τὸν ψυχρὸν ἄνεμον. εἰ δὲ ποτῷ, πρόδηλον ὅτι καὶ χωρὶς τούτου κατὰ μόνην τὴν εἰςπνοήν, ὥςτε καὶ τοῦ κατὰ τὴν ἀναπνοὴν ἀέρος προνοητέον ἐςτίν, ὅπως μὴ θερμὸς ᾖ μᾶλλον τοῦ προςήκοντος καὶ μᾶλλον θέρους ὥρᾳ. τολμηρότερον δὲ κἀνταῦθα Καπίτων τε καὶ Διοςκορίδης ὑπαλλάξαντες τὴν παλαιὰν γραφὴν ἔγραψαν οὕτως τὴν λέξιν· "ἄνεμον ἐν τῷ ποτῷ ψυχρὸν μὴ εἰςάγειν." ἀλλ' ὁ μὲν Διοςκορίδης δευτέραν γραφήν, ὡς εἴωθε, προςέθηκεν, "ἐξ ὧν ἄνεμον ψυχρὸν εἰςάγειν." Καπίτων δὲ οὐδὲ τῶν δευτέρων ἠξίωςε τὴν ἐν ἅπαςί τε τοῖς ἀντιγράφοις εὑριςκομένην γραφὴν ἅπαςί τε τοῖς ἐξηγηταῖς ὁμολογουμένην, ἀλλὰ προςθεὶς αὐτῇ τὴν "μὴ" ςυλλαβὴν ἀντὶ τοῦ ψυχρὸν εἰςάγειν "ψυχρὸν μὴ εἰςάγειν" ἔγραψεν, ὡς οὐδέποτε δέον ἀναπνεῖν ψυχρὸν ἀέρα τὸν πυρέττοντα. |

105 **III 38** [III 20. V 302, 7. 8 L.] Τὰς ἀφορμάς, ὁκόθεν ἤρξαντο κάμνειν, ςκεπτέον, εἴτε κεφαλῆς ὀδύνη, εἴτε ὠτός, εἴτε πλευροῦ. ςημεῖον ⟨οἱ⟩ ὀδόντες καὶ ἐφ' οἷςι βουβῶνες.

Ταύτην τὴν ῥῆςιν ἐν τῷ δευτέρῳ τῶν Ἐπιδημιῶν ἐξηγήμεθα κατὰ τὸ πρῶτον ὑπόμνημα.

III 39 [III 21. V 302, 9—11 L.] Τὰ γινόμενα ἕλκεα καὶ φύματα κρίνοντα πυρετούς· οἷςι ταῦτα μὴ παραγίνεται, ἀκριςίαι· οἷς ἐγκαταλείπεται, βεβαιόταται καὶ τάχιςται ὑποςτροφαί.

8. 9 τολμηρότερον δὲ κἀνταῦθα Καπίτων καὶ Διοςκορίδης ὑπαλλάξαντες κτἑ.] *cf. p. 4, 16. 17. 176, 14. 163, 5* 17—19 Τὰς ἀφορμὰς—βουβῶνες] *eadem inveniuntur Epid. II 1, 11 (V 82, 12—14 L.) citata p. 152, 9 sqq.* 20. 21 τ. τ. ῥ. ἐν τῷ δευτέρῳ τῶν Ἐπιδημιῶν ἐξηγήμεθα κατὰ τὸ πρῶτον ὑπόμνημα] *cf. CMG V 10, 1 p. 194 sqq. Pfaff* 22—25 Τὰ γινόμενα ἕλκεα—τάχιςται ὑποςτροφαί] *eadem fere quae Epid. II 1, 11 (V 82, 14—16 L.) leguntur*

2 τὸ *ante* ἄδιψον *ab Ald. om. edd.* 3 εἰπών *sec.* H *conieci*: ἐκπιὼν U *edd.*: πιεζόμενον *coni. Corn.*: clausum (κεκλειςμένον) *vert. Crassus* ⟨ςυν⟩έχειν *ex* H *complevi; cf. p. 179, 16* 4 ὅπερ ἐςτὶν *post* ςιγᾶν *praesumptum del. ipse* U 5 δεῖ ςὺν *post* εἰ δὲ *interisse ex interpret. arab. suspicor, sicuti* cum *quidem in vers. add. Crassus* 8 *nonne* καὶ μάλιςτα *eodem sensu quo* ἄλλως τε καὶ *consuetudinis Gal. magis proprium?* 9 et 11 διοςκουρίδης U: -κορίδης *a Bas. melius edd.* 12 von außen (ἔξωθεν) *pro* ἐξ ὧν *versum exhibet* H 13 τὴν δευτέραν *non bene coni. Corn., quamquam* secundo gradu dignam putavit *de praemio certaminis interpret. Crassus* εὑριςκομένοις *ab Ald. edd.* 18 ςκεπτέον *hic om. codd. Hipp., sed add. Epid. II 1, 11 (V 82, 12 L.)* ὀδύνη *ut in cit. p. 152, 10* H *corr. Corn.*: ὀδύνης U *edd.* ὠτός *ut l. l.* H *corr. Ald.*: ςώματος U 19 οἱ *cum Hipp. add. Ald., sed nescio an etiam* ἐφ' οἷςι *ante* ὀδόντες *ex Epid. II 1, 11 (V 82, 13 L.) addi debuerit*: ςημεῖον δὲ ἐφ' οἷςιν ὀδόντες καὶ ἐφ' οἷςι βουβῶνες *l. l. codd. Hipp.* 23 παραγίνηται *ex Hipp. vulg. pessumdedit Chart.* 24 ἀκριςίη *num. sing. praeb. Hipp. (Pall.) et hic et Epid. II 1, 11 (V 82, 15 L.)* οἷςι *cum Hipp. reponendum puto*: οἷς U

Καὶ αὕτη ἡ ῥῆσις ἐφεξῆς τῇ πρὸ αὐτῆς κατὰ τὸ δεύτερον τῶν Ἐπιδημιῶν γεγραμμένη τῆς προσηκούσης ἐξηγήσεως ἔτυχεν ἐν τῷ πρώτῳ τῶν εἰς ἐκεῖνο τὸ βιβλίον [τῶν] ὑπομνημάτων. |

III 40 [III 22. V 304, 1 L.] Τὰ στρογγυλούμενα πτύαλα 106
παρακρουστικά, °οἷα ἐν Πληνῷ.

Τῶν ⟨στρογγυλουμένων⟩ πτυέλων τὸ μὲν οἷον ὑλικὸν αἴτιον καὶ πάχος καὶ γλισχρότης τῶν χυμῶν ἐν τοῖς τοῦ πνεύμονος βρογχίοις ἀθροιζομένων, τὸ δ' οἷον ποιητικὸν ἡ ἐν τῷ χωρίῳ θερμότης. καί τισι καὶ τῶν ἀπυρέτων ἐθεασάμην τοῦτο γινόμενον ἐν πάνυ πολλῷ χρόνῳ δοκοῦσι μηδὲν ἔχειν κακόν. ὕστερον μέντοι πάντες οὗτοι φθινωδῶς συνετάκησαν. εἰ δὲ μετὰ πυρετοῦ ποτε γένοιτο σὺν ἄλλοις σημείοις παρακρουστικοῖς, συντελέσει τι καὶ αὐτὸ πρὸς τὴν τοῦ παρακρουστικοῦ πρόγνωσιν, ἄλλως δὲ οὐχί. μὴ τοίνυν αὐτῷ θαρρήσῃς μόνῳ ποτὲ ἐπὶ προρρήσει παρακοπῆς. τό γε μὴν ἴδιον παραφροσύνης σημεῖον πολλάκις ἠκούσατε. λέλεκται δὲ κἀν ⟨τοῖς⟩ εἰς τὸ Προρρητικὸν ὑπομνήμασιν, ὡς ἡ θερμότης προσγινομένη ἐκείνοις δύναταί τι συντελεῖν εἰς παραφροσύνην τῷ πληροῦν τὴν κεφαλήν. αὐτὴ δὲ καθ' ἑαυτὴν οὐδαμῶς ἐστιν ἱκανὴ | σημεῖον γενέσθαι παραφροσύνης 107
καὶ μάλιστα φρενιτικῆς. ἔπειτα καὶ κατὰ τὰς ἀκμὰς τῶν πυρετῶν ὑποπαραφέρονται πολλοὶ τῷ λόγῳ τῆς κατὰ τὴν κεφαλὴν πληρώσεως. ἐν δὲ τῇ προκειμένῃ ῥήσει πρόσκειταί τισι τῶν ἀντιγράφων ἐπὶ τῇ τελευτῇ τὸ οἷα ἐν Πληνῷ, καθ' ἕτερον δὲ τὸ ὡς † ὁ σπλὴν οἴω.

1 καὶ αὕτη ἡ ῥῆσις κτλ.] *cf. CMG V 10,1 p. 195—197 Pf.* 15 πολλάκις ἠκούσατε] *veluti p. 74, 3 sq. ex Hipp. Progn. 5. II 122, 12 L. cum Gal. comm. I 24 CMG V 9, 2 p. 238, 23 sqq. Heeg; item* ἀραιὸν (πνεῦμα) *vocatur* ἴδιόν τε ἅμα καὶ ἀχώριστον παραφροσύνης σημεῖον *Gal. in Prorrh. comm. I 4 CMG V 9, 2 p. 18, 14 Diels, ubi harum ipsarum Epid. aegrotos ex. gr. editor attulit; cf. Gal. VII 791 K.; alia insaniae signa petita sec. Epid. II 5, 16 (V 130, 18 sqq. L.) ex pulsu comm. in Progn. 7 (II 123, 3 L.) CMG V 9, 2 p. 245, 15 sqq. Heeg, ex vomitu comm. in Prorrh. I 10 CMG V 9, 2 p. 24/25 Diels, denique ex voce et oculis ibid. I 17 p. 34 D.* 15. 16 λέλεκται δὲ κἀν ⟨τοῖς⟩ εἰς τὸ Προρρητικὸν . . .] *forsitan de talibus cogitet Gal., qualia scripsit CMG V 9, 2 p. 22, 19 sqq. vel p. 25, 23 sqq. D.* 22 ἐν Πληνῷ] *etiam Sabini comm. nomen loci remanet ob-*

3 τῶν *(sec.) del. Chart.* 4 *inter* στρογγυλόμενα *et* στρογγυλώμενα *variant codd. Hipp., sed* στρογγυλούμενα *in hoc libro 6, 9. V 328, 7 L. exaratum habet Hipp. cod.* C πτύελα *codicibus deterioribus Hipp. traditum a Bas. recep. edd.* 5 οἷα ἐν Πληνῷ *fort. recte om.* H; *nam sec. comm. (v. 20) haec quae dicebatur esse loci cuiusdam significatio in parte solummodo librorum inveniebatur, qui praesertim non unam eandemque omnes exhiberent scripturam; licetne igitur de vetusto mendo nominis Perinthi cogitare?* 6 στρογγυλουμένων *ex* H *inserui* 7 ἢ *ante* πάχος U: *corr. Corn.* 9 ἀπυρέτων] *in vers. arab.* bei Fiebernden *aegre genuinum* H 13 αὐτὰ U *edd.*: *corr. Corn.* 14 παρασκοπῆς *ex errore Charterianae Kuehn* 14. 15 τά γε μὴν ἴδια π. σημεῖα *praetulerim* 15 τοῖς *add. Corn.* 16 *hiantia* προσγινομένη ἐκείνοις *forsitan* κατ' ἐγκέφαλον *inserendo redintegrentur* 17 τὴν] κατὰ *per errorem Chart. et Kuehn* 19 κατὰ] μετὰ *ab Ald. cunctae edd.* 20 *post* πληρώσεως *in Arabide* wenn die Wärme nach ihnen hingeht (*sc.* ἐπὶ τὰς ἀκμὰς τῶν πυρετῶν) τὴν ἐπὶ τὴν ἀκμὴν ἀνάβασιν (*ut ait Gal. e. c. CMG V 9, 2 p. 25, 28) intellegens add.* H 22 οἷον U *edd.*: *ex lemmate (v. 5) correxi* καθ' ἕτερα *scribendum videtur corrupta* ὡς ὁ σπλὴν

καὶ ὅcοι τῶν ἐξηγητῶν προcήκαντο τὴν γραφήν, ὥcπερ καὶ ὁ Cαβῖνοc, τόπου τινὸc ὄνομά φαcιν εἶναι τὸ Πληνόν, οὐ μὴν τίνοc γε πόλεωc ὁ τόποc οὗτόc ἐcτι προcέθεcαν τῷ λόγῳ.

III 41 [III 23. V 304, 2—4 L.] Οἱ αἱμορροΐδαc ἔχοντεc οὔτε πλευρίτιδι οὔτε περιπνευμονίῃ οὔτε φαγεδαίνῃ οὔτε δοθιῆcιν οὔτε τερμίνθοιcιν, ἴcωc δὲ οὐδὲ λέπρῃcιν, ἴcωc δὲ οὐδὲ ἄλλοιcιν.

Ἐλλείπει δηλονότι τὸ "ἁλίcκονται" καὶ χρὴ προcυπακούειν αὐτό.
108 διὰ τί δ' οὐχ ἁλίcκονται, δῆλον. ἐκκρινομένηc γὰρ τῆc | κακοχυμίαc διὰ τῶν αἱμορροΐδων, καχεξίαι μέν τινεc ἕπονται ἐνίοτε καθ' ὅλον τὸ cῶμα καὶ ἄχροιαι καὶ ὕδεροι, νόcημα δ' οὐδὲν τοιοῦτον. φαγεδαίναc δ' ὅτι λέγει τὰ διαβιβρωcκόμενα τῶν ἑλκῶν, ἃ δὴ καὶ φαγεδαινικὰ καλοῦcιν οἱ παλαιοὶ τῶν ἰατρῶν, εἴρηται [δὲ] κἀν τῷ τρίτῳ τῶν εἰc τὸ Περὶ χυμῶν ὑπομνημάτων. καὶ γὰρ κατ' ἐκεῖνο διὰ τῆc αὐτῆc λέξεωc ἡ ῥῆcιc γέγραπται. τινέc γε μὴν ἤκουcαν φαγεδαίναc τὰc τῶν πολλῶν βρωμάτων ἐδωδάc, ἃc καὶ αὐτὰc ὑπὸ κακοχυμίαc γίνεcθαι *** ἀμέτρουc ὀρέξειc cιτίων ὁμολογεῖται καὶ πρὸc

scurum, ut corruptelam vetustissimam agnoscere cogamur; eadem ratione de Plinthio ex schol. Palladii ad Epid. VI 6, 9 (V 328, 7. 8 L.) laborat Littré; sed tamen Gal. de parte urbis nescio cuius sec. morem Hipp. insignita cogitare videtur Carolo Deichgräber (cf. CMG V 10, 2, 1 p. 85, 11. 12. 106, 10 vel similes habitationum aegrotorum notationes ex Epid. libris congestas ibid. p. 11 sq.)

4—7 Οἱ αἱμορροΐδαc ἔχοντεc—οὐδὲ ἄλλοιcιν] *eadem fere quae De hum. 20 (V 500, 8—10 L.); cf. Epid. IV 58 (V 196 L.)* 11. 12 φαγεδαίναc . . .] *cf. Gal. VII 727. X 83. XV 342. XVIII A 72 K.* 13. 14 κἀν τῷ τρίτῳ τῶν εἰc τὰ Περὶ χυμῶν ὑπομνημάτων] *De hum. 20 (V 500, 9 L.), quocum loco tam alia testimonia quam "commentarii tertii Galeno attributi" verba coniunxit Foësius Oec. Hipp. p. 648/49; qui vol. XVI 1—488 K. leguntur commentarii in spuriis habendi, cf. nuntium Caroli Kalbfleisch in Actis Acad. Berol. a. 1916 p. 139* 14. 15 κατ' ἐκεῖνο διὰ τῆc αὐτῆc λέξεωc ἡ ῥῆcιc γέγραπται] *vid. ad v. 13 sqq.*

οἴω U *edd.*: ut Plen soli (οἷα Πλὴν [*an* Πληνὶ?] οἴῳ) *vert. Crassus*: *fort. recte* wie bei einem Plenier *versa habet* H: *unde* ὡc [ὃc] (*ut ex dittographia nata secl. Deichgr., si minus* οἷα) Πληνίῳ *interpreti obversata coniecerim collatis quae leguntur Epid. VI 6, 9. V 328, 7 L.* τὰ cτρογγυλούμενα πτύαλα παρακρουcτικά, οἷον τῷ ἐν Πλινθίῳ, *quae cur non certius ad alterum locum relata sint a Littraeo miror, praesertim cum Palladius Plinthium quoque nomen locale esse testetur: quo nisus vel* ὡc ἐν Περίνθῳ *vel* οἷα Περινθίῳ *Hipp. scripsisse suspicor*

2 Πληνόν *corr. Corn.*: πλὴν U *edd.* 5 περιπλευμονίῃ *praebent plerique codd. Hipp.* 6 τερμίνθηcιν U *Ald.*: *corr. Corn. Bas.*; *recte* -οιcιν *De humor. 20. V 500, 9 L. Hipp. codd. Paris.* F G *et* τερμίνθοιc A *post* τερμίνθοιcιν *add.* ἁλίcκονται *l. cit. omnes fere codd. Hipp., sed om. unus Paris.* A, *quem fort. sequendum esse confirmatus Gal. in hanc Epidemiam comm. (v. 8) suo iure animadvert. Littré V 500* 9 δ' *inter* διὰ τί *et* οὐχ *om. a Bas. edd.* 10 ἕπονταί ποτε *praeferrem* 12 δὴ] δὲ *Ald.*: *corr. Corn.*: *om. Chart.* 12. 13 φαγεδεδαινικα *sic* U: *corr. Ald.* 13 δὲ *post* εἴρηται *falso add.* U *Ald. Bas.*: *del. Foësius (Oec. Hipp. s. v.* φαγέδαινα *p. 648 sq.) Chart.* 14 τρίτῳ U H *corr. Foësius l. l., vertendo Crassus*: τρόπῳ *per errorem typographicum Ald., sed in exemplo suo* πρώτῳ *vel* τρίτῳ° *coll. p. 186, 17 adscr. Corn.*: πρώτῳ *a Bas. edd.* τὸ *correxi*: τὰ U *edd.* 17 *parvam lacunam post* γίνεcθαι *indicavi*: *post* cιτίων *addebat* ποιούcηc *Corn., ut* a vitiatis humoribus immodicos edendi appetitus excitantibus *interpret. Crassus*: *a sua sede delatum, quod ad* κακοχυμίαc *superius pertinet,* κινούcηc

ἡμῶν, οὐ μὴν τοιαύτης γε κακοχυμίας ἄκος εἶναι τὰς αἱμορροΐδας, ἀλλὰ τῆς μελαγχολικῆς μᾶλλον. ὀξύτης δὲ χυμῶν ψυχρὰ τὴν τοιαύτην ἐργαζομένη τῶν σιτίων ὄρεξιν ἤδη τισὶ καὶ τῶν τὰς αἱμορροΐδας ἐχόντων ἐγένετο. καὶ τὸ τῶν τερμίνθων δ᾽ ὄνομα μελάνων τινῶν ἐκφυμάτων ἐν ταῖς κνήμαις μάλιστα γινομένων ἐστὶ δηλωτικὸν ἀπὸ τῆς κατὰ σχῆμα καὶ χρόαν καὶ μέγεθος ὁμοιότητος τῷ καρπῷ τῶν τερμίνθων γεγονός.° τὸ δ᾽ | ἐπὶ τῷ τέλει τῆς ῥήσεως°γεγραμμένον 109 ἴσως δὲ οὐδὲ ἄλλοισιν ἔνιοι γράφουσιν "ἴσως δ᾽ οὐδ᾽ ἀλφοῖσιν", ἐπειδὴ καὶ οἱ ἀλφοὶ κακοχυμίας τινός εἰσιν ἔκγονοι παρὰ τῷ δέρματι συνισταμένης.

III 42 [III 23. V 304, 4. 5 L.] Ἰητρευθέντες γε μὴν ἀκαίρως συχνοὶ τοῖσι τοιουτέοισιν οὐ βραδέως ἥλωσαν καὶ ὀλέθρια.

Ἀκαίρως θεραπεύονται τὰς αἱμορροΐδας οἱ μήτε φλεβοτομούμενοι κατὰ περιόδους μήτε δι᾽ ὑπηλάτων ἢ γυμνασίων κενούμενοι, μήτε καταλιπόντες ἐξ αὐτῶν κἂν μίαν, ἀλλὰ πάσας ἀθρόως ἐξαιροῦντες.

III 43 [III 23. V 304, 5. 6 L.] Καὶ ὅσαι ἄλλαι ἀποστάσιες οἷον σύριγγες ἑτέρων ἄκος. |

Πολλάκις ἤδη τὰς ἀποστάσεις εὕρομεν αὐτὸν οὐκ ἐπὶ μόνων 110 τῶν κατὰ ἀπόθεσιν, ἀλλὰ κἀπὶ τῶν ἐκκρίσεων ὀνομάζοντα. τῶν οὖν τοιούτων παθημάτων ἔν τισι καὶ σύριγγές εἰσιν ἐκκαθαίρουσαι δι᾽ αὐτῶν τὰς περιουσίας τῶν χυμῶν. ὥσπερ οὖν ἐπὶ τῶν αἱμορροΐδων,

4 τὸ τῶν τερμίνθων κτλ.] *cf. Epid. II 2, 6 (V 86, 8 L.) cum Gal. comm. CMG V 10, 1 p. 203, 7 sqq. Pf.; at in Gal. lib.* Π. τῶν παρὰ φύσιν ὄγκων *(VII 705—732 K.) hoc nomen generis tumorum deesse videtur Foësio Oec. Hipp. p. 615 sq.* 8 ἀλφοῖσιν] *vitiligines inter morbos vernos enumerantur Aph. III 20. (IV 494, 18 L.) (cf. V 694 K. p. 698 Müll.) cum Gal. comm. XVII B 615; cf. VII 22. 75. 227. XV 347 K. Foës. Oec. Hipp. p. 35 s. v.* 11—13 Ἰητρευθέντες γε—ὀλέθρια ⟨οὕτω⟩] *eadem fere quae de hum. 20 (V 500, 10. 11 L.)* 15 δι᾽ ὑπηλάτων] *cf. p. 71, 13* 17. 18 Καὶ ὅσαι—ἄκος] *sicut extant De hum. 20 (V 500, 11. 12 L.)* 19 ἀποστάσεις] *cf. e. c. cum p. 75, 10 tum CMG V 10, 1 p. 59/60 vel 67, 28 sqq.* 21 σύριγγες] *cf. Gal. VII 718. CMG V 9, 2 p. 315, 21 sqq. Heeg*

post οὐ μὴν τοιαύτης γε κακοχυμίας *add. Chart.*: *in Arabide* einige verstehen unter Vielesserei das Essen vieler Speisen, das infolge schlechter Säfte entsteht, und wir stimmen mit ihnen überein, daß durch einige schlechte Säfte übermäßiges Verlangen nach Speise entsteht H: *hinc profectus* γίνεσθαί ⟨φασιν. ἐπεγείρεσθαι δ᾽ ἐξ αὐτῆς⟩ ἀμέτρους ὀρέξεις *suppleverim*

3 σίτων U *edd.*: *correxi* 4 τερμινέων *per compend.* U: *corr. Ald.* 8 ἄλλοισιν *De hum. 20. V 500, 10 L. exhibet unus Paris.* A, ἀλφοῖσιν *Hipp. cett. codd.* 11 ἰητρευθέντος *falso a Chart. recep. Kuehn* 12 ἥλωσαν U: ἑάλωσαν *ex codd. Hipp. Paris.* A *in lib. De hum. 20. V 500, 11 L., scr. Chart.* 13 οὕτω *post* ὀλέθρια *cum Hipp. add. Ald.*: *deest etiam in* H 18 ἑτέρων ἄκος *ad Gal. comm. traxit* U: *sec.* H *Hipp. corr. Corn. Bas.* ἑτέρων ἄκος *in lib. de hum. 20. V 500, 12 L. servaverunt codd. Hipp.*: ἢ ἕτεραι *hic exhibent universi codd. Littraei* 19 ἤδη τὰς *conieci*: ἢ λιτὰς U *omnesque deinceps edd.*: *del. Crassus Corn.* 21 τοιοῦτον U: *corr. Ald.* ἐκκαθαίρρουσαι U: *correxi*: ἐκκαθαίρονται *ab Ald. edd.*

οὕτω κἀπὶ τούτων οὐχ ἁπλῶς οὐδ' ὡς ἔτυχε τὴν θεραπείαν [ἢ] ποιητέον ἐστί.

III 44 [III 23. V 304, 6. 7 L.] Cκῆψις μὲν ἐφ' οἷςι γενόμενα ῥύεται, τούτων προγενόμενα κωλύει.

Τῆς παλαιᾶς γραφῆς οὔςης ταύτης, ἐπὶ τὸ cαφέςτερον αὐτὰ με⟨τα⟩τεθήκαςι πολλοὶ τῶν ἐξηγητῶν, ἀντὶ τοῦ γενόμενα καὶ προγενόμενα "γενομένη ⟨καὶ προγενομένη⟩" γράψαντες, ἵν' ἐπὶ τὴν ἀπόςκηψιν ὁ λόγος ἀναφέρηται. πάντες δὲ ἤκουςαν τὴν ςκῆψιν ἐπὶ τῆς ἀποςκήψεως εἰρῆςθαι, τάχα καὶ ςφαλέντος τοῦ πρώτου γράψαντος
111 βιβλιογράφου. τὰ δὲ τῆς διανοίας τὰ | αὐτὰ κατὰ πάςας τὰς γραφάς ἐςτι. βούλεται γὰρ ὁ Ἱπποκράτης λέγειν τὰς ἀποςκήψεις, ἐφ' οἷς ἂν πάθεςι γινόμεναι λύειν αὐτὰ δύνωνται, τούτων προγενομένας κωλύειν γενέςθαι.

δοκεῖ δέ μοί ⟨τις⟩ δύναςθαι καὶ οὕτως ἀκούειν τῆς ῥήςεως, ⟨ὡς⟩ εἴ γε κατὰ τήνδε τὴν λέξιν εἴρητο· "ςκέψις μέν ἐςτιν, ⟨εἰ⟩ πάντα, ἐφ' οἷςι°γενομένη ῥύεται, τούτων°προγενομένη κωλύει." γραφόντων γὰρ τῶν παλαιῶν τόν τε τοῦ η φθόγγον καὶ τὸν τοῦ ε δι' ἑνὸς χαρακτῆρος, ὃς νῦν μόνος ςημαίνει τὸν ἕτερον φθόγγον τὸν τοῦ ε, πολλὰ

3. 4 Cκῆψις μὲν—κωλύει] *similiter iterantur De hum. 20 (V 500, 12 L.); cf. Gal. XIX 138 K.* ςκῆμψις· ἀπόςκηψις ἐν τῷ ἕκτῳ τῶν Ἐπιδημιῶν 16. 17 γραφόντων γὰρ τῶν παλαιῶν...] *quod attinet ad* τὰ Ἰωνικὰ γράμματα *quae sunt* Ε *pro* ε, η *et* Ο *pro* ο, ω *cf. Kühner-Blass, Ausführl. Gramm. d. griech. Spr. I 1[3] p. 44*

1 ἢ U *Ald.*: *del. Corn. Bas. Deichgr.* 3 ἀπόςκηψις *cod.* C *et* ἀποςκήψιες *cett. codd. Hipp.*: μὲν *om. Hipp.*: ὅςα δὲ *de hum. 20. (V 500, 12 L.) cod. Par.* A *traditum recepit Littré* 3. 4 γενόμενα U *cum Hipp. cod.* A *l. c.*: γινόμενα *hic cum Hipp. vulg. scr. Chart.* ὅςα δὲ ἐφ' οἷςι γενόμενα αἴρεται τούτων προγενόμενα κωλύματα *verbo* αἴρεται *excepto, pro quo* ῥύεται *legendum censet, l. cit. cod.* A *vere servasse sibi persuasit Littré V 500* 5 αὐτὰ *conieci*: αὐτὸν U *edd.*: αὐτὴν H 6 μετεθήκαςι U: *complevi*: μετατεθείκαςι *malebant Chart. et Kuehn* 7 *post* γενομένη *add.* καὶ προγενομένη H *Corn., sicuti iam* factus et antefactus *(sc. decubitus) vert. Crassus* 8 δὲ *post* πάντες *scr. Ald.*: γὰρ U 10 τὰ δὲ τῆς διανοίας H *corr. Corn.*: τὰ δὲ ταῖς διανοίαις U: τὰς *pro* τὰ δὲ *Ald.*: ὡς *pro* τὰ δὲ *a Bas. edd.* 12 δύνανται U *edd.*: *correxi* 12. 13 *addito* αὐτὰ, *ut quod facile ad* κωλύειν γενέςθαι *silentio cogitetur, non opus esse putem nec magis* τοῦ *ante* γενέςθαι *flagito* 14 τις *addidi coll. e. c. p. 79, 4 vel 99, 31, nisi* δύναςθαι *in* δυνατὸν εἶναι *mutare praestat* ὡς *post* ῥήςεως *addidi; cf. e. c. p. 29, 21 vel 107, 24* 15 τὴν *ante* τήνδε *iter.* U: *om. Ald.* an dieser Stelle ist die Untersuchung nötig, ob alle Krankheiten, mit denen eine Verlagerung der Überschüsse verbunden ist . . ., wenn diese Verlagerung vorher eingetreten ist, sie hindert *versa praebet* H, *unde* εἰ *recepi et* γενομένη *et* προγενομένη κωλύει (*sc.* ἀπόςκηψις) *mutavi pro eis quae quondam interpreti Arabi censueram obversata* ςκέψις μέν ἐςτι ποιητέα, ⟨εἰ ςκῆψις⟩ (*i. e.* ἀπόςκηψις) ἐφ' οἷς κτλ.: ςκέψις μὲν ἐςτὶ πάντα, ἐφ' οἷςι γενόμενα ῥύεται, τούτων προγενομένων κωλύει U *omnesque edd., nisi quod* κωλύειν *frustra scr. Chart.*: *eadem praeter* αἴρεται *ex* ῥύεται *corruptum testatur Hipp. Paris.* A, *cuius in testimonio perseveravit Littré V 304. 500*: *Arabidis ambagibus positis plerumque memoria cod.* U *confisus* ςκέψις μέν ἐςτι· πάντα, ἐφ' οἷςι γεν. ῥ., τούτων προγενόμενα κωλύει *tempt. Deichgr.* 17 δίφθογγον U, *quasi sciolus librarius* ε *litteram pro* ει *scriptam significare voluisset, edd.*: φθόγγον *adnotans* η. ει. ε *eodem charactere veteribus scripta corr. Corn.* 18 μόνον *coni. Schubring* *incertum* φθόγγον *an* φθόγγων *exaratum habeat* U: φθόγγων *Ald.*: φθόγγον *corr. Corn. Bas.* τὸν τοῦ η̄ U: τοῦ *ab Ald. om. edd.*: ε *scripsi*

γέγονεν ἁμαρτήματα τῶν ἐκγραφομένων, οὐ κατὰ τὴν γνώμην τῶν γραψάντων τὴν μετάθεϲιν τῶν γραμμάτων ποιηϲαμένων. διὸ καὶ προϲέχειν ἀκριβῶϲ χρὴ ταῖϲ τοιαύταιϲ γραφαῖϲ, ἐν αἷϲ δυνατόν ἐϲτι τὸν τοῦ η φθόγγον εἰϲ τὸν τοῦ ε μεταθένταϲ ἢ τοὔμπαλιν γράψανταϲ ἐπανορθώϲαϲθαι τὴν γραφήν. ὁμοίωϲ δὲ κἀπὶ τοῦ ο καὶ ω ποιητέον, ἐπειδὴ καὶ τούτων ἀμφοτέρων οἱ φθόγγοι δι᾽ ἑνὸϲ χαρακτῆροϲ ἐγράφοντο. |

III 45 [III 23. V 304, 7. 8 L.] Ἄλλου τόπου τόποι δεξά- 112
μενοι ἢ πόνῳ ἢ βάρει ἢ ἄλλῳ τινὶ ῥύονται, [ἢ] ἀλλ᾽ οἷϲιν αἱ κοινωνίαι.

Ἡ αὐτὴ ῥῆϲιϲ ἤδε κἀν τῷ Περὶ χυμῶν ἐπὶ τῷ τέλει τοῦ βιβλίου γέγραπται, καθάπερ καὶ αἱ πρὸ αὐτῆϲ ἀπὸ τῆϲ πρώτηϲ, ἐν ᾗ φηϲιν· "Οἱ αἱμορροΐδαϲ ἔχοντεϲ." ἐξηγήμεθα οὖν ἐκεῖ τελεώτερον αὐτάϲ, εἰρήϲεται δὲ καὶ νῦν τὸ κεφάλαιον. ἡ γάρ τοι διάνοια τῆϲ προκειμένηϲ ῥήϲεώϲ ἐϲτι τοιάδε· ἐξ ἄλλων τόπων εἰϲ ἄλλουϲ διαδοχαὶ γίνονται νοϲημάτων κατὰ μετάϲταϲιν τῶν ποιούντων αὐτὰ χυμῶν ἤτοι διὰ πόνον τινὰ τοῦ μέρουϲ, εἰϲ ὃ μεθιϲτάμενοι καταϲκήπτουϲιν, ἢ διὰ τὸ ϲφῶν αὐτῶν βάροϲ ἢ καὶ δι᾽ ἄλλην τινὰ αἰτίαν, οἷον φάρμακον ἐρεθίϲαν δριμὺ καὶ τρῖψιν ἤ τινα θερμαϲίαν ἔξωθεν προϲγενομένην. ἀλλὰ καὶ διὰ κοινωνίαν τῆϲ φύϲεωϲ τῶν μορίων γίνονται μεταϲτάϲειϲ. "ὄρχιϲ γοῦν οἰδήϲαϲ ἀπὸ βηχέων ὑπόμνημα κοινωνίαϲ ϲτηθέων, μαζῶν, | γονῆϲ, φωνῆϲ." ἔνιοι δὲ ⟨ἀντὶ⟩ τοῦ ἀλλ᾽ οἷϲιν αἱ κοι- 113
νωνίαι γράψαντεϲ "ἀλλοῖαι κοινωνίαι" τῆϲ ἑπομένηϲ ῥήϲεωϲ ἀρχὴν

8—10 Ἄλλου τόπου—αἱ κοινωνίαι] *similia reperiuntur De hum. 20 (V 500, 13. 14 L.)* 11 κἀν τῷ Περὶ χυμῶν ἐπὶ τῷ τέλει τ. β.] *vid. ad v. 8—10* 12 καθάπερ καὶ αἱ πρὸ αὐτῆϲ ἀπὸ τῆϲ πρώτηϲ, ἐν ᾗ φηϲιν· . . .] *III 41—44, inde a p. 182, 4* 13 ἐξηγήμεθα] *cf. adnot. ad p. 182, 13. 14* 21. 22 ὄρχιϲ γοῦν οἰδήϲαϲ—φωνῆϲ] *Epid. II 1, 6 (V 76, 15. 16 L.); cf. CMG V 10, 1 p. 173/74 Pf.*

1 ἐκγραφομένων *correxi; cf. quae in hunc quoque locum animadvertit Diels* (*CMG V 9, 2 p. XXXII ad p. 12, 15*): ἐγγραφομένων U *edd.* 5 καὶ ου̅ U: ω *corr. Crassus Corn. Chart.* 6. 7 *post* ἐγράφοντο *in vers. arab.* es ist also möglich, daß die Gestalt des dritten Buchstaben des Wortes ϲκῆψιϲ ε bedeutet, so daß es "Untersuchung" heißt, und ein Abschreiber ihn in η geändert hat, so daß es ϲκῆψιϲ wurde. Und dieser Buchstabe weist auf die Verlagerung (ἀπόϲκηψιϲ *p. 184, 9*) hin, und der Sinn des Wortes ist dann der, den ich angegeben habe *(p. 184, 15) add.* H 9 ἢ ἄλλοιϲιν U *edd.*: ἢ *cum codd. Hipp. omisso* aber dies ist in den Gliedern, zwischen denen eine Gemeinschaft ist (ἀλλ᾽ οἷϲιν αἱ κοινωνίαι) *ut Hipp. vulg. versa habet* H 14 τὸ *ante* κεφάλαιον *per errorem om. Kuehn* 17 πόνον H *corr. Corn., ut* dolorem *interpr. Crassus*: τόνον U *edd.* 21 *pro* γοῦν *coniunctione in codd. Hipp. omissa* und deshalb hat er im zweiten Buche der Epidemien gesagt (καὶ τοίνυν ἐν τῷ δευτέρῳ τῶν Ἐπιδημιῶν ἔφη· "ὄρχιϲ οἰδήϲαϲ . . .") *interpr. add.* H ἀπὸ βηχέων *cum plerisque codd. Hipp.* H *corr. Corn. Bas.*: ὑπὸ βηχωδέων *ut cod. Hipp.* C *ita* U ϲτήθεϲι, μαζοῖϲ U *edd.*: *correxi*: κοινωνίηϲ ϲτηθέων, μαζῶν *Hipp.* 22 γονῆϲ, φωνῆϲ H *corr. Bas.*: γεληφωνίη *sic* U *Ald.*: *quod ad monstrum scripturae* "γονῇ, φωνῇ *Hipp. 134, 40" (sc. Ald.) adnot. Corn.* ἀλλ᾽ οἷϲιν *ut in lemmate (v. 9)* H: ἄλλοιϲιν U *edd.* 22. 23 ⟨ἀντὶ⟩ τοῦ *supplevimus et emendavimus Deichgr. et ego*: *solum* τὸ U *edd., quibus coll. p. 183, 7 sq. assentitur Schubring*

αὐτὸ ποιοῦνται, φάςκοντες ἐπ' ἄλλο κοινωνίας εἶδος αὐτὸν μετεληλυθέναι, τὸ κατὰ τὴν τῶν χυμῶν συγγένειαν. αὐτὸς γοῦν, φαςί, λέγει· "διὰ τὴν ῥοπὴν οὐκέτι αἷμα ἔρχεται, ἀλλὰ διὰ τὴν τοῦ χυμοῦ συγγένειαν τοιαῦτα πτύουςιν." οὕτω δὲ καὶ ὁ Ῥοῦφος ἔγραψέ τε καὶ διεῖλε τὴν λέξιν οἷον προγραφήν μέν τινα νομίζων εἶναι τὸ "ἀλλοῖαι κοινωνίαι", τὴν δ' ὥςπερ ἐξήγηςιν τῆς προγραφῆς τὰ ἐπιφερόμενα. φηςὶ γὰρ εἶναι κοινωνίαν τῷ αἵματι πρὸς τὸ πῦον, ⟨ὥςθ',⟩ οἷς οὐκέτι αἷμα πτύεται τῆς ῥοπῆς ἐπὶ τἀναντία γενομένης αὐτῷ, τούτοις τὰ συγγενῆ τοῦ αἵματος γίνεςθαι πτύςματα πυώδη. διὸ καὶ τὴν λέξιν οὕτω γράφει· "ἀλλὰ διὰ τοῦ χυμοῦ τὴν συγγένειαν πῦα πτύουςιν." οἱ δὲ περὶ τὸν Σαβῖνον φυλάξαντες τὴν παλαιὰν γραφὴν ἰδίαν ἀρχὴν ἐποιήςαντο τῶν λεγομένων τὸ "διὰ τὴν ῥοπήν", ἐφ' ἣν ἤδη μεταβήςομαι. |

114 **III 46** [III 24. V 304, 9. 10 L.] Διὰ τὴν ῥοπὴν οὐκέτι αιμα ἔρχεται, ἀλλὰ κατὰ τοῦ χυμοῦ τὴν συγγένειαν τοιαῦτα πτύουςιν.

Ἐξήγημαι μὲν ἤδη τελέως τὴν ῥῆςιν ταύτην ἐν τῷ τρίτῳ τῶν εἰς τὸ Περὶ χυμῶν ὑπομνήματι. καὶ νῦν δ' ἐρῶ συντομώτερον αὐτήν· ὅταν αἷμα διά τινος μέρους ἐκκενούμενον, οἷον ἕδρας ἢ ῥινὸς ἢ μήτρας ἢ κατὰ περιόδους ἐκ γαςτρὸς ἢ σύριγγος ἢ ὁθενοῦν ἑτέρωθεν ἐπ' ἄλλα μόρια ποιήςηται τὴν ῥοπήν, οὐκέτ' ἐκκενοῦται τοῦτο διὰ τοῦ πρόςθεν χωρίου. παράδειγμα δὲ τοῦτο μερικόν ἐςτιν ἐπὶ τοῦ ⟨αἵματος⟩ τὴν ῥοπὴν εἰς θώρακα καὶ πνεύμονα ποιηςαμένου. πτύεται γὰρ ἐντεῦθεν ἄλλοις ἄλλο κατὰ τὴν τῶν χυμῶν συγγένειαν, ἀφρώδες μέν, ὅταν ᾖ φλεγματικός, ὠχρὸν δ', ὅταν πικρόχολος, μέλαν δ', ὅταν μελαγχολικός, ὥςπερ γε ἐρυθρόν, ὅταν τὸ αἷμα καταςκῆψαν ᾖ καθαρόν. εἰκότως οὖν ἔνιοι τὸ ταυ γράμμα προςθέντες οὐ ῥοπήν,
115 ἀλλὰ "τροπὴν" | ἔγραψαν, διὰ τὴν τροπὴν τοῦ αἵματος ἀξιοῦντες πτύεςθαι τὸ συγγενὲς τῇ τροπῇ. τρέπεται γὰρ ἐνίοτε μὲν ἐπὶ τὸ ⟨πι⟩κρόχολον, ἐνίοτε δ' ἐπὶ τὸ μελαγχολικόν.

2 αὐτὸς ... λέγει κτέ.] *statim v. 14—16* 4 ὁ Ῥοῦφος] *cf. p. 32, 6* 11 οἱ δὲ περὶ τὸν Σαβῖνον] *cf. CMG V 10,2,1 p. 17,22 et supra p. 32,5. 46,29* 14—16 Διὰ τὴν ῥοπὴν—πτύουςιν] *eadem quae De hum. 20 (V 502, 1. 2 L.)* 17 ἐξήγημαι] *cf. adnot. ad p. 182, 13. 14* 20 σύριγγος] *cf. p. 183, 21*

1 ποιοῦςι *scr. Ald.* 5 προςγραφὴν *ex errore Charterianae Kuehn* 6 Überschrift *versum habet* H: πρ^{ο}γρ^{ᾶc} *sic* U: προςγραφῆς *Ald.*: *corr. Chart.* 7 ὥςθ' *ex* H *addidi* 10 τοιαῦτα *pro* πῦα *Hipp.*; *cf. v. 15* πτύα *falso Chart. et Kuehn* 13 μεταβήςεται *compendiose i. t.*, -μαι *i. m. corr. ipse* U 15 κατὰ τὴν τῶν χυμῶν ξυγγένειαν *Pall.*; *cf. v. 24* ξυγγένειαν *Hipp. Chart.* 16 ἀποπτύουςιν *hic*, πτύουςιν *lib. de hum. 20 (V 502,2 L.) Hipp.* 20 ἑτέρωθεν *scripsi*: ἑτέρωςε U *edd.* 21 ποιήςεται U *edd.*: *correxi* 22. 23 αἵματος *ex* H *recepi, sicut* sanguinis *in vers. sua add. Crassus* 26 κατὰ σκῆψιν *perperam Ald.*: *unde* καταςκῆπτον *a Bas. edd.* 27 τ *Ald.* 29. 30 ⟨πι⟩κρόχολον *compl. Ald.*

III 47 [III 24. V 304, 10—12 L.] Ἔϲτιν οἷϲιν αἷμα ἀφαιρεῖϲθαι ἐν καιρῷ ἐπὶ τοῖϲι τοιούτοιϲιν. ἐπ' ἄλλοιϲι δέ, ὥϲπερ ἐπὶ τούτοιϲιν, οὐκ εἰκόϲ.

Cυμφέρει, φηϲίν, αἵματοϲ ἀφαιρεῖϲθαί τιναϲ τούτων, οἷϲ δηλονότι πλέον ἐϲτὶ τοῦτο καὶ μηδέπω τροπὴν ἀξιόλογον εἰϲ ἄλλον χυμὸν πεποιημένον, οὐκ ἀφαιρεῖϲθαι δὲ οἷϲ ἤδη τέτραπται, προηγουμένου τοῦ κατὰ τὴν δύναμιν ϲκοποῦ, κἂν παραλείπηταί ποτε κατὰ τοὺϲ λόγουϲ, ἐν οἷϲ τὰϲ ἀπὸ τῶν διαθέϲεων μόνων ἐνδείξειϲ διερχόμεθα. |

III 48 [III 24. V 304, 12. 13 L.] Κώλυϲιϲ ἐπὶ τοῖϲιν αἱμα- 116
τώδεα πτύουϲιν ὥρη, πλευρῖτιϲ, χολή.

Καὶ ταύτην τὴν ῥῆϲιν ἐφεξῆϲ ταῖϲ προγεγραμμέναιϲ ἐν τοῖϲ τελευταίοιϲ τοῦ Περὶ χυμῶν ἄλλοϲ ἄλλωϲ καὶ γράφει καὶ ἐξηγεῖται. παϲῶν μὲν οὖν τῶν γραφῶν καὶ τῶν ἐξηγήϲεων ἀπιθάνων οὐϲῶν, ἡ μετριώτερον ἔχειν μοι δόξαϲα τῶν ἄλλων ἐϲτὶν ἡ μὲν γραφὴ κατὰ τὴν ἄρτι λελεγμένην [δόξαν] λέξιν, ἡ δ' ἐξήγηϲίϲ ⟨ἐϲτ⟩ιν α⟨ὕτη⟩· "τοῖϲ αἱματώδη πτύουϲιν ἡ φλεβοτομία κωλύεται διὰ τὴν ὥραν ἀντιπράττουϲαν ἢ διὰ τὸ πάθοϲ ὂν πλευριτικὸν ἢ διὰ τὸν πλεονάζοντα χυμὸν ὄντα χολώδη." τὸ μὲν οὖν διὰ τὴν ὥραν εὔδηλον. ἐν γὰρ ταῖϲ πάνυ θερμαῖϲ ὥραιϲ, οἷάπέρ ἐϲτιν ἡ ὑπὸ κύνα, φυλαττόμεθα φλεβοτομίαν, ὡϲαύτωϲ δὲ κἂν χολώδηϲ ἱκανῶϲ ὁ ἄνθρωποϲ ᾖ. τὸ δ' ἐπὶ τῆϲ πλευρίτιδοϲ δοκεῖ ⟨τῷ φαινομένῳ⟩ μάχεϲθαι μόνον. οὐ γὰρ ἀντιπράττει φλεβοτομίᾳ τὸ πάθοϲ, ἀλλὰ | δεῖται μὴ κωλυούϲηϲ 117
τῆϲ δυνάμεωϲ ἢ τῆϲ ὥραϲ ἢ τῆϲ ἡλικίαϲ. ἔοικεν οὖν τοιοῦτόν τι τὸ λεγόμενον εἶναι· "τοὺϲ αἱματώδη πτύονταϲ φλεβοτομητέον ἐϲτὶ πάν-

1—3 Ἔϲτιν οἷϲιν—οὐκ εἰκόϲ] *eadem fere De hum. 20 (V 502, 2. 3 L.)* 4 αἵματοϲ ἀφαιρεῖϲθαί τιναϲ] *cf. Foës. Oec. Hipp. p. 110 s. v.* ἀφαιρέϲιεϲ τῶν αἱμάτων 10. 11 Κώλυϲιϲ—χολή] *eadem fere leguntur De hum. 20 (V 502, 4 L.)* 12 καὶ ταύτην τὴν ῥῆϲιν] *spectat ad p. 182, 13 sqq.* ἐφεξῆϲ ταῖϲ προγεγραμμέναιϲ] *III 45—47, inde a p. 185, 8; cf. ibid. v. 11* 17 διὰ τὴν ὥραν . . .] *cf. CMG V 9, 1 p. 288, 11 Helmr.; de cura biliosi vid. Gal. X 585 K.* 21 κἂν χολώδηϲ ἱκανῶϲ ᾖ] *cf. de aetate (ut v. 24) l. l. p. 287, 16 sqq. Helmr.*

1. 2 ἀφαιρεῖϲθαι *scr. Ald.*: ἀμφ' ἱρεῖϲθαι *sic* U: herauslaufen *versum exhibet* H: ἀφίεϲθαι *Hipp.* 2 ἐπὶ τούτοιϲιν *pro* ἐπὶ τοῖϲι τοιούτοιϲιν *Hipp.* 3 ἐπὶ τοιούτοιϲιν *a Chart. recep. Kuehn* τοῦτο *add. ante* οὐκ *Hipp.* 8 μόνον *coni. Chart.* ἐνδείξοιϲ *sic* U: *corr. Ald.* 10 κώλυϲιϲ *commentatores quosdam (cf. p. 188, 16 sqq.) secutus ad praecedentia traxit Littré V 305* 11 πλευρίτηϲ U: *corr. Ald.* 12 καὶ ταύτη μετὰ τὴν ῥῆϲιν *sic Ald. Bas.*: *itaque* ταύτην μὲν *coni. Chart.* 15 μετριωτέρωϲ U *edd.*: *correxi* 16 ἄρτι λελεγμένην *recte* U: ἀντιλεγομένην *ab Ald. edd.*: προκειμένην *coni. Corn.* δόξαν *om.* H *del. Corn.*: *add.* U *edd.* ἡ δ' ἐξήγηϲίϲ ⟨ἐϲτ⟩ιν α⟨ὕτη⟩ *emendavi et supplevi*: ἡ δ' ἐξήγηϲιϲ, ἵνα U *edd.*: ἵνα *del.* explanatio vero haec *interpretando Crassus* 17 κωλύηται U *edd.*: *correxi, sicut* impeditur *vert. Crassus* 18 ὂν *coni. Bas.*: ἦν U *Ald.* 20 ἡ *ante* ὑπὸ *om. ab Ald. edd.* 20. 21 φυλαττόμεθα U *corr. Corn.*: φυλαττόμενη *sic Ald.*: φυλάττομεν *a Bas. edd.* 22 *in vers. arab. ad* μάχεϲθαι *add.* dem, was augenscheinlich ist H, *unde supplevi*

τως, ὅσον ἐπὶ τούτῳ, πλὴν εἰ μὴ διὰ πλευρῖτιν πτύοιεν τοιαῦτα." τούτους γὰρ οὐ πάντως φλεβοτομήσεις, ὡς αἷμα πτύοντας, ἀλλὰ τοῖς ἰδίοις τῆς πλευρίτιδος ὑγιάσεις διορισμοῖς, καθ' οὓς ἤτοι φλεβοτομητέον ἐστὶ τοὺς οὕτω πάσχοντας ἢ μή. τοῦτο δέ μοι προσεπινοῆσαι συνέβη ⟨προ⟩εξηγημένῳ τὸ Περὶ χυμῶν, ἐν τῷ μεταξὺ θεασαμένῳ τινὰ ἄρρωστον, ὃς ὡς °⟨αἱ⟩μοπτοϊκὸς ἐκάλεσέ με, πτύσας αἱματῶδες ἀπὸ πλευροῦ. θεασάμενος οὖν ἐγὼ τὸ πτυσθὲν ἠρόμην αὐτόν, εἴ τινα αἴσθησιν ὀδυνηρὰν ἔχει κατὰ τὴν πλευράν, ὁ δ' ὡμολόγησεν εἶναι μικράν. ἦν δ' οὕτως ἔχων καὶ τῆς ἕξεως καὶ τῆς δυνάμεως, ὡς, εἰ μὲν ἐπτυκὼς ἦν αἷμα, διὰ τὸ κατεπείγειν τὸ τῆς φλεβοτομίας βοήθημά ⟨με ἂν⟩ τολμῆσαι παραλαβεῖν αὐτό. πλευρίτιδος δ' οὔσης ἐπιεικοῦς
118 οὐκ ἀναγκαῖον | ἦν, διόπερ οὐδὲ παρέλαβον αὐτό, καὶ σαφῶς ἐφάνη πλευριτικός τε ὁ ἄνθρωπος ὑπακούσας τε τοῖς ἄλλοις τῆς πλευρίτιδος βοηθήμασιν ἄνευ τῆς φλεβοτομίας. καὶ γὰρ καὶ μετριώταται τυγχάνουσιν, ἐφ' ὧν αἱματῶδες πτύεται.

ἔνιοί γε μὴν τῶν ἐξηγητῶν τὸ κώλυσις ἐπὶ τῇ τελευτῇ τῆς προγεγραμμένης ῥήσεως τάξαντες ἀναγινώσκουσι τήνδε τὴν νῦν προκειμένην οὕτως· ἐπὶ τοῖσιν αἱματώδεα πτύουσιν ὥρῃ, πλευρίτιδι, χολῇ, καί φασι τὴν ὥραν εἰρῆσθαι κατὰ τῶν ἐν καιρῷ καὶ προσηκόντως γινομένων· βούλεσθαι γὰρ αὐτὸν δηλοῦν ἐν ταῖς πλευρίτισιν, ὅταν ἐν ἀρχῇ πτύωσιν αἱματώδη (καὶ γὰρ καὶ οὕτω συμβαίνει τοὐπίπαν), ἐν καιρῷ γίνεσθαι μετὰ ταῦτα τὴν εἰς τὸ χολῶδες μεταβολήν. τάξιν γὰρ εἶναι καλῶς προϊούσης τῆς πλευρίτιδος ἐπὶ τὴν κρίσιν ἐφεξῆς τοῖς αἱματώδεσι τὰ χολώδη πτύεσθαι. λέλεκται δὲ καὶ ἄλλα τινὰ τοῖς ἐξηγησαμένοις τὴν λέξιν ταύτην οὐκ
119 ἄξια μνήμης. ἐγὼ δ' ἀεὶ | παραινῶ, καθάπερ ἴστε, τὸ μὴ χρονίζειν ἐν ταῖς αἰνιγματώδεσιν, ἔχοντας ἄλλα πολλὰ κατὰ τὴν τέχνην, ἐν οἷς δυνάμεθα χρησίμως γυμνάζεσθαι. |

5 ⟨προ⟩εξηγημένῳ τὸ Περὶ χυμῶν] *cf. quae animadverti ad p. 182, 13. 14.*
26 καθάπερ ἴστε] *ex iis quae dixit e. c. p. 104/05. 141, 1 sqq. 142, 14. 15*

1 πτύειεν *ex errore Charterianae etiam Kuehn* 5 ⟨προ⟩εξηγημένῳ *vel propter hiatum complevi et emendavi*: **nachdem ich vorher erklärt hatte** *versa habet* H: ἐξηγουμένω U *edd.* 6 μοπτοικὸς *sic* U: *compl. Ald.* 10 *oratio manca mihi videtur; exciditne* πλέον *vel aliud quid ante* ἐπτυκώς? 11 με ἂν *addidi,* **so daß wir gewagt hätten** *versa praebet* H πλευρίτιδος οὔσης *i. t.,* δ' οὔσης *corr. i. m.* U 12 ἦν *correxi*: εἶναι U *edd.* παρέλαβον *compend.* U: παρέλαβεν *Ald.* 17 τάνξαντις *sic* U: *corr. Ald.* 19 τὴν *post* κατὰ U *Ald. Bas.*: τῶν *corr. Corn. Chart.* 21 πτύουσιν U *edd.*: *correxi* 22 συμβαίνει οὕτω U *edd.*: *transposui* τὴν *post* εἰς U: τὸ *corr. Kuehn* 25 τινὰ *om. Chart.* 26 ἀεὶ *conieci*: *in interpret. arab.* **ich höre nicht auf zu raten** H: αὖ εἰ U *edd.*: εἰ *del. Corn.*

ΓΑΛΗΝΟΥ 120
ΕΙΣ ΤΟ ΕΚΤΟΝ ΒΙΒΛΙΟΝ ΤΩΝ ΕΠΙΔΗΜΙΩΝ ΙΠΠΟΚΡΑΤΟΥΣ ΥΠΟΜΝΗΜΑ ΤΕΤΑΡΤΟΝ

IV 1 [IV 1. V 306, 2—6 L.] Τὰ παρ' οὖς, οἷσιν ⟨ἂν⟩ ἀμφὶ κρίσιν γενόμενα μὴ ἐκπυήσῃ, τούτου λαπασσομένου ὑποστροφὴ γίνεται. κατὰ λόγον τῶν ὑποστροφέων τῆς ὑποστροφῆς γενομένης αὖθις αἴρεται καὶ παραμένει, ὥσπερ αἱ τῶν πυρετῶν ὑποστροφαὶ ἐν ὁμοίᾳ περιόδῳ. ἐπὶ [τούτου] τούτοισιν ἐλπὶς εἰς ἄρθρα ἀφίστασθαι. |

Τοὺς παρὰ τοῖς ὠσὶν ὄγκους παρὰ φύσιν ἐπὶ τῶν νοσούντων 121
γινομένους εἴωθεν ὀνομάζειν "ἐπάρματα", ἐνίοτε μὲν ὁλοκλήρῳ τῇ λέξει χρώμενος, ἐνίοτε δ' ἐλλιπεῖ, καθάπερ καὶ νῦν. ἦν γὰρ ἂν ὁλόκληρος, εἰ οὕτως εἴρητο· "τὰ παρ' οὖς ἐπάρματα γινόμενα τοῖς νοσοῦσιν·" ὥσπερ ἀμέλει κἀν τῷ πρώτῳ τῶν Ἐπιδημιῶν εὐθέως ἐν ἀρχῇ τῆς πρώτης καταστάσεως ἔγραψεν· "ἐπάρματα δὲ παρὰ τὰ ὦτα πολλοῖσιν ἑτερόρροπα καὶ ἐξ ἀμφοτέρων τοῖς πλείστοισιν ἀπύροισιν ὀρθο-

4—9 Τὰ παρ' οὖς—ἀφίστασθαι] *eadem fere inveniuntur De hum. 20 (V 502, 5—9 L.)* 11 ἐπάρματα] *vocis exempla congessit Foësius Oec. Hipp. p. 222 s. v.* 14 κἀν τῷ πρώτῳ τῶν Ἐπιδημιῶν . . .] *I 1. II 600, 3 L. I 180, 14. 15 Kw.; cf. CMG V 10, 1 p. 30, 5 sqq.*

1 ***inscriptionem finxi; cf. initium primi comm.**: tit. loco verba* Ἀρχὴ τοῦ τετάρτου τμήματος *exhibet* U: Γαληνοῦ εἰς τὸ ἕκτον τῶν Ἐπιδημιῶν Ἱπποκράτους λόγος τέταρτος *inscr. Ald. similiterque ceterae edd.* 4 παρὰ τὰ ὦτα *ut p. 190, 10/11. 23/24* H; *cf. v. 10* 4. 5 οἷσιν . . . ἐκπυήσει *pars codd. Hipp. hic praebet,* οἷς . . . ἐκπυήσει *l. l. Hipp. cod.* A: οἷσιν ἢν μὴ ἐκπυήσῃ *Pall.: unde* οἷσιν ⟨ἂν⟩ . . . ἐκπυήσῃ *supplevi coll. p. 190, 16* 5 γενόμενα *cum Hipp. cod. Paris.* C *et cum cod.* A *(lib.* Περὶ χυμῶν *20. V 502, 5 L.) et hic et p. 190, 10* U: γινόμενα *cum plerisque codd. Hipp. hoc loco scr. Chart.; cf. v. 13* τούτων λαπασσομένων U. τουτέων *Hipp. Chart.*: τούτου (τουτέου *codd. Hipp.*) λαπασσομένου *e comm. (p. 190, 24) cum Pall. restitui: in Dioscoridis correctione (p. 190, 25 sqq.) nisus Gal.* τουτέου λαπασσόμενα *legisse dubitanter suspicatus est Littré V 306* 5. 6 ὑποστοφὴ U: *corr. Ald.* 7 γινομένης U: *ex Hipp. correxi* 8 ὁμοίῃ *Hipp.* 8. 9 τούτου *ante* τούτοισιν *add.* U: *om. Ald.* 9 ἐς *Hipp. cod.* C 10 et p. 190, 3 et 6. 7 παρὰ φύσιν *om.* H 13 εἴ⟨περ⟩ οὕτως *complendo hiatum vitare non utique necessarium puto* 15 παρὰ H: κατὰ H *edd.* 16 ἀπείροισιν U *Ald.: corr. Corn. Bas.* 16 sq. und einige wurden ein wenig heiß *post* ὀρθοστάδην *versa add.* H *congruenter cum Epid. I 1 (II 600 L.), unde fort. est quod* ἔστι δ' οἳ σμικρὰ ἐπεθερμαίνοντο *suppleas*

στάδην." ἴcμεν δ' ὅτι, καθάπερ "ἐπάρματα" κατὰ τήνδε τὴν λέξιν εἴρηκεν, οὕτως "οἰδήματα" καλεῖ πολλάκις αὐτά. πάντας γὰρ ἐδείξαμεν ὑπ' αὐτοῦ καλουμένους οὕτω τοὺς παρὰ φύσιν ὄγκους, οὐχ ὡς οἱ μετ' αὐτὸν μόνους τοὺς χαύνους τε καὶ ἀνωδύνους, οἷς τοὐπίπαν ὑπάρχει καὶ χωρὶς φλογώσεως συνίστασθαι. μεμνήμεθα δ' ὅτι καὶ τὰς φλογώσεις ἁπάσας ὀνομάζει "φλεγμονάς", κἂν χωρὶς ὄγκου παρὰ φύσιν ὦσιν. οἵ γε μὴν μετ' αὐτὸν καὶ τὸ "τῆς φλεγμονῆς" ὄνομα
122 κατὰ τῶν παρὰ φύσιν ὄγκων ἐπι|φέρουσιν, ἐπειδὰν μετὰ φλογώσεώς τε καὶ ἀντιτυπίας καὶ σφυγμώδους ὀδύνης συστῶσιν. ὅταν οὖν, φησίν, ἐπὶ νοσήματός τινος ἐν τῷ τῆς κρίσεως χρόνῳ γενόμενα τὰ παρ' οὖς πρὶν ἐκπυήσῃ λαπάσσηται, τουτέστι προστέλληται καὶ ἀφανίζηται, προσδέχεσθαι χρὴ τοῖς πάσχουσιν οὕτως ὑποστροφὴν ἔσεσθαι. πολλάκις δ' ἤδη μεμαθήκατε τὸ ἔθος αὐτοῦ τὴν κατὰ τὸ λαπάσσεσθαι φωνὴν ἐπὶ πάντα τὰ ὁπωσοῦν προστελλόμενα φέροντος, ἐπειδὴ κενώτερα γίνεται. συμβαίνειν οὖν φησιν ὑποστροφὴν τοῦ νοσήματος οἷς ἂν αἱ παρωτίδες μὴ ἐκπυήσωσι, καί ποτε καὶ αὐτὰς (οὐ γὰρ δὴ διὰ παντός γε) πάλιν ὑποστρέφειν αὐξάνεσθαί τε καὶ κρίνεσθαι κατὰ λόγον τῶν ὑποστροφῶν, ὅπερ ἐστὶν ὁμοίως αὐταῖς καὶ κατὰ τὰς αὐτὰς περιόδους τῶν ἡμερῶν. ἐλπὶς δὲ αὐτοῖς καὶ εἰς ἄρθρα τινὰς γενήσεσθαι ἀποστάσεις. εἴρηται γὰρ πολλάκις ἐπὶ τῶν χρονιζόντων νοσημάτων τοῦτο συμβαίνειν. ἐξηγήμεθα δὲ τὴν ῥῆσιν τήνδε κἀν τῷ τρίτῳ τῶν εἰς τὸ Περὶ χυμῶν ὑπομνήματι γεγραμμένην ἐπὶ τοῦ τέλους τοῦ βιβλίου. ἐπεὶ δὲ προειπὼν τὰ παρ'
123 οὖς ἐπή|νεγκε τούτου λαπασσομένου, διὰ τοῦθ', ⟨ὡς⟩ δοκεῖ μοι, Διοσκορίδης προσθεὶς τὴν "ἐκ" πρόθεσιν ἔγραψεν "ἐκ τούτου λαπασσομένου", καί φησι χρῆναι προσυπακοῦσαι "τοῦ χρόνου" ἢ ἀντὶ τοῦ "μετὰ ταῦτα" τὸ "ἐκ τούτου" λέλεχθαι. εἰ δ' ὅλως ἔξει τις ὑπαλλάττειν τὰς παλαιὰς γραφάς, ἐνῆν αὐτῷ τὸ τούτου μεταποιήσαντι "ταῦτα" ἀπηλλάχθαι πραγμάτων. * * *

2 οἰδήματα] *cf. p. 7, 23 sqq. et Foës. l. l. p. 444* 2. 3 ἐδείξαμεν] *velut p. 7/8* 6 φλεγμονάς] *vid. quae adnotavi ad l. l.* 13. 14 ἤδη μεμαθήκατε ... κατὰ τὸ λαπάσσεσθαι κτλ.] *e. c. CMG V 9,2 p. 177, 7 Diels vel ibid. V 10, 1 p. 132, 15 sqq. et 10, 2, 1 p. 31, 1. 2* 20 εἴρηται γὰρ πολλάκις] *ut Epid. I 5 (II 632, 12 L.) cum Gal. comm. CMG V 10,1 p. 71,23 sqq. vel Epid. II 1,7 (V 76,17 sqq. L.) ibid. p. 174 sqq. Pfaff vel in hoc ipso libro I 9. V 270, 7. 8 L. cum comm. supra p. 34, 15 sqq.* 22. 23 κἀν τῷ τρίτῳ τῶν εἰς τὸ Περὶ χυμῶν ὑπομν. ἐπὶ τοῦ τέλους τ. βιβλ.] *cf. ad p. 182, 13. 14* 25 Διοσκορίδης] *cf. p. 163, 5*

5 καὶ] κατὰ *ex errore Charterianae Kuehn* 6 περὶ U: *corr. Ald.* 7 εἶεν U *edd.*: *correxi* 8 ἐπιδὰν U: ἐπεὶ δ' ἂν *Ald.*: *corr. Corn. Kuehn* 10 γινόμενα *scr. Kuehn* 12 οὕτω U: *corr. Kuehn* 13 ἤδει U: *corr. Ald.* 15 κενώτερα H *corr. Chart.*: καινότερα U 21 ἐξηγησάμεθα *Kuehn* 22 τῷ εἰς *falso cum Chart. Kuehn* τὸ *sicuti p. 182, 14 correxi*: τὰ U *edd.* ὑπομνήματι U: *quod quoniam minime pravum iudicari debet (cf. I. Vahlen, Gesamm. philol. Schr. I 343. 391), pariter ac p. 186, 18 numerum Gal. consuetudinis minus proprium (cf. e. c. p. 181, 3 vel 182, 14) in textu retinere veritus non sum* 24 *parum perspicuum* λαπασσαμένου *an* -σομένου *exaraverit* U: *corr. Ald.*: -σαμένου *per errorem Kuehn* διὰ τοῦτο δοκεῖ U *edd.*: ὡς *inserere quam in posteris* γράψαι *scribere malui* 29 *post* πραγμάτων *lacunam statui, quam ad explendam*

IV 2 [IV 2. V 306, 7—10 L.] Οὖρον παχύ, λευκόν, οἷον °τὸ τοῦ Ἀντιγένεος, ἐπὶ τοῖϲι κοπιώδεϲι τεταρταίοιϲ ἔϲτιν ὅτε ἔρχεται καὶ ῥύεται τῆϲ ἀποϲτάϲιοϲ. ἢν δὲ πρὸϲ τούτῳ καὶ αἱμορραγήϲῃ ἀπὸ ῥινῶν ἱκανῶϲ, καὶ πάνυ.

Εἰ μὲν τῷ τοῦ Ἀντιγένεοϲ εἴη γεγραμμένον, ὑπακούϲομεν ἤτοι οἰκέτῃ ἢ φίλῳ ἢ οἰκείῳ· ἐὰν δὲ "τῇ τοῦ Ἀντιγένεοϲ", ἤτοι δούλῃ ἢ γυναικὶ ἢ καθ' ὅντινα τρόπον οἰκείᾳ. παρῃτηϲάμην δὲ μεμνῆϲθαι τῆϲ ἐν ταῖϲ γραφαῖϲ | διαφωνίαϲ, ὅταν ἡ αὐτὴ φυλάττηται διά- 124
νοια, καὶ νῦν αὖθιϲ ἀναμεμνήϲθω τοῦτο πρὸϲ τὰ μέλλοντα καὶ μέντοι καὶ ὅτι κοπιώδειϲ ὀνομάζει πυρετοὺϲ οὐ πάντωϲ ἐκείνουϲ ὧν προηγήϲατο ϲυχνὴ κίνηϲιϲ, ἀλλὰ πάνταϲ ὅϲοιϲ ἂν ᾖ κοπιώδηϲ αἴϲθηϲιϲ. αὐτὸϲ γοῦν ἐν Ἀφοριϲμοῖϲ ἔγραψε· "κόποι αὐτόματοι φράζουϲι νούϲουϲ." καὶ νῦν δὲ μᾶλλον ἡγητέον αὐτῷ περὶ τῶν οὕτω κοπιωδῶν εἶναι τὸν λόγον ἐπὶ πλήθει παχέων καὶ φαύλων χυμῶν ὡϲ τὸ πολὺ γινομένων, διὸ καὶ δι' οὔρων ἐκκενωθέντων αὐτῶν ἡ νόϲοϲ παύεται. πιϲτοτέρα δ' ἡ λύϲιϲ γίνεται, τήν γε ἀρχὴν τῆϲ κενώϲεωϲ ἐν ἡμέρᾳ κριϲίμῳ λαβούϲηϲ. ὅϲοι δ' οὔτε δι' οὔρων οὔτε δι' αἱμορραγίαϲ ἐκρίθηϲαν, εἰϲ ἀπόϲκημμα τούτοιϲ ἡ νόϲοϲ εἴωθε τελευτᾶν.

IV 3 [IV 3. V 306, 11. 12 L.] Ὧι τὸ ἔντερον ἐπὶ δεξιὰ ἀρθριτικῷ ἐγένετο, ἦν ἡϲυχώτεροϲ. ἐπεὶ δὲ τοῦτο ἰητρεύθη, ἐπιπονώτεροϲ. |

1—4 Οὖρον—καὶ πάνυ] *eadem quae De hum. 20 (V 502, 9—12 L.)* 7. 8 παρῃτηϲάμην δὲ μεμνῆϲθαι ...] *cf. ex. gr. p. 6, 15 sqq. 123, 13 sqq.* 10 κοπιώδειϲ] *cf. p. 90, 13 vel Hipp. Aph. IV 31 (IV 512 L.) cum comm. Gal. XVII B 765 K.; Foës. Oec. Hipp. p. 348 s. v.* κόποϲ 12 ἐν Ἀφοριϲμοῖϲ] *II 5 (IV 470 L.)* 19—21 Ὧι τὸ ἔντερον—ἐπιπονώτεροϲ] *simillima extant De hum. 20 (V 502, 12. 13 L.)*

Wie Dioskorides diesen Ausdruck geändert hat, ebenso haben auch einige andere seine *(sc. Hippocratis)* Worte "es entsteht die Wiederholung" geändert, und anstatt "es entsteht" haben sie geschrieben "es endigt die Wiederholung entsprechend der Krisis der Wiederholungen", und sie wollen, daß diese Worte so erklärt werden, daß die Geschwülste, die an den Ohren entstehen, dann, wenn die Krisis gekommen ist, bleiben und nicht eitern, und daß es bei dem Abschluß dieser Wiederholungen durch die Krisis vorkommt, daß diese Stellen sich erheben *versa add.* H

2 (*post* οἷον) τὸ (ω supra) *sic* U: τὸ *ab Ald. edd.*: "*alii* τῷ" *ad* τὸ *adnot. Corn.* Ἀντιγένεοϲ *ut v. 5. 6* H *Hipp.*: ἀρχιγένεοϲ *ubique* U *edd., improbavit Littré, qui ceterum hanc observationem cum Epid. II 3, 11 et VI 2, 19 contulit (V 288)* τεταρταίοιϲιν *Hipp.* 3 ὅτι *ab Ald. edd.* ἔρχεται H *Hipp. corr. Ald.*: ἄρχεται U 4 καὶ *(pr.) post* δὲ *traiectum in cod.* C *om. ceteri codd. Hipp.* καὶ *sec. om.* C *Hipp.* 8 διαφῶ (ν supra) *ambigue* U: διαφώνηϲ *Ald.*: διαφωνίηϲ *Corn.*: *corr. Bas.* φυλάττεται *ab Ald. edd.* 13 δὲ *scripsi*: γε U *edd.* 14 *post* παχέων *add.* τε *Ald.* 15 διὸ *post* αὐτῶν *iteratum del. ipse* U 16 γε *scripsi*: δὲ U *edd.*: δὲ *del. et* τῆϲ νόϲου *ante* τὴν *add. Corn., ut* morbi solutio *verterat Crassus: si omnino,* αὐτῆϲ *post* λύϲιϲ *addere sufficiat* 19 ἐπὶ δεξιὰ *cum Hipp.* U *corr. Chart.*: ἐπὶ δεξιᾷ *Ald. Bas.* 19. 20 ἀρθριτικῷ H *ut* Π. χυμῶν *20 (V 502, 12 L.) cod. Paris.* A: ἀρθριτικὸϲ U *edd.* 20 ἡϲυχιώτεροϲ U *Corn.*: -ον *Ald.*: ἡϲυχότεροϲ *Bas.*: *corr. Chart.* ἦν δὲ ἡϲυχώτεροϲ *Hipp. cod.* C

125 Διττὴ κἀνταῦθά ἐστιν ἡ γραφὴ τὴν διάνοιαν ὑπαλλάττουσα, παλαιοτέρα μὲν ἡ μετὰ τοῦ νυ κατὰ τὴν πρώτην συλλαβὴν τοῦ ἔντερον ὀνόματος, ὕστερον δὲ προστεθεῖσα ἡ ἄνευ τοῦ νυ βουλομένων τῶν οὕτω γραψάντων ἐπὶ τῶν παρ' οὓς συνισταμένων εἰρῆσθαι τὸ "ἕτερον", ὥσπερ γε πάλιν τῶν τὸ ἔντερον ἤτοι γ' ἐπὶ τῶν ἀλγησάντων τὸ ἔντερον ἢ κἀπὶ τῶν τεινομένων τὸ ἔντερον. ἔντερον δ' εἰρῆσθαι ἑνικῶς ἔνιοι μὲν τὸ κῶλον ἐνόμισαν, ἔνιοι δὲ τὸ τυφλόν, ὃ δὴ καὶ ῥᾷον ὀλισθαίνει ⟨ποτὲ⟩ εἰς τὸν ὄσχεον ὡς ἂν ἀπολελυμένον. ὅτι μὲν οὖν ἀπολέλυται τοῦτο μόνον τὸ ἔντερον, ἁπάντων τῶν ἄλλων ὑπὸ τοῦ μεσεντερίου δεδεμένων τε καὶ συνεχομένων, ἀληθεύουσιν. εἰ δὲ διὰ τοῦτο κατενεχθὲν εἰς τὸν ὄσχεον ὁ ἀρθριτικὸς ἐρρᾳστώνησεν, εἴτ' αὖθις αὐτοῦ θεραπευθέντος ἐν τοῖς αὐτοῖς ἐγένετο, μαντείας δεῖται. πιθανώτερον γοῦν ἐστιν ἐπὶ τοῦ τὸ κῶλον ἀλγήσαντος εἰρῆσθαι τὸν λόγον. εἰκὸς γὰρ ἦν κουφισθῆναι τῶν ἀρθριτικῶν ἀλγημάτων αὐτὸν ⟨διττῶς ἐν τῇ γενέσει τῶν κατὰ τὸ κῶλον ἀλγημάτων⟩, |
126 ἑνὶ μὲν λόγῳ, καθ' ὃν αὐτὸς ἔφη "⟨δύο⟩ πόνων ἅμα γινομένων μὴ κατὰ τὸν αὐτὸν τόπον ὁ σφοδρότερος ἀμαυροῖ τὸν ἕτερον", ἑτέρῳ δ' ὅτι τῶν εἰς ἄρθρα ῥεόντων χυμῶν ἐπὶ τὸ κῶλον ἐγένετο μετάστασις. ἔνιοι δὲ τῶν ἐξηγητῶν τὸν ἀρθριτικὸν τοῦτον "ἰσχιαδικὸν" εἶναί φασι καὶ διὰ τοῦτο κατελθόντος τοῦ τυφλοῦ °ἐντέρου ῥᾳστωνῆσαι, μηκέτι θλιβομένου τε καὶ βαρυνομένου τοῦ ἰσχίου, παρὰ τὸ τῶν Ἑλλήνων ἔθος ὀνομάζειν βουλόμενοι τὸν ἰσχιαδικὸν ἀρθριτικόν. ἄχρι δεῦρο μὲν οὖν αἱ ῥήσεις ἅπασαι κἀν τῷ Περὶ χυμῶν ἐπὶ τῇ τελευτῇ τοῦ βιβλίου γεγραμμέναι εἰσί. μεταβήσομαι δ' ἤδη πρὸς τὰς ἐν °μόνῳ τῷ προκειμένῳ συγγράμματι γεγραμμένας.

1 διττὴ κἀνταῦθα κτε.] *refert ad p. 191, 5 sqq.* 4 ἐπὶ τῶν παρ' οὓς συνισταμένων] *cf. p. 187, 4* 8 et 11 τὸν ὄσχεον] *vid. Foës. Oec. Hipp. p. 465 s. v.* ὄσχεον *et* ὄσχεος, ἢ τὰ ὄσχεα 16 αὐτὸς ἔφη κτλ.] *Aph. II 46 (IV 482 L.)* 21. 22 παρὰ τὸ τῶν Ἑλλήνων ἔθος . . . τὸν ἰσχιαδικὸν ἀρθριτικόν] *oblocutus est Foësius Oec. Hipp. p. 91 s. v.* ἀρθρῖτις 23. 24 αἱ ῥήσεις ἅπασαι κἀν τῷ Περὶ χυμῶν ἐπὶ τῇ τελευτῇ τοῦ βιβλίου γεγραμμέναι] *hic desinunt cum lib. De hum. c. 20 consonae sententiae a p. 182, 4 incipientes*

2 et 3 ν *ab Ald. edd.* 4 εἰρεῖσθαι *ut v. 6/7 et 14* U: *corr. Ald.* 4. 5 ἕτερον *corr. Corn. Bas.*: ἔντερον U *Ald.* 7 ἑνικοῦ U: *corr. Chart.* ἐνώμισαν U: *corr. Bas.* 8 ποτὲ *inter* ὀλισθαίνει *et* εἰς *inserendo hiatum sustuli* 10 δεδεγμένων *perperam ab Ald. edd.* 11 τὸ ὄσχεον *Kühn* ἀρθητικὸς *compendiose* U: *corr. Bas.* 11. 12 ἐραστώνησεν U: *corr. Bas.* 15 *in interpret. arab.* und es war notwendig, daß die Schmerzen in den Gelenken beim Entstehen der Schmerzen im Kolon auf zweierlei Art erleichtert wurden *praebet* H, *unde supplevi*: διὰ *ante* τῶν ἀρθριτικῶν *addendo loco aegrotanti medebatur Corn.* 16 δύο *om.* U: *ex* H *addidi, sicut ante* πόνων *additum hab. Hipp.* 21 θλιβομένου U: *corr. Ald.* 22 ὠνομάζει U: *corr. Ald.* 22. 23 ἄχρι μὲν οὖν αἱ δεῦρο ῥήσεις U *edd.*: δεῦρο *transposui* 25 συγγράμματι *potius quam* συντάγματι *scripsi,* Abhandlung (πραγματείᾳ) *versum habet* H: πράγματι U *edd.*: volumine *interpret. Crassus* γεγραμμένας *ob hiatum scripsi*: ἐγκειμένας U *edd.*: *an* τὰς ἐν μόνοις τοῖς προκειμένοις ὑπομνήμασιν ἐγκειμένας *genuinam scripturam produnt?*

IV 4 [IV 4. V 306, 13—308, 4 L.] Ἡ Ἀγάσιος, κόρη μὲν ἐοῦσα, πυκνοπνεύματος ἦν. γυνὴ δὲ γενομένη, ἐκ τόκου ἐπίπονος ἐοῦσα [οὐ πάνυ] | ἐπιπολαίως ἦρεν ἄχθος μέγα, 127 αὐτίκα μὲν ἐδόκεε ψοφῆσαί τι κατὰ τὸ στῆθος, τῇ δ' ὑστεραίᾳ ἆσθμά τε εἶχε καὶ ἤλγεεν ἰσχίον τὸ δεξιόν. ὁκότε τοῦτο πονέοι, τότε καὶ τὸ ἆσθμα εἶχε, παυσαμένου δ' ἐπαύσατο· ἔπτυσεν ἀφρώδεα, ἀρχομένη δ' ἀνθηρά, καταϲταθὲν δὲ ἐμέσματι χολώδει ἐῴκει λεπτῷ· οἱ πόνοι δὲ μάλιστα, ὁκότε πονοίη τῇ χειρί.

Πνεῦμα τὴν ἀναπνοὴν ὀνομάζοντος αὐτοῦ πολλάκις ἠκούσαμεν, ὥστε καὶ τὴν πυκνοπνεύματον ἡγητέον εἰρῆσθαι τὴν πυκνὸν ἀναπνέουσαν. οἷς δ' ἂν ἱκανῶς αὐξηθῇ τὸ τοιοῦτον τῆς δυσπνοίας εἶδος, ἆσθμα καὶ ὀρθόπνοια τὸ πάθος ὀνομάζεται, χωρὶς πυρετοῦ δηλονότι γενόμενον, ἤτοι παχέων καὶ γλίσχρων χυμῶν καταλαμβανόντων τὰς ὁδοὺς τοῦ πνεύματος ἤ τινος ἀπέπτου φύματος ἐν τῷ πνεύμονι συστάντος. οὖσα δὲ καὶ πρόσθεν αὐτὴ δύσπνους, ἐπίπονος ἐγένετο μετὰ τὸν τόκον. εἰ μὲν οὖν μηδὲν εἰρηκὼς | περὶ τῆς δυσπνοίας 128 ἐπίπονον ἔφησεν αὐτὴν γεγονέναι, πιθανὸν ἂν ἦν ἀκοῦσαι τῷ παντὶ σώματι κοπώδη σχεῖν αἴσθησιν τὴν γυναῖκα ταύτην. ἐπεὶ δὲ πυκνοπνεύματον αὐτὴν εἶπεν εἶναι, προσηκόντως ἄν τις ἀκούσειεν ἐπὶ τοῦ θώρακος εἰρῆσθαι τὸν πόνον γεγονέναι. μετρίου δ' ὄντος αὐτοῦ συνέβη τι καὶ ἄλλο σύμπτωμα τοιόνδε· βάρος τι διὰ τῶν χειρῶν ἀραμένη παραχρῆμα μὲν ᾔσθετό τινος ἐν τῷ στήθει ψόφου, ῥαγέντος ὡς εἰκὸς τοῦ φύματος, τῇ δ' ὑστεραίᾳ διαδοθέντος ἕως τῆς τραχείας ἀρτηρίας τοῦ περιεχομένου κατὰ τὸ φῦμα χυμοῦ τήν τε τοῦ πνεύματος πυκνότητα ἐπιταθῆναι συνέβη καὶ μηκέθ' ἁπλῶς εἶναι πυκνόπνοιαν, ἀλλ' ἤδη τὸ καλούμενον ἆσθμα. κατὰ βραχὺ δ' ἀναπτυσθέντος τούτου τελέως ἐπαύσατο τῇ γυναικὶ ταύτῃ τὰ τῆς δυσπνοίας.

1—5 Ἡ Ἀγάσιος—τὸ δεξιόν] *cit. Gal. VII 957. 958 K.* 10 πνεῦμα . . . πολλάκις ἠκούσαμεν] *e. c. CMG V 9, 1 p. 149, 25 Helmr.; V 9, 2 p. 238, 15 Heeg; V 10, 1 p. 110, 13. 14; in Epid. II 3, 7 (V 108, 17 L.) cum Gal. comm. l. l. p. 274/75 Pfaff; V 10, 2, 1 p. 72, 12 sqq.; denique imprimis Arabide servata p. 73, 18—74, 5* 26. 27 μηκέθ' ἁπλῶς εἶναι πυκνόπνοιαν, ἀλλ' ἤδη τὸ καλούμενον ἆσθμα] *cf. XVII B 633. XVIII A 77. VII 957 K. CMG V 10, 2, 1 p. 73, 6 sqq.*

1 *in vers. arab.* Das Mädchen, welches Agasias hieß (ἡ *igitur ut in codd. Pall. omisso*) H: ἡ ἀγήσιος U: ἡ Ἀγάσιος *Hipp.* 3 ἐπίπονος ἐοῦσα *(ut* H*)* οὐ πάνυ ἐπὶ πλέον ἦρεν U *Ald.*: οὐ πάλαι, ἐπιπολαίως ex Hip. tex. *in marg. Ald. adnot. Corn.* οὐ πάλαι *sec. Hipp. ante* ἐπίπονος *add. cum Chart. Kuehn* οὐ πάνυ *sec.* H *delevi* ἐπιπολαίως H *Hipp.*: ἐπὶ πλέον U *edd.* ἦρον *ex errore Charterianae Kuehn* 4 ψοφῆσαί τι ἐδόκεε *colloc. Hipp.* 4. 5 τῇ δ' ὑστεραίῃ ἆσθμά τε εἶχε *Hipp.* 5 ἄσθματα εἶπε U: εἶχε *corr. Ald.; cf. v. 6*: ἆσθμά τε *(sic) adscr. Corn.*: *correxi* ἤλγει *Hipp.* 8. 9 οἱ πόνοι μάλιστα μὲν *Hipp.* 9 ταύτῃ *post* τῇ χειρὶ *add. Hipp.* 11 *ut v. 21* εἰρεῖσθαι U: *corr. Ald.; cf. p. 135, 15* πυκνὰν U: *corr. Chart.* 12 τοιοῦτο U: *sec. normam scripsi* 26 ἐπισταθῆναι U *edd.*: *correxi coll. p. 194, 2* 27 πυκνόποιαν *per comp.* U: *corr. Ald.* 28 τὰς *pro* τῆς *ex errore Charterianae etiam Kuehn*

ἄχρι μὲν δὴ τούτου ζήτημ' οὐδέν ἐστιν, ἀλλ' εὐλόγως ἅπαντα γέγονε. διὰ τί δὲ συνεπετάθη τε καὶ συνερρᾳστώνησε τοῖς κατὰ θώρακα ⟨τὰ
129 κατὰ⟩ τὸ ἰσχίον, εἰκό|τως ἄν τις ζητήσειεν, οὐκ οὔσης τινὸς κοινωνίας ἰσχίῳ πρὸς θώρακα, καθάπερ ἐστὶ τοῖς γεννητικοῖς μορίοις. ἴσως οὖν ἀσθενέστερον ἔχουσα τὸ ἰσχίον ἤλγησε, κατὰ τὸν αὐτὸν χρόνον ἀφικομένων τινῶν χυμῶν εἰς αὐτὸ περιττῶν. οὐ γὰρ ἀναφαίνεται τοῖς κοινωνίαν ἔχουσι φυσικὴν μορίοις ἡ συμπάθεια γινομένη φθασάντων ἐνίοτε δέξασθαι τῶν ἀσθενῶν τὴν περιουσίαν τῶν λυπούντων χυμῶν. ⟨ἔγραψε γὰρ τὰ ἀφρώδη τῶν πτυσμάτων τὴν τῶν χυμῶν⟩ φύσιν ἐνδεικνύμενα. τὰ μὲν γὰρ ἀφρώδη φλεγματικὸν εἶναι δηλοῖ τὸν χυμόν, τὰ δὲ ἀνθηρὰ τὸ αἷμα πλεονάζειν, ὥσπερ γε τὰ ὠχρὰ τὴν ὠχρὰν καὶ ξανθὴν ὀνομαζομένην χολήν, κατὰ δὲ τὸν αὐτὸν τρόπον καὶ τὰ μέλανα τὴν μέλαιναν. λέλεκται δ' ἤδη πολλάκις, ὡς, ὅταν ἁπλῶς εἴπῃ χολώδη, τὴν ὠχράν τε καὶ ξανθὴν ὀνομαζομένην σημαίνει χολήν, ⟨τοῖς δὲ⟩ εἴδεσι τῶν ἄλλων χολῶν τὴν χρόαν προσγράφει. καὶ γὰρ ἰώδης ἐμεῖται χολὴ καὶ ὑπέρυθρος καὶ μέλαινα καὶ ὀρφνώδης. τὸ δ' ἐπὶ τῇ τελευτῇ τῆς ῥήσεως προσγεγραμμένον ὡς ἐπόνει μᾶλλον ἐν
130 ταῖς τῆς χειρὸς ἐνεργείαις πρὸς ἔνδειξιν τῆς συμ|παθείας εἴρηται. ἀκηκόατε δ' ἤδη καὶ κατ' ἄλλον λόγον, ὁπότε τὰ τοῦ θώρακος ἄνω πάσχοι, κατὰ τὸ πρῶτόν τε καὶ δεύτερον μεσοπλεύριον, εὐλόγως τὰς χεῖρας εἰς συμπάθειαν ἔρχεσθαι νεύρων εἰς αὐτὰς ἀφικνουμένων ἐκ τούτων τῶν μεσοπλευρίων. εἰκὸς δ' ἐστὶ καὶ ῥαγῆναί ⟨τι⟩ κατὰ τὸ δεξιὸν μέρος τοῦ θώρακος, ἡνίκα τὸ ἄχθος ἀνήρατο, καὶ διὰ τοῦτο κατ' εὐθυωρίαν ἰσχίον παθεῖν τὸ δεξιόν. καὶ εἴπερ τῷ γενομένῳ πάθει τῶν νεύρων ἐν τῷ βάρος ἆραι τὴν γυναῖκα συνέπαθεν ὁ θώραξ τῇ χειρί, πιθανόν ἐστι κατ' ἐκεῖνα μάλιστα τὰ μέρη παθεῖν αὐτόν, ὅθεν ἡ τῶν νεύρων ἐστὶν ἔκφυσις ἐπὶ τὰς χεῖρας.

13 λέλεκται δ' ἤδη πολλάκις . . .] *e. c. CMG V 10, 1 p. 102, 8 sqq. vel ibid. V 9, 1 p. 40, 12 sqq. Mew. vel p. 224, 1 sqq. 275, 25 Helmr.* 16 ἰώδης ἐμεῖται χολὴ—ὀρφν.] *cf. cum Gal. XVII B 395 tum VII 76. IX 575 K.* 19 κατ' ἄλλον λόγον . . .] *in observatione primi aegroti Epid. III 1 (III 24, 6 L. I 215, 6 Kw.)* ἕκτῃ πτύαλα ποικίλα, ὑπέρυθρα *(cf. CMG V 10, 2, 1 p. 5, 19 sqq.)*

1 ζί|τειμ' *sic* U: *corr. Ald.* 2 συνεραστώνησε U: *corr. Bas.* 2. 3 τὰ κατὰ *incertus addidi* 3 οὐκ οὔσης *corr. Corn. Bas.*: ἀκούσης U *Ald.* 4 γενῆ^τ) U: γεννητικοῖς *corr. Ald.*: γεννικοῖς *falso a Chart. edd.* 6 ἀναφαίνεται *vix sanum* U: ἀεὶ φαίνεται *vel* ἐπιφαίνεται *coniecerim* 8 *post* χυμῶν *orationem hiantem e vers. arab. supplevi,* und er hat den Zustand dessen beschrieben, was schäumig war von seinem Auswurfe, der hinweist auf die Natur dieser Säfte H: *sententiam mutilam additis* sputi autem reiecti qualitas humoris infestantis naturam indicat *ad integritatem revocabat Crassus*: *a quibus profectus* τῶν δὲ λυπούντων χυμῶν φύσιν ἐνεδείκνυτο τὰ πτύαλα (*deletis* υντο αἱ πτύσεις) *adnot. Corn.* 9. 10 ἐνδεικνύμενα H: ἐνδεικνυμένη U *edd.* 15 ⟨τοῖς δὲ⟩ εἴδεσι *supplevi et emendavi potius quam simplex* ἐπὶ δέ, *quod addebat Corn.*: zu den anderen Arten der Galle *versa add.* H: ἢ πλέον U *edd.* 22 τι *addidi coll. p. 193, 23 sq., sicut* aliquid ruptum fuisse *interpr. Crassus* 23 ἀνηρεῖτο U *edd.*: *correxi; cf. p. 193, 22*

IV 5 [IV 4. V 308, 4—6 L.] Ταύτην εἴργεϲθαι ϲκορόδου, χοίρου, ὄϊοϲ, βοόϲ, ἐν δὲ τοῖϲι ποιευμένοιϲι βοῆϲ, ὀξυθυμίηϲ.

Διάφοροι καὶ κατὰ τήνδε τὴν ῥῆϲιν αἱ γραφαὶ γεγόναϲιν, ἐνίων μὲν γραψάντων ἐν ἀρχῇ κατὰ δοτικὴν πτῶϲιν | τὸ ταύτῃ καὶ ποιη- 131
ϲάντων τὴν γραφὴν τοιάνδε· ταύτῃ εἴργεϲθαι χοίρου, ϲκορόδου, ὄϊοϲ, βοόϲ, ⟨ἐνίων δέ, ὡϲ καὶ ἡμεῖϲ, ἀντὶ τοῦ "ταύτῃ" τὸ ταύτην γραψάντων,⟩ ἐνίων δὲ χωρὶϲ τοῦ ταύτην, ἀρξαμένων γ' ἀπὸ τοῦ εἴργεϲθαι. ⟨προϲ⟩υπακούειν δ' ἀξιοῦϲιν ἅπαντεϲ τὸ "ἔδοξεν ἡμῖν τοῖϲ ἰωμένοιϲ αὐτὴν" ἢ "ϲυνεβουλεύϲαμεν αὐτῇ" ⟨ἢ⟩ "ϲυμφέρει" ⟨ἢ⟩ ὁτιοῦν τοιοῦτον. καὶ διὰ τοῦτο περὶ τῆϲ γραφῆϲ οὐ προϲήκει ϲπουδάζειν, ἀλλ' ὅπερ ἄν τιϲ ἐθέλῃ, γράφειν ἐπιτρέπειν, ἐπειδὴ τὰ τῆϲ διανοίαϲ φυλάττεται κοινά. ἐάϲαντεϲ οὖν τὴν ἐν λέξει λεπτολογίαν ἐπὶ τὰ διδαϲκόμενα πράγματα μεταβαίνωμεν ⟨βοη⟩θοῦντα τῇ προειρημένῃ γυναικί. καὶ τοῖϲ ἄλλοιϲ δὲ δηλονότι τοῖϲ οὕτω διακειμένοιϲ ϲυμφέρει χοιρείων τε κρεῶν ἐδωδῆϲ καὶ βοείων καὶ προβατείων ⟨ϲκορόδου τε καὶ τῆϲ χρήϲεωϲ τῶν ἄλλων⟩ ἀπέχεϲθαι, τούτων μὲν ὡϲ ἰϲχυρῶν τε καὶ δυϲπέπτων, ϲκορόδου δὲ ὡϲ δριμέοϲ τε καὶ διαβρωτικοῦ, βοῆϲ δέ, ὡϲ οὐ μόνον τὰ προερρωγότα τῶν ἀγγείων ἐπιρρήττειν δυναμένηϲ, ἀλλὰ καὶ τὰ μήπω πρό-

11—13 καὶ διὰ τοῦτο—ἐπειδὴ τὰ τῆϲ διανοίαϲ φυλάττεται κοινά] *cf. p. 191, 7—9* 16. 17 χοιρείων τε κρεῶν κτέ.] *cf. p. 160/61* 18. 19 ϲκορόδου] *cf. CMG V 9, 1 p. 191, 21 sq. 341, 14 sqq. V 4, 2 p. 329/30 Helmr.*

1 εἰργάϲαϲθαι U *Ald. Bas.*: *corr. Corn. Chart.*; *cf. v. 6* 2 χοιρίου *Hipp. cod.* C *post* χοίρου *parvo spatio relicto* ⁜ χεῖραϲ + οἰὸϲ. βοὸϲ. U: χεῖραϲ *omisso corr. Ald.* ἐν δὲ τοῖϲι ποιευμένοιϲι *sec. interpret. arab. correxi*, und bei den Dingen, welche getan werden, von Geschrei und Aufregung H, *ut* προϲφερόμενα *et* ποιούμενα *inter se opponantur, velut e. c. Gal. De sanitate tuenda l. I 15, 5 CMG V 4, 2 p. 36, 8 Koch*: ἐν δὲ τῆϲι ποιευμένοιϲι βοῆϲ ὀξυμίηϲ *sic* U *Ald.*: ἐν δὲ τοῖϲι πνευμένοιϲι βοῆϲ ὀξυθυμίηϲ *ex Hipp. Bas. Leonardus Fuchsius fol. 94 C*: *qua confisus lectione* πνευμένουϲ *eos quibus respirationis organa affecta sunt vix recte accepit Foësius Oecon. Hipp., Francofurdi 1588, p. 521*: "πνευομένοιϲι *Hip. text. falso*" *adnot. Corn.*: in agendis vero a clamore et excandescentia *interpr. Crassus* 6 ταύτην *ante* εἴργεϲθαι U: *corr. Ald.* 6. 7 χοίρου, ϲκορόδου U: *transponi velim*; *cf. v. 1 sq.* 7 *ante* ἐνίων δὲ und einige schreiben diese Worte, wie wir sie geschrieben haben, und setzen statt "dieser" "diese" *versa add.* H, *unde supplevi* 8 γ' *post* ἀρξαμένων *scripsi*: δ' U *edd.* 9 εἰργάϲθαι U *edd.*: *ex v. 6 correxi* ⟨προϲ⟩υπακούειν *ex* H *complevi* 9 sqq. *in Arabide* und alle sagen, daß man hinzuverstehen müsse, daß der die Frau behandelnde Arzt der Ansicht sei, ihr zu raten, sich dessen zu enthalten, was er aufgezählt hat, oder daß er der Ansicht sei, daß dieses für sie gut sei, oder etwas dergleichen H, *ita ut interpretem* τὸ ἔδοξεν ἡ. τ. ἰ. αὐτὴν [ἢ] ϲυμβουλεῦϲαι ⟨ταύτην εἴργεϲθαι τῶν εἰρημένων ἢ τοῦτο⟩ ταύτῃ ϲυμφέρει ἢ ὁτιοῦν τοιοῦτον *in animo habuisse opiner*: ἢ ϲυνεβουλεύϲαμεν αὐτῇ ϲυμφέρει ὁτιοῦν τοιοῦτον U *edd.*, *praeterquam quod* ϲυμφέρειν *coni. Bas.* ἢ *alterum ex* H *recepi* 14 μεταβαίνοντεϲ U *edd.*: *correxi* ⟨βοη⟩θοῦντα *conieci*: τοιαῦτα U *edd.* γυναικὶ καὶ τοῖϲ U *edd.*: *distinxi* 16 *post* προβατείων und von dem Essen von Zwiebeln *versa add.* H, *cuius additamentum hoc loco servavi*: ⟨allio,⟩ sue, ove, bove *ex lemmate aucta iam anteposuerat Crassus* *propter* βοῆϲ δὲ *etc. talia qualia* καὶ τῆϲ χρήϲεωϲ τῶν ἄλλων *interisse mihi videntur* 19 ἐπιρρήπτειν *sic* U: weil das Zerreißen der Gefäße vermehrt wind *versa exhibet* H: *correxi*: ἐπιῤῥίπτειν *a Bas. edd.*

τερον πεπονθότα, ⟨ὀξυθυμίας δὲ ὡς δυναμένης τοὺς τόπους πεπονθότας⟩ τοὺς ἐν τοῖς ἀναπνευστικοῖς ὀργάνοις ἀδικεῖν, τάσιν τέ τινα καὶ θερμασίαν καὶ πνευμάτωσιν ἐν αὐτοῖς ἐργαζομένης. δῆλον δ' ὅτι
132 ταῦτα μὲν ὡς παραδείγματα εἴ|ρηται τῷ Ἱπποκράτει, συμβουλεύει δ' ἀπέχεσθαι πάντων μὲν τῶν δυσπέπτων, πάντων δὲ τῶν δριμέων, ἁπάντων δὲ τῶν κακοχύμων καὶ προσέτι τῶν βιαίαν τινὰ τάσιν ἐν τοῖς ἀναπνευστικοῖς ὀργάνοις ἐργαζομένων.

IV 6 [IV 5. V 308, 7—10 L.] Ὧι ἐν τῇ κεφαλῇ ἐνέμετο [ἔπαρμα], ⟨ᾧ⟩ πρῶτον ἡ στυπτηρίη ἡ κεκαυμένη ἐνήρμοσεν, εἶχεν ἄλλην [πρώτην] ἀπόστασιν, ἴσως ὅτι ὀστέον ἔμελλεν ἀποστήσεσθαι, ἀπέστη ἑξηκοσταῖον ὑπὲρ τοῦ ὠτὸς ἄνω, πρὸς κορυφὴν τὸ τρῶμα ἦν.

Ἔνια τῶν οὕτως γεγραμμένων ἴσως μὲν αὐτῷ τῷ γράψαντι πρὸς ἀνάμνησιν ἦν ὠφέλιμα, τοῖς δ' ἐντυγχάνουσιν ἡμῖν οὐ πάνυ σαφὴς ἐστιν ἡ ἐξ αὐτῶν ὠφέλεια. διηγεῖται γάρ τινος ἐν τῇ κεφαλῇ νομῶδες ἕλκος ὠφελεῖσθαι τὸ πρῶτον ὑπὸ τῆς κεκαυμένης στυπτηρίας. εἶναι μέντοι ⟨γ'⟩ αὐτῷ καὶ κατ' ἄλλον τινὰ τόπον ἀπόστασιν, ἔνθα καὶ ὀστοῦν ὕστερον ἀπέστη. προσγέγραπται δὲ καὶ τὸ
133 πεπονθὸς μέρος | τῆς κεφαλῆς, ἀλλ' αὐτῷ σπάνιον τὸ πρᾶγμα ⟨ἐδόκει, διὸ⟩ καὶ συμβουλὴν οὐδεμίαν ἔγραψε, μόνα τὰ γενόμενα διηγησάμενος.

IV 7 [IV 6. V 308, 11. 12 L.] Τὰ κῶλα ἔχει οἷα κυνός, μείζω δέ· ἤρτηται ἐκ τῶν μεσοκώλων. ταῦτα δὲ ἐκ νεύρων ἀπὸ τῆς ῥάχιος ὑπὸ τὴν γαστέρα.

Εὔδηλον ὅτι καὶ ταῦτα ἔγραψεν εἰς ἀνάμνησιν ἑαυτῷ τῶν ἀνατομικῶν ὄντα θεωρημάτων. ὁ γὰρ ἄνθρωπος ὁμοίαν ἔχει κυνὶ τὴν

22 μεσοκώλων] *cf. Gal. lex. Hipp. XIX 122, 5 K. s. v.* μεσόβλημα *iam a Foësio (Oec. Hipp. p. 408) in* μεσόκωλον *vel* μεσοκώλων *corr.; vid. Helmreich, Handschriftl. Verbess. zu d. Hippokratesglossar d. Gal., Relat. Acad. Berol. 1916, VII 207*

1 *post* πεπονθότα *in vers. arab.* und was die Erregung betrifft, weil sie den kranken Orten der Atmungswerkzeuge schadet *add.* H, *unde supplevi* 2 τοὺς *ante* ἐν τοῖς *correxi*: τοῖς U *edd.*: *del. Corn.* 4 τῶ ἱππ^{οη} U: *corr. Chart.* 9 ἔπαρμα *om.* H *Hipp.*: *add.* U ᾧ *ante* πρῶτον *cum Hipp. ex* H *addidi* πρῶτον *om.* H: πρῶτος *per errorem Charterianae Kuehn* 10 πρώτην *om.* H *Hipp. del. Corn.*: *add.* U *omnesque edd.* 11 ἀποστείσεσθαι U: *corr. Ald.* 11. 12 *in vers. arab.* und er (*sc.* der Knochen) fiel heraus am 60. Tage oberhalb des Ohres, und es war seine Wunde nach der Spitze des Kopfes hin H, *cui assentiens distinxi*: ὑπὲρ τοῦ ὠτὸς ἄνω *cum sequentibus coniunxerunt* U *Hipp.*: τρῶμα H *Hipp. corr. Corn., ut* vulnus *interpret. Crassus*: πρᾶγμα, *quod verisimiliter e comm. (v. 19) irrepsit,* U *edd.* 16. 17 στυπτη$^{ρ'}$ *ambigue* U: στυπτηρίας *corr. Ald.* γ' *ob hiatum addidi* 19 αὐτῷ *sec.* H *scripsi*: οὕτω U *edd.* 19. 20 ἐδόκει, διὸ *addidi* 20 γινόμενα U *edd.*: *correxi* 21. 22 κόλα *et* μεσοκόλων *fort. recte Corn.* 22 μείζω δὲ ἤρτηται ἐκ τῶν μεσοκώλων U *edd.*: *sec. Hipp. distinxi; cf. p. 197, 1*: μείζω, ἤρτηται δὲ *malebat Corn.* 23 ὑπὸ H *Hipp. corr. Corn.; cf. p. 197, 14*: ἐπὶ U *edd.*

τῶν κώλων φύςιν, ἀλλὰ καὶ μείζω φηςὶν εἶναι αὐτὰ καὶ ἠρτῆςθαι ἐκ τῶν μεςοκώλων, ὡς εἰ καὶ "μεςεντερίων" εἰρήκει, γενικώτερον μὲν γὰρ ὄνομα τὸ τῶν μεςεντερίων ἐςτίν, εἰδικώτερον δὲ τὸ τῶν μεςοκώλων. τοιοῦτον δὲ ἄλλο περὶ τῶν κατὰ τὴν νῆςτιν ἐντέρων ἢ τῶν ἄλλων λεπτῶν οὐκ ἔςτιν ὄνομα. "μεςονήςτιον" γὰρ ἤ τι τοιοῦτον οὐδεὶς εἴρηκεν. ἔςτι μὲν οὖν ςυνεχῆ τὰ μεςεντέρια τά τε τῶν λεπτῶν καὶ τῶν παχέων· ὅμως δὲ περι|γραφάς τινας ἰδίας ⟨οὐκ 134
ἔχειν⟩ φαίνεται καὶ χωρίζεςθαι μάλιςτα κατὰ τὰς ἐν αὐτοῖς φλέβας. ἰδίᾳ μὲν γὰρ μία φλὲψ εἰς τὸ τῶν λεπτῶν ἐντέρων μεςεντέριον, ἰδίᾳ δὲ εἰς τὸ τῶν παχέων, ἃ δὴ κῶλα προςαγορεύουςι, καταςχίζεται, ςυγκαταςχιζομένης ἑκατέρᾳ τῇ φλεβὶ δηλονότι καὶ ἀρτηρίας. τὸ δ' ἄρτημα τοῦ μεςεντερίου, καθάπερ γε καὶ τὸ τοῦ μεςοκώλου (ςυνεχὲς γὰρ ὅλον ὄν, ὡς ἔφην) εἰς ἕνα τινὰ τῶν κατὰ τὴν ὀςφὺν ἀνήκει ςπονδύλων μετὰ τὸ διάφραγμα κείμενον. ὑπόκειται δ' οὗτος τῇ γαςτρί. τό γε μὴν ἄρτημα τοῦτο πᾶν ὁμοιότατόν ἐςτι νεύρῳ, καίτοι ςύνδεςμος °ὢν τὴν οὐςίαν. ὅςα γὰρ ἐξ ὀςτῶν πέφυκεν ἄναιμα ςώματα, ⟨"ςυνδέςμους" ὀνομάζομεν· ἀλλ' ἐπειδὴ⟩ παραπλήςια τοῖς νεύροις ἐςτί, "νεῦρα ςυνδετικὰ" προςαγορεύουςιν αὐτὰ πολλοὶ τῶν ἰατρῶν ἀντιδιαιρούμενοι τοῖς προαιρετικοῖς. εἴρηται δὲ καὶ νῦν ἐν τῇδε τῇ ῥήςει κατὰ τὴν τῶν νεύρων προςηγορίαν διὰ τὴν ὁμοιότητα. |

IV 8 [IV 7. V 308, 13—15 L.] Αἱ τοῖςι κάμνουςι χάριτες, 135
οἷον τὸ καθαρῶς δρῆν ἢ ποτὰ ἢ βρωτά, ⟨ἢ⟩ ἃ ὁρῇ, μαλθακῶς ὅςα ψαύει· ἄλλαι· ⟨ἃ⟩ μὴ μεγάλα βλάπτει, ἢ [μὴ] εὐανάληπτα, οἷον τὸ ψυχρόν, ὅκου τοῦτο δεῖ.

13 ὡς ἔφην] *v. 6 sq.*

1. 2 ἠρτεῖςθαι U: *corr. Kuehn* 2 καὶ] τὴν *falso Chart. et Kuehn* 4 *post* μεςοκώλων und es hat in der griechischen Sprache einen besonderen Namen, und der Name, den Hippokrates dafür gebraucht, ist μεςόκωλον *de suo, ut mihi videtur, versa add.* H νεῖςτην *sic* U: *corr. Ald.* 7 τινας *iter.* U οὐκ *ex* H *recepi* 8 ἔχειν *add. Corn. Bas.* φαίνεςθαι U: *corr. Corn. Chart.* 9 ἰδίᾳ μὲν γὰρ—μεςεντέριον *iter.* U: *iterata sustulit Ald.* μεγάλη *pro* μία *et* ἑτέρα φλὲψ *post* ἰδίᾳ δὲ *praebet* H 10 κόλα *ut p. 196, 21. 197, 1 adscr. Corn.* 11 ἀρ^τρ′ *sic* U: ἀρτηρίης *ab Ald. cunctae edd.*: *correxi* ἄρτιμα U: *corr. Corn. Bas.*; *cf. v. 15* 12 γε *om. ab Ald. edd.* 13. 14 ςπονδήλων U: *corr. Ald.* 14 unter (ὑπὸ) *pro* μετὰ *versum habet* H 15 τό γε μὴν *corr. Corn.*: τότε μὲν U *edd.* 16 *post* ςώματα (alle Körper) ... nennen wir Bänder; da aber *versa add.* H, *quem secutus sum* 21 *lemmatis loco* αἱ τοῖςι κάμνουςι χάριτες *nihil amplius exhibet* H; *sed cf. p. 199, 10—12* 22 καθαρίως δρῆν U *Ald. cum Hipp. codd. praeter Paris.* D, *qui* καθαρείως *exaratum habet item ac contra Hipp. codd. CMG I 1 p. 20, 7 Heiberg mihi quoque comprobatum a Cobeto Nov. Lect. p. 77 (cf. CMG V 9, 1 p. 97, 23 Mew. sub Add. et Corrig.)*; *at Gal. se* καθαρῶς *in lemmate posuisse ipse eis ostendit quae profert comm. p. 199, 14—16* βροτὰ *adn. Corn.* ἢ *ante* ἃ ὁρῇ *addidi*: ἢ ἃ ἂν ὁρᾷ *Hipp.* 22. 23 μαλακῶς ὅςα ψαύει *Hipp.*; *cf. p. 200, 26* 23 ψαύειν *scr. Chart.* 23 ἄλλαι μὴ μεγάλαι βλάπτ U *Ald.*: ἄλλα μὴ *Bas*: *post* ἄλλαι *add.* ἃ H *Hipp. Corn. Chart.*: *om.* U *Ald. Bas.* μεγάλα H *Hipp. corr. Corn. Bas.* βλάπτει *ex Hipp. corr. Corn.*: βλάπτειν *Ald. Bas.*: βλάπτῃ *a Chart. recep. Kuehn* μὴ *ante* εὐανάληπτα *cum Hipp. Pall. om.* H *del. Corn.*: *falso add.* U *omnesque deinceps edd.*

Τίνα χρὴ χαρίζεϲθαι τὸν ἰατρὸν τοῖϲ κάμνουϲι καὶ τίνα μή, κατὰ τοῦτο τὸ βιβλίον ἐπιϲκεψάμενοι τελέωϲ ἀρκεϲθηϲόμεθα, ⟨ὥϲτε,⟩ καθάπερ ⟨κ⟩ἀπὶ τῶν ἄλλων ἁπάντων εἰώθαμεν ποιεῖ⟨ν ἕκα⟩ϲτόν τι τελέωϲ τῆϲ διδαϲκαλίαϲ αὐτῶν ἅπαξ εἰπόντεϲ, αὖθιϲ ἐν ἑτέροιϲ μηκέτι διέρχεϲθαι τὸ ϲύμπαν, ἀλλὰ μόνον τὸ κεφάλαιον. εἴρηται μὲν οὖν κἀν τοῖϲ Ἀφοριϲμοῖϲ εἰϲ τόδε τὸ ϲκέμμα γράψαντοϲ αὐτοῦ· "τὸ ϲμικρῷ χεῖρον καὶ πόμα καὶ ϲιτίον, ἥδιον δὲ τῶν βελτιόνων μέν, ἀηδεϲτέρων δὲ μᾶλλον ⟨αἱρετέον," κἀν τοῖϲ εἰϲ αὐτοὺϲ ὑπομνήμαϲιν ὁ Ἱπποκράτηϲ ἡμῖν δέδεικται τῇ⟩ μὲν προχείρῳ φανταϲίᾳ χαριζόμενόϲ τι τοῖϲ κάμνουϲιν εἰϲ ἡδονήν, οὐ μὴν τῇ γ' ἀληθείᾳ τοῦτο πράττων. ὅϲα γὰρ ἥδιον προϲφερόμεθα τῶν ὀλίγον χείρονα τὴν φύϲιν ἐχόντων,
186 ἄμει|νον ταῦτα πέττομεν. ἔϲτι δὲ ϲυμφορώτατον τοῖϲ νοϲοῦϲι καλῶϲ πεφθῆναι τὸ ληφθέν. ἐν δὲ τῷ νῦν προκειμένῳ λόγῳ γένουϲ ἑτέρου καὶ πράγματοϲ ἐμνημόνευϲεν, ἐν ᾧ κεχαριϲμένον τε καὶ ἡδὺ τοῖϲ νοϲοῦϲιν ὁ ἰατρὸϲ πράττει μηδὲν τῇ νόϲῳ λυμαινόμενοϲ, ὥϲπερ ὅταν ἐπιτρέψῃ πρὸ τοῦ καιροῦ λούϲαϲθαι καὶ πιεῖν καὶ φαγεῖν ὀπώραϲ τινὰϲ ἢ ψυχρὸν ὕδωρ πιεῖν. ἐνίοτε μὲν γὰρ ὠφέλιμοϲ καιρὸϲ ἑκάϲτου τῶν εἰρημένων ἐπὶ τῆϲ ὑϲτεραίαϲ ἐϲτί. καταναγκάζουϲι δὲ τοὺϲ ἰατροὺϲ οἱ κάμνοντεϲ, ὥϲτε προλαβεῖν ἡμέρᾳ μιᾷ ϲυγχωροῦϲί τε πολλάκιϲ ἔνιοι τοῖϲ νοϲοῦϲιν ἑτοίμωϲ αὐτὰ ταῖϲ ἐπιθυμίαιϲ αὐτῶν ὑπηρετοῦντεϲ ἕνεκα τοῦ πλείονα λαβεῖν μιϲθόν. ἀλλὰ ταῦτα μὲν οὐ κατὰ τὸν λόγον τῆϲ τέχνηϲ γίνεται, τὸ δ' ἐν Ἀφοριϲμοῖϲ εἰρημένον ὅϲα τε νῦν διεξέρχεται χρηϲίμωϲ τοῖϲ κάμνουϲι ϲυγχωροῦϲιν οἱ ἄριϲτοι τῶν ἰατρῶν. ἡ χρεία δὲ τῶν νῦν ἐφεξῆϲ ὑπ' αὐτοῦ γεγραμμένων εἰϲ τὴν εὐπείθειαν ἀναφέρεται τῶν καμνόντων· οὓϲ γὰρ ἂν ἡδέωϲ ὁρῶϲι, τούτοιϲ μᾶλλον πείθονται. καὶ κατὰ τοῦτο μήτηρ καὶ πατὴρ ἔπειϲαν τέκνον ἀνόρεκτον|
187 καὶ αὐτὸ βιάϲαϲθαι προϲενέγκαϲθαι ϲιτίον, οὐδενὸϲ ἄλλου πεῖϲαι δυνηθέντοϲ· οὕτω καὶ τέκνον ἔπειϲε πατέρα καὶ μητέρα καὶ ἀδελφὸϲ ἀδελφὸν καὶ φίλοϲ φίλον. οὓϲ δ' ἂν ἀηδῶϲ ὁρῶϲιν οἱ ἄνθρωποι, κἂν

6 κἀν τοῖϲ Ἀφοριϲμοῖϲ] *II 38 (IV 480 L.)* 8 ⟨κἀν τοῖϲ εἰϲ αὐτοὺϲ ὑπομνήμαϲιν...⟩ *cf. XVII B 537 K.* 22 τὸ δ' ἐν Ἀφ. εἰρημένον] *cf. v. 6 sqq.*

3 ὥϲτε *(quod* H *quoque testatur) addidi* ⟨κ⟩ἀπὶ *scripsi*: ἐπὶ U *edd.* 3. 4 ποιεῖ⟨ν ἕκα⟩ϲτόν τι *sec.* H *emendavi et supplevi*: ποιεῖϲθαί τι U *edd.* 4 ἐκ *addidi* αὖθιϲ ἅπαξ εἰπόντεϲ, αὖθιϲ U *edd., nisi quod verba* αὖθιϲ ἅπαξ εἰπόντεϲ *frustra om. Chart. et Kuehn*: αὐτῶν *pro* αὖθιϲ *superiore conieci* 8. 9 *inter* μᾶλλον *et* μὲν *apertam lacunam explevi sec.* H, *qui versa* man muß wählen, und ich habe in meinem Kommentar zu dieser Stelle gezeigt, daß Hippokrates *addidit*: αἱρετέον. ἔϲται οὖν ὁ ἰατρὸϲ προχείρωϲ μὲν *additis lacunam resarciebat Corn.* 9 φανταϲίαϲ *per comp.* U: *corr. Corn. Chart.* 11 προϲφερόμενα U *edd.*: *correxi* 12 πέπτομεν *ab Ald. edd.* ἔτι U *edd.*: *correxi* 14 καὶ πράγματοϲ *om.* H: *num* τῆϲ ⟨πολυ⟩πραγμοϲύνηϲ *praferendum videtur? cf. p. 200, 5* 16 πιεῖν *superiore loco vix integrum* UH: *haereo utrum* καὶ πιεῖν *deleam an* προϲέτι *pro* πιεῖν *substituam* 17 ὀφείλιμοϲ U: *corr. Bas.* 19 τὰ *ante* πολλάκιϲ U *edd.*: *corr. Corn.* 22 γίνεϲθαι U *edd.*: *corr. Corn.* 24 ἀπείθειαν U *Ald.*: *corr. Bas., ut* magis obsequentes *vert. Crassus*

τὰ cυμφέροντα cυμβουλεύωcιν, ⟨τούτοιc⟩ ἀπειθοῦcιν. πρὸc τὴν τοιαύτην οὖν εὐπείθειαν αὐτὸc ὁ Ἱπποκράτηc ἔλεγε καὶ τὰc προρρήcειc ὠφελεῖν ἡμᾶc καὶ ὅλωc τὸ θαυμάζεcθαι τὸν ἰατρὸν ὑπὸ τοῦ κάμνοντοc. οὕτω γέ τοι καὶ παρ' ἡμῖν ἐν Περγάμῳ τοὺc θεραπευομένουc ὑπὸ τοῦ θεοῦ πειθομένουc ὁρῶμεν αὐτῷ πεντεκαίδεκα πολλάκιc ἡμέραιc προcτάξαντι μηδ' ὅλωc πιεῖν, οἳ τῶν ἰατρῶν μηδενὶ προcτάττοντι πείθονται. μεγάλην γὰρ ἔχει ῥοπὴν εἰc τὸ πάντα ποιῆcαι τὰ προcταττόμενα τὸ πεπεῖcθαι τὸν κάμνοντα βεβαίωc ἀκολουθήcειν ὠφέλειαν ἀξιόλογον αὐτῷ.

τούτων ἔξωθέν ἐcτι τὰ κατὰ τὴν προκειμένην ῥῆcιν εἰρημένα, περὶ ὧν ἤδη λέγωμεν ἕκαcτον ἰδίᾳ προχειριζόμενοι κατὰ τὴν προγεγραμμένην λέξιν· οἷον τὸ καθαρῶc δρᾶν ποτὰ ἢ βρωτά. πολλὰ πολλάκιc ὁ ἰατρὸc τῷ κάμνοντι προcφέρει ποτὰ καὶ βρωτὰ cυντιθεὶc ἐναντίον αὐτοῦ. | ἀξιοῖ δὲ ταῦτα καθαρῶc ἐργάζεcθαι καὶ 138
γέγραπταί γε κατ' ἔνια τῶν ἀντιγράφων ἀντὶ τοῦ καθαρῶc τὸ "καθαρείωc". ἔcτι δὲ τοῦτο πρῶτον μέν, εἰ μηδένα ῥύπον ἔχει τὰ cκεύη, δι' ὧν προcφέρεται τὰ ποτὰ καὶ βρωτά, δεύτερον δέ, εἰ μηδὲ τῶν ἄλλων τι δι' ὧν ὑπηρεcία γίνεται. πολλάκιc γὰρ αὐτὸ μὲν ἐν ᾧ περιέχεται τὸ προcφερόμενον ἔδεcμα καὶ πόμα καθαρόν ἐcτιν, ἐν ᾧ δὲ ψυχρὸν ὕδωρ ἢ θερμὸν ὁ ὑπηρετούμενοc ἔχει ῥυπαρόν, ὥcπερ γε καὶ τῶν ἄλλων τι cκευῶν ἐνίοτε τῶν πρὸc ὑπηρεcίαν ἀνηκόντων οὐ καθαρὸν φαίνεται. καὶ πρὸc τούτοιc γε καὶ αὐτὸc ὁ ἰατρόc, ὃν πρῶτόν τε καὶ μάλιcτα τάc τε χεῖραc ἔχειν χρὴ καθαρωτάταc καὶ τὸ πρόcωπον καὶ τὰc τρίχαc ἐπί τε τοῦ γενείου καὶ τῆc κεφαλῆc, ἐφεξῆc δὲ καὶ τὰ ἄλλα μόρια τοῦ cώματοc, ὥcπερ γε καὶ τὴν ἐcθῆτα λαμπράν.

⟨Ἢ ἃ ὁρῇ.⟩

Ἃ βλέπει, φηcίν, ὁ κάμνων, καὶ ⟨ταῦτ' ἐcτὶ τῶν χαρίτων,⟩ τουτέcτι καὶ τοὺc ἐπιcκοπουμένουc καὶ τὰ κατὰ τὸν οἶκον, ἐν ᾧ νοcεῖ, τούτων

2. 8 ἔλεγε καὶ τὰc προρρήcειc ὠφελεῖν ἡμᾶc καὶ ὅλωc τὸ θαυμάζεcθαι...] *spectare videntur ad init. Progn. 1 (II 110 L. I 78 Kw.)*

1 cυμφέροντα *per errorem Charterianae om. Kuehn* cυμβουλεύουcιν U: *corr. Chart.* *in interpret. arab.* sie folgen ihnen nicht von selbst H, *quo auctore vel* ⟨τούτοιc οὐχ ἑκόντεc⟩ εὐπειθοῦcιν *vel* οὐ⟨κ αὐτοὶ τούτοιc⟩ πείθονται *supplere et emendare licet, nisi forte* ⟨τούτοιc⟩ ἀπειθοῦcιν *corrigere praestat; cf. p. 198,25. 26*: οὐ πείθωcι U *edd.* 8 ἀκολουθηcε' *fort. pro* -θηc", *i. e.* ἀκολουθήcειν U: ἀκολούθηcεν *sic Ald.*: *corr. Bas.* 10 ἔξωθεν UH: ἔcωθεν *coni. Corn., quemadmodum* in his ponuntur *interpret. Crassus*: *ne* τούτων ⟨δ' οὐκ⟩ ἔξωθεν *quidem anteponam* 11 λέγομεν *comp.* U: *corr. Chart.* 12 καθαρίωc δρᾶν U, *sed* καθαρῶc δρῆν *Gal. in lemmate (p. 197,22) scripsisse videtur*: καθαρίωc δρῆν *longe plurimi codd. Hipp., quamquam* καθαρείωc *poscitur; cf. p. 197, 22* βροτὰ *ut p. 197, 22 et 201, 11 praeferebat Corn.* 13 ἢ *ante* ποτὰ *add. Hipp.; cf. p. 197, 22. 208, 19* 15 τοῦ *ante* καθαρῶc *iter.* U 16 καθαρείωc *restitui; cf. p. 197, 22*: καθαρίωc U *edd.* 21 γε *ab Ald. om. edd.* 22 ὁ ἰατρὸc *i. m. add. ipse* U 23 δεῖ *ut p. 205, 16 ab Ald. edd.; sed cf. v. 23. p. 200, 12. 23. 202, 6. 203, 14 bis* 24 καὶ *ante* τὰc *et* τῆc *ex errore Charter. om. Kuehn* 26 Ἢ ἃ ὁρῇ *ex* H *addidi; cf. p. 197, 22* 27 *a verbis* Ἃ βλέπει *novam commentarii partem orsus est* H καὶ ⟨ταῦτ' ἐcτὶ τῶν χαρίτων,⟩ τουτέcτι *sec.* H *scripsi*: . . .: καὶ τοῦτ' αὐτῷ U: αὐτὸ *coni. Ald.*

τε οὖν οὐδὲν αὐτὸν ἀηδῶς ὁρᾶν χρὴ καὶ τῶν ὑπηρετουμένων ἐκείνους παρεῖναι διὰ παντός, οἷς μάλισθ' ἥδεται, καὶ τῶν ἐπισκοπουμένων |
139 τοὺς μὲν φιλτάτους χρονίζειν παρ' αὐτῷ, τοὺς δ' ἄλλους δυοῖν θάτερον, ἢ μηδ' ὅλως εἰσιέναι πρὸς αὐτὸν ἢ μὴ μέχρι πλείονος ὁρᾶσθαι. ταῦτα δὲ πάντα πολυπραγμονήσας ὁ ἰατρὸς αὐτὸς ἐργάσεταί τε καὶ διατάξει, τινὰ δὲ καὶ χωρὶς πολυπραγμοσύνης αὐτομάτως γνώσεται. πολλάκις γοῦν ἐπισκεπτομένου τὸν κάμνοντα καὶ θεραπεύοντος τοῦ ἰατροῦ δοῦλός τις ἐπεισελθὼν ἤγγειλεν ἀφῖχθαι τόνδε τινὰ ἄνθρωπον ἐπισκέψασθαι βουλόμενον αὐτόν, εἶτα παραχρῆμα ποτὲ μὲν ἡσθεὶς ἐφάνη πρὸς τὴν ἀκοὴν ὁ νοσῶν, ἔστι δ' ὅτε μεγάλως ἀνιαθείς, ὡς ἐνοχλεῖσθαι μέλλων ὑπ' ἀνθρώπου μὴ φιλοῦντος αὐτὸν ἀληθῶς, ἀλλὰ προσποιουμένου. καὶ χρὴ τηνικαῦτα τὸν ἰατρόν, ὅταν εἰσέλθῃ τις, ὃν ὁ κάμνων οὐχ ἡδέως ὁρᾷ, μετὰ βραχὺ κελεύειν *** ἀξιοπίστως ἡσυχάσαι συμφέρειν τῷ κάμνοντι καὶ κατὰ ταύτην τὴν πρόφασιν ἐξελθεῖν ἀξιοῦν εὐθὺς ἐξ αὐτοῦ πάντας ⟨τοὺς παρόντας⟩. εὔδηλον γὰρ ὅτι συνεξελθόντες ἐν τῷ παραυτίκα τοῖς μὴ φίλοις οἱ φίλοι μετ' ὀλίγον εἰσελθεῖν δυνή-
140 σονται. τὰ μὲν οὖν τοιαῦτα θεά|ματα τὴν γνώμην τοῦ κάμνοντος ἡδέως τε καὶ ἀηδῶς διατίθησιν, οὐ κατ' αὐτὴν ἰδίως τὴν ὀπτικὴν αἴσθησιν, ἀλλὰ κατὰ τὴν διάνοιαν. ἔνια δ' ἐστὶν ἡδέα τῶν ὁρατῶν κατ' αὐτὴν τὴν ὄψιν, ὥσπερ γε καὶ τῶν ὀσφρητῶν καὶ γευστῶν καὶ ἀκουστῶν καὶ ἁπτῶν. οὐ μὴν ἅπασί γε ἐπὶ τοῖς αὐτοῖς ἡ ἴση τέρψις. ἄλλος γὰρ ἄλλα καὶ χρώματα καὶ σχήματα καὶ ἄνθη καὶ φυτὰ καὶ °βλαστήματα καὶ ζωγραφήματα θεᾶται, τὰ μὲν ὡς ἀηδῆ, τὰ δὲ ὡς ἡδέα. χρὴ τοίνυν παρὰ τῶν οἰκείων τοῦ κάμνοντος τὸν ἰατρὸν πυνθανόμενον, οἷστισιν οἱ κάμνοντες ἥδονται, ταῦτα κελεύειν εἰσφέρεσθαι τοῖς οἴκοις ἐν οἷς κατάκεινται.

Μαλακῶς ὅσα ψαύει.

Κατ' αὐτὴν μόνην ψιλὴν τὴν ἁπτικὴν αἴσθησιν ἡδέα ταῦτ' ἐστίν, ὥσπερ αὖ πάλιν ἄνθη τε καὶ φυτὰ καὶ ποικίλα καὶ τἄλλα ὅσα προείρηται τὴν ὄψιν μόνην τέρπει. προσθήσομεν οὖν ὅσα ταὐτοῦ μὲν γένους ἐστὶ τοῖς εἰρημένοις, παραλέλειπται δὲ ὡς σαφῆ. δυοῖν γὰρ αἰσθήσεων ἐμνημόνευσεν, ὄψεώς τε καὶ ἁφῆς. σὺ δὲ καὶ τὴν ὄσφρησιν προσθήσεις δηλονότι καὶ τὴν γεῦσιν καὶ τὴν ἀκοήν, καὶ κατά γε τὴν
141 ἀκοὴν διαιρήσεις ὥσπερ | ἐπὶ τῆς ὄψεως, ἔνια μὲν αὐτὴν τὴν αἴσθησιν

28. 29 καὶ τἄλλα ὅσα προείρηται] *v. 21 sq.* 31 ἐμνημόνευσεν ὄψεώς τε καὶ ἁφῆς] *huius modo v. 26, illius paulo ante p. 199, 26*

1 ὑπηρετουμένων *pro* ὑπηρετούντων *servavi coll. ex. gr. CMG V 9, 2 p. 302, 17 Heeg* 5 πάντα *ab Ald. om. edd.* 6 αὐτομάτως *conieci*: αὐτόματα U *edd.* γνώσεται H: γινώσκεται U *edd.* 7 ἐπισκεπτόμενος *compend.* U: -μένους *Chart.*: *corr. Corn.* 13 *pauca evanuisse post* κελεύειν *ex* H *quoque apparet, quo nisus* κελεύειν ⟨αὐτὸν ἡσυχάσαι διεξελθόντα⟩ ἀξιοπίστως ⟨τὸ⟩ ἡσυχάσαι *commendo* 14 ἀξιῶσαι καὶ U *edd.*: ἀξιοῦν εὐθὺς *suspicor* 15 τοὺς παρόντας *ex* H *addidi* 17 ἀειδῶς U: *corr. Ald.* 18 ὀπτικὴν *om. Chart. et Kuehn* 19 κατ' αὐτὴν *iter., sed priora del. ipse* U 21 ἅπασίς γε *sic* U: *corr. Ald.* 23 θεᾶτ (ἄλλος *antecedente*) U: ἄλλοι . . . θεᾶτε *Ald.*: *corr. Chart. et Kuehn* 28 καὶ ποικίλα *om.* H 29 μὲν *om. ab Ald. edd.* 30 ἐπὶ *pro* ἐστὶ *perperam coni. Chart.* 33 διαιρήσεις *per comp. recte* U: διαιρεῖν *ab Ald. edd.*

μόνην τέρποντα, καθάπερ αἱ ἡδεῖαι φωναί, τινὰ δὲ τῇ ἀκοῇ λυποῦντα, καθάπερ αἱ ἀηδεῖϲ ἀγγελίαι, τοὐναντίον δὲ ἄλλ᾽ ἅττα τέρπει τε καὶ ἥδει. τοῦτό γε καὶ οἱ ἰδιῶται πάντεϲ ἴϲαϲιν, ὡϲ οὐδὲν ὧν ἀηδῶϲ ὁ κάμνων ἀκούϲεται προϲήκει λέγειν αὐτῷ, καθάπερ γε καὶ τὰ μέλλοντα μεγάλωϲ ἥϲειν αὐτὸν ἀπαγγέλλειν πάντα μετὰ τοῦ καὶ προϲεπιψεύδεϲθαί τι. κατὰ μέντοι τὴν ἐφεξῆϲ ῥῆϲιν ἔνια καὶ τῶν ἐνταῦθα παραλελεῖφθαι δοκούντων ἐπαναλαμβάνων προϲτίθηϲιν.

Ἄλλαι.

Πρόγραμμα τοῦτ᾽ ἐϲτὶν ἄλλων χαρίτων μελλουϲῶν λέγεϲθαι. προειρηκὼϲ γὰρ "αἱ τοῖϲι κάμνουϲι χάριτεϲ", εἶτ᾽ εἰπὼν "⟨οἷον⟩ τὸ καθαρῶϲ δρᾶν ποτὰ ἢ βρωτά" καὶ τούτων ἐφεξῆϲ περὶ τῶν δρωμένων διελθών, εἶθ᾽ ἑξῆϲ ὑπὲρ τῶν πρὸϲ τὴν ἁφὴν ἡδέων ἐπαγγέλλεται πρὸϲ ταῖϲ εἰρημέναιϲ ἑτέραϲ ἐρεῖν χάριταϲ, ὧν ἐφεξῆϲ ἀκούϲῃ. τινὲϲ μέντοι τελέωϲ ἐξεῖλον τῶν ἀντιγράφων τὸ πρόγραμμα τοῦτο τὸ ἄλλαι, τινὲϲ δ᾽ οὐ θηλυκῶϲ μετὰ τοῦ ἰῶτα γράφουϲιν, ἀλλὰ χωρὶϲ τοῦ ι κατὰ τὸ καλούμενον οὐδέτερον | γένοϲ "ἄλλα". 142

⟨Ἃ⟩ μὴ μεγάλα βλάπτει ἢ [μὴ] εὐανάληπτα, οἷον τὸ ψυχρόν, ὅκου τοῦτο δεῖ.

Καὶ τὰ μὴ μεγάλωϲ βλάπτοντα δοτέον ἐϲτὶν ἐνίοτε τοῖϲ ἐπιθυμοῦϲιν αὐτῶν ϲφόδρα καὶ μέλλουϲι μιϲεῖν τε τὸν ἰατρὸν ἐκ τοῦ μὴ λαβεῖν ἀποϲτρέφεϲθαί τε καὶ μηδὲν αὐτῷ προϲτάττοντι πείθεϲθαι. διδόναι τοίνυν ἀναγκαῖόν ἐϲτιν ἐνίοτε τούτοιϲ ἔνια τῶν ἐπιθυμουμένων, ἐὰν μὴ μεγάλωϲ ὑπ᾽ αὐτῶν μέλλωϲι βλάπτεϲθαι, προλέγοντα μὲν ὅτι βλαβήϲονται καὶ δίδωϲιν αὐτὰ χαρίζεϲθαί τι βουλόμενοϲ τῷ κάμνοντι, πρὸϲ δὲ τὸ μέλλον αὐτὸν ἀνταιτοῦντα παρ᾽ αὐτοῦ τὴν ἐν τοῖϲ ἄλλοιϲ εὐπείθειαν. οἶδα γὰρ ἐνίουϲ ἐκ τοῦ λαβεῖν πει-

6 τὴν ἐφεξῆϲ ῥῆϲιν] *verba quae subsequuntur* p. 202, 23 *sq.*

1 τῇ ἀκοῇ H: τὴν ἀκοὴν U *edd.*: per auditum animum conturbantia *interpret. Crassus, qui de* τὴν ⟨γνώμην διὰ τῆϲ⟩ ἀκοῆϲ *cogitavisse videtur*: τὴν γνώμην *pro* τὴν ἀκοὴν *coni. Corn.* 2 ἀλλάττα *sic* U: *corr. Ald.* 5 ἀγγέλλειν *a Chart. recep. Kuehn* 7 ἐπαναναλαμβάν῀ *sic* U: *corr. Ald.* 7—9 προϲτίθηϲιν. ἀλλὰ πρόγραμμα *distincta habet* U: ἄλλαι πρόγρ. *scr. Corn. Bas.*: ἄλλαι *lemmatis loco ex superioribus (p. 197, 23) repetitum cum* H *seiunxi; cf. p. 199, 11. 26. 200, 26* 9 ἄλλην U *Ald.*: *corr. Corn. Bas.* μελουϲῶν U *edd.*: *correxi* 10 προειρηκότοϲ U: *corr. Chart.* οἷον *ut in lemmate (p. 197, 22) additum ex* H *recepi* 11 καθαρίωϲ *eadem vi qua* καθαρείωϲ *ut p. 199, 12 pro eo quod in lemmate (p. 197, 22) positum erat* καθαρῶϲ U: καθαρῶϲ *a Bas. edd.* δρᾶν U *edd. ut p. 199, 12*: δρῆν *e lemmate revocaverim* 11 π̔ τῶν U: πάντων *coni. Ald.*: *sed cum* π̔ *alibi pro* παϲ *aut* παν *accipiendum hic falso pro* π̓ ͤ *scriptum videatur (ut e. c. p. 116, 25. 26. 117, 1 al. in* U *fol. 60ʳ occurrit)*, περὶ τῶν *scribere malui* 15 τινὲϲ δ᾽ οὐ—17 ἄλλα *om.* H 17 *novum lemma a verbis* ἃ μὴ μεγάλα βλάπτει *cum Hipp. incipit* H; *cf. p. 197, 23*: *unde* ἃ *addidi* βλάπτῃ U *edd.*: *sec.* H *Hipp. correxi* ἢ U: καὶ H μὴ *inter* ἢ *et* εὐανάληπτα *inser.* U *omnesque edd.*: *recte om.* H; *cf. p. 197, 23* 21 λαβεῖν H *corr. Ald.*: λαλεῖν U 25 αὖθιϲ *pro* αὐτὸν *coniciam* 26 ἐνίωϲ *comp.* U *Ald.*: *corr. Corn. Bas.*

cθέντας. οὕτω γοῦν κἀγὼ πολλοῖς ἔδωκα ψυχρὸν ὕδωρ ἐν ἐκείνοις τοῖς νοσήμασιν, ἐν οἷς μετὰ μίαν ἡμέραν ἦν αὐτοῦ χρεία, τοῦτο μόνον τῷ κάμνοντι χαρισάμενος ὡς μὴ περιμεῖναι τὸν ἄριστον καιρόν. ὡσαύτως δὲ καὶ περὶ βαλανείου καὶ οἴνου καὶ πάντων τῶν τοιούτων οἶδα πράξας. εἰ μέντοι μηδ' ὅλως δέοιτο μηδὲ μετὰ μίαν ἡμέραν τὸ νόσημα μηδενὸς τούτων, οὐ χρὴ χαρίζεσθαι τῷ κάμνοντι. βραχεῖαν γὰρ βλάβην
143 ἐπανορθώ|σασθαι δυνατόν ἐστι τὴν μετὰ ταῦτα τοῦ κάμνοντος εὐπείθειαν, τὴν δ' οὕτως μεγάλην, ὡς ἤτοι κίνδυνον ἔσχατον ἐπιφέρειν ἢ χρόνου μῆκος, οὐκέθ' οἷόν τε πρὸς τὸ δέον πάλιν ἐπαναγαγεῖν. γράφεται δὲ καὶ κατ' ἄλλας λέξεις ἡ προκειμένη ῥῆσις, μίαν μὲν τοιάνδε· "ἀλλὰ μὴ μεγάλα βλάπτειν, οἷον ψυχρὸν ὅκου δεῖ" [τοῦ δὴ τοῦ βλάπτειν ῥήματος ἐπὶ τοῦ τέλους ἔχοντος τὸ ν,] (καὶ ταύτην γε τὴν γραφὴν οἱ παλαιοὶ τῶν ἐξηγητῶν ἴσασιν), ἑτέραν δὲ γραφὴν εὑρήσεις ἐν ἄλλοις ἀντιγράφοις [χωρὶς τοῦ ν] τοιαύτην· "ἃ μὴ μεγάλα βλάπτει εἰ μὴ ⟨ἃ⟩ εὐανάληπτα, οἷον ψυχρὸν ὅκου τοῦτο δεῖ." βούλεται δ' ἡ προκειμένη λέξις [ἢ μὴ] εὐανάληπτα σημαίνειν τὰ [μὴ] ταχέως ὑπεῖξαι δυνάμενα τοῖς βοηθήμασιν, ὡς ἐπανορθωθῆναι τὴν γεγονυῖαν ἤδη βλάβην.

IV 9 [— — L.] Ἄλλαι.

⟨Καὶ τοῦτ' ἐστὶ πρόγραμμα τῶν ἐφεξῆς, ὥστε⟩ περὶ τούτου τοῦ πράγματος ὅσα περὶ τοῦ πρόσθεν εἶπον ἀναμνησθέντας, [χρὴ] ⟨ὑμᾶς⟩ μηδεμιᾶς ἑτέρας ἔτι δεηθῆναι νεωτέρας ἐξηγήσεως. |

144 **IV 10** [IV 7. V 308, 15. 16 L.] Εἴσοδοι, λόγοι, σχῆμα, ἐσθής, τῷ νοσοῦντι, κουρή, ὄνυχες, ὀδμή.

21 ὅσα περὶ τοῦ πρόσθεν εἶπον] *p. 201, 9 sqq. coll. p. 197, 23*

1 πολλοῖς *comp.* U: πολλ' *ab Ald. edd.*: πολλάκις *coni. Corn., ut* multoties *verterat Crassus* 3 χαρισάμενοι U *Ald.*: *corr. Bas.* 7. 8 *num* τῇ ... εὐπειθείᾳ *praestabilius videtur?* 11 μὴ] καὶ *falso ab Ald. edd.* 11. 12 τοῦ δὴ τοῦ βλάπτειν ῥήματος ἐπὶ τοῦ τέλους ἔχοντος τὸ ν *et v. 14* χωρὶς τοῦ ν H *secutus praetermisi* 15 βλάπτη U *edd.*: *correxi* εἰ μὴ ἃ H, *quo auctore correxi*: ἢ μὴ U *edd.*: μὴ *delebat Corn.* 16 ἢ μὴ *om.* H, *cui assentiens delevi* μὴ *comprobante* H *seclusi* "*aquam haerere*" *adnotans altero utro loco* μὴ *delendum censebat Corn.* 19 ἄλλαι *congruenter cum Hipp. vulg. et memoria Arabidis ut lemma Hippocrateum non neglegendum putavi, quamquam eam vocem Gal. commentario, quem in ed. Kuehniana vel potius Charteriana lacunosum legebat, deceptus a textu suo Hipp. exsulare iussit Littré V 308/9*: *post* βλάβην *novi lemmatis loco* andere *versum praebet* H; *cf. p. 201, 8*: ἀλλὰ *cum insequentibus coniunctum habet* U, *de quo dependent universae edd.* 20 *ante* περὶ τούτου *ut particulam explicationis Galenianae verba* Auch dieses ist eine Überschrift zum folgenden, und *versa add.* H, *unde supplevi collatis quae extant p. 201, 9 sqq.* 21 χρὴ *uncinavit primus editor Bas.*: ὑμᾶς *pro* χρὴ *scribere malui quam* τοὺς *ante* ὅσα *addere* 22 ἑτέρας ἔτι *recte* U *Corn.*: ἐστὶ *falso ab Ald. edd.*: ἑτέρας *om. Chart. et Kuehn* 24 ἐσθο' U: *corr. Ald.* τῷ νοσέοντι *Hipp. Pall.* ὀδμή *ex codd. Hipp. Pall. restitui*; *cf. p. 206, 6. 26*: ὀσμαί U *edd.*

Τούτων τὰ μὲν ἄλλα πάντα προφανῶς ἐπὶ τὸν ἰατρὸν ἀναφέρεται, μεταξὺ δ' αὐτῶν παρεγκείμενον ⟨τὸ⟩ τῷ νοσοῦντι παρέχει τινὰ ζήτησιν, ὅθεν ἔνιοι παντάπασιν ἐξελόντες αὐτὸ προσεποιήσαντο μηδ' ὅλως εὑρηκέναι γεγραμμένον. ἀλλ' οἵ γε παλαιοὶ τῶν ἐξηγητῶν ἴσασι καὶ ταύτην τὴν γραφήν. ἴσως δ' ἄν τινος εὐπορήσαιμεν εἰς αὐτὴν πιθανοῦ προεπισκεψάμενοι τῶν εἰρημένων ἕκαστον ἰδίᾳ.

καὶ πρώτας γε ⟨ἔλεγε⟩ τὰς πρὸς τὸν κάμνοντα τῶν ἰατρῶν εἰσόδους ὅσαι κεχαρισμένως αὐτοῖς γίνονται. τινὲς μὲν γὰρ ἐνοχλεῖσθαι νομίζουσιν ὑπὸ τῶν πολλάκις αὐτοὺς ὁρώντων, ἔνιοι δὲ °πάνυ τούτῳ σφόδρα χαίρουσιν. ἰατροὶ δέ τινές εἰσιν οἳ μέχρι τοσούτου μωραίνουσιν, ὡς καὶ τοῖς κοιμωμένοις ἐπεισιέναι μετὰ ψόφου ποδῶν ἢ φωνῆς μείζονος, ὑφ' ὧν ἐνίοτε διεγερ|θέντες οἱ νοσοῦντες ἀγανακτοῦσί 145
τε πρὸς αὐτοὺς καὶ βεβλάφθαι τὰ μέγιστά φασι. ἅπαντ' οὖν ταῦτα προορᾶσθαι χρὴ τὸν ἰατρόν, ὡς μήτε κατὰ καιρὸν ὃν οὐ χρὴ παραγίνεσθαι μήτε προπετῶς μετὰ ψόφων πολλῶν καὶ φωνῆς μεγάλης ἢ βαδίσματος ἀσχήμονος ἢ βλέμματος ἢ ὅλως οὑτινοσοῦν τοιούτου.

λόγοι. τῶν μεγίστων ἐστὶ καὶ τοῦτο πρὸς τοὺς κάμνοντας ὑπὸ τῶν ἰατρῶν ἤτοι προσηκόντως ἢ οὐ προσηκόντως τι γινόμενον. ἔνιοι μὲν γὰρ αὐτῶν ἐσχάτως εἰσὶν ἀβέλτεροι τοιοῦτοί τινες ὄντες, οἷον ὁ Ζεῦξίς φησιν ὑπὸ Βακχείου γεγράφθαι Καλλιάνακτα γεγονέναι τὸν Ἡροφίλειον ἐν τοῖς Ἀπομνημονεύμασιν Ἡροφίλου τε καὶ τῶν ἀπὸ τῆς οἰκίας αὐτοῦ· νοσοῦντος γάρ τινος, εἶτ' εἰπόντος τῷ Καλλιάνακτι "τεθνήξομαι", φασὶν αὐτὸν ἐπιφωνῆσαι τόδε τὸ ἔπος·

εἰ μή σε Λητὼ καλλίπαις ἐγείνατο.

ἑτέρῳ δὲ ταὐτὸ τοῦτ' εἰπόντι φάναι·

κάτθανε καὶ Πάτροκλος, ὅπερ σέο πολλὸν ἀμείνων. |

1—5 Τούτων—γραφήν: *Deichgräber, Empirikerschule, fragm. 357, p. 245*
18—26 ἔνιοι μὲν γὰρ—πολλὸν ἀμείνων: *Deichgräber, Empirikerschule, fragm. 357, p. 245* 19. 20 ὁ Ζεῦξίς φησιν ὑπὸ Βακχείου γεγράφθαι] *cf. p. 3, 9. 10; W. Bräutigam, diss. Regimont. 1908, p. 7*[1] 20 Καλλιάνακτα τὸν Ἡροφίλειον] *cf. M. Wellmann, Herm. XXXV, 1900, 382* 23. 24 τόδε τὸ ἔπος· "εἰ μή σε Λητὼ καλλίπαις ἐγείνατο"] *cf. Trag. Graec. fragm. ed. Nauck*[2]*, ad. 178, p. 876* 26 Κάτθανε καὶ Πάτροκλος κτἑ.] *Φ 107*

2 τὸ *ante* τῷ *addidi, nisi melius* τὸ νοσέοντι *praeferebat Deichgr.* 6 *suspectum mihi* προσεπισκεψάμενοι U: προεπισκεψάμενοι, *sicut* prius expendentes *vertit Crassus, coll. adnot. crit. CMG V 9, 1 p. 195, 12 Helmr. scripsi, an* προδιασκ. *ut CMG V 9, 2 p. 167, 13 Diels et p. 202, 5 Heeg malis?* 7 *e vers. arab. supplevi,* und er erwähnt zuerst H, *nisi melius supplemento spreto* τὰς πρὸς . . . *de verbo* προεπισκεψάμενοι *dependere statuit Deichgr.* 8 κεχαρισμένως *ex* κεχαρισμένουσι *corr. ipse* U 9 πάνυ *aut ante aut post* σφόδρα *transponam, sed potius* ἔνιοι δ' ⟨αὐτῷ⟩ τ. πάνυ σφ. χ. *scribam* 11 ἐπισιέναι U: ἐπεισιέναι *corr. Chart.*: *fort.* προσιέναι *praeferendum* ἢ *ante* φωνῆς *ab Ald. om. edd.* 14 τὸν *per errorem om. Chart. et Kuehn* 14. 15 παραγίνεται U: *corr. Ald.* 18 γινόμενον *coni. Chart.*: γινόμενοι U 20 γεγράφθοι *sic* U: *corr. Ald.* 22 οἰκείας *ab Ald. edd.* 23 τεθνήσομαι *ab Ald. edd.* 24 καλλιπ̈ (*i. e.* -πες) γείνατο U: καλλίπαις *corr. Ald.*: ἐγείνατο *Corn. Kuehn* 26 ὅσπερ U: *corr. Bas.*

146 ἔνιοι δὲ τῶν νῦν ἰατρῶν, εἰ καὶ μετριώτεροι Καλλιάνακτός εἰσιν, ἀλλὰ τραχέως καὶ αὐτοὶ προσφέρονται τοῖς νοσοῦσιν ὡς μισηθῆναι, καθάπερ ἄλλοι τινὲς ἐξ ὑπεναντίου δουλοπρεπῶς κολακεύοντες ἐξ αὐτοῦ τούτου κατεφρονήθησαν. ὥσπερ δὲ οὐ χρὴ μίσους ἄξιον φαίνεσθαι τῷ κάμνοντι τὸν ἰατρόν, οὕτως οὐδ' εὐκαταφρόνητον, ἀλλ' ἐν τῷ φιλανθρώπῳ καὶ μετρίῳ καὶ ἤδεῖ τὸ σεμνὸν φυλάττειν. εἰ μὴ γὰρ ὥσπερ θεὸν αὐτὸν ὁ κάμνων θαυμάσειεν, οὐκ ἂν ⟨εὐπειθὴς γένοιτο, εἰ δὲ μὴ⟩ ἑκὼν εὐπειθὴς γένοιτο, βέλτιόν [οὖν] ἐστι μήτε κολακεύειν εἰς τοσοῦτον ὥστε καταφρονεῖσθαι μήτ' ἄγροικόν τε καὶ τραχὺν ὁμοίως ⟨εἶναι τῷ⟩ Καλλιάνακτι. γενήσεται δὲ τοῦτο φυλάττοντος μὲν ἔν τε τῷ βλέμματι καὶ τῷ φθέγματι καὶ τῷ παντὶ τοῦ σώματος σχήματι τὸ σεμνὸν τοῦ ἰατροῦ, ἐκδιδάσκοντος δὲ τὸν κάμνοντα πείθεσθαι τοῖς πρ⟨οστ⟩αττομένοις ὑφ' ἑαυτοῦ. πολλοὶ δ' εἰσὶ λόγοι, καί σοι παραδείγματος ἕνεκεν οὐκ ὀκνήσω παραθέσθαι τινά. δυνήσεται γὰρ ὁ ἰατρὸς ἐπὶ προοιμίῳ πιθανῷ μετὰ ταῦτα πρὸς τὸν κάμνοντα διελθεῖν, ὅσα
147 περὶ | τῶν τοιούτων Ἱπποκράτης ἔγραψε, πρῶτον μὲν ἐν τοῖς Ἀφορισμοῖς εἰπών· "Δεῖ δὲ οὐ μόνον ἑωυτὸν παρέχειν τὰ δέοντα ποιέοντα, ἀλλὰ καὶ τὸν νοσέοντα καὶ τοὺς παρεόντας ⟨καὶ τὰ⟩ ἔξωθεν," εἶτ' ἐ⟨ν⟩ τῷ πρώτῳ τῶν Ἐπιδημιῶν· "Ἡ τέχνη διὰ τριῶν, τὸ νόσημα, ὁ νοσέων, ὁ ἰητρός· ⟨ὁ ἰητρὸς⟩ ὑπ⟨ηρέτης τῆς τέχνης.⟩ ἐναντιοῦσθαι τῷ νοσήματι τὸν νοσέοντα μετὰ τοῦ ἰητροῦ ⟨χρή⟩." καὶ ὡς τριῶν ὄντων, ἰατροῦ καὶ νοσήματος καὶ κάμνοντος, ἐὰν ὁ νοσῶν ἐάσῃ μόνον πολεμεῖν τῷ νοσήματι τὸν ἰατρὸν ἢ καὶ πρὸς αὐτὸ μεταστὰς ἐναντιώσηται τῷ ἰατρῷ, συμβήσεται νικηθῆναι τὸν ἰατρὸν ὑπὸ τοῦ νοσήματος. ἐὰν δὲ καταλιπὼν τὸ νόσημα σύμμαχος κατ' αὐτοῦ γένηται τῷ ἰατρῷ, μεγάλην ἐλπίδα τῆς νίκης ἔσεσθαι δυοῖν ἀνθρώπων πρὸς ἓν νόσημα μαχομένων, ὡς τό γε ἐναντίον ἔμπαλιν οὐδεμιᾶς ἐλπίδος ἔσται παρεκτι-

16. 17 ἐν τοῖς Ἀφορισμοῖς...] *I 1 (IV 458, 3 L.)* 19 εἶτ' ἐν τῷ πρώτῳ τῶν Ἐπιδημιῶν...] *I 5 (II 636, 1 L. I 190, 3 Kw.)* 19—p. 205, 2 *similia in comm. loci laudati disseruit CMG V 10, 1 p. 76 sq.*

6 τὸ *ante* σεμνὸν *ex errore om. Kuehn; cf. v. 12* 7 θεὸν αὐτὸν H *corr. Corn.;* θ' ἑ αὐτ̄ *sic* U: θ' ἑαυτὸν *Ald. Bas.*: θεόν τινα *scr. Chart., ut* deum quendam *interpr. Crassus* 7. 8 *e vers. arab. supplevi et emendavi,* dann wäre er nicht bereit, seiner Führung zu folgen; wenn er aber nicht von selbst seiner Führung sich anvertraut, so wäre es besser H: οὐκ ἂν ὁ κάμνων εὐπειθεὶς γένοιτο. βέλτιον οὖν ἐστι U *edd., nisi quod* εὐπειθὴς *corr. Ald.*: οὖν *inclusi; an pro* οὖν ἐστι *melius* ἂν εἴη *reponitur?* 9 εἶναι *ante* ὁμοίως *addebat Corn., ipse potius cum* τῷ *post* ὁμοίως *adieci* 11 φλέγματι *mire pecc. Kuehn* 13 πραττομένοις U *edd.*: πρ⟨οστ⟩αττομένοις *sec.* H *complevi* καί σοι *iterata expunxit* U 14 τινάς *praeferam coll. quae leguntur v. 16 sqq.* 18 ποιεῦντα *Hipp. codd.* FG *secutus Littré IV 458, 4* *post* παρεόντας *versa add.* und die Dinge, welche außen sind H, *quo auctore* καὶ τὰ *ex Hipp. recepi* 19 εἶτ' ἐ⟨ν⟩ *more Galeniano (cf. CMG V 4, 1, 1 p. 136 ind. Wilkonis de Boer s. v.* πρότερος *et ibid. V 9, 2 p. 398 Diels s. v.* εἶτα) *restitui*: dann in *versa annexuit* H: ἐν δὲ U *edd.* 20 ὁ ἰατρὸς U: *ex Hipp. correxi; cf. CMG V 10, 1 p. 76, 26* ὁ ἰητρὸς *ex loco citato addidi* 20. 21 ὑπεναναντιοῦσθαι U: ὑπ⟨ηρέτης τῆς τέχνης.⟩ ἐναντιοῦσθαι *sec.* H *Hipp. emendavi et supplevi; cf. l. l. p. 76, 26. 27* 21 ἰατροῦ U: *ex Hipp. correxi* χρή *ex* H *Hipp. l. l. p. 76, 28 addidi* 23. 24 ἐναντιοῦται U *edd.*: *correxi*

κόν, ἐὰν ὁ κάμνων μετὰ τοῦ νοσήματος γενόμενος ἐναντιῶται τῷ ἰατρῷ· μονωθεὶς γὰρ ἂν οὗτος ὑπὸ τῶν δυοῖν νικηθείη ἄν. ἀρκεῖ ⟨δέ⟩ σοι τὸ παράδειγμα τοῦτο νοῆσαι δυναμένῳ κατὰ τὸ παραπλήσιον ἕτερα πολλὰ τοιαῦτα τῷ νοσοῦντι γίνεσθαι πρὸς τῶν ἰατρῶν. οὐ μόνον δὲ τῶν λεχ|θησομένων λόγων τοῖς κάμνουσιν ὑπὸ τῶν ἰατρῶν τοιαύτην 148 εἶναι προσήκει τὴν διάνοιαν, ἀλλὰ καὶ τὸ μέγεθος τῆς φωνῆς καὶ τὸν τόνον καὶ τὴν ὅλην ὑπόκρισιν ἀνὰ λόγον εἶναι τῇ διανοίᾳ τῶν λόγων. εἰ δὲ καὶ πεπαιδευμένῳ διαλέγοιτό τις ἀνδρί, †καὶ μετὰ τοῦ μὴ σολοικίζειν τε καὶ βαρβαρίζειν. καὶ γὰρ ἐκ τῶν τοιούτων εὐκαταφρόνητοι τοῖς κάμνουσιν οἱ ἰατροὶ φαίνονται.

σχῆμα. καὶ τὸ σχῆμα τοῦ σώματος ὅλου κατά τε τὴν εἴσοδον καὶ τὴν καθέδραν ὁ ἰατρὸς ἐχέτω ⟨μέσον⟩, μήτε ταπεινὸν ὡς εὐκαταφρόνητον εἶναι μήτε χαυνότητά τινα καὶ ἀλαζονείαν ἐνδεικνύμενον. ἔνιοι μὲν γὰρ ἀνατεταμένοι καὶ πλατεῖς εἰσίασί τε καὶ καθέζονται, ἔνιοι δὲ διατεθρυμμένοι, τινὲς δὲ ἐγκεκυφότες καὶ ταπεινοί. φεύγειν οὖν ἁπάσας χρὴ τὰς ὑπερβολὰς καὶ πειρᾶσθαι μέσον αὐτῶν εἶναι. εἰ δέ ποτε κατὰ τὸ σπάνιον ὁ κάμνων φαίνοιτό σοι φιλοτάπεινός τις, ἀπὸ τοῦ μέσου βραχὺ πρὸς τὸ ταπεινότερον ἄμεινόν ἐστι σχηματίζειν ἑαυτόν. εἰ δ' ἐναντίως ἔχοι, καὶ σὺ τἀναντία ποιήσεις ἐπὶ βραχὺ τοῦ μέσου τε καὶ °⟨τοῦ⟩ κατὰ φύσιν ἐφ'°ὑπέρτερα παραχωρῶν.|

ἐσθής. καὶ αὕτη κατὰ τὸν αὐτὸν λόγον ἔστω μέση, μήτε πολυ- 149 τελὴς ὡς ἀλαζονείαν ἐμφαίνειν μήτε ῥυπαρὰ καὶ πάνυ ταπεινή, πλὴν εἴ ποθ' ὁ κάμνων αὐτὸς εἴη τῶν ἀμετρότερον ἢ τὰ πολυτελῆ φιλούντων ἢ τοῖς ῥυπαροῖς ἡδομένων. ἐπὶ τούτων γὰρ ἀπὸ τῆς μεσότητος ἐπὶ τὸ τῷ κάμνοντι φίλτερον ἀποχωρήσεις, ὅσον ἂν εἰκάσῃς ἔσεσθαί σοι σύμμετρον.

8. 9 τοῦ μὴ σολοικίζειν τε καὶ βαρβαρίζειν] *cf. CMG V 10, 2, 1 p. 126, 15; eadem* ἑρμηνείας ὀρθότης *commendatur Gal. I 55 K. Scr. min. II 2 fin. Müll.; cf. Quellen u. Stud. zur Gesch. d. Naturwiss. u. d. Med. III, 1933, p. 370/71*
21 καὶ αὕτη κατὰ τὸν αὐτὸν λόγον ἔστω μέση] *spectat ad vv. 12. 16. 18*

1 ἐναντιῶτο U *edd.*: *correxi* 2 und es genügt *versum habet* H, *quamobrem* δὲ *quam* ἀλλὰ γὰρ *addere malui* 4 γίνεσθαι] λέγεσθαι *praetulerim* τὸν ἰατρὸν *i. t.*, τῶν ἰατρῶν *i. m. corr. ipse* U 5 λ/ōʼ *sic* U: λόγον *Ald.*: *corr. Corn. Bas.* 7 ὑπόκρισιν *conieci*: ἀπόκρισιν U *edd.* 8 *ad* τις *mente addatur* τῶν ἰατρῶν *e v. 4* καὶ μετὰ *corrupta* U: *equidem talia qualia* πάντως ἀπεχέσθω *requiram*: *in interpr. arab.* so ist es für den Arzt nötig, daß er sich in seinen Reden hütet H 11 κατάδε *sic* U: δὲ *etiam Ald.*: *corr. Corn. Bas.* 12 *ante* μήτε ταπεινὸν *versum add.* eine mittlere (*sc.* Haltung) H, *unde supplevi coll. vv. 16. 18. 20. 21* 16 χρὴ] δεῖ *ut p. 199, 23 ab Ald. edd.* 20 καὶ ⟨τοῦ⟩ κατὰ φύσιν ἐφ' ὑπέρτερα (*pro* ὑπερηφανίαν) *supplevi et emendavi, si quidem sec. eum qui legitur v. 13 oppositum* ἑκάτερα *in* σεμνότερον *vel potius* ἐφ' ἑκάτερα *in* ἐφ' ὑποχαυνότερον *mutare haud ita commodum videtur*: *recte* daß er sich wenig von der mittleren und natürlichen Haltung zu einer stolzeren wendet *versa praebet* H: καὶ παρὰ φύσιν ἐφ' ἑκάτερα U *edd.* 22 ἀλαζωνείαν U: *corr. Bas.* 26 τι *pro* σοι *a Bas. edd.*

τῷ νοcοῦντι. διὰ μέcου τοῦτ' ἔφην ἐγκείμενον ἀπορίαν παρέχειν· εἰ δέ γε κατὰ τὴν ἀρχὴν τῆc ὅληc ῥήcεωc ἢ τὴν τελευτὴν εἴρητο, caφὲc ἂν ἦν ὡc ἅπαντα ταῦτα τῷ νοcοῦντι κεχαριcμένωc προcήκει πράττειν τὸν ἰατρόν, εἰcόδουc, λόγουc, cχῆμα τοῦ παντὸc cώματοc, ἐcθῆτα, κουρὰν τριχῶν, ὀνύχων cυμμετρίαν, ὀcμήν. ἐπί τε γὰρ εἰcόδων ἄλλη πρὸc ἄλλον ἐcτὶ τῶν νοcούντων ἡ cυμμετρία, καθότι πρόcθεν εἶπον, ἔν τε τοῖc λόγοιc ὡcαύτωc· οἱ μὲν γὰρ μυθολογοῦcι τοῖc ἰατροῖc ἥδονται, τινὲc δὲ ἀνιῶνται, καὶ τινὲc μὲν cεμνοῖc λόγοιc, τινὲc δ' εὐτραπέλοιc χαίρουcι. καὶ περὶ τῶν
150 cχημάτων δὲ καὶ τῆc ἐcθῆτοc ἀρτίωc εἴρη|ται, τίνα τρόπον ἐcτοχάcθαι χρὴ τῶν ἡδέων τῷ νοcοῦντι.

κουρή. τῶν τριχῶν ἡ κουρὰ φύcει μὲν ἀρίcτη γένοιτο ἄν, εἰ cτοχάζοιτο τῆc κατὰ τὴν κεφαλὴν ὑγείαc. ἄλλοιc γὰρ ἄλλο προcήκει. τοῖc νοcοῦcι δὲ τὸ τῆc κουρᾶc εἶδοc οὐ ταὐτὸν ἅπαcιν ἡδύ. cτοχάζεcθαι τοίνυν cε χρὴ καὶ τούτου πρὸc τὸν ἰατρευόμενον ἀποβλέποντα, καθάπερ ἐπ' Ἀντωνίνου τοῦ Κομμόδου πατρὸc ἐποίουν οἱ cυνόντεc ἅπαντεc ἐν χρῷ κειρόμενοι. Λούκιοc δὲ μιμολόγουc αὐτοὺc ἀπεκάλει. καὶ διὰ τοῦτο πάλιν ἐκόμων οἱ μετ' ἐκεῖνον.

ὄνυχεc. πηλίκουc εἶναι χρὴ τοὺc ὄνυχαc τοῖc ἰατροῖc αὐτὸc ἐδίδαξεν ἐν τῷ Κατ' ἰητρεῖον, cυνάπτων αὐτῶν τὴν cυμμετρίαν ἡδεῖαν εἶναι τοῖc ὁρῶcι. περὶ δὲ τῶν ψώραν ἐχόντων ὀνύχων ἤ τι τοιοῦτον καθάπερ γε καὶ περὶ τῆc ἐν κεφαλῇ τῶν τριχῶν ἀλωπεκίαc ἢ ὀφιάcεωc οὐδὲ λόγου δεῖται. ταῦτα γὰρ ὡc ἤδη παρὰ φύcιν αἴcχιcτόν ἐcτιν ἔχειν ἰατρῷ, καθάπερ γε καὶ ἀρθρῖτιν ἰcχυράν ἤ τι τοιοῦτον ἕτερον.

151 ὀδμή. καὶ τῆc | ὀδμῆc τοῦ cώματοc ὅλου καὶ τοῦ cτόματοc ἡ μέν τίc ἐcτιν ἐνίοιc φύcει μοχθηρά, καθάπερ γε καὶ ἄλλοιc τιcὶν ἄμεμπτοc, ἡ δ' ἐξ ἀμελείαc ἐγγίνεται μηδὲν ἡγουμένων ἁμαρτάνειν τῶν ἰατρῶν, ἐὰν ἤτοι cκορόδων ἢ °κρομμύων ὄζοντεc ἐπιcκοπῶνται τοὺc

1 ἔφην] *p. 203, 2 sq.* 7 πρόcθεν εἶπον] *inde a p. 203, 8* 10 ἀρτίωc εἴρηται] *de figuris corporis a p. 205, 11, de vestimentis a p. 205, 21* 16 ἐπ' Ἀντωνίνου τοῦ Κομμόδου πατρὸc] *Marcus Aurelius aliquamdiu ad cutim tonsus fuisse dicitur; cf. Marquardt-Mau, Das Privatleben der Römer*[2], *p. 601 sqq.* 17 Λούκιοc δὲ] *cf. Erwin Rohde, Kl. Schr. I 352*[1] 20 ἐν τῷ Κατ' ἰητρεῖον] *4. III 284 L. Hipp. II 32, 17 sqq. Kw.* cυνάπτων] *in animo habet verba quae sunt* εὐρυθμίη δὲ ὁρᾶcθαι ἡδέωc *c. 7. III 290 L. II 34, 4 Kw.* 22 τριχῶν ἀλωπεκίαc] *cf. p. 62, 15* 22. 23 ὀφιάcεωc] *cf. Foës. Oecon. Hipp. p. 473 s. v.*

1 τῷ νοcοῦντι *falso cum prioribus coniunxerunt Ald. Crassus* ἀπορείαν U: *corr. Chart.* 7 εἶπον H *corr. in vers. lat. Crassus*: εἶπεν U *edd.* ἔντι *sic* U: *corr. Deichgr.*: ἐν δὲ *coni. Ald.* 10 δὲ] τε *falso ab Ald. edd.* 12 τῶν τριχῶν *a voce antecedente seiunxi; cf. p. 202, 24*: κουρὴ τῶν τριχῶν *(fort. ex v. 5) coniuncta habet* U 13 κεφαλῆc *in* -λὴν *mut.* U 16 κομόδου U: *corr. Ald.* 21 ψώραν U *corr. Crassus Corn.*: χώραν *falso ab Ald. edd.* 24 ἀρθρίτην U: *corr. Ald.* 26 ὀcμῆc *anteponam; cf. p. 207, 5. 8* 27. 28 ἄμεπτοc U: *corr. Ald.* 29 cκόρδον U *Ald.*: *corr. Bas.* κρομύων U: κρομμένων *Ald.*: *corr. Corn. Bas.* ἐπιcκοποῦντεc *per compend.* U: *item* ἐπιcκοποῦνται *Ald.*: *correxi*

νοcοῦνταc. ἐπὶ δὲ Κοΐντου τοῦ κατὰ τοὺc πατέραc ἡμῶν ἰατρεύοντοc ἐν Ῥώμῃ καὶ τοιοῦτό τι cυνέβη· μετ' ἄριcτον ἐπεcκέπτετό τινα τῶν πλουcίων τε καὶ πολὺ δυναμένων ἀνδρῶν ὄζων οἴνου cφοδρῶc. πυρέττων οὖν ἱκανῶc ὁ κάμνων ἅμα κεφαλαλγίαιc καὶ διὰ τοῦτο μὴ φέρων τὴν ἐκ τοῦ οἴνου προcπίπτουcαν ὀcμὴν ἠξίου προcωτέρω χωρήcειν τὸν Κόϊντον, ἀνιᾶν γὰρ αὐτὸν ἐξόζοντα cφοδρῶc οἴνου. ταῦτα μὲν οὖν ὁ κάμνων ἐφαίνετο μετρίωc λέγειν· ὁ Κόϊντοc δ' ἀβελτέρωc αὐτῷ προcενεχθεὶc ἐκέλευcεν ἀνέχεcθαι τῆc ὀcμῆc. καὶ γὰρ ἑαυτὸν ἔφη τοῦ κάμνοντοc ἀνέχεcθαι πυρετοῦ ὄζοντοc, εἶναι δ' οὐκ ἴcον ἢ πυρετὸν ἢ οἶνον ὀcμᾶcθαι. ἕτερον δ' ἰατρὸν ἐπὶ τῆc ἡμετέραc Ἀcίαc οἶδα δυcώδειc ἔχοντα τὰc μάλαc, | ὡc διὰ τοῦτο μὴ 152 φέρειν αὐτοῦ τὴν εἴcοδον ἄνθρωπον νοcοῦντα μηδένα καθάρειον. ἐχρῆν οὖν αὐτὸν ἑαυτοῦ πρῶτον ἰᾶcθαι τὸ cύμπτωμα καὶ οὕτωc ἐπιχειρεῖν ἑτέρουc θεραπεύειν. ἐγχωρεῖ γάρ, εἰ καὶ cύμφυτον ὥcπερ καὶ τοῖc τράγοιc ἐcτίν, ἀλλά τοι μετριώτερόν γ' αὐτὸ ποιήcαντα τὸ μέτριον αὖθιc τοῦτο πραΰνειν ἑκάcτηc ἡμέραc διαπάcμαcιν ἀμβλυντικοῖc δυcωδίαc. ἄλλοc γοῦν τιc ἔχων δυcῶδεc φύcει τὸ cτόμα προὐνοήcατο μετριώτερον αὐτὸ ποιήcαcθαι διά τε καθάρcεωc καὶ φαρμάκων πόcεωc ἐπιτηδείων εἰc τοῦτο, καὶ καθ' ἑκάcτην ἡμέραν ὀλίγιcτόν τι λαμβάνων εἰc αὐτὸ ποτὲ μὲν ἀμώμου, ποτὲ δὲ μαλαβάθρου φύλλου, ποτὲ δ' ἄλλου τινὸc τῶν εὐωδῶν οὕτωc ἐκ τῆc οἰκίαc προήρχετο.

IV 11 [IV 8. V 308, 17. 18 L.] Ὕδωρ ἀφεψηθὲν τὸ μὲν ὡc δέχηται τὸν ἀέρα, τὸ δὲ μὴ ἔμπλεον εἶναι καὶ °ἐπίθεμα ἔχειν. |

Ἐπὶ τίνων παθῶν ἢ τίνοc ἕνεκα χρείαc ἀφεψεῖν προcήκει τὸ 153 ὕδωρ, εἴτ' οὖν ἅπαν εἴτε μόνον τὸ μοχθηρόν, οὐκ εἴρηται κατὰ τὴν ῥῆcιν, ὥcτ' οὐδ' ὠφέλειά τιc ἐξ αὐτῆc ἡμῖν ὑπάρχει. φαίνεται γὰρ

1. 2 ἐπὶ δὲ Κοΐντου ... ἰατρεύοντοc ἐν Ῥώμῃ] *praestantissimus praeceptorum Gal. adscitur CMG V 10, 2, 1 p. 14, 13. 17, 1. 21, 26. 59, 15 sqq.; de Quinti cum empiricis communione cf. Deichgräber, Empirikerschule, fragm. 363 adnot.* 16. 17 διαπάcμαcιν ἀμβλυντικοῖc δυcωδίαc] *cf. Gal. XIV 424. 449 K.* 20 ἀμώμου] *cf. Gal. XI 828 K.* μαλαβάθρου φύλλου] *cf. Gal. XII 66. 153 K.*

1 zur Zeit unserer Väter (κατὰ τοὺc πατέραc ἡμῶν *ut ex. gr. Gal. XIX 64 K.*) H: κατὰ τὴν πατρίδα ἡμῶν U *edd.*: κατὰ τὸν πατέρα ἡμῶν *coni. Mewaldt Herm. XLIV 123*[1] 2 ἐπιcκέπτετο U: *corr. Ald.* 4 κεφαλ^Γ' U: κεφαλαλγίαc *ab Ald. edd.*: *correxi* 6 γὰρ *a Bas. om. edd.* 8 προcεχθεὶc *sic* U: *corr. Chart.* 9 *num integra* πυρετοῦ ὄζοντοc? 10 δ' ἰατρ̈ *i. t.*, δι' αὐτ̈ *i. m.* U; *tamen recte* δ' ἰατρὸν *Ald.* 11 μύλ^ͻ U: *itaque* μύλαc *ex Ald. edd., nisi quod* μάλαc *coni. Kuehn*: μαcχάλαc *(alio atramento vocula nō adscripta) coni. Corn., cuius coniecturam redintegro* 12 καθάριον U *edd.*: *correxi; cf. p. 197, 22* 13 cύμπτομα U: *corr. Ald.* 14 ὥcπερ *iter.* U 19 λαμβάνειν *comp.* U: *corr. Chart.* 20 μαλάθρου U *et cum asterisco Ald.*: *corr. Corn. Bas.* 23 ἠέρα *Hipp.* ἐπιθυμίαν U: ἐπίθημα *cum Hipp. Ald.*: ἐπίθεμα *a Bas. edd.* 25 et p. 208, 5 ἀφεψεῖν U *edd.*: *nescio an* ἀφέψειν *praeferatur; cf. Kühner-Blaß, Gramm. der griech. Spr. II 435*

ὥςπερ ἄλλα πολλὰ ⟨πρὸς ἀνάμνηςιν⟩ τοῦ ζητῆςαι χάριν° ἢ καὶ ςυγγράψαι πρὸς ἔκδοςιν ὁ Ἱπποκράτης ἐν τούτοις τοῖς βιβλίοις ὑποτυπούμενος, οὕτως καὶ τοῦτον γράψας τὸν λόγον ἐλλιπῶς μὲν ἡμῖν, ἑαυτῷ δ' εἰς ἀνάμνηςιν οὐκ ἐλλιπῶς. εἰ δὲ πρόβλημα θέντες εἶμεν ἡμῖν αὐτοῖς, εὑρεῖν ⟨ἂν ἐπιχειροῖμεν⟩ ὁποῖα τῶν ὑδάτων ἀφεψεῖν χρὴ πρότερον, εἶτα ψύξαντας πίνειν, εἴ γε δὴ ψυχρὰ πίνειν ἐθέλοιμεν αὐτά, καὶ κατὰ τοὐναντίον αὖ τίνα θερμὰ βουλόμενοι πίνειν, οὐχ ὁμοίως ἑψήςωμεν, ἀλλὰ τῷ μὲν ἐπίθεμα ποιήςαντες ἁρμόττον τῷ ςκεύει, καθ' ὃ θερμαίνεται, τῷ δὲ μηδὲν ἐπιθέντες, ἀλλ' ἐπιτρέψαντες διὰ γυμνοῦ καὶ ἀςτεγνώτου τοῦ ἀγγείου τὸ θερμαινόμενον ὕδωρ ὁμιλεῖν τῷ πέριξ ἀέρι· ζητήςωμεν δ' ἀκολούθως καὶ τίνα παθήματα δεῖται θερμῶν ἢ ψυχρῶν ὑδάτων. αὐτοὶ μέντοι τι χρήςιμον εὑρήςομεν, |
154 οὐ μὴν ἐκ τῆς προκειμένης ῥήςεως εἰς τὴν εὕρεςιν ὠφεληθηςόμεθα, τὴν ἀρχὴν γὰρ ὅλως οὐδὲν ἀποςαφεῖ.

διὸ καὶ τινὲς μὲν αὐτὴν ςυνάπτουςι τῇ προγεγραμμένῃ, καθάπερ Ἀρτεμίδωρος ἐπικληθεὶς Καπίτων, οἱ πλεῖςτοι δ' ἀποχωρίςαντες ἰδίᾳ ςκοποῦνται μόνην. ἐὰν οὖν ςυνάπτηται τῇ προειρημένῃ, τοιόνδε τινὰ τὸν νοῦν ἕξει· αἱ τοῖςι κάμνουςι χάριτες οἷον τὸ καθαρείως δρῆν ἢ ποτὰ ἢ βρωτά, καὶ τὰ ἄλλα ὅςα τούτοις ἐφεξῆς εἶπεν ὁ Ἱπποκράτης, εἶτ' ἐπὶ τῇ τελευτῇ· "καὶ τὸ ὕδωρ δὲ δοτέον αὐτοῖς ἐνίοτε ψυχρόν, ὅταν ἤτοι μηδ' ὅλως ἐλπίςωμεν ἐκ τῆς πόςεως αὐτοῦ γενήςεςθαί τινα βλάβην ἢ παντάπαςιν ὀλίγην", εἶθ' ἑαυτῷ πρὸς ἀνάμνηςιν, ὥς φαςιν, ἐφεξῆς ἔγραψε τὸν τρόπον τῆς παραςκευῆς αὐτοῦ,

1 ὥςπερ ἄλλα πολλὰ τοῦ ζητῆςαι χάριν] *cf. ex. gr. p. 135, 19. 165, 27. 196, 13. 14. 24. 208, 22 aliosque locos ad p. 151, 11/12 collectos* 1. 2 ἢ καὶ ςυγγράψαι πρὸς ἔκδοςιν] *cf. e. c. p. 151, 9* εἰ μὲν οὖν ςύγγραμμα πρὸς ἔκδοςιν ἦν τὸ βιβλίον *vel p. 227, 26* οὐ περὶ πάντων . . . ἔγραψεν, ὡς εἰ καὶ ςύγγραμμα πρὸς ἔκδοςιν ἐποιήςατο 2. 3 ἐν τούτοις τοῖς βιβλίοις ὑποτυπούμενος] *cf. p. 80, 19 vel infra p. 264, 13* (τοῦ Ἱπποκράτους) ὡς ἂν ἑαυτῷ τινα ὑποτύπωςιν γράφοντος, οὐ πρὸς ἔκδοςιν ςύγγραμμα 16 Ἀρτεμίδωρος ἐπικληθεὶς Καπίτων] *cf. p. 4, 16* 19 τούτοις ἐφεξῆς] *p. 197, 22 sqq.* 20 ἐπὶ τῇ τελευτῇ] *p. 197, 24*

1 πρὸς ἀνάμνηςιν *ex* H *recepi* ἢ καὶ UH, *quapropter et* μᾶλλον *post* πολλὰ *addere veritus sum et* οὐ τοῦ *pro* ἢ καὶ *scribere nolui*: quaerendi magis causa quam in vulgus edendi *interpr. Crassus* 3 γράψαι U *edd.*: *correxi* 4 εἶμεν *scripsi; cf. Georg. Helmreich Ind. CMG V 9,1 p. 473 s. v. Particip.*: ἦμεν U *edd.* 5 *ad* εὑρεῖν wir suchen *versum add.* H, *quo nisus* ἂν ἐπιχειροῖμεν *adiciendum censeo*: *post* θέντες, *quod asteriscum fert in Ald.*, δυνατοὶ ἴςως (*relicto* ἦμεν) *addebat Corn.*

8 ἐψίςωμ U: ἠψήςωμεν *Ald.*: ἑψήςωμεν *corr. Corn. Bas.*: *an potius* ἑψήςομεν *et v. 11* ζητήςομεν? *cf. p. 214, 1. 2* 10 ἀςτεγνώτου] ἀςτεγάςτου *coni. Kuehn; sed cf. p. 214, 3. 11* 12 εὑρήςομεν *scripsi, sicut* inveniemus *interpr. Crassus*: εὑρίςκομεν U *edd.* (*simili errore quo CMG V 10, 1 p. 18, 1*) 14 τὴν ἀρχὴν ὅλως] *cum huius locutionis exemplis indigeam, fort.* ὅλως *ut glossema delendum* ἀποςαφεῖ *sec. vers. arab. correxi*, denn es wird daraus durchaus nichts klar H: ἀποςοβεῖ U *Bas.*: ἀποςοφεῖ *Ald.*: "*alii* ψο„ *alii* ςοβεῖ" *adnot. Corn.* . προειρημένῃ H: προκειμένῃ U *edd.; cf. p. 91, 4. 5* τοιόνδέ δε τινα *sic* U: *corr. Ald.* 18. 19 καθαρίως δρᾶν U, *quamquam Gal. ipse* καθαρῶς δρῆν *in lemmate (p. 197, 22) legisse videtur*: *dubitanter* καθαρείως δρῆν *anteposuerim* 19 βροτὰ *scr. Corn.*

τάχα μὲν οὐδέποτε βουλόμενος ἀπὸ πηγῆς ὕδωρ διδόναι πρὸ τοῦ
θερμανθῆναι, τάχα δὲ διορισμόν τινα εὑρηκώς, οἷς τε χρὴ διδόναι θερ-
μανθέν τε καὶ ψυχθέν, οἷς τε χωρὶς τοῦ θερμανθῆναι. τάχα δὲ τὸ μὲν
ἄμεμπτον ὕδωρ ἄνευ τῆς ἑψήσεως, τὸ δὲ μοχθηρὸν ἑψήσας ἐβούλετο |
δίδοσθαι, τάχα δὲ καὶ ψῦξιν ὕδατος ἀπέφθου γράφει διττήν, ἑτέραν 155
μὲν * * * ἐκ τοῦ περιέχοντος ἀέρος γινομένην. κατὰ γοῦν Ἀλεξάν-
δρειάν τε καὶ πᾶσαν Αἴγυπτον ἐθεασάμην ἀποψύχοντας αὐτοὺς
τὸ ὕδωρ ἐν ἀγγείοις τισὶν ὀστρακίνοις τρόπῳ τοιῷδε· δύν[αν]τος ἡλίου
προθερμήναντες αὐτὸ τοῖς ἀγγείοις ἐνέβαλλον, εἶτα μετέωρον ἐκρέμων
†ὅλον τοῦτο τὸ ἀγγεῖον ἐν θυρίσιν ἐστραμμέναις πρὸς ἄνεμον, ὡς δι'
ὅλης νυκτὸς ψύχεσθαι, κἄπειτα πρὶν ἀνατεῖλαι τὸν ἥλιον ἐπὶ γῆς
ἐτίθεσαν ὕδατι ψυχρῷ κατερρασμένης ⟨καὶ⟩ ἐν κύκλῳ φύλλα ψυχρὰ
περιετίθεσαν ὅλῳ τῷ ἀγγείῳ, ποτὲ μὲν ἀμπέλων ἢ θριδακίνης, ἔστι δ'
ὅτε καὶ ἄλλων τινῶν ὁμοίων, ὡς διαμένειν ἐπὶ πλεῖστον ἣν κατὰ τὸν
νυκτερινὸν ἀέρα τὸ ὕδωρ ἐπεκτήσατο ψῦξιν. ἔτι δὲ μᾶλλον ἐπὶ τὴν
τοιαύτην ἤρχοντο παρασκευὴν οἱ ἄνθρωποι μὴ παρόντος αὐτοῖς ὕδα-
τος ἀμέμπτου. λέγω δ' ἄμεμπτον τὸ μήτ' ἰλύος ἔχον τι μήτε δυσῶδες
ἀποιότατόν τε γευομένοις. ἔνια γὰρ ἀτόπους ἐπιμεμειγμένας ἔχει ποιό-
τητας ἁλῶν ἢ λίτρου ἢ θείου τε καὶ ἀσφάλτου καὶ στυπτηρίας ἑτέρων
τε τοιούτων. ἐφ' ὧν | ἁπάντων ἄμεινόν ἐστιν, ὥσπερ ὄσπριά τε πολλὰ 156
προέψοντες ἐπιτήδεια πρὸς ἐδωδὴν ἐργαζόμεθα λάχανά τε καὶ καρ-
ποὺς καὶ ζῴων μόρια, κατὰ τὸν αὐτὸν λόγον καὶ τὸ ὕδωρ ἑψήσει
πρῶτον ἀλλοιοῦντας ἐπὶ τὸ βέλτιον οὕτω προσφέρεσθαι. καὶ καθ' ἑτέ-

17 λέγω δ' ἄμεμπτον (*sc.* ὕδωρ)] *cf. Gal. in* Π. διαίτης ὀξ. *comm. III 40 CMG V 9, 1 p. 252/53 Helmr. vel De ptisana 2. VI 817 sq. K. CMG V 4, 2 p. 455/56 Hartl.; Gal. XVII B 814. 815 K.* 17—p. 210, 3 *cf. Orib. Coll. med. V 1, 11. 12* διαμέν. *CMG VI 1, 1 p. 112, 26—30 Raed., eadem CMG VI 3 p. 149, 34 sq. = VI 3 p. 331, 14 sqq. Raed.*

4 ἄμεπτον U: *corr. Ald.* 5 ἀπέφθου *Cornarium secutus scripsi*: ἀπέπτου U H: optimae (ἀμέμπτου) *interpr. Crassus* 5. 6 *post* ἑτέραν μὲν *parvam lacunam significavi, quam in vers. arab. additis* durch das Hineinstellen der Gefäße, in denen sich das Wasser befindet, in kalte Brunnen oder Eis (τῇ ἐνθέσει τῶν ἀγγείων τὸ ὕδωρ περιεχόντων εἰς ψυχρὰ φρέατα καὶ κρύσταλλον, ἑτέραν δὲ) *recte expl.* H; *cf. p. 214, 9. 216, 20 sqq. 227, 4* 8 δύντος *correxi*: δύναντος U *edd.*: *traditum aut servat (cf. Kuehner-Blass, Gramm. der griech. Spr. I 2*[3]*, 445 s. v.* δυνέω) *aut in* δύνοντος *mut. Deichgr.* 9 ἐνέβαλον U *edd.*: *correxi* 10 ὅλον *fort. merito om.* H: *(ni fallor e v. 13 praesumptum) add.* U, *non intellegitur, nisi ex* γυμνὸν *vel* ψιλὸν *vel* ⟨ἀστέγα⟩στον *vel* ⟨ἀπώμα⟩στον *corruptum sit* ἐστραμμ)' U: -μέναις *ab Ald. edd.* 11 τῆς *ante* γῆς *additum expunxit ipse* U: *add. ab Ald. edd.* 12 κατεραμς (ης *supra*) U *Ald.* (*asterisco apposito*): κατερραμένης *corr. Bas.*: καταραινομένης *coni. Corn.*: *dubius haereo,* κατερρασμένης *an* κατερραμένης *ponendum sit; cf. Kuehner-Blass, Gramm. der griech. Spr. I 2*[3]*, 530* καὶ *ante* ἐν κύκλῳ *add. Haupt op. III 611* 13 θριδακι (η' *supra*) U: *corr. Ald.* 16 *ad* ἤρχοντο *haud scio an recte versum addiderit* ich sah, daß H; *cf. v. 7* 17 ἰλλύος *ut p. 210, 21* U: *corr. Ald.* φυσῶδες U H: καλῶς δ' ἂν ἔχοι τά τε ἰλυώδη καὶ δυσώδη καὶ ὅσα ποιότητας ἀτόπους ἔχει πρότερον ἀλλοιοῦντας ἑψήσει προσφέρεσθαι *Orib.*: "δυσῶδες *inter.*" *versionem lat. subindicans, in qua* male olet *scripsit Crassus (cf. p. 210, 2. 8. 21. 211, 18) adnot. Corn.*: *quos omnes sequendos putavi* 21 ἐπιδήδεια U: *corr. Ald.* 23 ἀλλοιοῦντες U: *correxi*

ραν δὲ χρείαν ὕδωρ προθερμαίνοντες ψύχομεν, εἰ καὶ μήτε γεῦσιν ἔχοι μήτ' ὀδμὴν μοχθηράν, ἀκριβῶς δ' εἴη καθαρόν, ὅταν αὐτοῦ πειραθῶμεν ἤτοι γ' ἐ⟨πὶ⟩ πλέον ἐν τῇ γαστρὶ διαμένοντος ἢ πλήττοντος αὐτὴν ἢ ἐκφυσῶντος ἢ βαρύνοντος. ἔστι γὰρ ἀμέλει καὶ τοιαῦτα πολλά, περὶ ὧν μάλιστά μοι δοκεῖ γεγραφέναι τὴν διάκρισιν ἀπὸ τῶν ἀρίστων ὑδάτων ὁ Ἱπποκράτης, ἔνθα φησίν· "ὕδωρ τὸ ταχέως θερμαινόμενον καὶ ταχέως ψυχόμενον κουφότατον." οὐ γὰρ ἐπὶ τῶν βορβορωδῶν ἢ δυσωδῶν ἢ φαρμακῶδές τι κατὰ τὴν γεῦσιν ἐμφαινόντων ἡ τοιαύτη διάγνωσίς ἐστι χρήσιμος, ἅ γε προδήλως ἐμφαίνεται πᾶσιν, ἀλλ' ἐφ' ὧν οὐδὲν μὲν τούτων ἐστίν, ἑτέρα δέ τις ἤτοι δι' ἐπιμιξίαν ἀέρος μοχθηροῦ κακία περὶ τὸ ὕδωρ ἐστὶν ἤ τις ἄλλη σύμφυτος αὐτῷ τῷ
157 ὕδατι διαλεληθυῖαν | ἔχουσα τὴν αἰτίαν. ἐπὶ τούτων γὰρ ἡ εἰρημένη διάγνωσις ἄριστον κριτήριον, οὔτε γὰρ θερμαίνεται ταχέως οὔτε ψύχεται τὰ τοιαῦτα τῶν ὑδάτων· ἑτέρα τε παραπλησία τῇδε διὰ τῶν ἑψομένων ἐν αὐτῷ λαχάνων ἢ ὀσπρίων ἢ καρπῶν ἢ κρεῶν ἢ ῥιζῶν· τάχιστα μὲν γὰρ ἐν τοῖς ἀρίστοις ὕδασι, βραδύτατα δὲ ἐν τοῖς μοχθηροῖς ἕψεται, καὶ κεκλήκασί γε τὰ οὕτως μοχθηρὰ τῶν ἀρχαίων τινὲς [καὶ] "ἀτέραμνά" τε καὶ "ἀτεράμονα", παραπλησίως αὐτοῖς τοῖς ὀσπρίοις, ὅσα δυσχερῶς ἕψεται. διὰ τοιαύτας μὲν οὖν χρείας ἐνίοτε προθερμαίνοντες ὕδωρ ψύχομεν, οὐ μὴν ἀλλὰ καὶ θερμὸν αὐτὸ πίνειν μέλλοντες, ὅταν ᾖ βορβορῶδες ἢ ἰλυῶδες ἢ δυσῶδες, οὕτω προπαρασκευάζομεν. ὅταν γὰρ προθερμανθὲν ψυχθῇ, κατὰ μὲν τὴν αἴσθησιν ἀποτίθεται τὴν δυσωδίαν ἣν ἐκ σηπεδόνος τοὐπίπαν ἐπικτᾶται τό τε γεῶδες ἅπαν ἐφιστάμενον ἴσχει ῥᾳδίως, ὃ πρὶν θερμανθῆναι κατὰ σμικρὰ μόρια μεμειγμένον ἅπαντι τῷ ὕδατι πινόμενον ἅμα αὐτῷ βλάβην οὐ σμικρὰν ἐργάζεται, καὶ μάλιστ' ἐφ' ὧν τὰ κατὰ νεφροὺς |
158 ἢ κύστιν ἐπιτήδεια πρὸς λίθων γένεσίν ἐστιν. καὶ τό γε ἐξαιθριάζειν οὐ μόνον τὸ ὕδωρ τὸ θερμανθέν, ἀλλὰ καὶ ἄλλ' ἄττα δοκεῖ μοι τοὺς

5. 6 δοκεῖ γεγραφέναι ... φησίν κτλ.] *Aph. V 26 (IV 542 L.); cf. Epid. II 2, 11 (V 88, 15. 16 L.) cum comm. Gal. CMG V 10, 1 p. 214, 17 sqq. Pf.* 12 *cf. Orib. Syn. ad Eust. IV 41, 3 CMG VI 3 p. 149, 9 sqq. = L. ad Eun. I 14, 3 CMG VI 3 p. 330, 27 sqq. Raed.* 17. 18 κεκλήκασί γε ... ἀτέραμνά τε καὶ ἀτεράμονα] *ut p. 229, 21; cf. Hipp. I 34, 1. 37, 3. 38, 1 al. Kw. CMG I 1 p. 56, 16. 58, 12. 31 al. Heib.* 18 Ἀτέραμνα τὰ δυσκατέργαστα καὶ σκληρά *expon. Gal. in lex. Hipp. XIX 86 K. cf. Erot. gloss. p. 16, 13 Nachm. formae adi. quod est* ἀτεράμων *inveniuntur ap. Aristoph. vel Plat. renovatae ab Atticistis, de quibus vid. Guilelmi Schmid Atticism. III 105. IV 279*

1 εἰ καὶ *cum Orib. praetuli, sicut* etsi *vertit Crassus*: εἴ γε U *edd.* 2 ἀκριβῶς τε *Orib.* 3 ἐπὶ *addidi; cf. e. c. p. 81, 9. 209, 14 CMG V 9, 1 p. 228, 4 Helmr.* αὐτ̄ (*post* πλήττοντος) *i. e.* -τὸν *i. t.*, αὐτὴν *eadem manu i. m.* U 6. 7 θερμαινόμενον καὶ ταχέως *post* ταχέως *per errorem om. Chart. et Kuehn* 13 κρητήριον U: *corr. Ald.* 14 δὲ *pro* τε *(ut v. 10) malim* 15 ἢ κρεῶν *post* ῥιζῶν *collocaverim; cf. p. 209, 21. 212, 1* 18 καὶ ἀτεράμηνά τε *bis exaravit, sed inferiore loco del.* U: καὶ *sustulit et* ἀτέραμνα *corr. Bas.* 19 τοῖς *post* αὐτοῖς *om. Ald. ceteraeque edd.* ὅσα—διὰ τοι *iterata del. ipse* U 28 ἄλλαττα U: ἄλλ' ἄττα *ab Ald. edd.*: *sed* ἄλλα τινὰ *Gal. consuetudini multo convenientius; an* ἄξιον *sub* αττα *latet? omnino hunc locum vix incolumem exhibet* U: *olim talia mihi in mentem venerunt qualia* τό γ' ἐξαιθριάζειν ... ἄλλ'

ἰατροὺς ἐπινοεῖσθαι τῆς τοιαύτης διακρίσεως ἕνεκεν. ὅσα γὰρ ἐξ ἑτερογενῶν οὐσιῶν σύγκειται, κατὰ σμικρὰ μόρια τὴν μῖξιν ἐσχηκότα, ταῦτα ψυχόμενα μετὰ τὸ θερμανθῆναι ῥᾳδίως διακρίνεται. πρὶν δὲ ψυχθῆναι, μετὰ τὴν ἕψησιν ἔτι κυκᾶται καὶ διὰ τοῦτο ἀναμέμεικται πάντ' αὐτοῦ τὰ μόρια. ψυχομένων δὲ τὸ μὲν βαρὺ καὶ γεῶδες ἐν αὐτοῖς ὑφιζάνει, τὸ δὲ κοῦφον ἐπιπολῆς ἵσταται. εἰ μὲν °⟨οὖν τὸ ὕδωρ ἀφεψηθὲν⟩ συνάπτοιτο τοῖς προειρημένοις ἐν οἷς ἔγραψεν ὁ Ἱπποκράτης τὰς τοῖς κάμνουσι χάριτας, ὁ περὶ τῶν ὑδάτων ἑψήσεως λόγος ἥ τε χρεία σαφής ἐστιν αὐτοῦ τό τε λεγόμενον αὐτὸ τάχ' ἂν εὕροιμεν ἀκριβῶς ὁποῖόν ἐστιν.

εἰ δ' ἀποσχίσαντες ἀπὸ τῆς τῶν προειρημένων συνεχείας τὴν ἄρτι προκειμένην ῥῆσιν ἐπισκοποίμεθα, μεστὸς ἀποριῶν ὁ λόγος ἔσται. πρότερον οὖν αὐτὸν ὡς συνημμένον ἐξηγησόμεθα, λέγοντες ὕδατος ἐν αὐτῷ δηλοῦσθαι παρασκευὴν ἀβλαβῆ τοῖς μέλλουσι πίνειν ψυχρόν, ἣν| κἀγὼ ποιοῦμαι πολλάκις, ὅταν μέλλω τινὶ διδόναι τῶν νοσούντων 159 ὕδωρ ψυχρόν, ἀπορῶν πηγῆς ἄμεμπτον ἐχούσης. ἐν Ῥώμῃ γὰρ ὥσπερ ἄλλα πολλὰ πλεονεκτήματα ἐν τῇ πόλει ⟨πάρ⟩εστιν, οὕτω καὶ τὸ τῶν πηγῶν κάλλος τε καὶ πλῆθος οὐδεμιᾶς οὔτε δυσῶδες οὔτε φαρμακῶδες οὔτε θολερὸν οὔτ' ἀτέραμνον ἐχούσης ὕδωρ, ὥσπερ οὐδ' ἐν Περγάμῳ παρ' ἡμῖν. κατ' ἄλλας δὲ πόλεις πολλὰς οὐκ ὀλίγα μοχθηρὰ τῶν ὑδάτων ἐστί. τά γε μὴν ἐκ τῶν Τιβουρτίνων ὀρῶν ὕδατα διὰ τῶν λιθίνων ἀγωγῶν εἰς τὴν Ῥωμαίων πόλιν ἀγόμενα τῆς μὲν ἄλλης ἀπήλλακται κακίας, ἀτέραμνα δέ πώς ἐστιν, ὡς μήτε θερμαίνεσθαι ταχέως, ὥσπερ αἱ κατὰ τὴν πόλιν πηγαί, μήτε ψύχεσθαι μήτε ἕψεσθαι διὰ ταχέων ἐν αὐτοῖς ὥσπερ ἐν πηγαίοις, ὅσαπερ ἂν

11 ἀποσχίσαντες ἀπὸ τῆς τῶν προκειμένων συνεχείας] *cf. p. 208, 16 sq.*

ἄξιον ⟨εἶναι⟩ δοκεῖ μοι τοῖς ἰατροῖς ἐπινοεῖσθαι, *sed nunc interpreti Arabi confisus verba maiorem traxisse labem suspicor; nam in Arabide* Was die Abkühlung des Wassers in der Luft nach dem Kochen betrifft, so setzen sich die anderen erdigen Teile, welche sich während der Erhitzung abtrennten und die sich leicht setzen und den üblen Geruch verlieren, unten in den Gefäßen an. Die Ärzte glauben, daß diese sich bei allem, was sie an die Luft stellen, abtrennen und abkühlen. Dies ist die Lehre, welche man "die Abkühlung" nennt. Sie beschränken sich aber nicht darauf, dies nur beim Wasser nach der Erhitzung zu tun, sondern auch bei vielen anderen Dingen bewirken sie solche Trennung *praebet* H

4 *in interpr. arab.* so sind diese Teile noch in quirlendem Aufruhr *recte* H, *quo auctore* ἔτι κυκᾶται *conieci; cf. e. c. CMG V 4, 2 p. 61, 33 Koch*: ἔτι κοννοεῖται *sic* U: *dehinc* ἔτι*κον νοεῖται *Ald.*: ἔτι κινεῖται *vel* ἐννεῖται *coni. Corn., sicut* adhuc motione agitantur *verterat Crassus; cf. p. 217, 8*: ἔτι κονιᾶται *a Bas. edd.* 6 *post* εἰ μὲν *verba* οὖν τὸ ὕδωρ ἀφεψηθὲν *ex* H *inserui*: *solum* οὖν *add. Corn.* 9 σαφὲς U: *corr. Chart.* 12 ἀπυρι͞ *i. t.*, ἀποριῶν *i. m. eadem manu* U, *corr. Corn. Bas.*: ἀπο ὀριῶν *pessumdedit Ald.* ὁ *deest in cunctis edd.* 14 παρασκεῦον U: *corr. Ald.; cf. p. 208, 23* 16 ἄμεπτον ἐχούς U: *corr. Ald.* 17 ⟨πάρ⟩εστιν *vel ob hiatum complevi* 19 θολλὸν *(ut videtur) i. t.*, θολερ'' *i. m. corr.* U 20 in unserer Stadt *versum habet* H, *quaprupter* παρ' ἡμῖν *scripsi coll. quae extant CMG V 4, 2 p. 127, 1 Koch vel p. 354, 15 Helmr. vel V 9, 1 p. 228, 1 Helmr.*: παρ' ἐμοί U *edd.* 23 ἀπήλακται U: *corr. Bas.*

ἐμβάλλῃ τις ὄσπριά τε καὶ λάχανα καὶ κρέα. τούτων δ᾽ ἄλλα κατ᾽ ἄλλας χώρας πολὺ μᾶλλόν ἐστιν ἀτέραμνα καὶ πρὸς αὐτῶν τῶν ἐπιχωρίων ὀνομαζόμενα σκληρὰ καὶ βαρέα διὰ τὸ πλήττεσθαί τε τὴν γαστέρα καὶ μετὰ τὴν πόσιν αἰσθάνεσθαι βάρους τοὺς πλείονας (εἰώ-
160 θασι γὰρ ἀμέλει καὶ ἄλλα πολλὰ τῶν | ποιούντων αἰτίων ὁτιοῦν ἀπὸ τοῦ γινομένου παρονομάζειν), οὕτω γοῦν καὶ τοὐναντίον ὕδωρ τῷδε τὸ κάλλιστον ἐπαινοῦντες ὀνομάζουσι κοῦφόν τε καὶ μαλακόν. ἀλλὰ ταῦτά γε πάντα τὰ λελεγμένα χρήσιμα μέν ἐστι γινώσκεσθαι, διδάσκεται δ᾽ οὐδὲν αὐτῶν ἐκ τῆς προκειμένης ῥήσεως οὔτ᾽ οὖν ἀναποδείκτως οὔτε μετ᾽ ἀποδείξεως οὔτε διὰ βραχέων ἀσαφέστερον οὔτε διηρθρωμένως μακρότερον. ἄμεινον οὖν ἐστι κατά γε τὴν ἐμὴν γνώμην ὑπερβαίνειν ὅλως τὰς τοιαύτας λέξεις. Aber da die **Sophisten** gerne wegen Erklärungen mit ihren Schülern disputieren, ziehen sie die Aussprüche, in denen sie irgend etwas verbessern können, den Aussprüchen vor, aus denen ein Nutzen zu ziehen ist. Der Grund dabei ist, daß sie ihre Kollegen in irgend einer Frage angreifen können. Ich aber bin gezwungen, mich damit lange aufzuhalten, obgleich ich die meisten derartigen Dinge, die von ihnen angeführt werden, bei der Erklärung solcher Aussprüche weglasse, weil ich mich bei dem, was die Kommentatoren geschrieben haben, wenn sie derartige Aussprüche erklären, auf das Äußerste beschränke, was ich auch bei dieser Stelle tue. **Zeuxis** und **Herakleides aus Tarent** und **Herakleides aus Erythrae**, ein jeder hat diese Stelle anders erklärt. Vor ihnen erklärte sie **Glaukias** anders, und nach ihnen erklärte sie **Sabinus** anders, wobei ich die übrigen Erklärer auslasse. Anders erklärt hat sie auch MNSNUS, und auch **Rufus** hat sie anders erklärt. Auch **Marinus** und **Lykos** und einige andere aus der Schule des **Quintus** und **Numesianus** haben die Stelle erklärt,

2. 3 ἀτέραμνα ... σκληρὰ καὶ βαρέα] *ut p. 211, 19. 23; cf. p. 210, 17. 18* 4. 5 εἰώθασι γὰρ καὶ ἄλλα κτλ.] *cf. CMG V 10, 1 p. 214, 23 sqq. Pf.* 12 die Sophisten] *cf. e. c. CMG V 9, 2 p. 90, 6. 99, 13 Diels. CMG V 10, 2, 1 p. 70, 11* 22 Zeuxis] *cf. p. 3, 9* 22. 23 Herakleides aus Tarent und Herakleides aus Erythrae] *hi duo coniuncti occurrunt etiam p. 3, 9. 10: Deichgräber, Griech. Empirikerschule 0* 24 Glaukias] *cf. p. 3, 10* 25 Sabinus] *cf. e. c. p. 20, 14 vel 32, 5* 26 Mnsnsus] *his sub litteris quis commentator Hippocratis delitescat ignoro; fortasse Metrodorus (cf. CMG V 10, 2, 1 p. 17, 22) nominatus fuit* Rufus] *de medico nobilissimo Ephesio cf. p. 32, 6* 27 Marinus] *vide quae adnotavi ad Arabidis additam. post p. 286, 26* Lykos] *de hoc medico Macedone a Gal. maxime impugnato cf. ibid.* 28 Quintus] *huius tam celebris medici eclectici Romani meminit Gal. eodem loco* Numesianus] *hic quoque Gal. praeceptor imprimis anatomicus nominatur eodem loco (p. 287, 17)*

3 τε τὴν] τε καὶ *per errorem Chart. et Kuehn* 4 *post* αἰσθάνεσθαι *verba* τε τὴν—τὴν πόσιν *repet.* U: *del. Ald.* αἰσθάνεται *per comp. i. t.,* νεσθ) *i. m. corr.* U der Trinkende (τὸν πίνοντα) *pro* τοὺς πλείονας *versum exhibet* H 7 ἐπαινοῦντ° *i. e.* -τος U: *corr. Ald.* 12 ὅλως H: ὅλας U *edd.* τὰς *ante* τοιαύτας *om. ex Ald. edd.* *post* λέξεις *amplam lacunam cod.* U *ope versionis arab. in sermonem germanicum translatae ex* H *explevi*

und in dem meisten, was sie vorbrachten, widersprach der eine dem andern. Es ist aber nötig, daß ich auch den Rufus aus Samaria erwähne. Auch dieser hat Kommentare zu den Büchern des Hippokrates geschrieben, aber er bringt nichts von sich selber, sondern er gibt nur die Erklärungen der älteren Kommentatoren wieder. Wenn ich alles wiedergeben wollte, was diese geschrieben haben, und noch fast alle häßlichen Auslegungen anführen wollte, so würde mein Kommentar zu lang werden und aus dem gewohnten Rahmen herausfallen. Ich erwähne deshalb nichts von dem, was sie geschrieben haben, und widerlege nichts von ihren häßlichen Erklärungen. Die häßlichen Darlegungen in einigen Kommentaren zu diesem Buche verabscheue ich. Ich muß mich überhaupt über einige wundern, die zu solchen Aussprüchen etwas zu sagen wagen. Meine Meinung und meine Art ist es nicht, mit Absicht etwas Schönes und Gutes, was die vor mir sagten, zu verschweigen und dafür mich mit der Kritik ihrer Kommentare abzugeben. Denn die meisten (Schüler), die sich dieser Kunst widmen, beschäftigen sich damit, ohne daß sie wegen ihres Mangels an Bildung imstande wären, die Aussprüche jener zu prüfen und das Richtige vom Fehlerhaften zu scheiden. Ich habe deshalb nicht die Absicht, wegen solcher Leser alle Fehler, die jene in ihren Kommentaren machen, aufzudecken. Denn dann brauchte ich die doppelte Zeit, einmal, um ihre Darlegungen anzuführen, und ein andermal, um ihre Fehler zu verbessern. Da es nicht möglich ist, auch nur einen Teil davon ohne Zeitverschwendung anzugeben, so wäre es das beste, wenn ich rätselhafte und unklare Aussprüche nur noch in dem Falle erkläre, daß meine Kollegen mich dazu zwingen, und auch dann nur ungern und um ihnen einen Gefallen zu erweisen. Leider habe ich mich in diese Dinge schon zu tief eingelassen. Da es aber in diesem Falle nur eines von beidem gibt, sich entweder in eine solche Sache überhaupt nicht einzumischen oder, wenn man sich nun einmal eingemischt hat, die Sache auch weiter so bis zum Ende durchzuführen, geht es mir jetzt wie einem Manne, der in einen sehr schweren Streit geraten ist und ihn durchfechten muß, bis er sich davon befreit hat, ohne daß ihn die Befreiung seinen Vorteil kostete. Deshalb will ich das, was ich schon lange getragen habe, auch weiter tragen. εἰ μὲν ⟨οὖν κατὰ ταύτην τὴν ῥῆσιν⟩ ὅπως χρὴ παρασκευάζειν ὕδωρ εἰς πόσιν ψυχρὸν ὁ Ἱπποκράτης προὔθετο γράφειν, ὁ νοῦς αὐτῆς ἔσται τοιοῦτος· ἐὰν ἕψωμεν ὕδωρ ἕνεκεν τῆς προειρημένης χρείας, ἤτοι γ' οὐδὲν

2 Rufus aus Samaria] *Gal. hic primum eum commemorat, de quo infra (aliis additam. Arabidis p. 293, 12. 347, 15) accuratiora quaedam sequentur; cf. de hoc medico Iudaeo adhuc plane ignoto F. Pfaff, Herm. LXVII, 1932, 356 sqq.*
35 *post* tragen *sic perrexit interpretari* Ich sage also, daß Hippokrates mit den vorliegenden Worten nur anzugeben beabsichtigte, wie man kaltes Wasser zum Trinken zurecht macht. Und seine Meinung ist diejenige, welche ich jetzt anführe H, *unde profectus emendavi et supplevi*: ἐὰν μὲν ὅπως U *edd.*

ἐπιθήσομεν τοῖς ἀγγείοις ἐν οἷς ἕψομεν, ἀλλ' ἐπιτρέψομεν ὁμιλεῖν
τῷ πέριξ ἀέρι τὸ ἑψόμενον, ἢ τοὐναντίον ἀποκλείσομεν τὸν ἀέρα,
στεγνώσαντες πώματι τὸ ἀγγεῖον. αὐτὰ δὲ δὴ ταῦτα πάλιν ἤτοι κατὰ
τὴν ἕψησιν αὐτὴν ἢ κατὰ τὴν ἐπ' αὐτῇ γενησομένην ψῦξιν εἰρῆσθαι
161 δυνατὸν ἀκούειν ἐστί, πιθανώτερον μὲν ἐπὶ τῆς ψύξεως, | ἀπιθάνως
δ' ἐπὶ τῆς ἑψήσεως. οὐ γὰρ ἔχομεν εἰπεῖν °εἴ τινα χρείαν ἡμῖν παρέξει
κατὰ τὴν ἕψησιν °περιέχων ὁ ἀὴρ° ἢ ⟨βλάβην⟩ κωλυόμενος ἐμπίπτειν τοῖς
ἑψομένοις ὕδασιν. ἐπὶ δὲ τῆς μετὰ τὴν ἕψησιν ψύξεως, ἔνθα μὲν
εὐποροῦμεν ἤτοι φρεάτων ἐν οἷς τὸ ἀγγεῖον ⟨ἐνστήσομεν ἢ κρουνῶν
ὑφ' οἷς⟩ ὑποθήσομεν, ἀναγκαῖόν ἐστιν ἐπίθεμά τε ποιῆσαι τῷ ἀγγείῳ
καὶ πάντοθεν ἀκριβῶς αὐτὸ στεγνῶσαι· ἔνθα δ' οὐδέν ⟨ἐστι τοιοῦτον,
ὡς ἐν Αἰγύπτῳ, κρεμάσαντες⟩ τὸ ἀγγεῖον ἀπώμαστον ⟨ἐῶμεν⟩, ὡς
δέχηται τὸν ψυχρὸν ἀέρα.

τινὲς δὲ τῶν ἐξηγητῶν, ὅσοι γε χωρὶς τοῦ συνάψαι τοῖς προειρημένοις ἀναγινώσκειν ἀξιοῦσι τὴν προκειμένην λέξιν, εἶναι μὲν αὐτῷ τὸν λόγον φασὶ περὶ τῶν μοχθηρῶν ὑδάτων, καὶ μάλισθ' ὅσα διὰ γεώδη τινὰ οὐσίαν ἐμφερομένην τοιαῦτ' ἐστί, μέτρον δ' εἰρῆσθαι τῆς ἑψήσεως, ἄχρι τοσούτου ⟨γ'⟩ αὐτὰ δεῖν ἕψειν, ⟨ἕ⟩ως ἂν γένηται καθαρὰ καὶ διαυγῆ, δεξάμενα τὸν ἔξωθεν ἀέρα. διὰ γὰρ τὴν τούτου μῖξιν, οὐ δι' ἑαυτὰ λαμπρὰ φαίνεσθαι τὰ κάλλιστα τῶν ὑδάτων ⟨φάσκουσί
τινες⟩ εἰς φυσιολογίαν ἑαυτοὺς ἐμβάλλοντες, ὑπὲρ ἧς οὐδένα λόγον
162 ἀποδοῦναι δύνανται. λαμπρὸν γὰρ | φαίνεται τὸ καθαρὸν ὕδωρ οὐκ
αὐγῆς τινος ἔξωθεν ἐμπιπτούσης εἰς αὐτὸ λαμπρᾶς, ἀλλὰ κατὰ τὴν ἀλλοίωσιν, ἣν ἐκ τοῦ προσπίπτοντος ἔχει φωτός, ὥσπερ γε καὶ αὐτὸς ὁ ἀήρ. οὐδὲ γὰρ οὐδ' οὗτός ἐστι κατὰ τὴν ἑαυτοῦ φύσιν λαμπρός, ἢ

9—11 φρεάτων—στεγνῶσαι: *cf. Orib. Coll. med. V 1,12 CMG VI 1,1 p. 113, 8—10 Raed.* 11. 12 *exc. Orib. Coll. med. V 1, 12 CMG VI 1,1 p. 113, 13—15 Raed.* ⟨ὡς ἐν Αἰγύπτῳ⟩] *cf. p. 209, 6 sqq. 215/16* 22—25 λαμπρὸν φαίνεται τὸ καθαρὸν ὕδωρ ... καὶ αὐτὸς ὁ ἀήρ] *cf. CMG V 10, 1 p. 27, 15 sqq.*

2 ἀποκλείσωμεν U *Ald.*: *corr. Bas.* 4 εἰρεῖσθαι *ut v. 17* U: *utroque loco sicut p. 135,15 corr. Ald.* 6 *in interpr. arab.* ob Nutzen, wenn die Luft das Wasser berührt, oder Schaden, wenn sie gehindert wird ... H, *qua de causa* εἴ τινα *scripsi et* περιέχων *transposui et* βλάβην *addidi*: ἥν τινα *et* ὁ περιέχων ἀὴρ U 9 εὐποροῦμεν *verisimilius quam* ἀποροῦμεν *scriptum exhibet* U: ἀποροῦμεν *ab Ald. omnes edd.*: *corr. Corn.* φρέατος ἐν ᾧ U *edd.*: *ex* H *et Orib. correxi* 9. 10 ἐνστήσομεν ἢ κρουνῶν ὑφ' οἷς *ante* ὑποθήσομεν *adicienda censui, cum* ἐνστήσαντες δὲ φρέασιν ἢ κρουνοῖς ὑποτιθέντες τὸ ἀγγεῖον ἀναγκαίως ἐπίθημα ποιήσομεν αὐτῷ καὶ π. ἀ. αὐτὸ στεγνοῦμεν *praebeat Orib. et in vers. arab.* wo wir einen kalten Brunnen finden, hängen wir in ihn dieses heiße Wasser, oder wo eine Quelle, da legen wir es unter H; *cf. p. 216, 1 sq. 21 sq. 227, 4 sq.*: "εὐποροῦμεν πηγῆς ἤτοι φρέατος, *vel legendum* κρουνοὶ ἤτοι φρέατα" *et* ἐν οἷς *pro* ἐν ᾧ *adnot. Corn.* 11 wo wir aber nichts davon finden, wie in Ägypten, müssen wir das Gefäß offen lassen *versa habet* H *consentiens cum Orib., ex quo supplevi*: *post* οὐδὲν *vel* φρέαρ ἐστίν, ἐῶμεν *vel solum* ἐῶμεν *deesse perspexit Corn.* 13 δέχεται *ut p. 215, 16 ab Ald. edd.* ψυχρὸν *om. Orib.* 18 *aut* ⟨καὶ⟩ ἄχρι τοσούτου ⟨γ'⟩ αὐτὰ *supplere aut saltem* γ' *ad hiatum tollendum addere opus esse videtur* ἑψεῖν U: *corr. Kuehn* ὡς U *edd.*: *correxi* 20. 21 φάσκουσί τινες *addidi* 25 ἢ *om. Chart. et Kuehn*

πάντως ἂν ἦν καὶ νύκτωρ τοιοῦτος, ἀλλὰ τοῖς ἄνω πέρασιν αὐτοῦ προσπιπτούσης τῆς ἡλιακῆς αὐγῆς ὅλος ἀλλοιοῦταί τε καὶ μεταβάλλεται συνεχὴς ὢν ἑαυτῷ. τὸ δὲ κενὰς εἶναί τινας χώρας ἢ κατὰ τὸ ὕδωρ ἢ κατὰ τὸν ἀέρα τῇ μὲν Ἐπικούρου τε καὶ Ἀσκληπιάδου δόξῃ περὶ τῶν στοιχείων ἀκόλουθόν ἐστι· τῇ δ' Ἀριστοτέλους τε καὶ τῶν Στωϊκῶν ἐναντίον οὐδαμόθι κενὸν οὐδὲν ἐν τῷ κόσμῳ πεπεισμένων ὑπάρχειν, ἀλλ' ἐκπεπληρῶσθαι πάντα σώμασιν. οὐδὲ γὰρ κατὰ τὴν κίσσηριν αἱ μεταξὺ τῶν γεωδῶν σωμάτων χῶραι παντάπασιν αὐτοῖς εἶναι δοκοῦσι κεναί. περιέχεσθαι γοῦν ἐν αὐταῖς τὸν ἀέρα φασίν. κατὰ μέντοι τὸ ὕδωρ ⟨μη⟩δ' εἶναί τινα ποροποιΐαν τοιαύτην, ὁποία κατὰ τὴν κίσσηρίν ἐστιν, ἀλλὰ συνεχὲς ἑαυτῷ °παντοίως ὑπάρχειν αὐτό.

βέλτιον οὖν εἰρῆσθαι νομίζειν, ⟨ὅ⟩ φησιν ὡς δέχηται τὸν ἀέρα, | περὶ τοῦ μὴ πωμασθέντος ἀγγείου. καὶ γὰρ τὸ γεγραμμένον 163
ἐφεξῆς οὐ προσίεται τὴν εἰρημένην ἐξήγησιν ἔχον οὕτως· τὸ δὲ μὴ ἔμπλεον εἶναι καὶ ἐπίθεμα ἔχειν, ἀντιδιῄρηταί τε τῇ προκειμένῃ λέξει, καθ' ἥν φησιν· ὕδωρ ἀφεψηθὲν τὸ μὲν ὡς δέχηται τὸν ἀέρα. τοῦ γὰρ ἐπιφερομένου τῷδε τῷ λόγῳ τοῦ δευτέρου κατὰ τὴν ῥῆσιν ἀξιοῦντος ἐπίθεμα ἔχειν τὸ ἀγγεῖον, ὁ ἀντιδιῃρημένος αὐτῷ τὸ μηδ' ὅλως ἔχειν τὸ ἐπίθεμα κωλύσει, καὶ τοῦτο ἐσήμηνεν ὁ Ἱπποκράτης ἐν τῷ γράψαι· τὸ μὲν ὡς δέχηται τὸν ἀέρα· τὸ γὰρ ἐπίθεμα ἔχον ἀγγεῖον οὐ δέξεται τὸν ἀέρα, τὸ δ' οὐκ ἔχον ἑτοίμως δέχεται δηλονότι. τοῦτο δέ φαμεν ἐπὶ τῶν ⟨πρὸς⟩ ἀέρος ψυχροῦ ψυχομένων ὑδάτων γίνεσθαι, καθάπερ ἐπὶ τῆς Ἀλεξανδρείας εἰώ-

4 τῇ μὲν Ἐπικούρου τε καὶ Ἀσκληπιάδου δόξῃ] *de Epicuri principio quod est* κενόν *(inane) cf. Useneri Epicurea: fragm. 75 p. 125, 4 et 271—274 p. 192 sqq.; de Asclepiadis Bithyni medici (cf. M. Wellmann, Neue Jahrb. f. d. klass. Altert. XXI, 1909, 864 sqq. et RE II 1632) elementis quae ab eo* ἄναρμοι ὄγκοι *nominabantur et de inani vel vacuo quod dicebat* ἀραιώματα *cf. CMG V 10, 2, 1 p. 16, 15* 5—7 Ἀριστοτέλους τε καὶ Στωϊκῶν οὐδαμόθι κενὸν οὐδὲν ἐν τῷ κόσμῳ πεπεισμένων ὑπάρχειν] *ille doctrinam de natura vacui persequitur Phys. III 6—9 (cf. Herm. Bonitz, Ind. Aristot. p. 381 s. v.* κενόν*); horum ea de sententia testimonia collegit Ioa. de Arnim, velut ex. gr. Zen. Cit. fragm. 95 vol. I 26, 21. 27. 32 vel Chrys. fragm. 541 vol. II 171, 7 aliosque locos quos excerpsit Maxim. Adler in Ind. Stoic. Veter. fragm., Lips. MCMXXIV, p. 82 s. v.* κενόν 7—9 οὐδὲ γὰρ κατὰ τὴν κίσσηριν . . . φασίν] *nihil id genus apud stoicos veteres repperi;* κίσσηριν *Gal. VIII 672, 15 K. inter* διάκενα *enumerat* 14 τὴν εἰρημένην ἐξήγησιν] *p. 214, 15 sqq.* 23 ἐπὶ τῆς Ἀλεξανδρείας] *cf. p. 214, 11. 12*

6 τῶν *post* καὶ *ab Ald. om. edd.* στωϊκῶν H *corr. Corn. Crassus*: στοιχικῶν *propter vicinum* στοιχείων U *cum universis edd.* 7 ἐκπεπλερῶσθαι *comp.* U: *corr. Ald.* 9 αὐτοῖς *per comp.* U: *corr. Ald.* 10 ⟨μη⟩δ' *emendavi*: δ' U *Ald.*: οὐκ *a Bas. edd.*: μὴ *malebat Corn.* 12 sein Wort *versum habet* H: ⟨ὅ⟩ φησιν *explev. Chart.*: φημὶ *coni. Corn.* 15 τε *scripsi*: τοι U *edd.* 16 δέχεται *recep. ex. Ald. edd.* 18 et 19 et 21 ἐπίθημα U: *sec. Atticistarum doctrinam* ἐπίθεμα *repos. Ald.* 18 ἀντιδιημξ/ *sic* U *Ald.*: -ρη- *inser. Corn. Bas.* 19 ἔχει *frustra a Bas. edd.* κωλύσει *retinui ex* U; *cf. e. c. CMG V 10, 1 p. 6, 2*: κωλύει *fort. speciosius quam rectius scr. Chart.* 20. 21 *post* τὸν ἀέρα *propter homoeoteleuton verba* τὸ γὰρ—τὸν ἀέρα *typothetae errore om. Kuehn, quae eadem verba mire duplicato peccato desunt etiam in* H 22 πρὸς *ante* ἀέρος *quam* ὑπ' *addere malui*: ἐπὶ *addebat Corn.*

θαςι πράττειν. ἔνθα δὲ ἢ ⟨φρέαςιν ἢ⟩ κρουνοῖς ὑποβάλλουςι τὸ ἀφεψηθὲν ὕδωρ, ἐνταῦθα βέλτιόν ἐςτιν ἀπόκενον εἶναι τὸ ἀγγεῖον, ὅπως ⟨ὁ⟩ μεταξὺ τοῦ ⟨τε⟩ ἐπιθέματος καὶ τοῦ κατὰ τὸ ἀγγεῖον ὕδατος ἀὴρ ψυχθεὶς αὐτὸς πρότερον οὕτως τῇ ψαύςει ψύξῃ τὸ πληςιάζον ὕδωρ. ὥςπερ γὰρ ὕδωρ ἑτοιμότερον ἁπάντων τῶν γεωδῶν ςωμάτων θερμαίνεταί τε καὶ ψύχεται [τε], διότι λεπτομερέςτερον αὐτῶν ἐςτι, κατὰ
164 τὸν | αὐτὸν λόγον ὕδατος ἀήρ. καὶ θαυμάζοιμι ἄν, εἴ τις οὐκ ἔχει τούτου πεῖραν ὁςημέραι γινομένου. τῶν γὰρ τὸν οἶνον ἐχόντων ἀγγείων ὅ τι περ ἂν ἐάςῃς ἄνευ πώματος, ὀξύνεται ῥᾳδίως, ὥςπερ γε πάλιν αὐτῶν πωμαςθέντων ἧττον τοῦτο πάςχει [ἔτι δ' ἧττον] τὰ πεπληρωμένα. τὰ γὰρ ἀπόκενα, διὰ τὸ περιέχειν ἐν αὑτοῖς ἀέρα, δι' ἐκείνου μέςου θᾶττον ὑπὸ τοῦ περιεςτῶτος ἔξωθεν ἀλλοιοῦται. πεπληρωμένα ⟨δὲ⟩ μέχρι τοῦ ψαύειν τῶν ἐπιθεμάτων δι' ἐκείνων μέςων ἴςχει τὴν ἀλλοίωςιν ἀςθενῆ τε καὶ ἀμυδρὰν εἰς τοςοῦτον, εἰς ὅςον ἥκει τὸ ἐπίθεμα πυκνότητος. εὑρήςεις γοῦν τὰ μὲν ὑπὸ πίττης ἢ γύψου ςτεγνωθέντα μονιμώτερα γινόμενα, τὰ δ' ὑπὸ μόνου δέρματος ἧττον, ὥςπερ καὶ τὰ τοῖς φελλοῖς πωμαςθέντα, καὶ διὰ τοῦτο προϋποβάλλοντες ἢ τούτους ἢ δέρματα καταγυψοῦςί τε καὶ καταπιττοῦςι τὰ κεράμια. κατὰ τοῦτον οὖν τὸν λόγον, ὅταν ἐργάςαςθαι βουληθῶμεν ὕδωρ ψυχρότατον, ἔχοντες μὲν χιόνα, προθερμήναντες αὐτὸ
165 περιτίθεμεν ἔξωθεν ἐκείνην· ἀποροῦντες δὲ χιόνος ἐκ | φρεάτων ἢ κρουνῶν αὐτῷ πορίζόμεθα τὴν ψῦξιν, προθερμαίνοντες μέν, ἵν' εὐαλλοίωτον γένηται. δέχεται γὰρ ἑτοιμότερον εἰς ὅλον ἑαυτὸ τὴν ἐκ τῶν

2 ἀπόκενον — 4 ὕδωρ *exc. Orib. Coll. med. V 1, 12 CMG VI 1, 1 p. 113, 10—13 Raed.* 8 τῶν — 17 πωμαςθέντα *exc. Orib. Coll. med. V 6, 44 CMG VI 1, 1 p. 126, 11—20 Raed.* 19 ὅταν — p. 217, 1 προθερμανθέντων *exc. Orib. Coll med. V 1, 12 CMG VI 1, 1 p. 113, 3—7 Raed.*

1 *supplevi coll. v. 21 sq. et p. 214, 9,* in Quellen und Brunnen *versa habet* H: ἢ *prius perperam in* μὴ *mutavit Bas.*: *probe aut* ἢ *delendum aut* φρέαςιν *ante* ἢ κρουνοῖς *addendum censebat Corn.* 3 *et* ὁ *et* τε *ex Orib. recepi* 4 αὐτὸς *om. Orib.* οὕτως *in* οὗτος *mut. ipse* U: οὕτω *restit. Corn. Bas.*: οὕτως ψύξῃ τῇ ψαύςει *colloc. Orib.* 6 τε *inter* ψύχεται *et* διότι *insertum om. Bas.* 9 ἐάςῃς H *Orib.*: ἐςτιν U *omnesque edd.* 10 αὐτῶν (*cf. v. 8. 9* ἀγγείων) τῶν πωμαςθέντων *Orib.* H: αὐτὸ πωμαςθὲν U *edd.* ἔτι δ' ἧττον *sec. Orib.* H *inclusi* 11 διότι περιέχει ἐν αὐτοῖς U *edd.*: διὰ τὸ περιέχειν ἐν ἑαυτοῖς *Orib., utpote hiatu carentia praetuli* 12 περιεςτῶτος *Orib.* H: περιέχοντος U *edd.* 13 δὲ *inter enuntiata distincta primus inser. Corn. consentiens cum Orib. et Crasso* ἐπιθεμάτων *inter et* ἐπιθημάτων *apud illum quidem alibi praevalens variant codd. Orib.* 13. 14 δι' ἐκείνων μόνων ἔχει *Orib.*: δι' ἐκείνων μὲν ἴςχει U *edd.*: *suo iure* μέςων H, *quem coll. v. 12 sequi non dubitavi* 15 εἰς ὅςον ἥκει τὸ ἐπίθεμα πυκνότητος *cum Orib. consentiens* H: *ambigitur, utrum* ἂν ἥκει *an* ἂν ἥκῃ *habeat* U: ἂν ἧκε *sic Ald.*: ἂν ἧκε *a Bas. edd.*: *recte* πυκνότητος U *edd., ex quibus tamen asterisco mendum indic. Ald.* 17 *in vers. arab.* mit Korken *exhibet* H, *ita ut* φελλοῖς *eximie suspicatus sit Corn.*: τυφλοῖς U *edd.*: φυλλοῖς *Orib.* 18 τούτους H: τοιούτους U *edd.* δέρματος U *edd.*: *correxi* 18. 19 καταπιπτοῦςι U *Ald.*: *corr. Bas.* 19 τὸν *om. Chart. et Kuehn* ἐργάςαςθαι *cum Orib.* U: ἐργάζαςθαι *ex errore typothetae Ald.*: *deinde* ἐργάζεςθαι *a Bas. edd.*; *sed cf. p. 217, 3* 21 φρεάτων *Orib.*: φρέατος U *edd.* 22 μὲν *om. Orib.*

ὁμιλούντων ἀλλοίωϲιν ἕκαϲτον τῶν προθερμανθέντων ὑπὸ θερμότητοϲ. ἀέρα δὲ ψυχρὸν αὐτοῦ ψαύειν ἐπιτεχνώμενοι ⟨ψύχομεν⟩ διὰ τὴν εἰρημένην αἰτίαν. εἰ μὲν οὖν ἕνεκα τοῦ ψυχρὸν ἐργάϲαϲθαι τὸ ἑψηθὲν ὕδωρ ὑφ' Ἱπποκράτουϲ εἴρηται ταῦτα, πιθανῆϲ εὐπορήϲαμεν ἐξηγήϲεωϲ· εἰ δ' ἕνεκα τοῦ τὸ μοχθηρὸν ἐπανορθώϲαϲθαι, ϲκεπτέον ἐφεξῆϲ ἀρξαμένουϲ αὖθιϲ ἀπὸ τῆϲ ἑψήϲεωϲ, ἥτιϲ ὅλον ὁμαλῶϲ χέουϲα τὸ ὕδωρ ἐπιτήδειον ἐργάζεται εἰϲ διάκριϲιν. διαμενούϲηϲ μὲν οὖν ἐν αὐτῷ τῆϲ ἐκ τοῦ τεθερμάνθαι κινήϲεωϲ ἀνάγκη μετεωρίζεϲθαί τινα τῶν ἐμφερομένων αὐτῷ παχυμερῶν ϲωμάτων. ἀπολομένηϲ δὲ τελέωϲ αὐτῆϲ τὰ μὲν γεώδη τῷ ϲυμφύτῳ βάρει καταφερόμενα πρὸϲ τὸν πυθμένα τοῦ περιέχοντοϲ ἀγγείου παραγενήϲεται, τὸ δ' ὕδωρ ἐποχήϲεται τούτοιϲ, ὅπερ ἀτρέμα ἀποχέαντεϲ εἰϲ ἕτερον ἀγγεῖον ἀβλαβῶϲ ἕξομεν χρῆϲθαι.

Ζεῦξιϲ δὲ οὐκ οἶδ' ὅπωϲ τὴν ἀρχὴν τοῦ δευτέρου μορίου τῆϲ ῥήϲεωϲ οὕτωϲ ἐξηγήϲατο * * * "βούλεται", φηϲίν, | "ὁ Ἱπποκράτηϲ 166 μὴ 'ἐμπλέειν' τῇ γαϲτρὶ τὸ ὕδωρ". ὀξύνει δὲ δηλονότι τὴν δευτέραν ϲυλλαβὴν τοῦ ἐμπλέον ὀνόματοϲ, οὐχ ὥϲπερ οἱ ἄλλοι τὴν πρώτην, ἀκούεϲθαι βουλόμενοϲ οὐ τὸ πλῆρεϲ ἀγγεῖον ἐξ αὐτῆϲ, ὥϲπερ ἐκείνοιϲ ἔδοξεν, ἀλλὰ τὸ κατὰ τὴν κοιλίαν ἐμπλέον, ὅπερ ἐϲτὶ μετέωρον. * * * ἀλλ' ἐπεὶ τυφλώττει τὸ φιλοῦν περὶ τὸ φιλούμενον, διὰ τοῦτο ἡ φιλ-

2. 3 διὰ τὴν εἰρημένην αἰτίαν] *cf. p. 216, 5—7. 11 sqq.* 3. 4 ἕνεκα τοῦ ψυχρὸν ἐργάϲαϲθαι τὸ ἑψηθὲν ὕδωρ] *cf. p. 208, 20 sqq. 211, 6 sqq.* 5 ἕνεκα τοῦ τὸ μοχθηρὸν ἐπανορθώϲαϲθαι] *cf. p. 214, 14 sqq.* 6 sqq. *exc. Orib. Coll. med. V 1, 12 CMG VI 1, 1 p. 112, 31—113, 7 Raed.* 13 Ζεῦξιϲ] *cf. p. 3, 9* 13 Ζεῦξιϲ—18 μετέωρον: *Deichgräber, Empirikerschule, fragm. 358, p. 245* 19 τυφλώττει τὸ φιλοῦν περὶ τὸ φιλούμενον] *Gal. alludit locutioni proverbiali (vid. Plat. Leg. V 731 E), de qua cf. Georgium Helmreich, Blätter f. d. Gymnasialschulwesen LIII (1917), 281*

1 ὑπὸ θερμότητοϲ *om. Orib.* 2 ψύχομεν *ad* ἐπιτεχνώμενοι *ex* H *addidi*: ἐπιτεχνώμεθα *poscebat Corn.* 7 εἰϲ διάκριϲιν ἐργάζεται *fort. probabiliter transpos. Orib.* 8 τεθερμάνθε *sic* U: *corr. Ald.* 9 ἀπολλομένηϲ U *Ald.*: *correxi*: ἀπολλυμένηϲ *a Bas. edd.* 12 ἀποχέοντεϲ *cum Orib. ab Ald. edd.* 14 *post* ἐξηγήϲατο *parvam lacunam statui, quam ad explendam talia satisfacere mihi videntur qualia* ὥϲτ' ἀντὶ τοῦ ἔμπλεον ποιῆϲαι τὸ ἐμπλέον· καὶ γάρ: *post* ἐξηγήϲατο *versa add.* so daß seine (*i. e.* des zweiten Teils dieses Lemma) Bedeutung statt "davon gibt es, was ein Gefäß füllt" zu "davon gibt es, was oben schwimmt" wurde *omissis verbis* ὀξύνει δὲ *(v. 15)*—μετέωρον *(v. 18), quae consulto ab interprete Arabe neglecta consentaneum est,* H 17 βουλόμενοι U *edd.*: *corr. Sch. apud Gualtherum Bräutigam, diss. Regimont. 1908, p. 9* πλῆριϲ U: *corr. Ald.* 18 κοιλίαν *scripsi*: κοι^λ' *ut p. 220, 14. 221, 5*: κοίλην *Ald.*: *hinc* κοιλίην *a Bas. edd.* ἔμπλεον U *edd.*: *correxi* *post* μετέωρον *interpretari perrexit* In seiner Erklärung sagt er, Hippokrates wolle mit diesen Worten sagen, "daß das Wasser nicht steige und auf dem Kopfe des Magens schwimme." Aber Zeuxis kann das, was diesem vorangeht (*lemmatis verba p. 207, 22 sq.* ὕδωρ—τὸν ἠέρα) und nachfolgt (*ibid. vv. 23. 24* καὶ ἐπίθεμα ἔχειν), nicht mit dem, was in der Mitte steht, verbinden, so daß der Sinn sich von dem entfernt, was notwendig ist, obgleich gerade Zeuxis immer der Meinung ist, daß dies der allergrößte Fehler sei, wie es anderseits der allergrößte Vorzug sei, wenn alle Worte und Ausdrücke eines Satzes miteinander im Einklang stünden. Dem widersetzt sich Glaukias und widerspricht ihm oft in dieser Sache H *eamque ob causam alteram lacunam insignivi* 19 sq. ἡ φιλαυ^τ' U: -τία *Ald.*

αυτία πολλάκις ἐργάζεται τυφλοὺς ἡμᾶς ἐπὶ τοῖς ἡμετέροις μόνοις, εἰ καὶ τὰ ἀλλότρια βλέπομεν ἀκριβέστατα. * * *

IV 12 [IV 9. V 310, 1 L.] Ὅτι ἐξ αἱμορραγιῶν ἐξυδεροῦνται.

Τῆς αὐτῆς δυνάμεως ἔσται ὁ λόγος τῷ κατὰ τήνδε τὴν ῥῆσιν εἰρημένῳ "ὅτι αἵματος ῥυέντος ἐκχλοιοῦνται", γίνεται γὰρ ἀμφότερα ψυχομένου τοῦ σώματος. * * * |

167 **IV 13** [IV 10. V 310, 2 L.] Ἢν οἷα δεῖ καθαίρεσθαι καθαίρωνται, καὶ εὐφόρως φέρουσιν.

Ἔνιοι μὲν ἄνευ τοῦ καὶ συνδέσμου γράφουσι τὴν ῥῆσιν ὡσαύτως τῇ κατὰ τοὺς Ἀφορισμούς, οἱ πλεῖστοι δὲ μετὰ τοῦ καὶ βουλόμενοι τὸ μὲν "ὅτι συμφέρει" προσυπακούειν ἡμᾶς, ὅπερ ἄντικρυς εἴρηται κατὰ τὴν ἐν τοῖς Ἀφορισμοῖς ῥῆσιν ἔχουσαν οὕτως· "ἢν οἷα δεῖ καθαίρεσθαι καθαίρωνται, συμφέρει τε καὶ εὐφόρως φέρουσιν", ἐνδείκνυσθαι δ' ἐνταῦθα τὸν καὶ σύνδεσμον προσκείμενον, ὅτι πρὸς τῷ συμ-

6 ὅτι αἵματος ῥυέντος ἐκχλοιοῦνται] *Epid. II 2, 12 (V 88 L.); cf. Gal. comm. CMG V 10, 1 p. 216, 37 sq. Pf.* 7 ψυχονένου τοῦ σώματος] *cf. CMG V 10, 1 p. 217, 37 sqq. Pf.* 11 τῇ κατὰ τοὺς Ἀφορισμούς (*sc:* ῥήσει)] *vid. v. 8* 13 ἐν τοῖς Ἀφορισμοῖς ...] *I 2 (IV 458, 7 L.)*

2 *post* ἀκριβέστατα *in vers. arab. add.* Wenn ich die Fehler der übrigen Kommentatoren in der Erklärung der vorliegenden Stelle alle anführen wollte, so würde dieser Kommentar zu lang werden und über das Mittelmaß hinausgehen. Dabei hatte ich vom Anfang des Kommentars zu dieser Schrift der Epidemien an die Absicht, jede übermäßige Breite zu vermeiden *(in prooem. p. 4, 17 sqq.; cf. etiam e. c. p. 94, 12 sqq. 102, 10 sqq. 104/05. 137, 5—21)*, und es war mein Wille, mit acht Kommentaren auszukommen *(cf. p. 177, 16)*. Wenn ich es über mich brächte, zunächst alles, was sie gesagt haben, anzuführen und dann noch ihre Fehler aufzudecken, dann müßten die Kommentare zu dieser Schrift der Epidemien unbedingt das Dreifache betragen H, *ut rursus lacunam indicaverim* 3. 4 ὑδεροῦνται *cum Hipp. cod.* D *exhib.* U: ἐξυδερ. *cum ceteris codd. Hipp. corr. Chart.*: ὑδερῶνται *Ald. Bas.* 5 *non* ἐστὶν, *sed* ἔσται *legitur e. c. etiam CMG V 9, 2 p. 39, 2 D.; cf. p. 215, 19* 5. 6 *inter* εἰρημένῳ *et* ὅτι *verbum* ῥητέον *ex Hipp. Epid. II 2, 12 (V 88 L.) inserendum existimo* 6 ἐκχλοιοῦνται *consentiente* H *correxi vitium idem agnoscens quod in Prorrhet. I 131 (V 556, 7 L.) iam pridem detectum emendavit Diels CMG V 9, 2 p. 150, 24 et in Gal. comm. ibid. p. 151, 13*: ἐκλύονται U *edd.* 7 *post* σώματος *pauca deesse videntur, cum in interpr. arab.* durch den Blutverlust (διὰ τὴν ἔκρυσιν τοῦ αἵματος *ut e. c. CMG V 9, 2 p. 151, 4. 11 D.*), und was ich bei der Erklärung jener Stelle gesagt habe, das übertrage auch auf diese Worte *addita habeat* H 8 καθαίρεσθαι *cum Hipp. cod.* C *praebent* U H: *om. ceteri codd.* 8. 9 καθαίρονται U: *corr. Bas.* 9 καὶ *cum Hipp. cod.* C *om.* H 11 *sqq. in vers. arab.* die meisten setzen zwischen seinen Worten "reinigen" und "sie ertragen leicht" das Bindewort hinzu; denn dies ist in der griechischen Sprache möglich. Und dabei wollen sie, daß man unter dem leichten Ertragen im Sinne des Hippokrates "es nützt" verstehen muß (μεταξὺ τοῦ τε καθαίρωνται καὶ τοῦ εὐφόρως φέρουσιν τὸν καὶ σύνδεσμον προστιθέασιν, βουλόμενοι κατὰ τὴν Ἱπποκράτους γνώμην ἡμᾶς τὸ εὐφόρως φέρουσιν ἀκούειν ἐν ἴσῳ τῷ συμφέρει) *exhibet* H, *ex quibus* τῷ εὐφόρως φέρουσιν *recipi et* μὲν ὅτι *reici velim, nisi vero pro his* διότι *scribere praestat* 14 ξυμφέρει *Hipp.*

φέρειν ⟨καὶ τὸ⟩ εὐφόρως φέρειν αὐτοῖς ὑπάρχει τὴν ἐκ τῆς καθάρσεως κένωσιν, εἴτ' οὖν ἡμῶν δόντων τὸ φάρμακον εἴτε καὶ τῆς φύσεως αὐτῆς ἐκκαθαιρούσης τὸ σῶμα τῶν λυπούντων χυμῶν ἡ κένωσις γίνοιτο. καθάρσεις γὰρ εἴωθεν ὀνομάζειν οὐ μόνον τὰς ὑπὸ φαρμάκων γινομένας, ἀλλὰ καὶ τὰς ὑπὸ τῆς φύσεως. ὁ δὲ Θουκυδίδης καὶ τὰς | κατὰ σύμπτωμα τῷ λόγῳ τοῦ νοσήματος, ⟨οὐ μόνον 168
τὰς δι'⟩ ὁρμὰς τῆς φύσεως γινομένας κενώσεις ἐν νόσοις [καθάρσεις καὶ] "ἀποκαθάρσεις" ὠνόμασεν εἰπών· "καὶ ἀποκαθάρσεις χολῆς πᾶσαι ὅσαι ὑπὸ ἰατρῶν ὠνομασμέναι εἰσὶν ἐπῆεσαν". εἴρηται δὲ ταῦτα ὑπ' αὐτοῦ κατὰ τὴν λοιμικὴν διήγησιν ἐν τῇ δευτέρᾳ τῶν ἱστοριῶν. Nach der vorangegangenen Rede haben einige von den Erklärern, unter ihnen auch Zeuxis, einen Ausspruch geschrieben, der auch im zweiten Buche der Epidemien steht und so lautet:

IV 14 [IV 11. V 310, 3—5 L.] **Die Leute in Ainos überkam eine Hungersnot, und als sie andauernd Erbsen aßen, befiel Frauen und Männer Schwäche in den Beinen, und als sie Wicken aßen, befielen sie Schmerzen in den Knien.**

Es sagt Galenos: Einige haben, wie es Zeuxis gemacht hat, in dieser Rede die Worte "in Ainos" gestrichen und machen den Anfang so: "Einige überkam eine Hungersnot, und als sie Erbsen aßen." Und ich habe diese Rede genau erklärt in meinem Kommentar zum zweiten Buche der Epidemien.

5—8 ὁ δὲ Θουκυδίδης ... καὶ ἀποκαθάρσεις ὠνόμασεν κτέ.] *De Bello Pelop. II 49, 3 quem locum attulit etiam V 275, 5 sqq. K. p. 238, 16 sqq. Müll. et CMG V 9, 2 p. 360, 22 Heeg* 14—18 ⟨Οἱ ἐν Αἴνῳ ἐν λιμῷ—γονυαλγέες.⟩] *Epid. II 4, 3 (V 126, 4—6 L.) cum enarratione Gal. CMG V 10, 1 p. 338, 37 sqq. Pfaff; hoc capitulum Hipp. Gal. etiam adscivit CMG V 9, 1 p. 62, 11 sqq. Mew., ibid. V 10, 1 p. 8, 15 sqq., in altero tertioque in Aphor. comm. Gal. XVII B 473, 14. 605, 2 K. Quod attinet ad* κοινὸν πολλοῖς νόσημα *(CMG V 9, 1 p. 62, 8 Mew.) ex aquae quoque corruptae potione natum, consulas historiolam de exercitu Clearchi tyranni in Polyaeni Strateg. II 30, 3 adornatam, cui eius rei mentionem Gal. debere suspicatus est F. E. Kind RE s. v. Malaria col. 843, 40*

1 καὶ τὸ *addidi* 6 οὐ μόνον τὰς δι' *sec.* H *supplevi, sicuti* naturae impetu *vert. Foësius Oec. Hipp. p. 296 s. v.* καθαίρεσις 7 καθάρσεις καὶ *seclusi, sicut om.* H 7. 8 *post* καθάρσεις *ex insequentibus* ὠνόμασεν εἰπών *praesumpsit* U: εἰπών *om. Ald.*: ὠνόμασεν *om. Chart.* 9 ὀνομασμέναι U: *corr. Bas.* 10 *post* ἱστοριῶν *lacunam in cod.* U *conspicuam ex* H *explevi*: *lemmatis verba* Ἐν Αἴνῳ ὀσπριοφαγέοντες ξυνεχέως, θήλεα, ἄρρενα, σκελέων ἀκρατέες ἐγένοντο καὶ διετέλεον, ἀτὰρ καὶ ὀροβοφαγέοντες, γονυαλγέες *ex Hipp. vulg. add. Ald.*: Οἱ ἐν Αἴνῳ *(etiam probabilius* Αἴνιοι, *quo facilius in* ἔνιοι *posset abire)* ἐν λιμῷ ὀσπριοφαγέοντες *Gal. legisse ex ratione lemmatis citandi CMG V 9, 1 p. 62, 11 Mew. (cf. Wenk. in Actis Acad. Berol. 1918, VIII, p. 52 adn. 18) et ibid. V 10, 1 p. 8, 15 sq. vel contra omnes fere eosque optimos codd. Hipp. mihi persuasum est*

IV 15 [IV 12. V 310, 6. 7 L.] Ἐμφανέως ἐγρηγορὼς θερμότερος τὰ ἔξω, τὰ ἔσω δὲ ψυχρότερος, καθεύδων τἀναντία. |

169 Τὸ μὲν ἐν ἀρχῇ τῆς ῥήσεως εἰρημένον ἐμφανέως ἴσον δύναται τῷ φανερῶς καὶ ἐπιδήλως· ἃ δ' ἐφεξῆς τούτῳ συνῆπται τῷ ἐγρηγορότι, προδήλως ἔχει, ἡγουμένου τοῦ Ἱπποκράτους τὰ ⟨μὲν⟩ ἔξω θερμότερα, τὰ δ' ἔνδον ψυχρότερα, τἀναντία δὲ συμβεβηκέναι τῷ καθεύδοντι. καὶ γὰρ καὶ φαίνονται τοῦτο μὲν ἐπιβλημάτων πλειόνων δεόμενοι, τοῦτο δὲ καὶ σκεπάσματος ἐπὶ τῆς κεφαλῆς, ὅταν ᾖ τὸ περιέχον ψυχρὸν ὡς ἐν χειμῶνι, καίτοι διὰ τῆς ἡμέρας οὐ δεόμενοι τούτων. ἀλλὰ καὶ τὸ μεῖζον ἀναπνεῖν ἐνδεικτικόν ἐστι τοῦ πλείονα θερμασίαν ἠθροῖσθαι κατὰ τὸ βάθος τοῦ σώματος. ὡσαύτως δὲ καὶ τὸ τὰς πέψεις τοῖς κοιμηθεῖσι γίνεσθαι μᾶλλον τῶν ἀγρυπνησάντων οὐ μόνον τὰς κατὰ τὴν κοιλίαν τῶν ἐδηδεσμένων σιτίων, ἀλλὰ καὶ τὰς ἐν ἥπατί τε καὶ ταῖς φλεψὶ τῶν χυμῶν ἐνδεικτικόν ἐστι τοῦ θερμότερα τοῖς κοιμωμένοις ἀποτελεῖσθαι τὰ κατὰ τὸ βάθος τοῦ σώματος, ὁμολογουμένου γε ἡμῖν καὶ προαποδεδειγμένου τοῦ τὸ ἔμφυτον θερμὸν αἰτιώτατον εἶναι πασῶν τῶν κατὰ τὸ σῶμα πέψεων. οὕτως γε κἀν τοῖς Ἀφορισμοῖς ἔγραψεν ἐπί τε τῶν ἡλικιῶν |
170 καὶ τῶν ὡρῶν καὶ τῶν ἐπιτηδευμάτων, ἔνθα φησίν· "αἱ κοιλίαι χειμῶνος καὶ ἦρος θερμόταται φύσει καὶ ὕπνοι μακρότατοι. ἐν ταύτῃσιν οὖν τῇσιν ὥρῃσι καὶ τὰ προσάρματα πλείω δοτέον. καὶ γὰρ τὸ ἔμφυτον θερμὸν πολύ· τροφῆς οὖν πλείονος δεῖται, σημεῖον αἱ ἡλικίαι καὶ οἱ ἀθληταί." ἐν τούτοις μὲν οὖν συντόμως ἔγραψε περὶ τῶν ἡλικιῶν, ἐν ἄλλῳ ⟨δ'⟩ ἀφορισμῷ μακρότερόν τε καὶ διὰ τοῦτο σαφέστερον εἰπὼν ὧδε· "τὰ αὐξανόμενα πλεῖστον ἔχει τὸ ἔμφυτον θερμόν· πλείστης οὖν δεῖται τροφῆς, εἰ δὲ μή, τὸ σῶμα ἀναλίσκεται. γέρουσι δὲ ὀλίγον

1 sq. *cf. Gal. IX 133, 14 sqq. K.* 17—19 προαποδεδειγμένου τοῦ ... πέψεων] *velut in Hipp.* Περὶ τροφῆς *comm. Gal. XV 297 K.; cf. supra p. 152, 24 sqq.* 19 κἀν τοῖς Ἀφορισμοῖς ...] *I 15 (IV 466, 13—16 L.) cum Gal. comm. XVII B 415 K; vid. quae eundem ad aphor. adnot. infra p. 240, 2; citatur etiam CMG V 9, 1 p. 47, 9. 10 Mew. et init. quidem ibid. p. 92, 1* 25 ἐν ἄλλῳ δ' Ἀφορισμῷ ...] *Hipp. Aph. I 14 (IV 466, 8—10 L.) cum explicatione Gal. XVII B 404 K.; cf. supra p. 146, 5. 6. V 703 K. = p. 709/10 Müll.*

1 et 4 ἐμφανῶς *ab Ald. edd.* 2 τὰ ἔσω *cum Hipp. e cit. (p. 311, 4) restitui*: εἴσω U *edd.* 5 ἐπιδήλης U: *corr. Ald.* ἃ *corr. Corn. Chart.*: τὰ U *Ald. Bas.* 6. 7 τὰ ⟨μὲν⟩ ἔξω *supplevi* 8 *cum* οἱ καθεύδοντες *ex verbo praecedente satis facile mente audiatur, post* καὶ γὰρ καὶ *subi. loco* οἱ κοιμώμενοι *addere supersedi* φαίνεται U *edd.*: *correxi* 9 δεόμενος *frustra scr. Chart., cf. v. 11* 13 κοιμιθεῖσι U: *corr. Corn. Bas.* 14 ἀγρυπνισάντων U: *corr. Bas.* κοι$^{\lambda}$ U: κοιλίαν *Ald.* 15 τὲ *om. Chart. et Kuehn* 16 τὸ *ante* βάθος *ab Ald. om. edd.* 18 τὸν *ante* ἔμφυτον θερμὸν *falso a Bas. ad Kuehnianam* 19 γε] γοῦν *usui Galeniano convenientius, ut e. c. p. 142, 26. 173, 17. 175, 18. 201, 18 al.* 20 αἱ κοι$^{\lambda}$ U: αἱ κοιλίαι *ab Ald. edd.* 22 *inter* πλεῖον *et* πλεῖστον *variare videntur codd. Hipp.* 23 πολὺ *codd. Gal. in cit. etiam CMG V 9, 1 p. 47, 9 Mew.* δεῖται *sec. Hipp. congruenter cum citat. l. l. p. 47, 9. 10 restitui; cf. v. 27*: δέονται U *edd.* 25 δ' *addidi*

τὸ θερμόν, διὰ τοῦτο ἄρα ὀλίγων ὑπεκκαυμάτων δεῖται.” κατὰ μὲν οὖν τὰc ἡλικίαc οὐ μεθιcταμένηc ἔcω τε καὶ ἔξω τῆc ἐμφύτου θερμαcίαc, ἀλλὰ μαραινομένηc ἐπὶ προήκοντι τῷ χρόνῳ, ψυχροτάτη παcῶν ἡ ⟨κρᾶcιc⟩ τῶν γερόντων ἀποτελεῖται. κατὰ δὲ τὸν χειμῶνα μεθιcταμένηc εἰc τὸ βάθοc ἡ μὲν κοιλία καὶ τὰ cπλάγχνα θερμότερα, τὰ δ' ὑπὸ τῷ δέρματι ψυχρότερα γίνεται, καθ' ὅνπερ τρόπον καὶ τῆc γῆc φαίνεται τὸ βάθοc ἐν τῷ χειμῶνι θερμὸν ὑπάρχον, ὡc καὶ τὰc πηγὰc γίνεcθαι διὰ τοῦτο θερμοτέραc ὀρύττοντάc τέ τιναc ἄχρι βάθουc | 171 αἰcθάνεcθαι cαφῶc τῆc θερμαcίαc, ὅταν ἀποχωρήcωcι πόρρω τῆc ἐπιφανείαc.

IV 16 [IV 13. V 310, 8 L.] Ἐνθέρμῳ φύcει ψῦχοc, ποτὸν ὕδωρ, ἐλινύειν.

*** Τὸ ἀξιούμενον ἐν τῇ ῥήcει πρόδηλον. ὅcοι γὰρ θερμότεροι τοῦ προcήκοντόc εἰcι, τὸ κεφάλαιον αὐτοῖc τῆc διαίτηc εἰc ψῦξιν ἀνάγεcθαι cυμφέρει. τά τε οὖν ψυχρότερα τῇ κράcει δοτέον αὐτοῖc cιτία καὶ πίνειν κελευcτέον ἤτοι γ' ὑδαρὲc ἢ ὕδωρ αὐτὸ καὶ μὴ πολλὰ γυμνάζεcθαι. μόναι γὰρ αὐτοῖc ἀρκέcουcιν αἱ κατὰ τὰc ἀναγκαίαc πράξειc κινήcειc. εὔδηλον δ' ὅτι καὶ θυμοῦ καὶ φροντίδων cυντόνων ἀπέχεcθαι χρὴ τὸν τοιοῦτον ἄνθρωπον, ἀλλὰ καὶ λουτροῖc χρῆcθαι ποτίμων ὑδάτων ἑκάcτηc ἡμέραc, μὴ μόνον ἅπαξ, ἀλλὰ καὶ πολλάκιc, εἰ βούλοιντο. καὶ μὴν καὶ τῶν cιτίων ἃ προcφέρονται τὴν δύναμιν εἶναι ψυχροτέραν καὶ μάλιcτα | 172 ἐν θέρει. μεμνῆcθαι δὲ χρὴ πρὸ πάντων ἐν τοῖc τοιούτοιc λόγοιc, ὅτι τὰc ἐνθέρμουc φύcειc ὀνομάζειν ἔθοc ἐcτὶν αὐτῷ ταύταc, καθ' ἃc οὐ τὸ cύμφυτον πλεονάζει θερμόν, ἀλλὰ τὸ δριμὺ καὶ δακνῶδεc, ὅπερ ἐπίκτητόν τε καὶ οὐ κατὰ φύcιν εἶναι νομίζει.

11 ψῦξιc] *idem pro* ψῦχοc *in cit. Gal. X 544. 556. XV 220, 6 sq. K.* 11. 12 ποτὸν ὕδωρ] ὕδωρ ποτὸν *in cit. Gal.* Ὑγιειν. *V 12, 15 CMG V 4, 2 p. 166, 5 Koch* 17. 18 αὐτοῖc ἀρκέcουcιν αἱ κατὰ τὰc ἀναγκαίαc πράξειc κινήcειc] *cf. l. l. V 11, 26 p. 162, 20 sq. Koch*

1 δέονται *Hipp.* 3 βαραινομένηc U *et cum asterisco Ald.*: *corr. Corn. Bas.* 4 ἡ ⟨κρᾶcιc⟩ *ex* H *supplevi* 11 Kälte (ψῦχοc) *versum habet* H, *ut* ψυχρὸν *cod.* L *Littraei et van der Linden*: ψῦξιc *cum plerisque codd. Hipp.; cf. p. 222, 4* 12 ἐλλινύειν *ut p. 222, 5* U: ἐλινύειν *utrobique corr. Kuehn* 13 *ante* τὸ ἀξιούμενον *lacunam significavi; nam versa* die alten Erklärer sagen, daß sie statt "Trinken von Wasser" "durch Trinken von Wasser" gefunden haben. Und wenn statt "Kälte" (ψῦχοc) "Abkühlung" (ψῦξιc) dastünde, so wäre es möglich zu sagen: "Die heiße Natur findet Abkühlung durch Trinken von Wasser und durch Ruhen." Aber es ist nicht möglich zu sagen: "Die heiße Natur findet Kälte durch Trinken von Wasser und durch Ruhen"; dies wäre schlecht im Ausdruck. Zeuxis hat gesagt, einige hätten statt "Trinken von Wasser" "durch wässerigen Trank" geschrieben, und er versteht unter dem "wässerigen" weiches Wasser *add.* H 14 αὐτῆc *scr. Ald.; sed cf. e. c. p. 223, 6* 22 *post* μεμνῆcθαι δὲ χρὴ *fort. recte* καθ' Ἱπποκράτην (*cf. v. 24* αὐτῷ) *versum exhibet* H

IV 17 [IV 14. V 310, 9 L.] Ὕπνος ἐν ψύχει ἐπιβεβλημένῳ.

Οἱ πλεῖστοι τῶν ἐξηγηcαμένων τὸ βιβλίον ἰδίᾳ ταύτην ἐξηγοῦνται τὴν ῥῆcιν. ἐμοὶ δ' ἄμεινον εἶναι δοκεῖ cυνάπτειν αὐτὴν τῇ προγεγραμμένῃ καὶ ποιεῖν ἕνα λόγον ἅπαντα τόνδε· ἐνθέρμῳ φύcει ψῦξις, ποτὸν ὕδωρ, ἐλινύειν, ὕπνος ἐν ψύχει ἐπιβεβλημένῳ. τῆς ⟨δ'⟩ "ἐμψύχει" λέξεως τὴν πρώτην cυλλαβὴν διὰ τοῦ ν γραφόντων τε καὶ λεγόντων ἡμῶν, ⟨οὐ⟩ διὰ τοῦ μ, γενήcεται †γὰρ οὕτως ἄρθρον, ὡς εἰ καὶ "ἐν τῷ ψύχει" τις ἔφη. τοὺς γὰρ ἀμετρότερον ἔχοντας θερμὴν τὴν κρᾶcιν
178 ἄμεινόν ἐστιν ἐν χωρίῳ ψυχρῷ κοιμωμένους ἕλκειν | εἴcω διὰ τῆς εἰcπνοῆς τὸν ἀέρα ψυχρὸν ὄντα δηλονότι, καὶ μάλιcθ' ὅτι κατὰ τοὺς ὕπνους εἴcω τοῦ cώματος ὑποχωρεῖ τὸ θερμόν. ἀλλ' ἐάν, ὥcπερ ἐν τοῖς ὕπνοις ἀπολιπόντος τὴν ἐκτὸς ἐπιφάνειαν αὐτοῦ τὸ βάθος τοῦ cώματος γίνεται θερμότερον, οὕτω καὶ διὰ τὸ περιέχον ἐμψυχομένων τῶν κατὰ τὸ δέρμα θερμαίνηται τὰ διὰ τοῦ βάθους, οὐ τελέως ὁ ἄνθρωπος ἐμψυχθήcεται διὰ τῆς εἰcπνοῆς. ἄμεινον οὖν ἐστιν ἀντιcπᾶν μὲν εἰς τὸ δέρμα τὴν θερμαcίαν ἐπιβλήμαcι θερμαίνουcιν, εἰcπνεῖν δὲ ⟨τὸν ἀέρα⟩ ψυχρόν, ὡς ἑκατέρωθεν εἰς μετριότητα κράcεως ἄγηται τὸ θερμὸν cῶμα.

κάλλιστον μὲν οὖν ἐστιν, ὡς ἔφην, cυνάπτειν τοῖς προειρημένοις ⟨τὰ⟩ κατὰ τήνδε τὴν λέξιν εἰρημένα, χωρίζοντες δὲ αὐτὴν οἱ πολλοὶ τῶν ἐξηγηcαμένων τὸ βιβλίον οὐ μόνον ταῖς ἐνθέρμοις φύcεcιν, ἀλλὰ πᾶcιν ἀνθρώποις οἴονται κοινῇ cυμφέρειν ὑπνοῦν μὲν ἐν ἀέρι ψυχροτέρῳ χάριν τοῦ τὴν ἀθροιζομένην ἐν τῷ βάθει θερμαcίαν ἐμψύχεcθαι,

1 ἐν ψύχει] *de assimilatione nasalis in* ἐμψύχει *cf. Kuehner-Blass, Gramm. d. griech. Spr. I* 1^3*, 263, 1* *in aeris constitutione Perinthiaca quam descr. Epid. II 3, 1 (V 102, 13—15 L.) sec. interpret. arab. leguntur haec sic coniuncta*: τὸ ἐν ψύχει κεῖcθαι ἐπιβεβλημένον, ὡς ἕλκῃ μὲν τὸ ψυχρόν, θάλπῃ δὲ τὸ τοιοῦτον εἶδος, ἐκ προcαγωγῆς ἐστι μᾶλλον, *de quibus vid. Gal. comm. CMG V 10, 1 p. 257/58 Pfaff* 10. 11 ὅτι κατὰ τοὺς ὕπνους εἴcω τοῦ cώματος ὑποχωρεῖ τὸ θερμόν] *cf. p. 220, 2. 3. 7 sqq.* 19 ὡς ἔφην] *v. 3 sqq.*

1 ἐμψύχει U *Ald.*: ἐν ψύχει *corr. Corn. coll. v. 5 sqq.* ἐπιβευλημ$^{ω'}$ *ut v. 5 propter Byzantinorum rationem appellandi* U: *corr. Ald.* 5 τῆς ἐμψύχει λέξεως *mihi suspecta praebent* U *omnesque edd.*: δ' *inserui* 6 ν̄ γραφ^{ον}έντων *sic* U: ν γραφέντων *Ald.*: μ *falso Bas.*: γραφόντων *corr. Chart.* 7 οὐ *ante* διὰ *inserui* μ (*ante* γενήcεται) U *Ald.*: ν *iterum prave a Bas. edd.* γενήcεcθαι *comp.* U: γενήcεται *scr. Bas.* γὰρ οὕτως ἄρθρον *sensu carentia* U *edd.*: ἄνευ τοῦ ἄρθρου *coni. Corn.*: χωρὶς τ. ἄ. *anteponam; an* μετὰ τῆς προθέcεως *coll. p. 223, 12 poscenda? sed vitia in verbis scholiastae corrigere meum non esse ratus hoc totum enuntiatum ut interpolamentum ex mutata lemmatis scriptura quae est* ἐμψύχει (*cf. p. 223, 9 sqq.*) *natum et a margine in textum intrusum malim secludi, praesertim cum tenorem sententiarum interrumpentia* τῆς ἐμψύχει—τις ἔφη (*v. 5—8*) *desint in* H 8 ἀμετρώτερον *a Bas. edd.*; *cf. Kuehner-Blass, Gramm. d. griech. Spr. I* 1^3*, 558 adn. 3* 14 θερμαίνεται U *edd.*: *correxi* διὰ *quamvis possit supervacaneum esse videri, retinui coll. e. c. CMG V 9, 2 p. 135, 6 vel 147, 17 Diels* 17 *vel* τὸ περιέχον *vel* τὸν ἀέρα (*cf. v. 22*) *ante* ψυχρὸν *intercidisse putaverim, ut* aerem *in vers. lat. add. Crassus, nisi vero* τὸ *addere sufficit* (*cf. Epid. II 3, 1. V 102, 14 L.*) 20 τὰ *ante* κατὰ *ex* H *addidi et* εἰρημένα *correxi*: εἰρημένην U *edd.* αὐτ̃ *i. e.* -τὸν *i. t.*, αὐτ̃ *i. e.* -τὴν *i. m. corr.* U 22. 23 ψυχρωτέρω U: *corr. Ald.* 23 ἀθριζομένην *ut p. 223, 3* U: *corr. Bas.*

περιβεβλῆcθαι δ' ἕνεκα τοῦ μὴ πᾶcαν ἀμέτρωc εἴcω cυννεύειν, προcερχομένηc τῆc ἐκ τοῦ καταψύχεcθαι τὰ ⟨κατὰ⟩ τὸ δέρμα | μόρια διὰ 174 τὸν ἔξωθεν ἀέρα θερμαcίαc τῇ κατὰ τοὺc ὕπνουc ἀθροιζομένῃ. τοῦτο δ' ἀληθὲc ἐπὶ πολλῶν ἐcτι φύcεων, οὐ μὴν ἐπὶ παcῶν γε. καθάπερ γάρ, ὅcοι τοῦ cυμμέτρου θερμοτέραν ἔχουcι τὴν κρᾶcιν, ἄμεινον ἐμψύχειν αὐτούc, οὕτωc ὅcοι ψυχροτέραν ἔχουcι τὴν κρᾶcιν ἐκθερμαίνειν. ἔνιοι δὲ οὐ μόνον ἀπὸ τῆc γεγραμμένηc ῥήcεωc ἐχώριcαν τὴν νῦν ἡμῖν προκειμένην, ἀλλὰ καὶ διελόντεc αὐτὴν ταύτην ἰδίᾳ μὲν ἀνέγνωcαν ὕπνοc ἐμψύχει, τὴν πρώτην cυλλαβὴν τῆc ἐμψύχει φωνῆc διὰ τοῦ μ γράψαντεc, ὡc ἓν γενέcθαι ῥῆμα τὸ ἐμψύχει, παραπληcίωc εἰρημένον τῷ καταψύχει, καὶ μὴ δύο μέρη τοῦ λόγου, πρόθεcιν μὲν τὸ πρότερον, ὄνομα δὲ τὸ δεύτερον. οὗτοι δὲ τὴν ἐφεξῆc ῥῆcιν ἀναγκαίωc ἑνώcαντεc °⟨ἐν⟩ τῷ τέλει τῆc προκειμένηc ἀναγινώcκουcιν ὡδί πωc· ἐπιβεβλημένῳ ὕπνοc ἑδραῖοc, ὀρθῶν νυcταγμόc, ἐπιβεβλημένῳ φάcκοντεc ἀντὶ τοῦ "κατακειμένῳ" λελέχθαι. τοῦτο δὲ πρὸc τῷ βιαίωc μετενηνέχθαι τὴν "κατακειμένῳ" φωνὴν εἰc τὴν ἐπιβεβλημένῳ καὶ ἄλλωc ἐcτὶν εὐτελέc τε καὶ ἄχρηcτον, | ἀκούειν 175 ἡμᾶc ἀξιούντων αὐτῶν τὴν ὑπνώδη τοῦ cώματοc διάθεcιν ἐν μὲν τῷ κατακεῖcθαι τὸν ἑδραῖόν τε καὶ βέβαιον ὕπνον, ἑcτῶcι δὲ νυcταγμὸν ἐργάζεcθαι.

IV 18 [IV 15. V 310, 10 L.] Ὕπνοc ἑδραῖοc, ὀρθῷ νυcταγμόc.

Ἃ μὲν οἱ πλεῖcτοι τῶν ἐξηγητῶν ἔγραψαν εἰc τήνδε τὴν λέξιν ἄμεινον cιωπᾶν, ἃ δὲ οἱ μᾶλλον αὐτῶν ἔχεcθαι τοῦ πιθανοῦ δόξαντεc εἶπον, ἐcτὶ τοιαῦτα· τὴν ἀγρυπνίαν ψύχειν φαcὶ τὸ cῶμα καὶ τούτου τεκμήριον τίθενται τὴν ἑπομένην ἄχροιαν τοῖc ἀγρυπνήcαcιν. ὅταν οὖν, φαcίν, ἔνθερμον κρᾶcιν ἐμψῦξαι βουλώμεθα, πρὸc τοῖc ἄλλοιc οἷc εἶπεν ἔμπροcθεν ὁ Ἱπποκράτηc ἔτι καὶ τοῦτο προcθετέον, ὡc ἤτοι προφροντίζοντέc τι καὶ πράττοντεc ἀγρυπνοῦcιν ἤ, εἰ μὴ τοῦτο ποιεῖν δύνανται, κωλυτέον αὐτοὺc κατακλινομένουc ὑπνοῦν, ⟨ὥcτε⟩ ἀναγκάζονται δυοῖν θάτερον πράττειν, ἢ καθῆcθαι | ἢ ἑcτάναι. τὸν γὰρ τῶν 176 καθημένων ὕπνον ἑδραῖον ὠνομάcθαι φαcὶν ἀπὸ τῆc ἕδραc, ἴcον δὲ δύναcθαι τὸν τούτων ὕπνον τῷ τῶν ἑcτώτων νυcταγμῷ, καὶ

28 εἶπεν ἔμπροcθεν ὁ Ἱ.] *p. 221, 11. 12*

2 κατὰ *add. Corn. Bas.* 7 ῥύcεωc U *Ald.*: *corr. Corn. Bas.* 11 μέρει U: *corr. Ald.* 13 ἐν *addidi* 14 ὀρθῶν *ut in lemmate (v. 21)* U: *haud scio an melius* ὀρθῷ *scribatur sec.* H 16 πρὸc τὸ U *edd.*: *correxi, sicut* praeterquam quod *probe interpr. Crassus* μετηνέχθαι U: *corr. Kuehn* 18 ὑπνώδει U: *corr. Ald.* 19 τὴν *ante* ἑδραῖον *per errorem Kuehn* 21 ὀρθῷ H *Hipp. corr. Bas.*: ὀρθῶν *ut v. 14 et p. 224, 1* U *Ald.* 26 τίθενται *compendiose* U: τίθεcθαι *scr. Ald.* 29 ἀγρυπνοῦcιν *emendavi*: ἀγρυπνεῖν U *edd.* 30 δύνανται H *corr. Chart.*: δύναται *comp.* U ὥcτε *ante* ἀναγκάζονται *cum* H *potius inserui quam quod ipse olim suspicatus eram* ἐν ᾧ γε: coguntur enim *vert. Crassus* 31 καθεῖcθαι U: *corr. Bas.*

διὰ τοῦτο εἶπεν αὐτός· ὕπνος ἑδραῖος, ὀρθῷ νυσταγμός, ὡς εἰ καὶ οὕτως εἴρητο ὁ σύμπας λόγος· τὰς ἐνθέρμους φύσεις κωλύειν προσήκει πλείστοις ὕπνοις χρῆσθαι. βέλτιον γὰρ αὐταῖς ἐγρηγορέναι τε καὶ πράττειν τι, μάλιστα μὲν αὐτὰς εἴργειν καὶ τοῦ καθίζειν· εἰ δὲ μή, τοῦτο μὲν συγχωρεῖν παραπλήσιον ὑπάρχον τῷ τῶν ἑστώτων νυσταγμῷ, κατακλίνεσθαι δὲ κωλύειν. τινὲς δὲ τὸν ἑδραῖον ὕπνον ἀντὶ τοῦ βαθὺν ⟨περὶ τούτων⟩ εἰρῆσθαι νομίζοντες, ὅσοιπερ ἂν οὕτως ἔχωσιν ὡς ἑστῶτες ἤδη νυστάζειν, ἀλλὰ τίνος ἕνεκα χρείας ἔγραψε ταῦτα μὴ προσθέντες ἀτελῆ τὸν λόγον εἰργάσαντο. ⟨διὸ τάχ' ἄμεινον εἰπεῖν εἰρῆσθαι⟩ ταῦθ' ὑπ' αὐτοῦ συμβουλεύοντος ἡμῖν, ὅσους ἑδραίως, ὅπερ ἐστὶ βαθέως, κοιμηθῆναι βουλόμεθα, τούτους ἐπὶ τοσοῦτον ἐγρηγορότας φυλάττειν, ὡς μηδ' ἑστάναι δύνασθαι χωρὶς τοῦ νυστάζειν.
177 ἐὰν γὰρ εἰς τοῦτο ἀφίκωνται, βαθέως κοιμηθή|σονται. πολλοὺς γὰρ ἐγὼ διὰ τὸ ταχέως ἐπὶ τὸν ὕπνον ἰέναι βιασάμενος ἀγρυπνῆσαι μέχρι πλείονος ἀμέμπτως ὑπνῶσαι παρεσκεύασα, καθάπερ καὶ τῶν ἀνορεξίαν μεμφομένων ἐνίους ἀναγκάσας ἀσιτῆσαι μέχρι πολλοῦ τῆς ἡμέρας ἐποίησα πεινῆσαι. πρὸ γὰρ τοῦ δεῖσθαι τὴν φύσιν ὕπνων ἢ σιτίων ἐπ' αὐτὰ παραγινόμενοι τοῖς εἰρημένοις συμπτώμασι περιπίπτουσι. χρὴ δὲ μὴ περιβιάζεσθαι τὴν φύσιν ἀκαίρως, ἀλλ' [ὡς] ὑπηρετεῖν εὐκαίρως. ἐγὼ μὲν οὖν ἅ μοι δοκεῖ πιθανῶς τις εἰς τὴν τῆς προκειμένης λέξεως ἐξήγησιν εἰπεῖν εἴρηκα. τοὺς δ' οἰομένους τὸν ὕπνον ἀεὶ ψύχειν ἐπίκαιρόν τι τῆς τέχνης ἀγνοεῖν ἡγοῦμαι. διὰ παντὸς μὲν γὰρ ὕπνος ὑγραίνει, καθάπερ ἀγρυπνία ξηραίνει (καὶ τοῦθ' ἡμᾶς αὐτὸς ἐδίδαξεν), οὐ διὰ παντὸς δὲ θερμαίνειν ἢ ψύχειν πέφυκεν. ἀλλ' ὅταν μὲν ἀπυρέτων ὄντων ἤτοι φλεγματώδεις ἢ ὠμοὺς ἢ ὁπωσοῦν ψυχροὺς χυμοὺς εὑρὼν ἐν τῷ σώματι κατεργάσηταί τε καὶ πέψῃ, χρηστὸν ἐξ αὐτῶν ἐργασά-
178 μενος αἷμα θερμαίνει τὸν ἄνθρωπον αὐξήσει τῆς | ἐμφύτου θερμασίας· ὅταν δ' ἤδη πυρέττοντας ἐπὶ σηπεδόνι τοιούτων ⟨εὕρῃ⟩ χυμῶν,

21 τὸν ὕπνον ἀεὶ ψύχειν] *idem contrario de vigilia a quibusdam interpretibus affirmatur p. 223, 25. 26* 22 διὰ παντὸς—p. 225, 15 σῶμα *exc. Orib. Coll. med. VI 4, 1 CMG VI 1, 1 p. 156, 9—19 Raeder* 22. 23 διὰ παντὸς ὕπνος ὑγραίνει] *eadem e. c. CMG V 9, 1 p. 217, 13 Helmr., quibuscum conf. ibid. V 9, 2 p. 21, 1. 2 vel 78, 5 Diels* 23 ἀγρυπνία ξηραίνει] *idem infra p. 301, 15; cf. Gal. I 373. VI 225. X 493 K. CMG V 9, 1 p. 217, 12. 13 Helmr.* αὐτὸς ἐδίδαξεν] *velut eo quem postremum attuli loco*

4 πράττοντειν τί *(sic)* οντ *litteris deletis* U αὐτὰς *correxi*: αὐτοὺς U *edd.* 5. 6 νυσταγμῶν U *Ald.*: *corr. Corn. Bas.* 7 περὶ τούτων *addidi* 8 ὡς *ante* ἑστῶτες *ab Ald. om. edd.* ἔγραψε H: ἔγραψαν U *edd.* 9 *num* εἴασαν *pro* εἰργάσαντο? 9. 10 vielleicht ist es das beste zu sagen, daß Hippokrates diese Worte nur sagte, indem er uns einen Rat gab *versa habet* H, *unde supplevi* 12 μηδὲ] μὴ *ab Ald. edd., quae* μηκέτ' *anteponere debebant* ἑστάναι *scripsi*: στῆναι U *edd.* 13 κοιμηθήσωνται *per errorem Kuehn* 19 ὡς *sec.* H *inclusi, cum* αὐτῇ *addito vix opus esse videatur* 23 ἡ ἀγρυπνία *Orib.* καὶ—ἐδίδαξεν *om. Orib.* 28 ἤδει U *et cum asterisco Ald.*: *corr. Corn. Bas.* εὕρῃ *confirmatus ex* H *adieci, quia ex* εὑρὼν *(v. 25) silentio audire non audeo, quamquam et illo et ullo alio verbo caret Orib.*

ἐμψύχει τὴν μὲν πυρετώδη θερμαςίαν ϲβεννύϲ, αὐξάνων δὲ τὴν οἰκείαν. ἡνίκα δὲ πυρετοῦ χωρὶϲ ἢ καὶ ϲὺν πυρετῷ χολώδειϲ πλεονάζουϲι χυμοί, διακρῖναι μὲν αὐτούϲ, εἶτ' ἐκκρῖναι δυνηθεὶϲ εἰϲ ϲυμμετρίαν ὑγιεινῆϲ κράϲεωϲ ἐπανάγει τὸ ϲῶμα, μὴ δυνηθεὶϲ δὲ ταῦτα ἐργάϲαϲθαι τὴν αὐτὴν φυλάττει κρᾶϲιν. εἰ δ' ἐπὶ φλεγμονῇ ϲπλάγχνου πυρέττων τιϲ ἐν ἀρχῇ τοῦ παροξυϲμοῦ καθυπνώϲειεν, αὐξήϲαϲ τὴν φλεγμονὴν ὁ ἄκαιροϲ οὗτοϲ ὕπνοϲ ἅμ' αὐτῇ καὶ τὸν πυρετὸν αὐξήϲει κἀκ τοῦδε θερμότερον ἐργάϲεται τὸ ϲῶμα θερμῷ παρὰ φύϲιν. ἐγχωρεῖ μέντοι καθ' ἕνα χρόνον ἐνίοτε θερμότερόν τε καὶ ψυχρότερον ἅμα γίνεϲθαι τὸ ϲῶμα διὰ τὸν ὕπνον, ἐπειδὴ τῆϲ κατὰ τὸ ϲῶμα θερμαϲίαϲ διττόν ἐϲτι τὸ γένοϲ, ἓν μὲν οἰκεῖόν τε καὶ ϲύμφυτον, ἕτερον δὲ ἀλλότριόν τε καὶ παρὰ φύϲιν. ὅταν οὖν αὐτῶν τὸ μὲν αὐξήϲῃ τε καὶ ῥώϲῃ, τὸ δὲ καθέλῃ τε καὶ μαράνῃ, πῶϲ οὐκ ἄν τιϲ εὐλόγωϲ φαίη καθ' ἕνα χρόνον ἐξ ὕπνου θερμότερον ἅμα καὶ ψυχρότερον ἑαυτοῦ γεγο|νέναι 179
τὸ ϲῶμα; ταῦτα δὲ οὐδὲ γινώϲκουϲι τὴν ἀρχὴν οἱ πολλοὶ τῶν ἐξηγηϲαμένων τὰ Ἱπποκράτουϲ βιβλία. μάθοιϲ δ' ἂν οὕτωϲ ἔχον ὃ λέγω καθ' ὃν ἐγκαλεῖ Λύκοϲ λόγον ἐν Ἀφοριϲμοῖϲ αὐτῷ γράψαντι, "τὰ αὐξανόμενα πλεῖϲτον ἔχειν τὸ ἔμφυτον θερμόν." ἀλλ' ὅτι γε δι' ἄγνοιαν ὧν ὁ Ἱπποκράτηϲ ὀρθῶϲ ἔγραψε περὶ τῆϲ κατὰ τὰϲ θερμαϲίαϲ διαφορᾶϲ ἐπηρεάζειν αὐτὸν ἐτόλμηϲε, δι' ἑνὸϲ ὅλου βιβλίου δέδεικταί ⟨μοι⟩ τὴν ἐπιγραφὴν ἔχοντοϲ "ὅτι μηδὲν ἡμάρτηται κατὰ τὸν ἀφοριϲμόν, οὗ ἡ ἀρχή· 'τὰ αὐξανόμενα πλεῖϲτον ἔχει τὸ ἔμφυτον θερμόν [πλείϲτηϲ οὖν δεῖται τροφῆϲ].'"

IV 19 [IV 16. V 310, 11 L.] Αἱ ἀϲθενέεϲ δίαιται ψυχραί, αἱ δὲ ἰϲχυραὶ θερμαί.

Διαίταϲ ἀϲθενεῖϲ ἤτοι τὰϲ δι' ἀϲθενῶν ἐπιτηδευμάτων ἐδεϲμάτων τε καὶ πομάτων ἢ τὰϲ ἀϲθενὲϲ ἐργαζομέναϲ τὸ | ζῷον εἴρηκεν. 180
αἱ ψυχραὶ δὲ εἴτε κατὰ τὴν ἑαυτῶν κρᾶϲιν εἴτε κατὰ τὴν ἐν ἡμῖν διάθεϲιν ἣν ἐργάζονται λέγοιντο, διοίϲουϲιν ἀλλήλων οὐδέν. ἀϲθενῆ μὲν οὖν ἐπιτηδεύματα λέγοιτ' ἂν τὰ διὰ βραχέων κινήϲεων τοῦ ϲώματοϲ γινόμενα, καθάπερ ἰϲχυρὰ τὰ διὰ ϲφοδρῶν, ἐδέϲματα° ἀϲθενῆ

17 Λύκοϲ] *cf. CMG V 10, 2, 1 p. 14, 5 vel supra p. 93, 23* ἐν (τοῖϲ) Ἀφοριϲμοῖϲ...] *I 14 (IV 466, 8 L.); cf. p. 220, 25 sq.* 20. 21 δι' ἑνὸϲ ὅλου βιβλίου δέδεικταί ⟨μοι⟩ τὴν ἐπιγραφὴν ἔχοντοϲ...] *alibi quoque affertur, ut p. 239, 5 sqq. vel V 704/5 K. p. 711, 6 sqq. Müll.*

1 ἐμψύχει U H: ἐμψύξει *Orib.* οἰκείαν *vocabulo statim* ὅταν οὖν τὸ μὲν (*sine* αὐτῶν)... *omissis* ἡνίκα—παρὰ φύϲιν *(a v. 2 ad v. 12) annexuit Orib.* 2 πλεονάζωϲι U *edd.*: *correxi* 9 χρόνον H; *cf. v. 14*: τρόπον U *edd.* 12. 13 ὅταν οὖν τὸ μὲν οἰκεῖόν τε καὶ ⟨κατὰ φύϲιν θερμὸν αὐξήϲῃ τε καὶ ῥώϲῃ, τὸ δ' ἀλλότριόν τε καὶ⟩ παρὰ φύϲιν καθέλῃ τε καὶ μαράνῃ, δικαίωϲ ἄν τιϲ φαίη *suppl. Daremberg ex Orib. cod. Paris. Gr. 1883* (G), *sed in* U *tradita testatur etiam* H 13 καθέλῃ *Orib. comprobante conieci*: καθάρῃ U *cum edd.* 16 τὴν *ante* Ἱπποκράτουϲ U: *corr. Ald.* 17 ὃν *scripsi*: ὧν U *edd.* λόγων *ab Ald. edd.* 18 ἔχει *praeferam* 21 μοι *sec.* H *addidi* 23 πλείϲτηϲ οὖν δεῖται τροφῆϲ *om.* H *merito, opinor, cf. p. 239, 8, ideoque uncinavi* 27 ἢ τοὺϲ U *Ald. Bas.*: *corr. Chart.*

μέν, ὅcα μήτε ὀδμὴν ἰcχυρὰν ἔχει μήτ' ἐν τῇ γεύcει ποιότητα cφοδρὰν ὀξύτητοc ἢ γλυκύτητοc ἢ ἁλυκότητοc ἢ πικρότητοc ἢ cτρυφνότητοc ἢ δριμύτητοc, ἀλλ' ἤτοι μετρίωc ἐcτὶ γλυκάζοντα τὴν γεῦcιν ἢ μετρίαν cτύψιν ἐμφαίνοντα καὶ θερμαcίαν ὁμοίωc ὀλίγην, ἰcχυρὰ δὲ τὰ τούτων ἐναντία. ἐὰν μὲν οὖν ἀcθενῆ πάντα τά τε ἐπιτηδεύματα καὶ τὰ διαιτήματα προcάγηται τῷ cώματι, ψυχθήcεται cφόδρα, καθάπερ γε κἂν ἰcχυρὰ θερμανθήcεται γενναίωc. ἐὰν δὲ τὰ μὲν, τὰ δὲ μή, κατὰ τὴν ἀναλογίαν τῆc μίξεωc ἤτοι γ' ἐγγυτέρω θατέρου τῶν ἄκρων ἢ πορρωτέρω παραγενήcεται. |

181 **IV 20** [IV 17. V 310, 12. 13 L.] Ὑδάτων ἀτεχνέων τὸ μὲν ἀπὸ τοῦ αἰθέροc ἀποκριθὲν ἢ βροντιαῖον ὡραῖον, τὸ δὲ λαιλαπῶδεc κακόν.

Οἷc χρώμεθα κατὰ τὴν ἰατρικὴν οὐ μόνον ἐπὶ ⟨τοῖc⟩ τῶν νοcούντων, ἀλλὰ καὶ τῶν ὑγιαινόντων cώμαcιν, ὗλαι τῆc τέχνηc εἰκότωc ὀνομάζονται καὶ γέγραπταί γέ τιcι τῶν ἰατρῶν βιβλία τὴν ἐπιγραφὴν ἔχοντα Περὶ ὕληc. ἐνίοτε μὲν οὖν τοῖc αὐτοφυέcι cώμαcι χρώμεθα πρόc τε τὰc ἰάcειc καὶ τὴν ὑγιεινὴν δίαιταν, ἐνίοτε δ' αὐτοί τι πράττομεν ἐν τῇ παραcκευῇ τῆc ὕληc, τὰ μὲν ἕψοντεc, τὰ δὲ καίοντεc, ἔνια δὲ πλύνοντεc ἢ προαρτύοντεc ἢ προϋγραίνοντεc ἢ ψύχοντεc, ἤ τι τοιοῦτον ποιοῦντεc ἕτερον. οὕτωc οὖν καὶ περὶ τῶν ὑδάτων παραcκευῆc ἔcτιν ὅτε πράττομέν τι τεχνικόν, ὥcπερ ὀλίγον ἔμπροcθεν ἔλεγεν αὐτόc· "ὕδωρ ἀφεψηθέν, τὸ μὲν ὡc δέχηται τὸν ἀέρα." καὶ γὰρ ἡ ἕψηcιc αὕτη καὶ ἡ μετὰ ταῦτα ψῦξιc ⟨τῆc τεχνικῆc παραcκευῆc τοῦ ὕδατόc ἐcτιν. πῶc οὖν γίνεται τοῦ ὕδατοc ἡ ψῦξιc;⟩ ἤτοι διὰ τοῦ περιέχοντοc

1 ἐν τῇ γεύcει ποιότητα] *pleniorem exhibet enumerationem CMG V 9, 1 p. 22/23 Mew.* 10 *cum Gal. comm. IV 20 p. 227, 31 sqq. cf. Orib. Coll. med. V 1, 9. 10 CMG VI 1, 1 p. 112, 20—23 Raed.* 15. 16 βιβλία τὴν ἐπιγραφὴν ἔχοντα Περὶ ὕληc] *veluti Dioscuridis Anazarbensis, cuius lb. 5* Περὶ ὕληc ἰατρικῆc *ed. M. Wellmann I. II 1906. 1907* 21 ἔμπροcθεν] *p. 207, 22/3* 24 sq. διὰ τοῦ περιέχοντοc ... ἢ ἀνέμου] *cf. de more Aegyptiorum p. 209, 6 sqq.*

1 γεύcη U: *corr. Bas.* 2. 3 Salzigkeit, Bitterkeit und Süßigkeit *aliis omissis versa habet* H: *sed in gustatus qualitatibus enumeratis a Gal. CMG V 9, 1 p. 22 sq. Mew.* cτύψιc, αὐcτηρότηc, λιπαρότηc *requiruntur in* U 3 ἐcτὶ *scripsi*: εἴη U *edd.* 6 διατήματα U: *corr. Ald.* 7 *post* τὰ μὲν *ex antecedentibus* προcάγηται *addere supervacaneum duxi* 8 κατὰ H *corr. Ald.*: κἂν U: τῷ *ex errore Charterii Kuehn* 11 ἢ *om. Hipp.* 13 τοῖc *ante* τῶν *addidi* 14 cωμάτων *ab Ald. edd.* *non prave post* cώμαcιν *add. interpretando* von Essen, Trinken und äußeren Mitteln (ἤτοι τῶν ἐcθιομένων καὶ πινομένων ἢ τῶν ἔξωθεν) H 17 τε *scripsi*: γε U *edd.* 19 οὐ *ante* προαρτύοντεc *ex errore Charterianae Kuehn; num* προαρδεύοντεc *tradito* προαρτύοντεc *anteponendum?* προξηραίνοντεc *ante* προϋγραίνοντεc *fort. recte add.* H 20 παραcκευὴν U *edd.*: *correxi* 22. 23 αὕτη H: αὐτὴ U *edd.*: καὶ γὰρ ἡ ἕψηcιc πρότερον, καὶ μετὰ ταῦτα ψύξιc γίνεται *adnot. Corn.* *pro verbis* καὶ γὰρ ἡ ἕψηcιc ... ψῦξιc *in Arabide* dieses Kochen und das ihm folgende Abkühlen gehört zu dem, womit das Wasser behandelt wird, um es in den richtigen Zustand zu bringen. Wie erfolgt nun die Abkühlung des Wassers? Das Wasser wird abgekühlt *praebet* H, *unde supplevi*

ἡμᾶς ἀέρος | ἢ ἀνέμου τινὸς ἢ οἴκου ψυχρὸν ἀέρα καθ' ἑαυτὸν ἔχοντος 182 (εἰσὶ γὰρ ἀμέλει τινὲς ἐοικότες σπηλαίοις ψυχροῖς, ἔστι δ' ὅτε καὶ ὑγροῖς) εἴτε διὰ τῆς ⟨τοῖς ἀγγείοις⟩ περιπλαττομένης χιόνος ἢ ὑπὸ κρουνῷ θέσει ἢ ἐν φρέατι διττῶς γινομένῃ, ποτὲ μὲν ἐν αὐτῷ τῷ ὕδατι κατατιθεμένων ἡμῶν τὸ ἀγγεῖον, ἐν ᾧ τὸ τεθερμασμένον ὕδωρ, ἐνίοτε δὲ ὑπὲρ αὐτοῦ κρεμώντων, ὥσπερ γε καὶ διὰ°κεράμων ἀραιῶν ἔστιν ὅτε τὸ θολερὸν ὕδωρ διηθούντων, ὡς ἐν Ἀλεξανδρείᾳ τε καὶ κατ' Αἴγυπτον ἠθεῖται διά τινων οὐχ ἁπλῶς κεραμευθέντων, ἀλλὰ τεχνικῶς κατασκευασθέντων εἰς ἀραιότητα, καθάπερ γε καὶ δι' ὀθονίου, μὴ παρόντος ἀγγείου τοιούτου. ταῦτα πάντα τεχνικὴν ἔχει τὴν παρασκευήν, ὥσπερ γε καὶ ὅσα κατὰ τοὺς ἀγωγοὺς τῶν πηγαίων ὑδάτων πράττομεν, οὐκ ἐκ τοῦ τυχόντος λίθου κατασκευάζοντες αὐτοὺς καὶ χρίοντες ἔνδοθεν ἐνίοτε. διαφορὰ γὰρ οὐ σμικρὰ κατά γε τὴν ἀλοιφὴν αὐτήν ἐστιν ἢ πίτταν ἢ γύψον οὖσαν ἢ χωρὶς ταύτης πλίνθον ὀπτὴν ἢ λίθον ἔχοντά τινα ποιότητα μοχθηρὰν ἢ | ἀγαθὴν ἢ μηδεμίαν 183 ὅλως ἔχοντα σαφῆ. καὶ μέντοι καὶ φρέατα πολλάκις ὀρύττομεν ἐν διαφερούσῃ γῇ καὶ δι' ὀχετῶν ἢ σωλήνων ἄγομεν ὕδωρ ἐκ πηγῆς ἤτοι βέλτιον ἢ χεῖρον ἐργάζεσθαι δυναμένων ἢ καὶ μηδ' ὅλως ἀλλοιούντων αὐτό.

ταῦτα μὲν οὖν ἅπαντα τεχνικῶς γίνεται περὶ τὴν παρασκευὴν τοῦ ὕδατος. ὅταν δ' ἀπὸ πηγῆς κατὰ τόπον οὔσης ἐν ᾧ διαιτώμεθα λαμβάνωμεν ἢ ἐκ λίμνης ἢ ποταμοῦ παραρρέοντος ἢ τὸ καλούμενον ὄμβριον, οὐδὲν ἐνταῦθα προστίθεμεν ἐκ τῆς τέχνης. διὰ τοῦτ' οὖν ὁ Ἱπποκράτης εἶπεν ὑδάτων ἀτεχνέων, ἀντιδιαιρούμενος αὐτὰ τοῖς τεχνικὴν ἔχουσι τὴν παρασκευήν, ἃ κατὰ τὴν ἀναλογίαν τῶν ἀτέχνων ὀνομάζομεν τεχνικά. καθάπερ ⟨δ'⟩ ὀλίγον ἔμπροσθεν οὐ περὶ πάντων ὑδάτων ὅσα τεχνικῶς παρασκευάζομεν ἔγραψεν, ὡς εἰ καὶ σύγγραμμα πρὸς ἔκδοσιν ἐποιήσατο, μόνου δ' ἑνὸς ἐμνημόνευσε τρόπου παρασκευῆς, ἑαυτῷ γράφων ἐν ὑπομνήματι πρὸς ἀνάμνησιν, οὕτως καὶ νῦν οὐ περὶ πάντων ὑδάτων ἀτέχνων, ὅπερ ἐστὶν αὐτοφυῶν, ἀλλ' ἑνὸς εἴδους | μόνου διῆλθεν, ὃ καλοῦμεν, ὡς ἔφην, ὄμ- 184 βριον. ἔγραψε δ' αὐτοῦ διαφορὰς δύο, τὴν μὲν ἑτέραν, ἣν καὶ προ-

3 διὰ τῆς ⟨τοῖς ἀγγείοις⟩ περιπλαττομένης χιόνος] *cf. post p. 209, 6 sec. version. arab. vel p. 216, 20 sq.* 3. 4 ἢ ὑπὸ κρουνῷ θέσει ἢ ἐν φρέατι] *cf. p. 214, 9. 216, 1. 21/2* 26 ὀλίγον ἔμπροσθεν] *p. 207, 22—24 coll. comm. v. 25 sqq.* 27—29 ὡς εἰ σύγγραμμα πρὸς ἔκδοσιν ἐποιήσατο . . . ἑαυτῷ γράφων ἐν ὑπομνήματι πρὸς ἀνάμνησιν] *cf. p. 208, 1 sqq.* 31. p. 230, 19 sq.: *cf. Orib. Coll. med. V 1, 9 CMG VI 1, 1 p. 112, 20. Syn. ad Eust. IV 41, 10 CMG VI 3 p. 149, 30 sqq. L. ad Eun. I 14, 10 CMG VI 3 p. 331, 11 Raeder* ὡς ἔφην] *v. 22 sq.*

2 ἀμέλει ⟨τῶν οἴκων⟩ τινὲς *ex* H *restituendum videtur* 3 τοῖς ἀγγείοις *ex* H *recepi* 4 θέσει . . . γινομένῃ H: θέσις . . . γινομένη U *edd.* 6 κρεμνόντων U *et cum asterisco Ald.: corr. Corn. Bas. nonne* κεραμείων *ut e. c. CMG V 4, 2 p. 129, 13 Koch?* 10 ταῦτα ⟨μὲν οὖν⟩ πάντα *ut statim v. 20 complere supersedi; cf. Wilh. Schmid, Der Atticismus IV 521* 12 παρασκευάζοντες *ab Ald. edd.* 13. 14 ἀλειφὴν U: *corr. Chart.* 17 ὀχέτων U: *corr. Chart.* 21 πηγῆς H: τῆς γῆς U *edd.* 22 αὐτὸ *ante* λαμβάνωμεν *desideratur* 26 δ' *addidi* 27 εἰ *corr. Bas.*: ἀεὶ U *Ald.* 32 ἣν *i. t.*, ἣν *i. m. corr. ipse* U

δήλως ψέγει κακὸν εἶναι λέγων τὸ λαιλαπῶδες, ⟨τὴν⟩ δ' ἑτέραν, ἐφ' ἧς ἄδηλον εἴτε μόνον ἄψεκτον εἴτε καί τινος ἐπαίνου τυχεῖν νομίζει λέ⟨γων⟩ ὡραῖον αὐτό. τὸ γὰρ ἀπὸ τοῦ α⟨ἰθ⟩έρος ἀποκριθὲν ἢ βροντιαῖον ὡραῖον εἶναί φησιν. ὡραῖον δὲ ἐγχωρεῖ μὲν καὶ τὸ κατὰ τὴν προσήκουσαν ὥραν γινόμενον ὡς ἐπαινοῦντα λέγειν αὐτόν, ἐγχωρεῖ δὲ καὶ μόνον οὕτως ὀνομάζειν τὸ κατὰ τὸ μέσον θέρος †ὀνομαζόμενον, ἐπειδὴ μάλιστα τὸν καιρὸν τοῦτον "ὥραν ἔτους" ὀνομάζουσιν οἱ Ἕλληνες. ἐπιφέρουσι μὲν γὰρ τὸ τῆς "ὥρας" ὄνομα καὶ φθινοπώρῳ καὶ χειμῶνι καὶ ἦρι, κατ' ἐξοχὴν δὲ ἐνίοτε καλοῦσιν "ὥραν ἔτους" ἐκεῖνον τὸν καιρόν, ἐν ᾧ τοὺς ὡραίους ὀνομαζομένους καρποὺς τελειοῦσθαι συμβαίνει. τοῦτ' οὖν ἄδηλόν ἐστιν, ὅσον ἐπὶ τῇ ῥήσει, πλὴν εἰ προσθείημεν αὐτοί τι περὶ τῆς ἡμετέρας ἱστορίας ἢ φυσικῆς
185 τῶν πραγμάτων ἐνδείξεως, | καὶ προσέτι διὰ τί τὸ λαιλαπῶδες μὲν ἔψεξεν, οὐκ ἔψεξε δὲ τό τ' αἰθέριον καὶ τὸ βροντιαῖον. ἄδηλον δὲ καὶ πότερον εἰς πόσιν αὐτὸ παρασκευάζειν ἡμᾶς ἠξίωσεν ἢ πρὸς τὰς ἰατρικὰς χρείας. εἴς τε γὰρ ὀφθαλμικῶν φαρμάκων κατασκευὴν ὕδατι τοιούτῳ χρώμεθα καὶ τὸ καλούμενον ὑδάτινον ἐξ αὐτοῦ σκευάζομεν. ὡραῖον μὲν ἀκούειν ἄμεινον οὐ τὸ κατὰ τὸ ἔαρ εὐσθενοῦν, ὡς ἤκουσάν τινες (οὔτε γὰρ ἐξαιρέτως τις "ὥραν ἔτους" ὠνόμασε τὸ ἔαρ, ἀλλ' ἁπλῶς ὥραν, ὥσπερ καὶ τὰς ἄλλας, οὔτε φαίνεταί τινα ἀρετὴν ἔχειν ἐξαίρετον ὁ τηνικαῦτα γενόμενος ὄμβρος), ἀλλὰ πολὺ βέλτιον ἡγεῖσθαι λέγειν αὐτὸν ὡραῖον, ὅπερ ἂν ὕηται κατὰ τὸν καιρὸν ἐκεῖνον, ὃν ὀνομάζουσιν "⟨ὥραν⟩ ἔτους". ὁμολογοῦν γὰρ αὐτῷ φανεῖται καὶ τὸ ἀπὸ τοῦ αἰθέρος ἀποκριθὲν αὐτῷ λελέχθαι.

⟨λέγει δ' ἐνταῦθα τὸν ἀέρα αἰθέρα.⟩ καλεῖν γὰρ ἔθος τοῖς παλαιοῖς, ὅταν μὲν ἀκριβῶς καθαρὸν ᾖ τὸ περιέχον ἡμᾶς, αἰθέρα,

7 ὥραν ἔτους] *cf. Gal. De aliment. facult. II 2, 1 CMG V 4, 2 p. 266, 12 sqq. Helmr.* 10. 11 τοὺς ὡραίους ὀνομαζομένους καρποὺς] *cf. l. l. p. 266, 15. 273 sq.* 16 ὀφθαλμικῶν φαρμάκων] *cf. Gal. XII 699 sqq.* 23 ⟨ὥραν⟩ ἔτους] *i. e. aestatem, de qua vid. v. 9 sqq.*

1. 2 ⟨τὴν⟩ δ' ἑτέραν, ἐφ' ἧς *sec.* H *scripsi*: ἑτέραν δ' ἐφεξῆς U *edd.* 2. 3 *verba* εἴτε καί τινος ἑτέρου τύχῃ ἐνόμιζε δὲ σκαιὸν αὐτό *graviter corrupta* U *omnesque edd., nisi quod* δὲ *del. Corn.*: *in vers. arab.* oder ob sie (*sc.* ἡ ἑτέρα διαφορὰ τοῦ ὕδατος ὀμβρίου) nach ihm irgend ein Lob verdient H: *quibus confisus* εἴτε καί τινος ἐπαίνου τυχεῖν νομίζει λέ⟨γων⟩ ὡραῖον αὐτό *temptavi*: an et aliquid aliud ei *(sc. alteri aquarum differentiae)* tribuat *interpr. Crassus* 3 α⟨ἰθ⟩έρος *sec.* H *restitui; cf. p. 226, 11*: ἀέρος U *edd.* 4 ὡραῖον *passim* U: ὡραῖον *ab Ald. edd.* 6. 7 ὀνομαζόμενον *aut ut ex dittographia natum tollendum aut in* ὑετιζόμενον *mutandum videtur* 8 *ad* ἐπιφέρουσι μὲν γὰρ *add.* ἁπλῶς *bene, ni fallor (cf. v. 20),* H 13 διά' τὸ λαπῶδες *per duos versus distributa* U: *corr. Ald.* 14 ἄδηλον H *corr. Corn. Bas.*: ἀλλήλων U *Ald.* 16 ὀφθαλμῶν U *edd.*: *correxi coll. ex gr. CMG V 9, 1 p. 366, 13 Helmr.* 18 εὐσθενῶς U: *om.* H: *emendatio incerta, cum vel* ἔχον *addi vel* εὐσθενές *vel* εὐσθενοῦν *(ut e. c. p. 159, 9) scribi possit* 21 ὁ τοινικαῦτα *(corr. Ald.)* γενόμενος U: γινόμενος *praeferam* 22 λέγειν *compendiose* U *corr. Corn.*: λέγει *ab Ald. edd.* 23 ὥραν *add.* H *Corn. Bas.* αὐτῷ *post* ὁμολογοῦν γὰρ *ex* H *correxi, etsi* τούτῳ *mihi magis placeret*: αὐτὸ U *edd.* 25 er nennt die Luft an dieser Stelle Äther *versa habet* H, *quae inde addidi*

τὸ δ' ἀχλυῶ|δεϲ ἢ νεφῶδεϲ ἀέρα. κατὰ τοῦτο γοῦν αὐτὸ καὶ τὸν ὑπὲρ 186 τὰ νέφη τόπον προϲαγορεύουϲιν αἰθέρα καὶ ϲαφῶϲ ἐδήλωϲε καὶ ὁ ποιητὴϲ εἰπὼν

εἰϲ ἐλάτην ἀναβὰϲ περιμήκετον, ἣ τότ' ἐν Ἴδῃ
μακροτάτη πεφυυῖα δι' ἠέροϲ αἰθέρ' ἵκανεν.

ἔμπαλιν δ', ὅταν εἴπῃ

ἠέρα δ' Ἥρη
πίτνα πρόϲθε βαθεῖαν ἐρυκέμεν,

ἐνδείκνυϲθαι φαίνεται τόνδε τοῖϲ ἔπεϲι. καὶ πάλιν, ὅταν εἴπῃ

ἀὴρ γὰρ περὶ νηυϲὶ βαθείη, οὐδὲ ϲελήνη
οὐρανόθεν προὔφαινε, κατείχετο δ' ἐν νεφέεϲϲιν.

ὅταν οὖν ἐν τῷ θέρει λεπτυνόμενον ὕδωρ ὑπὸ τῆϲ κατὰ τὴν ὥραν θερμότητοϲ εἰϲ ἀτμοὺϲ ἀοράτουϲ λυθῇ καὶ διὰ τοῦτο ἀδήλωϲ ἡμῖν ἀνενεχθῇ πρὸϲ τὸν ὑπὲρ γῆϲ ἀέρα κἄπειτα ϲυμβῇ διά τινα μεταβολὴν ἐπὶ τὸ ψυχρὸν ἢ ἀνέμων ἀντιπνευϲάντων ἀλλήλοιϲ καὶ πυκνωθέντοϲ τοῦ περιέ|χοντοϲ ἑνουμένουϲ τοὺϲ λελεπτυϲμένουϲ ἀτμοὺϲ αἰϲθητὸν ὕδωρ 187 γίνεϲθαι, τηνικαῦτα ⟨τοῦτον⟩ τὸν ὄμβρον ἐροῦμεν ὡραῖον εἶναι, λελεπτυϲμένου τε καὶ προκατειργαϲμένου τοῦ ὕδατοϲ ἀπὸ τῆϲ κατὰ τὸν ἀέρα θερμότητοϲ εἶναί τε διὰ τοῦτο βέλτιον αὐτὸ τῶν λαιλαπωδῶν ἀκατεργάϲτων τε καὶ ἀμεταβλήτων ὄντων, ὁποῖα κατά τιναϲ πηγὰϲ ὕδατα γίνεται τὰ καλούμενα πρὸϲ τῶν ἀρχαίων "ἀτεραμνώδη".

διὰ τί δὲ καὶ τὸ βροντιαῖον ἀποδέχεται μᾶλλον ἢ τὸ λαιλαπῶδεϲ ἐφεξῆϲ ἴδωμεν. ἐμοὶ μὲν δοκεῖ, διότι τὰϲ βροντὰϲ οἶδε γινομέναϲ ἤτοι διὰ πυρὸϲ ἐναπόληψιν, ὅταν ἐκκρινόμενον οἷον ῥῆξίν τινα ποιήϲῃ τοῦ περιέχοντοϲ αὐτὸ νέφουϲ, ἡνίκα καὶ κεραυνοὶ πίπτουϲιν, ἢ παρατριβομένων ἀλλήλοιϲ τῶν νεφῶν, ⟨ὧν⟩ οὐδέτερον ὑπάρχει τῷ λαιλαπώδει. πεπύκνωται γὰρ ὁ ἀὴρ ἐν τῇ τοιαύτῃ καταϲτάϲει

2—5 καὶ ὁ ποιητὴϲ εἰπὼν Εἰϲ ἐλάτην ...] Ξ *287/88* 6 ἔμπαλιν δ', ὅταν εἴπῃ ...] Φ *6. 7* 9 καὶ πάλιν, ὅταν εἴπῃ· ἀὴρ ...] ι *144/45* 21 τὰ καλούμενα πρὸϲ τῶν ἀρχαίων ἀτεραμνώδη] *cf. p. 210, 18* 23 *Gal. placita Stoicorum sequi monet Deichgräber; cf. Stoic. vett. frg. ed. Arnim I 33, 33; II frg. 699. 701. 703/4*

5 πεφυκυῖα U *edd., nec desunt qui in citatis eandem fem. gen. conformationem testentur; cf. Hom. Iliad. ed. Allan: correxi; cf. Kuehner-Blass, Gramm. der griech. Spr. I 2³, 568* 7 ἠέρα *iter.* U 8 πίτνα] πότνια *perperam mutav. Corn. Chart.* πρόϲθεν U *Ald.: corr. Bas.* 10 περὶ] παρὰ *ab Ald. edd. num Gal.* βαθεῖ' ἦν *legisse videtur?* 11 νεφέεϲι U *edd.: correxi* 13 *dubium* θερμότητα *an* θερμότητοϲ *exaraverit* U: -τοϲ *Ald.* 14 ἀνενέχθη U: ἀνηνέχθη *Ald. Bas.: corr. Chart.* πρὸϲ τὴν τὸν ὑπὲρ τῶν τὸν ὑπὲρ *deletis* τὴν *et* τῶν U: πρὸϲ τὴν ὑπὲρ *iteratis sublatis Ald.:* τὸν *servavi* 15 ἤ⟨τοι γ'⟩ ἀνέμων ... ⟨ἢ⟩ καὶ *malim* 16 λεπτυϲμοὺϲ U: λελεπτυϲμοὺϲ *pessumdedit Ald.: corr. Bas.* 17 τινι καὶ (*post* γίνεϲθαι) *add.* U: *quibus omissis* dann sagen wir von diesem Regen *versa exhibet* H, *unde* τηνικαῦτα ⟨τοῦτον⟩ τὸν ὄμβρον *emendavi et supplevi* 17. 18 λεπτυϲμένου *compend.* U: *corr. Ald.* 18 ἀπὸ] *nonne* ὑπὸ *(ut v. 12) restituendum?* 24 ἐναπόληψιν H *corr. Corn. Bas.; cf. p. 230, 6:* ἐναπόλυψ U *Ald.* 25 ποιήϲει U *edd.: correxi* 26 ὧν *add. Bas.*

cυνεχοῦc καὶ μέλανοc ἑνὸc νέφουc ἅπαντα αὐτὸν κατειληφότοc. εἰκότωc οὖν οὐ γίνονται βρονταὶ κατὰ τὴν τοιαύτην διάθεcιν τοῦ περὶ τὴν γῆν ἀέροc. ἐν γὰρ τοῖc διεcπαcμένοιc καὶ κατὰ τὴν περιγραφὴν
188 ἰδίαν | φερομένοιc νέφεcιν, ὅτ⟨αν⟩ ἀλλήλοιc ἐντύχῃ, τὴν παράτριψιν εὔλογον γίνεcθαι. τοῦ δ' ὅλου cυνεχοῦc τε καὶ ἡνωμένου παράτριψιc οὐκ ἂν γένοιτο. διὰ τοῦτο οὐδὲ κεραυνοὶ πίπτουcιν ἐν τῇ τοιαύτῃ καταcτάcει, μήτ' ἀέροc ἐν τοῖc νέφεcι περιλαμβανομένου θερμοῦ μήτε παρατρίψεωc ἰcχυρᾶc γινομένηc. ὅταν γὰρ ἀλλήλοιc ἀπαντῶντα τὰ νέφη τὸ μεταξὺ πυρῶδεc εἰc ἑαυτὰ cυνελαύνοντα καὶ cφίγγοντα πυκνώcῃ τελέωc, ἐκθλίβεται τηνικαῦτα ποτὲ μὲν εἰc τὴν ἄνω χώραν ὁ κεραυνὸc ἢ τὴν εἰc τὸ πλάγιον, ἐνίοτε δ' ἐπὶ τὴν γῆν. ταύτην μὲν τὴν φορὰν αὐτοῦ ὁρῶμεν μόνην, αἱ δ' ἄλλαι λανθάνουcιν ἡμᾶc.

ἐμοὶ μὲν οὖν εἴρηται διὰ cυντόμων εἰc τὴν ῥῆcιν, ὅπωc τε γίνονται βρονταὶ καὶ διὰ τί τὸ βροντιαῖον ὕδωρ ἄμεινον ἔφηcεν εἶναι τοῦ λαιλαπώδουc. ἄκρωc δὲ καθαρὸν καὶ λελεπτυcμένον ἐcτὶ τὸ κατειργαcμένον ὡραῖον. ⟨τὸ⟩ δ' ἐν τῷ μεταξὺ τούτου τε καὶ τοῦ λαιλαπώδουc, τὸ βροντιαῖον, ὅcον ἀπολείπεται τοῦ ὡραίου,
189 τοcοῦτον πλεο|νεκτεῖ τοῦ λαιλαπώδουc. ἕτοιμον οὖν ἤδη τοῖc ἅπαντα μεμφομένοιc οὐ προcῆκον ἰατρῷ ⟨προ⟩φέρειν ⟨τὸ⟩°τοcαύτηc ἅπτεcθαι φυcιολογίαc. εἰ δέ γε μηδένα λογιcμὸν εἰπὼν ἀπεφηνάμην ἁπλῶc βέλτιον μὲν εἶναι τὸ ὡραῖον τοῦ λαιλαπώδουc, μέcον δ' ἀμφοῖν τὸ βροντιαῖον, ἐκέλευον ἄν με προcθεῖναί τινα ἀπόδειξιν οἷc εἶπον· οὔτε γάρ τοι πιcτεύειν αὐτοῖc ὡc νόμοιc δίκαιον οὔτε ἀνάγκην ἔχειν ὡc τυραννικοῖc προcτάγμαcι πείθεcθαι. εἰ τοίνυν ἐκφεύγειν ἀδύνατόν ἐcτι τὴν γλῶτταν τῶν ἀπαιδεύτων τε ἅμα καὶ πονηρῶν ἀνθρώπων, ἄμεινον δ' ἐπὶ τοῖc βελτίοcιν ὑπ' αὐτῶν ψέγεcθαι, καλῶc ἂν εἴημεν εἰρηκότεc τὴν περὶ γενέcεωc βροντῶν φυcιολογίαν. τὸ μὲν γὰρ ἀναπόδεικτον ἄπιcτον εἶναι δοκεῖ πᾶcιν ἀνθρώποιc, τὸ δὲ μὴ δεῖν ἅπτεcθαι φυcιολογίαc ἰατρὸν οὐ παντάπαcιν ὀρθῶc λέγεcθαι φαίνεται δείκνυcί τε τούτουc ἀποφηναμένουc αὐτοὺc ἡμῖν ὡc τυράννουc, οἷc προcτάττουcι πείθεcθαι κελεύονταc. ἄμεινον δ' ἦν ἄρα μὴ τυραννικῶc|
190 προcτάττειν, ἀλλὰ διδάcκειν ἡμᾶc ἤτοι γε ὡc χωρὶc ἀποδείξεωc ὁ λόγοc πιcτότερόc ἐcτι τοῦ μετ' ἀποδείξεωc ἢ ὡc οὐκ ἀληθῶc εἴρηταί τι κατὰ τὴν αἰτίαc ἀπόδοcιν. οἱ δέ γε τούτων μὲν οὐδέτερον πράτ-

4 ὅτ' U *edd.*: *correxi* 8 περιτρίψεωc *ab Ald. edd.; sed cf. p. 229, 26. 230, 4. 5* γενομένηc *frustra scr. Kuehn* ἀπατῶντα *ex errore Charterianae etiam Kuehn* 9. 10 πυκνώcῃ τελέωc, ἐκθλίβεται *correxi et distinxi, sicuti* quando nubes igneum illud . . . exquisite densaverint, tunc . . . extruditur *vert. Crassus*: πυκνώcει τελέωc ἐκθλίβηται U *edd.* 15 λαιπώδουc U: *corr. Ald.* 16 κατεργαcμένον U *edd.*: *correxi; cf. p. 229, 18* τὸ *addidi* ἐν δὲ τῷ U *edd.*: *transposui* 19 μεμφομένοιc *per comp.* U *consentiente* H: μεμερομένοιc *sic Ald.*: *hinc* μερμαιρομένοιc *a Bas. edd., etiamsi* vituperantibus *recte interpr. Crassus* ⟨προ⟩φέρειν ⟨τὸ⟩ *complevi*: *solum* φέρειν U *edd.* 20 ἀπενηφάμην *sic* U: *corr. Ald.* 21 λελαπώδουc U: *corr. Ald.* 23 τοι *suspicatus sum*: με U *edd.*: *om.* H 26 βελτίωc U: *corr. Ald.* 28 μὴ δεῖν *conieci*: μηδὲν *compend.* U: μηδὲ *ab Ald. edd.* 30 αὐτοὺc *scripsi*: αὑτοὺc U *edd.* 31 κελεύοντεc U *edd.*: *correxi* 34 αἰ^τ' *ambigue* U: αἰτίαν *ab Ald. edd.*: *correxi*

τουσιν, ἑκατέρως δὲ ψέγουσιν ⟨ἡμᾶς⟩, εἰ μὲν δὴ μηδεμίαν ἀπόδειξιν εἴποιμεν, ὡς ἀναπόδεικτα φλυαροῦντας, εἰ δὲ προσθείημέν τινα λόγον, ὡς οὐκ εἴη πρέπον ἰατρῷ φυσιολογίας ὡς ἀληθοῦς ἅπτεσθαι.

IV 21 [IV 18. V 312, 1 L.] Ὕδωρ βορόν, ἀγρυπνίη βορόν.

Ἀφ' ὧν πεφύκασιν ἀγρυπνία τε καὶ ὕδωρ ἐργάζεσθαι, τὴν προσηγορίαν αὐτοῖς ἔθετο, βορὸν ὀνομάσας ἑκάτερον, ἐπειδὴ βοροὺς ἡμᾶς ἐργάζεται. καλοῦσι γὰρ καὶ νῦν ἔτι συνήθως οἱ κατὰ τὴν ἡμετέραν Ἀσίαν ἅπαντες Ἕλληνες ἀνθρώπους βοροὺς τοὺς πολλὰ δυναμένους ἐσθίειν. ἐμάθετε δὲ τὰς περὶ τὴν τροφὴν ὀρέξεις ἐξ ὑδροποσίας αὐξα|νομένας, 191 ᾧ λόγῳ καὶ ψυχρὸν ὕδωρ πινόντων ἢ ἔδεσμα ψυχρὸν ἢ στῦφον ⟨προσφερομένων⟩. ὅσα μὲν γὰρ εἰς ὀλίγον συνάγει τὸ κατὰ τοὺς χιτῶνας τῆς κοιλίας αἷμα τὰς ὀρέξεις αὐξάνοντά τε καὶ γεννῶντα δέδεικται, τὰ δὲ θερμαίνοντα καὶ χέοντα τὸ αἷμα καθαιροῦντα καὶ παύοντα τὰς ὀρέξεις. κατὰ τοῦτ' οὖν καὶ τὸ ὕδωρ γίνεται βορόν, ἡ δὲ ἀγρυπνία τῷ διαφορεῖν. ἐμάθετε γὰρ ἤδη καὶ περὶ ταύτης, ὥσπερ γε καὶ περὶ ὕπνου. πέττει μὲν οὖν ὁ ὕπνος ὡς ἂν ἔσω ῥέποντος ἐν αὐτῷ τοῦ θερμοῦ, διαφορεῖ δ' ἡ ἀγρυπνία συνάγοντος ἑαυτῷ τοῦ συμφύτου θερμοῦ κατὰ τὴν ἐπὶ τἀκτὸς κίνησιν οὐκ ὀλίγα μόρια τῆς τοῦ σώματος οὐσίας. διὰ ταῦτα μὲν οὖν εἴρηται βορὰ τό θ' ὕδωρ καὶ ἡ ἀγρυπνία, σὺ δὲ μὴ παρακούσῃς καὶ νομίσῃς ταὐτὸν εἶναι °τὰ πολλὰ προσφέρειν τῷ πέττειν τε καὶ κατεργάζεσθαι πολλά. βελτίων γὰρ ὕδατος οἶνος οὐ μόνον εἰς τὴν ⟨κατὰ τὴν⟩ γαστέρα πέψιν, ἀλλὰ καὶ πρὸς τὴν τῶν πεφθέντων ἀνάδοσιν

9. 10 ἐμάθετε δὲ τὰς περὶ τὴν τροφὴν ὀρέξεις ἐξ ὑδροποσίας αὐξανομένας] *haud scio an respiciat cum in Epid. II 2, 9 (V 88, 11. 12 L.) comm. CMG V 10, 1 p. 205, 7 sqq. 214, 1 sqq. Pf. tum in Aph. II 11 (IV 472 L.) comm. XVII B 467 K., quocum aphor. componuntur Hipp.* Περὶ τροφῆς *50 (IX 118 L.) CMG I 1 p. 84, 12 Heib.* 10 ψυχρὸν ὕδωρ πινόντων . . .] *cf. Gal. IX 248 K.* 11—13 ὅσα μὲν . . . τὰς ὀρέξεις αὐξάνοντά τε καὶ γεννῶντα] *cf. Gal. XIV 538. 752 K.* 15 ἐμάθετε *de vigilia cf. p. 220, 1 sqq., de somno p. 220, 13 sqq. 222, 10. 11* 16 πέττει μὲν οὖν ὁ ὕπνος . . .: *cf. Orib. Coll. med. VI 4, 8. 9 CMG VI 1, 1 p. 157, 11 Raed.; cf. Gal. comm. infra p. 279/80 et 313, 28 sqq. praeterea De meth. med. XII 3. X 823 sqq. K.*

1 ἡμᾶς *ex* H *recepi* 2 εἴπωμεν U: *corr. Chart.* 3 *in Arabide* daß es für den Arzt nicht schicklich sei, sich mit Reden zu beschäftigen, die den Philosophen zustehen, da es deren Sache ist, die Kenntnis von der Natur des Alls zu erwerben *praebet* H, *unde quae desunt addenda videntur* 3 φυσιολογίας *conieci*: φυσιολόγω U *edd.* ἅπτεται *perperam scr. Chart.* 4 βορρὸν *passim* U: *corr. Chart.* καὶ *ante* ἀγρυπνίη *add. Hipp.* 7 ἐργάζεσθαι *sic i. t.*, ἐργάζε*τς* *i. m. corr.* U 8 Ἕλληνες ἅπαντες *transponenda mihi videntur* πολλοὺς U *Ald.*: *corr. Corn. Bas.* 11 *post* στῦφον *saltem* προσφερομένων *non neglegendum puto ex* H, *qui praeterea* ὀρέξεις αὐξάνονται *versa addidit, ut qua (sc. ratiōne)* . . . assumentes appetentiores evadunt *vert. Crassus*: στύφον ⟨λαβόντων⟩ *complebat Corn.* 14 τὸ *ante* ὕδωρ *a Bas. om. edd.* 17. 18 συνυπάγοντος *ab Ald. edd.* 18 ἐπιτακτ̊ U: ἐπὶ τ' ἐκτὸς *Ald.*: *correxi* 22 βέλτιον *comp.* U: *corr. Bas.* 22. 23 κατὰ τὴν *add.* H *Corn.* 23 πέμψιν U: *corr. Ald.*

αἱμάτωσίν τε καὶ θρέψιν οὔρησίν τε καὶ διαπνοὴν ἐπὶ τῶν ὑγιαινόντων|
192 σωμάτων. εὔδηλον δὲ ὡς ἐπὶ τούτων ὁ λόγος εἴρηται νῦν ὑφ' Ἱπποκράτους, οὐδενὸς ἀγνοοῦντος, ⟨ὁπ⟩ηνίκα βλάπτει τοὺς πλείστους τῶν νοσούντων ⟨ὁ⟩ οἶνος. ἀλλὰ καὶ ἡ ἀγρυπνία κατὰ διττὸν τρόπον γινομένη διττὴν ἔχει καὶ τὴν ἐπὶ ταῖς ἐδωδαῖς τελευτήν. ἐὰν μὲν γὰρ πράττοντές τι διὰ νυκτός, ὡς ἐν ταῖς παννυχίσιν, ἐγρηγορότες διατελέσωσι, κενοῦται μὲν τὸ σῶμα, βλάβη δ' οὐδεμία σαφὴς γίνεται δυνάμεως. ἐὰν δὲ κατακείμενοι μέρη μέν τινα τῆς νυκτὸς ὑπνώσωμεν, ἀγρυπνήσωμεν δὲ τὰ λοιπά, καταλύεται μὲν ἡ δύναμις. οὔτε γὰρ ὀρεγόμεθα βέλτιον οὔτε πέττομεν οὔτε τὰς ἐφεξῆς τῇ πέψει φυσικὰς ἐνεργείας ἀμέμπτους ἔχομεν, ἅπαντα χείρους γενόμενοι τῶν καλῶς κοιμηθέντων.

IV 22 [IV 18. V 312, 1. 2 L.] Ἐνθέρμῳ φύσει θερμῇ ὥρῃ ἐν ψύχει κοίτη παχύνει, ἐν θερμῷ [φύσει θέρμη] λεπτύνει.|

193 Τὸ μὲν ἐν ἀρχῇ τῆς ῥήσεως εἰρημένον ἐνθέρμῳ δῆλόν ἐστιν ἀπὸ τῆς "ἔνθερμος" εὐθείας κλινόμενον, τὸ δ' ἐπὶ τῇ τελευτῇ δύναιτ' ἄν τις ἀκούειν ὡς ἔκ τε προθέσεως τῆς ἐν καὶ πτώσεως δοτικῆς τῆς θερμῷ συγκείμενον, ὥσπερ ἀμέλει καὶ ἤκουσαν ὀλίγου δεῖν ἅπαντες οἱ ἐξηγηταί, τινὲς μὲν εἰς δύο μέρη διελόντες τὴν ῥῆσιν, ὡς ἑκάτερον ἰδίας ἐξηγήσεως δεόμενον, ἔνιοι δ' ὅλην ὡς μίαν ἐξηγησάμενοι. Διοσκουρίδης δὲ καὶ μετέγραψεν ἐπὶ τὸ σαφέστερον αὐτήν, ὥσπερ εἴωθε ποιεῖν ἐπὶ τῶν ἀσαφῶν ῥήσεων. ἰδίᾳ μὲν ἔγραψε τὸ ἐνθέρμῳ φύσει θερμῇ ὥρῃ, προσθεὶς αὐτῷ τὸ λεπτύνειν, βουλόμενος ἡμᾶς ἀκούειν τὴν ἔνθερμον φύσιν, ὅπερ ἐστὶ πολύθερμον, ἐν ὥρᾳ θερμῇ, τουτέστι θερινῇ λεπτύνεσθαι, διαφορουμένην ὑπὸ τῆς ὀνομαζομένης ἤδη συνήθως ἅπασι τοῖς νεωτέροις ἰατροῖς "λόγῳ θεωρητῆς δια-

20. 21 (ut p. 233, 14) Διοσκορίδης ... μετέγραψεν, ὥσπερ εἴωθε ...] *cf. e. c. p. 140, 19. 142, 8. 163, 5* 25 sqq. ὑπὸ τῆς ... λόγῳ θεωρητῆς διαπνοῆς] *cf. Gal. XVII B 421, 2. 10 K.*

3 ⟨ὁπ⟩ηνίκα *complevi* 4 ὁ *addidi* 5 ἐὰν *scripsi*: εἰ U *edd.* 6. 7 διατελέωσι U *edd.*: *correxi* 8 ὑπνώσομεν U: *corr. Chart.* 9 κα|λύεται *per errorem Chart.*: *hinc frustra* κωλύεται *Kuehn* 11 ἅπαντα H: ἅπαντες U *edd.* 13 καὶ *inter* φύσει *et* θερμῇ *inser. Hipp.* 14 ἐν ψύχει κοίτη *ut p. 233, 16. 24 ordin.* U: κοίτη ἐν ψ. *cum Hipp. transp. Chart.* *post* παχύνει *corrupta* ἐν θέρμη φύσει θέρμη λεπτύνει U *Ald.*: φύσει θέρμη *del. Corn., ita ut* ἐν θέρμῃ *praecedenti* ἐν ψύχει *opposuisse videatur*: ἐν θερμῷ λεπτύνει *ex Hipp. scr. Bas., id quod Gal. legisse colligitur ex comm. p. 234, 27 sqq.* δὲ *post* ἐν *repugnantibus quae extant l. l. add. Chart. ex Hipp. vulg.; cf. quae animadvert. Littré V 312* 15—19 Τὸ μὲν — οἱ ἐξηγηταί *om.* H 16 κλεινόμενον U: *corr. Ald.* 20 ὡς *ante* μίαν *corr. Bas.*: εἰς U *Ald.* 20. 21 διοσκουρίδης *ut p. 233, 14* U: -κορ- *maluit Bas.* 22. 23 *in interpr. arab.* und er hat den ersten Teil dieser Worte für sich geschrieben und einen Ausdruck, der nicht in ihm steht, zu ihm hinzugefügt und geschrieben: "Die heiße Zeit macht die heiße Natur dünn" (ἔνθερμον φύσιν θερμὴ ὥρη λεπτύνει) H 23 αὐτῇ U *edd.*: *correxi* τὸ λεπτύνει *legisse videtur Littré V 312 mihi quoque probatum* 25 διαφορουμένη *comp.* U *Ald.*: *corr. Corn. Bas.* 26 θεωριτ̄ U *Ald.*: *corr. Corn. Bas.*

πνοῆς", ἣν καθ' ἑτέραν λέξιν [τινὰ] ἄλλοι τινὲς "ἄδηλον αἰσθήσει διαπνοὴν" ὀνομάζουσι, γινομένην μὲν ἅπασιν | ἡμῖν ἐν ἅπαντι τῷ 194 βίῳ, διαφέρουσαν δὲ κατά τε τὰς ἡλικίας καὶ τὰς ὥρας ἐπιτηδεύματά τε καὶ συνελόντι φάναι τὴν ὅλην δίαιταν ἣν διαιτώμεθα. ἀλλ' ἐν ἁπάσαις γε ταῖς διαφοραῖς κοινόν ἐστιν ἐπὶ μὲν ταῖς θερμοτέραις ὥραις τε καὶ χώραις ἡλικίαις τε καὶ φύσεσι καὶ διαίταις ἀπορρεῖν ἔξω τοῦ σώματος οὐκ ὀλίγην μοῖραν ἐκ τῆς οὐσίας ἡμῶν, ἐπὶ δὲ ταῖς ψυχροτέραις πυκνουμένου τοῦ δέρματος ἴσχεσθαι μὲν τὸ πλεῖστον, ὀλίγον δ' ἐκκενοῦσθαι. κατὰ τοῦτ' οὖν ἀληθές ἐστι τὴν πολύθερμον φύσιν ἐν ὥρᾳ θερμῇ λεπτύνεσθαι, διπλασιαζομένης τῆς ἀπορροῆς, ἣν ἐκ τῆς οἰκείας θερμότητος ἔχοντες σύμφυτον ἐπικτῶνται τὴν προσγινομένην ἔξωθεν ἀπὸ τῆς θερμῆς ὥρας. ἀλλ' οὔτε τῶν ἄλλων ἀντιγράφων εὗρον ἔν τινι ταύτην τὴν γραφὴν οὔτε τις τῶν ἐξηγητῶν οἶδεν αὐτήν, πλὴν ὅτι Διοσκουρίδης αὐτὴν ἐν τῷ μετώπῳ τοῦ βιβλίου προσέγραψεν, ἐν δύο μόνοις ἀντιγράφοις εὑρηκὼς ὧδί πως ἔχουσαν τὴν λέξιν· ἐνθέρμῳ φύσει θερμῇ ὥρῃ ἐν ψύχει κοίτη παχύνει, ἐν θερμῷ λεπτύνει. οὐ μὴν ἡμεῖς γε ἐν δυοῖν, ἀλλ' ἐν πᾶσιν οἷς ἀνέγνωμεν | οὕτως ἔχουσαν εὕρομεν τὴν λέξιν, ἐξεπίτηδες 195 ἅπαντα μὲν ἰδόντες τὰ κατὰ τὰς δημοσίας βιβλιοθήκας, ἅπαντα δὲ τὰ παρὰ τοῖς φίλοις. * * *

⟨ἀλλὰ⟩ ἐπὶ τὴν ἐξήγησιν αὐτῆς ἤδη τραπώμεθα, παραλιπόντες ὅσα κακῶς εἴρηται τοῖς ἐξηγησαμένοις. ἐμοὶ μὲν γὰρ δοκεῖ τὸ μὲν πρότερον μέρος τῆς ῥήσεως οὕτως συμπληροῦσθαι δεῖν· "ἐνθέρμῳ φύσει θερμῇ ὥρῃ ἐν ψύχει κοίτη παχύνει," τὸ μὲν θερμῇ ὥρῃ κατὰ τὰς δοτικὰς πτώσεις ἀναγνόντων ἡμῶν, ὡς εἰ καὶ

1. 2 ἄδηλον αἰσθήσει διαπνοήν] *cf. ad p. 101, 6*

1 τινὰ ἄλλη τιν̄' U: τινὰ ἄλλοι τινὲς *ab Ald. edd.*: τινὰ *malim abesse, nisi forte* πάλιν *sub eo lateat, sed retinebat Deichgr.* 2 γενομένην *scr. Kuehn* 4 συναιλόντι U: *corr. Ald.* 5 ἁπάσαις γε ταῖς διαφοραῖς *per compendia* U: ἅπασί γε τ. δ. *ab Ald. edd.* 8 πλεῖστον *corr. Ald.*: πλεῖον *comp.* U 11. 12 τὴν προσγινομένην *ut p. 234,9 compendiose* U: τὴν προγ. *utroque loco ab Ald. edd.* 14 διοσκουρίδης αὐτὸς U: αὐτὴν *sec.* H *correxi* 16 ἐμψύχει U *Ald.; cf. p. 222, 1. 5 sqq.*: ἐν ψ. *corr. Corn. Bas.* 17 ἐνθέρμω U *edd.*: ἐν θερμῷ *an* ἐν θέρμῃ *scribendum sit haesito coll. p. 232, 14* ὑμ" U: *corr. Ald.* *post* ἐν δυοῖν *add.* ἢ τρισὶν H 18. 19 ἅπασας ... τὰς U *edd.*: *correxi* 19 δημοσ' *ambigue i. t.*, δημοσι' *i. e.* -σίας *i. m.* U 20 *post* φίλοις *fort. recte versa add.* und ich fand sie *(sc. lemmatis lectionem)* in einer Überfülle von Büchern, und ich habe auch gefunden, daß alle Erklärer dieses Buches diese Worte nach dieser Lesart schreiben *(cf. v. 13 sq.)*. Aber ich wende mich H, *quo auctore parvam lacunam insignivi et* ἀλλὰ *Corn. quoque secutus addidi* 23 συμπληροῦσθαι *(oppon. prioris membri lemmatis diminutio in edit. Dioscoridis)* U: διαιρεῖσθαι H; *cf. p. 232, 19* 24 ἐμψύχει *ut p. 234, 1* U *Ald.*: *corr. Corn. Bas.* κοίτει U *Ald.*: *corr. Corn. Bas.* 24—p. 234, 3 *pro verbis* τὸ μὲν θερμῇ ὥρῃ—τοῦ ψύχει *(om. item ac quae leguntur p. 232, 15—19)* wie wenn das Liegen in der Kälte in der heißen Zeit den von Natur Heißen dick machte. Und man kann das Wort Kälte von beidem verstehen, sowohl von der kalten Luft wie von dem kalten Lager *versa habet* H

"ἐν τῇ θερμῇ ὥρῃ" ἐλέλεκτο, τὸ δὲ ἐν ψύχει καθάπερ ⟨εἰ⟩ καὶ οὕτως εἶπεν· "ἐν ἀέρι ψυχρῷ", συγκειμένης τῆς λέξεως ἐκ δυοῖν τοῦ λόγου στοιχείων, προθέσεως μὲν τῆς ἐν, ὀνόματος δὲ τοῦ ψύχει. γενήσεται γὰρ ὁ σύμπας νοῦς τοιοῦτος· ὠφέλιμόν ἐστι τῇ πολυθέρμῳ φύσει κατὰ θερμὴν ὥραν ⟨ἐν ψυχρῷ ἀέρι καὶ⟩ ἐν ψυχρᾷ κοίτῃ κοιμᾶσθαι, παχυνθήσεται γὰρ οὕτως. * * * εἰκότως δὲ ταῦτα ποιεῖν ἡμᾶς ἐπὶ τῶν πολυθέρμων φύσεων ἐκέλευσεν ὁ Ἱπποκράτης. ἑτοίμης γὰρ
196 οὔσης τῆς θερμῆς φύσεως λεπτύνεσθαι διὰ τὸ | πλῆθος τῆς ἀπορροῆς, ἐὰν καὶ τῆς ὥρας αὐτῇ προσγινομένης θερμῆς ἡ κένωσις διπλασιασθῇ, προσέλθῃ δὲ τρίτη τις ἄλλη κένωσις ἐν θερμῷ χωρίῳ καὶ στρωμνῇ θερμῇ κατακειμένου τοῦ ἀνθρώπου, συμβήσεται διαφορηθῆναι καὶ λεπτυνθῆναι τὸ σῶμα τριττὴν ὑπομεῖναν κένωσιν. ἐὰν δὲ ἐπὶ ταῖς ἀναγκαίαις δύο τῇ τ' ἐκ τῆς φύσεως καὶ τῆς ὥρας, ἃς οὐκ ἔστι φυγεῖν, ἡ γοῦν τρίτη πρὸς τοὐναντίον ἀχθῇ, οὐ διαφορεῖν, ἀλλ' ἐπέχειν δυναμένη τὰς ἀπορροάς, οὐκ ἂν εἰς ἔσχατον ἀφίκοιτο κενώσεως ὁ ἄνθρωπος, ἀλλὰ καὶ παχυνθείη ⟨ἂν⟩ μᾶλλον ἤπερ λεπτυνθείη. τῆς γὰρ ψυχρᾶς κοίτης σημαινούσης οὐ μόνον ὑποστορέσματα ψυχρὰ καὶ περιβλήματα, ἅπερ ἐκ σινδόνων πυκνῶν καὶ° τριβάκων ἱματίων τε τοιούτων γίνεται, ⟨ἀλλὰ καὶ χωρίον ψυχρόν⟩, προσέρχεταί τι μέγιστον ἕτερον ἐπανόρθωμα τῆς τε κατὰ τὴν ὥραν καὶ τὴν φυσικὴν κρᾶσιν ἀμετρίας ⟨τὸ⟩ διὰ τῆς εἰσπνοῆς ψυχρᾶς οὔσης ἐμψύχεσθαι τὸ σῶμα. τοῦτο μὲν οὖν ἤδη καὶ πρόσθεν ἡμῖν εἴρητο, πρόσκειται δὲ νῦν τὸ κατὰ τὴν στρωμνήν, ἵνα πανταχόθεν ἀναψύχηται τὸ σῶμα καὶ τὸ τῆς
197 διαπνοῆς ἄμετρον εἰς συμ|μετρίαν ὑγιεινὴν ἐπανάγηται. τὸ μὲν οὖν ἕτερον μέρος τῆς ῥήσεως τὸ πρότερον οὕτως ἄν μοι δοκοίη μάλιστά τις ἐξηγήσασθαι.

τὸ δ' ὑπόλοιπον, ἔνθα φησίν· ἐν θερμῷ λεπτύνει, σαφὲς ἂν ἦν, εἰ τῷ θερμῷ τὸ "ἀέρι" προσεγέγραπτο, τῆς ὅλης ῥήσεως ἐν

1—3 ἐν ψύχει ... συγκειμένης τῆς λέξεως ἐκ δυοῖν τοῦ λόγου στοιχείων] *ut p. 232, 17. 18; cf. p. 222, 1* 22 καὶ πρόσθεν] *p. 222, 8 sqq.*

1 λέλεκται U *edd.*: *correxi, sicuti* perinde ac si ... dictum esset *interpret. Crassus* εἰ *cum Crasso addidi* 2 συγκειμένης ψυχρῷ U: *transpos. Ald.* 4 συνάπας U *Ald.*: *corr. Bas.* 5 in kalter Luft und *ante* ἐν ψυχρᾷ κοίτῃ *versa praebet* H, *unde coll. v. 10/11 supplevi* 6 *post* οὕτως *versa add.* in einigen Handschriften fand ich statt "das Liegen in der Kälte" "das kalte Liegen" (ἀντὶ τοῦ ἐν ψύχει κοίτῃ τὸ ἔμψυχρος κοίτη), aber der Sinn in beiden Lesarten ist derselbe H, *quapropter signum lacunae posui* 7 ἑτοίμης H: ἑτοίμως U *edd.* 10 θέρμῃ (*ante* χωρίῳ) U: *corr. Ald.* 11 στρομνῇ *ut v. 23* U: *utroque loco corr. Chart.* 12 καὶ *ante* τρ. *add. Corn.* τριττὴν *corr. Ald.*: τριττὸν U: τρίτην *falso ex v. 14 scr. Kuehn* ὑπομεῖναι U *Ald.*: *corr. Bas.* 13 ἀνάγκαις U *Ald. Bas.*: *corr. Corn. Chart.* δυοῖν *praetulerim*: δύο U: σὺν *per errorem Aldinae edd. cunctae, praeterquam quod* δύσι *(sic) coni. Corn.* 16 ἂν *addidi* 19 *inter* γίνεται *et* προσέρχεται *in vers. arab.* sondern es weist auch darauf hin, daß es an einem kalten Orte ist *inser.* H, *unde supplevi* προσέρχετέ τι U: *corr. Ald.* 21 τὸ *ante* διὰ *addidi* 25 δοκεῖ U *edd.*: *correxi* 27 ἐν θέρμῳ U *Ald.*: *corr. Bas., cuius emendationi suam ipsius* ἐν θέρμῃ *(e lemmate p. 232, 14) iterum adscribere noluit Corn.* ἀντ̀ *sic* (*num* ἀντὶ?) U: ἂν *scr. Ald.* 28 τῷ *ante* ἀέρι U: *corr. Corn. Kuehn*

τοιᾷδε λέξει σαφῶς ἂν ἑρμηνευθείσης· "τῇ πολυθέρμῳ φύσει ἐν ὥρᾳ θερμῇ κοίτη προσελθοῦσα ἐν ἀέρι ψυχρῷ παχύνει, ἐν θερμῷ δ' ἀέρι γινομένη λεπτύνει." κατὰ μὲν οὖν τὰς εὐθείας πτώσεις οὕτως ἂν μάλιστα ῥηθείη σαφῶς, ὡς εἴρηται. νυνὶ δ' εἰ καὶ κατὰ δοτικὰς βουληθείημεν ἑρμηνεῦσαι, γένοιτ' ἂν ἡ λέξις τοιαύτη· "τῇ πολυθέρμῳ φύσει ἐν ὥρᾳ θερμῇ καὶ τῇ ἐν ἀέρι ψυχρῷ κοίτῃ παχύνεσθαι συμβαίνει, τῇ δ' αὐτῇ ταύτῃ ἐν ἀέρι θερμῷ λεπτύνεσθαι συμβήσεται."

IV 23 [IV 18. V 312, 2. 3 L.] Ἄσκησις ὑγιείης ἀκορίη τροφῆς, ἀοκνίη πόνων. |

Τὸ μήτε ἐμπίπλασθαι μέχρι κόρου μήτε ὀκνεῖν γυμνάζεσθαι 198
κεφάλαιον ὑγιεινῆς διαίτης εἶναι ὑπείληφεν. * * *

IV 24 [IV 18. V 312, 3. 4 L.] Ἐν τῷ ἐγρηγορέναι δίψης ἐπιπολαίου ὕπνος ἄκος. τῆς δ' ἐξ ὕπνου ἐγρήγορσις ἐνίοις.

Ἐπιπόλαιον δίψαν ἀκουστέον ἐστὶ τὴν πάνυ σμικράν, ἥτις οὔτ' ἀπὸ παντὸς τοῦ σώματος οὔτ' ἀπὸ μεγάλης διαθέσεως γίνεται τῶν κατὰ γαστέρα μορίων, ἀλλ', ὡς Ἐρασίστρατος ἔφη, ξηραινομένων ἢ ἐκθερμαινομένων τῶν τόπων, δι' ὧν φέρεται τὸ ὑγρὸν ἐκ τοῦ στόματος εἰς τὴν κοιλίαν. ταύτης οὖν τῆς δίψης ἴαμά ἐστιν ὁ ὕπνος ὑγραινομένου τοῦ βάθους, ὡς ἂν εἴσω ῥέποντος ἐν τοῖς ὕπνοις τοῦ αἵματος. ἔμπαλιν δὲ τοῖς ἐξ ὕπνου διεγερθεῖσιν ὅταν ἐπι-

°8 ἄσκησις ὑγιείης κτέ.] *cit. Gal. Protrept. 11. I 27, 15 K. p. 16, 2. 3 Kaib.* καὶ δὴ καὶ τὸ "ἄσκησις [μὲν] ὑγιείης ἀκορίη τροφῆς, ἀοκνίη πόνων" Ἱπποκράτει καλῶς εἰρημένον ἐπαινεῖται πρὸς ἁπάντων. οἱ δὲ *(dicit athletas)* τοὐναντίον ἐπιτηδεύουσιν, ὑπερπονοῦντές τε καὶ ὑπερπιπλάμενοι καὶ ὅλως τὸν τοῦ παλαιοῦ λόγον ὡς κορυβαντιῶντος κατεγνωκότες (*cum Willeto pro* κορυβαντιῶντες *Aldinae in textu ponere conatus est Kaibel*: ὡς Κόροιβ(ος) ἀνοήτως *ope locutionis proverbialis etiam* Π. χρείας μορίων *III 10 (III 236 K. I 173, 9 Helmr.) adhibitae rectius edidisse ipse mihi videor (Quellen u. Stud. z. Gesch. d. Naturwiss. u. d. Med. IV, 1935, 264)* 15—p. 236, 12: *cf. Orib. Syn. ad Eust. VI 37, 1 sqq. CMG VI 3 p. 206, 1 sqq. Raed.* 17 ut p. 236, 2 Ἐρασίστρατος] *cf. p. 44, 16 et 129, 13* 20. 21 ὡς ἂν εἴσω ῥέποντος ἐν τοῖς ὕπνοις τοῦ αἵματος] *cf. p. 231, 16. 17*

2 θερμῷ *post* ὥρᾳ *per errorem Charterianae etiam Kuehn* 3—7 κατὰ μὲν οὖν—συμβήσεται *om.* H; *cf. p. 232, 15—19 et 233, 24—234, 3* 7 τοιαύτη *pro* ταύτῃ *scr. Kuehn* συμβήσεται *delendum censeo* 8 ὑγιείης *correxi sec. Pall. et Aldinae testim. in Gal. Protrept. 11. I 27, 15 K.* (= *Quellen u. Stud. z. Gesch. d. Naturwiss. u. d. Med. IV, 1935, p. 112, 3*): ὑγίης U: ὑγιὴς *ab Ald. edd.* 11 *post* ὑπείληφεν Auch nach ihm (*sc.* Hippokrates) ist an dieser Stelle die Lehre von der Pflege der Gesundheit nicht vollständig, und wir haben in diesem und in anderen Büchern noch viele andere Dinge angeführt. Da ich aber in der Erklärung dieser Dinge gründlich gewesen bin, so will ich sie an dieser Stelle nicht noch einmal erklären, obgleich die meisten Kommentatoren zur Erklärung ein und derselben Sache ein und dieselben Ausführungen nicht nur zweimal, sondern drei- und viermal oder noch öfter machen *versa add.* H *ob eamque causam pauca deesse indicavi* 12. 13 δίψης ἐπιπολαίου *et* τῆς *ex Hipp. restitui; cf. v. 19*: δίψῃ ἐπιπολαίῳ *et* τῇ U: 13 διέγερσις (*omisso* ἐνίοις) *Hipp.* 19 εἰς *per errorem om. Chart. et Kuehn*

πόλαιος ᾖ δίψα, παύεται ῥᾳδίως ἐγρηγορόσι· τὸ γὰρ τοιοῦτον
199 δίψος γίνεται θερμαινομένων ἐνίοτε τῶν μορίων, ὧν | ἔφην Ἐρασί-
στρατον ἐμνημονευκέναι. θερμαίνεται δὲ κατὰ τὴν τῶν σιτίων πέψιν
ἐν τῇ γαστρί. γινομένης γὰρ αὐτῆς ὑπὸ τοῦ ἐμφύτου θερμοῦ παρα-
πλησίως τοῖς ἑψομένοις, ὥσπερ ἐκείνοις ἀναφέρεταί τις ἀτμὸς θερμός,
οὕτω συμβαίνει ποτὲ καὶ κατὰ τὴν κοιλίαν καὶ μάλιστα τοῖς ἀκρα-
τέστερον οἶνον πεπωκόσιν. ἀλλ' ἐὰν ἐγρηγορότων αὐτῶν ἡ γαστὴρ
κενωθεῖσα μηκέτ' ἀναπέμπῃ τοὺς ἀτμοὺς ἤ τ' ἐν τοῖς τεθερμασμένοις
μέρεσι θερμασία διαφορηθῇ, παύονται διψῶντες. ἔνιοι μέντοι διψώ-
δεις ἐξ ὕπνου γίνονται διὰ τὴν τῶν ἐδηδεσμένων ἢ πεπομένων
θερμότητα τῆς γαστρὸς ἐκθερμανθείσης, ἥτις οὐ καθίσταται χωρὶς τῆς
ἔξωθεν ἐπικουρίας. οὕτως γοῦν οἱ πολλοὶ τῶν ἔθος ἐχόντων ψυχρο-
ποτεῖν ὤνητό ποτε πιόντες ὕδωρ ψυχρὸν ἐν τοιούτῳ καιρῷ πρὸ
τοῦ λούσασθαί τε καὶ τροφὴν προσενέγκασθαι. διὰ τοῦτ' οὖν ἐν τῇ
δευτέρᾳ διαφορᾷ τοῦ δίψους προσέθηκε τὸ ἐνίοις. οὐ γὰρ ἅπασιν,
ὡς ἐπιδέδεικται, τοῖς ἐξ ὕπνου διψῶσιν ἡ αὐτὴ διάθεσις γίνεται.
200 ταύτην δ' οἵ τε | παλαιοὶ τῶν ἐξηγητῶν ἐπίστανται τὴν γραφήν, ἔν τε
τοῖς ἀκριβέσιν ἀντιγράφοις εὑρίσκεται. * * *

IV 25 [IV 19. V 312, 5—7 L.] [Αὖθις] οἷσι πλεῖστον τὸ θερμόν, μεγαλοφωνότατοι· καὶ γὰρ ψυχρὸς ἀὴρ πλεῖστος. δυοῖν δὲ μεγάλοιν μεγάλα καὶ τὰ ἔκγονα γίνεται.

Προεῖπον ἄρτι τῆς ῥήσεως ταύτης τὴν γραφὴν †τὴν ἀρχαίαν οὐχ οὕτως ἀλλ' ἐν οἷσι πλεῖστον τὸ θερμὸν ἐκεῖνοι τῶν ἐξηγητῶν ὅσοι τοῦ τέλους τῆς προτέρας ἀφείλοντο τὸ ἐνίοις. * * * λέγωμεν

16 ὡς ἐπιδέδεικται] *modo v. 9 sqq.* 22 προεῖπον ἄρτι] *post* εὑρίσκεται *(v. 18) in verbis saltem memoriae arabicae* 24 *post* ἐνίοις und ich habe schon gesagt, daß ich den Unterschied der Lesarten, die den Sinn nicht ändern, nicht beurteile] *e. c. p. 6, 17/18. 123, 13. 191, 7 sqq. 195, 12. 13*

5 ἑψομένης U: *corr. Ald.* τι *a Chart. recep. Kuehn* 18 εὑρίσκεται U *edd.*: εὑρήκαμεν *praeferam* *post* εὑρίσκεται *lacunam exiguam statui, quam ad explendam in interpr. arab.* aber die jüngeren Handschriften, die von Dioskorides, Kapiton und Sabinus angenommen sind, lassen seine Worte "bei einigen Menschen" an dieser Stelle aus und fügen sie zur folgenden Rede hinzu und machen sie zu ihrem Anfang. Und ich gebe die Stelle so *add.* H 19 *lemma ab* αὖθις *vocabulo incipit* U, *quod quin falsum sit non dubito;* οὕτως *sub eo latere ex Arabide suspicere*: *in lemmatis init.* in welchen *versum habet* H: ὅσοις U: αὖθις *sublato neque* ⟨ἐν⟩ οἷσι *cum Hipp. restituere neque* ⟨ἐν⟩ ὅσοις *complere audeo, sive vera sive falsa sunt quae sequuntur v. 23* 21 δυοῖν δὲ μεγάλοιν U: μεγάλων *mut. Ald.*: δύο δὲ μεγάλων *Hipp. Pall.* ἔκγονα *cum* H *Hipp. Pall. scripsi*: ἔγγονα U *edd.*: *in Arabide* Das Ding, welches erzeugt ist von zwei großen Dingen, wird groß *versa praebet* H 22—24 *init. comment. labem traxisse apparet, ut incerta sit emendatio*: οὐχ οὕτως, ἀλλ' ἐν οἷσι U: ἐνίοισι *temptabat Corn.*: *equidem* Προεῖπον ἄρτι τῆς ῥήσεως ταύτης τὴν γραφὴν ⟨κατὰ⟩ τὴν ἀρχὴν οὐχ οὕτως ⟨ἐποίησαν⟩, ἀλλ' "ἐν οἷσι πλεῖστον τὸ θερμόν" ἐκεῖνοι τῶν ἐξηγητῶν ὅσοι ... ἀφεῖλον [το] τὸ ἐνίοις *commendem; nam* Im Vorangegangenen habe ich gesagt, daß diejenigen Erklärer, welche am Ende des vorhergehenden

οὖν ἤδη περὶ τῆς κατὰ τὴν προκειμένην ῥῆσιν ἀληθείας. * * * οἷς γὰρ
πλεῖστόν ἐστι τὸ θερμὸν ἐν τῇ καρδίᾳ δηλονότι (ταύτην γὰρ
ἐδείξαμεν οἷον ἑστίαν εἶναι τῆς ἐμφύτου θερμασίας), ἀναγκαῖόν ἐστι
καὶ τὸν εἰσπνεόμενον ἀέρα πλεῖστον εἶναι· καὶ γὰρ καὶ τοῦτ' ἐδείχθη
κατὰ τὸ Περὶ χρείας ἀναπνοῆς. εἰ δ' οὖν πλέον τοῦ ἀέρος | ταῖς τοι- 201
αύταις φύσεσιν εἰσπνεῖταί τε καὶ πάλιν ἀντεκπνεῖται, τότε τὴν φωνὴν
ἐροῦμεν γίνεσθαι μεγάλην. ⟨ἀλλ'⟩ ἀδιορίστως ἀποφηνάμενοι σφαλη-
σόμεθα. δέδεικται γὰρ ἐν τοῖς Περὶ φωνῆς ὑπομνήμασιν ἀδύνατον
εἶναι γίνεσθαι τὴν φωνὴν μεγάλην ἄνευ τοῦ πολὺν ἀέρα ταχέως
ἐκπνεῖσθαι. γίνεται δὲ τοῦτο τῆς τραχείας ἀρτηρίας καὶ τοῦ λάρυγγος
εὐρέων ὑπαρχόντων. ἐὰν δὲ καὶ ὁ θώραξ ὅλος ᾖ μέγας, οὐ μόνον
μεγαλοφώνους ἐργάζεται τοὺς ἀνθρώπους, ἀλλὰ καὶ πλεῖστον φω-
νεῖν δυναμένους, ὥσπερ οἱ κήρυκες, ὅταν τὸν καλούμενον πόδα λέγω-
σιν. ἐπεὶ τοίνυν ἡ μὲν καρδία εὐρύνεταί τε καὶ αὐξάνεται κατὰ τὴν ἐν
τῇ μήτρᾳ διάπλασιν εὐθέως ἐξ ἀρχῆς, ἐφ' ὧν ἐστι τὸ ἔμφυτον θερ-
μὸν πλεῖστον, ἀνὰ λόγον δὲ ταύτῃ καὶ ὁ θώραξ ὡς τὸ πολὺ μέγας
γίνεται καὶ τούτῳ πάλιν ἐξ ἀνάγκης ἕπεται τοῦ πνεύμονος μέγεθος,

2. 3 ταύτην (*sc.* τὴν καρδίαν) ἐδείξαμεν οἷον ἑστίαν τῆς ἐμφύτου θερμασίας] *cf. Gal.* Π. τῶν Ἱππ. καὶ Πλάτ. δογμάτων *l. VI p. 577, 6 Müll. = V 582 K.; III 436 K. =* Π. χρείας μορ. *l. VI 7. I 318, 17 Helmr.; III 545 K. = l. VII 9. I 396, 15 Helmr.; XV 362 K. CMG V 9,2 p. 56,5 Diels; ibid. V 10,2,1 p. 57/58* 4. 5 καὶ τοῦτ' ἐδείχθη κατὰ τὸ Περὶ χρείας ἀναπνοῆς] *disserit num aer inspiratus a corde attrahatur Gal. IV 473 sq. K.; p. 499/500* 8 (et p. 238, 18) ἐν τοῖς Περὶ φωνῆς ὑπομνήμασιν] *vid. quae adnotavi ad Gal. in Epid. I comm. I 13 CMG V 10, 1 p. 32, 27* 13. 14 ὅταν τὸν καλούμενον πόδα λέγωσιν] *ut Gal. de motu musc. II 9, quem locum attulit Maur. Haupt de pede a praeconibus recitato comment. Opusc. III 269 sq.*

Lemma den Zusatz "bei einigen Menschen" ausfallen lassen, den Anfang der vorliegenden Rede mit Hinzufügung dessen schreiben, was sie am Ende der ersten gestrichen haben *versa praebet* H: *unde profectus etiam post* ἐνίοις *(p. 236, 24) lacunam significavi, cui complendae scriptoris in sententiam bene quadrantia (cf. p. 191, 7 sq. vel 195, 12 sq.) satisfacere videntur quae sic versa* Aber wie man auch immer diese Rede schreiben mag, so bleibt doch ihr Sinn derselbe, und ich habe schon gesagt, daß ich den Unterschied der Lesarten, die den Sinn nicht ändern, nicht beurteile, damit mein Kommentar nicht auch auf diese Weise zu lang werde. Und wir wollen jetzt den Unterschied der Lesarten verlassen *add.* H

1 *post* ἀληθείας *signum lacunae iteravi, cum in interpr. arab.* Denn das Urteil darüber ist wichtiger als die Untersuchung über ein Mehr oder Weniger an Buchstaben und Ausdrücken, so daß derjenige, welcher sich mit Unnötigem befaßt, seine Zeit vergeudet. Und ich behaupte, daß der Sinn dieser Worte klar und deutlich ist, und daß auch der zweite Teil richtig und wahr ist *exhibeat* H 5 εἰ δ' οὖν πλέον τοῦ ἀέρος *conieci*: εἰ δ' ἐστὶ πλεῖον τὸ θερμὸν U *edd.*: *in vers. arab.* denn wir haben vorher gesagt, daß, wenn diese Naturen viel Luft einatmen und wieder ausatmen, ihre Stimme laut sein muß H 6 τοῦ τ' ἐ ̄τ̄ *sic* U: τότε τὴν *correxi*: διὰ τοῦτ' εἰ τὴν *ab Ald. edd.* 7 γενέσθαι U *edd.*: *correxi* ἀλλ' *inter* μεγάλην *et* ἀδιορίστως *inserui* 12 ἐργάζεσθαι *falso ab Ald. edd.* 13. 14 λέγουσιν U *edd.*: *corr. M. Haupt, Opusc. III 269* μὲν *conieci coll. v. 16*: τε U *edd.* 16 ὥστε *ut p. 238, 1 et 5* U *Ald.*: *corr. Corn. Bas.*

ᾧ πάλιν ἀκολουθεῖ τὸ τῆς τραχείας ἀρτηρίας ὡς τὸ πολύ, καὶ ταύτῃ
τὸ τοῦ λάρυγγος, εἰκότως ὡς ἐπὶ τὸ πλεῖστον συμβαίνει τοὺς πολυ-
202 θέρμους φύσει μ ε γ α λ ο φ ώ ν ο υ ς | ὑπάρχειν. εἰ γὰρ δὴ πάντῃ τε καὶ
πάντως ἀνὰ λόγον τῷ μεγέθει τῆς καρδίας ὁ θώραξ ηὐξάνετό τε καὶ
οὐ παρενέπιπτέ ποτε μοχθηρὰ διάπλασις, οὐκ ἂν ὡς τὸ πολὺ τοὺς
πολυθέρμους ἔφην γίνεσθαι μ ε γ α λ ο φ ώ ν ο υ ς, ἀλλὰ διὰ παντός. οὐ
μὴν οὐδ' ὥσπερ ἀνὰ λόγον τῷ θώρακι τὸ μέγεθος ἀεὶ τοῦ πνεύμονος
εὑρίσκεται, οὕτω καὶ τῷ τούτου μεγέθει τὰ τρία γένη τῶν κατ' αὐτὸν
ἀγγείων ἀνὰ λόγον αὐξάνεται. φαίνεται δὲ κἀν ταῖς ἀνατομαῖς τῶν
ζῴων οὐκ ἀκριβῶς ἡ ἀναλογία φυλαττομένη *** ἀλλ' ἐν μὲν δὴ τού-
τοις τοῖς μορίοις ὀλίγον τι τὸ μὲν ὑπερβάλλον εὑρίσκεται, τὸ δὲ ἐλλεῖ-
πον. ἀξιόλογον δ' ἐν τῇ τῆς καρδίας πρὸς τὸν θώρακα ⟨διαφορᾷ⟩
καὶ τοῦτ' ἐστὶ τὸ μάλιστα ποιοῦν τοῖς ἐπίσης θερμοῖς ἀνθρώποις ὀλι-
γάκις διαφορὰν ἀξιόλογον ἐν τῷ τῆς φωνῆς μεγέθει. ὁ μὲν οὖν
Ἱ π π ο κ ρ ά τ η ς τῷ πλήθει τοῦ ἀέρος ἀναφέρει μόνῳ τὸ μέγεθος τῆς
φωνῆς. ἔστι δ' οὔτε μόνον οὔτε πρῶτον ἀξιώματι τοῦτο τῶν τὴν
φωνὴν μεγάλην ἐργαζομένων αἰτίων. ὕλη γάρ ἐστι μεγάλης φωνῆς,
⟨οὐκ αἴτιον δραστικόν, ὡς ἐν τοῖς Περὶ φωνῆς⟩ ὑπομνήμασιν
ἐδείχθη. *** |

203 **IV 26** [IV 19. V 312, 7. 8 L.] Ο ἱ θ ε ρ μ ο κ ο ί λ ι ο ι, ψ υ χ ρ ό σ α ρ-
κ ο ι κ α ὶ λ ε π τ ο ί, ο ὗ τ ο ι ἐ π ί φ λ ε β ο ι κ α ὶ ὀ ξ υ θ υ μ ό τ ε ρ ο ι.

5. 6 οὐκ ἂν ὡς τὸ πολὺ . . . ἔφην μεγαλοφώνους . . .] *modo v. 2 sq.*
17. 18 ὕλη γάρ ἐστι μεγάλης φωνῆς, ⟨οὐκ αἴτιον δραστικόν⟩ (*sc.* ὁ ἀήρ)] *cf. Gal. III 527 K. et* Π. τ. Ἱππ. καὶ Πλάτ. δογμ. *l. II p. 191/92 Müll. V 232/33 K.*

4 αὐξάνετέ τε *sic* U: -ταί τε *Ald.*: *corr. Bas.* 6 γενέσθαι *scr. Kuehn* 8 κ̣ᵀ̣ " τὸν *sic* U: κατ' αὐτὸν *Ald.* 10 *post* ἀναλογία φυλαττομένη *parvam ex homoeoteleuto exortam lacunam statui sec. ea quae sic versa* zwischen der Lunge und den Wegen in ihr. Und ebenso auch die Analogie zwischen der Kehle und der Luftröhre, da wir bei der Zergliederung der Tiere sie nicht in Wahrheit bei allen Tieren bewahrt finden, sondern (τοῦ πνεύμονος καὶ τῶν κατ' αὐτὸν πόρων, ὥσπερ καὶ ἡ ἀναλογία τοῦ μεγέθους τοῦ λάρυγγος πρὸς τὴν ἀρτηρίαν τραχεῖαν ἐν ταῖς τῶν ζῴων ἀνατομαῖς οὐκ ἀκριβῶς διὰ πάντων φυλαττομένη) *add.* H 12 ἐν τῇ καρδ' *sic* U: τῆς *superscriptum neglexit et* καρδίᾳ *falso dissolvit Ald.*: *utrumque correxi et* διαφορᾷ *adieci* 13 τοῦ τε *i. t.*, τοῦτ' (*i. e.* τοῦτο) *i. m. corr.* U 15 *etiamsi* ⟨εἰς⟩ τὸ πλῆθος τ. ἀ. ἀναφέρει μόνον *usitatius Gal. stilo, tradita tamen servavi* 16 ἀξίωμα *frustra coni. Bas.; cf. e. c. p. 255, 4. 257, 17* 17 *quae desunt post* φωνῆς *ex interpr. arab. supplevi aut eorum defectum notavi*: und sie (*sc.* die Luft) ist nicht die sie bewirkende Ursache, wie ich gezeigt habe in meinem Buche "Über die Stimme", und es ist kein Wunder, daß diejenigen, welche nicht wissen, wie die Stimme entsteht, diese Worte schlecht erklärt haben *add.* H: μεγάλης φωνῆς ὑπομνήμασι ἐδείχθη + U *et asterisco appicto Ald.*: *post* φωνῆς *add.* ὡς ἐν τοῖς περὶ τούτων *Bas.*: φωνῆς *pro* τούτων *adnot. Corn., ut* in commentariis de vocibus *verterat Crassus* 19 *ad lacunam post* ἐδείχθη *indicatam explendam satisfaciunt quae add.* H *sententiae quae est* δύο δὲ μεγάλων μεγάλα καὶ τὰ ἔκγονα γίνεται *neque Gal. neque Palladium mentionem ullam fecisse et Ioannem Alexandrinum in comm. suo (Articella, Venetiis a. 1523) nihil nisi* Et dicit quod duorum magnorum progenitum, scilicet vox, magna fit *scripsisse animadvertit Littré V 312* 20 οἱ θερμοκοίλιοι H: οἱ λεπτοκοίλιοι U *ex Hipp. corr. Ald.; cf. p. 239, 18. 241, 23*

Ὅτι διττὸν οἶδε κατὰ τὸ cῶμα τῶν ζῴων τὸ θερμὸν ὁ Ἱππο-
κράτης, ἕτερον μὲν ὅπερ αὐτὸc "ἔμφυτον" ὀνομάζει, τὴν οὐcίαν
ἔχον ἐν ⟨τῷ⟩ αἵματί τε καὶ ἐν τοῖc ἐναίμοιc cπλάγχνοιc, ἕτερον δὲ
δριμὺ καὶ δακνῶδεc καὶ πυρῶδεc, ἐν ᾧ γένει καὶ ὁ πυρετόc ἐcτιν,
ἐν πολλοῖc ἤδη τῶν cυγγραμμάτων αὐτοῦ δέδεικται. γέγραπται δέ μοι
καὶ καθ' ἓν ὑπόμνημα τελέωc περὶ τοῦδε, καθ' ὃ τὴν ἐπιγραφὴν
ἐποιηcάμην "ὅτι μηδὲν ἡμάρτηται κατὰ τὸν ἀφοριcμόν, οὗ ἡ ἀρχὴ
'τὰ αὐξανόμενα πλεῖcτον ἔχει τὸ ἔμφυτον θερμόν'." ἀπολογοῦμαι
δ' ἐν αὐτῷ ὑπὲρ τοῦ Ἱπποκράτουc, λύων τὰ Λύκου πρὸc τὸν
ἀφοριcμὸν ἐγκλήματα καὶ δεικνὺc διὰ τὴν τῶν ἀρίcτων δογμάτων
ἄγνοιαν ἐπηρεάζοντα τῷ Ἱπποκράτει τὸν Λύκον. ἀλλὰ | ταύτηc 204
γε τῆc θερμαcίαc τὴν διαφορὰν οὔτε Λύκοc οὔτ' ἄλλοc τιc ἢ Ἐρα-
cιcτράτειοc ἢ Ἡροφίλειοc ἢ Ἐμπειρικὸc ἐγίνωcκε καὶ διὰ
τοῦτο κακῶc ἐξηγήcαντο πάμπολλα τῶν ὑφ' Ἱπποκράτουc γεγραμ-
μένων. οὐ μὴν τούc γε Ἱπποκρατείουc ἄνδραc ἐχρῆν ἐπιλαμβά-
νεcθαι τῶν δογμάτων αὐτοῦ τὰc ἐξηγήcειc ποιουμένουc, ὡc μιᾶc οὔcηc
τῷ γένει τῆc ἐν τοῖc ζῴοιc θερμαcίαc. ἀλλ' ὅταν ἀκούcωcιν ἢ Ἱππο-
κράτουc ἤ τινοc ἄλλου θερμοκοιλίουc ὀνομάζοντόc τιναc, ἐπι-
cκέψαcθαι βέλτιον ἦν, ὅπωc εἴρηται τοὔνομα, πότερον τὸ ἔμφυτον
θερμὸν ἐν τῇ γαcτρὶ δαψιλὲc ὑπάρχειν ἀποφηναμένου τοῦ τὴν λέξιν
εἰπόντοc ἢ γράψαντοc ἢ τὸ ἕτερον, ὃ πολλάκιc μὲν ἐπίκτητον, ἐνίοτε
δ' οὐ φύcει, καί ποτε καὶ παρὰ φύcιν ὀνομάζομεν, ᾧ θερμῷ τοὺc
θερμοτέρουc cυμβέβηκε δακνώδη τε καὶ θερμὴν ἔχειν τὴν διαπνοὴν
καὶ διὰ τοῦτο πυρέττειν εὐθέωc, ἐπειδὰν τύχῃ τὸ δέρμα cτεγνωθέν,
ὡc οἵ γε τὸ ἕτερον θερμὸν ἔχοντεc πλεῖcτον ἐπιcχεθείcηc τῆc δια-
πνοῆc πληθωρικώτεροι μὲν γίνονται, πυρετῷ δ' οὐχ ἁλίcκονται διὰ
⟨τοῦτο⟩. καὶ μέντοι καὶ ὅτι κατὰ τὴν γα|cτέρα τουτὶ τὸ ἔμφυτον 205

2 ἔμφυτον ὀνομάζει *sc.* θερμόν] *e. c. Hipp. Aph. I 14 (IV 466, 8 L.); cf. CMG V 9, 1 p. 79, 12 Mew.; item* τὸ ξύμφυτον θερμόν *in l.* Περὶ νούcων *I 11 (VI 158 L.) vel l.* Περὶ διαίτηc *II 62 (VI 579 L.)* 5 δέδεικται] *de placito Hipp. cf. ex. gr. Gal. XVII B 407 sqq. K. CMG V 9, 1 p. 135, 17 sqq. Helmr. V 10, 2, 1 p. 29, 27. supra p. 224, 27* γέγραπται δέ μοι καθ' ἓν ὑπόμνημα τελέωc ...] *cf. p. 225, 20* 9 τὰ Λύκου πρὸc τὸν ἀφοριcμὸν ἐγκλήματα] *cf. p. 225, 17* 12. 13 ἢ Ἐραcιcτράτειοc ἢ Ἡροφίλειοc ἢ Ἐμπειρικὸc] *de Erasistrato cf. CMG V 9, 1 p. 10, 1 sqq. Mew.; deest hic quidem locus in Empiricorum fragm. collectis a Carolo Deichgräber, sed sententiam XVI. ex Dionysii 'Dictyaeis' Lyco Macedoni scite attribuit editor (Empirikerschule p. 337, 12)* 15 τούc γε Ἱπποκρατείουc *ut p. 242, 17] cum alios tum Sabinum eiusque discipulos indicare videtur ut CMG V 10, 2, 1 p. 17, 11 sqq.*

1 τῶν *ante* ζῴων *om. Chart. et Kuehn* 3 τῷ *addidi* 5 von mir *ante* δέδεικται *versum probabiliter add.* H; *cf. p. 241, 18* 11. 12 *in vers. arab.* sie unterschieden diese beiden Arten nicht *fort. recte* H; *cf. v. 1 sqq.* 19 *num* ὁποτέρωc *opus esse videtur?* 20 ὑπάρχει U: *ob hiatum* ὑπάρχον *sc.* ἐcτίν *anteponam*: ὑπάρχειν *a Chart. recep. Kuehn* 23 διαπνοὴν H *corr. Corn.; cf. v. 25/26.*: ἀναπνοὴν U *edd.* 26. 27 ἁλίcκον(τ). δια καὶ τοίνυν *spatio unius voculae vacuo relicto* U: *post* δια *(sic) lacunam 12—15 litterarum in Ald. significatam servaverunt omnes deinceps edd.: nullum damni vestigium prodit* H: διὰ ⟨τοῦτο⟩ *cum* H *concordans complevit et cum prioribus coniunxit Corn., quem secutus sum coll. v. 24* 27 μέντοι *comprobante* H *conieci*: τοίνυν U *edd.* ὅτε *pro* ὅτι *frustra scr. Kuehn*

θερμὸν πλεονάζον ἀρίστας ἐργάζεται τὰς πέψεις τῶν σιτίων, [ὡς] αὐτὸς ἐν Ἀφορισμοῖς ἐδήλωσεν εἰπών· "αἱ κοιλίαι χειμῶνος καὶ ἦρος θερμόταται φύσει καὶ ὕπνοι μακρότατοι. ἐν ταύτῃσιν οὖν τῇσιν ὥρῃσι καὶ τὰ προσάρματα πλείω δοτέον. καὶ γὰρ τὸ ἔμφυτον θερμὸν πολύ· τροφῆς οὖν πλείονος δεῖται, σημεῖον αἱ ἡλικίαι καὶ οἱ ἀθληταί." καθάπερ οὖν τῶν τοιούτων κοιλιῶν ἐστι γνώρισμα τὸ πέττειν ἀμέμπτως τὰς τροφάς, οὕτως τῶν ψυχροτέρων μὲν τὸ εἰς ὀξύτητα τρέπειν, τῶν θερμοτέρων δ' εἰς κνισώδη ποιότητα. τοῖς μὲν οὖν καλῶς πέττουσι τὰ σιτία τό θ' αἷμα χρηστόν ἐστι καὶ σύμμετρος ἕπεται σάρκωσις ἢ καὶ πλείων ἐνίοτε τοῦ δέοντος, ὅταν ἀργότερον αὐτοῖς διαιτωμένοις καὶ λουομένοις τὸ δεύτερον εἰς εὐσαρκίαν ⟨ἀφίκη⟩ται τοῦ σώματος ἕξις, ἐπειδὰν μὴ φθάσῃ πλῆθος ἀθροισθὲν εἰς νόσους ἐμβάλλειν ὅλον τὸ σῶμα. τοῖς δὲ διὰ τὴν δυσκρασίαν τῆς γαστρὸς ἀπεπτοῦσί τε καὶ διαφθείρουσιν εἰς καπνώδη καὶ κνισώδη ποιότητα τὰ σιτία μοχθηρὸν μὲν
206 ἀθροίζεται κατὰ τὰς φλέβας αἷμα, μοχθηρὰ δὲ ἡ | τοῦ σώματος ὅλου γίνεται θρέψις. ἐπὶ τούτων οὖν ἀκούειν σε χρὴ τοῦ προκειμένου λόγου. τῷ μὲν γὰρ ἥπατι καὶ τῇ καρδίᾳ τὸ ἔμφυτον θερμὸν ἐξ ἀρχῆς ὑπάρχει πολύ, ταῖς σαρξὶ δὲ ἐκ τοῦ αἵματος ἐπεισέρχεται καὶ διὰ τοῦτο ἀναγκαῖόν ἐστι ψυχρὰς αὐτὰς εἶναι κατὰ τὰς τοιαύτας φύσεις τῶν σωμάτων, ὁποίας καὶ νῦν ἔγραψεν ὁ Ἱπποκράτης, ὡς ἂν μὴ χορηγουμένας αἷμα δαψιλές, ἀλλ' ὀλίγον τε καὶ μοχθηρόν. ἀμφότερα γὰρ γίνεται τοῖς δυσκράτοις τὴν γαστέρα κατὰ τὴν πυρώδη θερμασίαν, ὑπέρχεσθαι μὲν τὰ σιτία διαφθειρόμενα καὶ διὰ τοῦτο ὀλίγης ἐξ αὐτῶν ἀπολαύειν τὸ σῶμα τροφῆς, εἶναι δὲ καὶ αὐτὴν ταύτην οὐκ ἀγαθὴν διὰ τὸ μὴ πεπέφθαι καλῶς. οὐ γὰρ οἷόν τε γεννηθῆναι χρηστὸν αἷμα κατὰ τὸ ἧπάρ τε καὶ τὰς φλέβας, ἀπεπτηθέντων τε καὶ διαφθαρέντων ἐν τῇ γαστρὶ τῶν σιτίων. εἰ μὲν οὖν ὀλίγον, οὐ μὴν μοχθηρόν ⟨γ' ἦν τούτων τὸ κατὰ τὰς φλέβας⟩ αἷμα, συνέβαινεν ἂν ἑλκύσαι αὐτὸ τὰς

2 ἐν Ἀφορισμοῖς ...] *I 15 (IV 466 L.) cum comm. Gal. XVII B 415 K.; cf. p. 220, 19 sqq. V 704 K. p. 710/11 Müll. IX 129 K. CMG V 9, 1 p. 47, 7. 92, 1 Mew.*

1 *ambiguum* πλεονάζον *ex* πλεονάζει *an hoc ex illo correxerit* U ἐργάζεσθαι U *Ald. Bas.*: *corr. Corn. Chart.* ὡς *del. Corn.* 2. 3 θερμώταται *compendiose* U: θερμότηται *(sic) Ald. Bas.*: *corr. Chart.* 4 πολύ *ut p. 220, 23* U *consentiens cum codd. Gal. CMG V 9, 1 p. 47, 9 Mew.*: πλεῖστον *vel* πλεῖον ἔχει *Hipp.*: *post* θερμὸν in diesem Zustande *versum add.* H 8 κνισσώδη *ut v. 14* U: *corr. Kuehn* 9 χριστόν U: *corr. Ald.* 11 *in interpr. arab.* wenn er nach dem Essen zum zweiten Male ins Bad geht H, *unde* τὸ δεύτερον *corrigere malui quam quod antea proposueram* δὶς καὶ τρὶς: λουομένοις, τὸ δ' ἧττον *sic distincta habet* U *cum universis edd.*: τὸ *del. et* δὲ *post* ἧττον *colloc. Corn.* τῇ τοῦ σώματος ἕξει U *edd.*: ⟨ἀφίκη⟩ται τοῦ σώματος ἕξις *suspicari ausus sum* 12 μὴ *sec.* H *scripsi*: δὲ U *edd.* ἐμβάλλει U *edd.*: *vel hiatus tollendi causa correxi* 20 ὁποίας *correxi*: ὁποῖα U *edd., sed* quales *(sc. corporum naturas) interpr. Crassus* 23. 24 *praestatne* ⟨καὶ τὸ⟩ ὑπέρχεσθαι μὲν . . ., ⟨καὶ τὸ⟩. εἶναι δὲ *scribere?* 24 ἀπολαύειν *scripsi*: ἀπολαβεῖν U *edd. eodem Byzantinorum mendo quo e. c. CMG V 10, 1 p. 119, 18* 26. 27 φλέβας ἀπεπτηθέντων ... οὐ μὴν μοχθηρὸν *iterata expunxit ipse* U 26 γε *pro* τε *inferiore praeferrem* 27. 28 *post* μοχθηρὸν *verba* ἦν τὸ κατὰ τὰς φλέβας *suppl. cum* H *Ald.*: γε *et* τούτων *ex* H *addidi* 28 ἑλκύειν *malim*

σάρκας, αὐτὰς μὲν ἧττον τρέφον, ἐκκενοῦν δ' ἐκείνας, ὡς συνεστάλθαι τε καὶ φαίνεσθαι μόγις. ἐπεὶ δὲ οὐ μόνον ὀλίγον, ἀλλὰ καὶ μοχθη|ρόν 207 ἐστιν, οὐδὲ τόθ' ἑλκύσουσι, κἂν δέωνται, καθάπερ οὐδ' ἡμεῖς αὐτοὶ προσιέμεθα τὰ κεκνισωμένα καί τινας ἑτέρας μοχθηρὰς ἔχοντα ποιότητας ἐδέσματα, κἂν πάνυ σφόδρα τροφῆς ὀρεγώμεθα. καὶ γὰρ καὶ ἡ ὄρεξις αὐτὴ παύεται γευσαμένων ἡμῶν τοιούτου σιτίου. κατὰ τοῦτ' οὖν αἱ σάρκες ἐκ τῶν φλεβῶν ὀλίγον ἕλκουσιν εἰς θρέψιν αὐτὸ τὸ ἀναγκαιότατον, ὡς κατὰ βραχὺ χρόνῳ πλείονι κατὰ τὰς φλέβας ἀθροίζεσθαι μοχθηρὸν αἷμα. καὶ διὰ τοῦτ' ἐν ταῖς φλεβοτομίαις οὐκ ἂν ἴδοις ποτὲ τῶν τοιούτων ἀνθρώπων ἐρυθρὸν αἷμα ῥέον, ἀλλ' ὡς ἂν εἴποι τις ἑτέραν ἔχον χρόαν εὑρίσκεται τοῦτο, εὐθὺς δὲ καὶ δυσῶδες. καὶ εἰ ἐκ πολλοῦ χρόνου μὴ εἴη κεκενωμένος ὁ ἄνθρωπος, μέλαν φαίνεται τὸ αἷμα τὸ κατὰ τὴν φλεβοτομίαν ἐκκενούμενον, ἄλλοτ' ἄλλην ἔχον ἐν πάχει τε καὶ λεπτότητι σύστασιν, ἐνίοτε μὲν ὀρρῶδες καὶ λεπτότερον, ἐνίοτε δὲ παχύτερον, ὥσπερ δὴ καὶ λίαν παχὺ καὶ μέλαν φαίνεταί ποτε, παραπλήσιον ὑγρᾷ πίττῃ.

ταῦτ' οὖν ἅπαντα τὰ νῦν ἐπὶ κεφαλαίων εἰρημένα | κατ' ἄλλα μέν 208 τινα τῶν εἰρημένων ὑπομνημάτων καὶ μάλιστα τῆς Θεραπευτικῆς μεθόδου τελέως ἐξείργασται, νυνὶ δὲ διὰ συντόμων εἴρηται παραλελειμμένα τοῖς ἐξηγηταῖς. εἰώθασι γὰρ πλεονάζειν μὲν ἐν τοῖς ἀχρήστοις, ἐκλείπειν δ' ἐν τοῖς χρησιμωτάτοις. ἐγὼ γοῦν, ἐπειδὴ πάνυ χρήσιμός ἐστιν ὁ προκείμενος λόγος, ἀναλαβὼν αὐτὸν ἐπὶ κεφαλαίων αὖθις ἐρῶ, συνάψας τῇ τῆς προκειμένης ῥήσεως ἐξηγήσει. θ ε ρ μ ο κ ο ι λ ί ο υ ς μὲν ἡγητέον αὐτὸν λέγειν, οὐχ ὥσπερ τοὺς παῖδας εἶπε καὶ τοὺς ἀθλητὰς πολὺ τὸ ἔμφυτον ἔχειν θερμὸν οὐδ' ὡς ἐν χειμῶνι τὰς κοιλίας τῷ φυσικῷ θερμῷ θερμοτάτας ὑπάρχειν, ἀλλ' ὡς τὸ δακνῶδές τε καὶ μοχθηρὸν θερμὸν οὐκ ὀλίγον ἔχοντας ἐν τῇ δυσκράτῳ γαστρί. τοὺς τοιούτους δὲ ψ υ χ ρ ο σ ά ρ κ ο υ ς εἰκότως ὠνόμασεν, ἀτροφοῦντας ἀπορίᾳ χρηστῆς τε ἅμα καὶ δαψιλοῦς τροφῆς, ἣν ἐκ τοῦ κατὰ φύσιν αἵματος ἔχουσιν ἐν τοῖς εὐκράτοις σώμασιν. ἕπεται δὲ τῇ τοῦ αἵματος ἐνδείᾳ ⟨τὸ⟩ ψυχρὰς γίνεσθαι τὰς σάρκας, ἐπίκτητόν δὴ τὴν θερμασίαν ἐξ αἵματος ἐχούσας, | οὐκ οἰκείαν οὐδ' ἔμφυτον ὡς ἧπάρ τε καὶ καρ- 209

17. 18 κατ' ἄλλα μέν τινα τῶν εἰρημένων ὑπομνημάτων] *habet eadem in animo quae p. 239, 5 sqq.* 18. 19 καὶ μάλιστα τῆς Θεραπευτικῆς μεθόδου] *sanguinem esse carnis generandae substantiam docuit Gal. X 174 K.* 24 εἶπε] *cf. p. 240, 5*

4 κεκνισσωμένα U: *corr. Kuehn* 5 *vix diiudicatur,* ὀρεγώμεθα *an* ὀρεγόμεθα *exaraverit* U: ὀρεγόμεθα *Ald.*: *correxi* 8 κατὰ βραχὺ H *corr. Chart.*: ἐκ τοῦ βραχὺ (*hoc in ras. ex* ἐκ τοῦ βραχ^{S} *i. e.* -έως *mutatum*) U *Ald. Bas.* 9 ἴδης U: *corr. Kuehn* 11 ἔχων U: *corr. Chart.* φλεβοτομηθεὶς *inter* εἰ *et* ἐκ *insertum habet* H 12 κενωμένος *sic* U: *corr. Chart.* 17 ἐπικεφαλαίως U *edd.*: *ex iterato (v. 22) correxi; cf. e. c. CMG V 9, 1 p. 6, 22 Mew. vel ibid. p. 169, 23 Helmr.* 18 *tradito* εἰρημένων *anteponerem* ἡμετέρων *coll. p. 239, 5* 20 πλεονάζει U: *corr. Ald.* 25 χειμῶσι U: *corr. Bas.* 26 θερμοτάτας θερμῷ *vel propter hiatum exortum frustra invert. Chart.* 31 τὸ *ante* ψυχρὰς *addidi; cf. e. c. p. 254, 28* *post* ψυχρὰς *additum* ὄνομα *del. ipse* U

δία. λεπτοὶ δὲ ἐξ ἀνάγκης οὗτοι γίνονται διὰ τὴν ἔνδειαν τῶν σαρκῶν, ὧν αἱ μειώσεις τε καὶ αὐξήσεις εἰς λεπτότητα καὶ παχύτητα τὸ σύμπαν σῶμα προάγουσιν. λέγει δὲ τοὺς αὐτοὺς τούτους ἐπιφλέβους ὑπάρχειν, ὥσπερ εἰ καὶ οὕτως εἶπε· "τοῖς τοιούτοις ἐπιφανεῖς αἱ φλέβες εἰσί", τουτέστιν ἐκκείμεναι καὶ σαφεῖς ὡς ἂν αὗταί γε πλήρεις αἵματος οὖσαι καὶ γεγυμνωμέναι διὰ τὴν ἔνδειαν τῶν σκεπουσῶν αὐτὰς σαρκῶν. ἀλλὰ καὶ ὀξυθυμοτέρους αὐτοὺς εἶναί φησιν, οὐχ ἁπλῶς ὀξυθύμους ἢ ὑπερβολικῶς ὀξυθυμοτάτους, ὅπερ ἂν ἔπαθον, εἰ τὸ κατὰ τὴν καρδίαν θερμὸν ἦν πάμπολυ. τὸ δ' ἐν τῇ γαστρὶ τῇ κακώσει τοῦ στόματος αὐτῆς ὀξυθυμοτέρους ἐργάζεται. δέδεικται γὰρ ὡς καὶ τοῦτο τὸ μόριον ἑαυτῷ συνδιατίθησι τὴν ψυχήν, †ἀργαβοτέρους μὲν ἐργαζόμενον εἰς τὸ νοῆσαί τι καὶ πρᾶξαι, καθ' ὃν ἂν χρόνον ἑαυτοῦ γένηται ψυχρότερον, ἑτοιμοτέρους δὲ ⟨νοῆσαι⟩ καὶ ὀργιζομένους ἐπὶ μᾶλλον θερμανθέν, οὐ τῇ κατὰ φύσιν δηλονότι θερμασίᾳ, τῇ δ' ἐπικτήτῳ τε καὶ παρὰ φύσιν, περὶ ἧς ὁ λόγος ὅδε σύμ-
210 πας | ἡμῖν διήνυσται.

τοῖς δ' Ἱπποκρατείους μὲν ἑαυτοὺς ὀνομάσασιν, ἀγνοοῦσι δὲ τὰ κυριώτατα δόγματα τῆς Ἱπποκράτους τέχνης, οἷς καὶ τὰ διὰ τῆς ἐμπειρίας φαινόμενα μαρτυρεῖ, μέμψασθαι δίκαιον, οὐχ ὡς ἡμεῖς εἰρήκαμεν, ἀλλ' ἑτέρως ποιησαμένοις τὴν ἐξήγησιν. οἴονται γὰρ ἐπὶ τῶν θερμοτέρων κοιλιῶν τὰ τοῦ συμφύτου θερμοῦ ῥέπειν εἰς τὸ βάθος, ἀπολείπειν ⟨δὲ⟩ τὰ ἐκτὸς μέρη καὶ διὰ τοῦτο ψυχροσάρκους ἐργάζεσθαι τοὺς ἀνθρώπους. ἀλλ' αἱ τοιαῦται ῥοπαὶ κατὰ μὲν τὰς ὥρας καὶ τὰς χώρας καὶ ὅλως τὰς καταστάσεις τοῦ περιέχοντος καὶ ἐγρηγόρσεις τε καὶ ὕπνους γίνονται, καθάπερ γε κἀν τοῖς ψυχικοῖς πάθεσι, λύπαις καὶ φόβοις, ἡδοναῖς τε σωματικαῖς καὶ χαραῖς ψυχικαῖς. οὔτε δὲ φυσικὴ κατασκευὴ σώματος οὔθ' ἡλικία ⟨κατ⟩εργάζεται τοιαύτην μετάστασιν ἐμφύτου θερμασίας, ἀλλ' εἰσίν, ὡς κἀν τοῖς Ὑγιεινοῖς ἐδείχθη, μοχθηραὶ κατασκευαὶ σώματος, ἔνιαι μὲν ἐν ὅλῳ τῷ ζῴῳ

19. 20 εἰρήκαμεν] *inde a p. 241, 21* 28. 29 ὡς κἀν τοῖς Ὑγιεινοῖς ἐδείχθη] *l. 1 c. 6 sqq. CMG V 4, 2 p. 14, 29 sqq. Koch*

5 *post* ἐκκείμεναι καὶ *iterata* ἐπιφανεῖς αἱ φλέβες εἰσὶν τουτέστιν ἐκκείμεναι καὶ *habet* U: *corr. Ald.* *post* ἐκκείμεναι *traditum* καὶ σαφεῖς *om. ab Ald. edd.* 11. 12 ἀργαβοτέρους *corruptum* U: *in Arabide* langsamer H: ἀργαζοτέρους *Ald. Bas.*: ἀργοτέρους *coni. Corn.*: tardiores (βραδυτέρους) *vert. Crassus*: ἀργαλεωτέρους *falso scr. Chart.*: *equidem nec* βραδυτέρους *nec* δυσκολωτέρους, *sed coll. ex. gr. CMG V 9, 1 p. 195, 30 sq. Helmr.* ἀμβλυτέρους *reponendum censeo* 12 τί τὴν ψυ^χ^ *post* νοῆσαι *add., sed* τὴν ψυχὴν *del.* U: τι *ab Ald. om. edd.* 13 *ex interpr. arab. supplevi,* geeigneter zum Denken H 14 ὀργιλομένους U: *corr. Chart.* 15 *post* φύσιν *verba* δηλονότι θερμασίαν *(sic).* τῇ δ' ἐπικτήτω τε καὶ παρὰ φύσιν *iter.* U: *corr., nisi quod* κατά φησιν *(v. 14) et* παρά φησιν *(v. 15) corrupit Ald.* 16 διήνῦ) *in* διήνυσται *i. t. corr. et i. m.* σται *adscr. ipse* U; *cf. e. c. CMG V 9, 1 p. 230, 1 Helmr. et Kühner-Blass, Gramm. der griech. Spr. I 2³, 370*: διήνυται *ab Ald. edd.* 21 ῥοπὴν U: *corr. Ald.* 22 ἀπολείπειν τακτ^ο^ U: τ' ἐκτὸς *falso Ald. Bas.*: δὲ *interpos. et* τὰ *corr. Chart.* 27 ⟨κατ⟩εργάζεται *propter hiatum complevi*

δυcκραcίαν ἔχουcαι, τινὲc δ' ἐν τῇ τῶν μορίων ἀνωμάλῳ καταcκευῇ, καθάπερ καὶ ἡ κατὰ τὴν προκειμένην ῥῆcιν εἰρημένη περὶ τῶν ἐν μοχθηρᾷ καταcτά|cει τὴν κοιλίαν ἐχόντων, οὐκ ἐν ἀρίcτῃ, καθάπερ αἱ 211 τὸ ἔμφυτον ἔχουcαι θερμὸν πολὺ καὶ διὰ τοῦτο εἰc εὐcαρκίαν cυντελοῦcαι τὰ μέγιcτα καὶ παχύνουcι τὴν ἕξιν, οὐ καθαιροῦcι καὶ λεπτύνουcι ταῖc δυcκράτοιc ὁμοίωc.

IV 27 [IV 20. V 312, 9 L.] Αὐχμῶν ἐπὶ γῆc οἰωνῶν γένοc εὐθηνεῖ.

Galenos: Diejenigen, welche sich zur Kunst des Hippokrates bekennen und ihr dienen, haben im Bestreben, die Ursache anzugeben, warum die Vögel in Zeiten geringen Regens sterben, wenn diese Zeiten nämlich solche sind, in denen in der Luft Trockenheit und Mangel an Regen lange Zeit herrscht, den Ansichten, die Hippokrates vertritt, ganz Entgegengesetztes angeführt. Ich wundere mich nicht, daß einige nicht wissen, daß die natürliche Mischung jeder einzelnen Art von Lebewesen in sich behält und bewahrt, was ihr gleich und ähnlich ist, und daß sie infolge des Gegensatzes zu dem Zustand der unnatürlichen Mischung abstößt und verdirbt, was ihr entgegengesetzt und widersprechend ist. Denn die Körper, die in einem widernatürlichen Zustande sind, heilt nur das Gegenteil. Obgleich zu den Erklärern dieses Buches, die dies nicht wissen, einige Empiriker und einige Schüler des Herophilos gehören, muß ich mich doch wundern, daß auch einige Hippokratiker in ihrer Dummheit so weit gehen, daß sie dem Zeuxis und dem Herakleides aus Erythrai folgen, obwohl Zeuxis ein Empiriker und Herakleides ein Schüler des Herophilos ist. Diese nehmen an, daß die Vögel in regenarmen Zeiten nur deshalb zahlreich seien, weil in diesen Zeiten epidemische Krankheiten und Seuchen aufträten und viele Kadaver auf der Erde herumlägen, ohne beerdigt zu werden, und daß die Vögel von ihrem Fleische fräßen und sich daran sättigten. Dies sei der Grund für ihr Gedeihen und ihre große Zahl. Diese Erklärung ist sehr häßlich, und wer sie hört, den reizt sie zum Lachen und Spotten. Dabei ist das Gegenteil davon der Wahrheit näher. Sie sagen nämlich, daß die Vögel mit den Menschen zusammen wegen zweier Dinge zugrunde

21. 22 Empiriker und Schüler des Herophilos] *cf. ad p. 239, 13* 22. 23 Hippokratiker] *vid. ad p. 239, 15 adnotata* 24 Herakleides aus Erythrai, ein Schüler des Herophilos] *cf. p. 3, 9. 10* Zeuxis, ein Empiriker] *cf. p. 3, 9*

2 περὶ *bis* U 4 *haud scio an a verbis* καὶ διὰ τοῦτο *novum enuntiatum incipere et* cυντελοῦcι *corrigere melius sit* 5. 6 λεπτύνονται U *edd.*: *quia genus med. huius verbi Gal. non usurpavisse videtur,* λεπτύνουcι *praetuli* 7 αὐχμοῦ *Hipp.*: αὐχμὸc *Pall.* 8 εὐθηνεῖ *cum Pall.* U *Ald. van der Linden in ed. Hipp. Iadis et* κοινῆc *concentum comprobantes; cf. W. Schmid, Attic. IV 688*[3]: εὐθυνεῖ *cum Hipp. vulg. Bas.*: εὐθενεῖ *corr. Kuehn* 9 sqq. *defectum memoriae Graecae ex Arabide in sermonem nostratem conversa sanavi*

gehen: erstens wegen der gleichen Schädigung durch die Luft mit den Menschen, wenn sie, wie sie sagen, verpestet ist, und zweitens weil die Vögel, was von den faulenden Kadavern eßbar ist, auffressen. Und es ist möglich, daß die Pest Hunde und Maulesel trifft, wie es ja auch Homer erzählt. Die Vögel aber trifft sie unbedingt. Wenn sie sie am Anfang ihres Auftretens nicht bekommen, so bleiben sie an ihrem Ende sicher nicht verschont, zumal wenn sie sich länger hinzieht. Wir hören, wie Thukydides von der Pest, die zu seiner Zeit auftrat, erzählt, daß die Vögel und die Vierfüßler, welche von dem Fleisch der Menschen fraßen, da viele Leichen auf der Oberfläche der Erde herumlagen, ohne begraben zu werden, an Ort und Stelle zugrunde gingen, wenn sie davon fraßen. Dies durfte ihnen zur Erklärung des Schicksals der Vögel nicht entgehen, wenn sie auch nur einige Kenntnisse von der Medizin hätten. Selbst wenn ich zugäbe, daß sie Ärzte seien, so wären sie doch nicht von dem Vorwurf frei, daß sie etwas nicht wußten, was Hippokrates in dem Buche der Aphorismen sagte. Auch dies ist ein Beweis für ihre geringe Bildung. Hippokrates sagte nämlich, daß die regenarmen Zeiten gesünder seien als die Zeiten von Regenfülle, und daß der Tod in ihnen selten sei. Diese aber wußten so wenig von diesen Zeiten, daß sie glauben, daß durch sie Pest entstehe, und wenn das, was sie davon sagen, wahr wäre, so würde die Voraussage von dem zahlreichen Auftreten der Vögel in regenarmen Zeiten zu dem Gebiete der Medizin gehören.

Wie bei vielen anderen Aussprüchen des Hippokrates viele Erklärer, weil sie die Meinung des Hippokrates nicht begriffen, ihre Zuflucht zu Dingen nahmen, die gar nicht zur Medizin gehören, ebenso erging es ihnen an der vorliegenden Stelle. Darin stimme ich mit Sabinus überein, daß er sich gerade davor hütet und sagt, daß diese Worte des Hippokrates auf eine Voraussage von etwas hinauswollen, das infolge von Regenmangel auftrete. Die Vögel merken nämlich schon vorher die Trockenheit der Luft und kommen deshalb auf den Boden herab, damit ihr Gefieder dem Boden nahe ist. Wenn die Menschen nun glauben, daß sie zahlreich sind, so ist das kein Beweis für Regenmangel, sondern zeigt nur mehrtägige Trockenheit an. In regenarmer Zeit liegt aber nicht der Begriff der Trockenheit allein, sondern dabei muß man Trockenheit, die lange Zeit währt, verstehen. Auch wenn wir dem beistimmen, daß Hippokrates Trockenheit, die nur wenige Tage andauert, als Regenmangel versteht, so hat unsere Zustimmung doch keinerlei Nutzen, weil diese Worte auch dann nicht zu dem Gebiete der Medizin gehören. Eine solche Kenntnis von den Vögeln und an-

4. 5 wie auch Homer erzählt] *A 50*   8 Thukydides] *De Bello Pelopon. II 50, 1*   15. 16 Hippokrates im Buche der Aphorismen] *III 15 (IV 492, 7 L.) aphor. alibi quoque laudatus, velut Gal. in Epid. III 2 (III 66, 14 L.) comm. CMG V 10, 2, 1 p. 113, 9—11*   27. 28 Sabinus] *cf. ex. gr. CMG V 10, 2, 1 p. 17, 22 vel supra p. 186, 11*

deren Tieren gehört nicht zu dem Gebiete der Medizin, sondern zu einem anderen Gebiete, auf dem Aratos viele Anzeichen angegeben hat, die einen, die den Regen, andere, die die Kälte, andere, die schönes Wetter, andere, die Wind, andere, die Windstille anzeigen.

Auch weist das Wort des Hippokrates "gedeihen" nicht darauf hin, daß sie zahlreich, sondern, daß sie gesund, üppig und fett sind. Dies ist die Ursache, die den Hippokrates veranlaßte, dies als Erinnerung für sich selbst niederzuschreiben, nämlich daran, daß die gesunden Körper, an deren Gesundheit nichts auszusetzen ist, dessen bedürfen, was ihnen gleich und ähnlich ist, die kranken Körper aber dessen, was ihnen entgegengesetzt ist. Das aber habe ich euch auseinandergesetzt in meinem Buche "Über die Lebensweise der Gesunden" und in meinem Kommentar zu dem Buch der "Aphorismen". Und in dieser Sache, die er an dieser Stelle beschrieben hat, liegt ein klarer Beweis für die Richtigkeit der Worte, welche ich gesagt habe. Οἱ γὰρ ὄρνιθες, ὡς ἂν ξηρότεροι τὴν κρᾶσιν ἡμῶν ὄντες, ἐν τοῖς αὐχμοῖς ὑγιαίνουσι μᾶλλον. ἴσμεν δὲ καὶ τροφαῖς αὐτοὺς ξηροτέραις ὀλίγῳ τε ποτῷ χρωμένους, οὐχ ὥσπερ οἱ σύες ὕδατι συνεχῶς λούεσθαι ποθοῦντες ἐμπίπλασθαί τε συνεχῶς οὐκ ὀλίγου ποτοῦ.

IV 28 [IV 21. V 312, 10, 11 L.] Τράγος, ὁκότερος ἂν φανῇ ἔξω ὄρχις, ἢν μὲν δεξιός, ἄρρεν, εὐώνυμος δὲ θῆλυ. |

Ἐν τῇ μεταβολῇ τῆς τῶν παίδων ἡλικίας εἰς τὴν τῶν μειρακίων, 212
ὥσπερ ἥ τε τοῦ σπέρματος αὐτοῖς γένεσις ἄρχεται καὶ τριχῶν τῶν ἐπὶ τοῖς αἰδοίοις, οὕτω καὶ ἡ τῶν ὄρχεων αὔξησις ἀθρόα, καθάπερ γε ταῖς παρθένοις ἡ τῶν τιτθῶν ἅμα τῇ τῶν καταμηνίων φορᾷ. τηνικαῦτα τοίνυν καὶ ἡ τῆς φωνῆς γίνεται μεταβολὴ τοῖς ἄρρεσι μάλιστα, πρότερον γὰρ ὄντες ὀξύφωνοι, τελέως μὲν ἡβήσαντες ἀποτελοῦνται βαρύφωνοι, κατὰ δὲ τὸν μεταξὺ χρόνον οἱονεὶ βραγχώδης αὐτοῖς ἡ φωνὴ γίνεται. διὰ τί μὲν οὖν ἐπιφαίνεται ταῦτα πάντα κατὰ τὴν εἰ-

2 Aratos] *Arati Prognostica ex Phaenom. v. 733 sqq. attulit Gal. etiam CMG V 9, 2 p. 3, 12 sq. Diels; eiusdem de luna versus IX 909 et XVIII B 13 K.* 7—11 als Erinnerung für sich selbst, daß die gesunden Körper dessen bedürfen, was ihnen gleich und ähnlich ist, die kranken Körper aber dessen, was ihnen entgegengesetzt ist] *cf. e. c. Gal.* Ὑγιεινῶν *I 3 CMG V 4, 2 p. 5. 6 Koch* 12 in meinem Buche "Über die Lebensweise der Gesunden"] Ὑγιεινῶν *I 4 CMG V 4, 2 p. 7 sqq. vel c. 7 p. 16 sqq. Koch, ubi celeberrimum illud* τὰ ἐναντία τῶν ἐναντίων ἰάματα *(Hipp.* Περὶ φυσῶν *1. VI 92 L.) laudatur; cf. X 557. 761. 767 K.* 12. 13 und in meinem Kommentar zu dem Buche der Aphorismen] *Gal. in Aph. II 22 (IV 476 L.) comm. XVII B 502 K.*

15. 16 *lacunam ante* οἱ γὰρ ὄρνιθες *hiantem explet interpretatio Arabis in sermonem nostrum translata ex* H 20 beim Eintreten der Pubertät (ὁκόταν ἢ τράγος) *versa exhibet* H ὁκότερον U *Ald.: corr. Corn. Bas.* 21 ὄρχης *a Bas. edd.* ἢν μὲν⟨ἢ⟩ δεξιὸς *cum* H *compleverim: solum* δεξιὸς *Hipp.* εἰ δὲ *ante* εὐώνυμος *excepto cod.* C *add. Hipp.: unum* εὐώνυμος *cum Hipp. cod.* C *et Pall. exhibet* U 22 ἡλῆ^κ' U: *corr. Ald.* 28 βραγχώδ^ιι U: -δεις *Ald.: corr. Bas.*

ρημένην ἡλικίαν, ὁ παρὼν οὐ χρῄζει λόγος ἀναζητεῖν· ὅτι δ' ἐπιφαί-
νεται ταῦτα πάντα καὶ ἡ ἐμπειρία δείκνυσιν, ὥσπερ γε καὶ ὅτι τῶν
ὄρχεων εἰ μὲν ὁ δεξιὸς πρότερον εἰς ὄγκον ἀρθείη, τὰ τοιαῦτα
μειράκια τελειωθέντα καὶ ἀνδρωθέντα παῖδας ἄρρενας ⟨γεννᾶν⟩
ἰσχύει μᾶλλον ἤπερ θηλείας· εἰ δ' ὁ ἀριστερός, ἔμπαλιν. οὕτω
δὲ καὶ περὶ τῆς μήτρας φρονεῖ. κατὰ γοῦν τοὺς Ἀφορισμοὺς ἔγραψεν·
"ἔμβρυα τὰ μὲν ἄρρενα ἐν τοῖς δεξιοῖς, τὰ δὲ θήλεα ἐν τοῖσιν ἀριστε-
213 ροῖσι μᾶλλον." ἅπερ | οὖν εἴρηταί μοι περὶ τοῦδε κατὰ τὴν τῶν Ἀφο-
ρισμῶν ἐξήγησιν, ἐπὶ τὸν ἐνεστῶτα μετοίσεις λόγον, αἰτίας μιᾶς οὔσης
κοινῆς ἐπί τε τῶν ἀρρένων καὶ τῶν θηλειῶν, δι' ἣν τὰ μὲν ἀριστερὰ
μέρη τῶν θηλειῶν ἐστι γεννητικά, τῶν δ' ἀρρένων τὰ δεξιά. λέλεκται
δὲ περὶ τούτου κἀν τοῖς Περὶ χρείας μορίων.

IV 29 [IV 22. V 312, 12, 13 L.] Ὀφθαλμοὶ ὡς ἂν ἰσχύος, οὕτω καὶ γυῖον καὶ χροιὴ ἐπὶ τὸ κάκιον ἢ βέλτιον ἐπιδίδωσιν.

Εὔδηλον δὴ ὅτι προσυπακοῦσαι χρὴ τῷ ὡς ἂν ἰσχύος τὸ ἔχω-
σιν, ὅπερ ἔνιοι καὶ προσέγραψαν. *** ἡ γοῦν διάνοια τῆς ῥήσεως, ὡς
ἐμοὶ δοκεῖ κάλλιστά τις ἐξηγήσασθαι παραλιπὼν τὰ μοχθηρῶς εἰρημένα
τοῖς πλείστοις, ἥδ' ἂν μάλιστα γένοιτο· "ἡγοῦμαι τὸν Ἱπποκράτην
διδάσκειν, ὅπως ἄν τις ἀπὸ τῶν ὀφθαλμῶν διαγινώσκοι περὶ τῆς ἐν
214 ὅλῳ τῷ σώματι διαθέσεως, ἐπειδὴ μάλισθ' οὗτοι τὴν βε|βαιοτάτην ἐν-
δείκνυνται διάγνωσιν." ἐπὶ γοῦν τῶν λειποθυμησάντων ἢ ἄλλως ἐκλυ-
θέντων τὴν δύναμιν οὐδὲ θεασάμενος χεῖρά τις ἢ σκέλος ἢ τοῦ προσ-

6 κατὰ γοῦν τοὺς Ἀφορισμοὺς . . .] *V 48 (IV 550 L.); cf. supra p. 118, 20 sqq.* 8. 9 κατὰ τὴν τῶν Ἀφορισμῶν ἐξήγησιν] *Gal. XVII B 840 K.* 12 κἀν τοῖς Περὶ χρείας μορίων] *l. XIV 7. II 309, 2 sqq. Helmr. = IV 174/75 K.*

4 τελεωθέντα *nulla necessitate scr. Kuehn* γεννᾶν *ex* H *addidi, sicut* genituros *vertendo add. Crassus* 7 ἔμβρια U *Ald.*: *corr. Bas.* θήλαι[α] U *Ald.*: -εια *Bas.*: *correxi; cf. p. 119, 2* 10 θηλιῶν *ut v. 11* U: *utrumque corr. Corn. Bas.* 13 ἰσχύος *cum comm. consentiens ex* H *restitui*: ἰσχύωσιν U *edd.*: ἰσχύος ἔχωσιν *Pall.*: ὀφθαλμοί, οὕτω καὶ γυῖον *Hipp.* χροὴ *malebat Kuehn, sed cf. p. 247, 17. 248, 1* 14 τὸ *corr. Corn. Bas.*: τε U *Ald.* ἄμεινον ἐπιδιδοῖ *Hipp.* 14. 15 ἐπιδίδοσιν U: *corr. Ald.; cf. p. 248, 2* 16 δὴ U: δὲ *ab Ald. edd.* 16. 17 τὸ *ante* ὡς *et* τε *ante* ἔχωσιν U *edd.*: *utrumque ex Arabide correxi, nam versa* es ist klar, daß man bei seinem Worte "in dem Maße, nach dem an Kraft" verstehen muß "in dem Maße, nach dem sie an Kraft haben" H *quibus in vers. statim annexa* Und einige haben das fehlende Wort in den Text des Hippokrates selbst eingefügt. Und die Erklärer dieses Buches hätten nicht nur den alten, sondern auch den späteren (Herausgebern) folgen und sagen sollen, daß sie diesen Text mangelhaft gefunden hätten, so daß man das Wort "haben" hinzudenken müsse, und sie hätten es nicht in den Text des Hippokrates selbst einfügen sollen, wie wenn sie es so geschrieben gefunden hätten *praebet* H 18 τὴν μοχθηρῶς εἰρημένα *sic* U: εἰρημένην *scr. Ald.*: τὰ *correxi, quomodo* die Fehler *versum habet* H 20 διαγινώσκοι H: διαγινώσκη U *edd.* 21 δ[as] *sic* U: *per errorem* διατρέσεως *Ald. Bas.*: *corr. Corn. Chart.* ἐπεὶ δὲ U *edd.*: *correxi* 22 διάγνωξ *i. e.* -σις, *compendio* ·λ· (*i. e.* ιν) *i. t. apposito,* σιν *syllaba i. m. adscripta* U 23 οὐδὲ *correxi*: οὔτε U *edd.*

ὤπου τἆλλα μόρια χωρὶς τῶν ὀφθαλμῶν ἐξευρεῖν τι δυνήσεται περὶ τῆς κατὰ δύναμιν ἀρρωστίας τε καὶ ῥώμης, ὥσπερ εἰ τοὺς ὀφθαλμοὺς θεάσαιτο· προδήλως γὰρ ἐν αὐτοῖς εὐτονία τε καὶ ἀτονία φαίνεται, τινῶν μὲν οὖν ὀξυδερκούντων ἀναπεπταμένων τῶν βλεφάρων, ἐνίων δὲ μηδὲ διοῖξαι τελέως αὐτὰ δυναμένων. καὶ ἡ χρόα δ' αὐτῶν καὶ ὁ ὄγκος ἐνδείκνυταί τι περὶ τῆς δυνάμεως. ἀρρωστούσης μὲν γὰρ αὐτῆς οἱ ὀφθαλμοὶ κοῖλοί τε καὶ αὐχμηροὶ καὶ κακόχροοι φαίνονται. ῥωσθείσης δ' εὐχροοῦσί τε καὶ εἰς ὄγκον αἴρονται καὶ στιλπνὴν ἔχουσιν ὑγρότητα. ταῦτα μὲν οὖν ἐναργῶς φαίνεται γινόμενα καὶ χωρὶς τοῦ τὴν αἰτίαν ἐπίστασθαι, δι' ἣν γίνεται. δήλη δὲ καὶ ἡ αἰτία τοῖς ἐπισταμένοις, ὁποία τίς ἐστιν ἡ φύσις τῶν ὀφθαλμῶν, ὑπὲρ ἧς ἐν ἄλλοις τε καὶ τοῖς ὀπτικοῖς λόγοις ἀπεδείξαμεν, ὡς αὐγοειδὲς πνεῦμα ψυχικὸν ἐξ ἐγκεφάλου πλεῖστον εἰς ὀφθαλμοὺς παραγίνεται. τοῦτ' | οὖν 215 ὅταν ἄρρωστον ἢ ὀλίγον ᾖ, κατὰ τοὺς ὀφθαλμοὺς τὰ ἄρτι λελεγμένα γίνεται συμπτώματα.

καὶ ἡ χροιὴ δέ, φησί, τουτέστι τὸ χρῶμα, μεταβάλλει πρὸς τὸ βέλτιον ἢ χεῖρον. εὔδηλον δέ, εἴτε περὶ τῶν ὀφθαλμῶν ἔτι ποιεῖται τὸν λόγον εἴτε περὶ τῆς καθ' ὅλον τὸ σῶμα χρόας. ἑκάτερον γὰρ αὐτῶν ἀληθές ἐστι, τῶν μὲν ὀφθαλμῶν ὥσπερ ἰσχὺν καὶ ἀσθένειαν, οὕτω καὶ εὔχροιάν τε καὶ δύσχροιαν ὑπαλλαττομένων, ἀκολουθούσης δὲ τούτοις καὶ τῆς καθ' ὅλον τὸ σῶμα διαθέσεως. ἐὰν μὲν γὰρ εὐχροῶσιν οἱ ὀφθαλμοί, τὸ γυῖον ὑγιεινῶς ἔχειν δηλοῦσι, τουτέστιν ὅλον τὸ σῶμα. κακόχροιαν δέ τινα ἔχοντες καὶ εὐθὺς ⟨αὐ⟩τὸ πᾶν βεβλάφθαι δηλοῦσι. θᾶττον δὲ τῶν ἄλλων μορίων ἐν ὀφθαλμοῖς ἡ μεταβολὴ φαίνεται τῶν χρωμάτων διὰ τὸ καθαρόν τε καὶ λαμπρὸν αὐτῶν. οὐ μόνον δὲ τοῦτο δύναται σημαίνειν ἡ λέξις, ἀλλὰ καὶ τὴν ἐν ὅλῳ τῷ σώματι μεταβολὴν τῆς χρόας ἕπεσθαι τοῖς κατὰ τὼ ὀφθαλμὼ σημείοις. ἀπὸ μὲν οὖν τῶν ὀφθαλμῶν οὕτως ἡ διάγνωσις ἐφ' ὅλον τὸ σῶμα μετάγεσθαι δύναται, καθ' ἑαυτὴν δὲ τὴν λέξιν ἐξηγεῖσθαι δυνα|τὸν 216 ἄνευ τῶν ὀφθαλμῶν, ἐὰν συνάπτῃ τις αὐτῇ τὴν ἐπιφερομένην. ἑξῆς οὖν ἀπ' ἄλλης ἀρχῆς οὕτως αὐτὴν ἐξηγήσομαι.

11. 12 ἐν ἄλλοις τε καὶ τοῖς ὀπτικοῖς λόγοις ἀπεδείξαμεν] *cf. Gal. De usu part. l. X (III 759 sqq. K. = II 54 sqq. Helmr.), aliaque de visione scripta Gal. ipse affert CMG V 9, 2 p. 236, 18 sqq. Heeg* 14 τὰ ἄρτι λελ. σ.] *v. 5 sqq.*

4 ὀξυδερκούντων *restitui*: ὀξυδερκότων U *edd.* ἐνίων *bis* U 8 ὄγκον *compendiose* U: ὄγκους *ab Ald. edd.* 11 Γ' (*alibi* γίνεται) *hic pro* τις *accipiendum*: *utpote non perspectum om. Ald.* ὑπὲρ ἧς H: ὅπὲρ *(sic)* ἧς U: *solum* ὁπὲρ *Ald.*: ὅπερ *a Bas. edd.* 12 αἰγωειδὲς U: *corr. Ald.* 15 Γ' *(i. e.* γίνεται *ut modo v. 10) ante* συμπτώματα *insertum exhibet* U: *om. ab Ald. edd.*: *quamobrem* συμβαίνουσι *add. Bas.* 16 χριὴ U: *corr. Ald.; cf. p. 246, 15. 248, 1* 18 χρόαν U: χροίης *ab Ald. edd.*: *correxi coll. v. 27. p. 248, 4. 10* 23. 24 τουτέστιν *(sic)* τὸ σῶμα ὅλον U *edd.*: *transposui; cf. e. c. p. 246, 21. 247, 18. 21. 26. 28* 23 αὐ⟨τὸ⟩ *incertus complevi* 24 *nonne* δ' ἢ ⟨ἐπὶ⟩ τῶν *praeferas?* 25 αὐτὸν *per comp.* U *Ald.*: *corr. Corn. Bas.* 26 καὶ *post* ἀλλὰ *ab Ald. om. edd.* 27 τὼ ὀφθαλμὼ *cum* H *scripsi*: τὸν ὀφθαλμὸν U *edd.* 30 ἄνευ τῶν ὀφθαλμῶν *om.* H 31 οὖν *scr. Corn. Chart., ut* igitur *iam interpr. Crassus*: εἶ U *Ald. Bas.*

IV 30 [IV 22. V 312, 12—14 L.] Καὶ χροιὴ ἐπὶ τὸ κάκιον ἢ βέλτιον ἐπιδίδωσι. δίκαιον δὲ, ὡς ἂν ἔχῃ ἡ τροφή, οὕτω καὶ τὸ ἔξω ἕπεσθαι.

Τὴν χρόαν ἀνὰ λόγον τῇ τροφῇ, τουτέστι τῷ αἵματι, πρὸς τὸ κάκιον ἢ βέλτιον ἐπιδιδόναι φησί. αἷμα δὲ °λέγω νῦν ὅλον τὸν ἐν τοῖς ἀγγείοις χυμόν, ἐν ᾧ καὶ φλέγματός τι καὶ χολῶν καὶ ἰχώρων περιέχεται. τοῦτο γὰρ ἄμεινόν τε καὶ χεῖρον γίνεται. τὸ δ' ἐν αὐτῷ περιεχόμενον, ὃ κυρίως αἷμα λέγεται καὶ κατὰ τὴν ἐπικράτειαν αὐτοῦ τὸ σύμπαν ὀνομάζεται, μοχθηρὸν εἰπεῖν ἀδύνατον, ὥσπερ οὐδ' ἄλλην τινὰ χρόαν ἔχον ὅτι μὴ τὴν ἐρυθράν. |

217 **IV 31** [IV 22. V 312, 14—314, 1 L.] Σημεῖα θανατώδεα ἀνὰ [δέρμα] ῥινὸν θερμὸς ἀτμός· πρότερον δὲ ῥὶς ψυχρὸν πνεῦμα ἀφίησιν.

Ἐάν τε κατ' αἰτιατικὰς πτώσεις γεγραμμένον ᾖ θερμὸν ἀτμόν, ἐάν τε κατ' εὐθείας θερμὸς ἀτμός, ἑκατέρως δεῖ ⟨τι⟩ προσυπακούεσθαι. βούλεται γὰρ ὁ νοῦς τῆς λέξεως εἶναι τοιοῦτος· "ἐκ τῶν θανατωδῶν σημείων ἐστὶ καὶ ταῦτα, ⟨τὸ⟩ θερμὸν ἀτμὸν ἐκκενοῦσθαι διὰ τοῦ δέρματος ἐπὶ προηγησαμένῳ ψυχρῷ πνεύματι κατὰ τὴν ἐκπνοήν." εἰ δὲ καὶ κατ' εὐθείας πτώσεις ἐθέλοις ἑρμηνεῦσαι τὴν αὐτὴν διάνοιαν, οὕτως ἂν εἴποις μάλιστα· "σημεῖα θανατώδη διὰ τοῦ δέρματος θερμὸς ἀτμὸς ἐκκενούμενος ἐπὶ προηγησαμένῳ ψυχρῷ πνεύματι κατὰ τὴν ἐκπνοήν." ἀλλὰ τοῦτο μὲν αὐτὸ τὸ τῆς ψυχρᾶς ἐκπνοῆς

5 αἷμα δὲ λέγω] *de duabus huius vocis apud Hipp. significationibus cf. e. c. Gal. XV 262 K. vel CMG V 9, 1 p. 39, 23 sqq. Mew.* 11. 12 ἀνὰ ῥινὸν] *cf. Gal. XIX 79, 14 K.* ἀνάρρινον· τὸ διὰ τῶν ῥινῶν παλίσσυτον ἰόν, ἔνιοι δὲ διαιροῦσιν ἀνὰ ῥινὸν εἶναι ἀνὰ τὸ δέρμα. *Erot. Voc. Hippocr. coll. p. 75, 6 Nachm.* ῥινός· τὸ δέρμα

5 λέγω H: λέγει U *edd., quibuscum facit Deichgr.* 6 τι H: τε U *edd.* 11. 12 Hippokrates: Anzeichen des Todes: heißer Dampf auf der Haut, und vorher kommt aus der Nase kalter Atem *versa habet* H: ἀνὰ δέρμα ῥίνα U *Hipp. vulg. Ald.*: ἀνὰ ῥινὸν *sec. Pall. confirmatus ab Erot. scr. et* δέρμα *ut glossema seclusit Littré V 313*: ῥίνα *a Bas. om. edd.; e Gal. gloss. Hipp.* ἀνάρρινον· τὸν διὰ τῶν ῥινῶν παλίσσυτον *etiam eorum memor quae p. 250, 31 sequuntur attulit Littré l. l.* θερμότατος *praebent universi codd. Paris. Hipp.* 15. 16 δεῖ ⟨τι⟩ προσυπακούεσθαι *ex* H *supplevit et emendavit Deichgr.*: δὴ (τι *coni. Schubring*) προσυπακούεται U: δὲ *ab Ald. edd.* 16 *dubitanter* φαίνεται *pro* βούλεται *proponam, etsi talia dissuadere videntur qualia leguntur e. c. CMG V 9, 2 p. 34, 21 Diels* 17 τὸ *ante* θερμὸν *addidi* 19 θέλεις U *edd.*: ἐθέλοις *malui* 20 μάλιστα *ad lemma Hippocrateum traxit* U: *mutavi* 22 τὸ *post* αὐτὸ *om. Chart. et Kuehn* *pro eis quae extant a v. 14 ad p. 249, 2 in vers. arab.* Diese Stelle findet sich in den Handschriften verschieden geschrieben, aber in allen sind die Worte lückenhaft, weil man etwas hinzudenken muß, nämlich "außen". Nach dem, was in einigen Hss. steht — ich ziehe aber die Erklärung nach einer anderen Lesart vor —, ist der Sinn dieser Worte folgender: Zu den Anzeichen des Todes gehört der heiße Dampf, welcher der Haut entströmt, nachdem Atemluft, und zwar kalte, ausgeströmt ist. Doch ist gerade dieses Anzeichen des kalten Atems von Hippokrates schon angeführt, und ich weiß, daß es als eines der deutlichsten Anzeichen für den Untergang auch im Buche der Prognosen steht, und dort lauten die Worte so *praebet* H

ὅτι τῶν ὀλεθριωτάτων ἐςτί, καὶ κατὰ τὸ Προγνωςτικὸν εἴρητο κατὰ τήνδε τὴν λέξιν· "ψυχρὸν δ' ἐκπνεόμενον ἐκ τῶν ῥινῶν καὶ τοῦ ςτόματος ὀλέθριον | κάρτα ἤδη γίνεται." νυνὶ δὲ προςέθηκέ τι ςύμπτωμα 218
τοῖς οὕτως ἔχουςιν οὐκ ἀεὶ γινόμενον. ἐκρεῖ γὰρ ἀτμὸς θερμὸς ἀθρόως ἐκ τοῦ δέρματος, ἀλλ' οὔτε πᾶςιν, ὡς ἔφην, οὔτ' ἐν παντὶ καιρῷ, καὶ ταῦτ' ἐχρῆν διδάςκειν τοὺς ἃ μὴ δεῖ φλυαροῦντας ἐξηγητάς. ἐπ' ἐκείνων γὰρ μόνων εὑρήςεις τὸ τοιοῦτον γινόμενον, ἐφ' ὧν προηγήςατο τοῦ θανάτου θερμότατος πυρετὸς ἐκφρύξας τὸ τῆς καρδίας αἷμα καὶ διὰ τοῦτο καταψύξας αὐτὴν ἐπὶ τῇ τελευτῇ. λυθέντος οὖν τοῦ ζωτικοῦ τόνου, νεκρουμένης τῆς καρδίας, ἐπὶ μὲν τῶν ἄλλων ἱδρῶτες γίνονται ςυγκοπτικοί, περιουςίας ὑγρῶν οὔςης κατὰ τὸ ςῶμα. τοῖς δὲ ἀπὸ τοῦ διακαοῦς πυρετοῦ προεξηραςμένοις ἀντὶ τῶν ἱδρώτων ἀτμὸς θερμὸς ἁπτομένῳ ςοι φανεῖται διαπνεόμενος, οὐ μὴν οὐδ' οὗτος ἐν παντὶ καιρῷ τοῦ νοςήματος, ἀλλ' ὁπότε τῷ χρόνῳ προήκοντι καταψύχεται τὸ δέρμα, κενωθείςης τῆς ἀτμώδους οὐςίας, ἥτις ὑπὸ τοῦ διακαοῦς πυρετοῦ λεπτυνομένων τῶν χυμῶν ἤθροιςτο κατὰ τὸν ⟨τοῦ⟩ νοςήματος χρόνον. οὐ γὰρ δὴ κατ' ἐκεῖνόν γε τὸν καιρόν, ἐν ᾧ ςυμβαίνει νεκροῦςθαι τὴν καρδίαν, | οἷόν τε γεννηθῆναι 219
μὴ ὅτι θερμὸν ἀτμόν, ἀλλὰ μηδὲ ψυχρὸν ἢ χλιαρόν. ἅπαςα μὲν οὖν καρδία πληςίον τοῦ θανάτου ψυχρὰν ἴςχει δυςκραςίαν, οὐ μὴν ἐν ἁπάςῃ γε νόςῳ θανατώδει τοιαύτη διὰ παντός ἐςτιν, ἀλλ', ὡς εἴρηται, θερμοτάτη πολλάκις ἐν τοῖς περικαεςτάτοις πυρετοῖς. ὅταν οὖν νοςῇ ψυχρὰν δυςκραςίαν ἡ καρδία, τὸν θερμὸν ἀτμὸν οὐκ ἂν εὕροις ἐκκενούμενον, ὅταν ἐγγὺς τοῦ θανάτου γενόμενος ὁ κάμνων ἄρξηται ψυχρὸν ἐκπνεῖν, οὐδὲ προλελέπτυνται τοῖς οὕτως ἔχουςι τὰ ὑγρά, μήτε πυρετὸν διακαῆ πυρέξαςι μήτε χυμοὺς ἔχουςι χολώδεις, θερμοὺς μὲν τῇ κράςει, λεπτοὺς δὲ τῇ ςυςτάςει. ἐν γὰρ ταῖς ψυχραῖς δυςκραςίαις οἱ φλεγματώδεις καὶ ὠμοὶ καὶ παχεῖς καὶ ὅλως ψυχροὶ χυμοὶ πλεονάζουςιν, οὐχ οἱ χολώδεις καὶ θερμοὶ καὶ λεπτοί.

Diese Lesart, welche Sabinus und Rufus wie auch Dioskurides und Kapiton kennen, behält alles so bei, und sie haben nichts hinzugefügt außer einigen Buchstaben. Denn sie haben statt

1 καὶ κατὰ τὸ Προγνωςτικὸν ...] *5 (II 122 L. I 83, 2 Kw.)* 11 ἱδρῶτες ςυγκοπτικοί] *cf. Gal. XI 49. 53. XVIII B 83 K. CMG V 9, 1 p. 208, 15. 18 Helmr. V 9, 2 p. 241 sqq. Heeg* 21 ὡς εἴρηται] *v. 7 sqq.* 30 Sabinus und Rufus] *cf. M. Wellmann, Herm. XLVII, 1912, 14 et K. Deichgräber, Empirikerschule p. 25 sqq.* 30. 31 Dioskurides und Kapiton] *de hoc cf. ad p. 4, 16 vel 208, 16, de illo ad p. 163, 5 vel 190, 25; ambo copulati etiam p. 4, 16. 17*

9 ςῶμα U *edd.*: Blut und Feuchtigkeit *versa habet* H, *unde saltem* αἷμα *recepi* 11 ἱδρῶτες *comp.* U *sicut* H *Crassus Corn.*: ἱδρώτων *ab Ald. edd.* 13 ἀπτωμένω U *Ald.*: *corr. Corn. Bas.* 17 ⟨τοῦ⟩ νοςήματος *ex* H *supplevi et emendavi; cf. v. 14*: νοςοῦντα U *edd.* 21 τοιαύτη] διαύτη *per errorem* U: *corr. Ald.* 22 περικαεςτάτοις] διακ. *esset usitatius, velut v. 16 vel 26 vel p. 273, 24 traditum, sed cf. p. 286, 24* πυρετοῖς *ab Ald. om. edd.* 26 ςχοῦςι *malim* χολῶδες *sic* U: *corr. Ald.* 29 *post* λεπτοί *partem explicationis in* U *omissam ex interpr. arab. in sermonem nostratem conversam addidi*

"heißer Dampf" "sehr heißen Dampf" geschrieben. Einige von den Vorgängern dieser Erklärer kennen diese Worte in folgender Lesart: "Anzeichen des Todes: die Haut übermäßig heiß." In dieser Lesart ist "der Dampf" überhaupt nicht erwähnt. Wenn sie diese Worte erklären wollen, sagen sie, er meine damit, daß den ganzen Körper das Fieber vollkommen beherrsche und das heftige Fieber ihn überwältige, so daß es ist, als ob er brenne. Dann gehen sie zum Folgenden über, nämlich zu seinen Worten "vorher kommt aus der Nase kalter Atem". Da aber, was er am Anfang dieser Stelle sagt, nämlich "Anzeichen des Todes", im Gegensatz zu ihren Worten steht, weil er nämlich nicht nach ihrer Erklärung "ein Zeichen" sagt, so haben sie sie für sich allein genommen und erklären diese Worte auch für sich allein, nämlich "Zeichen des Todes" und ebenso die Worte "die Haut sehr heiß", und sagen, daß er mit seinen Worten "Anzeichen des Todes" darauf hinweisen wollte, daß man sich bei der Vorhersage, was es mit dem Tode auf sich habe, nicht auf die Untersuchung nur eines Anzeichens beschränken dürfe, sondern daß man die Untersuchung so anstellen müsse, daß man zugleich viele Anzeichen sammle, und sie sind der Meinung, daß die Prognose nur auf diese Weise sicher und zuverlässig sei. Wenn die Bedeutung der Worte: "die Haut die sehr heiße" nur ein Anzeichen des Todes ist, dann ist jede von diesen beiden Erklärungen weit davon entfernt, annehmbar und befriedigend zu sein. Aber manche Leute lieben Erklärungen, die weit ab sind von dem Annehmbaren und Befriedigenden. Diese Worte werden auch noch nach anderen Lesarten geschrieben, und es gibt noch andere Erklärungen als die angeführten. Aber es lohnt nicht, diese Lesarten und Erklärungen anzugeben.

IV 32 [IV 22. V 314, 1, 2 L.] Τὰ δὲ ζωτικὰ ἐναντία. |

220 Μάχεται τοῦτο φανερῶς τοῖς εἰρῆσθαι νομίζουσι θανατῶδες σημεῖον ἐν τῇ ⟨προειρημένῃ⟩ ῥήσει τὸν θερμότατον πυρετόν. ὡς γὰρ ἀνταποδιδοὺς τῷ κατ' ἀρχὴν εἰρημένῳ "σημεῖα θανατώδεα" νῦν ἔγραψε τὰ δὲ ζωτικὰ ἐναντία. καίτοι κατὰ τὴν ἐκείνων ἐξήγησιν οὐ συνῆπται τῷ "θανατώδη σημεῖα" τὸ μετὰ ταῦτα γεγραμμένον, ἀνάρρινον θερμότατον, * * * καίτοι τὸ "ἀνάρρινον θερμότατον"

1 sehr heißen] *cf.* θερμότατος *lect. Hipp. p. 248, 12* 1. 2 Einige von den Vorgängern dieser] *hi sunt non minus incerti quam ei qui sub finem afferuntur auctores aliarum lectionum huius lemmatis* 30 τῷ κατ' ἀρχὴν εἰρημένῳ ...] *p. 248, 11* 32 τὸ μετὰ ταῦτα γεγραμμένον ...] *p. 248, 11. 12*

27 δὲ *inter* τὰ *et* ζωτικὰ *insertum ut p. 251, 13 om. Hipp.* 28 εἰρεῖσθαι U: *corr. Ald.* 29 προειρημένῃ *ex* H *addidi* ῥήσει H: ῥινὶ U *edd.*: *priusquam versio arab. detecta est,* ἀνὰ τὴν ῥινὸν τὸν θερμότατον ἀτμόν *coll. p. 248, 11. 12 temptabam*: ἀνὰ ῥίνα θερμὸς ἀτμός *coni. Corn.* 30 κ[illegible] χὴν *sic* U: κατ' ἰχὴν *sic Ald.*: κατ' ἀρχὴν *corr. Bas. et Corn., qui praeterea* aut forte ἴξιν *adiecit in exemplo suo Ald.* 32 μετὰ] κατὰ *Ald. ceteraeque edd.* 32. 33 ἀνὰ ῥίνα θερμότατον U *edd.*: ἀνάρρινον θ. *utroque loco sec. Gal. gloss. Hipp. scripsi* 33 θερμὸς ἀτμὸς *pro* θερμότατον *coni. Corn.* *post* θερμότατον *lacunam insignivi,*

οὐκ ἔχει ⟨τὸ⟩ αὐτῷ προςκείμενον, εἴτε θανατῶδές ἐςτιν εἴτε μή. οὐ γάρ ἐςτι θανατῶδες, εἰ μὴ προηγήςαιτο τὸ εἰρημένον ὑφ' Ἱπποκράτους "πρότερον δὲ ῥὶς ψυχρὸν πνεῦμα ἀφίηςιν." ἐὰν γὰρ ἄνευ τούτου γένηται θερμότατος ἀτμὸς κατὰ τὸ δέρμα, δύναται λεπτομερῶν χυμῶν ἐν θερμῷ πυρετῷ cύμπτωμα γεγονέναι, μὴ πάντως θανάτου cημεῖον, ἀλλ' ἔςτιν ὅτε καὶ °πρὸς ἀγαθὸν διαπνεομένων τῶν λελεπτυςμένων χυμῶν, οὕς, ὅταν ὦςι παχυμερέςτεροι, δι' αἰςθητῶν ἐκκρίςεων ἡ φύςις ἐκκενοῖ τοῦ cώματος ἱδρῶτάς τε κινοῦςα καὶ πλῆθος οὔρων ἢ διαχωρημάτων ἢ ἔμετον ἐπάγουςα. ἔςται τοιγαροῦν ἐναντία τῶν εἰρημένων θανατωδῶν cημείων ⟨τὰ⟩ ζωτικὰ [τὸ] μήτε | ψυχρὸν 221
ἐκπνεῖν μήτ' ἐκκενοῦςθαι διὰ τοῦ δέρματος ἀτμὸν θερμόν. εἰκότως δὲ καὶ οἱ περὶ τὸν Ζεῦξιν ἰδίᾳ τὸ "cημεῖα θανατώδεα" προεξηγηςάμενοι περιεῖλον ὅλην τήνδε τὴν λέξιν, ἐν ᾗ φηςι τὰ ζωτικὰ ἐναντία.

IV 33 [IV 23. V 314, 3 L.] Πρὸς ὑγιείην ⟨πόνος cιτίων ἡγείςθω.⟩

⟨**Galen: Diesen Gedanken hat er schon im Vorangegangenen ausgesprochen, aber er hat in ihm nicht die Gesundheit erwähnt. Dieser**

4. 5 λεπτομερῶν χυμῶν ἐν θερμῷ πυρετῷ cύμπτωμα] *cf. p. 249, 8. 16* 11 εἰκότως δὲ — 15 πρὸς ὑγίειαν: *Deichgräber, Empirikerschule, fragm. 359 p. 245/6* 17 schon im Vorangegangenen] *III 1 (V 292, 7 sqq. L.); cf. p. 130, 6 sq. 15 sqq.*

quam his additis in vers. arab. und sie (*sc. verba* ἀνάρρινον θερμότατον) stehen für sich allein, ohne daß sie mit seinen Worten "Anzeichen des Todes" verbunden sind. Denn es ist nicht verständlich, worauf "sehr heiß" hinweist, und sie sagen nicht, daß seine Worte "vorher kommt aus der Nase kalter Atem" darauf hinweisen, daß dies in der Zeit vor dem Erscheinen des heißen Dampfes eintritt, sondern in der Zeit vor dem Tode, obgleich die sehr heiße Haut *expl.* H

1 τὸ *vel ad hiatum tollendum addidi* προκείμενον *a Chart. recep. Kuehn* 6 πρὸς ἀγαθοῦ U *edd.*: utiliter *interpr. Crassus, quocum* πρὸς ἀγαθὸν *an potius* ἐπ' ἀγαθῷ *(cf. e. c. CMG V 9, 2 p. 144, 25 Diels) mutem ambigo* 6. 7 λεπτυςμένων U *Ald.*: *corr. Corn. Bas.* 7 παχυμέςτεροι *sic* U: *corr. Ald.* 8 κινοῦςα U: κενοῦςα *ab Ald. edd.* 9 ἐναντία H *et ex lemmate corr. Corn.*: τὰ πάντα U *edd.* 10 τὰ *ante* ζωτικὰ *ex* H *addidi* τὸ *ante* μήτε *delevi* 12 τὸ *ante* cημεῖα U: τὰ *ab Ald. edd.* 13 δὲ *post* τὰ *cum Hipp. consentiens (cf. p. 250, 27) om.* U *post* ἐναντία *adiectum habent* πρὸς ὑγείαν U *omnesque edd., nisi quod* ὑγίειαν *scr. Kuehn: a quo vocabulo lemma proximum incipere ex interpr. arab. patet* 15. 16 Πρὸς ὑγιείην ⟨πόνος cιτίων ἡγείςθω⟩ *in Arabide nisus emendavi et supplevi,* Hippokrates: Für die Erhaltung der Gesundheit ist es nötig, daß Anstrengung dem Essen vorangeht *add.* H; πόνοι cιτίων ἡγείςθωςαν *exhibent codd. Hipp. excepto* C, *qui* πρὸς ὑγιείην *ante* πόνοι *addit, eadem placiti forma usi quam Gal. ipse quoque adhibuisse videtur, velut IX 736, 5 vel XVII B 474, 10 K.* 17 *commentarii qui periit in* U *interpretationem ex* H *addidi, quae quin non interpolatoris cuiusdam inscitiam et audaciam, sed ipsius Gal. neglegentiam et levitatem prodat, nullus dubito, si quidem scriptoris eodem errore quo* Ὑγιεινῶν *l. II 2, 2 CMG V 4, 2 p. 39, 11 Koch mire insignita est; an iniuria scriptorem reprehendimus, si quidem recte suspicari licet eum Aphorismos et hoc et aliis auctos legisse?*

Gedanke ist auch im Buche der Aphorismen angeführt, und er gebrauchte dort das Wort "Anstrengung" im Plural und sagte: "Die Arten der Anstrengung müssen dem Essen vorangehen", ohne sich auf den Singular zu beschränken, wie er es hier getan hat, daß nämlich die Anstrengung dem Essen vorangehen müsse. Für die Erklärung dieser Worte ist es nach meiner Meinung schon mehr, als ich hätte sagen sollen, da der Sinn ein und derselbe ist, ob man den Plural oder den Singular setzt.⟩

1 auch im Buche der Aphorismen ...] *mirandum est quod Gal. hic denuo in eundem errorem inductus est, ex quo iam in* Ὑγιεινῶν *l. II 2, 2 CMG V 4, 2 p. 39, 11 Koch* ἔν τε τοῖς Ἀφορισμοῖς, ἔνθα γράφει "πόνοι σιτίων ἡγείσθωσαν" *scripserat; cf. Gal. in Aph. comm. XVII B 474, 10 K.*

ΓΑΛΗΝΟΥ 222
ΕΙΣ ΤΟ ΕΚΤΟΝ ΒΙΒΛΙΟΝ ΤΩΝ ΕΠΙΔΗΜΙΩΝ ΙΠΠΟΚΡΑΤΟΥΣ ὙΠΟΜΝΗΜΑ ΠΕΜΠΤΟΝ

⟨**V 1** [V 1. V 314,5 L.] Hippokrates: D i e N a t u r h e i l t d i e K r a n k h e i t e n.

Galenos: Dieses Lemma findet sich in den Handschriften verschieden geschrieben. Es findet sich in einigen: D i e N a t u r h e i l t d i e K r a n k h e i t e n, und in anderen: "Die Natur ist der Arzt, der die Krankheiten heilt", und in noch anderen: "Die Naturen sind die Ärzte, welche die Krankheiten heilen."⟩ εἴρηται δὲ πολλάκις ὡς τὰς
τοιαύτας γραφάς, ἐν αἷς οὐδὲν ὑπαλλάττεται τὸ λεγόμενον, ἀλλ' ἡ
διάνοια μένει κατὰ πᾶν ἡ αὐτή, κρίνειν οὐ πρόκειταί μοι φυλαττομένῳ
τὸ μῆκος τῶν ὑπομνημάτων, ἀλλὰ καὶ νῦν αὐτὸ τοῦτο χάριν ἀναμνή|-
cεωc εἶπον, ἐπεὶ καὶ κατὰ τὰc μελλούcαc λέγεcθαι ῥήcειc οὐδὲν ἐρῶ 228
περὶ τῶν τοιούτων γραφῶν.

ὁ τοίνυν τῆc λέξεωc νοῦc, εἰ μὲν ἁπλῶc τιc ἀκούοι τοῦ λεγομένου, cαφήc ἐcτι, δηλοῦντοc τοῦ Ἱ π π ο κ ρ ά τ ο υ c τὴν ἑαυτοῦ γνώμην, ὡc οὐκ εἴη τοῦ χοροῦ τῶν ἀτέχνων ἡγουμένων εἶναι τὴν φυcιν, ἀλλὰ τεχνικὴν καὶ προνοητικὴν τοῦ ζῴου. δύναμιν δὲ προcήκει νῦν ἀκούειν ἐκ τοῦ τῆc φ ύ c ε ω c ὀνόματοc ἐνοικοῦcαν αὐτοῖc τοῖc cώμαcι τοῖc διοικουμένοιc ὑπ' αὐτῆc, ἧc τὴν οὐcίαν ἥτιc ἐcτὶν οὐκ ἀναγκαῖον ἐν τῷ παρόντι ζητεῖν, ὥcπερ οὐδὲ τῆc ψυχῆc ἡμῶν ἢ τοῦ κατ' αὐτὴν

10 εἴρηται δὲ πολλάκιc] *cf. ad additamentum memoria arabica servatum post p. 236, 24*

1 *tit.* Γαληνοῦ ὑπόμνημα εἰc τὸ πέμπτ(ον) τμῆμα U: Γαληνοῦ εἰc τὸ πέμπτον τμῆμα τοῦ ἕκτου τῶν Ἐπιδημιῶν Ἱπποκράτουc *Ald. aliumque aliae edd.*: *ipse eadem qua primum comm. ratione inscripsi* 4. 5 *lemmatis loco Gal. verba* νούcουc φύcιc ἰῆται *posuisse e vers. arab. consectarium fit*: Die Natur heilt die Krankheiten H: νούcων φύcιεc ἰητροί U *edd. una cum codd. Hipp., ut Gal. ipse ea laudavit in lib.* Π. τῶν Ἱππ. καὶ Πλάτ. δογμάτων *V 790 K. = p. 810, 11 Müll. et Scr. min. III 67, 7 Helmr. alteram huius aphorismi formam verbis* γράφεται δὲ καὶ "νούcων φύcιc ἰητρόc" *testatur* H *et hanc formam aphorismi et eam quam sec. Arabida ut veram et genuinam (cf. p. 255, 1. 8. 9) Gal. in lemmate legisse videtur ex verbis non semel ab eo allatis quae sunt* νούcων φύcιεc ἰητροί *originem duxisse necessarium censuit Deichgr. in Actis Acad. Berol. 1933, III, p. 52*[1] 11 οὐδὲν *ante* ὑπαλλάττεται *frustra om. Ald.; cf. e. c. additam. arab. post p. 236, 24* 16 ἀκούει *in* ἀκούοι *corr.* U 18 ἀτέχνων U: *corr. Corn. Chart.*

ἡγεμονικοῦ. δεῖται γὰρ οὐδενὸc αὐτῶν ὁ ἐνεcτηκὼc λόγοc, ἀλλὰ μόνον ὅτι καλῶc ὑπελάμβανεν ὁ Ἱπποκράτηc τὴν φύcιν ἰατρὸν εἶναι τῶν νοcημάτων. ἴcωc γάρ τιc οἰήcεται τὴν ἰατρικὴν τέχνην ἀναιρεῖcθαι τῷ λόγῳ τούτῳ. διὰ τοῦτ' οὖν οὐχ ἁπλῶc ἀκούειν χρὴ τὸ νούcων°φύcιc ἰητρόc. βαθύτερον γὰρ νόημα κατὰ τὴν λέξιν τήνδε περιέχεται διαρθρώcεωc ἀκριβεcτέραc δεόμενον, ἣν οὐ⟨δαμόθι⟩ πρό-
224 cθεν ἐποιηcά|μην ἑτέρωθι. γινώcκονταc δέ μου τὴν προαίρεcιν τοὺc ἑταίρουc, οἷc χαριζόμενοc ἐπὶ τὴν ἐξήγηcιν ἀφῖγμαι τοῦ προκειμένου γράμματοc, ἀναμνήcω καὶ νῦν, ὡc ἕκαcτον τῶν δογμάτων τῶν ἀποδείξεωc δεομένων ἅπαξ που διελθὼν τελέωc, οὐκ ἐν ἑτέρῳ βιβλίῳ γράφω, μακρολογίαν περιττὴν εἰδὼc γινομένην, εἰ περὶ τῶν αὐτῶν λέγοι τιc τὰ αὐτά, καθάπερ ἔνιοι πεποιήκαcι τῶν νεωτέρων ἰατρῶν οὐ δὶc μόνον ἢ τρίc, ἀλλὰ καὶ τετράκιc ἢ πλεονάκιc ἔτι περὶ τῶν αὐτῶν τὰ αὐτὰ γράψαντεc ἐν πολλοῖc ὑπομνήμαcί τε καὶ cυγγράμμαcιν. ἐγὼ δὲ ἅπαξ ἀποδείξαc τι χρῶμαι τοῦ λοιποῦ κατὰ τὰ ἄλλα βιβλία τῷ κεφαλαίῳ μόνον ἀναμιμνήcκων, ὡc ἀποδέδεικταί μοι κατὰ τόδε ⟨καὶ τόδε⟩ τὸ γράμμα.

καὶ νῦν οὖν ἅπαξ ποιήcομαι τὸν περὶ τῆc φύcεωc λόγον, ὅπωc τέ φηcιν αὐτὴν ἰατρὸν εἶναι τῶν νοcημάτων ὁ Ἱπποκράτηc, ὅτι τε τὴν ἰατρικὴν τέχνην οὐδαμῶc ἀναιρεῖcθαι cυμβέβηκεν ὑπὸ τοῦ δόγματοc τούτου. cὺ δὲ ὁ τοῖcδε τοῖc ὑπομνήμαcιν ὁμιλῶν ἤδη μοι πρόcεχε τὸν νοῦν ἀρχομένῳ τοῦ λόγου.

225 τὰc νόcουc | ὑπὸ τροφῆc ἐν καιρῷ δοθείcηc ποιᾶc καὶ ποcῆc αἰονήcεώc τε καὶ καταπλαcμάτων καὶ κλυcτήρων καὶ φλεβοτομίαc ὅcα τ' ἄλλα τοιαῦτα θεραπεύεcθαί τιc λέγων οὐκ ἂν ψεύcαιτο, καθάπερ οὐδ' ὁ φάcκων ὑπὸ τῶν ἰατρῶν θεραπεύεcθαι τὰc νόcουc, οὐδ' ὁ τὴν ἰατρικὴν τέχνην θεραπευτικὴν εἶναι τῶν νοcούντων. ὥcπερ δὲ ὁ ταῦτα λέγων οὐκ ἂν ὡc ψευδόμενοc ἐλεγχθείη, κατὰ τὸν αὐτὸν τρόπον οὐδ' ὁ τὴν φύcιν ἐπὶ cωτηρίᾳ τοῦ ζῴου πράττειν πάνθ' ἡγούμενοc. ἕπεται δὲ τούτῳ καὶ τὸ

6. 7 οὐ⟨δαμόθι⟩ πρόcθεν] *Hieron. Gemusaeum in Bas. negationem immerito sustulisse mihi documento est, quod Gal. alio nullo loco hac de re disputantem inveni* 9 καὶ νῦν] *respicit talia qualia exposuit ex. gr. CMG V 10, 1 p. 75, 2 sqq. 127, 9 sqq. V 10, 2, 1 p. 22, 3 sqq. 23, 1 sqq. 26. 27. 176, 21 sqq.; imprimis animadversione digna sunt quae leguntur supra p. 198, 2—5* 22 αἰονήcεωc] *cf. e. c. p. 308, 5. Foës. Oecon. Hipp. p. 13 s. v.; praeterea vid. p. 338, 19 sqq. et CMG V 9, 1 p. 164, 3 sqq. Helmr.* καταπλαcμάτων] *Gal. XIV 732 K. eorumque in febribus indicationes et contraindicationes X 780 sqq. K.* 23 κλυcτήρων] *cf. p. 68, 24. CMG V 9, 1 p. 160, 19 sqq. 269, 12 sqq. 278, 8 Helmr.*

1 ὁ *ante* ἐνεcτηκὼc *ex errore Chart. om. Kuehn* 4. 5 νούcων δὲ U *edd.*: τὸ νούcων *scripsi* 5 φύcιc ἰητρόc H: φύcιεc ἰητροί U: ἰατροί *ab Ald. edd.* 6 διαθρόωc *compendiose* U *Ald.*: διαρθρώcιοc *a Bas. edd.*: *corr. Corn.*; *cf. verbum* διαρθροῦν *Galeno usitatius e. c. CMG V 9, 2 p. 14, 25. 39, 26. 93, 4 Diels* οὐ⟨δαμόθι⟩ *coll. p. 258, 10 complevi*: οὐ U *Ald.*: *inclusit Bas.* 8 ἑτέρουc U: *corr. Ald.* 11 μακρολό[γ'] *ambigue* U: μακρόλογον *ab Ald. edd.*: *correxi, sicut* loquacitatem *vert. Crassus* λέγει *ex Ald. recep. edd.* 15 τὸ κεφάλαιον U *edd.*: *correxi* 16 καὶ τόδε *addidi*: *unum* τόδε U *edd.*: in meinen Büchern hier und dort *versa habet* H τὸ *ante* γράμμα *om. Kuehn* 18 ἰατρὸc *ex errore Chart. Kuehn* 27 ἐλεγχείη *sic* U: ἐλεγχθεὶc *falso coni. Ald.*: *item* ἐλεγχθῇ *Corn.*: *corr. Bas.* c̄ρια *sic* U: cωτηρίᾳ *Ald.*

τὰϲ νόϲουϲ ἐκείνην πρώτην ἰᾶϲθαι, καὶ μάλιϲθ' ὅταν ἐναργῶϲ ὑγιάϲῃ τὸν ἄνθρωπον ἱδρῶταϲ ἐκχέαϲα πολλοὺϲ ἢ δι' οὔρων ἢ διὰ γαϲτρὸϲ ἢ δι' ἐμέτων κενώϲαϲα τοὺϲ λυποῦνταϲ χυμούϲ.

τί τοίνυν τούτων ἁπάντων ἀξιώματι πρῶτόν ἐϲτιν ἢ τί δεύτερον ἢ τί τρίτον, ὅϲα ποιεῖν ὑγείαν ἔφαμεν, ἐπιϲκέψαϲθαι προϲήκει, καὶ μάλιϲθ' ὅτι δὴ καὶ ἄλλα τινὰ προϲέρχεται, δι' ὧν αἱ νόϲοι θεραπεύονται, περὶ ὧν ἁπάντων τῆϲ κατὰ τὴν ἀξίαν τάξεωϲ ἄμεινον ἐγνῶϲθαι. δοκεῖ | γὰρ ἡμῖν ἄμεινον μὲν λέγεϲθαι καὶ ἡ φύϲιϲ ἰᾶϲθαι τὰϲ 226 νόϲουϲ, ὀρθῶϲ δὲ καὶ ἡ ἰατρικὴ καὶ ὁ ἰατρόϲ, ἀληθῶϲ δὲ καὶ ὁ ὑπηρέτηϲ αὐτοῦ καὶ ἡ φλεβοτομία καὶ ἡ δι' αὐτὴν γενομένη ῥύϲιϲ τοῦ αἵματοϲ. ἴϲωϲ δ' ἀξιώϲει τιϲ καὶ τὸν μάγειρόν τι ϲυντελεῖν καὶ τὸν ὑφάντην καὶ τὸν οἰκοδόμον καὶ τὸν χαλκέα καί τιναϲ ἄλλουϲ τεχνίταϲ, ὧν τοῖϲ ἔργοιϲ εἰϲ ὑπηρεϲίαν χρώμεθα τῶν παραϲκευαζομένων τοῖϲ ἀνθρώποιϲ ὑγείαϲ ἕνεκα. ἀλλὰ τῶν τοιούτων ἔνια μὲν ὗλαι βοηθημάτων, οὐ βοηθήματά εἰϲιν, ἔνια δ' ὄργανα τοῖϲ βοηθοῦϲιν ἐπιτήδεια. βοηθήματα δὲ γίνεται διὰ τοὺϲ ἐν καιρῷ δέοντι καὶ ὡϲ προϲήκει χρωμένουϲ αὐτοῖϲ. ὅταν μὲν γὰρ ὠφελήϲῃ δοθεὶϲ αὐτοῖϲ οἶνοϲ, ἡ δόϲιϲ αὐτοῦ βοήθημά ἐϲτιν. ἐὰν δ' ἀκαίρωϲ προϲενεχθεὶϲ παραφροϲύνην ἢ φρενῖτιν ἐργάϲηται, νοϲῶδεϲ αἴτιον, οὐχ ὑγιεινὸν οὐδὲ βοήθημα γίνεται. τίϲ οὖν αἴτιόϲ ἐϲτι τῆϲ γενέϲεωϲ τοῦ βοηθήματοϲ; ὁ τὸν καιρὸν εὑρίϲκων δηλονότι. τίνα δὲ τοῦτον οἱ Ἕλληνεϲ ὀνομάζουϲιν; ἢ καὶ τοῦτο πᾶϲιν εὔδηλον, ὡϲ ἰατρὸϲ οὗτοϲ καλεῖται; ὥϲτε ἰατρὸϲ οἴνου κυριώτεροϲ εἰϲ | ὑγείαϲ φυλακήν τε καὶ ποίηϲιν. ὑγιαίνουϲί τε 227 γὰρ ὠφέλιμοϲ οἶνοϲ γίνεται καιρῷ καὶ μέτρῳ πινόμενοϲ ἰᾶταί τε τὰϲ νόϲουϲ ὅτε χρὴ προϲφερόμενοϲ. ἀλλ' ὅ γε ἰατρὸϲ οὐχ ὅτι ζῷόν ἐϲτιν ἤτοι πεζὸν ἢ ὅτι δίπουν ἢ ὅτι λογικὸν ἢ πολιτικὸν ἐπίϲταται καιρὸν καὶ μέτρον ἑκάϲτηϲ τῶν ὑλῶν, ἀλλ' ὅτι τέχνην μεμάθηκεν ὑγιεινῶν τε καὶ νοϲωδῶν γνωϲτικήν. εἰ γὰρ δι' ἐκείνων ταῦτ' ἠπίϲτατο, πάντεϲ ⟨ἂν⟩ ἄνθρωποι τὴν αὐτὴν ἐπιϲτήμην εἶχον, ὥϲτε προτέρα κατὰ τὸ ἀξίωμα τῶν ἰατρῶν ἐϲτιν ἡ τέχνη, δι' ἣν ἰατροὶ γίνονται. τῇ γὰρ ἐκείνηϲ δυνάμει χρώμενοι τὰϲ νόϲουϲ θεραπεύομεν. ἀλλ' ὃν ἔχει λόγον ὕλη καὶ τὰ ὄργανα πρὸϲ ἰατρόν τε καὶ τὴν τέχνην αὐτοῦ, τοῦτον αὖ

5 ἔφαμεν] *p. 254, 24. 27* 24 ὠφέλιμοϲ οἶνοϲ] *cf. ex. gr. de vini prae aqua praestantia p. 231, 22 sqq. vel de vinorum effectu communi CMG V 10,2,1 p. 90, 12 sqq.; item Theognidis de vino sententiam explicat Gal. IV 778 K. = Scr. min. II 40/1 Müll.*

1 ὑγιάζῃ *ab Ald. edd.* 2 ἐκχέαϲα *recte* U; *cf. Kuehner-Blass, Gramm. der griech. Spr. I 2³, 570:* ἐχέαϲα *per errorem Ald., unde* χεάϲαϲα *perperam a Bas. edd.* 5 ὑγίειαν *ut p. 257, 24 al. praetulit Kuehn; sed cf. v. 14. 23. p. 256, 22. 257, 24* 6 δὴ] δὲ *ab Ald. edd., sed del. Kuehn* 10 φλεβο^μ' U: φλεβοτομία *Ald.* 17 ὠφελῆϲαι *falso ab Ald. edd.* 18 κἂν δ' *ab Ald. recep. omnes edd.* 22 ἢ U *edd.: correxi* ὡϲ] ὁ *frustra coni. Chart.* 23 *in interpr. arab.* zur Bewahrung der Gesundheit H, *unde coll. p. 257, 24 correxi:* εἰϲ ὑγείαν φυϲικὴν *eodem errore quo p. 165, 27* U *edd., nisi quod* ὑγίειαν *malebat Kuehn* 24 τε *post* ἰᾶται *corr. Ald.:* δὲ U 25 ὅϲ γε U: *corr. Ald.* 26 ἤτοι *conieci:* ἢ ὅτι *ante* πεζὸν U δήπουν U: *corr. Ald.* 28 ἐπίϲτατο *ab Ald. edd.* 29 ἂν *addidi*

πάλιν αὐτός τε καὶ ἡ τέχνη πρὸς τὴν ἐν τῷ θεραπευομένῳ φύσιν. ἐκείνη γάρ ἐστιν ἡ πάντα τὰ δέοντα πράττουσα κατὰ τὰ τῶν ζῴων σώματα καὶ τρέφουσα μὲν ἡνίκα θρέψεως δεῖται, παρασκευάζουσα δ' αὐτῇ τὸ αἷμα, δι' οὗ θρέψει τὰ τροφῆς δεόμενα μόρια, τῷ δ' αἵματι
228 πάλιν ⟨καὶ⟩ αὐτῷ πρὸς τὸ γεννηθῆναι παρασκευάζουσα | τὴν ἐν τῇ γαστρὶ πεττομένην τροφήν. εἰ δέ γε καταποθέντα τὰ σιτία μήτε πεφθείη καλῶς μήτ' ἀναδοθείη μήθ' αἱματωθείη μήτε τὴν τῶν τραφησομένων δύναμιν εὕροι, τὴν ἀρχὴν οὐδ' ἂν τροφὴ λέγοιτο γεγονέναι τοῦ σώματος ἡμῶν. ὥσπερ δ' εἰς τὸ τραφῆναι τὰ θρέψεως δεομενα μόρια κυριωτάτη τῶν αἰτιῶν ἐστιν ἡ τρέφουσα δύναμις αὐτά, κατὰ τὸν αὐτὸν τρόπον ἡ μὲν ἐν τῇ γαστρὶ πρὸς τὴν τῶν σιτίων πέψιν, ἡ δ' ἐν ἥπατί τε καὶ φλεψὶ πρὸς τὴν τοῦ πεφθέντος αἱμάτωσιν. οὐ μὴν οὐδ' ἀναγκαῖον ἅπαντά με τὰ κατὰ μέρος ἔργα τῆς φύσεως διέρχεσθαι νῦν. ἀρκεῖ γὰρ ἀναμνῆσαι μόνον, ὡς ἐν τοῖς ⟨Περὶ⟩ τῶν φυσικῶν δυνάμεων ὑπομνήμασιν ἐδείχθησαν αἱ καθόλου δυνάμεις αὐτῆς, αἷς ἅπαντα τὰ κατὰ τὸ ζῷον ἐργάζεται, τέτταρες οὖσαι. πρώτη μὲν ἡ τῶν οἰκείων ἑλκτική, δευτέρα δὲ ἡ τούτων αὐτῶν ἀλλοιωτική τε ⟨καὶ⟩ πεπτικὴ καὶ τρίτη ἡ καθεκτικὴ τῶν οἰκείων καὶ τετάρτη ⟨ἡ⟩ τῶν οὐκ οἰκείων ἀποκριτική.

ταύταις οὖν ταῖς δυνάμεσιν οὐ μόνον ὑγιεινὸν φυλάττει τὸ ζῷον,
229 ἀλλὰ καὶ νοσῆσαν ὑγιάζει, κἀκ τῶνδε | δῆλον, ὅσον ἀξιώματι προύχει τῶν ποιητικῶν ὑγείας αἰτίων. ἅπαντα γὰρ τἆλλα παρασκευάζει τὴν οἰκείαν ὕλην αὐτῇ, καθάπερ ἐκτὸς ὁρῶμεν ἄλλην τέχνην ⟨ἄλλαις⟩ ὑπουργοῦσαν. ὑφάντῃ μὲν γὰρ κερκίδας καὶ ἱστοὺς καὶ κτένας ὁ τέκτων παρασκευάζει, τούτῳ δὲ ξύλα μὲν ὁ ὑλοτόμος, ἀξίνην δὲ καὶ σκέπαρνον ὁ χαλκεύς, τῷ χαλκεῖ δ' αὐτῷ τὸν σίδηρον ὁ μεταλλεύς. καὶ σπάνιόν ἐστιν εὑρεῖν τέχνην ποιητικὴν οὐδεμιᾶς ἑτέρας δεομένην ἢ ὄργανα παρασκευαζούσης ἢ ὕλην ἐπιτήδειον εἰς τὸ δημιουργούμενον. οὕτως οὖν καὶ τῷ ἰατρῷ πολλαὶ τέχναι παρασκευάζουσι ⟨τὰ ὄργανα

10 ἡ τρέφουσα δύναμις] *eandem vim plerumque* θρεπτικὴν *appellat, veluti p. 258, 18 vel CMG V 4, 2 p. 183, 3 sqq. Koch vel p. 209, 22 Helmr.* 14. 15 ἐν τοῖς ⟨Περὶ⟩ τῶν φυσικῶν δυνάμεων ὑπομνήμασιν] *Gal. II 1—214 K. Scr. min. III 101—257 Helmr. in universum* 16 τέτταρες οὖσαι] *cf. e. c. CMG V 9, 1 p. 64, 22. 25 Mew. V 9, 2 p. 256, 5 Heeg. V 10, 2, 1 p. 46, 13; ab eis dignoscuntur p. 58, 17 sqq.* τρεῖς δυνάμεις *vel* ἀρχαί *et eae quidem cerebri, iecoris, cordis, de quibus egit Gal. l.* Π. τῶν Ἱππ. καὶ Πλάτ. δογμ. *V 181 sqq. K., p. 133 sqq. Müll.*

1 θεραπομένω *sic* U: *corr. Ald.* 4 αὐτῇ *scripsi, sed* sibi autem sanguinem praeparans *interpret. Crassus*: αὐτὴ U *edd.* οὐ *per errorem typothetae Kuehn* 5 καὶ *addidi; de copulatis* πάλιν καὶ αὐτὸς *cf. e. c. Scr. min. II 40. 41. 60, 15 Müller vel CMG V 9, 1 p. 19, 3. 4. 59, 6 sqq. 106, 24 sqq. Mew.* 6 πεπτόμενον *Ald.*: πεπτομένην *adnot. Corn.* 7. 8 τροφησομένων *ab Ald. edd.* 11 cῑ' U: cίτων *ab Ald. edd.*: *correxi; cf. v. 6* 14 Περὶ *sicuti traditum CMG V 4, 2 p. 392, 14 Helmr. cum* H *addidi, quamquam deest ibid. p. 30, 9 Koch* 18 καὶ *add. Ald.* 18. 19 ἡ *ante* τῶν *addidi* 21 καὶ *post* ἀλλὰ *om. Kuehn* 23. 24 ἄλλαις *ex* H *supplevi*: ἄλλῃ *a Bas. add. edd.*: ἄλλας τέχνας ⟨ἄλλαις⟩ ὑπουργούσας *cum* H *anteponam* 29 sq. τὰ ὄργανα καὶ *ante* τὰς ἐπιτηδείους (*Ald.*: -δίους U) *ex* H *supplevi; cf. p. 257, 20. 22*

καὶ> τὰς ἐπιτηδείους ὕλας, ὥςπερ αὐτὸς αὖ πάλιν τῇ φύςει μετά τινων ὑπηρετῶν. ἀνὰ λόγον γάρ ἐςτιν ὡς ἀρχιτέκτων πρὸς οἰκοδόμους καὶ τέκτονας καὶ τοὺς ἄλλους τεχνίτας, ὧν ἐςτιν ἀρχικός, οὕτως ὁ ἰατρὸς πρὸς ὑπηρέτας. εἰςὶ δ' οὗτοι ῥιζοτόμοι, μυρεψοί, μάγειροι, καταπλάττοντες, ἐπιβρέχοντες, κλύζοντες, ἀποςχάζοντες, φλεβοτομοῦντες, ςικυάζοντες. εἰ δ' ἡμεῖς καὶ | ταῦτα μεμαθήκαμέν τε καὶ πράττομεν, ὅμοιόν 230
τι ποιοῦμεν ἐρέςςειν ἐπιςταμένῳ κυβερνήτῃ καὶ ῥᾳδίως ἐπ' ἄκρον ἀναβῆναι δυναμένῳ τοῦ ἱςτοῦ ὅςα τ'ἄλλα τῶν ναυτῶν ἐςτιν ἔργα γινώςκοντί τε καὶ πράττοντι. καὶ γὰρ ςτρατηγοὶ πολλοὶ πολλάκις καὶ τοξεύειν καὶ ἀκοντίζειν καὶ μάχεςθαι διὰ ξιφῶν τε καὶ δοράτων ἐπίςτανταί τε καὶ πράττουςι καὶ βαςιλεῖς ὡςαύτως, ἀλλ' οὐχ ᾗ βαςιλεὺς ἢ ςτρατηγὸς ἦν Ἀλέξανδρος ὁ Μακεδὼν ἢ Φίλιππος ὁ πατὴρ αὐτοῦ, ταύτῃ τὰ τῶν ςτρατιωτῶν ἔπραττον, ἀλλὰ καθ' ἑτέρας τέχνας ὑπηρετικὰς τῇ ςτρατηγικῇ τε καὶ βαςιλικῇ. καὶ τοίνυν καὶ ἡμεῖς ᾗ μὲν ἰατροὶ γινώςκομεν ἑκάςτου βοηθήματος ποιότητά τε καὶ ποςότητα καὶ καιρὸν ⟨καὶ⟩ τρόπον χρήςεως, ᾗ δ' ὑπηρέται φλεβοτομοῦμεν καὶ ςικυάζομεν καὶ τἄλλα διὰ τῶν χειρῶν ἐνεργοῦμεν. ἀξιώματι τοιγαροῦν ἡ μὲν ἰατρικὴ προτέρα τῶν ἰατρῶν ἐςτιν, ὁ δ' ἰατρὸς τῆς ὑπηρετικῆς τέχνης, ἐκείνη δὲ τῶν ὑπηρετῶν, οἱ δ' ὑπηρέται τῶν παραςκευαζουςῶν αὐτοῖς τά τε ὄργανα καὶ τὰς ὕλας τεχνῶν, ἐκεῖναι δὲ τῶν ἐργαζομένων τὰ κατὰ ταύτας τεχνιτῶν, | αὐτοὶ δ' οἱ τεχνῖται τῶν παραςκευαζομένων 231
ὑλῶν τε καὶ ὀργάνων. ἀνάπαλιν τοίνυν ἕνεκα μονιμωτέρας γνώςεώς τε καὶ μνήμης τῷ καταλόγῳ τῶν τεχνῶν ἀκόλουθον ἐςχάτους μὲν εἰς ὑγείας φυλακὴν καὶ ποίηςιν εἶναι τοὺς καταςκευάζοντας ἡμῖν κλυςτῆρας καὶ φλεβοτόμα καὶ ςμίλας καὶ ψαλίδας καὶ καυςτῆρας καὶ τἄλλα τῆς ἰατρικῆς τέχνης ὄργανα, ςὺν αὐτοῖς δὲ καὶ τοὺς τὰς ὕλας προπαραςκευάζοντας, οὓς ὀνομάζουςι ῥιζοτόμους καὶ βοτανικοὺς καὶ τὰ ἐκ τῶν μετάλλων ὅςα τ'ἄλλα τοιαῦτα παρέχοντας, ἀνωτέρω δὲ τούτων τὰς τέχνας αὐτῶν ⟨καὶ τούτων ἀνωτέρω τοὺς ὑπηρέτας τῶν ἰατρῶν⟩ καὶ

1 καὶ *ante* αὐτὸς *exspecto* 2 ἀνάλογον U *edd.*: *correxi* 3 οὕτως *ab Ald. om. edd.* 7 ἄκρου U *edd.*: *vel ob hiatum mutavi* 11. 12 ἀλλ' οὐχ' ἡ βαςιλεὺς ἢ ςτρατιγὸς ἦν *sic* U: *et* ᾗ *ante* βας. *et* ςτρατηγὸς *corr. Ald.*: ᾗ *ante* ςτρατ. *scr. Bas.*: ᾗ *ante* ἢ ςτρατ. *add. Corn.*: οὐχ *(sic)* ᾗ βας., ᾗ ςτρ. *Chart.* 12 ἦν *tolli iubet Deichgr.* 13 ταύτῃ *i. e. 'hac ratione'* U; *cf. e. c. CMG V 9, 1 p. 265, 2 Helmr.*: ταῦτα *frustra ab Ald. edd.* 14 ςτρατικῇ *sic* U: *corr. Ald.* 16 καὶ *ante* τρόπον *add. Ald.* 18 προτέρα *coll. p. 255, 29 scripsi, idem quod ad Ald.* πρώτην *adnotando* πρωτέρη *iam in animo habebat Corn.*: πρώτη U *et a Bas. edd.* 20 τῶν *ante* τεχνῶν *traditum ante* ἐργαζ. *transposui* 22 μονιμοτέρας U: *corr. Bas.* 25 *incertum* ψαλίδας *an* ψοιλίδας *voluerit* U: ψοιλίδας *ab Ald. edd.*: ψολίδας *Corn.*: *de forficibus, ut recte vertit Crassus, vid. Poll. II 32. X 140* Brenneisen *versum habet* H: καυτῆρας *coni. Corn.*: κλυςτῆρας *ex antecedentibus iteratum* U *omnesque edd.*: καυςτῆρας *praetuli* 28 μετάλλων, *ut interpr. Crassus, corr. Corn. Bas.*: μάλλων U *Ald.* 29 *mutilata* αὐτῶν· καὶ τούτων ἀνωτέρω τὴν τέχνην αὐτῶν, ἐφ' ᾗ τοὺς ἰατρούς· εἶτα τὴν ἰατρικὴν αὐτὴν U *Ald. Bas.*: höher als diese *(sc. artes parandi instrumenta et materias artis medicae)* stehen wiederum die Diener der Ärzte, dann nach ihnen kommt die Kunst der Medizin selbst, und die Kunst der Medizin dient auch nur der Natur *aliter lacunose versa praebet* H: *ex ordine inverso* (*v. 19* ἐκείνη δὲ [*sc.* ὑπηρετικὴ τέχνη ἐςτὶ προτέρα] τῶν ὑπηρετῶν, οἱ δ' ὑπηρέται τῶν παραςκευαζουςῶν αὐτοῖς τά τε ὄργανα καὶ τὰς ὕλας τεχνῶν) *interpretando* supra hos vero *(sc. qui instrumenta*

τούτων ἀνωτέρω τὴν τέχνην αὐτῶν, ἐφ' ᾗ τοὺς ἰατρούς, εἶτα τὴν ἰατρικὴν αὐτήν, ἥτις πάλιν ὑπηρετεῖ τῇ φύσει. καὶ τῶν γε τῆς φύσεως αὐτῆς δυνάμεων ἔνιαι μέν εἰσι πρῶται, καθ' ἃς τὸ ζῷον ἐν τῇ ζωῇ διαμένει, τὸ °τελεώτατον ἀξίωμα πρὸς τὴν ἀρίστην ζωὴν τοῦ σώματος ἔχουσαι. καλῶ δὲ ἀρίστην ζωὴν τὴν ἐν ὑγείᾳ δηλονότι, μοχθηρὰ γὰρ ἡ ἐν νόσοις. ἕτεραι δ' εἰσὶ τούτων ὑπηρετικαὶ δυνάμεις, εἶτ' ἐκείνων πάλιν ἄλλαι.

232 καὶ τοίνυν | ἐπειδὴ τὸν κατάλογον ἅπαντα τῶν πρὸς ὑγείαν τε καὶ ζωὴν ἀναγκαίων τεχνῶν τε καὶ δυνάμεων ἐν τῷδε τῷ λόγῳ προὐθέμην εἰπεῖν ἑτέρωθί γε μηδαμόθι διεληλυθώς, οὐκ ὀκνήσω καὶ τὰ τῶν διοικουσῶν ἡμᾶς δυνάμεων ἀξιώματα προσθεῖναι. πρῶται μὲν οὖν εἰσιν αἱ τὴν ὑγιεινὴν συμμετρίαν φυλάττουσαι τῷ ζῴῳ κατὰ ποσόν τε καὶ ποιόν. ἐπειδὴ γὰρ οὐκ ἔστι μόνιμος ἡ οὐσία τοῦ σώματος ἡμῶν, οὔτε κατὰ τὸ ποσὸν οὔτε κατὰ τὸ ποιόν, ἀλλ' ἡ μὲν ποσότης μειοῦται κατὰ τὴν ἄδηλον αἰσθήσει διαπνοήν, ἡ δὲ ποιότης ὑπαλλάττεται τρεπομένης ἀεὶ τῆς κράσεως οὐ μόνον ἐκ τοῦ περιέχοντος, ἀλλὰ κἀξ ἡμῶν, ὡς ἐν τοῖς Ὑγιεινοῖς ἐπιδέδεικται, πρὸς μὲν τὴν τῆς ποσότητος ἐπανόρθωσιν ἡ θρεπτικὴ δύναμις ἡμῖν ἐστι, πρὸς δὲ ⟨τὴν⟩ τῆς ποιότητος ἥ τε ἀναπνοὴ καὶ ἡ καθ' ὅλον τὸ σῶμα διαπνοή. δεομένων δὲ ὕλης οἰκείας τῶν τρέφεσθαι μελλόντων ἑτέρα τίς ἐστιν ἡμῖν δύναμις, ἣν οὐ χεῖρον ὀνομάσαι συντόμου καὶ σαφοῦς ἕνεκα διδασκαλίας αἱματοποιητικήν· ᾗ πάλιν ἐπιτή-
233 δειος ἑτέρα δύναμίς ἐστιν, ἡ κατὰ τὴν γαστέρα πεπτική. | *** κοιναὶ

9. 10 ἐν τῷδε—μηδαμόθι διεληλυθώς] *cf. p. 254, 6 sq. 17. 259, 4* 13 οὐκ ἔστι μόνιμος ἡ οὐσία τοῦ σώματος ἡμῶν] *cf. e. c. CMG V 4, 2 p. 36, 30. 37, 2. 176, 21. 183, 28 sqq. Koch* 14. 15 κατὰ τὴν ἄδηλον αἰσθήσει διαπνοήν] *ut p. 233, 1 sq.* 16. 17 ὡς ἐν τοῖς Ὑγιεινοῖς ἐπιδέδεικται] *CMG V 4, 2 p. 1—198 Koch universe;* διαπνοῆς *meminit statim I 3 et 13 p. 5 sq. et 31 sq.* 21 αἱματοποιητικήν] *dicit etiam CMG V 9, 2 p. 11, 26 Diels; fusius iecoris facultatem sanguificam expos. Gal. II 9. III 297 sq. 299 K.* = Π. χρείας μορ. *l. IV 12. I 217 sq. 219, 16 sqq. Helmr.; XVII B 416 K. hieme et vere meliorem; V 705 sqq. K. p. 711, 10 sqq. Müll. Platonis (Tim. p. 78 A) de sanguificatione doctrinam tractavit* 22 πεπτική] *idem valet quod* ἀλλοιωτική, *quocum coniungi solet ut supra p. 256, 17. 18 vel CMG V 9, 2 p. 280, 10 Heeg*

et materias artis medicae praeparant) ipsorum artes, ⟨supra quos et ministros medicorum,⟩ his quoque superiorem ipsorum artem, ea superiores medicos esse *etc. graaum omissum addidit Crassus: p. 258, 1* ἐφ ᾗ ⟨τοὺς ὑπηρέτας, ἐφ' οἷς τὴν τέχνην αὐτῶν, ἐφ' ᾗ⟩ τοὺς ἰατροὺς *suppl. Corn.: p. 257, 29* αὐτῶν, ⟨ὡς ἀνωτέρω τοὺς ὑπηρέτας τῶν ἰατρῶν,⟩ καὶ τούτων ἀνωτέρω κτλ. *Chart., cui astipulatus sum, praeterquam quod* αὐτῶν ⟨καὶ τούτων ἀνωτέρω . . .⟩ καὶ τούτων ἀνωτέρω *scribere malui*

4 διαμένει *coni. Corn. Chart., similiter ac* servatur *interpr. Crassus:* δυναμένη *(per comp.) propter vicinum* δυνάμεων U *Ald. Bas.* 11 διοικουσῶν *scripsi, ut* regentium *probe vert. Crassus; cf. ex. gr. p. 153, 6/7 vel 273, 3 vel CMG V 9, 1 p. 310, 28 Helmr. vel ibid. V 9, 2 p. 222, 10 Diels:* διηκουσῶν U *edd.* πρῶτον U *edd.: correxi; cf. v. 3* 18 τὴν *post* πρὸς δὲ *addidi* 22 sq. *ante* κοιναὶ δὲ *in Arabide additis* diese drei Kräfte, die ich genannt habe, sind spezielle *lacunam exiguam indicare videtur* H *pro* κοιναὶ δὲ κτλ. Es gibt aber noch eine allgemeine, und zwar die ändernde Kraft, und außer dieser sind im Körper noch drei andere allgemeine Kräfte vorhanden, so daß ihrer im ganzen vier sind *versa exhibet* H

δὲ ἁπαcῶν τῶν εἰρημένων δυνάμεων ἕτεραι τέτταρές εἰcιν, ὧν ἔμπροcθεν ἐμνημόνευcα, κληθειcῶν ὑπ' ἐμοῦ cαφηνείαc ἕνεκεν, ἑλκτικῆc, καθεκτικῆc, ἀλλοιωτικῆc καὶ ἀποκριτικῆc. τούτων οὖν ὑμᾶc ἀξιῶ μεμνῆcθαι γινώcκονταc ἐνταῦθα μόνον εἰρῆcθαί μοι τὸν λόγον τόνδε, δεικνύντι τὴν φύcιν ἁπαcῶν τεχνῶν πρώτην τε καὶ κυριωτάτην ⟨οὖcαν εἰc τὰc⟩ ἰάcειc.

V 2 [V 1. V 314, 5—8 L.] Ἀνευρίcκει ἡ φύcιc ἑαυτῇ τὰc ἐφόδουc οὐκ ἐκ διανοίηc, τὰ μὲν οἷον τὸ cκαρδαμύccειν, τὰ δὲ καὶ ἡ γλῶccα ὑπουργέει καὶ ὅcα ἄλλα τοιαῦτα. εὐπαίδευτοc ἡ φύcιc ἐοῦcα καὶ οὐ μαθοῦcα τὰ δέοντα ποιέει.

Ἐφόδουc ὠνόμαcε φύcεωc, ὡc εἰ καὶ ὁδοὺc ἢ ὁρμὰc ἐπὶ τὰc ἐνεργείαc εἶπεν, οὐχ ὡc ἡμεῖc διανοούμενοί τε καὶ προαιρούμενοι πράττομεν, οὕτωc γινομέναc. τὸ γοῦν cκαρ|δαμύccειν (ὀνομά- 284
ζεται δ' οὕτωc τὸ κλείcαντα τὰ βλέφαρα διὰ ταχέων αὖθιc ἀνοῖξαι) παραχρῆμα τοῖc γεννηθεῖcιν εὐθέωc ὑπάρχει ζῴοιc ἀδιδάκτωc. δῆλον δ' ὅτι τὸ ἔργον τοῦτο μεγίcτην ὠφέλειαν παρέχει τοῖc ὀφθαλμοῖc. ἔκαμνέ τε γὰρ ⟨ἂν⟩ ἀνεῳγμένα τὰ βλέφαρα παντὶ τῷ χρόνῳ τῆc ἐγρηγόρcεωc, ἐνέπιπτέ τ' ἂν ἔξωθεν αὐτοῖc πολλὰ λυμαινόμενα τοῖc χιτῶcιν αὐτῶν. τούτου δ' ἔτι θαυμαcιώτερόν ἐcτιν ἔργον τῆc φύcεωc, ὃ παρορῶcιν οὐχ οἱ πολλοὶ μόνον, ἀλλὰ καὶ τῶν ἰατρῶν οἱ πλείονεc, καίτοι καθ' ἑκάcτην ἡμέραν γινόμενον. ἐὰν γοῦν παιδίῳ διετεῖ δείξαc ἄρτον ὀνομάcῃc αὐτὸ τοῦτο τοὔνομα τοῦ "ἄρτοc" ἅμα τῷ δεῖξαι καὶ ποιήcῃc οὕτω δίc που καὶ τρίc, ὅτι τε τοῦ δεικνυμένου

2 ἐμνημόνευcα] *p. 256, 15 sqq.* 4. 5 δεικνύντι τὴν φύcιν κτἑ.] *cf. Gal. IX 736, 5 K.* ληρήcει μὲν οὖν πολλὰ πολλάκιc καὶ Ἀcκληπιάδηc καὶ πάντεc ὅcοι μὴ γινώcκουcιν, ὡc "αἱ φύcιεc τῶν νούcων ἰητροί" 10 εὐπαίδευτοc ἡ φύcιc ἐοῦcα] *cf. Gal.* Π. χρείαc μορ. *V 9. I 277, 26 Helmr. = III 379 K. et* Π. τῶν Ἱππ. καὶ Πλάτ. δογμ. *p. 810, 10 Müll. = V 790 K.* 10. 11 οὐ μαθοῦcα τὰ δέοντα ποιέει] *cf. [Gal.] XV 309 K.* (Ἱππ. ὑμνεῖ τὴν φύcιν) αὐτὴν ἐξ αὑτῆc ἀδιδάκτωc πράττουcαν ἅπαντα τὰ δέοντα 14 cκαρδαμύccειν] *cf. Deichgräber in Actis Acad. Berol. 1933, III, 52*[3]

3 ὑμᾶc H *interpr. Crassus*: ἡμᾶc U *edd.* 4 δεικνύντα U *edd.*: *correxi coll p. 263, 20 sq.* 5. 6 ⟨οὖcαν εἰc τὰc⟩ ἰάcειc *ex* H *coll. p. 255, 23 supplevi*: *unum* ἰάcειc U: ἰάcεωc *coni. Ald.* 7 ἑαυτῆc U *Ald.*: *corr. Corn. Bas.*: αὐτὴ ἑωυτῇ *plerique codd. Hipp.*: αὐτὴ *deest etiam in* H *et Hipp. cod.* C, *sed tamen addi malim, ut extat in cit. [Gal.] XV 309 K.* 8 διανοίαc U: *corr. Chart.* 9 τὰ μὲν *et* τὰ δὲ *om. cum* H *Hipp.*; *quae cum desint etiam p. 260, 20. 21, delenda videntur* 10 εὐπαίδευτοc *ut p. 261, 8* H *cum altera parte codd. Hipp. et cum codd. Gal. in cit. III 379 vel V 790 K.*; *cf. Deichgr. in Actis Acad. Berol. 1933, III, p. 52*[3]: ἀπαίδευτοc U *edd. cum altera parte codd. Hipp. ut p. 261, 8* ἐοῦcα U *edd. sicut in cit. codd. Gal. l. l. cum plerisque codd. Hipp.*: ἑκοῦcα *ut Hipp. cod.* C *ita Gal. alibi in cit.*; *cf. Deichgr. l. l.* καὶ *deest in comm. p. 261, 8 et in Hipp. cod.* C 13 ἐνερ[γ'] U 18 ἂν *sec.* H *addidi*; *cf. v. 19* 23 ὀνομάc[ῃ] U: -cειc *ab Ald. edd.*: *corr. demum Kuehn* αὐτ̄ U *Ald.*: αὐτὸν *a Bas. edd.*: *correxi* τὸν ἄρτον U *edd.*: *correxi* 24 ποιήcειc U *edd.*: *corr. Kuehn*

cώματος ἡ "ἄρτος" φωνὴ cημεῖόν ἐcτιν,°ἐνόηcε τὸ παιδίον αὐτό τε
μιμηcάμενον αὐτὴν φθέγγεται ⟨μὴ⟩ διδαχθὲν ὅπως χρὴ κινῆcαι τὴν
γλῶτταν. ἀνὰ λόγον δὲ τούτῳ καὶ κατὰ τὰς ἄλλας κινήcεις, ἃς
ὀνομάζουcι προαιρετικάς, ὑπὸ πάντων γίνεται τῶν ζῴων. ἐὰν γοῦν
ἐθελήσῃ κάμψαι τι τῶν κώλων, αὐτίκα τοῦτο ποιεῖ, καίτοι μὴ γινώ-
235 cκον ἐκεῖνον τὸν | μῦν, ὑφ' οὗ κάμπτεται. κατὰ τὸν αὐτὸν λόγον ἐκ-
τεῖναι βουληθὲν ἐκτείνει δι' ἑτέρου μυός, ἀλλ' οὔθ' ὅcτις ὁ μῦς οὗτός
ἐcτιν οὔτε κατὰ τίνα τρόπον ἐνεργεῖν δύναται δῆλόν ἐcτι τῷ κινου-
μένῳ ζῴῳ. πῶς γὰρ οἷόν τε γινώcκειν αὐτοῖς, ἃ μηδὲ τοῖς πολλοῖς
τῶν ἰατρῶν ἐcτι πρόδηλα; καίτοι τί λέγω ⟨τοῖς⟩ πολλοῖς; ἐνίους γὰρ
τῶν μυῶν οὐδὲ τῶν ἀνατομικωτάτων τις ἔγνω πρὸ ἡμῶν, ὥcπερ καὶ
τὸν κάμπτοντα τὴν ἰγνύην, ἐγκατακεκρυμμένον τῇ διαρθρώcει, ἀλλ'
ὅμως ἅπαντες ἄνθρωποι κάμπτουcι τὴν κατὰ γόνυ διάρθρωcιν ἅμα
τῷ βουληθῆναι. καὶ μὴν οὐ μόνον τοῖς ἀνθρώποις ὑπάρχει τὸ τοιοῦτον
τῆς ἐνεργείας εἶδος, ἀλλὰ καὶ τοῖς ἄλλοις ζῴοις ἅπαcιν. οὕτως ἄρα
τῆς φύcεως ἡ δύναμις ἰcχυροτέρα ἐcτὶ πρὸς τὸ πράττειν ἁπάcης
τέχνης βέλτιον, ἃ cυμφέρει τοῖς ζῴοις. καὶ τοίνυν Ἱπποκράτης
τῆς μὲν τῶν βλεφάρων κινήcεως, ᾗ κινοῦμεν αὐτὰ κἂν ⟨εἰ⟩ πρὸς
ἄλλην τινὰ πρᾶξιν ⟨πρoc⟩έχομεν τὸν νοῦν, ἐμνημόνευcεν ἐν τῷ φάναι
οἷον τὸ cκαρδαμύccειν, τῆς δὲ κατὰ γλῶτταν ἐν τῷ φθέγγεcθαι
236 διὰ τοῦ φάναι καὶ ἡ γλῶccα | [δὲ] ὑπουργέει [ἀεί]. προελομένων
γὰρ ἡμῶν ἥντινοῦν φθέγξαcθαι φωνὴν ἡ γλῶττα πρὸς τὴν διάρθρωcιν
αὐτῆς ἑτοίμως ὑπηρετεῖ. τὰ γοῦν παιδία τὰ νῦν πρῶτον ἀκούcαντα τῶν
δυcρήτων φωνῶν οἷον τῆς cτρὰγξ καὶ cφὶγξ εὐθέως αὐτὰς φθέγγον-
ται μιμούμενα, μήθ' οὕcτινας μῦς τῆς γλώττης δεῖ κινῆcαι γινώcκοντα
μήθ' ὅπως αὐτὴν ἀνατείνειν ἢ †κλᾶν ἢ περιάγειν ἢ cτηρίζειν ἄνω πρὸς

2. 3 κινῆcαι τὴν γλῶτταν] *loquelam linguae actionem dicit Gal. X 45 K.* 7 ἐκτείνει δι' ἑτέρου μυός] *cf. CMG V 10, 2, 1 p. 20, 10 sqq. vel* Π. χρείας μορ. *III 16. III 259 K. I 190, 18 sqq. Helmr.* 12 τὸν κάμπτοντα τὴν ἰγνύην (μῦν)] *cf. Gal. II 304. 325. III 259. XVIII B 1014. 1023 K.*

1 φωνὴν U *Ald. Bas.*: *corr. Corn. Chart.* ἐννόηcε *sic* U *Ald. Bas.*: *corr. Chart.* 2 φθέγγεcθ^τ' διδαχθ^<' *i. e.* φθέγγεται διδαχθὲν U: οὐ *inser. Corn.*, μὴ *Chart. consentiente* H 5 *ad* ἐθελήσῃ *mente vel* τὸ ζῷον *vel* τὸ παιδίον *e v. 1 addere satis esse videtur* 6. 7 ἐκτεῖναι βουληθὲν *iter.* U 9 αὐτὰ *a Bas. edd.* 10 καίτι τί U: *corr. Ald.* τοῖς *addidi* 12 ἰγνίαν *sic* U: ὑγνίην *Ald.*: *corr. Bas.* 18 ᾗ H: ἧς U *edd.* 18. 19 *vix integra* καὶ πρὸς ἄλλην τινὰ πρᾶξιν ἔχομεν τὸν νοῦν U *edd.*: obgleich unser Verstand mit einer anderen Handlung beschäftigt ist *versa habet* H, *unde vel* κἂν ⟨εἰ⟩ πρὸς ἄλλην τ. π. ⟨πρoc⟩έχομεν τ. ν. *vel* κἂν ⟨εἴ⟩περ ἄλλῃ τινὶ πράξει ⟨πρoc⟩έχομεν τ. ν. *emendaverim; de* κἂν εἰ *cf. quae disserui Archiv f. Gesch. d. Med. XXVI 213*[1] 20 cκαρδαμίcc U: *corr. Ald.* 21 δὲ *delevi* ὑπεργέει ἀεὶ U: -ουρ- *corr. et* ἀεὶ *del. Ald.*; *cf. lemmatis verba p. 259, 9* 22 ἥντιναοῦν *scr. Chart.* 23 πα^δ' U: παιδία *Ald.* πρώτως *compend.* U: *corr. Ald.* 24 δυcκρίτων *pro* δυcρήτων *coni. Chart.* cτρὰξ U *edd.*: strnx H, *unde correxi* 25 μιμούμεναι U: *corr. Chart.* οὔc^υ (*i. e.* οὔcας) τινας U: *corr. Ald.* γλώccης *ab Ald. edd.*; *sed cf. vv. 3. 20. 22*
° 26 κλᾶν *non intellegitur,* ἀναγκαῖον *pro* ἢ κλᾶν *conicio*

τὴν ὑπερῴαν ἢ τοὺς προσθίους ὀδόντας ἤ τι μέρος ἄλλο τοῦ στόματος. ὅταν δ' εἴπῃ καὶ ὅσα ἄλλα ⟨τοιαῦτα⟩, τῶν προαιρετικῶν ἀναμιμνήσκει σε κινήσεων, ἐφ' ὧν, ὡς ἔφην, τὰ ζῷα πάντα μὴ ὅτι τὰς κινήσεις τῶν μυῶν, ἀλλὰ μηδ' αὐτοὺς γινώσκοντα τοὺς μῦς ὅμως ἅμα τῷ προελέσθαι κάμψαι τὸ μόριον ἢ ἐκτεῖναι παραχρῆμα τοῦτο ποιεῖ, καθάπερ γε κἂν εἰς τὸ πλάγιον ἀπαγ⟨αγ⟩εῖν ἐθελήσῃ καὶ περιτρέψαι καὶ ἑλελίξαι καὶ ὁπωσοῦν ἑτέρως κινῆσαι. διὸ καὶ τούτοις αὐτοῖς ἐπεφώνησεν· εὐπαίδευτος ἡ φύσις οὖσα οὐ μαθοῦσα τὰ δέοντα ⟨ποιέει⟩. καλοῦνται μὲν οὖν οἱ μαθόντες ὁτιοῦν μάθημα πεπαιδεῦσθαι κατ' ἐκεῖνο, τῇ φύσει δ' ὑπάρχει πεπαιδευμένῃ τὰ μέ|γιστα εἶναι 237 χωρὶς τοῦ μαθεῖν, ὥσπερ ὁ Θουκυδίδης ἐπὶ τοῦ Θεμιστοκλέους εἶπεν· "οἰκείᾳ γὰρ συνέσει καὶ οὔτε προμαθὼν εἰς αὐτὴν οὐδὲν οὔτε ἐπιμαθὼν τῶν τε παραχρῆμα δι' ἐλαχίστης βουλῆς κάλλιστος γνώμων καὶ τῶν μελλόντων ἐπὶ πλεῖστον τοῦ γενησομένου ἄριστος εἰκαστής." Fast alle neueren Kommentatoren verdienen Tadel, weil sie diesen Ausspruch geändert und den Sinn verdorben haben, so daß er folgendermaßen wurde: "Die Natur wohlgebildet, tut, was sie tun muß, nach eigenem Belieben, nicht dadurch daß sie es gelernt und sich angeeignet hat." Wir finden aber in keiner alten Handschrift diesen Ausspruch nach dieser Lesart, in der der Sinn nach dieser Weise gewendet ist. Wir finden auch keinen der alten Kommentatoren diesen Ausspruch in diesem Sinne erklären. Dazu kommt noch, daß "Belieben" in Gegensatz gesetzt ist zu "Lernen", was unannehmbar und unverständlich ist, weil nämlich zu "Belieben" sein Gegenteil gesetzt ist. Man kann aber doch nicht sagen: "Die Natur tut, was sie tut, nach Belieben, nicht dadurch daß sie es gelernt und sich angeeignet hat." Denn seine Worte "nicht dadurch, daß sie es gelernt hat" sind doch nicht das Gegenteil von "nach ihrem Belieben". Auch in den Worten "Die Natur tut, was sie tut, weil sie wohlgebildet ist, nicht weil sie es gelernt hat" ist kein rechtes Urteil. Denn "wohl gebildet" steht doch nicht im Widerspruch zu "hat gelernt", obwohl beide Ausdrücke auf dasselbe Ziel hinausgehen. Denn sein Ziel ist es, darauf hinzuweisen, daß die Natur von Anfang an "wohl gebildet" ist und es nicht nötig hat zu lernen, so daß es ist, wie wenn er gesagt

3 ὡς ἔφην] *p. 260, 3 sqq.* 11. 12 ὥσπερ ὁ Θουκυδίδης ἐπὶ τοῦ Θεμιστοκλέους εἶπεν·...] *De Bello Pelop. I 138, 3* 15 fast alle neueren Kommentatoren] *Gal. cum de aliis tum de Dioscuride cogitat; cf. p. 262, 6*

2 τοιαῦτα *ex lemmate (p. 259, 9) addidi* 5 'ἢ' ἐκτεῖ) *sic* U: ἐστὶ ἐκτεῖναι *dissolvit Ald.*: ἢ *vel* ἤτοι *corr. Corn. Chart.* 6 ἀπάγειν U *edd.*: *correxi* 7 κἂν *et ante* ἑλελίξαι *et ante* ὁπωσοῦν U: *prius corr. Kuehn, posterius ipse demum* 8 ἀπαίδευτος U *edd.; cf. p. 259, 10*: *sec.* H *correxi* καὶ *ante* οὐ *p. 259, 10 additum habet* U 9 ποιέει *in lemmate (p. 259, 11) traditum ex* H *addidi*: ποιεῖ *cunctis ex editoribus add. unus Kuehn* 10 πεπαιδευμένῃ *scripsi*: πεπαιδευμ(η') *ambigue* U: πεπαιδευμένα *ab Ald. edd.*: *aut* πεπαιδευμένη *aut* πεπαιδευμένην *adscr. Corn.* 12 αὐτοὺς *ab Ald. edd.* 13 τε] δὲ *a Chart edd.* κράτιστος *pro* κάλλιστος *Thuc. I 138, 3 codd.* 14 *quae post* εἰκαστής *de comm. memoriae Graecae decisa sunt, ex* H *conversa addidi*

hätte: Da die Natur von selbst alles, was nötig ist, richtig macht, so macht sie alles, wie einer, welcher ein Handwerk kann, wozu dieses Tun ein Beispiel ist. Was nach meiner Meinung bei dieser Stelle besonders Lob und Anerkennung unter den neueren von den Kommentatoren verdient, ist, wenn einer den alten Erklärern und den alten Handschriften folgte. Dioskurides aber verdient nach meiner Meinung Tadel und den Vorwurf der Torheit, weil er den Ausspruch geändert und seinen Sinn verdorben hat, so daß er folgendermaßen wurde: "Die Natur, wohlgebildet, tut, was sie tun muß, nach ihrem Belieben, nicht dadurch daß sie es gelernt und sich angeeignet hat." Diesen Ausspruch haben auch alle Neueren noch in anderer Weise geändert, so daß er so wird: "Die Natur wohlgebildet bei ihrem Tun, was sie tun muß." Das macht aber nichts aus, weil der Sinn derselbe bleibt. Auch andere haben den Wortlaut geändert, damit er klarer wird. Es ist aber nicht nötig, daß wir uns damit beschäftigen.

V 3 [V 1. V 314, 8—11 L.] Δάκρυα, ῥινῶν ὑγρότης, πταρμοί, ὠτὸς ῥύπος, στόματος cίαλον, ἀναγωγή, πνεύματος εἴcοδος, ἔξοδος, χάcμη, βήξ, λυγμὸς οὐ τοῦ αὐτοῦ παντάπαcι τρόπου.

Εἰc τὴν ἐξήγηcιν τῆcδε τῆc ῥήcεωc ὅcα δοκοίη μοι κάλλιcτ᾽ ἄν τιc εἰπεῖν ἐγὼ διεξελθὼν πρότερον οὕτω μεταβήcομαι πρὸc τοὺc ἐξηγηcαμένουc τὸ βιβλίον, ἅπανταc μὲν οἰομένουc ἀφωρίcθαι τῆc προγεγραμμένηc ῥήcεωc τὴν νῦν ἡμῖν προκειμένην ἐξηγουμένουc τε τὰc
288 λέξειc αὐτῆc ἁπά|cαc ὡc εἰc πρόγνωcιν cυμφερούcαc. ἐμοὶ δὲ φαίνεται τὸ προκείμενον ἐξ ἀρχῆc ἔτι καὶ νῦν διὰ ταύτηc ὅληc καταcκευάζειν ὁ Ἱπποκράτηc· προὔκειτο δὲ αὐτῷ δεῖξαι τὴν φύcιν πάντα ἐπὶ cωτηρίᾳ τοῦ ἀνθρώπου πράττουcαν. ἀρξάμενοc οὖν ἀπὸ τῶν ἔργων αὐτῆc, ὅcα κατὰ τὰ cώματα τῶν ζῴων ὑγιαινόντων ἐργάζεται, καὶ διελθὼν αὐτὰ κατὰ τὴν πρὸ ταύτηc ῥῆcιν, ἑξῆc ὅcα κατὰ τὰc νοcώδειc διαθέcειc ἢ κοινὰc ὑγιαινόντων καὶ νοcούντων cωμάτων ἐπὶ cωτηρίᾳ τοῦ ζῴου ποιεῖ, κατὰ τὸν ἐνεcτῶτα λόγον ἐδήλωcεν, ὧν ἕκαcτον ἐγὼ κατὰ μέροc προχειριζόμενοc ἐπιδείξω τινὰ μέν, ὡc ἔφην, ὄντα ἴδια νοcωδῶν διαθέcεων, ἔνια δὲ κοινὰ νοcοῦcί τε καὶ ὑγιαί-

26. 27 τὴν φύcιν πάντα ἐπὶ cωτηρίᾳ τοῦ ἀνθρ. πράττουcαν] *cf. p. 253, 19. 254, 28* 27—29 ἀρξάμενοc ... ἐργάζεται, καὶ διελθὼν αὐτὰ ... ῥῆcιν] *p. 259, 7 sqq.* 32 ὡc ἔφην] *modo v. 29/30*

17 cίαλον *ex Hipp. restituit Littré V 314*: cιάλου U *edd.* 18 λυγροὺc *fort. ex* λὺγξ *codd. Hipp. corruptum* U: λυγμὸc *e comm. p. 263, 25 huc transtulit Ald.* αὐτέου *Hipp.* 20 τήνδε U *edd.*: *correxi* δοκεῖ U *edd.*: *correxi* 22 ἀφορίcθαι U *Ald.*: *corr. Bas.* 22. 23 προγεμμς (ηc, suprascr.) *sic* U: *corr. Ald.* 24 αὐτοῖc U *edd.*: *corr. Corn.* cυμφερούcαc *sec.* H *dubitanter conieci*: διαφερούcαc U *edd. ut p. 165, 27* 29. 30 νοcώδουc U: *corr. Ald.* 33 ἴδια *post* διαθέcεων *transponi velim* 33 sq. *post* ὑγιαίνουcι *propter idem vocabulum repetitum exortam lacunam e vers. arab. supplevi,* und ich sage, daß die Tränen ein

νουcι. ⟨καὶ μέντοι τὰ δάκρυα κοινά λέγομεν, καὶ γὰρ ὑγιαίνουcι⟩ καὶ νοcοῦcι γίνεται, ποτὲ μὲν ἑπόμενα τῷ τρόπῳ τῆc κατὰ τοὺc ὀφθαλμοὺc νοcώδουc διαθέcεωc, ὥcπερ ὅταν φλεγμαίνωcι, ποτὲ δὲ τῆc φύcεωc ἀποκρινούcηc τὸ πλεονάζον ὑγρὸν ἢ γεννώcηc τὸ λεῖπον ἐν τοῖc κατ' αὐτοὺc ἀδέcιν. οὕτωc δὲ καὶ ἡ τῆc ῥινὸc ὑγρότηc ἐκκενουμένων δι' αὐτῆc τῶν κατὰ τὸν ἐγκέφα|λον ἀθροιζομένων πε- 239
ριττωμάτων γίνεται. καὶ οἱ πταρμοὶ δὲ φύcεωc μὲν ἔργον ὑπάρχουcιν ἀεί, γίνονται δὲ ἐπὶ νοcώδεcι διαθέcεcιν. ὀνομάζω δὲ νοcώδειc διαθέcειc οὐ μόνον ὅταν ἤδη νοcῶcιν, ἀλλὰ κἀπειδὰν ἄρχηταί τιc αὐτῶν cυνίcταcθαι. οἵα γὰρ ἐπ' ὀφθαλμῶν ἐcτιν ἡ τάραξιc ἰδίωc ὀνομαζομένη, φλεγμονῆc ἀρχή τιc οὖcα, τοιαῦται πολλαὶ νοcώδειc διαθέcειc ἀρχόμεναι cυνίcταcθαι λύονται τῆc φύcεωc ἐκκρινούcηc τοὺc γεννῶνταc αὐτὰc ἀτμούc τε καὶ χυμούc. εἴρηται δὲ περὶ πάντων τῶν τοιούτων ἐν ταῖc τῶν Cυμπτωμάτων αἰτίαιc. ἔνια μὲν γὰρ αὐτῶν °ἀεὶ ὑπὸ τῆc φύcεωc γίνεται, κωλυτικὰ δ' ἐcτὶ νοcωδῶν διαθέcεων ἤτοι γεννωμένων ἢ γεννᾶcθαι μελλουcῶν, ὥcπερ ἔνια τῶν ἤδη γεγεννημένων τε καὶ cυμπεπληρωμένων θεραπευτικά, καὶ τοῦτ' ἐcτὶ τὸ τοὺc ἐξηγητὰc ἀπατῆcαν, ὡc οὐκ εἴη νῦν ὁ λόγοc Ἱπποκράτουc περὶ τῶν τῆc φύcεωc ἔργων. ἀλλ' ἔν γε τοῖc τριcὶν ὑπομνήμαcιν ἐν οἷc διέρχομαι Περὶ τῶν ἐν τοῖc cυμπτώμαcιν αἰτίων, ἅπαc οὗτοc ὁ λόγοc ἐξείργαcταί μοι δεικνύντι τῆc φύcεωc ἐνεργούcηc γίνεcθαι τοιαῦτα πάντα | cυμπτώματα, 240
περὶ ὧν νῦν ὁ λόγοc ἐνέcτηκε. καὶ γὰρ ὁ τῶν ὤτων ῥύποc ὑπ' ἐκείνηc γίνεται καθαιρούcηc ἐγκεφάλου τὰ περιττώματα, καὶ ἡ βὴξ ἕνεκα τοῦ καθαρὰc ἐργάcαcθαι τὰc ὁδοὺc τῆc ἀναπνοῆc ἐδείχθη γινομένη, καθάπερ γε καὶ λυγμὸc καὶ χάcμη καὶ cκορδινιcμὸc ἐκκρίcεωc

7 πταρμοί] *de causis sternutationis cf. Gal. VII 172 sq. XVIII A 158 sq. K.* 10 ἡ τάραξιc ἰδίωc ὀνομαζομένη] *vid. Foës. Oec. Hipp. p. 611 s. v.* 13. 14 ἐν ταῖc τῶν Cυμπτωμάτων αἰτίαιc] *Gal. VII 85—272 K. generaliter* 17. 18 τὸ τοὺc ἐξηγητὰc ἀπατῆcαν κτέ.] *cf. p. 262, 21 sqq.* 19 ἔν γε τοῖc τριcὶν ὑπομνήμαcιν ...] *cf. ad v. 14* 22 ὁ τῶν ὤτων ῥύποc] *cf. infra p. 298, 12 sqq.* 23 ἡ βὴξ] *Gal. VII 174 sq. VIII 286. XI 501 K.* 25 λυγμὸc] *cf. Gal. VII 151. 217 K.* cκορδινιcμὸc] *cf. infra p. 267, 11 sqq. et Gal. in Epid. II 3, 1 (V 102, 17 L.) comm. in CMG V 10, 1 p. 259, 41 sqq. et Gal. XIX 139, 7 K.* cκορδινᾶcθαι· διατείνεcθαι καὶ μάλιcτα μετὰ χάcμηc. *Erot. Voc. Hippocrat. coll.* K 9· *p. 48, 15 Nachm.* κορδίνημα γράφεται καὶ cκορδίνημα· καρηβαρίαν δὲ cημαίνει παρὰ τὸ τὸ κάρα δινεῖcθαι, ὡc καὶ Ἀριcτοφάνηc ἐν Ἀχαρνεῦcιν (*v. 30* cκορδινῶμαι) *et vice versa l. l.* C *5 p. 77, 1 N.* cκορδίνημα κτέ.; *cf. Foës. Oec. Hipp. p. 574 s. v.* cκορδίνημα

gemeinsames Symptom sind, denn sie entstehen in den Körpern der Gesunden und der Kranken, und manchmal folgen sie der Natur *praebet* H: *quod merito statuerat detrimentum ante* ποτὲ μὲν *additis* τὰ δάκρυα *resarciebat Corn.*

2 τρόπῳ] πρώτῳ *ex errore Charterianae etiam Kuehn* 3 φλεγμαίνωcι (ου *supra* ω) *sic* U: -ουcι *frustra ab Ald. omnes edd.* 6 τ̃ (*i. e.* τὸν) *ante* κατὰ U: *corr. Ald.* 6. 7 περιττομάτων U: *corr. Ald.* 8 νοcώδουc U: *corr. Ald.* 10 οἷον U *edd.*: *correxi* 13 περὶ *ante* τῶν cυμπτ. *traditum coll. e. c. p. 267, 13 vel CMG V 9, 2 p. 294, 14. 15 Heeg traieci* περὶ *ante* πάντων *add. Ald.* 16 γεννομένων U *Ald.*: *corr. Bas.* 22 ἐνέcτηcε U *edd.*: *correxi* 24 τῆc *post* ἕνεκα U *Ald.*: *corr. Bas.* ἐργάζεcθαι *ex errore typographico Charterianae etiam Kuehn* 24. 25 γενομένη *ut p. 264, 7 scr. Kuehn* ὁ *ante* λυγμὸc *ab Ald. add. edd.* cκορδονιcμὸc *ut p. 265, 3* U: *correxi* ἐκκρί‖ U: ἐκκρίcειc *Ald.*: *corr. Corn. Bas.*

ἕνεκεν περιττωμάτων. ἔνια δὲ τῶν εἰρημένων κατὰ τὴν προκειμένην ῥῆςιν οὐδὲ ςυμπτώματα ὅλως ἐςτίν, ὥςπερ ἥ τε ἀναπνοὴ καὶ ἡ καθ' ὅλον τὸ ςῶμα διαπνοή. δεδήλωται δὲ ὑπ' αὐτοῦ περὶ μὲν τῆς ἀναπνοῆς, ἔνθα φηςίν· πνεύματος εἴςοδος, ἔξοδος, περὶ δὲ τῆς διαπνοῆς ἐφεξῆς, ἔνθα πάλιν ἔγραψε· "τροφῆς καὶ πνοῆς." ςιάλου δὲ γένεςις ἐν τῷ ςτόματι τῶν προνοητικῶς ὑπὸ τῆς φύςεώς ἐςτι γινομένων, ὥςπερ γε καὶ ἡ ἐκ θώρακός τε καὶ πνεύμονος ἀναγωγὴ τῶν πτυέλων. εἴρηται δὲ καὶ περὶ τούτων ἐν τῇ προκειμένῃ ῥήςει κατὰ τήνδε τὴν λέξιν· ςτόματος ςίαλον, ἀναγωγή. καὶ χρὴ τὸ μὲν ςτόματος ςίαλον ⟨αὐτὸ⟩ καθ' ἑαυτὸ προενέγκαςθαι, τὸ δ' ἀναγωγὴ μετ' αὐτὸ προςθέντας τὸ "πτυέλου", τάχα μὲν ἁμαρτηθέντος εὐθὺς ἐν
241 ἀρχῇ τοῦ πρώτου τῶν ἀντι|γράφων ὑπὸ τοῦ πρώτου βιβλιογράφου, τάχα δὲ αὐτοῦ τοῦ Ἱπποκράτους παραλιπόντος, ὡς ἂν ἑαυτῷ τινα ὑποτύπωςιν γράφοντος, οὐ πρὸς ἔκδοςιν ςύγγραμμα. τὸ δ' ἐπὶ τῇ τελευτῇ τῆς προκειμένης ῥήςεως γεγραμμένον οὐ τοῦ αὐτοῦ παντάπαςι τρόπου τοιόνδ' ἐςτί· "πάντα τὰ εἰρημένα πᾶςι τοῖς εἰρημένοις οὐ τοῦ αὐτοῦ τρόπου ἐςτίν." ὡς γὰρ ἐδείξαμεν, ἔνια μὲν ἐπὶ τῶν κατὰ φύςιν ἐχόντων μόνων γίνεται, τινὰ δὲ ἐπὶ μόνων τῶν νοςωδῶν διαθέςεων, ὥςπερ γ' αὖ πάλιν ἐπ' ἀμφοτέρων ἔνια καὶ τινὰ μὲν αὐτῶν μόνης τῆς φύςεώς ἐςτιν ἔργα, *** γραφόντων δὲ τήνδε τὴν λέξιν τῶν ἐξηγητῶν πολυειδῶς, ὀλίγον ὕςτερον αἱ γραφαὶ λεχθήςονται. νυνὶ δὲ πρότερον, ὅςον ἔθ' ὑπόλοιπόν ἐςτιν ὅλης τῆς ῥήςεως, ἐν ᾗ τὰ τῆς φύςεως ἔργα κατέλεξεν, ἐξηγήςομαι.

5 ἐφεξῆς] *p. 265, 2* 5. 6 ςιάλου γένεςις] *Gal. IV 647 K.* 11 τάχα μὲν ἁμαρτηθέντος κτλ.] *cf. CMG V 10, 2, 1 p. 7, 25 sqq. 133, 17 sqq. vel supra p. 113, 8. 20. 23 sqq.* 13. 14 ὡς ἂν ἑαυτῷ τινα ὑποτύπωςιν γράφοντος, οὐ πρὸς ἔκδοςιν ςυγγρ.] *cf. p. 5, 10. 27, 10. 11. 118, 24. 25* 17 ὡς γὰρ ἐδείξαμεν] *id quod p. 262, 31/32 promiserat, in sequentibus praestitit* 21 ὀλίγον ὕςτερον αἱ γραφαὶ λεχθήςονται] *quae Gal. ipse se de varia lectione horum lemmatum exsecuturum pollicitus est, verisimiliter medicus nescio quis de industria e memoria Byzantina huius commentarii sustulit, sed omissa servavit Hunainus (post p. 267, 20); de huius modi lacunis cf. Praef. p. XV*

2 ὥςπερ] ὡς γὰρ *ab Ald. edd., nisi quod* καὶ *pro* γὰρ *Kuehn*: γὰρ *del. Corn.* ἥ τε ἡ U *Ald.*: ἡ *inferius del. Corn. Bas.* 8 πτυάλων *ut v. 11* U *Ald.*: *corr. Bas.* 9 ῥῆςιν *ante* λέξιν *additum expunxit* U 9 ςτόματος ςιέλου (ςιάλου *corr. Ald.*) ἀναγωγή U: *ut in lemmate (p. 262, 17) concordans cum* H *corr. Littré V 314* *post* ἀναγωγή Was seine Worte "Speichel des Mundes" betrifft, so sind sie vollständig, daß es nicht nötig ist, zu ihrem Verständnis etwas hinzuzufügen; und was sein Wort "Heraufholen" betrifft, so ist es nötig, "dessen, was ausgespuckt wird" hinzuzufügen *versa exhibet* H 10 ςιέλου *cum Pall.* U: ςιάλου *ab Ald. edd.*: *corr. Littré* αὐτὸ *ante* καθ' ἑαυτὸ *intercidisse videtur; cf. p. 266, 5* προςενέγκαςθαι U: *corr. Kuehn* 11 τοῦ πτυάλου U: τὸ *correxi* ἡμαρτηθέντος U: *corr. Kuehn* 12 υιβλι[8]ογράφ8 *sic propter appellationem Byzantinam* β *litterae* U: *recte Ald.* 18 τοῦ *ante* κατὰ U *Ald.*: *corr. Bas.* 19 γ' *emendavi*: δ' U *edd.* ὑπαμφωτέρων *sic* U: ὑπ' ἀμφοτέρων *scr. Ald.*: *correxi* 20 *parvam lacunam statui*: *in interpr. arab. post* ἔργα und einige sind Symptome, die den krankhaften Zuständen anhängen. Diese Symptome erwähnt Hippokrates hier nicht, sondern er erwähnt nur diejenigen, welche Werke der Natur sind *addita praebet* H; *cf. p. 262, 27 sqq. 263, 18* 23 τῆς *ante* φύςεως *a Bas. om. edd.*

V 4 [V 1. V 314, 11—13 L.] Οὖρα καὶ ἄφοδος καὶ φύση °διττὴ καὶ τροφὴ καὶ πνοή, καὶ τοῖσι θήλεσι ⟨ἃ⟩ τούτοισι, καὶ κατὰ τὸ ἄλλο σῶμα ἱδρῶτες, κνησμοί, σκορδινισμοὶ καὶ ὅσα τοιαῦτα. |

Γράφουσι μὲν καὶ ταύτην τὴν λέξιν ἄλλος ἄλλως, ἀλλ' ἐγὼ καὶ 242 νῦν τὴν τοῖς πλείστοις ὁμολογουμένην γραφὴν ὅλῃ τε τῇ κατὰ τὴν ῥῆσιν διανοίᾳ συμφωνοῦσαν ἔν τε τοῖς ἀκριβέσι τῶν παλαιῶν ἀντιγράφων εὑρισκομένην εἱλόμην. ἔστι δ' ὁ νοῦς αὐτῆς τοιοῦτος· ὥσπερ ἐπὶ τῶν προειρημένων συμπτωμάτων ἔργα φύσεως αὐτοδιδάκτου διῆλθεν ἐπὶ σωτηρίᾳ τοῦ ζῴου γινόμενα, κατὰ τὸν αὐτὸν τρόπον καὶ νῦν οὔρου καὶ ἀφόδου καὶ φύσης διττῆς ἐμνημόνευσε καὶ τροφῆς καὶ διαπνοῆς καὶ τῶν τοῖς θήλεσι ζῴοις ὑπαρχόντων μόνοις, εἶτ' ἐφεξῆς ἱδρώτων τε καὶ κνησμῶν καὶ σκορδινισμῶν.

ἡ μὲν γὰρ τῶν οὔρων διάκρισις ἐὰν ἀναμνησθῇς ὅπως γίνεται, θαυμαστὴν ἐνδείξεταί σοι ⟨τῆς φύσεως⟩ πρόνοιαν εἰς τὰ ζῷα, τῆς τε τῶν νεφρῶν κατασκευῆς ἕνεκα καὶ τῆς τῶν οὐρητήρων ἐκφύσεως, ἣν ἐκ τῆς κοιλίας τῶν νεφρῶν ἴσχουσιν, ἔτι τε τῶν ἐπιθεμάτων, ἃ τοῖς εἰς τὴν κύστιν ἐμφυομένοις στόμασιν αὐτῶν ἐπίκειται, τοῦ τε μυός, ὃς ἀνὰ λόγον τῷ κατὰ τὴν ἕδραν σφιγκτῆρι περιβέβληται τῷ τραχήλῳ τῆς κύστεως, ἐπὶ τούτοις τε τῶν ἄλλων, ὅσα μικρότερα μέν ἐστι | τού- 243 των καὶ ἧττον θαυμαστά, τοσαύτην δ' ἔχοντα χρείαν εἰς τοὔργον, ὥστε, εἰ μὴ τὸν τρόπον τοῦτον ἅπαντα κατεσκεύαστο, μοχθηρῶς ἂν ἢ οὐδ' ὅλως ἐγίνετο τὰ περὶ τὴν τῶν οὔρων διάκρισίν τε καὶ κένωσιν.

ὡσαύτως δὲ καὶ τὰ κατὰ τὴν ἄφοδον, ὅπερ ἐστὶν ἀπόκρισιν τῶν περιττῶν τῆς τροφῆς, παρεσκευασμένα τῇ φύσει κατὰ τὴν τῶν

5.6 καὶ νῦν] *spectat ad talia qualia pronuntiavit p. 121,17 sq. vel 139,14 sqq.* 15 ἐνδείξεταί σοι ⟨τῆς φύσεως⟩ πρόνοιαν] *cf. Gal.* Π. χρείας μορ. *IV 6. V 5. 16. XV 5. III 273. 362. 405. 686. IV 237 sq. K. = I 200, 11 sqq. 265, 13 sqq. 296, 17 sqq. II 2, 14 sqq. 356, 19 sqq. Helmr.* 18 *sq.* τοῦ μυὸς ... κύστεως] *cf. Gal. XVIII B 998 K.* 24 ἄφοδον] *etiam* ἀφοδεύειν *explic. Foës. Oec. Hipp. p. 112 s. v.* ἄφοδος

1 οὖρα καὶ ἄφοδος H *Pall.; cf. v. 11 et p. 266, 12 sqq.*: οὔρου ἄφοδος *cum Hipp.* U *edd.* 1.2 und die beiden Arten der Winde, Nahrung und Atem *versa habet* H, *quibus nisus* καὶ φύση διττὴ καὶ τροφὴ καὶ πνοὴ *collatis quae reperiuntur in comm. v. 11. 12 scripsi*: καὶ φύσσης (φύσης *corr. Kuehn*) καὶ ταύτης τῆς ἑτέρης τροφῆς καὶ πνοῆς U, *ubi genetivos propter verbum quod est* ἐμνημόνευσε *(v. 11) irrepsisse suspicor*: *levidensibus exceptis eadem fere Hipp.; cf. Deichgr. Act. Acad. Berol. 1933, III, p. 53*[1] 2 ἃ *add.* H, *ex Hipp. Corn.* 3 ἄλλο] ὅλον τὸ σῶμα *Gal. in comm. p. 266, 23* σκορδονισμοὶ *ut p 263, 25* U: -δινισμοὶ *corr. Chart.*: *inter* σκορδινισμοὶ *et* κορδινισμοὶ *fluctuant codd. Hipp.* 4 καὶ *ante* ὅσα *om. Hipp.* 5 ἄλλοι U *edd.*: *correxi; cf. Wenk. 1928, p. 4 sq.* 9 αὐτὸ διδάκτου U: *corr. Ald.*: *in vers. arab.* Werke der Natur, die sie vollbringt, ohne sie gelernt zu haben (ἔργα φύσεως ἀδιδάκτου, *cf. p. 260, 2. 267, 16*) H 10 γενόμενα U *edd.*: *correxi* 11 φύσσης *ut p. 266, 12 al.* U: *corr. Kuehn* 13 σκορδονισμῶν *ut in lemmate (v. 3)* U *edd.*: *correxi* 14 μὲν *scripsi*: τε U *edd.* τῶν οὔρων *coll. v. 23 sec.* H *correxi*: δι' οὔρων U *edd.* 15 τῆς φύσεως *addidi; cf. p. 266, 1/2. 14/15. 267, 19*: πρόνοιαν ⟨αὐτῆς⟩ εἰς *commend. Deichgr.* 17 τῶν ἐπιθημάτων U *Ald.*: τῶν ἐπιθεμ. *Bas.*: τῶν *a Chart. om. edd.* 19 ἀνάλογον U *edd.*: *correxi sicuti p. 257, 2 et 260, 3* 23 ἐγένετο *falso Kuehn* 20 παρεσκευμένα U: *corr. Ald.*

τροφίμων ὀργάνων κατασκευὴν ἐνδείκνυται τὴν εἰς τὰ ζῷα πρόνοιάν τε καὶ σοφίαν αὐτῆς, ἃ cύμπαντ' ἔχεις ἐν τοῖς Περὶ χρείας μορίων εἰρημένα. νυνὶ δ' ἀρκεῖ τῶν κεφαλαίων ἀναμιμνήσκειν μόνον. ἔνιοι μὲν οὖν ἑκάτερον τῶν ἐν ἀρχῇ τῆς προκειμένης ῥήσεως γεγραμμένων ἀναγνόντες αὐτὸ καθ' ἑαυτὸ μόνον οὔρων αὐτὸν ἐνταῦθα καὶ ἀποπατημάτων μνημονεύειν φασίν. ἔνιοι δὲ συνάψαντες ἀμφότερα τὴν ἄφοδον τῶν οὔρων, ὅπερ ἐστὶ τὴν κένωσιν, ἐκ τῆς λέξεως δηλοῦσθαί φασιν, ὡς εἰ καὶ "οὔρου ἔκκρισιν" εἶπεν. οὗτοι τοίνυν ἐν ἀρχῇ τῆς ῥήσεως ἔγραψαν "κόπρου καὶ οὔρου ἄφοδος", ὡς ⟨εἰ⟩ καὶ οὕτως εἴρητο· "κόπρου καὶ οὔρου κένωσις".

244 ὥσπερ δὲ | τῆς τροφῆς περιττώματα θαυμαστὴν οἰκονομίαν ἔχει κατὰ τὴν διάκρισιν, οὕτω καὶ περὶ τὴν τῆς φύσης ἀπόκρισιν ἑκατέρας, τῆς τε κατὰ τὸ ἀπευθυσμένον ἔντερον καὶ τῆς διὰ τοῦ στομάχου γινομένης, ἣν ἐρυγὴν ὀνομάζουσιν, τῆς φύσεως ἐμφαίνεταί τις πρόνοια, πρὸς ἔκκρισιν ἑκατέρας τῆς φύσης ὁρμώντων τῶν ὀργάνων, ἐν οἷς ἀθροίζονται. φαίνονται ⟨γὰρ ἑκατέρως⟩ ἐκκρινόμεναι, κἂν ὑπνοῦντες τύχωσιν οἱ ἔχοντες αὐτὰς κἂν ἐν καταφορᾷ καὶ καταλήψει καὶ ληθάργῳ καὶ κάρῳ καὶ παραφροσύνῃ καὶ βαθεῖ κώματι.

παραπλησίως δ' ἂν εὕροις τέχνην τῆς φύσεως, εἰ μάθοις, ὅσα περί τε τὴν τῆς τροφῆς οἰκονομίαν καὶ τοῦ πνεύματος ἐργάζεται, καὶ τούτων ἔτι μᾶλλον θαυμάσεις, εἰ γνοίης ὅσα τοῖς θήλεσιν ἕνεκα τῆς κυήσεως ἐτεχνήσατο.

παραπλήσια δὲ αὐτοῖς ἐστι καὶ τὰ καθ' ὅλον τὸ σῶμα περί τε τὴν τῶν ἱδρώτων ἔκκρισιν καὶ κνησμοὺς καὶ σκορδινισμούς. ὀνομάζουσιν μὲν οὖν κνησμὸν τὴν διὰ τῶν ὀνύχων ἐπιβολήν τε καὶ κίνησιν, ἣν ἐπὶ τῶν ὀδαξουμένων μορίων ποιεῖται τὰ ζῷα, φύσει καὶ

2 ἐν τοῖς Περὶ χρείας μορίων] *de naturae variis ad excrementa evacuanda apparatibus cf. l. IX 1. II 2, 14 sqq. Helmr. III 686 K.* 12. 13 φύσης τῆς κατὰ τὸ ἀπευθυσμένον ἔντερον] *Gal. III 334. 392 K.; item eius in Hipp. Progn. 11 (II 138, 6 L.) comm. II 24 CMG V 9, 2 p. 278, 12 sqq. Heeg* 14 ἐρυγὴν] *cf. supra p. 99, 12 sqq. et Gal. VII 76. 240 K.* 19 εἰ μάθοις ὅσα περὶ τὴν τῆς τροφῆς οἰκονομίαν ἐργάζεται (ἡ φύσις)] *huc pertinent cum genuina Gal. scripta tum spuria in Hipp.* Περὶ τροφῆς *comm. XV 224—417 K.* 20 τοῦ πνεύματος] *de actione septi transversi et musculorum thoracis in respiratione cf. Gal. III 289 sq. 314. IV 443. 466 sq. K.* 21. 22 ἕνεκα τῆς κυήσεως] *cf. e. c. Gal. IV 147. 188 K.* 23 τὰ καθ' ὅλον τὸ σῶμα . . .] *cf. Hipp. Progn. 6 (II 124 L. I 83, 11 Kw.)* ἱδρῶτες διὰ παντὸς τοῦ σώματος γεν. *in Gal. comm. tractantur CMG V 9, 2 p. 241/42 Heeg; de locutione quae est* ἵδρωσε δι' ὅλου *Hipp. frequentata cf. e. c. CMG V 10, 1 p. 131, 1 vel 10, 2, 1 p. 56, 29*

3 ἔνιοι — 10 κένωσις *om.* H 5 οὔρων ἄφοδος *falso Corn.* 9. 10 ὡς καὶ οὕτως — καὶ οὔρου *iter.* U: *corr. Ald., sed* εἰ *post* ὡς *add. demum Chart.* 14 τῆς *scripsi*: ἥτις U *edd.*: *del. Corn.* 15 τῆς φύσεως *i. t.*, ꝭ ꝭ φυ *eadem manu i. m.* U: τῆς φύσσης *ex Ald. ceterae edd. excepta Kuehniana* ὁρμόντων U *Ald.*: *corr. Bas.* 16 ἀθροίζονται *ex* ἀθρίζ. *corr. ipse* U *post.* ἀθροίζονται diese Winde, und ihr Ausstoßen erfolgt auf beide Arten, denn wir finden sie auch ausstoßen *versa habet* H, *unde supplevi*: γὰρ *post* φαίνονται *cum Crasso interprete addiderat iam Corn.* 23 παραπλησιˢ' (*i. e.* -σίως) *i. t.*, πλήσια *i. m. corr. ipse* U: παραπλήσια *ab Ald. edd.* αὐτῆς U: *corr. Ald.*

τούτου πᾶϲιν ὑπάρχοντοϲ αὐτοῖϲ. ἐθεάϲα|ϲθε οὖν καὶ πρῴην, ἡνίκα 245
τὴν αἶγα ζῶϲαν ἀνετέμνομεν ἐγκύμονα οὖϲαν, τὸ καταδεδεμένηϲ αὐτῆϲ ἐξαιρεθὲν ἔμβρυον ὅπωϲ ἐπὶ τὴν γῆν κατατεθὲν πρῶτον ἐπὶ τῶν τεττάρων ποδῶν βαδίζειν ἐπεχείρηϲεν, οὐδενὸϲ αὐτὸ διδάξαντοϲ ἕνεκα βαδίϲεωϲ ὑποτεθεῖϲθαι ταῦτα τὰ μόρια, καὶ μικρὸν ὕϲτερον ἀποϲειϲάμενον τὴν περικειμένην ἔξωθεν ἑαυτῷ περιττὴν κατὰ τοῦ δέρματοϲ ὑγρότητα καὶ μετ' ὀλίγον αὖθιϲ ἑνὶ τῶν ποδῶν τὰϲ πλευρὰϲ κ ν η ϲ ά μ ε ν ο ν, ἐφ' ᾧ καὶ πάντεϲ οἱ παρόντεϲ ἀνεκράγετε, πρῶτον μὲν ὅτι τὴν ἴαϲιν εὗρεν αὐτὸ τοῦ ϲυμπτώματοϲ ἄνευ τοῦ διδαχθῆναι, δεύτερον δὲ ὅτι διὰ τοῦδε τοῦ μορίου δύναται μόνου γενέϲθαι, καὶ τρίτον ὅτι κατὰ τόνδε τὸν τρόπον. ὁ δὲ ϲ κ ο ρ δ ι ν ι ϲ μ ὸ ϲ τοιοῦτον μέν ἐϲτι ϲύμπτωμα κατὰ πάνταϲ οἶμαι τοὺϲ μῦϲ, οἷόνπερ ἐπὶ τῆϲ χάϲμηϲ γίνεται μόνοιϲ τοῖϲ περὶ τὴν κάτω γένυν, ἐδείχθη δ' ἐν ταῖϲ τῶν Συμπτωμάτων αἰτίαιϲ, εἴ τί γε μέμνηϲθε, καὶ τοῦτο κενώϲεωϲ ἕνεκα τῶν ἐν τοῖϲ μυϲὶν ἀτμωδῶν περιττωμάτων ὑπὸ τῆϲ φύϲεωϲ γινόμενον. ὁρᾶται
δὲ ἀδιδάκτωϲ αὐτὸ καὶ τὰ βρέφη καὶ τὰ ἄλλα ζῷα | ποιοῦντα. ταῦτ' 246
οὖν ἅπαντα καὶ ὅϲα ϲὺν αὐτοῖϲ εἴπομεν, ὥϲπερ καὶ τὸ ἀποϲείϲαϲθαι τὴν ὑγρότητα μικρὸν ἔμπροϲθεν ἐπὶ τοῦ κατὰ τὴν ἀνατομίαν ἐρίφου λέλεκται, θαυμαϲτήν τινα τῆϲ φύϲεωϲ ἐνδείκνυται πρόνοιαν εἰϲ τὰ ζῷα, καθ' ἣν ὑγιαίνοντά τε φυλάττεται καὶ νοϲοῦντα θεραπεύεται.

Von den anderen Kommentatoren dieser Schrift weiß ich keinen, der den Text des ganzen vorangehenden Ausspruchs so auffaßte, daß alles, was in ihm gesagt ist, Werke der Natur seien und daß dies allen gemeinsam sei und sich auf alle beziehe. Doch erklären auch einige den ersten Teil dieses Ausspruchs in der Weise, wie ich ihn erklärt habe, nämlich für sich allein. Andere erklären diesen ersten Teil noch anders. Zuerst will ich nun diejenigen anführen, welche diesen Ausspruch nach meiner Weise erklärt haben. Diese machen den Ausspruch des H i p p o k r a t e s: "Die Tränen, die Feuchtigkeit der Nase, der Durst, der Schmutz in den Ohren" zum Anfang eines eigenen Ausspruchs und sehen darin die Absicht des H i p p o k r a t e s, damit auf die Zustände hinzuweisen, welche im Körper aufgetreten sind oder noch auftreten werden. Ich würde jede Angabe, die er gemacht hat, hier für sich behandeln, wenn ich nicht schon alle Punkte früher erklärt hätte: das eine in meinem Kommentar zu dem Buch

13. 14 ἐν ταῖϲ τῶν Συμπτωμάτων αἰτίαιϲ] *Gal. VII 85—272 K.* 18 μικρὸν ἔμπροϲθεν] *v. 6/7* 21 sqq. *additam. arab. scriptor rationem habet eorum quae promisit paulo ante (p. 264, 20. 21)* 23 Werke der Natur] *cf. p. 265, 9* 29 den Ausspruch des Hippokrates "Die Tränen..."] *supra 5, 1 (V 314, 8. 9 L.); cf. p. 262, 16 sqq.*

2 ἀνατέμνομεν U: *corr. Chart.* 4 ἐπεχείρηϲαν *compend.* U: *corr. Ald.* αὐτῷ U: *corr. Ald.* 7 τὴν in τὰϲ *corr. ipse* U 11 ϲκορδονιϲμὸϲ U: *ut p. 265, 13. 266, 24 correxi* 13. 14 ἐν τοῖϲ τ. ϲ. αἰτῖ (*i. e.* αἰτίαιϲ) U: ταῖϲ *corr. Chart.: libri tit. consuetum restituere supersedi; cf. CMG V 9, 1 p. 163, 18 Helmr. V 9, 2 p. 125, 15 Diels. p. 294, 14 Heeg* 19 θαυμαϲτιν *sic* U: *corr. Ald.* 20 *post* θεραπεύεται *quae praetermisit* U *in linguam germanicam conversa ex* H *addidi*

der Prognose, anderes in dem Kommentar zu dem Prorrhetikon. und anderes in meinem Kommentar zu dem Buch der Säfte. Einiges habe ich auch in meinem Kommentar zu den Aphorismen und in dem Kommentar zu einzelnen Teilen der Epidemien erläutert. In den genannten Büchern habe ich gezeigt, worauf die Tränen und die Feuchtigkeit der Nase und der Durst hinweisen. Alles, was er nachher noch anführt, habe ich auch in den Kommentaren zu den eben genannten Schriften des Hippokrates erklärt.

Einige, die diesen Ausspruch so erklären, daß sie den ersten Teil für sich nehmen und von dem zweiten Teil trennen, wollen diesen Ausspruch mit den Worten des Lemmas am Anfang dieser Ausführungen verbinden, wo er sagte: "Zeichen des Todes", und jede einzelne Angabe zu einem Zeichen des Todes machen, obwohl einige von ihnen nicht zu den Anzeichen des Todes gehören. Dies ist aber weit ab davon, zu genügen und zu befriedigen. Andere dagegen sind mit der Verbindung des Inhaltes dieses Ausspruches mit den Worten des früheren Lemmas "Zeichen des Todes" nicht einverstanden. Denn es wäre unverständlich, wie einer anfangen könnte, die Zeichen des Todes aufzuzählen, und dann weit hinterher noch einmal eine Aufzählung folgen ließe, nachdem das Prädikat weit vorangegangen sei, daß er also zum Früheren zurückkehre und alles überspringe, was zwischen den beiden Teilen liegt. Doch die Kommentatoren haben derartiges nicht nur hier gemacht, sondern auch an vielen anderen Stellen sind sie in ähnlicher Weise vorgegangen. Ich verlasse jetzt diese Erklärer, die nur häßliches Geschwätz vorbringen.

Ich kehre jetzt zu dem ersten Teil zurück und sage: Auch die anderen Erklärer haben diesen Ausspruch unrichtig behandelt, weil sie sagen, daß Hippokrates mit dem Anfang nicht die Natur meine, welche die Körper heile, sondern in dem gesamten Ausspruch die Natur der Krankheiten behandle, wie ihre Zustände seien und wie die Ärzte sie auf dem Wege der Anzeichen erkennen könnten. Denn sie lesen den Anfang dieser Worte, indem sie den Sinn ändern, so daß er folgendermaßen wird: "Die Natur der Krankheiten läßt die Ärzte die Heilung finden durch ihre Mittel, nicht vom Denken aus, wie das Zwinkern der Augen, und auch die Zunge hilft mit" und das

4. 5 in den genannten Büchern . . .] *de lacrimis involuntariis vid. eos locos quos ex Prognostico, Aphorismis, Epidemiarum l. I supra congessimus ad p. 41, 11 sqq.* 5. 6 die Feuchtigkeit der Nase] κόρυζαι καὶ πταρμοὶ *tractantur in comm. in Progn. 14 (II 146, 6 L.) CMG V 9, 2 p. 299 sq. Heeg; cf. etiam supra p. 263, 7* 6 der Durst] *nescio an Gal. sui in Prorrh. comm. CMG V 9, 2 p. 58 sq. et 72 Diels meminerit* 7 in den Kommentaren zu den eben genannten Schriften] *Gal. in Prognost. commentaria III extant CMG V 9, 2 p. 195—378 Heeg, in Prorrheticum ibid. p. 1—178 Diels, in Epid. l. I CMG V 10, 1 p. 1—151, l. II ibid. p. 153—410 Pfaff, l. III ibid. 10, 2, 1 p. 1—187, denique in Aph. XVII B 345—XVIII A 195 K.; de spuriis in l. De humoribus comm. cf. ad p. 65, 26* 12 wo er sagte "Zeichen des Todes"] *supra 4, 22 (V 312, 14 L.); cf. p. 248, 11*

übrige, was diesem folgt. Sie wollen damit, daß man diese Worte in folgendem Sinne verstehe: Die Ärzte finden und erschließen die Heilung auf den Wegen der Natur der Krankheiten, und sie sagen, mit den "Mitteln" meine er die Wege und Regeln, nach denen man Schlüsse ziehe. Man erkenne also die Naturen der Krankheiten aus den Dingen, welche im Körper auftreten, und zwar aus denjenigen, welche einen natürlichen, und aus denjenigen, welche einen naturwidrigen Verlauf nehmen. Sie sagen, daß er "das Zwinkern der Augen und die Hilfe der Zunge" nur als Beispiel zur Verdeutlichung dessen anführe, was im Körper vorgeht und auf natürliche Weise verläuft, und daß seine Worte: "Diese Werke sind von der Natur, welche unsere Körper aus eigenem Antrieb, nicht weil sie es gelernt hat, heilt" nur Worte seien, die auf diesen Gegenstand hinweisen und nicht zu ihm gehören. Sie sagen, er meine mit dem Ausdruck "aus eigenem Antrieb" von Natur eingeprägt, ohne daß sie es gelernt hat. Dann zählen sie die Symptome auf, durch die die Naturen der Krankheiten erkannt werden, so daß sein Wort am Anfang "die Natur", wo er sagt: "die Natur der Krankheiten" nicht denselben Sinn hat wie da, wo er sagt: "Die Natur tut, was sie tun muß, aus eigenem Antrieb, nicht aus Brauch." Die einen widersprechen aber den andern bei der Aufzählung der Symptome nicht nur in der Erklärung dessen, was er nach den alten Handschriften aufgezählt hat, sondern auch darin, daß die einen etwas wegnehmen, während die anderen etwas hinzufügen oder vertauschen.

Manche erklären sie noch schlechter und häßlicher, wie es diejenigen tun, die den Schmutz auf den Mund bezogen. Denn einige sagen, daß das Wort "der Schmutz", da es zwischen "den Ohren" und "dem Mund" stehe, sich auf beides beziehe, und sie gebrauchen die Art der Stellung, die man die "gemeinsame" nennt, und der Schmutz der Ohren zeige, wenn er süß sei, den Tod, und wenn er bitter sei, die Gesundung und das Leben an. Mit dem Schmutz des Mundes meine er nämlich die Bläschen, welche auf der Zunge auftreten und brennen, ähnlich dem, was sich beim Kochen des Wassers bildet, und diese zeigen heftiges, heißes und brennendes Fieber an.

Einige haben nach der Aufzählung der Symptome, da wo er "den Husten, den Schlucken" erwähnte, eine Beifügung gemacht und haben das Folgende damit in dieser Weise verbunden: "Man darf dieses durchaus nicht behandeln." Andere schreiben die Beifügung mit dem folgenden Text: "Man muß alles dieses unbedingt auf ein und dieselbe Weise behandeln." Diese Lesarten erklären sie weitab von dem, was genügt und befriedigt. Die Erklärung vieler Ausdrücke

17 sein Wort am Anfang] *nempe 5, 1 (V 314, 5 L.); cf. p. 253, 4* 19 da, wo er sagt: ...] *v. 7. 8* ἡ φύσις ... τὰ δέοντα ποιέει *(p. 259, 9. 10)* 27 das Wort "Schmutz"] *p. 262, 17* 29 die Stellung, die man die gemeinsame nennt] *de collocatione verborum quae vocatur* ἀπὸ κοινοῦ *cf. supra p. 113, 22 sqq.* 36 „den Husten, den Schlucken"] *p. 262, 18*

in diesem Ausspruch zeigt, daß sie ihn nicht richtig behandeln, und daß sie die Unwahrheit sagen, wenn sie behaupten, daß Hippokrates mit diesem Ausspruche nur Anweisungen für die Ärzte zum Zwecke der Erkennung von Krankheiten und zu deren Prognose geben wollte. Er beabsichtige nicht in diesem Ausspruch die Werke der Natur anzugeben, welche die Körper von dem heilen, was sich in den kranken und den gesunden Körpern zeigt, und welche einen großen Nutzen für die Körper der Lebewesen anzeigen. Hiermit soll nun Schluß sein! Denn wenn ich alles, was diese sagen, anführen und ihre Fehler aufdecken wollte, so würde meine Auseinandersetzung zu lang werden. Ich schließe deshalb hier meine Erklärung, nachdem ich noch hinzugefügt habe, daß diejenigen, welche meine Erklärungen zu den früheren Stellen dieses Buches gelesen und sie mit ihrer Hilfe verstanden haben, es zurückweisen werden, daß ich die schlechten Erklärungen derjenigen, die diese Stelle anders als ich erklärt haben, alle anführe, zumal wenn die vorangegangenen Erläuterungen dieser Stelle nahe stehen.

V 5 [V 2. V 314, 14. 15 L.] Ἀνθρώπου ψυχὴ αἰεὶ φύεται ἄχρι θανάτου. ἢν δ' ἐκπυρωθῇ, ἅμα τῇ νούσῳ καὶ ἡ ψυχὴ ⟨καὶ⟩ τὸ σῶμα φέρβεται.

Μαντείας δεῖ μᾶλλον ἤ τινος μεθόδου, καθ' ἣν εὑρήσει τις, ὅ τί ποτε σημαίνειν βουληθεὶς ἔγραψε τὸ φύεται. δύναται μὲν γὰρ ἀκούεσθαι καὶ ⟨ἀντὶ⟩ τοῦ "γεννᾶται", καθάπερ ὁ Ἀσκληπιάδης ὕστερον ὑπέλαβε, δύναται δὲ καὶ ⟨ἀντὶ⟩ τοῦ "αὐξάνεται", δύναται δ', ὥσπερ τινὲς ἤκουσαν, ἀντὶ τοῦ "διασῴζεται", τροφῇ καὶ ἀναπνοῇ χρωμένων ἡμῶν· ὅσοι γὰρ οἴονται τὴν ψυχὴν εἶναι πνεῦμα, διασῴζεσθαι λέγουσιν
247 αὐτὴν | ἔκ τε τῆς ἀναθυμιάσεως τοῦ αἵματος καὶ τοῦ κατὰ τὴν εἰσπνοὴν ⟨ἀέρος⟩ ἑλκομένου διὰ τῆς τραχείας ἀρτηρίας εἴσω τοῦ σώματος. οὐκ ἄδηλον δ' ἐστὶ καὶ ὡς οὐδὲν ὧν εἶπον ἀποφήνασθαι δυνατὸν ἡμῖν ἐστι διατεινομένοις, ὡς ἀληθὲς εἴη, μὴ πρότερον οὐσίαν ψυχῆς ἀκριβῶς ἐξευροῦσιν. εἰ μὲν οὖν, ὥσπερ ἐν τῷ Περὶ ἑβδομάδων ὁ

20 φέρβεται] *explic. Gal. gloss. Hipp. XIX 150 K.* βιβρώσκει, καταναλίσκει 23 Ἀσκληπιάδης] *cf. de hoc medico Bithyno CMG V 10, 2, 1 p. 16, 15; qui selectos in libros Hippocrateos sicut Bacchius commentaria composuisse dicitur Gal. XVIII B 631 K.* 26 ὅσοι γὰρ οἴονται τὴν ψυχὴν εἶναι πνεῦμα] *Stoici substantiam animae spiritum innatum dicunt sec. Gal. XI 731 K. vel ex certa quadam aëris ignisque temperie conflatam IV 783/84 K.* 31 *et p. 273, 8* ἐν τῷ Περὶ ἑβδομάδων] *De septemmadis 10—13 (VIII 638—640. IX 439 L.); cf. etiam CMG XI 2, 1 [Galeni] in Hipp. De septimanis ed. G. Bergsträsser p. 101 sqq.*

18 αἰεὶ *om. Hipp.*: ἀεὶ *mut. Ald.* 19 ἢν δὲ ἐκπυρωθῇ *sec.* H *seorsum dedi* 20 καὶ *ante* τὸ *cum Pall. add.* H: *om. Hipp.* U; *de* καὶ *neglegendo cf. Deichgr. Act. Acad. Berol. 1933, III, 53*[4] φαίρηται U: φέρεται *Ald. et i. t. Bas.*: φέρβεται *ex Hipp. corr. Corn. et i. m. Bas., ut* simul cum morbo et animi corpus depascitur *verterat Crassus; cf. p. 272, 16* 23 et 24 ⟨ἀντὶ⟩ τοῦ (*cf. v. 25 vel p. 280, 8) scripsi: utroque loco solum* τὸ U *edd.* 28 ἀέρος *ex* H *addidi*

γράψας τὸ βιβλίον ἐκεῖνο σαφῶς ἀπεφήνατο περὶ ψυχῆς οὐσίας,
οὕτως καὶ κατ' ἄλλο τι τῶν ὁμολογουμένων γνησίων Ἱπποκράτους
συγγραμμάτων ἦν εἰρημένον, εἶχον ἄν τι κἀγὼ λέγειν περὶ τοῦ φύε-
ται ῥήματος. ἐπεὶ δ' οὐδαμόθι τῶν γνησίων βιβλίων Ἱπποκράτης
ἀπεφήνατο σαφῶς ***, ὅ τί ποτε σημαίνει τὸ φύεται ῥῆμα. πρὸς δὲ
τῷ τοῦτ' ἀγνοεῖν οὐδ' αὐτὸς ἐμαυτὸν πέπεικα ψυχῆς οὐσίαν ἐπίστα-
σθαι βεβαίως. ὅτι μὲν γὰρ ὁ ἐγκέφαλος αἰσθήσεώς τε καὶ κινήσεως τῆς
καθ' ὁρμὴν ἡγεμών ἐστι τοῖς τοῦ ζῴου μορίοις ἅπασιν, ἐν τοῖς Περὶ
τῶν Ἱπποκράτους καὶ Πλάτωνος δογμάτων ἀποδέδειγμαι. πέπεισμαι
⟨δὲ⟩ καὶ πρός γε τούτῳ τὸ κατὰ τὰς κοιλίας αὐτοῦ | πνεῦμα πρῶτόν 248
τι τῶν ὀργάνων εἶναι τῶν ψυχικῶν, ὅπερ ἦν μοι προπετέστερον ἀπο-
φηναμένῳ ψυχῆς οὐσίαν εἰπεῖν. εἴτε δὲ ἡ ὅλη τοῦ ἐγκεφάλου φύσις
ἐκ τῆς τῶν τεττάρων στοιχείων κράσεως εἰς τοιαύτην ⟨τῆς⟩ οὐσίας
ἦλθεν [ἢ] ἰδιότητα, καθ' ἣν αἰσθήσεώς τε καὶ κινήσεως τῆς καθ' ὁρμὴν
ἀρχηγὸς ἔσται τῷ ζῴῳ καὶ δηλονότι ⟨καὶ φαντασίας⟩ καὶ μνήμης τε
καὶ νοήσεως, εἴτε τις ἄλλη δύναμις ἀσώματος ὑπὸ τοῦ δημιουργήσαντος
ἡμᾶς ἐνδεῖταί τε τῷ ἐγκεφάλῳ καὶ χωρίζεται πάλιν ἀποθνῃσκόντων,
οὐδεμίαν ἔχω ἀπόδειξιν βεβαίαν, ἀλλὰ καὶ τοὺς ἀποφηναμένους περὶ
τούτων ἡγοῦμαι πλεονεκτεῖν ἐμοῦ προπετείᾳ μᾶλλον ἢ σοφίᾳ. καὶ
μέντοι καὶ περιττὸν εἶναι νομίζω τοῖς ἰατροῖς ἐπίστασθαι ψυχῆς
οὐσίαν. ἀρκεῖ γὰρ γινώσκεσθαι τοῖς τὴν ἰατρικὴν τέχνην λογικῶς
μεταχειριζομένοις, ὡς, ἡ κατὰ φύσιν κρᾶσις αὐτοῦ τοῦ ἐγκεφάλου
καὶ τοῦ κατὰ τὰς κοιλίας αὐτοῦ πνεύματος ἄχρι περ ἂν διασῴζηται,
ζῆν δυνάμενον τὸ ζῷον. ἐὰν δὲ ἤτοι τὸ κατὰ τὰς κοιλίας πνεῦμα
διαφθαρῇ παντάπασιν ἢ τῆς κατὰ φύσιν κρά|σεως ἐπὶ πλεῖστον ἐκ- 249
τραπῇ, μετὰ τῆς κατὰ τὸν ἐγκέφαλον ⟨οὐσίας ἀναγκαῖον αὐτῇ ἡ ψυχι-

8 sqq. ἐν τοῖς Περὶ τῶν Ἱπποκράτους καὶ Πλάτωνος δογμάτων] *universe l. II, ut e. c. V 261 sqq. 267 sqq. K. p. 224. 230 sqq. Müll.* 10. 11 πνεῦμα πρῶτόν τι τῶν ὀργάνων ψυχικῶν] *cf. Gal. IV 501 sq. V 606 sqq. 608, 3 K. p. 603 sqq. 605, 1 Müll.;* Π. χρείας μορ. *VIII 6, 10. I 465, 10 sqq. 481, 6 sqq. Helmr. III 642. 663 K. VIII 233. X 839 K.* 20 *sq.* περιττὸν τοῖς ἰατροῖς ἐπίστασθαι ψυχῆς οὐσίαν] *cf. Gal. IV 764 K.*

2 ἱππ^{ο} ^{ει} U: *corr. Ald.* 5 *post* σαφῶς *elucet pauca deesse, ad quem defectum reparandum sufficere videntur quae sic versa* über die Substanz der Seele, so muß ich sagen, daß ich zu keiner richtigen Kenntnis komme (περὶ τῆς οὐσίας τῆς ψυχῆς, οὐκ εἰς ὀρθὴν ἐπιστήμην ἀφικνεῖσθαί με προσομολογητέον) *add.* H 6 τῷ] τὸ *falso ab Ald. edd.* 10 δὲ *addidi.* 13. 14 zu einer solchen Eigentümlichkeit der Substanz *versa habet* H, *ex quibus* τῆς *addidi,* οὐσίας *emendavi,* ἢ *delevi;* ἰδιότητα *corr. Corn.*: εἰς τοιαύτην οὐσίαν ἦλθεν ἢ ἰδιότητος U *edd.* 14 κνήσεως *per errorem Charterianae etiam Kuehn* 15 καὶ φαντασίας (und der Einbildungskraft) *ante* καὶ μνήμης *ex* H *recepi* 17 ἐνδεῖται U: ἐνθεῖται *sec. Ald. edd. ceterae, praeterquam quod* ἐντέθειται *scr. Kuehn* 18 οὐδ. ἔχω ἀπόδειξιν βεβ.] *propter hiatum* οὐδ. ἔχω βεβαίαν ἀπόδ. *traiecerim* περὶ U: *compendio parum intellecto* τὲ *Ald. Bas.*: τὶ *coni. Corn. Chart.* 19 πλεονεκεῖν U: *corr. Ald.* 22 τοῦ *ante* κατὰ *om. Chart. et Kuehn* 26 *ex interpret. arab. supplevi, post* κατὰ τὸν ἐγκέφαλον *add.* mit der Substanz, so ist unbedingt notwendig, daß diesem entweder seelische Krankheit oder Tod folgt H: mortem necessario sequi *interpr. Crassus, quocum consentiens* ἀναγκαῖον θάνατον ἀκολουθῆναι (*sic*) *ad* ἀκολουθῆναι *Ald. lectionem adnot. Corn.*

κὴν νόσον ἢ θάνατον⟩ ἀκολουθῆσαι. ταῦτα γὰρ γινώσκων ὁ ἰατρὸς τῆς τ' εὐκρασίας αὐτῶν καὶ τῆς ὑπάρξεως προνοήσεται ⟨τοῦ πνεύματος⟩ ἀεὶ κατὰ τὰς εἰρημένας μεθόδους ὑφ' ἡμῶν ἔν τε τοῖς Ὑγιεινοῖς καὶ τοῖς Θεραπευτικοῖς ὑπομνήμασιν, ἃς ἔδειξα πάσας Ἱπποκράτην πρῶτον εὑρηκότα. διὰ τοῦτ' οὖν οὐδὲ γνησίαν νομίζω τὴν προκειμένην ῥῆσιν εἶναι, παρεγγεγράφθαι δ' ὑπό τινος ὥσπερ καὶ ἄλλας οὐκ ὀλίγας, ἴσως δὲ καὶ τὸν υἱὸν αὐτοῦ Θεσσαλόν, ⟨ὃν⟩ ἀθροῖσαί φασι τὰς ὑπογραφὰς τοῦ πατρὸς εὑρόντα γεγραμμένας ἐν χάρταις τε καὶ διφθέραις καὶ δέλτοις, καὶ τοιαύτας τινὰς παρεντεθεικέναι ῥήσεις.

τῶν μέντοι γραψάντων ὑπομνήματα τοῦ προκειμένου βιβλίου τινὲς ἀντὶ τοῦ βελτίων γίνεται τὸ φύεταί φασιν εἰρῆσθαι. γίνεσθαι δ' αὐτὴν ἐν τῷ χρόνῳ βελτίονα νομίζουσι τοῖς προνοουμένοις ἐπιστήμης τε καὶ σοφίας, ἀλλ' οὔτε ἰατρικὸς ὁ λόγος οὔθ' ὁμολογῶν τοῖς ἐπιφερομένοις. ὅτι γὰρ ἐπὶ τῆς οὐσίας αὐτῆς εἴρηται τὸ φύεται, δῆλον ἐκ 250 τοῦ φάναι· ἣν δ' ἐκ|πυρωθῇ, ἅμα τῇ νούσῳ καὶ ἡ ψυχὴ ⟨καὶ⟩ τὸ σῶμα φέρβεται. καὶ δόξειε δ' ἂν ἐνδείκνυσθαι τὸ ἐκπυρωθῇ ῥῆμα τὴν οὐσίαν τῆς ψυχῆς ἡγεῖσθαι τὸν Ἱπποκράτην τὸ ἔμφυτον εἶναι θερμόν, ὃ καὶ τῶν φυσικῶν ἔργων αἰτιᾶται πολλαχόθι. μέγιστον δ' ἐνταῦθα κινεῖται δόγμα διαπεφωνημένον καὶ αὐτοῖς τοῖς φιλοσόφοις. ἔνιοι μὲν ἡγοῦνται μίαν οὐσίαν εἶναι ψυχῆς τε καὶ φύσεως, οἱ μὲν ἐν τῷ πνεύματι τιθέμενοι τὴν ὕπαρξιν αὐτῶν, οἱ δ' ἐν τῇ τοῦ σώματος ἰδιότητι. τινὲς δὲ οὐ μίαν, ἀλλ' ἰδίαν ἑκατέρᾳ τὴν οὐσίαν εἶναί φασι καὶ οὐ σμικρῷ δέ τινι διαφερούσας, ἀλλ' ὅλῳ τῷ γένει, ὅπου γε καὶ τὴν μὲν τῆς φύσεως φθαρτὴν εἶναι ἡγοῦνται, τὴν δὲ τῆς ψυχῆς ἄφθαρτον. Ἀριστοτέλης μὲν οὖν καὶ Πλάτων ὑπὸ μίαν προσηγορίαν ἀμφοτέρας ἄγουσι τὰς δυνάμεις, οὐ μόνον ᾗ λογιζόμεθα καὶ μεμνήμεθα ψυχὴν καλοῦντες, ἀλλὰ καὶ τὴν ἐν τοῖς φυτοῖς, ᾗ

3 ἔν τε τοῖς Ὑγιεινοῖς καὶ τοῖς Θεραπευτικοῖς ὑπομνήμασιν] *hi libri exstant Gal. X 1 sqq. K., illi CMG V 4, 2 p. 1—198 Koch, in quibus* σώματος εὐκρασίαι καὶ δυσκρασίαι *atque* ἡ κατὰ τὴν ποσότητα τοῦ ψυχικοῦ πνεύματος ἀνάλωσις *inter causas pulsus differentiarum tractantur* (*p. 66, 12. 20*) 4 ἔδειξα] *cf. quae ex. gr. de bono temperamento CMG V 10, 2, 1 p. 16, 17 sqq. animadverti* 7 Θεσσαλόν] *cf. supra p. 5, 10 sqq. et 76, 2 sqq.* 18. 19 τὸ ἔμφυτον θερμόν, ὃ καὶ τῶν φυσικῶν ἔργων αἰτιᾶται πολλ.] *veluti Hipp. Aph. I 14 (IV 466 L.)*, Π. διαίτης τὸ δεύτερον *62 (VI 579 L.)*, Π. τέχνης *12 (VI 24 L.)*, Π. ἑβδομάδων *20. VIII 644 et IX 443 L. 24. VIII 648 et IX 447 L.* 25 *sqq.* Ἀριστοτέλης καὶ Πλάτων] *cf. H. Siebeck, Gesch. d. Psychol. I 1, 187 sqq. et I 2, 1 sqq.*

2 εὐκράσεως αὐτῶν U *edd.*: εὐκρασίας *correxi*: αὐτῶν *om. Kuehn* τοῦ πνεύματος *inserendo inter* προνοήσεται *et* ἀεὶ *hiatus tollitur*: so kann er sich um die Gleichmäßigkeit des Gehirns und der Luft in ihm und darum, daß diese Luft sich immer im Gehirn befindet, kümmern *versa exhibet* H 5 εὑρηκότα H: εἰρηκότα U *edd.* 7 ὃν *ex* H *addidi* 8 χάρτοις U: *corr. Ald.* 11 εἰρεῖσθαι U: *corr. Ald.* 11. 12 δὲ τὴν ψυχὴν (*pro* δ' αὐτην) *anteponam* 13 ἰατρὸς *comp.* U *Ald.*: *corr. Corn. Bas.* 16 καὶ *sicut in lemm. (p. 270, 20) ex* H *recepi* φερῦ^ε) *i. e.* φέρβεται *(cf. de ratione scribendi e. c. p. 222, 1 vel 264, 12)* U: *corr. Corn. Kuehn*: φέρεται *ab Ald. ceterae edd.* ἐκδείκνυσθαι *scr. Ald.* 20 μίαν *om. Chart. et Kuehn* 24 εἶναι *ante* φθαρτὴν *transponi velim*

τρέφεταί τε καὶ αὔξεται καὶ διασῴζεται, μέχρι περ ἂν ἐν τῷ χρόνῳ ξηρανθῇ. τοῖς Στωϊκοῖς δ' ἔθος ἐστὶ φύσιν μὲν ὀνομάζειν, | ᾗ τὰ 251 φυτὰ διοικεῖται, ψυχὴν δὲ ᾗ τὰ ζῷα, τὴν οὐσίαν ἀμφοτέρων μὲν τίθενται τὸ σύμφυτον πνεῦμα καὶ διαφέρειν ἀλλήλων οἴονται ποιότητι. ξηρότερον μὲν γὰρ πνεῦμα τὸ τῆς ψυχῆς, ὑγρότερον δὲ τὸ τῆς φύσεως εἶναι, δεῖσθαι δ' ἄμφω πρὸς διαμονὴν οὐ τροφῆς μόνον, ἀλλὰ καὶ ἀέρος. καὶ ὅσοι γε τοῦ δόγματος τούτου νομίζουσιν ἡγεμόνα τὸν Ἱπποκράτην γεγονέναι, καθάπερ ἐν τῷ Περὶ ἑβδομάδων εἴρηται, τὸ φύεσθαι λέγουσιν εἰρῆσθαι κατὰ τῆς γινομένης ἐν αὐτοῖς προσθέσεως ἐξ ἀμφοτέρων τῶν οὐσιῶν, τῆς τε ⟨τροφῆς καὶ⟩ τοῦ ἀέρος, ⟨ὡς⟩ ἐναργῶς φαίνεται καὶ τὴν ἑκατέρου χρείαν ἐπιστάμεθα (δέδεικται γὰρ ἡ μὲν ἀναπνοὴ τὴν συμμετρίαν τῆς ἐμφύτου θερμασίας φυλάττειν, ἡ δὲ τῶν σιτίων προσφορὰ τὸ διαρρέον τῆς σωματικῆς οὐσίας ἀναπληροῦν) καί, εἴπερ εἶδός τι τοῦ σώματός ἐστιν ἡ ψυχή, προσηκόντως ἂν λέγοιτο φύεσθαι μέχρι τοῦ θανάτου. εἰ δ' ἐστὶν ἑτέρα τις αὐτῆς ⟨ἡ⟩ οὐσία, ⟨περὶ ταύτης⟩ τῆς φύσεως, ἣν Ἀριστοτέλης μὲν ὀνομάζει θρεπτικήν, ἐπιθυμητικὴν δὲ Πλάτων, ἀληθὲς ἂν εἴη τὸ εἰρημένον, οὐκ ἀληθὲς δὲ ἐπὶ τῆς διανοητικῆς | ψυ- 252 χῆς. ὅτι μέντοι τὸ ἔμφυτον θερμόν, ᾧ μάλιστα ἀναφέρει τὰ σωματικὰ τῶν ἔργων ὁ Ἱπποκράτης, ἐκπυρωθὲν οὐ μόνον οὐκέτι δύναται τὰς ἔμπροσθεν ἐνεργείας ἐπιτελεῖν οὐδὲ τρέφειν ἡμᾶς, ὅπερ ἦν ἔργον αὐτῷ κυριώτατον, ἀλλὰ διαφθείρει τε καὶ τήκει καθάπερ τὸ πῦρ, εὔδηλόν ἐστι τῷ λόγῳ σκοπουμένοις ἡμῖν καὶ τὰς ⟨γινομένας⟩ ὑπὸ τῶν διακαῶν πυρετῶν συντήξεις τοῦ σώματος ἐναργῶς ὁρῶσι. παραλελειμμένης δὲ κατὰ τὸν εἰρημένον λόγον ἅπαντα τῆς τρίτης

2 τοῖς Στωϊκοῖς] *cf. Gal. V 521 K. p. 509, 1 Müll., H. v. Arnim, Stoic. vet. fragm. II 185, 2. 204, 12. 205, 11. 328, 13; cum Gal. consentit Sext. adv. math. IX 78 = Stoic. vet. frg. II 302, 38 Arn.* 8 ἐν τῷ Περὶ ἑβδομάδων] *vid. quae adnotavi ad p. 270, 32* 11 δέδεικται] *p. 258, 12 sqq.* 16. 17 Ἀριστοτέλης] τὸ θρεπτικὸν *pars sive facultas vegetativa animae*: ἡ θρεπτικὴ δύναμις τῆς ψυχῆς *de an. II 4. 416 a 19.* θρεπτικὴ ψυχὴ *ibid. 415 a 23.* τὸ θρεπτικόν *ibid. II 2. 413 a 31. b 7. 3. 414 a 31. b 31 aliosque locos quos congessit Herm. Bonitz, Ind. Aristot. p. 333 s. v.* θρεπτικός ἐπιθυμητικὴν δὲ Πλάτων] *Phaedr. 246 sq. Res. p. IV 435 B sqq. Tim. 69 C sq. 72 D* 24 ὑπὸ τῶν διακαῶν πυρετῶν] *cf. Gal. VII 469. XVIII B 548. XI 265 K. CMG V 9, 1 p. 135, 17 sqq. Helmr. V 10, 1 p. 133, 4 sqq. 10, 2, 1 p. 49, 24 sqq.*

2 στοϊκοῖς U : *corr. Bas.* 10. 11 τροφῆς καὶ *et* ὡς *add. Chart.*: *quamquam* τῆς τε *in textu reliquit,* τοῦ ἀέρος ⟨καὶ τῆς τροφῆς, ὥσπερ⟩ ἐναργῶς *complebat Corn.* 11 καὶ] κατὰ *falso Kuehn* 13 σι^τ' U : σιτίων *ab Ald. edd.* 16 αὐτῆς οὐσία U *edd.*: ἡ *inser. Schubring*: *in interpr. arab.* wenn die Seele ein anderer Stoff als der Körper sein sollte (εἰ δ' ἐστὶν ἑτέρα τις αὐτὴ τοῦ σώματος οὐσία) H: περὶ ταύτης *ante* τῆς φύσεως *ex* H *recepi*: ἐπὶ τ. *mavult Schubring* 18 διανο^τ^ς U : διανοητικῆς *Ald.* 20. 21 οὐκ ἔτι δύνανται U: οὐκ ἐστὶ δυνάμενον *ab Ald. edd.*: *correxi* 21 ἐνεϸ' U : ἐνεργείας *Ald.* 22 ἔργον *ex Ald. om. edd.* κυριότατον U : *corr. Chart.* 23 γινομένας *vel* ἀποτελουμένας *ante* ὑπὸ *addendum videtur* πυ^ρ/ *sic* U: πυρετῶν *Ald.* 25 περιλελειμμένης *compendiis inter se confusis Ald. et hinc omnes deinceps edd.*

ψυχῆς ἢ δυνάμεως ἢ ὅπως ἂν ἐθέλῃς ὀνομάζειν αὐτήν, ἣν ὁ Πλάτων ἐκάλει θυμοειδῆ, καὶ περὶ ταύτης ἄμεινόν ἐστιν εἰπεῖν ἕνεκα τοῦ μηδὲν ἔτι ὑπολείπεσθαι κατὰ τὸν περὶ ψυχῆς λόγον. θερμασία μέν τις ἔμφυτος ἐν ἥπατι περιέχεται, καθ' ἣν αἷμα γεννᾶται· θερμασία δὲ ἑτέρα πλείων ἐστὶ κατὰ τὴν καρδίαν εἰς θυμοῦ γένεσιν ἡμῖν δοθεῖσα. καὶ γὰρ ⟨εἰ⟩ χρεία τούτου τίς ἐστιν, ὡς ἐν τοῖς Περὶ τῶν Ἱπποκράτους καὶ Πλάτωνος δογμάτων ἐπιδέδεικται, δεῖται μὲν αὕτη ἡ θερμασία τῆς ἀναπνοῆς, ἡ δ' ἑτέρα τῆς διαπνοῆς. οὕτω γὰρ ὀνομάζειν
253 ἔθος ἐστὶ τοῖς ἰατροῖς τὴν διὰ τῶν ἀρτηριῶν | γινομένην καθ' ὅλον τὸ σῶμα διττὴν ἐνέργειαν, ἐκπεμπουσῶν αἰθαλῶδες περίττωμα κατὰ τὴν συστολήν, ἑλκουσῶν δὲ τὸν πέριξ ἀέρα κατὰ τὴν διαστολήν.

V 6 [V 3. V 316, 1. 2 L.] Νοῦσοι ξύντροφοι ἐν γήραϊ λείπουσι καὶ διὰ πεπασμὸν καὶ λύσιν καὶ ἀραίωσιν.

Οὐ περὶ πασῶν ὁ λόγος αὐτοῦ νῦν τῶν συντρόφων νόσων (ὀνομάζουσι δ' οὕτως τὰς ἐκ πολλοῦ χρόνου κατὰ τὸ σῶμα τῶν ἀνθρώπων διαμενούσας)· οὔτε γὰρ φαίνεται τοῦτο γινόμενον οὔτε αὐτὸς ἀγνοεῖ σαφῶς ἐν Ἀφορισμοῖς εἰπών· "οἱ πρεσβῦται τῶν νέων τὰ μὲν πλεῖστα νοσέουσιν ἧσσον· ὅσα δὲ αὐτοῖς χρόνια νοσήματα γίνεται, τὰ πολλὰ συναποθνῄσκει." προσθεὶς δ' ἐν αὐτῷ τῷ λόγῳ τὸ "τὰ πολλὰ" καὶ μὴ καθόλου ποιησάμενος τὴν ἀπόφασιν, ὡς ὅσα χρόνια
254 νοσήματα γίνεται [τὰ πολλὰ] συναποθνῄσκει, δῆλός ἐστιν | εἰδὼς ἔνια λυόμενα πρὸ τοῦ θανάτου. τίνα τοίνυν ἐστὶ ταῦτα, καθάπερ γε καὶ τίνα τὰ μὴ λυόμενα πρὸ τοῦ θανάτου, διὰ τῶν Ἀφορισμῶν αὐτὸς

1. 2 ἣν ὁ Πλάτων ἐκάλει θυμοειδῆ] *e. c. De re p. IV 435 B sqq. 441. V 456 A. Tim. 77* 3. 4 θερμασία—γεννᾶται] *cf. Gal. V 533. 547 sq. 558 sq. K. p. 521/22. 537 sq. 549 Müll.* 4. 5 θερμασία — δοθεῖσα] *cf. Gal. V 291 sqq. K. p. 256 sqq. Müller* 6. 7 ὡς ἐν τοῖς . . . ἐπιδέδεικται] *locis ad v. 4. 5 allatis* 8 διαπνοῆς] *cf. infra p. 322, 24 sqq. 326, 34 sqq.* 17 ἐν Ἀφορισμοῖς εἰπών . . .] *II 39 (IV 480/82 L.)* 23 διὰ τῶν Ἀφορισμῶν . . .] *II 40 (IV 482, 3 L.)*

5 δωθεῖσα U: *corr. Ald.* 6 εἰ *ex* H *recepi* 7 sqq. *in vers. arab. hanc praebet apodosin* so bedarf diese Wärme der Atmung, die durch die Bewegung der Brust geschieht, und die andere Wärme bedarf der anderen Atmung, die durch die Bewegung der schlagenden Gefäße im ganzen Körper geschieht H, *cuius ope menda sustuli*: αὕτη H: αὐτὴ U *edd.* 8 τῆς ἀναπνοῆς *et* τῆς διαπνοῆς *sec.* H *scripsi*: ἡ θερμασία τῆς ἀναπνοῆς. ἡ δ' ἑτέρα ↄ'ϛ ἀναπνοῆς. οὕτω γὰρ U, *eadem priori quidem* ἀναπνοῆς *asterisco in marg. appicto Ald.*: ἡ θερμασία τῆς τροφῆς, ἡ δ' ἑτέρα τῆς ἀναπνοῆς. οὕτω γὰρ *a Bas. edd.*: δὲ *ante* τῆς *(in Ald.) del. et* διαπνοῆς *pro sec.* ἀναπνοῆς *coni. Corn. congruenter cum vers. lat., in qua* et hic quidem calor spiratione eget, alter difflatione *scr. Crassus* 11 τῶν *ante* πέριξ ἀέρα U: *corr. Chart.* 13 καὶ διὰ πεπασμὸν λείπουσι καὶ διὰ λύσιν καὶ δι' ἀραίωσιν *praebent plerique codd. Hipp.*: λείπουσι καὶ διὰ πεπασμὸν *Hipp. cod.* C *consentiens cum* U 14 αὐτοῦ H: αὐτῷ U *edd.* γίγνεται *post* νῦν *forsitan desideres, sed propter stilum commentatorum inutile existimamus Deichgr. et ego* 18 πλεῖστα *cum melioribus codd. Hipp.* U: πολλὰ *cum parte codd. Hipp. scr. Littré* 18. 19 ὅσα δ' ἂν αὐτέοισι χρόνια νοσήματα γένηται *Hipp.* 21 τὰ πολλὰ *add.* U *Ald.*: *recte om.* H *uncinavit Bas.* 22. 23 τίνα τοίνυν—πρὸ τοῦ θανάτου *iter.* U: *corr. Ald.*

ἐνεδείξατο γράφων ὧδε· "βράγχοι καὶ κόρυζαι τοῖς σφόδρα πρεσβυτέροισιν οὐ πεπαίνονται." ψυχρῶν οὖν ἐνταῦθα μνημονεύσας δῆλός ἐστιν ἔνια τῶν θερμῶν συγχωρῶν λυθῆναι δύνασθαι κατὰ τὴν τῶν πρεσβυτέρων ἡλικίαν, εἴ γε "τὰ ἐναντία τῶν ἐναντίων ἐστὶν ἰάματα" (σπάνια γάρ ἐστι ταῦτα), καὶ τάς γε κεφαλαίας τὰς θερμὰς ἑτεροκρανίας τε καὶ νεφρίτιδας τὰς τοιαύτας, ἔτι τε ἀρθρίτιδας, ὅσαι πάνυ θερμὴν ἔχουσι τὴν διάθεσιν. οὗτος μὲν οὖν ἐκ τῆς τοῦ γήρως κράσεως γινόμενος ὁ τρόπος τῆς λύσεως ἐν τῷ μέρει τῶν πεπασμῶν ἐστι, δηλοῦντος τοῦ πεπασμοῦ πᾶσαν ἀγωγὴν εἰς τὴν σύμμετρον κρᾶσιν, ὡς ἐπὶ τῶν πεπαινομένων ἐδείχθη καρπῶν. ἑτέρους δὲ δύο τρόπους προστίθησιν ἔτι σπανιωτέρους τοῦ πεπασμοῦ, τόν τε κατὰ τὴν ἀραίωσιν καὶ τὸν ἀμφιβόλως εἰρημένον, εἴτε κατὰ τὴν διάλυσιν εἴτε κατὰ λύσιν ἀκοῦσαι χρή. γίνεται δὲ οὗτος ἐξ αὐτῆς τῆς σωματικῆς οὐσίας κοινῆς | ἅπασιν οὔσης, μὴ ὅτι τοῖς ἐμψύχοις, ἀλλὰ καὶ τοῖς ἀψύχοις. 255 ἀπορρεῖ μὲν γάρ τι πάντως αὐτῶν, ἀλλὰ πλεῖστον μὲν τῶν μαλακωτέρων, ἔλαττον δὲ τῶν ἧττον μαλακῶν. οὕτως γοῦν ἔνιοι τῶν παρὰ φύσιν ὄγκων λύονται, διαφορουμένης τῆς οὐσίας αὐτῶν κατὰ βραχὺ χρόνῳ πλείονι, καὶ γίνεται τοῦτο τοῖς καλῶς διαιτωμένοις, ὡς ὅσοι γε πληρωτικῇ διαίτῃ χρῶνται, τὴν ἐπιρροὴν τοῖς πεπονθόσι μέρεσιν ἴσην τῇ διαφορουμένῃ ποιούμενοι φυλάττουσι τὰ πάθη. τρίτον δὲ τρόπον εἴρηκε λύσεως τὴν ἀραίωσιν τοῦ σώματος, ὑπὸ μὲν τῶν ἰατρῶν ἐκ προνοίας γινομένην, ὑπὸ δὲ τῆς γεροντικῆς ἡλικίας σπανίως, ὅταν ἀσθενεστέρας γινομένης τῆς δυνάμεως ἰσχνοτέρας τε τῆς ἕξεως, ἀτροφωτέρου δὲ καὶ τοῦ δέρματος ἀραιωθῶσιν οἱ πόροι.

ἡμεῖς μὲν οὖν οὕτως ἐξηγούμεθα τὴν ῥῆσιν, ἀεὶ πειρώμενοι τοῖς ἐπὶ τῶν ἀρρώστων ὁρωμένοις ὁμολογούσας ἐπιδεικνύναι τὰς λέξεις αὐτοῦ, τῶν δ' ἐξηγητῶν οἱ πλεῖστοι πάντα μᾶλλον ἢ τοῦτο πράττουσιν, οἵ γε καὶ νῦν ὡς ἐπὶ πάντων τῶν νοσημάτων εἰρημένου τοῦ λόγου τὰς αἰτίας ἀποδιδόναι πειρῶνται. τού|των δ' ἀτοπώτερα λέγουσιν 256 οἱ τὰ τοιαῦτα πάθη φάσκοντες ἐν τῷ γήρᾳ λύεσθαι, τῆς ψυχῆς μὲν οὖν ὀργάς, φιλαργυρίας, δεισιδαιμονίας, τοῦ δὲ σώματος ἐρωτικὰς διαθέσεις.

4 εἴ γε "τὰ ἐναντία τῶν ἐναντίων ἐστὶν ἰάματα"] *Hipp. de flat. 1 (VI 92 L.); cf. CMG V 10, 1 p. 52, 2. 376, 6; eadem supra p. 67, 5. 6 et p. 245, 11/12 et infra p. 276, 1 sqq.* 5 κεφαλαίας] *vid. Foës. Oec. Hipp. p. 335 s. v.* κεφαλαία & κεφαλαλγία 21 τὴν ἀραίωσιν τοῦ σώματος] *cf. Gal. I 179. IV 746; maxime XV 376 K. cum CMG V 4, 2 p. 25, 13 sqq. 179, 9 sqq. Koch, ubi semper eadem Hipp. sententia affertur* Π. τροφῆς *28 (IX 108 L.)* 30 ἐν τῷ γήρᾳ] *quod ad philosophorum de senectute doctrinam attinet, ad Plat. de re publ. l. I delegat Deichgr.*

1. 2 τοῖσι σφόδρα πρεσβύτῃσι *meliores codd. Hipp.* 6 ἀρθίτιδας U: *corr. Ald.* 8 περὶ *ante* μέρει *additum sustulit ipse* U 19 πληθωρικῇ *(num forte dictum ut CMG V 9, 1 p. 353, 1 Helmr.?)* U: πληρωτικῇ *ex usu medico coni. Ald. assentientibus ceteris editoribus* 20 διαφορουμένῃ *practuli; cf. v. 17*: διαφερομένη U *edd.* 25. 26 τοῖς ἐπὶ τοῖς *(per comp.)* ἐπὶ τῶν ἀρρόστων U: *corr. Ald.*: ἀπὸ *falso a Chart. recep. Kuehn*

V 7 [V 4. V 316, 3 L.] Ἴηcιc ἀντίνοον, μὴ ὁμονοέειν τῷ πάθει.

Οὗτος ὁ λόγος ὁ αὐτός ἐστι τῇ δυνάμει τῷ "τἀναντία τῶν ἐναντίων ἰάματα", περὶ οὗ πολλάκις ἤδη διείλεγμαι.

V 8 [V 4. V 316, 3. 4 L.] Τὸ ψυχρὸν καὶ ἐπικουρέει καὶ κτείνει.

Εἰς ἀνάμνησιν ἑαυτῷ καὶ τοῦτ' ἔγραψε τῆς προειρημένης ἀποφάσεως καθόλου μέρος ὑπάρχον. τὸ γάρ τοι ψυχρὸν ἐπικουρεῖ μὲν τοῖς ⟨θερμοῖς πάθεσι, κτείνει δὲ τοὺς ψυχρὰ νοσοῦντας, καὶ οὕτως καὶ τὸ θερμὸν ἐπικουρεῖ μὲν τοῖς⟩ ψυχροῖς πάθεσι, κτείνει δὲ τοὺς |
257 θερμὰ νοσοῦντας. ἀφ' ἑνὸς γὰρ ὡς ἀπὸ παραδείγματος ἐπὶ πάντα τἀναντία μετάγειν χρὴ τὸν λόγον.

V 9 [V 5. V 316, 5—7 L.] Ὀξυθυμίῃ ἀνασπᾶται καρδίη καὶ πνεύμων ἐς ἑωυτὰ καὶ ἐς κεφαλὴν καὶ τὰ θερμὰ καὶ τὸ ὑγρόν, τῇ δὲ εὐθυμίῃ ἀφίηcι καρδίη.

Αἰνιγματωδέστερον ἡ λέξις σύγκειται καὶ διὰ τοῦτο καὶ γραφὰς αὐτῆς πλείονας ἐποιήσαντο καὶ ταῖς γραφαῖς ἐοικυίας ἐξηγήσεις, * * * ἀληθέστερον δ' ἂν εἴποι τις, οὐ ταῖς γραφαῖς τὰς ἐξηγήσεις, ἀλλὰ ταῖς

3. 4 τἀναντία κτλ.] *cf. ad p. 275, 4* 4 πολλάκις ἤδη διείλεγμαι] *ut supra p. 67, 5 sq. vel XVII B 502 K.*

1 ἀντίγονῶν[ον] *sic* U: Ἀντινόῳ *Pall.*: ἀντίνοον *Ald. cum Hipp. vulg.* ὁμονέειν U *Ald.*: ὁμονοεῖν *cum Hipp. Corn. Bas.*: ὁμον⟨ο⟩έειν *scr. Chart.* 5. 6 καὶ κτείνει· ταῦτα οἴσει καὶ τὸ θερμόν. Τὸ θερμὸν ὀξύθυμον *Pall.*: καὶ κτείνει (ἐκτείνει C)· ὁκόσα δὲ ἐκ θερμοῦ (θυμοῦ C) ταῦτα ὀξυθυμίη *codd. Hipp.*: καὶ κτείνει ὁκόσα ἐκ θερμοῦ *ab Ald. add. edd.*: ὁκόσα ἐκ θερμοῦ *cum* U H *omisi* 9 *supplevi,* denn das Kalte nützt denjenigen, bei denen die Krankheit heiß ist, und tötet diejenigen, bei denen die Krankheit kalt ist, und ebenso nützt auch das Heiße denjenigen, bei denen die Krankheit kalt ist, und tötet diejenigen, bei denen die Krankheit heiß ist *versa exhibet* H: θερμοῖς *pro* ψυχροῖς *(v. 10) et* ψυχροῖς *pro* θερμοὺς *tradito (p. 11) coni. Littré V 316* 11 θερμὰ *scripsi*: θερμοὺς U *edd.* ἀφ' ἑνὸς γὰρ ⟨ἐναντιώματος⟩ ὡς ἀπὸ *coniecerim*: ἐπὶ *pro* ἀπὸ U *edd.* 13 ὀξυθυμίη U *edd.; cf. p. 277, 3. 4*: ὁκόσα δὲ ἐκ θερμοῦ, ταῦτα· ὀξυθυμίη *distinxit Littré*: *e coniectura in comm. Gal. commendata* ὀξυθυμίῃ *discordans cum suo ipsius de universis libris Hipp. testimonio* H; *cf. ea quae pro v. 17 sqq. in interpr. arab. leguntur* καὶ *post* ἀνασπᾷ *cum Hipp. cod.* C *et Pall.* U, *ex* ται *corruptum* (ἀνασπᾶται) *et hic et p. 277, 6 coni. Deichgr. comprobante* H 13. 14 καρδίη καὶ πνεύμων H: καρδίην καὶ πνεύμονα U *edd.*: καρδίην καὶ πλεύμονα (πνεύμονα) *codd. Hipp.* 14 τὸ θερμὸν *Pall.* 15 ἡ δὲ εὐθυμίη ἀφίηcι καρδίην U *edd.*: τῇ δὲ εὐθυμίῃ ἀφίηcι καρδίη H, *quippe qui totum lemma sic versum habeat*: Bei heftigem Zorne ziehen Herz und Lunge die Wärme und die Feuchtigkeit zu sich hinan und lassen beide nach dem Kopfe steigen, und bei der Freude läßt das Herz sie los, *quorum ultima coll. p. 278, 1. 2 recipere veritus non sum*: ἡ δὲ εὐθυμίη ἀφίει καρδίην *Hipp.* 17 ἐοικυίας H: εἰκείας U *Ald.*: οἰκείας *coni. Corn. Bas.* *oratio manca, nam post* ἐξηγήσεις *versa* Denn in den alten Handschriften finden sich diese Lesarten, nach denen sie diese Stelle erklären, nicht, und sie suchen deshalb für sie eine entsprechende Erklärung; da sie aber diese Worte in den alten Handschriften rätselhaft fanden, so bildeten sie jedes annähernd dem, wie sie die Erklärung für möglich hielten, so daß die Worte genügten und befriedigten. Was sie an Ausdrücken im Text nach den alten Handschriften

ἐπινοηθείσαις ἐξηγήσεσι προσαναπεπλάσθαι τὰς γραφάς. εὐθὺς οὖν°ἡ ἀνασπᾶται λέξις τί ποτε σημαίνει κατὰ°⟨ταύτην⟩ τὴν ῥῆσιν; ἀνασπᾶσθαι τὴν καρδίαν καὶ τὸν πνεύμονα λέγειν αὐτὸν ὑπὸ τῆς ὀξυθυμίης ἐξηγησόμεθα, προσκειμένου δὲ τοῦ ἐς ἑωυτὰ καὶ ἐς
κεφαλὴν | διανοίας ἑτέρας ἔμφασις γίνεται τοιαύτης· "ἡ καρδία καὶ 258
ὁ πνεύμων ἀνασπᾶται εἰς ἑαυτὰ καὶ εἰς τὴν κεφαλὴν καὶ τὸ θερμὸν καὶ τὸ ὑγρόν", ὄντος καὶ τοῦ θερμὰ πλησίον ἀδιανοήτου. "θερμὸν" γὰρ ἐχρῆν ἢ θερμὰ εἰρῆσθαι μᾶλλον. ἄμεινον οὖν ἐστιν ἴσως ἀπογνόντα τῆς κατὰ μέρος ἐν τῇ ῥήσει λέξεως ὡς συγκεχυμένης ἔκφρασιν αὐτῆς μᾶλλον ἢ παράφρασιν ἢ ὅπως ἂν τις ὀνομάζειν ἐθέλῃ ποιήσασθαι. τοῦτο δ' ἀδύνατον γενέσθαι,°μὴ κἂν εἴ γ' ἕν τι τῶν ὀνομάτων ἐξηγησαμένων ἡμῶν, ὅπερ ἐστὶ τὸ ἀνασπᾶν. δυοῖν γὰρ θάτερον ἐν ταῖς ὀξυθυμίαις ἤτοι τὸν πνεύμονα καὶ τὴν καρδίαν εἰς τὴν κεφαλὴν ἀνασπᾶσθαι φάναι ἢ τὴν καρδίαν καὶ τὸν πνεύμονα ἐκ τῶν κάτωθεν ἀνασπᾶν εἰς ἑαυτὰ τό τε θερμὸν καὶ τὸ ὑγρόν. πιθανὸν γὰρ ἐκ τῶν κατὰ τὸ ἧπαρ χωρίων, ὅθεν ἡ χορηγία τοῦ αἵματός ἐστιν, ἀνασπᾶσθαι τήν τε θερμασίαν καὶ τὴν ὑγρότητα. φαίνεται οὖν ἐναργῶς ἐν ταῖς ὀξυθυμίαις μείζονά τε καὶ σφοδρότερον ἡ καρδία ποιουμένη τὸν σφυγμὸν ἅμα ταῖς καθ' ὅλον τὸ
ζῷον ἀρτηρίαις. εὔλογον δὲ καὶ τὰ πληρώσαντα τὴν διαστολὴν | αὐτῆς 259
ἕλκεσθαι τηνικαῦτα πλείω. τοῦ δὲ πρὸς τὴν κεφαλὴν ἀναφέρεσθαι τό τε ὑγρὸν καὶ τὴν θερμασίαν πλείονα σημεῖόν ἐστι τὸ κατὰ τοὺς ὀφθαλμούς τε καὶ τὸ πρόσωπον ὅλον ἔρευθος. ἀλλὰ καὶ εἰ ἅψαιο, θερμότερα ταῦτα φανεῖταί σοι γεγονότα. προδήλως δὲ καὶ οἱ ὀφθαλμοὶ λάμπουσί τε ἅμα καὶ°†προπετέστεροι δηλοῦσι γεγονέναι καὶ ἡ σύμπασα

24. 25 οἱ ὀφθαλμοὶ λάμπουσι κτλ.] *cf. CMG V 10, 1 p. 341, 16 sqq. Pfaff.*

ihrer Erklärung offensichtlich entgegengesetzt fanden, änderten sie so, daß es ihrer Erklärung näher lag. In den alten Handschriften findet sich nämlich nicht: "bei der Erregung", sondern nur "die Erregung". Wenn sich aber dieser Ausdruck in diesem Ausspruch so findet, ist es schwer zu finden, (was denn sein Sinn ist.) *annexuit* H

1 προσαναπεπλάσει *sic* U *Ald.*: *corr. Corn.*: προσαναπεπλάκασιν *a Bas. edd.* 1. 2 τὸ ἀνασπᾶ ῥῆˢ (*estne* ῥῆμα?) U: ἀνασπᾶται *scr. Deichgr.*: ῥῆσις *dissolvendo Ald.*: ἡ *scr. Chart., sed* ἡ λέξις *scribere debuit* *falso* κατὰ τὴν λέξιν U *edd.*: ῥῆσιν *poscitur, quod quo iure in textu ponatur, propter interpr. arab. quaeritur*: ταύτην *ex* H *recepi* 6 τὰ θερμὰ U *edd.*: τὸ θερμὸν *exspectatum in paraphrasi scripsi* 7 *post* ὑγρὸν und in den alten Handschriften findet sich statt "die Wärme" "die Wärmen", und dies ist nahezu unverständlich; denn man müßte sagen *versa praebet* H 8 *quamquam oratio hiare videtur, in citato tamen hiatus nihil habet offensionis, sed* μᾶλλον *ante* ἢ *traici malim* 11 μὴ κἂν ἐν γέν τι *sic* U: μὴ κἂν εἴ γ' ἕν τι *ex interpr. arab. conieci; nam* wenn überhaupt einen Ausdruck, so das Wort ἀνασπᾶν H: *voculae* κἂν *asteriscum appos. et* ἕν γ' ἔτι *coni. Ald.* 13 εις τὴν καρδίαν *post* καρδίαν *iter.* U: *del. Ald.* 15 ἐκ τῶν κάτωθεν H *corr. Corn.*: καὶ τὴν κάτωθεν U *Ald.*: καὶ τὴν κεφαλὴν *a Bas. edd.*: et caput ex inferioribus locis *vert. Crassus* 23 *praeferasne* κἂν εἰ *sicut ex. gr. p. 260, 18? an* ἀλλὰ καὶ ἐὰν ἅψῃ *scribendum videtur?* 24 τε *ante* καὶ οἱ U *edd.*: *correxi* 25 *dubius haereo num* προπετέστεροι δηλοῦσι γεγονέναι *corrupta habeat* U: *in vers. arab.* hervortretend H: praeminentiores facti esse videntur *vert. Crassus*: *aliquando* πυρωδέστεροι δηλονότι γεγόνασι *coll. Hom.* Α 104, *quem versum Gal. ipse CMG V 10, 1 p. 341, 16 Pf. de iracundo attulit, conieceram*

κεφαλὴ θερμοτέρα. κατὰ δὲ τὴν εὐθυμίαν, φηcίν, ἀφίηcιν ἡ καρδία, τουτέcτι καταλείπει τὰ προειρημένα. * * * χρήcιμοc δὲ τῶν εἰρημένων ἡ γνῶcιc εἰc τὸ ποτὲ μὲν φυλάττεcθαι τὴν ὀξυθυμίαν, ποτὲ δ' αὐτὴν ἐπιτηδεύειν, φυλάττεcθαι μέν, ὅταν ἡ [καρδία καὶ ἡ] κεφαλὴ θερμοτέρα τοῦ προcήκοντοc ὑπάρχῃ κατὰ φυcικὴν δυcκραcίαν ἤ τι πάθοc θερμὸν ἐπίκτητον, ἐπιτηδεύειν δ' ἐν τοῖc πάθεcι ψυχροῖc ἢ τῇ φύcει ψυχροτέρᾳ κεφαλῇ. ὡcαύτωc δὲ ἡ καθ' ὅλον τὸ cῶμα κρᾶcιc, εἰ μὲν εἴη θερμοτέρα τοῦ δέοντοc, ἤτοι κατὰ πάθοc ἢ φύcει, βλαβήcεται μεγάλωc ὑπὸ τῆc ὀξυθυμίαc, ἡ δ' ἐναντία τῇδε μεγάλωc ὀνήcεται. τοῦτο γάρ τοι καὶ ⟨κατὰ⟩ τὸ δεύτερον τῶν Ἐπιδημιῶν ἐδείκνυμεν ὑπ' |
260 αὐτοῦ δεδιδαγμένον, ἡνίκ' ἔλεγεν· "ἐπιτηδεύειν ὀξυθυμίην ἐμποιέειν καὶ χροιῆc ἀναλήψιοc ἕνεκα καὶ ⟨ἐγ⟩χυμώcιοc."

V 10 [V 5. V 316, 7. 8 L.] Πόνοc τοῖcιν ἄρθροιcι καὶ cαρξὶ cῖτοc ὕπνοc cπλάγχνοιcι.

Ἐπειδὴ τὸ πόνοc ὄνομα πολλάκιc μὲν εἴωθεν ὁ Ἱπποκράτηc ἀντὶ τοῦ γυμναcίου λέγειν, ἐνίοτε ⟨δ'⟩ ἀντὶ τῆc ὀδύνηc ἢ ἁπλῶc ἡcτινοcοῦν βλάβηc, ὡc ἐν πολλοῖc ὑπομνήμαcιν ἤδη μεμαθήκατε, διὰ τοῦτο τοίνυν ἄλλοc ἐπ' ἄλλο τῶν τριῶν cημαινομένων ἧκε τῶν ἐξηγηcαμένων τὸ βιβλίον, ὁ μέν τιc ἡγούμενοc αὐτὸν λέγειν τὸ γυμνάcιον τοῖc ἄρθροιc τε καὶ ταῖc cαρξὶν οἷόν περ cῖτον εἶναι, τουτέcτι

6 ἐπιτηδεύειν (τὴν ὀξυθυμίαν)] *cf. Epid. II 4, 4 (V 126, 7 L.) cum Gal. comm. CMG V 10, 1 p. 340 sqq. Pf.* 10 καὶ ⟨κατὰ⟩ τὸ δεύτερον τῶν Ἐπιδημιῶν ἐδείκνυμεν κτέ.] *cf. ad v. 6* 15 πόνοc] *e. c. Hipp. Epid. III 17 (III 112, 14 L. I 235, 8 Kw.) vel ibid. III 1 (III 56, 2 L. I 221, 12 Kw.), quem ad locum alia adnotavi CMG V 10, 2, 1 p. 84, 7; cf. Deichgräber in Actis Acad. Berol. 1933, III, 54* 17 ὡc ἐν πολλοῖc ὑπομνήμαcιν ἤδη μεμαθήκατε] *velut ad Hipp.* Π. διαίτηc ὀξ. *II 23 (II 506, 2 L.) comm. IV 110 CMG V 9, 1 p. 358, 25 sqq. Helmr. vel ad Hipp. Progn. 5 (II 122, 11 L.) comm. I 24 CMG V 9, 2 p. 238, 14 sqq. (cf. etiam Gal. VII 901 sqq. K.) vel ibid. 19 (II 166, 3 L.) comm. III 2 p. 325, 20 sqq. Heeg*

1. 2 ἀφίηcιν ἡ καρδία *sec.* H *scripsi; cf. p. 276, 15*: ἀφίηcι τὴν καρδίαν U *edd.* 2 *post* προειρημένα *lacunam statui, versa enim* das ist der Sinn dieser Worte in einigen Hss., und in einigen Hss. finden sich die Worte folgendermaßen geschrieben: "Bei der Freude läßt er es los nach dem Herzen", und nach dieser Lesart ist der Sinn, daß der Kopf bei der Freude losläßt, was an Feuchtigkeit und Wärme zu ihm hinaufsteigt, nach dem Herzen *add.* H 4 αὐτὸν U *edd.*: *corr. Corn.* καρδία καὶ ἡ *om.* H: *add.* U *edd.* 5 θερμότεροc *compend.* U: *correxi*: θερμότεραι *ab Ald. edd.* ὑπάρχουcι *perperam coni. Ald.* 6 ἐπίκτηνον U: *corr. Ald.* 6. 7 πάθεcι ἢ τῆ φύει ψυχικ͠, καὶ *sic* U: πάθεcι ψυχικοῖc καὶ τῇ φύcει *ab Ald. edd.*: *recte* in kalten Leiden *versum habet* H, *quocum consentiens* in frigidis vitiis *vert. Crassus*: ψυχροῖc *corr. Corn.* 7 ψυχροτέρα κ͠ϛ *sic* U: ψυχροτέρα (*i. e.* -ρᾳ) κεφαλῇ *corr. Ald.* 9 τ͠ῆϛ ὀξυμϛ' U: τῆc ὀξυμένηc *Ald.*: τῆc ὀξυθυμίαc *corr. Corn.*: τῆc ὀξυθυμίηc *a Bas. recep. edd.* 10 κατὰ *add. Ald.* 11 ὀξυθυμϛ^ην' U: *corr. Corn. Bas.* 12 *parum perspicitur,* χυμώcι^ο *an* χυμάcι^ο *exaraverit* U: χυμάcιοc *ab Ald. edd.*: ⟨ἐγ⟩χυμώcιοc *ex Hipp. corr. Corn.* 14 cαρκὶ *Hipp.* 16 δ' *addidi* 20 ἄρθροιc H *corr. Corn., ut* articulis *interpr. Crassus; cf. p. 279, 3. 5. 9 al.*: ἄλλοιc U *edd.*

τροφὴν καὶ ῥώμην καὶ ὠφέλειαν· αὐξάνεσθαι γὰρ αὐτίκα καὶ κρατύνεσθαι καὶ ῥώννυσθαι διὰ τῶν γυμνασίων οὐδὲν ἧττον ἢ διὰ τῶν τροφῶν. ὁ δέ τις ἄλγημα καὶ ὀδύνην τοῖς ἄρθροις τε καὶ ταῖς σαρξὶ τὸν πολὺν σῖτον ἤκουσεν εἰρῆσθαι· τὴν | γὰρ πληθώραν οὐ μόνον 261 δυσκίνητα ποιεῖν τά τε ἄρθρα καὶ τὰς σάρκας, ὅπερ ἐστὶ τοὺς μῦς (ἐν τούτοις γὰρ τὸ τῶν σαρκῶν γένος), ἀλλὰ καὶ ῥευματίζειν ὡς ὀδύνας ἐργαζέσθαι. ταύτῃ δ' ἕπεται τῇ γνώμῃ καὶ τὸ κατὰ τὸ τρίτον σημαινόμενον, ἡγουμένων τινῶν τὸν πολὺν σῖτον, ὅπερ ἐστὶ τὴν πληθώραν, βλάβην εἶναι τοῖς τε ἄρθροις καὶ ταῖς σαρξίν. οὐ μόνον δὲ σαρξὶ καὶ ἄρθροις, ἀλλὰ καὶ πᾶσι τοῖς μορίοις τοῦ σώματος ἡ πληθώρα καὶ βλάβην εἴωθε καὶ ὀδύνας ἐπιφέρειν. Deswegen sind einige der Meinung, daß es das beste und der Wahrheit am nächsten ist, wenn man das Wort "die Anstrengungen" als Übungen der Gelenke und der sie bewegenden Muskeln auffaßt. Es ist klar, daß alle, welche dieses Wort so erklären, das Wort "die Speise" mit dem Vorhergehenden, allerdings ohne den Artikel, verbinden, so daß der Text so lautet: "Die Anstrengungen der Gelenke und des Fleisches eine Speise." Wenn wir diese Worte aber so gestalten und erklären, ist der Ausdruck schlecht. Nach meiner Meinung ist dieser Ausspruch eingeschmuggelt. Denn wir finden in keinem der Bücher des Hippokrates, die allgemein als echt gelten, einen schlechten Ausdruck, wie ihn dieser Ausspruch zeigt, wenn man unter dem Wort "die Speise" die Stärkung der Kraft der Gelenke und der Muskeln versteht.

καὶ μέντοι καὶ τὸ δεύτερον μέρος τῆς ῥήσεως, ἐν ᾧ φησιν· ὕπνος σπλάγχνοισι, τὴν μὲν διάνοιαν ἕξει τοιαύτην· "ὥσπερ ὁ πόνος τοῖς ἄρθροις καὶ ταῖς σαρξίν, οὕτως ὁ ὕπνος τοῖς σπλάγχνοις ἤτοι γυμνάσιον ἔσται φέρον εὐεξίαν ἢ ὀδύνην ἢ βλάβην οἴσει." γυμνάζεσθαι μὲν ἐν τοῖς ὕπνοις τὰ σπλάγχνα, καθ' ὅσον ἐνεργεῖ μάλιστα τηνικαῦτα καὶ κατεργάζεται τὴν τροφήν, ἀκούειν ἄν τις δύναιτο. βλάβην δέ τινα καὶ ὀδύνην ἐπιφέρειν οὐκ ἀληθές, ἀνωδυνίαν τε γὰρ καὶ ὠφέλειαν μᾶλλον ὁ ὕπνος, οὐ τοὐναντίον πέφυκεν ἐργάζεσθαι, πλὴν εἴ τις ἐν ἀρχαῖς παροξυσμῶν λέγοι | ταῦτα ποιεῖν αὐτόν. ἀλλὰ 262 νῦν γε χωρὶς διορισμοῦ τῆς ῥήσεως γεγραμμένης οὐκ ἀληθὴς ὁ λόγος ἔσται. μήτι τοίνυν ἄμεινόν ἐστιν οὕτως ἀναγινώσκειν· πόνος τοῖς ἄρθροις καὶ ταῖς σαρξίν· εἶτ' ἀφ' ἑτέρας ἀρχῆς· σῖτος, ὕπνος σπλάγχνοισιν, ἵν' ὁ λόγος γένηται τοιόσδε· "τὸ μὲν γυμνάσιον τοῖς ἄρθροις καὶ ταῖς σαρξὶν ὠφέλειαν παρέχει, σῖτος δὲ καὶ ὕπνος τοῖς σπλάγχνοις." τοῦ γὰρ ἐμφύτου θερμοῦ συννεύοντος εἰς τὸ βάθος,

37 ὕπνος: *cf. Orib. Coll. med. VI 4, 8. 9 CMG VI 1, 1 p. 157, 11 Raeder; cf. Gal. X 823/24 K. et hoc in vol. p. 231, 16 sqq.*

1 *num* αὐτὰ *pro* αὐτίκα? 4 πολὺ U: *corr. Ald.* 11 *post* ἐπιφέρειν *quaedam praetermisit* U: *quae desunt in interpret. germ. ex* H *addidi* 26 ὁ σῖτος U *cum cunctis edd.*: *corr. Corn., ut* somnus *interpr. Crassus* 34 μή τι *corr. Helmreich Relat. Acad. Berol. 1916, VII, p. 199; cf. Wenk. 1928, p. 63*[1]: wahrscheinlich *versum habet* H: μήτοι U *edd.* 38 θερμῶν U *corr. Ald.*

ὡς αὐτὸς ἐδίδαξεν, αἵ τε πέψεις τῶν σιτίων ἀμείνους γίνονται καὶ τρέφεται τηνικαῦτα τὰ σπλάγχνα. κατὰ δὲ τὴν ἐγρήγορσιν ἀποτεινομένου πρὸς τὸ δέρμα τοῦ ἐμφύτου θέρμου τὰ σπλάγχνα ψυχρότερα γίνεται σφῶν αὐτῶν. ἅπερ δὲ ἐκείνοις ὑπῆρχεν ἐν τοῖς ὕπνοις, ταῦτα τοῖς κώλοις πᾶσί τε τοῖς ἐκτὸς ἐν ταῖς ἐγρηγόρσεσιν.

V 11 [V 5. V 316, 8. 9 L.] Ψυχῆς περὶ παντὸς φροντὶς ἀνθρώποις. |

263 *** Τὸν περίπατον ἀντὶ τοῦ γυμνασίου πάντες ἤκουσαν οἱ ἐξηγησάμενοι τὸ βιβλίον, ἵν' ὁ λόγος ᾖ τοιόσδε· "τοῖς ἀνθρώποις αἱ φροντίδες γυμνάσιον", ⟨νομίσαντες αὐτὸν τῇ⟩ προσηγορίᾳ κεχρῆσθαι τῇ τοῦ περιπάτου, δηλούσης τῆς φωνῆς ταύτης εἶδός τι γυμνασίου. κακοζήλου δὲ τῆς ἑρμηνείας οὔσης, εἰκότως αὐτὴν ὁ Διοσκουρίδης φυλαττόμενος, οὐ περίπατος ἔγραψεν, ἀλλὰ προσθεὶς τὸ ν γράμμα "περὶ παντὸς", ὥστε γενέσθαι τὴν λέξιν τοιάνδε· ψυχῆς περὶ παντὸς φροντὶς ἀνθρώποις, ἵν' ᾖ δηλούμενον ἐξ αὐτῆς· "περὶ παντὸς τοῖς ἀνθρώποις ἀσκητέον ἐστὶ τὸν λογισμόν." αἱ γάρ τοι διανοήσεις ὀνομάζονται φροντίδες, ὅθεν καὶ τὸν Σωκράτην φροντιστὴν ἐκάλουν καὶ φροντίδας τὰ σοφὰ βουλεύματα τἀνδρὸς ὠνόμαζον, ὡς κἀν ταῖς Ἀριστοφάνους Νεφέλαις ⟨ἔστιν⟩ εὑρεῖν, ἔνθα κωμῳδεῖ καὶ σκώπτει τὸν Σωκράτην ὡς ἀδολέσχην. εἰ δέ τῳ δόξει φιλοσόφου θεωρίας, οὐκ ἰατρικῆς ὁ λόγος ἔχεσθαι, πρῶτον μὲν ἐνθυμείτω κοινὸν ἁπασῶν εἶναι τῶν λογικῶν αὐτὸν τεχνῶν, ἐν αἷς τὸν

1 ὡς αὐτὸς ἐδίδαξεν] *infra p. 311, 1. 2* 12 ὁ Διοσκουρίδης] *cf. ad p. 232, 20/1* 17—19 φροντίδες, ὅθεν καὶ τὸν Σωκράτην φροντιστὴν ἐκάλουν ..., ὡς κἀν ταῖς Ἀριστοφάνους Νεφέλαις] φροντίς *Nub. v. 137. 229. 233. 236 al.*, φρόντισμα *de philosophia Socratis ibid. v. 155;* φροντιστής *ipse appellatur ibid. v. 266 (cf. Xen. Mem. IV 7, 6 et Plat. Apol. 18 B) et* μεριμνοφροντιστής *v. 101; notissimum illud eius speculatorium* φροντιστήριον *v. 94. 128. 142. 181 al.*

2. 3 ἀποτειναμένου *scr. Kuehn* 4 Γ΄ (with superscript 1) *ut p. 281, 2 pro* γίνεται U: γίνονται *Ald.* 5 κώλοις τε U *edd.*: τε *post* πᾶσι *traiecit Deichgr.* καὶ *post* τε *add. Ald.*: *praestatne* συμ- *pro* τε *scribere?* τε καὶ *omissis in vers. arab. post* ἐκτὸς wie den Händen, den Füßen und den übrigen Gliedern und Muskeln (ὡς ταῖς χερσὶ καὶ τοῖς ποσὶ καὶ τοῖς ἄλλοις ἄρθροις καὶ ταῖς σαρξί) *add.* H 6 περὶ παντὸς *ex editione Dioscoridis (cf. comm. v. 12 sqq.) sec. interpretationem arab. in Gal. lectionibus reposui*: die Sorge der Seele über alles nützt den Menschen H: περίπατος *cum codd. Hipp.* U *edd.* 7 ἀ̄ν̄οις U: ἀνθρώποις *Ald. Bas.*: -οισι *ex Hipp. corr. Chart.* 8 *in Arabide initium hoc comm.* Diese Worte finden sich nicht in allen Hss. nach dieser Lesart, sondern in den meisten steht statt "über alles" "der Marsch", so daß die Worte folgendermaßen lauten: "Die Sorge ist der Marsch der Seele bei den Menschen" *ante* τὸν περίπατον *exhibet* H 10 γυμνα) προσηγορι΄ κεχρεῖσθαι U: γυμνάσιον, προσηγορίας κεχρῆσθαι *Ald. Bas.*: προσηγορίᾳ *corr. Corn., qui* δὲ *quoque addebat, Chart.*: *post* γυμνάσιον *versa add.* denn sie glauben, daß er ... anwende H, *unde supplevi* 12 ὁ Διοσκορίδης *a Bas. edd.* 13 περίπατον U *edd.*: *correxi* 14 *in vers. arab.* wie ich sie am Anfang geschrieben habe *pro* τοιάνδε H 15 ἀνθρώποις] *fort.* -ιν *ante* ἵν' *excidit* 18. 19 ὀνόμαζον U: *corr. Ald.* 19 ἔστιν *add. Chart.* 20 σκώπει U: *corr. Ald.* τῇ δόξῃ *pessumdederunt Ald. Bas.*: τινὶ *coni. Corn.*: εἰ δὲ τῷ (τῳ *corr. Kuehn*) δόξῃ *a Chart. edd.* 22 αὐτὸ U *edd.*: *corr. Corn.*

λογιςμὸν χρὴ γυμνάζειν, ὡς ἄλλοις | τε πολλοῖς εἴρηται τῶν ἰατρῶν 264 Ἐραςιςτράτῳ τ' οὐκ ὀλιγάκις. ἔπειτα δὲ καὶ πάθη τινὰ γίνεται τὰ μὲν οἷον ναρκοῦντα τὸ λογιςτικὸν καὶ τὸ μνημονευτικὸν τῆς ψυχῆς, τὰ δὲ καρώδη καὶ καταφορικά. τούτοις οὖν ἡγητέον ὠφελίμους εἶναι τὰς φροντίδας, ὡς ἐν ἄλλοις ἐδίδαξε τὰς ὀξυθυμίας εἶναι χρηςίμους εἰς εὐχυμίαν τε καὶ τῆς κατὰ φύςιν ἕξεως ἀνάκτηςιν.

V 12 [V 6. V 316, 9. 10 L.] Ἐν τοῖς τρώμαςι τὸ αἷμα ςυντρέχει, βοηθητέον ὡς τὸ κενὸν πληςθῆναι.

Αἰνιγματώδης καὶ ἥδε ἡ ῥῆςίς ἐςτιν. οὔτε γὰρ τί τὸ ςυντρέχειν δηλοῖ ςαφές ἐςτιν οὔτε τί ⟨τὸ τὸ⟩ κενὸν πληςθῆναι. διὰ τοῦτ' οὖν ἔνιοι μὲν τῶν ἐξηγητῶν εἰρῆςθαι τὸν λόγον φαςὶ περὶ τῆς ἐπὶ τραύμαςιν αἱμορραγίας, ἔνιοι δὲ περὶ τῆς ἐπιγινομένης φλεγμονῆς. ἑκάτεροι γὰρ ἀξιοῦςιν εἰς τὸ | τετρωμένον μέρος ἐπιρρεῖν αἷμα καὶ 265 μέντοι καὶ τούτου [γυμνοῦ] γινομένου κενοῦςθαι τὰς ἐν ὅλῳ τῷ ςώματι φλέβας, ὧν προνοητέον εἶναί φαςιν, ὡς ἂν πληςθῶςιν αὖθις. εἶναι δὲ τὴν πλήρωςιν αὐτῶν διττήν, ἀναςτελλομένου μὲν ὑπὸ τῶν ψυχόντων καὶ ςτυφόντων φαρμάκων, καὶ ςχήματος ⟨δὲ⟩ ἐπιτηδείου τοῦ ςυρρέοντος αἵματος. †ἐπὶ τοῦ τετρωμένου τραυματίου *** τινὲς δὲ οὐκ ἐπὶ τραυμάτων μόνον, ἀλλὰ κἀπὶ τῶν ςφοδρῶς ςυντριβέντων ὀςτῶν, καὶ μάλιςτ' ἐφ' ὧν ἔξω τοῦ δέρματος ἀνέςχε τι μέρος αὐτῶν, ὡςαύτως δὲ κἀπὶ τῶν τοιούτων°ἐξαρθρημάτων ἁπαςῶν τε τῶν μεγάλην θλάςιν ἐν τῷ ςώματι ποιουςῶν πληγῶν τὸν λόγον εἰρῆςθαί φαςι. τρώματα γὰρ ὀνομάζειν Ἱπποκράτην τὰς μεγάλας βλάβας ἔκ τινος τῶν ἔξωθεν γινομένας, εἰ καὶ χωρὶς τραύματος. ἀρίςτη δὲ περὶ τοῦ ςυντρέχειν ἐκ τούτων τὸ αἷμα καὶ πληροῦν τὸ ἐκ-

2 Ἐραςιςτράτῳ] *cf. Gal. De plac. Hipp. et Plat. l. VII. V 602 sqq. K. p. 598 sqq. Müll. (Deichgräber, Empirikerschule p. 278 sq.) vel De alim. facult. l. I 1, 8 CMG V 4, 2 p. 204, 17 cum adnot. Helmreichii* 5 ὡς ἐν ἄλλοις ἐδίδαξε] *Hipp. Epid. II 4, 4 (V 126, 7 L.); cf. p. 278, 11. 12* 9 καὶ ἥδε ἡ ῥῆςις] *cf. p. 276, 16*

1 ἀλλ(τὲ *i. t.*, ἄλλοις τ (ε) *i. m.* U 5 ὀξυθυ (μ') U: -μίας *Ald.* 7 τοῖς U: τοῖςι *cum Hipp. Chart.* 7. 8 ξυντρέχει *et* πλήρωςις (πληρώςης *cum Pall. cod.* C) *complures codd. Hipp.*: πληρωθῆναι *Littré* 10 τὸ τὸ *sec.* H *addidi* 14 γυμνοῦ *ante* γινομένου *add.* U: *om.* H *Chart., quos secutus inclusi* 17 δὲ *post* ςχήματος *add. Ald.* 18 *finem enuntiati post* αἵματος *cum* H *statui pro verbis non integris* ἐπὶ τοῦ τετρωμένου τραυματίου, *quorum alterum utrum superfluere apparet,* die andere Art (besteht darin), daß der Verwundete, wenn ihn Blutverlust aus dieser Wunde betroffen hat, Speisen zu sich nimmt, die Blut bilden und die Adern füllen *versa habet* H, *qua de causa post* τραυματίου *lacunam indicavi* 20 καὶ *ante* μάλιςτα *om. Chart. et Kuehn* 21 ἐξαρθημάτων U *Ald.*: *corr. Bas.* 21. 22 τῶν *ante* μεγάλην *corr. Chart.*: τ̂ *i. e.* τὴν U: ⟨καὶ⟩ τὴν *Ald. Bas.* 23 ὀνομάζει ἱπποκράτης U: γὰρ ὀνομάζειν Ἱπποκράτην τὰς *coll. p. 282, 1 corr. Deichgr.* 24 γενομένας *scr. Kuehn* 24. 25 ἀρίςτη δὲ περὶ *sec.* H *conieci*: τῇ δὲ περὶ U *omnesque edd.*: *ex eis quae facile inter se confunduntur compendiis (cf. Wenk. 1928, p. 29) prave lectis haud improbabiliter* γίνεται *emendabat Kind*: περὶ δὲ *temptabat Corn.* 25 ἐκ τούτων H: εἰς ταῦτα U *edd.*

κενωθὲν αὕτη ⟨ἡ⟩ κατὰ τοὺς ταῦτα λέγοντας ἐξήγησις. ὅτι μὲν οὖν ὁ
Ἱπποκράτης εἴθισται τρώματα καλεῖν τὰς τοιαύτας βλάβας ἐν
πολλοῖς ἤδη τῶν βιβλίων αὐτοῦ μεμαθήκαμεν. εἰ δὲ καὶ νῦν ἐκείνων
266 μέμνηται, προπετὲς εἰπεῖν. ἔνιοι δ' | ἐπὶ τῶν αἱμορραγούντων τρωμάτων ⟨αὐτὸν ἐνταῦθα συμβουλεῦσαί φασι τὸ κενὸν τῶν τραυμάτων⟩
πληροῦν ἐνθέσει φαρμάκων τε τῶν ἐπιτηδείων καὶ μοτῶν.

V 13 [V 7. V 318,1—4 L.] Ἢν οὖς ἀλγέῃ, εἴριον περὶ τὸν δάκτυλον ἑλίξας ἐγχεῖν ἄλειφα θερμόν, ἔπειτα ὑποθεὶς ἔσω ἐν τῷ θέναρι τὸ εἴριον ὑπὸ τὸ οὖς ἐπιθεῖναι, ὥς δοκέῃ τί οἱ ἐξιέναι, ἔπειτα ἐπὶ πῦρ ἐπιβάλλειν ἀπάτῃ.

Ταύτην τὴν ῥῆσιν ὑπώπτευσάν τινες ὡς παρεγγεγραμμένην, οὐχ ἥκιστα διὰ τὸ προσκείμενον ἐπὶ τῷ τέλει λεξείδιον, τὴν ἀπάτην. ὁ μὲν γὰρ πρὸ αὐτῆς λόγος τοιόσδε τίς ἐστιν· "ἐὰν οὖς ἀλγῇ τις, ἔριον περὶ τὸν δάκτυλον ἑλίξας δηλονότι τὸν λιχανὸν (ἐγχωρεῖ δὲ καὶ περὶ τὸν ἀντίχειρα) βρέχων ἀλείφα⟨τι⟩, τουτέστιν ἤτοι ἐλαίῳ ἢ πιμελῇ τετηκυίᾳ τὸ ἔριον ἐνστάζειν εἰς τὸ οὖς," ὡς καὶ νῦν εἰώθαμεν ποιεῖν διὰ τῆς ἠμφιεσμένης εἰρίῳ μηλωτίδος, οὐ μόνον ἄλειφα, καθάπερ αὐτὸς
267 ὠνόμασεν, ἀλλὰ καὶ πᾶν ἄλλο φάρ|μακον ὑγρὸν ἐγχέοντες. ἔστω δὲ δηλονότι τὸ φάρμακον ἐν ὠτε⟨γ⟩χύτῃ θερμαινόμενον ὑπὸ λυχνιαίας φλογὸς ἢ ὑπὸ τοῦ καλουμένου κηρίωνος. ⟨χρὴ⟩ δ' ἐγχεῖν οὐχ ἅπαξ ἢ δίς, ἀλλὰ πολλάκις, ὡς ἀπορρεῖν τι πρὸς τὴν ἐκτὸς χώραν τοῦ πόρου τοῦ ἀκουστικοῦ. τὸ δ' ἀπορρέον τοῦτο νῦν ἡμεῖς ⟨οὐχ⟩ ἁπλῶς ἔριον ὑποτιθέντες δεχόμεθα. κελεύει δ' ὁ Ἱπποκράτης ἐπὶ τῷ θέναρι τῆς χειρὸς ἡμῶν ἐπικεῖσθαι τοῦτο, τῆς ἀριστερᾶς χειρὸς δηλονότι, τὸ ἀπορρέον ἐκ τοῦ ὠτὸς ὑγρὸν ἀποδεχόμενον, ᾧ καὶ δῆλον ὡς οὐχ ἅπαξ ἢ δίς, ἀλλὰ καὶ πλεονάκις ἐγχεῖν κελεύει.

2 τρώματα] *Gal. in Gloss. Hipp. XIX 147 K.* τρωθῇ· βλαβῇ, κακωθῇ, καὶ τρῶμα ἡ βλάβη, *cf. XVIII A 443 K. CMG V 9,2 p. 148,24 Diels aliaque quae collegit Foës. Oec. Hipp. p. 628 s. v.* τρῶμα 6 μοτῶν] *explic. Foës. Oec. Hipp. p. 417 s. v.* μοτὸς *seu* μοτόν

1 αὕτη ⟨ἡ⟩ κατὰ τοὺς ταῦτα λέγοντας *sec.* H *scripsi*: αὐτὴ U *Ald.*: ⟨ἡ⟩ αὐτὴ *compl. Corn.*: αὕτη *a Bas. edd.*: καὶ τοῖς ταῦτα λέγουσιν U *edd.* 5 *ex interpr. arab. supplevi,* einige erklären, daß Hippokrates diese Worte von blutenden Wunden gesagt hat und darin den Rat gibt, daß man den leeren Ort der Wunde (τὴν κοιλότητα *an* τὸ κενόν?) anfülle H 7 ἔριον *(passim)* U: εἴριον *ex Hipp. semper scr. Chart.* 8 ἄλιφα *ut v. 17* U: *corr. Chart.* ἐπιθεὶς *Hipp.* 9.10 δοκέει *ut p. 283,6 et 284,3* U *Ald. Bas.*: *ubique ex Hipp. corr. Chart.*: δοκέοι *Hipp. cod.* C 10 ἀπάτη *seiunctum exhibent codd. Hipp.* 11 ὑπόπτευσαν U *Ald.*: *corr. Bas.* 12 λεξίδιον U *edd.*: *correxi; cf. p. 103, 26* *num* ⟨τὸ⟩ τῆς ἀπάτης *praeferendum? cf. p 283,7* 13 τοιοῦτος *ab Ald. edd.* 15 ἀλείφα⟨τι⟩ *scripsi*: ἄλιφα U: ἄλειφα *Kuehn* 16 *ante* ἐνστάζειν *talia deesse opinor qualia sunt* κελεύῃ τὸ ὑγρὸν 18 ἐκχέοντες U *Ald.*: *corr. Corn. Bas.* 19 ἐν ὠτε⟨γ⟩χύτῃ *retractatis quae frustra protuleram (cf. Wenk. 1928, p. 29) restitui*: in einem Ohrlöffel *recte versum praebet* H: ἐν ὠτεχύτη U: ἐν ὦ τέγουσι *exhibet Ald.*: ἐν ᾧ τέγγουσι *scr. Corn. Bas. ceteraeque edd.* 19.20 ὑπὸ λυχνιαίας *ex* H *correxi*: ἐπὶ πολυχνιαίας U *edd.*: ἐπὶ λυχν. *corr. Corn.* 20 ἐπὶ τοῦ U *edd.*: *correxi* κηρίονος U: *corr. Chart.* *vel* ⟨χρὴ⟩ δ' ἐγχεῖν *vel* οὐχ ἅπαξ ⟨χρὴ⟩ ἢ δὶς *suppleam; an* ἢ δὶς ⟨ἐκέλευσεν⟩, ἀλλὰ *complere malis?* 22 νῦν H: μὲν U *edd.* οὐχ *ex* H *addidi* 23 γὰρ *pro* δὲ H: *num* δὴ *praeferas?* 25 ὑποδεχόμενον U *Ald. Bas.*: *corr. Chart.*

τούτοις δ' ἐφεξῆς, εἰ μὲν ἁπλῶς ἦν γεγραμμένον· ἔπειτα ἐπὶ πῦρ ἐπιβάλλειν, εὐλόγως ἂν ἔφαμεν ἐξηγεῖσθαι τοὺς εἰπόντας ἕνεκεν ⟨αὐ⟩τοῦ τοῦ κατὰ τοῦ πυρὸς ἐπιβάλλειν ἀξιοῦν αὐτόν, ὡς δοκιμάσαι διὰ τῆς ὀδμῆς ὁποῖόν ἐστιν. αὐτὸς γὰρ οὕτω καὶ τὸ μετὰ βηχὸς ἀναπτυόμενον ἐκ πνεύμονος ἐδοκίμαζεν. ἐπεὶ δὲ πρόσκειται κατὰ τὸν λόγον ὡς δοκέῃ τί οἱ ἐξιέναι καὶ φαίνεται τὸ δοκέῃ συμφωνεῖν τῷ κατὰ τὸ τέλος εἰρημένῳ τῆς ῥήσεως ὅλης τῷ ἀπάτῃ, διὰ τοῦτο ἀποστάντες οἱ δοκιμώτεροι | τῶν ἐξηγητῶν ἐπὶ τῇ τοῦ κάμνοντος 268 ἀπάτῃ πρὸς τὴν τοιαύτην ἐνέργειαν ἀφῖχθαί φασι τὸν Ἱπποκράτην· παρηγορεῖσθαι γὰρ ἐνίοτε κἀκ τῶν τοιούτων τοὺς κάμνοντας ἡγεῖσθαί τε θεραπείαν ἑαυτῶν ἐπιμελεστέραν γίνεσθαι καὶ μέντοι καὶ τὸ μείζονα τῶν ὄντων τὰ πάθη φαίνεσθαι τοῖς κάμνουσι χρήσιμον εἶναί φασιν εἰς τὸ μὴ μέμφεσθαι τοῖς προνοουμένοις, ὡς οὐ ταχέως ἰωμένοις αὐτὰ καὶ πρὸς τὸ πείθεσθαι τῇ κατὰ τὴν δίαιταν ἀκριβείᾳ. τινὲς δὲ προστιθέασιν, ὅτι καὶ μισθοὺς μείζονας καὶ δῶρα θεραπευθέντες δώσουσι τοῖς ἰατροῖς οἱ μεγάλων παθῶν ἀπηλλάχθαι νομίζοντες. ὅπερ αὖ πάλιν ἐνίοις οὐ κατὰ τὴν Ἱπποκράτους προαίρεσιν εἶναι φαίνεται καὶ διὰ τοῦτο τὴν ῥῆσιν ὅλην ὑποπτεύουσιν ὡς παρεγγεγραμμένην. *** οὐδὲ γὰρ οὐδὲ τοῦτ' ἔστιν εἰπεῖν περὶ τῆς προκειμένης ῥήσεως, ὅπερ ἔνιοι πιθανῶς ἔδοξαν εὑρηκέναι, τὴν παρηγορίαν τῆς ὀδύνης ἀπάτην εἰρῆσθαί νομίζοντες, ὡς οὐ ταὐτὸν ὂν ἰάσασθαί τε τὴν νοσώδη διάθεσιν ἐκκόπτοντας τὴν οἷον ῥίζαν αὐτῆς ὀδύνην τε πραῦναι | παρηγορήσαντας. ἐνίοτε γοῦν αὐτὸ τοῦτο χείρονα τὴν ὅλην διάθεσιν 269 ἐργάζεται, καθάπερ ἐπὶ τῶν κωλικῶν αἱ δι' ὀπίου καὶ ὑοσκυάμου καὶ μανδραγόρου καὶ στύρακος συντιθέμεναι ἀντίδοτοι. περιψύχουσαι γὰρ αὗται τὰ μόρια καὶ πρὸς τὸ δεύτερον ἐκ τῶν αὐτῶν αἰτιῶν παθεῖν

4. 5 αὐτὸς . . . ἐδοκίμαζεν] *cf. Gal. in Hipp.* Κατ' ἰητρεῖον *1 (III 272 L. II 30, 5 Kw.) comm. XVIII B 649. 654 K.* 19 Dioskurides . . . macht ein Zeichen wie Aristarchos] *de Aristarchi in* νόθοις *Homericis obelo ad edit. operum Hipp. a Dioscoride adhibito cf. CMG V 9, 1 p. 58, 7 sqq. Mew.; de ipso Diosc. vid. p. 55, 18. 140, 19. 142, 8. 163, 5. 232, 20* 24. 25 αἱ δι' ὀπίου . . . ἀντίδοτοι] *cf. ad p. 64, 2* 25 στύρακος] *cf. Gal. X 816. XI 767. XII 131 K.*

3 ἕνεκεν ⟨αὐ⟩τοῦ τοῦ *coniecerim*: ἕνεκα τούτου U *edd.* 5 ἐδοκίμασεν *ab Ald. edd.* 6 δοκέειν (*post* τὸ) U *Ald. Bas.*: δοκέῃ *corr. Chart.* 11. 12 τὸ *ante* μείζονα *ex Ald. om. edd.* 14 αὐτὰ *om. Kuehn* 15 ζείζον *sic* U: *corr. Ald.* 17 οὐ κατὰ *iter.* U 18. 19 *post* παρεγγεγραμμένην *quaedam interisse indicavi; nam in vers. arab. sic haec* Was Dioskurides betrifft, so setzt er diese Worte neben die anderen Sätze des Hippokrates, aber am Rande der Zeilen dieser Worte macht er ein Zeichen, wie es Aristarchos gemacht hat bei den Versen Homers, von denen er festgestellt hatte, daß sie nicht echt sind *add.* H, *quae genuina esse Gal. ipse ostendit vel CMG V 9, 1 p. 58, 7 sqq. Mew.* 19 οὐδὲ γὰρ *immerito neglexit Chart.; neque enim raro Gal.* οὐδὲ γὰρ οὐδὲ *usurpat, velut in vicinio p. 286, 1* 20 τ̄ προσηγορί U, παρηγορί *litteris pulchris minutisque superscr. (ni fallor)* U²: τὴν παρηγορίαν *ab Ald. edd.* 22 ἐκκόπτοντες *compend.* U: *corr. Chart* πραΰνειν *mut. Ald.* 23 παρηγορήσαντες *comp.* U: *corr. Chart.* 24 ὑιοσκυάμου U: *corr. Ald.* 25 μανδραγόρας U *edd.*: *corr. Corn.*

ἑτοιμότερα παραςκευάζουςιν. ἀλλ' οὐδὲ διὰ τὸ πραΰνειν τὴν ὀδύνην, ὥς ἔφην, οἷόν τ' ἐςτὶ δέξαςθαι προςγεγράφθαι τὴν ἀπάτην. ἐναντιοῦται γὰρ τῷ ὡς δοκέῃ τί οἱ ἐξιέναι, τοῦ γράψαντος οὕτως ἐνδεικνυμένου τῆς τῶν καμνόντων ἀπάτης ἕνεκεν ἐπὶ τὴν τοιαύτην χειρουργίαν ἀφικνεῖςθαι τοὺς ἰατρούς. ἄμεινον οὖν ὑπολαμβάνειν οὐδ' ὅλως εἶναι τὴν ῥῆςιν Ἱπποκράτους.

V 14 [V 8. V 318, 5–8 L.] Γλῶςςα οὖρον ςημαίνει· γλῶςςαι χλωραὶ χολώδεες, τὸ δὲ χολῶδες ἀπὸ πίονος, ἐρυθραὶ δὲ ἀφ' αἵματος, μέλαιναι δὲ ἀπὸ μελαίνης χολῆς. αὗαι δὲ ἀπὸ λιγνυώδεος ἐγκαύςιος καὶ μητρῴου μορίου, λευκαὶ δὲ ἀπὸ φλέγματος. |

270 Τὴν γλῶτταν φηςι ςημαίνειν ὁποῖόν ἐςτι τὸ οὖρον, ἤτοι τὸ κυρίως οὕτως ὀνομαζόμενον, ὃ καθ' ἑκάςτην ἡμέραν ἀποκρίνομεν, ἢ τὸν τῶν χυμῶν ὀρρόν. ἑκατέρως δ' ἂν ὁ λόγος ἐπὶ τὴν αὐτὴν ἥκοι διάνοιαν. ἡ γάρ τοι γλῶττα τῆς ἐν τοῖς χυμοῖς διαθέςεώς ἐςτι δηλωτική, καθάπερ καὶ τὰ οὖρα. καὶ τό γε χρήςιμον ἐκ τῆς ῥήςεως ἔχοντες ἐκ περιττοῦ ζητήςομεν, ὅ τι ποτὲ ςημαίνει τὸ οὖρον. ἔςτι δὲ τὸ χρήςιμον, ὃ καθ' ὅλην τὴν ῥῆςιν διδάςκει, τὰς μέν τινας γλώττας χολῆς πλεονεξίαν ἐνδείκνυςθαι, τὰς δ' αἵματος ἤ τινος ἄλλου τοιούτου, περὶ ὧν ἐφεξῆς ἁπάντων ἐπιςκεπτέον. ἐν γὰρ τοῖς χρηςίμοις εἰς τὰ τῆς τέχνης ἔργα διατρίβειν ἀξιῶ παρατρέχοντας ὅςα ςοφιςτικῶς ἐζήτηται. χλωρὰς οὖν γλώττας εἴρηκεν, ὡς κἀν τῷ βίῳ ςυνήθως ὀνομάζουςιν ἄνθρωποι, χλωρούς τινας ἑωρακέναι φάςκοντες, οἷς ἂν ἐπὶ τὸ χολωδέςτερον ἡ χρόα μεταβάλῃ, τῆς ὠχρᾶς δηλονότι χολῆς. ταύτην γὰρ ἁπλῶς ὀνομάζουςιν, οὐχ ὥςπερ τὰς ἄλλας μετὰ προςθήκης, ἤτοι μέλαιναν ἢ ἰώδη καλοῦντες ἢ ἐρυθρὰν ἢ ξανθὴν ἢ λεκι-
271 θώδη. ἐγγυτάτω μὲν οὖν | ἐςτι καὶ τοῦ αὐτοῦ ςχεδόν τι γένους ἡ ξανθὴ χολὴ τῇ ὠχρᾷ. λέγουςι δὲ τοὐπίπαν ἄνευ τοῦ προςθεῖναι τὴν ὠχρὰν ἁπλῶς οὕτως χολὴν ἐμημεκέναι τὸν ἄνθρωπον. ἐπὶ δὲ τῆς ξανθῆς ςπανίως ἔςτιν εὑρεῖν ἁπλῶς τινα λέγοντα. προςτιθέαςι γὰρ

2 ὡς ἔφην] *p. 283, 22 sqq.* 25 ταύτην (*sc.* τὴν ὠχρὰν χολὴν) ἁπλῶς ὀνομάζουςιν] *cf. e. c. p. 194, 13 sq.* 26. 27 λεκιθώδη *ut p. 285, 4*] *cf. CMG V 9, 1 p. 36, 2 Mew., quo tamen loco non de colore, sed de crassitudine dicitur*

1 ἑτοιμώτερα U: *corr. Bas.* 4 τῆς *ante* τῶν *om. ex Bas. edd.* 7 ςημαίνη U: *corr. Ald.* 7. 8 χλωραὶ γλῶςςαι *ut v. 22 et p. 285, 8 colloc. excepto* C *codd. Hipp.*: *ordine inverso ut p. 296, 23* U *cum Hipp. cod.* C 8 χολῶδες (*post* τὸ δὲ) H *Hipp.*; *cf. p. 285, 14*: χολώδεες U *edd.* 10 λιγνιώδεος U: *corr. Ald.* ἀπὸ ἐκκαύςιος λιγνυώδεος *Hipp.* 14 ἑκατέρως UH: ἑκάτερον *falso Ald. Bas.*: ἑκάτερος *scr. Corn. Chart.* τοιαύτην U *edd.*: *correxi* ἥκει *ex errore Aldinae omnes deinceps edd.* 16 γε *scripsi*: τε U *edd.* 22 κἀν U: *solum* ἂν *Ald. Bas.*: ἐν *a Chart. recep. Kuehn* 23 ἄνθρωποι U *edd.*: *correxi* χλωρούς *i. t. omissum add. i. m. ipse* U 26. 27 λεκινθώδη *ut p. 285, 4. 6/7* U *Ald.*: λεκυθώδη *Corn. Bas.*: *corr. Chart.*; *cf. e. c. CMG V 9, 1 p. 36, 2 Mew. vel V 9, 2 p. 291, 4 Heeg* 29 et p. 285, 1 ἐμεμηκέναι U *edd.*: *utroque loco correxi*; *cf. Kuehner-Blass, Gramm. der griech. Spr. I 2³, 418*

εὐθέωϲ αὐτῇ τὸ τοῦ χρώματοϲ ὄνομα, ξανθὴν χολὴν ἐμημεκέναι τόνδε τινὰ λέγοντεϲ ἢ ἄκρατον χολήν. ἰώδη δὲ καὶ μέλαιναν χολὴν οὔτ' ἰατρόϲ τιϲ οὔτ' ἰδιώτηϲ ὠνόμαζεν ἄνευ προϲθήκηϲ, ὥϲπερ οὐδὲ ἰϲατώδη καὶ πραϲοειδῆ καὶ λεκιθώδη. καὶ γὰρ ταῦτα ὀνόματα χολῶν ἐϲτιν ὑπό τινων ἰατρῶν εἰρημένα παρωνύμωϲ ταῖϲ χρόαιϲ, ἃϲ ἔχουϲιν. οὕτωϲ δὲ καὶ τὴν ἐρυθρὰν χολὴν ὀνομάζουϲιν, αἵματοϲ οὖϲαν ὀρρόν. ἡ δὲ λεκιθώδηϲ τῆϲ ξανθῆϲ παχυνθείϲηϲ γίνεται χολῆϲ, καθάπερ ἡ ὠχρὰ προϲλαβούϲηϲ ὑδατώδη τινὰ οὐϲίαν. αἱ τοίνυν χλωραὶ γλῶτται νῦν εἴρηνται ϲαφῶϲ ἀντὶ τῶν ὠχρῶν, ὑπὸ τῆϲ ὠχρᾶϲ χολῆϲ βαπτόμεναι. μεγάλαϲ τε γὰρ ἔχουϲα φλέβαϲ ἡ γλῶττα καὶ κατὰ τὴν οὐϲίαν οὖϲα χαύνη τε καὶ ϲπογγοειδὴϲ ἑτοιμοτέρα τῶν ἄλλων ἐϲτὶ μορίων, ὅϲα ϲκληρὰ καὶ πυκνά, δέξαϲθαί τε τοὺϲ | ὀρρώδειϲ χυμοὺϲ εἰϲ αὐτὴν βαφῆναί 272 τε πρὸϲ αὐτῶν ὥϲπερ τὰ ἔρια. παρέγκειται δὲ τῷ λόγῳ τὸ χολῶδεϲ ἀπὸ πίονοϲ ἐνδεικνυμένου τἀνδρὸϲ τὴν γένεϲιν τῷ χολώδει πλείϲτην ἐκ τοῦ πίονοϲ ἐν τῇ τροφῇ γίνεϲθαι. πίονα δὲ ἀκουϲτέον οὐ μόνον τὸ λιπαρόν, ἀλλὰ καὶ τὸ γλυκὺ καὶ ὅλωϲ τὸ ἐν τοῖϲ κατὰ φύϲιν ἔχουϲιν ἡδύ. μόνοι γὰρ οἱ παρὰ φύϲιν διακείμενοι πικροῖϲ καὶ ϲτρυφνοῖϲ καὶ ὀξώδεϲιν ἐδέϲμαϲι χαίρουϲιν. οἱ δὲ κατὰ φύϲιν ἔχοντεϲ καὶ ἀπέριττοι τά τε λιπαρὰ καὶ τὰ γλυκέα καὶ τά γε μηδεμίαν ἔχοντα ἰϲχυρὰν ποιότητα μεθ' ἡδονῆϲ προϲφέρονται. πάντ' οὖν τὰ τοιαῦτα τὸ πῖόν ἐϲτιν ἐν τροφῇ καὶ διὰ τοῦτο καὶ "πίονα ἄρουραν" καὶ "λιπαρὰν χώραν" εἰρήκαϲι πολλοὶ τῶν παλαιῶν, εὔφορον ἐνδεικνύμενοι διὰ τῶν προϲηγοριῶν τούτων ὑπάρχειν αὐτὴν τῶν ὑγιαίνουϲιν ἡμῖν ἀμέμπτωϲ ἐϲθιομένων καρπῶν. ὅτι δ' ἔκ τε μέλιτοϲ καὶ ὅλωϲ τῶν γλυκέων, ὅταν ἐπὶ πλέον θερμανθῶϲιν, ὁ πικρόχολοϲ γεννᾶται χυμόϲ, ἐν τῷ Περὶ τῆϲ ⟨τῶν⟩ ἁπλῶν φαρμάκων δυνάμεωϲ ἐπιδέδεικται κατὰ | τὸ τέταρτον ὑπόμνημα, μετὰ τοῦ καὶ φαίνεϲθαι ϲαφῶϲ, ὅταν 273 ἐν τῇ γαϲτρὶ πλείονι χρόνῳ τὰ τοιαῦτα μείνῃ μήτ' ἀναδοθῆναι φθάϲαντα μήτε πεφθῆναι, τὴν ὠχρὰν ἐξ αὐτῶν γεννωμένην χολήν. ὅϲοι γοῦν ἤμεϲαν τηνικαῦτα, τὴν τοιαύτην ἤμεϲαν. περὶ μὲν οὖν τῆϲ ὠχρᾶϲ γλώττηϲ ἱκανὰ καὶ ταῦτα.

21. 22 καὶ "πίονα ἄρουραν" καὶ "λιπαρὰν χώραν" εἰρήκαϲι πολλοὶ τῶν παλαιῶν] *velut* Ψ *832* πίονεϲ ἀγροί, *ut* δ *757 et* θ *560 (cf etiam Tyrt. fr. 10 [8 Cr.], 3 Bgk.* πίοναϲ ἀγρούϲ *vel Solon. fr. 13 [12 Cr.], 23 Bgk.* κατὰ πίονα γαῖαν); Ϲ *541* πίειραν ἄρουραν, *ut* β *328 vel* ψ *311 (cf. etiam Plat. Critias 111b* τῆϲ γῆϲ ὅϲη πίειρα καὶ μαλακή); λιπαρὸϲ *cum aliis (veluti Pind. Ol. 13, 106 de Marathone) tum Aristophani et Euripidi de Athenis ipsis adamata dictio* 26. 27 ἐν τῷ Περὶ τῆϲ ⟨τῶν⟩ ἁπλῶν φαρμάκων δυνάμεωϲ ἐπιδέδεικται κατὰ τὸ τέταρτον ὑπόμνημα] *Gal. XI 676 K.*

3 ὠνόμ^α^< *ambigue* U: ὠνόμαζεν *Ald.* 4 χολῶν ὀνόματα *transp. Ald.* εἰϲὶν U: ἐϲτιν *mutavit Kuehn* 5 παρωνίμωϲ *comp. i. t.*, νύμϛ *corr. i. m.* U 6 χολὴν *iter.* U 13 παρέγκεινται U *Ald. Bas.*: *corr. Chart.* 15 πίονα *corr. Ald.*: πίονι U 19 ἀπέριττοι *corr. Corn.*; *cf. p. 297, 7*: ἀπερίτατοι *sic* U *Ald. Bas.*: ἀπεριττότατοι *perperam scr. Chart.* 20 ἡδονῆϲ *corr. Ald.*: ἡδῆϲ U 25 πικρο^χλ'^ U: πικρόχολοϲ *Ald.* 26 περὶ ̂ϲ U: περὶ τῆϲ *Ald. Bas.*: π. τῶν *Chart.*: περὶ τῆϲ ⟨τῶν⟩ *scripsi* 29. 30 ὅϲοι γοῦν—ἤμεϲαν *om.* H

τὰς δ' ἐρυθρὰς ἀφ' αἵματος γίνεσθαί φησιν. οὐδὲ γὰρ οὐδ' ἐπινοῆσαι δυνατὸν ἀφ' ἑτέρου χυμοῦ πλεονεκτοῦντος ἐρυθρὰν γενέσθαι χρόαν ἔν τινι μορίῳ. τὸ γὰρ χρῶμα τῶν χυμῶν ἐστι τῶν ἐπικρατούντων δηλονότι καὶ πλεονεκτούντων, οὐ τῶν ἐλλειπόντων. οὕτως δὲ καὶ τὰς μελαίνας γλώττας ἀπὸ μελαίνης χολῆς γίνεσθαί φησιν, ὁ γὰρ αὐτὸς λόγος κἀνταῦθα. τὰς δὲ αὔας, ὅπερ ἐστὶ ξηρὰς ἱκανῶς ἐκ πυρετοῦ διακαοῦς, ὃς οἷον πῦρ κατακαίων τὸ αἷμα λιγνύι μᾶλλον ἤπερ ἀτμῷ παραπλήσιον ἀναθυμίασιν ἐργάζεται· διὸ καὶ μέλαιναι πολλάκις αἱ τοιαῦται φαίνονται γλῶτται. γίνονται δὲ τοιαῦται γλῶτται καὶ ἀπὸ μητρῴου μορίου, τῆς ὑστέρας δηλονότι. καὶ γὰρ καὶ ταύτῃ φλεγμαινούσῃ πυρετοὶ θερμότατοι συνεδρεύουσιν.
274 ὥσπερ δὲ ὠχραὶ μὲν ἀπὸ | τῆς ὠχρᾶς, μέλαιναι δ' ἀπὸ τῆς μελαίνης, ἐρυθραὶ δ' ἀπὸ τοῦ αἵματος, οὕτως ἀπὸ ⟨τοῦ⟩ φλέγματος αἱ λευκαὶ γίνονται γλῶτται. τοῖς μὲν οὖν εἰρημένοις σημείοις ἀκολουθεῖ διὰ παντὸς τὰ δηλούμενα, τοῖς δὲ πράγμασιν οὐκ ἐξ ἀνάγκης τὰ σημεῖα· φλεγμαινούσης γὰρ τῆς μήτρας οὐ διὰ παντὸς οἱ πυρετοὶ διακαεῖς γίνονται, καθάπερ οὐδ' αἵματος πλεονάζοντος ἐρυθραίνεται γλῶττα. καὶ μέντοι καὶ χολῆς μελαίνης ἐν σπληνὶ περιεχομένης ἢ κατά τινας ⟨τῶν⟩ κάτω φλεβῶν, ἡ γλῶττα τὴν χρόαν οὐ μεταβάλλει, καθάπερ οὐδ' ἐπὶ τῆς ὠχρᾶς οὐδ' ἐπὶ τοῦ φλέγματος, ἀλλ' ὅταν ἤτοι κατὰ τὴν γαστέρα περιέχηταί τι τούτων ἢ θερμασίας πολλῆς χεούσης τε καὶ πνευματούσης τοὺς χυμούς, ἡ φορὰ γίνεται πρὸς τὸ μετέωρον. καθόλου τοίνυν ἐστὶ ῥητέον, ὡς ἕκαστον τῶν εἰρημένων ἐπὶ τῆς γλώττης σημεῖον ἐνδεικτικόν ἐστιν ἤτοι πυρετοῦ περικαοῦς ἅμα τῷ κατὰ ⟨τὴν τῆς γλώττης χρόαν⟩. ἕκαστον αὐτῶν ⟨τῶν⟩ ὑφ' Ἱπποκράτους γεγονέναι ⟨λεγομένων⟩ χυμῶν πλεονάζειν ἢ τοῦ περὶ τὴν γαστέρα περιέχεσθαι τὸν τοιοῦτον. | Nachdem wir so viel zur Erklärung des in diesen Worten Gesagten beigebracht haben, soll es damit genug sein, doch hindert mich m. E. nichts, noch die Lesart des Lykos, eines Schülers des Quintus, zu erwähnen. Ich kenne aber keinen, der diese Lesart verwandt hat, außer Lykos. Denn er änderte den Anfang dieser Stelle entsprechend der Kühnheit, die dieser Mann im Ändern von alten Lesarten hat,

29 des Lykos, eines Schülers des Quintus] *cf. CMG V 10, 2, 1 p. 14, 5. 154, 14 et hoc in vol. p. 93, 23. 98, 15. 225, 17 al.*

7 ὡς *ante* οἷον U *Ald.*: *corr. Bas.* λιγνύει *per errorem Ald. omnes edd.* 8 ἀναθυμίας U *Ald.*: *corr. Corn. Bas.* 9 πολλάκ *iter.* U 10 τὴν ὑστέραν U: *corr. Ald.* 12 ὠχρῶν *per comp.* U *Ald.*: *corr. Corn. Bas.* 13 τοῦ *ante* φλέγματος *addidi*; *cf. v. 20* 17 πλεονάζοντες *per errorem typothetae Chart. etiam Kuehn* 18 τῶν *addidi*: *vel* τινα *vel* τινας ⟨τῶν⟩ *coni. Schubring* 24—26 *in interpr. arab.* zugleich mit dem Überwiegen eines jeden von den Säften, die Hippokrates genannt hat, entsprechend der Farbe der Zunge (ἅμα τῷ κατὰ ⟨τὴν τῆς γλώττης χρόαν⟩ ἕκαστον αὐτῶν ⟨τῶν⟩ ὑφ' Ἱπποκράτους γεγονέναι ⟨λεγομένων⟩ χυμῶν πλεονάζειν) H, *unde supplevi et emendavi*: χυμοῦ U *edd.*: *pro quo* λεγομένῳ χυμῷ *adnot. Corn.*; simulque singulos succos ab Hippocrate dictos abundare *verterat Crassus* 26 *post* τοιοῦτον *lacunam in* U *nullo pacto significatam expl.* H, *ex quo hanc commentarii partem in memoria graeca decisam sec. interpret. arab. germanice addidi*

wie es Dioskurides und Kapiton zu machen pflegten. Ich las den siebenten Teil aus dem Kommentar des Lykos zu diesem Teil von dem Buche des Hippokrates und fand ihn den Anfang dieser Stelle in folgender Weise lesen: "Das Wasser weist auf die Zunge hin", und dann schreibt er in dem Kommentar wörtlich: "Wenn Hippokrates an dieser Stelle sagt, daß das Wasser auf die Zunge hinweist, ist nicht gesagt, worauf denn nach seiner Meinung die Zunge und der Urin zugleich hinweisen, aber es ist klar, daß er meint, daß es ein Hinweis beider auf die im Körper überwiegenden Säfte sei." Dies sind die Worte des Lykos. Was mich betrifft, habe ich, wie ich an einer anderen Stelle sagte, diesen Mann zeit seines Lebens nicht gekannt. Seine Heimat war Makedonien, und er wohnte dort die ganze Zeit. Und es kannte ihn auch niemand aus den übrigen Völkern. In diesen Tagen verkehrte ich mit einigen Berühmtheiten in der Wissenschaft der Medizin, unter diesen mit Satyros und Aiphikianos, und diese beiden waren Schüler des Quintus, und zu ihnen gehört auch Pelops, der ein Schüler des Numesianus war, und Stratonikos, und dieser Mann war aus meiner Stadt und ein Schüler des Sabinus, und in der Praxis und der Behandlung der Kranken war er besser als die drei vorher Genannten. Dann schließlich hörte ich den Namen des Lykos und erfuhr, daß er in Rom war und dann gestorben ist. Da ich die Leute seine Bücher wegen ihrer deutlichen und leicht verständlichen Erklärung vorziehen sah, machte ich mich an ihre Lektüre, und da ich fand, daß er in der ganzen Erklärung dem folgte, was Marinus vorbrachte, las ich sowohl seine Kommentare zu den Büchern des Hippokrates wie auch die Kommentare des Marinus, damit ich die Arbeitsweise des Lykos kennenlernte,

1 wie es Dioskurides und Kapiton zu machen pflegten] *cf. ad p. 4, 16. 17 et additam. arab. post p. 249, 30. 31* 14—16 Berühmtheiten der medizinischen Wissenschaft, Satyros und Aiphikianos, Schüler des Quintus] *huius discipuli Quinti meminit Gal. etiam CMG V 10, 2, 1 p. 59, 17, de illo cf. Gal. II 217. 224 K. CMG V 9, 1 p. 70, 14 Mew. V 9, 2 p. 20, 11. 12 Diels. V 10, 2, 1 p. 59, 17; de Quinto ipso medico eclectico Romano celeberrimo consulas Gal. II 225. XIX 22 K. CMG V 10, 1 p. 6, 7. 10, 2, 1 p. 14, 13* 17 Pelops, ein Schüler des Numesianos] *Pelopem, medicum dogmaticum Smyrnaeum, in praeceptoribus suis numerat Gal. V 112. VIII 194 K. CMG V 9, 1 p. 70, 10. 11 Mew. V 9, 2 p. 20, 12 Diels, in commentatoribus Hipp. XIX 57 K. (cf. Deichgräber, Empirikerschule, fragm. 23 a et p. 4);* Νομεσιανός *praeceptor anatomicus Gal. appellatur CMG V 9, 1 p. 70, 8. 10 Mew. et inter commentatores Hipp. occurrit XIX 57 K.* 17—19 Stratonikos ... aus meiner Stadt ... ein Schüler des Sabinus] *Stratonicum Pergamenum in praeceptoribus habet Gal. V 119 K.; de Sabino Hippocrateo cf. CMG V 10, 2, 1 p. 17, 22 et supra p. 32, 5* 27—p. 288, 3 Lykos ... und seine ganze Schule folgten in ihren Kommentaren dem Marinus] *Marini discipulus Quintus Romanus magistri doctrinam anatomicam (cf. Gal. II 280. 283 K.) tradidisse dicitur cum aliis multis tum Satyro et Lyco CMG V 9, 1 p. 70, 8 sqq. Mew.; totum opus anatomicum Marini Gal. ipse sibi excerpsit l. IV (cf. J. Mewaldt, Herm. XLIV, 1909, 125), sed de illius commentariis Hipp. nihil compertum habeo; Lyci Macedonis explanationem Gal. saepe vehementer vituperasse notum est (cf. F. E. Kind RE XIII 2408 sqq. et C. Deichgräber, Empirikerschule p. 28)*

und er folgte in seinen Kommentaren dem Marinus, und es zeigte sich, daß auch seine ganze Schule in ihren Kommentaren dem Marinus folgte. Der Unterschied in den Ausführungen der beiden liegt nur in der Länge. Denn die Ausführungen des Lykos sind länger als die des Marinus. Deshalb wollte ich, als ich den Anfang dieser Worte von ihm im Gegensatz zu allen übrigen Erklärern geschrieben fand, wissen, ob Marinus der erste war, der den Anfang dieser Worte so änderte, und ich suchte nach dem Abschnitt, in dem Marinus diese Worte erklärte, gründlich, aber bis heute bin ich nicht darauf gekommen, obgleich sich sehr viele Schriften des Marinus in Rom befinden. Ich weiß aber nicht, warum das Auffinden dieses Buches mir nicht gelang, und ich weiß deshalb auch nicht, wie Marinus den Anfang dieses Abschnittes geschrieben hat. Alle anderen Erklärer aber kennen nur die eine Lesart, nach der ich diese Worte erklärt habe, und er hat sie so geschrieben: "Die Zunge weist auf das Wasser hin." Ich weiß nicht, wo in einer Handschrift die Lesart steht, welche Lykos vorgezogen hat. Klar ist daraus, daß der Sinn nicht der ist, den Lykos will. Denn darin ist gesagt, daß die Zunge ein Zeichen ist zugleich mit dem Urin, und es ist nicht angegeben, was er denn damit meint, worauf die Zunge und der Urin hinweisen. Und da Lykos verlangt, daß wir von selbst darunter verstehen, daß die Zunge und der Urin auf die Säfte hinweisen, so sind wir nicht damit zufrieden, was er uns verbirgt. Denn wir finden nur die Zunge allein genannt, und auch Hippokrates hat nur die Zunge genannt, worauf sie hinweist. Außerdem stimmen mit der Änderung die Kommentatoren nicht überein, außer ganz wenigen. Aber einige haben sich zu noch größerer Kühnheit erdreistet. Wenn ich alle erwähnen wollte, so müßte ich das Doppelte an Erklärungen sowohl dem Umfang als der Zahl nach schreiben. Aber ich brauche dabei auch nicht die Lesarten anzuführen, bei denen sich der Sinn nicht ändert, wie einige bei diesen Worten, an deren Erklärung wir sind, schreiben: "Die grüne Zunge von der Galle", und andere schreiben: "Die grüne Zunge ist gallig." Ebenso schreiben einige: "Die trockene Zunge kommt von dem Brande", und andere schreiben: "Die trockene Zunge ist ein Zeichen des Brandes." Und ich habe schon oft gesagt, daß ich die Erwähnung solcher Lesarten ganz unterlasse.

275 **V 15** [V 9. V 318, 9. 10 L.] Οὖρον ὁμόχρουν cώματι καὶ πόματι καὶ ὡc ἔcωθεν ἰόν, ποτοῦ ὑγρότηc, cύντηξιc.

35. 36 und ich habe schon oft gesagt, daß ich die Erwähnung solcher (nur den Ausdruck ändernder) Lesarten ganz unterlasse] *non solum in alio additamento de Arabide petito post p. 236, 24, sed etiam p. 123, 12 sqq. 191, 7 sq 195, 11 sqq. al.*

37 ὁμόχροον *Hipp.* cώματι *cum Hipp.* H: βρώματι U *edd.* 38 καὶ ὡc ἔcωθεν ἰόν, ποτοῦ ὑγρότηc, ξύντηξιc *maxima cum verisimilitudine* H: καὶ ὡc

Wir finden in den meisten Handschriften das Wort, welches Trank bedeutet und im Griechischen "POTON" heißt, mit "t" geschrieben; in einigen Handschriften finden wir dieses Wort auch ohne "t", so daß es "wo" heißt. Von den alten Erklärern kennt diese Lesart Herakleides und von den neueren Sabinus. Sie stimmen aber miteinander in dem "und" nicht überein. Der eine nämlich setzt es, während der andere es ausläßt. Herakleides schreibt: "wo Feuchtigkeit, ⟨Schmelzen⟩"; Sabinus dagegen: "wo Feuchtigkeit und Schmelzen". Er setzt also die Verbindungspartikel "und". Zeuxis kennt folgende Lesart: "Schmelzen des Trankes und die Feuchtigkeit". Ihm folgt Rufus aus Samaria. Rufus aus Ephesus hat geschrieben: "Der Trank, der feuchte, Schmelzen". Lykos schrieb: "Feuchtigkeit des Trankes, Schmelzen". Dioskurides schrieb: "Von dem Trank und dem Schmelzen das Feuchte". Kapiton hat das "von" weggelassen und geschrieben: "Der Trank und das Schmelzen, das Feuchte", wobei er diese Worte jedes für sich allein setzte. Von den übrigen Kommentatoren haben einige die Lesart gewählt: "Der Trank und das Schmelzen". Den ersten Teil dieses Ausspruchs haben fast alle nach einer und derselben Lesart geschrieben: "Die Farbe des Urins gleicht der Farbe des Körpers und der Farbe des Trankes". Lykos hat das "wie" weggelassen und sich darauf beschränkt zu schreiben: "und er kommt von innen". Was die Verschiedenheit im Ausdruck anlangt, so habe ich sie in allen meinen Kommentaren übergangen. Mit der Aufzählung der Verschiedenheit der Ausdrücke an dieser Stelle beabsichtigte und erhoffte ich keinen Nutzen für den, der sie kennt, sondern ich wollte damit nur sagen, daß ich sie übergehe. Was aber die Verschiedenheit betrifft, die den Sinn ändert, so bin ich hier gezwungen, obgleich ich dies kaum bei einem anderen Ausspruch sonst tat, alle ihre Fälle aufzuzählen, weil dieser Ausspruch sehr dunkel und zweifelhaft und einem Rätsel gleich ist und man über ihn zu keinem klaren Urteil kommen kann. Deshalb bin ich in meinem eigenen Kommentar zu dieser Stelle gezwungen, die Erklärungen aller Kommentatoren zusammenzustellen, obgleich ich mich in meinen Kommentaren zu dem Buch "Über die Verrenkungen und

7 Herakleides] *sec. sequentia (p. 290, 5) verisimiliter Tarentinum dicit, de quo vid. p. 3, 9; illi medico empirico saepius adversatur ex Hippocrateis Sabinus, velut p. 174, 8. 21. 212, 25* 9 Zeuxis] *cf. p. 3, 9* 11 Rufus aus Samaria] *cuius mentio iam facta in addit. arab. p. 213, 3 sqq.* Rufus aus Ephesus] *de doctissimo Hipp. commentatore frequenter a Gal. adhibito vide quae attuli p. 32, 6* 12 Lykos] *de illius aemuli commentatoris rationibus Gal. modo fusius egerat p. 287/88* 22. 23 was die Verschiedenheit im Ausdruck anlangt ...] *eius quem supra com-*

εἴωθεν ἐὸν, ὅπου ὑγρότης σύντηξις U *Ald.*: ἔσωθεν *et* τοῦ ὑγροῦ *ex Hipp. adnot. Corn. et praeter* ἔσωθεν *a Bas. edd.*: καὶ ὡς (κὼς C) ἔσωθεν ἐὸν, ὑπὸ τοῦ (ποτοῦ *pro* ὑπὸ τοῦ C) ὑγροῦ Ξ. *Hipp. vulg.*: καὶ τῶν ἔσωθεν, ποτοῦ καὶ ὑγρότητος σύντηξις *Pall.* 1—p. 294, 6 *commentarii partem ampliorem sublatam rursus Arabidos additamento germanice verso ex* H *reparavi*

Brüche" und zu dem Buch "Über die Prognose" und zu den übrigen echten Büchern des Hippokrates nicht auf ihre Kommentare stützte. Denn wo ich eine gesicherte Kenntnis über das habe, was Hippokrates gemeint hat, halte ich es für überflüssig zu lesen, was Zeuxis und Herakleides aus Tarent und diejenigen, welche nach ihnen Bücher des Hippokrates erklärt haben, über den Sinn eines jeden Ausspruchs des Hippokrates sagen. Für ein und denselben Ausspruch gibt es nämlich vielerlei Lesarten, weil ein jeder von ihnen die Lesart jedes Ausspruchs nach Belieben abändert, wie sie es auch bei diesem Ausspruch gemacht haben. Denn jeder macht die Erklärung zu den Lesarten, die er vorher gegeben hat, nach seinem eigenen Gutdünken zurecht. Manche geben den Sinn dieses Ausspruchs verkürzt wieder und machen den Text durch Erläuterung und Erklärung einem Text mit klaren Ausdrücken gleich, wie z. B. bei diesem Ausspruch: "Wie seine Farbe der Farbe des Weines gleicht, ist nicht schwer zu sagen" oder "wie seine Farbe der Farbe des Körpers gleicht, ist sehr schwer zu sagen". Deshalb unterscheiden sie sich zunächst hierin. Einige sagen, daß die Farbe des Urins der Farbe des Körpers gleiche; andere sagen, daß die Farbe des Urins dem jeweils kranken Gliede gleiche. Manche fällen eben das Urteil, daß irgend etwas sich unter allen Umständen so verhält, ohne daß sie dafür einen Beweis erbringen. Oft ist der Urin wässerig, d. h. weiß und dünn; manchmal findet sich im ganzen Körper ziemlich viel Galle, so daß man annehmen könnte, daß die Farbe des Körpers die der Gelbsüchtigen sei; manchmal ist der Urin gerade das Gegenteil, nämlich rein rot oder vermischt gelb oder hellgelb oder schwarz. Dabei kann die Farbe des Körpers eine ganz andere als die des Urins sein. Wir müssen also bei diesem Ausspruch annehmen, daß der Ausdruck mangelhaft ist. Es ist doch möglich, daß man einen Ausspruch in der Art eines Umrisses nur für sich zu seiner Erinnerung niederschreibt, dabei aber im Ausdruck mangelhaft bleibt. Vielleicht ist der Sinn dieses Ausspruchs folgender: Der Urin, welcher der Farbe des Körpers oder der Farbe des Weines gleicht, entsteht aus dieser oder jener Ursache oder infolge dieser oder jener Krankheit. Ebenso erhebt sich in seiner Angabe "wie er von innen kommt" eine nicht geringe Frage, besonders wenn man das Wort "wie" setzt. Dieses Wort kennen an dieser Stelle fast alle Kommentatoren, und nur eine ganz geringe Zahl von ihnen hat es weggelassen. Man muß denjenigen wirklich

memoravit moris specimen extremum legitur p. 288,29 sqq. 33—p. 290,2 obgleich ich mich in meinen Komm.... nicht auf ihre Komm. stützte] *de ratione commentandi ab Epid. l. II mutata cf. Praef. p. IX sq.* τὸ Περὶ ἀγμῶν καὶ ἄρθρων καὶ Προγνωστικόν *Gal. in exemplis* τῶν γνησιωτάτων βιβλίων τοῦ Ἱπποκράτους *(cf. Joh. Mewaldt, Herm. XLIV, 1909, 117) alibi quoque copulare consuevit, ut p. 119, 7. 8*

10—12 jeder macht die Erklärung . . . zurecht] *de eo quod* ῥυθμίζειν *vel* ἐφαρμόττειν *Gal. dicit, cf. quae adnotavi ad p. 130, 22 sqq.* 37. 38 eine ganz geringe Zahl von ihnen (*i. e. commentatorum*)] *Lycum subindicat, de quo cf. p. 289,20* tadeln, der behauptet, sagen zu können, welches der Sinn des Wortes "von innen" sei, ohne auch für den eventuellen Fall "von außen" anzuführen. Mein Lehrer Pelops bemühte sich besonders, gerade dunkle Aussprüche umzugestalten, um dafür eine Erklärung zu finden. Dieser erklärte die Worte des Hippokrates "er kommt von innen" auf folgende Weise: "Wenn man sagt, daß der Urin in dem Zustand abgeht, in dem der Wein zur Zeit, da er getrunken wurde, war, so ist es das, was Hippokrates mit seinen Worten meint: 'seine Farbe gleicht der Farbe des Trankes'." Hierin liegt etwas Richtiges. Denn wenn der Urin in dem Zustand, in dem der Wein war, als er getrunken wurde, austräte, ohne daß er von außen in den Körper gelangt wäre, so wäre seine Umsetzung im Körper vorgegangen. Rufus von Ephesus bekennt, daß er diesen Ausspruch wirklich nicht verstanden habe. Doch wer sein Buch liest, hat den Eindruck, daß er ihn doch verstanden hat. Darauf weist der Umstand hin, daß er in seinem Kommentar zu diesem Ausspruch folgende Erklärung gibt: "Die Farbe der Getränke zeigt sich an dem, was im Kot abgeht, und sie zeigt sich auch im Urin. Denn manchmal gleicht ihm der Trank, den man getrunken hat. Wenn nun der Urin aus dem Körper selbst kommt und nicht von dem, was man getrunken hat, so ist manchmal seine Farbe die Farbe des Trankes, und manchmal ist es die Farbe des feuchten Schmelzens". Da dieser Mann in seinen Erklärungen immer möglichste Kürze verfolgt, so kann man ihm nicht, wie den anderen, seine Fehler nachweisen und bei dem, was er zu diesem Ausspruch gesagt hat, nicht aufzeigen, daß er hier nichts Brauchbares vorgebracht hat. Bei Lykos dagegen, der in seinen Erklärungen länger und ausführlicher ist, kann man leicht seine Fehler aufdecken. Hier aber hat er ganz offensichtlich den Text klarer und deutlicher als sonst geschrieben und hat nichts verdorben. Dies beweist der Umstand, daß der Text des Lykos mit meinem Text vollständig übereinstimmt. Er schreibt: "Die Farbe des Urins gleicht der Farbe des Körpers und der Farbe des Trankes, und er kommt von innen, die Feuchtigkeit des Trankes, Schmelzen". Dann sagt er, daß Hippokrates mit diesem Ausdruck nur die Möglichkeit angeben will, daß der Urin beide Arten von Säften im Körper anzeigt, nämlich die Säfte, welche durch die Natur des Trankes, und die Säfte, welche durch den Zustand des Körpers entstehen. Darauf höre die Erklärung, die Sabinus zu diesen Worten gegeben hat! Er sagt: "Der Urin gleicht der Farbe des Körpers und der Farbe des Trankes und dem, was von innen kommt, und wo Feuchtigkeit und Schmelzen". Dann hat er gesagt: "Es sagt Hippokrates: wenn der Urin in irgend einem

3 Mein Lehrer Pelops] *cf. Mewaldt l. l. p. 124 sq.* 26. 27 Lykos, der in seinen Erklärungen ausführlicher ist] *cf. paulo ante p. 288, 4* 38 Sabinus] *(ut p. 289, 8) cf. additam. ex Arabide conversum p. 287, 17, ubi Stratonicus Pergamenus, unus ex praeceptoribus Gal., discipulus Sabini nominatus est*

Zustand austritt, muß man untersuchen, welcher Sache er gleicht, ob er dem Körper oder dem Tranke gleicht. Wenn er der Farbe des Körpers gleicht, so wisse, daß der Mann zu denen gehört, deren Körper in Auflösung begriffen ist. Wenn er irgend einem Glied oder dem Teile eines Gliedes gleicht, so sitzt die Krankheit in dem Glied, dessen Farbe der Urin gleicht, so daß man sein Wort "wie" verstehen muß, als ob er gesagt hätte: wenn der Urin dem Urin eines Pferdes gleicht, so werden Kopfschmerzen auftreten; wenn der Urin so ist, wie Milch, so zeigt er das Schmelzen des Gehirns an. Wenn im Urin Bodensatz ist, der Gerstenschrot gleicht, so wisse, daß eine Schmelzung in den Nerven eingetreten ist. Wenn etwas von der Farbe des Blutes oder des Fleisches in ihm ist, so wisse, daß dies auf eine Schmelzung, und zwar in der Leber hinweist. Wenn nämlich in der Leber eine Schmelzung ist, die so stark ist, daß das, was schmilzt, sich löst, so tritt im Urin so etwas Ähnliches wie Fleischfarbenes aus. So ist nämlich die Leber. Wenn im Urin sich etwas Schwarzes zeigt, so zeigt es die Schmelzung der Milz an. Der fettige Urin weist auf ein starkes Schmelzen hin, das in den Nerven auftritt, und ebenso weist er auf den Tod hin. Der Urin, welcher dem Tranke gleicht, welchen man getrunken hat, zeigt viel Flüssigkeit an. Denn wenn das Brennen die Blase erreicht hat und so bleibt, wie es ursprünglich war, und ebenso wenn das Brennen nachläßt und nicht mehr belästigt, so ist überhaupt keine Umsetzung eingetreten, und es zeigt sich auch keine Farbe. Die Flüssigkeit ist dann in die inneren Organe und in die schlagenden und nicht schlagenden Adern ohne Wirkung übergetreten. Sie läuft in ihnen wie in dem, was keinen Atem und keinen Wind und kein Gefühl hat." Dies sind die Worte des Sabinus. Es ist richtig anzuerkennen, daß das Brennen anzeigen kann, wie die Farbe des Urins den Farben irgendwelcher Organe gleichen kann, aber er hat geirrt in seiner Angabe, daß der Urin, welcher Honigwasser gleicht, auf das Schmelzen des Gehirns hinweist. Dies ist vielmehr der Fall bei dem Urin, den er mit seinen Worten "ähnlich dem Urin des Pferdes" meint. Denn Hippokrates sagte: "diesem Urin folgen Kopfschmerzen", er sagte aber nicht, daß ihm Schmelzen des Gehirns folge. Wir haben diesen Urin bei einer Anzahl von Leuten gesehen, die nur selten Krankheiten heimsuchten, und die durchaus gesund waren, ohne daß sie je in Gefahr kamen. Was "das Schmelzen des

2. 3 wenn er der Farbe des Körpers gleicht] *cf. p. 294, 19 sqq.* 7. 8 wenn der Urin dem eines Pferdes gleicht, so werden Kopfschmerzen auftreten] *Hipp. Aph. IV 70 (IV 526, 11 L.) cum Gal. comm. XVII B 753 K.; haec citata paulo post respicit p. 294, 25 sqq.* 9. 10 Bodensatz, der Gerstenschrot gleicht] *cf. CMG V 10, 2, 1 p. 56, 31 sq.* 16. 17 Schwarzes (im Urin) zeigt die Schmelzung der Milz an] *cf. p. 294, 25* 17. 18 der fettige Urin weist auf ein starkes Schmelzen hin ...] σύντηξις *explicatur Gal. I 183 sq. vel CMG V 9, 1 p. 354, 15 sqq. Helmr., imprimis V 9, 2 p. 276, 17. 277, 3 Heeg* 33 denn Hipp. sagte ...] *Aph. IV 70 (IV 526 L.); cf. supra v. 6 sq.*

Gehirns" betrifft, so ist es eine der bösartigsten und tödlichsten Krankheiten. Er fügte in seiner Darlegung noch hinzu, daß es sehr böse sei, wenn der Urin in die schlagenden und nicht schlagenden Adern übergehe, ohne sich umzusetzen. Wenn er aber sagt, daß der Urin auch in die Nerven übergehe, hat er nicht recht. Was die übrigen Kommentatoren anlangt, so haben uns ihre Erklärungen nicht gefallen, und noch weniger fanden ihre Lesarten unseren Beifall. Denn ich bin durch sie nicht weiter gekommen, weil, wenn sie etwas Richtiges sagten, dies mit meinen Ausführungen übereinstimmte, und wenn sie etwas anderes als ich vorbrachten, ihre Erklärungen nur reines Gefasel waren. Ich kenne wahrlich viele Menschen, die, wie ich oft schon sagte, aus Unkenntnis der Sprache häßliche Erklärungen bewundern, wie z.B. die Erklärung, die Rufus aus Samaria lobt, indem er sagt: "Die Bedeutung 'von innen' ist nur das, was zwischen den beiden vorher genannten Dingen liegt, nämlich zwischen Trank und Körper. Denn das, was zwischen zwei Dingen liegt, ist innen von einem jeden von beiden." Es ist am besten, wenn ich die Worte des Rufus an dieser Stelle wörtlich wiedergebe, damit nicht einer glaubt, daß ich diesen Mann verleumde. Seine Worte lauten wörtlich: "Der Urin ist in Übereinstimmung mit der Farbe des Trankes und des Körpers, aber es ist nicht die Farbe von jedem von beiden mit ihm für sich allein in Übereinstimmung, sondern es ist gewissermaßen ein Zustand zwischen den beiden, nämlich dem Trank und dem Zerschmelzen des dünnen und feuchten Körpers. Das Zerschmelzen des dünnen und feuchten Körpers kommt nicht durch den Urin zum Vorschein, sondern bleibt im Körper." Dies sind genau die Worte des Rufus aus Samaria. Dies sind Worte, die nur ein Mann loben kann, dessen Heimat in dem Lande des Palästinenser genannten Volkes ist, und der die griechische Sprache nicht verstand, bevor er nach der Stadt Rom kam. Und es mußte sich der Mann schämen, der unter Griechen wohnte und ihre Sprache so wenig kannte, daß er mit Recht Lachen und Spott erregte. Unbedingt muß ein Mann, der ein Buch schreibt und besonders ein Buch, in dem er irgendwelche Aussprüche erklärt, zumal wenn sie dunkel und rätselhaft sind, zu einem Urteil kommen, das dem Urteil solcher Leute gleicht. Vielleicht könnte nun einer fragen und sagen: Du hast zur Erklärung dieser Stelle nichts Bestimmtes zu sagen? Meine Antwort: Dieser Ausspruch ist wahr und richtig, soweit ich es von mir selbst aus beurteilen kann. Aber er ist meiner Meinung nach nicht als sicher und wahr in der Er-

11—13 viele, die ... häßliche Erklärungen bewundern] *cf. adnot. ad CMG V 10, 2, 1 p. 10, 17* 13 Rufus aus Samaria] *cf. supra p. 289, 11* 28 Palästinenser] *eorum computationem temporis commemoravit Gal. CMG V 10, 1 p. 16, 9; num etiam Evangelia Christianorum legerit vel alio quo pactó cognoverit, inquirit Ed. Norden, Antike Kunstprosa II (1898) 518[1]; novum vestigium, quod quibusdam huc pertinere visum est, ipse examinavi in Sudhoffii Archiv f. Gesch. d. Med. XXVI, 1933, 219[1]*

klärung dieses Textes zu beweisen. Doch ich gab meine Erklärung wenigen meiner Kollegen, und ich sah, daß sie sie annahmen. Deshalb war ich der Meinung, daß ich sie niederschreiben sollte. Denn wenn sie nun auch nicht so klar ist, daß man von ihr Nutzen hat, so ist sie doch für mich ein großer Gewinn und für die Wissenschaft der Heilkunde eine Hilfe. τὸ οὖρον ποτὲ μὲν ὁμόχρουν τῷ πεπομένῳ φαίνεται, μὴ μεταβαλλομένων μηδ' αἱματουμένων καλῶς τῶν σιτίων, οἷς καὶ τὸ ποθὲν αὐτὸ συμμεταβάλλεται, ποτὲ δὲ συντήξεώς τινος ἐν τῷ σώματι μορίου γενομένης, ὡς ὁ Σαβῖνος ἔγραψεν. ταῦτα μὲν οὖν ἀμφότερα παρὰ φύσιν διοικουμένου τοῦ σώματος γίνεται, κατὰ φύσιν δ' ἔχοντος ἅμα τῇ τῶν χυμῶν γενέσει τὸ ποτὸν μεταβαλλόμενόν τε καὶ χροϊζόμενον ἐργάζεται τὰς διαφορὰς τῶν οὔρων οὔτε κατὰ τὰς τῶν πεπομένων ποιότητας οὔτε κατὰ τὰς τῶν συντακέντων ἐν τῷ σώματι μορίων, ἀλλὰ κατὰ τὰς ἰδέας τῶν γεννηθέντων χυμῶν, ὡς ἔμπροσθεν ἤδη δέδεικται. πότε μὲν οὖν διασῴζει τὸ οὖρον τῶν πεπομένων τὴν χρόαν; εἰ μὲν ὕδωρ [δ] εἴη τὸ ποθὲν ἤ τις οἶνος λευκὸς καὶ λεπτός, ὑδατῶδες φαίνεται καὶ λευκόν· εἰ δὲ παχὺς καὶ μέλας εἴη
276 ὁ οἶνος, μελάντε|ρόν τε καὶ παχύτερον, ὥσπερ γε καὶ ξανθότερον, εἰ παλαιὸς καὶ κιρρὸς ὁ οἶνος. τῶν δὲ συντακέντων μορίων ἐνδείκνυται τὴν χρόαν, ὅταν οἷον ὀροβοειδῆ τε καὶ κριμνοειδῆ συνεξέρχηταί τινα αὐτοῖς. ἀφ' ἥπατος γάρ ἐστι τὰ τοιαῦτα, καθάπερ γε τὰ σαρκωδέστερα τῶν νεφρῶν, οὕτω δὲ καὶ τὰ πεταλώδη τῆς κύστεως, τὰ δὲ λιπαρὰ πιμελῆς, τὰ δὲ κριμνώδη μὲν τῷ τε μεγέθει καὶ τῇ σκληρότητι, μὴ μέντοι λευκὰ σαρκὸς συντετηγμένης γνωρίσματα, καθάπερ γε καὶ τὰ μέλανα τοῦ σπληνὸς μᾶλλον. οὐ μέντοι τά γε τοῖς τῶν ὑποζυγίων ἐοικότα ⟨τοῦ ἐγκεφάλου⟩ συντήξεώς ἐστι σημεῖον, ὥσπερ ὁ Σαβῖνος ᾤετο. δέδεικται γὰρ ἐν τοῖς ⟨Εἰς τοὺς⟩ ἀφορισμοὺς ὑπομνήμασι τὰ τοιαῦτα γινόμενα τοῖς τὸν καλούμενον ὠμὸν χυμὸν ἠθροικόσι πλεῖστον, ὅταν ὑπὸ θέρμης χυθῇ. τηνικαῦτα γὰρ αὐτῷ συμβαίνει πνευματουμένῳ

9 ὡς ὁ Σαβῖνος ἔγραψεν] *in comm. a Gal. adhibitis, de quibus cf. ad p. 292, 1 sqq.* 14. 15 ἔμπροσθεν] *p. 284, 15 sqq.; cf. CMG V 9, 2 p. 280/81 Heeg* 19 κιρρὸς ὁ οἶνος] *cf. Gal. X 837 K. CMG V 4, 2 p. 420, 20. 422, 5. 13 sqq. Helmr. V 9, 1 p. 228, 14 sqq. Helmr.* 20 κριμνοειδῆ] *cf. CMG V 10, 2, 1 p. 51, 12. 56, 31 sqq. et Gal. in Progn. 12 (II 140, 6 L.) comm. CMG V 9, 2 p. 283, 5 sqq. Heeg* 25. 26 (οὖρα) τοῖς τῶν ὑποζυγίων ἐοικότα] *cf. p. 292, 30 sqq. in verbis Sabini citatis, ut Philini Thasii uxoris urina Epid. I 13 (II 692 L. I 206, 11. 12 Kw.) cum Gal. comm. CMG V 10, 1 p. 136, 18; item Gal. VII 934 K. et CMG V 9, 2 p. 55, 8. 121, 13. 14 Diels* 27 ἐν τοῖς ⟨Εἰς τοὺς⟩ ἀφορισμοὺς ὑπομν.] *vid. ad p. 292, 33 adnotata*

6. 7 πεπωμένῳ *ut v. 13 et 15/16 falso Chart.* 9 μορίῳ *frustra Chart.; cf. v. 13 sq.* γενομένης U: γεννομένης *Ald.: unde* γεννωμένης *a Bas. edd.* 15 ὁπότε U *edd.: correxi* διασώζῃ U: *correxi*: διασώσει *coni. Ald.* 16 δ *inter* ὕδωρ *et* εἴη *inser.* U: *del. Ald.* 17 καὶ λεπτὸν *ante* καὶ λευκὸν *fort. ex* H *recipiendum* 20 κριμνοειδῆ H *Ald.; cf. v. 23*: κακοειδῆ U, κριμνο *super* κακο *characteribus nitidis exiguisque superscr. multo obscuriore atramento verisimiliter* U^2 21 σαρκοειδέστερα U *Ald.: corr. Kuehn* 23 κρημνώδη U: *corr. Ald.* 25 τῆς *pro* τοῦ *per errorem Charterianae etiam Kuehn* 25. 26 *e vers. arab. supplevi,* es weist nicht auf Zerfließen des Gehirns hin H 27 ἐν τῷ ... ὑπομνήματι U *edd.: correxi* εἰς τοὺς *add. Ald.*

πρὸc τὴν κεφαλὴν ἀναπέμπειν πνεῦμα φυcῶδεc, ὅθεν αἱ κεφαλαλγίαι γίνονται. | Von diesen (Kopfschmerzen) sage ich, daß man von ihren Kräften Nutzen habe. Ich wage es aber nicht, dieses Kapitel mit einem Urteil abzuschließen, obgleich der Sinn dieses Ausspruches der ist, den ich angab. Mag derjenige, der zu demselben Sinn wie ich kommt, darüber selbst urteilen. Zu dem Sinn, den ich angeführt habe, muß man aber auf diesem Wege kommen: Auf die beiden ersten Arten des Urins, der seine Natur verlassen hat, weist er mit seinen Worten hin: "Die Farbe des Urins gleicht der Farbe des Körpers und des Trankes". Der Urin, dessen Farbe der des Körpers gleicht, kommt vom Schmelzen. Der Urin, der der Farbe des Trankes gleicht, entsteht, wenn die genossenen Speisen und Getränke nicht verdaut werden. Die dritte Art des Urins zeigt er mit den Worten "wie er von innen kommt" an. Dabei ist in der Erklärung kaum ein Unterschied, ob man die Partikel, die einige Kommentatoren gesetzt und andere weggelassen haben, setzt oder wegläßt, und zwar ist es die Partikel "wie". Wenn man die Partikel wegläßt, ist der Sinn klarer, und wenn man sie setzt, so ist der Sinn auch nicht weit entfernt von dem, den ich gegeben habe. Denn wir verstehen unter der dritten von den vorher von ihm aufgeführten Arten des Urins die, welche derjenige läßt, bei dem die Sache in ganz natürlicher Weise vor sich geht und welche ihre Farbe von innen, nämlich von dem Innern des Körpers und von dem, was in ihm an Säften ist, bekommt, ohne daß seine Farbe von dem Schmelzen irgend eines Gliedes oder von einem ungekochten Trank oder einer Speise verursacht wird. Ich bin der Meinung, daß man den ersten Teil dieses Ausspruches hier abtrennen und für sich allein nehmen muß. Was nachher kommt, verstehe ich so, daß es Hippokrates nur für sich selbst und in Ausdrücken und Worten, die nur für seine Erinnerung berechnet waren, niedergelegt hat. Und deswegen ist es eine Art Rätsel, und zwar sind dies die Worte: "Die Feuchtigkeit des Trankes vom Schmelzen". Ich habe schon gesagt, daß dieser Ausspruch nach verschiedenen Lesarten geschrieben wird, und daß man eine Erklärung für ihn durch Zusammenfassung aller oder der meisten Lesarten gewinnen kann. Hippokrates hat nämlich in diesem Ausspruch die Arten des Urins angegeben, die ihre natürliche Grenze verlassen. Zur Ursache für den einen, nämlich für den, dessen Farbe der Farbe des Trankes gleicht, macht er viel Feuchtigkeit, und mit "viel Feuchtigkeit" meint er die Feuchtigkeit des Trankes. Zur Ursache für den zweiten, nämlich für den, dessen Farbe der Farbe

15 sqq. die Partikel (*sc.* ὡc), die einige Kommentatoren . . . weggelassen haben] *paulo aliter p. 290, 36. 37* 31 ich habe schon gesagt] *in additamentis ex Arabide petitis p. 289, 5 sqq. 27 sqq.*

1 αἱ κεφαλ^γ' U: κεφαλαλγίαι *ex Ald. edd.* 2 *reliquam partem comm. om.* U: *add.* H, *quo auxiliante quae desunt e vers. arab. in sermonem nostratem versa adieci*

des Körpers gleicht, macht er das Schmelzen. Denn wenn der Trank nicht zusammen mit der Speise gekocht wird und der Trank der Kraft in den Werkzeugen entspricht, welche ihn verändern und umsetzen, so ist es gut; wenn dies aber nicht der Fall ist, so entsteht in einem Glied des Körpers eine Schmelzung, und dann heißt die Fülle des Trankes, welcher getrunken wurde, die Feuchtigkeit des Trankes. Was das Wort "Schmelzen" betrifft, so gebraucht er dieses Wort zur Verdeutlichung.

277 **V 16** [V 10. V 318, 11. 12 L.] Γλῶccα ὁμόχρους τῇcι προ-cτάcεcι, διόπερ ταύτῃ γινώcκομεν τοὺc χυμούc.

* * * ἀcαφήc ἐcτιν ἐνταῦθα ἡ προcτάcεcι φωνή, τινῶν μὲν οἰομένων προcτάcειc χυμῶν εἰρῆcθαι ἐκ τῆc γαcτρὸc ὁρμώντων, ἐνίων δὲ τοὺc ἐπιπηγνυμένουc τῇ γλώττῃ, τινῶν δὲ τοὺc διαβρέχονταc αὐτήν. ἄμεινον δὲ τούτουc ἅπανταc ἀκούειν, ἵνα ἐπὶ τῶν ὁπωcοῦν ψαυόντων τῆc γλώττηc χυμῶν ὁ λόγοc ᾖ γινόμενοc. ὁμόχρουc γὰρ αὐτοῖc φαίνεται, κἂν ἐκ τῆc γαcτρὸc ἄνω φέρωνται, κἂν διὰ τῶν φλεβῶν ἥκωcι τῶν τρεφουcῶν, κἂν ἐξ ἀτμῶν τινων ἀναφερομένων ἔξωθεν ⟨ἐπ'⟩ αὐτῆc ἐπιπήγνυνταί τε καὶ περιπήγνυνται χωρὶc τοῦ διαβρέχειν τὸ βάθοc. διὰ τοῦτο οὖν αὐτὸ καὶ τοὺc χυμοὺc διαγινώcκομεν· ἐὰν μὲν γὰρ χλωρὰ γένηται, τοὺc πικροχόλουc, ἐὰν δὲ μέλαινα, τοὺc μελαγχολικούc, ἀνὰ λόγον δὲ τοῖcδε τοὺc ἄλλουc, ὑπὲρ
278 ὧν ὀλίγον ἔμπροcθεν εἶ|πον ἐξηγούμενοc τὴν ῥῆcιν, ἐν ᾗ φηcι· "γλῶccαι χλωραὶ χολώδεεc."

V 17 [V 10. V 318, 12. 13 L.] Ἢν ἁλμυραὶ cάρκεc γευομένῳ, περιccώcιοc cημεῖον.

Οὐ μόνον ἡ χρόα τῆc γλώττηc ἐνδείκνυται τοὺc πλεονάζονταc χυμούc, ἀλλὰ καὶ ἡ γευcτικὴ κατ' αὐτὴν δύναμιc. οὕτωc γοῦν ἐνίοιc μὲν ἔχουcι πικρὸν χυμὸν ἐν τῇ γλώττῃ πάντα φαντάζεται πικρά, κἂν

22 ὀλίγον ἔμπροcθεν εἶπον ἐξηγούμενοc . . .] *p. 284, 7 sqq.* 27 καὶ ἡ γευcτικὴ κατ' αὐτὴν (*sc.* τὴν γλῶτταν) δύναμιc] *vid. prioris lemmatis verba extrema v. 10*

9 ὁμόχροοc *cod.* C, ὁμόχρωc *ceteri codd., Hipp.* 10 διὸ *Hipp.* ταύτῃ H: ταύτῃcι U *edd.* 11 *ante* ἀcαφήc ἐcτιν *ex interpr. arab. lacunam statui*: In einigen Handschriften steht "die Zunge gleicht der Farbe der Säfte" und in einigen "ist gemeinsam" und in anderen "ist ähnlich". Aber in bezug auf den Sinn ist kein Unterschied in diesen Lesarten. Jedoch *add.* H 13 ἐνίουc U *edd.*: *correxi* τῆc γλώττηc U: *ambigitur* τῇ γλώττῃ *an* ⟨ἐπὶ⟩ τῆc γλώττηc *restituendum sit* δὲ *ante* τοὺc διαβρέχονταc *in* καὶ *mutav. Ald.* 18 αὐτὴ U: αὐτὴν *(fort. pro* αὐτῇ *peccatum) Ald. ceteraeque edd.*: αὐτῇ, *quamquam hiat, adscr. Corn.*: ⟨ἐπ'⟩ αὐτῆc *praetuli* ἐπιπήγνυνταί τε καὶ περιπήγνυνται *ut modi coniunctivi vice fungentia reliqui; cf. Kuehner-Blass, Gramm. der griech. Spr. I 2³, 191 adn. 3* 23 χλοραὶ U: *corr. Ald.* χολόδεεc U: *corr. Ald.* 24. 25 ἕωcι *pro* γευομένῳ *praebet Pall.* 25 cημεῖον *cum parte quadam codd. Hipp. om.* H

ἢ γλυκύτατα, καθάπερ τοῖς ἰκτεριῶσιν, ἐνίοις δ' ἁλμυρὰ διὰ τὸν ἁλυκὸν ὀνομαζόμενον χυμόν. ἐναργὲς δὲ τούτου τεκμήριον ἐπ' αὐτῶν τῶν ὑγιαινόντων ἐστίν. ἐὰν γοῦν τις ἀψινθίου γευσάμενος εὐθέως ἐπ' αὐτῷ γεύηταί τινος ἄλλου, πικρὸν αὐτὸ φανεῖται, κἂν ἅλας μασησάμενος ἄλλο τι μετ' αὐτοὺς αὐτίκα προσενέγκηται, καὶ τοῦτο φανεῖται τὸ γευσθὲν ἁλμυρόν. οὕτως οὖν κἀν ταῖς νοσώδεσι διαθέσεσιν, ὅταν ⟨ἡ γλῶττα⟩ μὴ καθαρὰ καὶ ἀπέ|ριττος ᾖ, κατὰ τὴν φύσιν τοῦ περιττώματος 279 ὁ τῶν σιτίων ⟨γευόμενος εὑρήσει τὸν⟩ ἐν αὐτῇ πλεονάζοντα χυμόν, ἐὰν τὸ προσφερόμενον, οὗ γεύσεταί τις, ἔξω πάσης ᾖ σφοδρᾶς ποιότητος. εἰ δὲ μή, μικτή τις αἴσθησις ἔσται τῇ γλώττῃ δυοῖν χυμῶν, αὐτοῦ τε τοῦ κατ' αὐτὴν πλεονάζοντος καὶ τοῦ κατὰ τὸ προσφερόμενον ἐπικρατοῦντος. ἔνια μὲν γὰρ ἱκανῶς ἐστιν ἁλμυρά, τινὰ δὲ πικρά, τινὰ δὲ δριμέα, καθάπερ ὀξέα μὲν ἄλλα, γλυκέα δ' ἄλλα. μικτὴ τοιγαροῦν, ὡς ἔφην, εἰ τῶν τοιούτων τις γεύοιτο, γενήσεται τῶν χυμῶν αὐτῶν ἡ διάγνωσις ἔκ τε τοῦ κατὰ τὴν γλῶτταν ὑπάρχοντος ἤδη καὶ τοῦ ψαύοντος ἔξωθεν αὐτῆς. διὰ τοῦτ' οὖν ὁ Ἱπποκράτης ἕν τι τῶν τοιούτων ἔγραψεν εἰς ἀνάμνησιν ἑαυτῷ, καθάπερ εἴωθε ποιεῖν ἐν τούτοις τοῖς ὑπομνήμασι. Einige haben statt "salzig" "nicht salzig" geschrieben und sagen, Hippokrates meine Fleisch, in das kein Salz getan wurde. Wenn aber Hippokrates gemeint hätte, daß das Essen von Fleisch ohne Salz im Körper Überschüsse erzeuge, so haben sie diese Worte nicht nach dieser Lesart aufgefaßt, da ja dann derjenige, welcher Fleisch ißt, nichts Salziges in sich aufnähme, wovon doch der Überschuß kommt. Andere haben diese Worte nach einer anderen Lesart geschrieben, und zwar folgender: "Wenn derjenige, welcher Fleisch ißt, es nicht salzig findet, kommt das vom Überschuß", und sie sagen, der Sinn in diesen Worten sei folgender: wenn beim Essen von salzigem Fleisch man es nicht salzig findet, so weist es auf einen salzigen Überschuß hin, der im Körper vorherrscht. Viel besser ist es zu sagen, daß derjenige, bei dem auf der Zunge ein naturwidriger Überschuß vorherrscht, die salzigen Dinge nicht salzig findet. Wir verlassen jetzt diese und diejenigen, welche

1. 2 διὰ τὸν ἁλυκὸν ὀνομαζόμενον χυμόν] *cf. Gal. VI 463. VII 349 K. CMG V 9, 1 p. 283, 1 sqq. Helmr.; universe* Π. τῆς τῶν ἁπλῶν φαρμάκων δυνάμεως *l. IV Gal. XI 619—703 K.* 14 ὡς ἔφην] *modo v. 10*

2 τεκτιμήριον *i. t.*, τεκμήριον *i. m.* U 3 ἀψιν$^{θ'}$ U: ἀψινθίου *Ald.* 5 αὐτοὺς *correxi*: αὐτὸ U *edd.* 6 γευθὲν U *Ald.*: *corr. Bas.* 7 ἡ γλῶττα *post* ὅταν *sec.* H *addidi, post* ᾖ *add. Corn.* 8 σιτίων U, *in* σίτων *nescio an mutaverit* U²: σίτων *ab Ald. edd.* 8. 9 *ex Arabide supplevi et emendavi*, so findet der, welcher die Speise ißt, sie nach der Natur des Überschusses auf ihr *(sc. in lingua)* H: ἐν αὐτῇ πλεονάζον^{τ} χυμ$^{''}$ (*i. e.* πλεονάζοντα χυμὸν) U; *cf. v. 11*: τῶν *ante* ἐν *add. et* πλεοναζόντων *coni. Ald.*: pro excrementi natura ciborum sapor linguae impressum saporem refert *interpret. Crassus*: χυμῶν ἔσται *pro* χυμὸν *adnot. Corn.*: χυμὸς *coni. Chart.* 18 *post* ὑπομνήμασι *quaedam desunt in* U: *e vers. arab. in linguam nostram translata ex* H *addidi*

diese Worte noch ausführlicher erklärt haben, und wenden uns dem folgenden Ausspruch des Hippokrates zu:

V 18 [V 11. V 318, 14. 15 L.] Ἦν τῶν μαςθῶν αἱ θηλαὶ καὶ τὸ ἐρυθρὸν χλωρὸν ᾖ, νοςῶδες τὸ ἄγγος. |

280 * * * οὐ κατὰ τὴν Ἱπποκράτους ἑρμηνείαν ἐςτὶν ἄγγος ὀνομάςαι τὴν ὑςτέραν. τὸ γοῦν λεγόμενον εὔδηλόν ἐςτιν. ἐὰν γάρ τι τῶν εἰρημένων ςημείων περὶ τοὺς τιτθοὺς γένηται, νοςώδη διάθεςιν εἶναι κατὰ τὴν ὑςτέραν δηλοῖ. πολλάκις γὰρ ἤδη μεμαθήκατε περὶ τῆς κοινωνίας τῶν τιτθῶν πρὸς τὴν μήτραν.

V 19 [V 12. V 318, 16. 17 L.] Ἀνθρώποιςιν ὁ ἐν τοῖς ὠςὶ ῥύπος ὁ μὲν γλυκὺς θανάςιμος, ὁ δὲ πικρὸς οὔ.

Τάχ' ἂν °αὐτός τις ἕκαςτος νοςῶν ὑπομείνειε γεύςαςθαι τοῦ κατὰ τὸ οὖς ῥύπου. τῷ δ' ἰατρῷ βδελυρὸν ἂν εἴη τὸ πρόςταγμα. πρόδηλον δ' ὡς οὐκ ἐν ἄλλῳ καιρῷ δύναται γενέςθαι ὁ ῥύπος γλυκὺς ἢ καθ' ὃν ὁ ἐγκέφαλος νοςεῖ. κατὰ φύςιν γάρ ἐςτιν αὐτῷ τὸ πικρῷ φαίνεςθαι, διὸ καὶ τὸ γλυκὺ ἐγκεφάλου ςυντηκομένου φαςὶ γίνεςθαι.***|

281 **V 20** [V 13. V 318, 18. 19 L.] Γῆν μεταμείβειν ςύμφορον ἐπὶ τοῖςι μακροῖςι νοςήμαςιν.

Εἴτε πλέων εἴτε πεζ⟨εύ⟩ων τις εἰς ἑτέραν ἀφικνοῖτο γῆν, ἥ τε κίνηςις ἡ κατὰ τὴν ὁδοιπορίαν ἢ τὸν πλοῦν ἥ θ' ὑπαλλαγὴ τοῦ ἀέρος ὀνήςει, καὶ μάλιςθ' ὅταν εἰς ἐναντίαν ἔχοντα κρᾶςιν ἀέρα μεταςτῇ. λέγω δ' ἐναντίαν οὐ μόνον τῇ κατὰ τὴν οἰκείαν τοῦ κάμνοντος χώραν,

8 πολλάκις ... μεμαθήκατε ...] *cf. p. 266, 20. 21 vel e. c. Epid. II 1, 6 (V 76, 16 L.)* ὑπόμνημα κοινωνίης ςτηθέων, μαζῶν, γονῆς, φωνῆς *cum Gal. comm. CMG V 10, 1 p. 173/74 Pfaff ibidemque quae antecedunt p. 76, 13. 14 L. cum comm. p. 172/73 Pf. et quae sequuntur 3, 17 p. 118, 9. 10 L. cum comm. p. 304 et 6, 18 p. 136, 9. 10 L. cum comm. p. 387, 9 sqq.*

3. 4 ἦν τῶν μαζῶν ... ᾖ *Hipp.* 4 εἴη U: *ex Hipp. correxi*: ᾖ *om. Pall.* 5 *exiguam lacunam ante* οὐ *sec. interpr. arab. statui,* Der Verfasser dieses Ausspruches versteht unter dem Wort "Gefäß" die Gebärmutter, aber *add.* H 11 δὲ *post* πικρὸς *colloc.* U: *cum Hipp. transp. Ald.* 12 ἕκαςτος *corruptum* U: ein Kranker von sich aus (*omisso igitur* ἕκαςτος) *versa habet* H: χαλεπῶς *vel* ἀκουςίως *exspecto* 13 βδελλ·υρ" U: βδελυρὸν *Ald.* δ' ἂν *falso Ald.*: *corr. Corn. Kuehn* 14 δύνα) *i. t.*, τ' ἂν *i. m.* U: δύναται *Ald.* 16 *post* γίνεςθαι *sec. vers. arab. parvam lacunam insignivi, nam* Nach meiner Meinung ist es das beste zu glauben, daß der vorliegende Ausspruch in dieses Buch eingeschmuggelt ist und kein echtes Wort des Hippokrates ist *add.* H 17 με ἀμείβειν U: μὲν ἀμείβειν *Ald. Bas.*: μεταμείβειν *ex Hipp. corr. Chart.*: ἀμείβειν *Pall.* ςύντροφον U: ςύντροπον *Ald.*: "ςύμφορον *Hip. tex.*" *adnot. Corn. et a Bas. edd.*: ξύντροφον *Hipp. cod.* C 18 τοῖς μακροῖςιν U: *corr. Bas.* νοςήμαςιν *cum Hipp. cod.* C *et Pall.* U: νουςήμαςιν *Chart. cum plerisque codd. Hipp. excepto* C 19 πεζ⟨εύ⟩ων *complevi*: παιζ̃ U: πέςων *sic Ald. Bas.*: πεζὸς *coni. Corn.*: πεζῶν *a Chart. recep. Kuehn*: terrestre iter faciens *vert. Crassus* ἀφικοῖτο *per errorem Ald.*: ἀφίκοιτο *Kuehn* 19. 20 ἥ τε *ante* κίνηςις *correxi*: εἴτε U *edd.* 20 εἰθ' ὑπαλλὰ γὴ *sic* U: εἴθ' ὑπαλλαγῇ *Ald.*: *corr. Chart.* 22 λέγειν U *Ald.*: *corr. Corn. Bas.* μόνω τῶ U *edd.*: μόνον τῇ *scripsi*

ἀλλὰ καὶ τῇ κράσει τοῦ νοσήματος. εἰ μὲν γὰρ ὑγρὸν εἴη, ξηροτέρου τοῦ ἀέρος, εἰς ὃν μεταβαίνει, δεήσεται· εἰ δὲ ξηρόν, ὑγροτέρου· κατὰ τὴν αὐτὴν δὲ ⟨ἀναλογίαν⟩ [καὶ] ψυχροτέρου μέν, εἰ θερμὸν εἴη, θερμοτέρου δέ, εἰ ψυχρόν. κατὰ τὴν αὐτὴν δὲ ὑγροτέρου καὶ ψυχροτέρου, εἰ θερμὸν εἴη καὶ ξηρόν. οὕτω δὲ καὶ κατὰ ⟨τὰς ἄλλας⟩ συζυγίας. ἔτι δὲ μᾶλλον ὠφελήσει τὸν μεθιστάμενον, ἐὰν κατὰ τὰ μέτρα τῆς εἰς τὸ παρὰ φύσιν ἐκτροπῆς τοῦ νοσήματος ἡ πρὸς τὸν ἀέρα τὸν ἐναντίον γίνηται μεταβολή. τὸ μὲν γὰρ ἐπ' ὀλίγον ἐκ τῆς κατὰ φύσιν | κράσεως 282 εἰς ψυχροτέραν μεθιστάμενον ὀλίγῳ τοῦ συμμέτρου κατὰ τὴν κρᾶσιν ἀέρος θερμοτέρου, τὸ δ' ἐπὶ πολὺ πολλῆς καὶ τῆς εἰς τοὐναντίον ὑπερβολῆς δεῖται. καὶ περὶ χωρίων δὲ τὸν αὐτὸν εἰρῆσθαί σοι νόμιζε λόγον. ἀκριβῶς γὰρ ἀλλήλοις ἐστὶν ἐναντία τὰ τοῦ συμμέτρου τε καὶ μέσου παραχωροῦντα τὸ ἴσον ἑκατέρωσε.

V 21 [V 14. V 318,20 L.] Τὰ ἀσθενέστερα σιτία ὀλιγοχρόνιον βιοτὴν ἔχει.

Σιτίον ἀσθενὲς οὐκ ἄλλο τι δυνατόν ἐστιν ἀκούειν τοῦ βραχεῖαν τροφὴν διδόντος τῷ σώματι, τοιαῦτα δ' ἐστὶ τά τε λάχανα καὶ τῶν ἀκροδρύων τὰ πλεῖστα. ταῦτ' οὖν, φησίν, ὀλιγοχρόνιον βιοτὴν ἔχει, τουτέστι τοὺς χρωμένους αὐτοῖς ὀλιγοχρονίους ἐργάζεσθαι πέφυκεν, ἢ αὐτὰ τὰ σιτία ταχέως ἐκ τοῦ σώματος κενοῦται. κακόζηλον δ' ἐστὶ τὴν ἐν τῷ σώματι μονὴν τῶν σιτίων ζωὴν ἀκούειν αὐτῶν. | Diesen Ausspruch finden wir einige so erklären. Andere haben diesen Ausspruch nach einer anderen Lesart geschrieben, und zwar so: "Die Körper, welche sehr schwach sind, haben nur eine kurze Lebenszeit". Dieser Sinn ist klar, aber man kann nicht sicher feststellen, daß

17. 18 τά τε λάχανα καὶ τῶν ἀκροδρύων τὰ πλεῖστα] ὀλιγοτρόφοις ἐδέσμασιν *adnumerantur* λάχανα *Gal. De alim. facult. l. II (cf. CMG V 4, 2 p. 415, 23—25) CMG V 4, 2 p. 302, 8. 9 ut* οἱ ἀπὸ δένδρων καρποί *ibid. p. 273, 18,* ἀκρόδρυα *ibid. p. 304 sqq. Helmr.*

2 μεταβαίνειν U *Ald.*: *corr. Corn. Bas.* ὑγροτέραν U: *corr. Ald.* 2. 3 ὑγροτέρου—εἰ θερμὸν *post* θερμὸν *iter.* U: *hoc quidem loco om. Ald., sed post* εἰ ψυχρὸν *(v. 4) haec eadem* ὑγροτέρου—εἰ θερμὸν *denuo impressa eisque* εἴη καὶ ξηρόν, οὕτω δὲ καὶ *annexa habent Ald. Bas.*: *verba* κατὰ τὴν αὐτὴν *(v. 2 sq.) primo del., postea vero "vel ꝑpone voci* ὑγροτέρου" *(sic) adnotans* ὑγροτέρου δὲ καὶ ψυχροτέρου, κατὰ τὴν αὐτὴν *scribere voluisse videtur Corn.*: *eadem quae Bas., nisi quod* εἰ ψυχρόν· ὑγροτέρου τε κατὰ τὴν αὐτὴν δὲ, *exhibet Chart.*: εἰ ψυχρόν. κατὰ τὴν αὐτὴν δὲ ὑγροτέρου καὶ ψυχροτέρου, εἰ θερμὸν εἴη καὶ ξηρόν· οὕτω δὲ *Kuehn*: *ad verba* κατὰ τὴν αὐτὴν δὲ *superiore loco sec.* H ἀναλογίαν *addidi et* καὶ *seclusi* 5 τὰς ἄλλας *suppl. et* συζυγίας *emend. Corn., sicuti* sic et in reliquis coniugationibus *interpr. Crassus*: *solum* συζυγίαν U *edd.* 6 μετανιστάμενον U *edd.*: *mutavi coll. v. 9 et p. 298, 21* 14 σιτ΄ U: σιτία *sec. Hipp. Ald.* 14. 15 ὀλιγοχρονίαν *comp.* U: *corr. demum Kuehn; cf. v. 18* 15 βιωτὴν *ut v. 18* U: *corr. Chart.* 16 σιτ΄ U: σιτία *Ald.*: *corr. Corn. Bas.* 18 ἀκροχονδρίων U *Ald. Bas.*: *corr. Corn. Chart.* 20 ἢ H *corr. Corn.*: ἢν U *edd.* κενοῦνται U *edd.*: *correxi* 21 ζωὴν H *corr. Corn.* (*Chart.*: ζῶ) U: ζῶον* *Ald. Bas.* αὐτὸν *frustra coni. Chart.* *post* αὐτῶν *nonnulla in* U *praetermissa e vers. arab. germanice versa sec.* H *addidi*

Hippokrates diesen Sinn meint. Andere schreiben diese Worte noch nach einer anderen Lesart, und zwar so: "Die Speisen, welche sehr schwach sind, verschaffen dem, der sie ißt, eine kurze Lebenszeit". Sie sagen, wenn auch bei dieser Lesart der Zusatz: "verschaffen dem, der sie ißt" fehle, man doch annehmen müsse, daß dies seine Ansicht sei und er diesen Gedanken im Auge gehabt habe.

288 V 22 [V 15. V 320,1 L.] Κεδμάτων τὰϲ ἐπὶ τοῖϲ ὠϲὶν ὄπιϲθεν φλέβαϲ ϲχάζειν.

Rufus sagt, daß dieses Wort die Schmerzen bezeichne, welche im Innern von einigen Gefäßen auftreten. Er und einige von den Alten erwähnen dieses Wort zuerst. Doch Sabinus sagte, daß Anaxagoras schon dieses Wort gebraucht habe. Andere sagen, er verstehe unter diesem Wort die Schmerzen in den Gelenken und den Hüften. Andere sagen, er verstehe unter diesem Wort hier Geschwüre, und derjenige, welcher solche Geschwüre habe, habe in der Zeit ihres Anschwellens und ihres Höhepunktes durch jede Art von Aderlaß Nutzen. Der Aderlaß aber, der mehr als jeder andere Nutzen bringe, sei der an dieser Stelle erwähnte. Denn die Adern hinter den Ohren ständen mit den Hoden in Verbindung. Demjenigen gegenüber, der dieses sagt, erklären wir, daß eine Verbindung mit den Adern und den Hoden nicht nötig ist, damit der Aderlaß deswegen Nutzen bringe, sondern wir erklären, daß eine Verbindung der Adern mit den Gelenken notwendig ist, damit der Aderlaß gegen diese Krankheit nütze. Die Sache in betreff dieser Venen habe ich dargelegt und den Aderlaß bei ihnen erklärt in meinem Kommentar zu dem "Buche des Wassers und der Luft und der Orte", und ich habe dort gezeigt, daß κέδματα λέγει τὰ εἰϲ τὰ ϲκέλη καταϲκήπτοντα ῥεύματα, καὶ μάλιϲτά γ' αὐτῶν τὰ εἰϲ τὴν πρώτην διάρθρωϲιν, ἥτιϲ ἐϲτὶ κατ' ἰϲχίον. οὐ μὴν ἀληθῆ γε τὰ περὶ τῆϲ φλεβοτομίαϲ εἶναι πείθομαι, καθάπερ οὐδὲ αὐ-

26. 27 κέδματα λέγει] *e. c.* Περὶ ἀέρων ὑδάτων τόπων *22 CMG I 1 p. 74, 19. 75, 19 Heib. I 64, 20. 66, 14 Kw.; Gal. gloss. Hipp. et Hesych. explicat. attulit Foës. Oec. Hipp. p. 331 s. v. Gal. XIX 111, 6 K. explicatio quorundam praecipue ad* ἰϲχίον, *Erotian. fragm. 54 (XLVII) Nachmanson p. 115 ad* τὰ γεννήϲαντα μόρια *refert; quod vocabulum in Anaxagorae fragm. (Diels-Kranz, Vorsokr. II[5], 59, Berl. 1935) non occurrit*

6 κεδμάτων (*aut* ϲκεδμάτων), τὰϲ ἐν τοῖϲιν ὠϲὶ φλ. ϲχ. *Hipp.* 7 *explicationis initium quod e fide codd. graec. evanuit ex arabica memoria in vers. germanica sec.* H *addidi crucem interpretum affixi verbis additamenti ex Arabide petiti postremis, quae si genuina existimanda sunt, consequitur ut Gal. verbis quae sunt* die Sache in betreff dieser Venen habe ich in meinem Kommentar zu dem "Buche des Wassers und der Luft und der Orte" erklärt *non sui in Hippocratis l. de aere aquis locis commentarii rationem habere possit, propterea quod post hasce demum Epidemias illum librum ab eo illustratum constat*

28 διάρθρ(ωϲι) U: διάρθρωϲιν *Ald.* 29 ⳨ *i. e.* τὸν *ante* περὶ U *Ald.*: τὰ *a Bas. edd.* πείθομαι *compendiose* U: πειθόμενοϲ *falso Ald. Bas.*: πειθόμενηϲ *sic Chart., quod corr. Kuehn*

τῶν τῶν προσιεμένων αὐτὴν οὐδεὶς ἀκριβῶς ἐπείσθη. δηλοῦσι γὰρ ἔργῳ τοῦτο, μηδέποτε ἐπὶ τῶν ἀρρώστων χρώμενοι. κατὰ μέντοι τὴν ῥῆσιν αὐτὴν ἡ λέξις ⟨οὐκ⟩ ἀκριβῶς ἑρμηνεύεται, γράψαντος αὐτοῦ τὰς ἐπὶ τοῖς ὠσὶ φλέβας. οὐ γὰρ τὰς ἐπὶ τοῖς ὠσὶν ἐχρῆν, ἀλλὰ "τὰς περὶ τὰ ὦτα" λελέχθαι. φλέβες γάρ τινές εἰσιν ὄπισθεν τῶν ὤτων ἀξιόλογοι, κατ' αὐτὰ δὲ τὰ ὦτα πάνυ σμικραὶ καὶ δυσθεώρητοι ⟨καὶ⟩ τὰ πολλὰ μηδὲ φαινόμεναι. |

V 23 [V 15. V 320, 1. 2 L.] Λαγνείη τῶν ἀπὸ φλέγματος 284
νούσων ὠφέλιμον.

Οὐ πᾶσιν, ἀλλὰ τοῖς ἰσχυροῖς τὴν δύναμιν ὠφέλιμός ἐστιν ἡ λαγνεία νοσοῦσιν ἀπὸ φλέγματος. οἱ γὰρ ἀσθενεῖς εἰς ἔσχατον ἀρρωστίας ὑπ' αὐτῆς ἀφικόμενοι βλαβήσονται μεγάλως, οἱ δ' ἰσχυρὰν ἔχοντες τὴν δύναμιν°†οὔτε καταλυθήσονται ⟨ἀλλὰ⟩ καὶ ὠφεληθήσονται, ξηραινούσης τῆς λαγνείας τὴν τοῦ φλέγματος περιουσίαν. μεμαθήκατε γὰρ ὅτι λαγνεία ξηραίνει, καθάπερ ἀγρυπνία, διὰ τὸ διαφορεῖν ἐπὶ πλέον τοὺς χυμούς. ἀλλὰ καὶ θερμαίνει τὸ σῶμα τοῖς ἐρρωμένην ἔχουσι τὴν δύναμιν ἡ λαγνεία, τοῖς δ' ἀσθενέσιν ἐν μὲν τῷ παραχρῆμα θερμαίνει, ψύχει δὲ μετὰ ταῦτα γενναίως.

V 24 [V 15. V 320, 2. 3 L.] Θερμοκοιλίοισιν ἰσχυρὰ ποτὰ καὶ βρωτὰ ταρακτικά. |

Οὐχ ὡς ἔμπροσθεν ἰσχυρὰν δίαιταν ἔφαμεν εἶναι τὴν τῶν πολυ- 285
τρόφων σιτίων, οὕτω καὶ νῦν ἀκουστέον ἐστὶν ἰσχυρὰ ποτὰ καὶ βρωτὰ τὰ πολλὴν διδόντα τῷ σώματι τροφήν, ἀλλὰ τὰ τὴν δύναμιν ἔχοντα ⟨δριμεῖαν⟩, κρόμυα δηλονότι καὶ σκόροδα καὶ σίλφιον καὶ ὀπὸν

11 οἱ γὰρ ἀσθενεῖς . . .: *cf. Orib. Coll. med. VI 37, 4 CMG VI 1, 1 p. 188, 6—9 R.* 14. 15 μεμαθήκατε] *cf. Gal. I 373. V 914 K.* 15 καθάπερ ἀγρυπνία (*sc.* ξηραίνει)] *cf. supra p. 224, 23 K.* 16 ἀλλὰ καὶ θερμαίνει—18 γενναίως *exc. Orib. Coll. med. VI 37, 4 CMG VI 1, 1 p. 188, 10—13 Raeder* 21 οὐχ ὡς ἔμπροσθεν ἰσχυρὰν δίαιταν ἔφαμεν κτέ.] *scriptor non bene meminisse mihi videtur, cum dictio quae est* ἰσχυρὰ δίαιτα *p. 299, 16 sqq. non extet; ne ad illud quidem lemma (p. 132, 9; cf. p. 130, 1. 2), ubi quid sit* προσάγειν ὕεια ὀπτά *exponit, hanc dictionem adhibuit, et verba Hipp. IV 16 (V 310, 11 L.)* αἱ δὲ ἰσχυραὶ (*sc.* δίαιται) θερμαί *nullam rationem* πολυτρόφων σιτίων *Gal. p. 225/26 habere videntur* 24 κρόμυα καὶ σκόροδα] *cf. Gal. De aliment. facult. l. II 69 CMG V 4, 2 p. 329/30, vel propter* δριμεῖαν δύναμιν *p. 317, 12. 322, 14. 375, 12 Helmr.*

1 ἐπίσθη U *Ald.*: *corr. Bas.* 2 χρώμενον *comp.* U: *corr. Chart.* 3 οὐκ *add.* H *Corn. Chart., ut* locutio impropria et vitiosa est *vert. Crassus* 6 καὶ *add. Chart.; an* καὶ ὡς *anteponas?* 8 *ante* λαγνείη meistens *versum add.* H 9 ὠφέλιμος *Pall.; cf. v. 10* 13 οὔτε *corruptum* U: *vel* οὐ μό⟨νον οὐ⟩ *vel* ⟨μὴ⟩ ὅτι *(cf. e. c. supra p. 249, 19 vel 275, 14 vel CMG V 9, 1 p. 72, 23 Mew.) poposcerim* καταληθήσονται U: *corr. Ald.* ἀλλὰ *ante* καὶ *perisse videtur, cum rarum illud et poeticum* οὔτε—καὶ *(cf. Kühner-Gerth, Gramm. der griech. Spr. II 2³, 291/92) a stilo Galeniano alienum putem* 15 διὰ H *vertendo corr. Crassus*: κατὰ U *edd.* 16 ἐρρωμένοις *in* ἐρρωμένην *corr.* U: ἐρρωμένοις *Ald. Bas.*: *corr. Chart.* 20 μελαίνης χολῆς ὡς ὅμοιον αἱμορῥοΐδι *post* ταρακτικὰ *add. Chart.* 23 βροτὰ U *Ald.*: *corr. Bas.* πολλὰ U: *corr. Ald.* 24 δριμεῖαν *quam* θερμὴν *addere malui*: diejenigen, deren Kraft stark an Wärme ist *versa habet* H: eos *(sc. cibos)* qui acrem vim habent *interpr. Crassus*: ἰσχυρὰν *ante* τὴν δύναμιν *addebat Corn.* κρόμμυα U *edd.*: *correxi*

οἶνόν τε παλαιότατον, ὅσα τ' ἄλλα τοιαῦτα τὴν φυσικὴν δυσκρασίαν αὐξάνοντα. τὰ δὲ ταύτης ἐναντία χρησιμώτατα. πολλάκις γὰρ ἤδη μεμαθήκαμεν ὡς τὰς μὲν ἀμέμπτους φύσεις ὠφελεῖ τὰ ὅμοια, τὰς δὲ δυσκράτους ὥσπερ καὶ τὰς νόσους τὰ τῆς καθεστώσης αὐταῖς κράσεως ἐναντία. τινὲς δὲ τῶν ἐξηγησαμένων τὸ βιβλίον τῆς ἐχομένης ῥήσεως τὴν ἀρχὴν τέλος ἐποιήσαντο τῆς νῦν προκειμένης, ὡς γίνεσθαι τοιαύτην· θερμοκοιλίοισιν ἰσχυρὰ ποτὰ καὶ βρωτὰ ταρακτικὰ μελαίνης χολῆς. ὅτι μὲν οὖν ταρακτικὰ τῶν κατὰ τὴν γαστέρα μάλιστά ἐστι τοῖς θερμοκοιλίοις τὰ τοιαῦτα πρόδηλον, οὐ μὴν ὁμοίως γε τὰ καθ' ὅλον τὸ σῶμα ταράττει πᾶσιν, ἀλλὰ καὶ τοῖς τὴν
286 ἐν τούτοις κρᾶσιν ἤτοι θερμὴν ἢ ξηρὰν ἔχουσιν ἢ | κατ' ἄμφω δύσκρατον, ὥστ' οὐ μόνον χολῆς μελαίνης ἐστὶ ταρακτικὰ τὰ τοιαῦτα τῶν ἐδεσμάτων, ἀλλὰ καὶ τῆς ξανθῆς. ἴσως δ' ἐπεὶ μείζονα βλάβην ἡ μέλαινα χολὴ ταραχθεῖσα φέρει, διὰ τοῦτ' ἐπ' αὐτῆς ἠξίωσαν ἀκούειν τοῦ λόγου κατ' ἐξοχήν. οἱ πλεῖστοι δὲ περιγράψαντες αὐτὴν καθ' αὑτὴν τὴν προκειμένην ῥῆσιν ἀρχὴν τῆς ἑπομένης ἐποιήσαντο τὸ ⟨"μελαίνης χολῆς"⟩.

V 25 [V 15. V 320, 3. 4 L.] Μελαίνης χολῆς ἐς ὅμοιον αἱμορροΐδι.

Ich habe kurz vorher gesagt, daß einige das Wort "schwarze Galle" mit dem vorhergehenden Lemma verbinden und sagen: Die Kräfte der Speisen bringen die Körper in Bewegung, bei denen das Innere wegen der schwarzen Galle heiß ist. Andere lassen den ganzen Ausspruch so, wie wir ihn gegeben haben, fügen aber am Schlusse folgende Angabe hinzu: "deren Sache sich nach dem Zustand wendet wie das Aufbrechen der Adermündungen am After". Dabei wollen sie,

2. 3 πολλάκις γὰρ ἤδη μεμαθήκαμεν . . .] *ex. gr. p. 67 sqq. vel 276, 1 sqq. vel CMG V 10, 1 p. 4 sqq.* 5. 6 τῆς ἐχομένης ῥήσεως τὴν ἀρχὴν] *v. 18* 18. 19 *cf. Gal. XI 169/70 K.* ὅτι δ' "ἀπὸ χολῆς μελαίνης εἰς ὅμοιον αἱμορροΐδι" (συμφέρει), τοῦτο οὐκέτι πάντες γιγνώσκουσι, καίτοι σαφῶς Ἱπποκράτους διδάξαντος *et ibid. p. 158, 9 K. et XVII B 690, 10 sqq. K.* 20 ich habe kurz vorher gesagt] *v. 5 sqq.*

2 τῇ δὲ U *edd.*: *correxi* 2. 3 μεμαθήκατε, *ut modo p. 301, 14. 15 vel 190, 13 et saepissime,* H *interpr. Crassus*: μεμαθήκαμεν *ut p. 100, 11 vel 282, 3 vel CMG V 10, 2, 1 p. 153, 23, quamquam illo rarius,* U, *quem tamen secutus sum* ἀμέμπτ$^{\alpha}$ *sic* U: *corr. Ald.* 4 τὰς *ante* τῆς *ex errore Charterianae Kuehn* 12 ὡς $\overset{8}{\tau}$' *i. e.* ὥστ' οὐ *recte* U: ὡς τοῖς *falso lectum exhibet Ald.*: ὥστε ⟨μὴ⟩ *i. m. exempli sui Aldinae adscr. Corn.*: ὡς οὐ *a Bas. edd.* 18 τ (*i. e.* τοῖς) ξαν$^{\theta}$ U: τῆς ξανθῆς *corr. Ald.* 16. 17 μελαίνης χολῆς *post* τὸ *addidi coll. quae extant v. 8*: τὸ μελαίνης χολῆς ἐς ὅμοιον αἱμορροΐδιον, τὸ μὲν οὖν *nullo novi lemmatis text. Hipp. signo* U *Ald. Bas.*: μελαίνης χολῆς ὡς ὅμοιον αἱμορρόιδι *(sic) ut tex. Hipp. a reliquis seiunxit Corn.*: τὸ *post* ἐποιήσαντο *omisso novum caput finxit Chart.* 18 ἐς *cum cod.* C *Hipp. et Pall.* U H: ὡς *ceteri codd. Hipp.* 18. 19 αἱμορροΐδι] *aut* αἱμορροΐς *aut* αἱμορροΐδες *codd. suos praebuisse testatur Foësius*: *sententiam obscuram ex Aph. IV 25 illustrare studebat Littré IV 511*

daß dieser Ausspruch folgenden Sinn habe: Die kräftigen Speisen und Getränke bringen die Körper in Bewegung, deren Inneres wegen der schwarzen Galle heiß ist, gleich dem Zustand bei dem Aufbrechen der Adermündungen am After, weil ein solches Aufbrechen auch bei dem, was die schwarze Galle in Bewegung setzt, vorhanden ist. Die meisten Kommentatoren wollen seine Worte "die schwarze Galle wendet ihre Sache nach dem Zustand wie das Aufbrechen der Adermündungen am After" für sich allein abgetrennt erklären. Sie wollen, daß der Sinn folgender sei: Wenn die schwarze Galle in dem Körper vorherrscht und reichlich ist und ihn in Bewegung bringt, so besteht das Zurückkehren des Körpers in seinen natürlichen Zustand in dem Aufbrechen der Adermündungen am After. Ein Schüler des Sabinus, Stratonikos, der aus meiner Stadt stammt und mein Lehrer war, erklärte uns diesen Ausspruch nach folgender Lesart: "Der Zustand der schwarzen Galle wendet sich nach einem ähnlichen Zustand wie das Aufbrechen der Adermündungen am After". Einige haben sich für diese Lesart entschieden und haben sie von diesem Ausspruch abgetrennt und für sich allein genommen. Einige verbinden diese Worte mit dem vorhergehenden Lemma und haben den ganzen Ausspruch so gestaltet: "Die starken Speisen und Getränke bringen die Körper in Bewegung, deren Inneres heiß ist infolge von schwarzer Galle, eine Art, ähnlich dem Aufbrechen der Adermündungen am After". Sie wollen damit sagen, daß die schwarze Galle infolge von starken Speisen und Getränken Bewegung hervorruft. Denn diese Bewegung ist ähnlich der Bewegung bei Hämorrhoiden. Es ist dies klar für denjenigen, welcher will, daß der Sinn in dieser Erklärung und der Sinn in der ersten Erklärung ein und derselbe sei. τὸ μὲν οὖν τὰς μελαγχολίας ὑπὸ τῆς αἱμορροΐδος ὠφελεῖσθαι τῶν ἐναργῶς φαινομένων ἐστὶ καὶ πολλοὺς ἐπιστάσῃς αὐτῆς ἐθεασάμεθα μελαγχολήσαντας, ἐνίους δ' οὐ μόνον ἅπαξ ἢ δίς, ἀλλὰ καὶ τρὶς καὶ τετράκις εἰς μελαγχολίαν ἐμπεσόντας ἅμα τῷ στῆναι τὴν αἱμορροΐδα, τινὰς δὲ καὶ καθ' ἕκαστον ἔτος εἰς τὸ πάθος ἐπιφερομένους, εἰ μὴ φθάσειαν ἤτοι δι' αἱμορροΐδος ἢ διὰ τοῦ καθαρθῆναι μέλαιναν χολὴν ὠφεληθέντες. οἱ πλεῖστοι μὲν οὖν αὐ|τῶν αἷμα μέλαν ἐκκενοῦνται διὰ τῆς αἱμορροΐ- 287
δος, οὐ μὴν ἅπαντές γε. γίνεται °δ' οὐ κατὰ μίαν αἰτίαν αἱμορροΐς,

13 Stratonikos] *cf. p. 287, 17 sqq.*

27 *in explanationis initio verba* τὸ μὲν οὖν ... *codicis* U *lacunam produnt, cui explendae inserviunt quae germanice versa ex interpr. arab. sec.* H *addidi* 28 τῆς αἱμορροΐδος *propter* αὐτῆς *(v. 29) scripsi, quem eundem numerum etiam vv. 31. 33. 34/35 al. invenimus*: τῶν αἱμορροΐδων U *edd.* 29 ἐπίστασις *per compendium* U: ἐπιστάσεις *Ald.*: κατ' *ante* ἐπιστάσεις *add. Bas.*: *corr. Corn., ut* clausis illis *(sc. haemorrhoidibus) vert. Crassus* μελαγχολήσαντες *comp.* U *Ald.*: *corr. Bas.* 32 φθάσειεν U *edd.*: *correxi* 33 ὠφεληθέντας *comp.* U *Ald. Bas.*: *corr. Chart.* 34 μέλαιναν U: *corr. Ald.* 35 Γ' (*i. e.* γίνεται) οὖν οὐ ... αἱμορροοὶ U: αἱμοῤῥοΐς *corr. Ald.*: δὲ *pro* οὖν *substitui*

ἀλλ' ἐνίοτε μὲν °οὖν αὐτῆς τῆς φύcεως ἐκκαθαιρουcης τὸν μελαγχολικὸν χυμόν, ἐνίοτε δὲ πλῆθος ἐκκενούcης, ὡς καὶ τοῖς διὰ ῥινῶν αἱμορραγοῦcιν, ἔcτι δ' ὁτὲ φλεβὸς ἀναcτομωθείcης τῇ βίᾳ τοῦ καταcκήψαντος εἰς αὐτὴν ⟨αἵματος⟩ ἄνευ τοῦ τὴν φύcιν ἐργάζεcθαι τοῦτο προνοητικῶς, διὸ καὶ τὸ κενούμενον ἐνίοτε μέλαν οὐκ ἔcτιν. καὶ μέντοι καὶ τῆς φύcεως ἕνεκα τοῦ τὸ μέλαν ἐκκενῶcαι τὴν ἀναcτόμωcιν ἐργαζομένης, cυμβαίνει δή ποτε κενωθέντι τῷ μοχθηρῷ τὸ χρηcτὸν cυνακολουθεῖν, ὅταν μὴ φθάcῃ μύcαι τὸ ἀγγεῖον, ἀλλ' ἐπὶ πλέον ἀνεcτομωμένον διαμένῃ. κατὰ τὴν προκειμένην οὖν ῥῆcιν οὐ τοῦτο λέγειν αὐτὸν ἡγητέον, ὅτι πᾶcα τὴν χολὴν μέλαιναν αἱμορροῖς ἐκκενοῖ καὶ διὰ τοῦτο τοὺς μελαγχολικοὺς ὠφελεῖ μὲν γενομένη, βλάπτει δ' ·ἐπιcχεθεῖcα καὶ ὡς ἀναcτομωτέον αὐτήν ἐcτιν, εἰ μύcειεν. |

288 **V 26** [V 15. V 320, 4 L.] Τὰς ἐπαυξέας νούcους μῖξις.

* * * πότερον ὠφελεῖ μῖξις αὐτὰς ἢ βλάπτει, παραλέλειπται. πάντων δὲ τῶν ἐξηγητῶν οὐκ οἶδ' ὅπως ὑποθεμένων αὐτὰς ὠφελεῖcθαι καὶ μῖξιν ἀκουcάντων τὴν πρὸς γυναῖκα, χωρὶς Ἡρακλείδου τοῦ Ἐρυθραίου, πάντων δὲ διαφερομένων ἐν τῷ κατὰ τὰς ἐπαυξέας cημαινομένῳ, ὅ μοι δοκεῖ πιθανώτατον ὡς ⟨ἐν⟩ αἰνίγμαcιν εἶναι, τοῦτο μόνον ἐρῶ. νόcους τὰς ἐπαυξεῖς, τὰς αὐξανομένας ἐν τῷ χρόνῳ καὶ χείρονας ἀεὶ γινομένας, εἰ μὴ φθάcειε λυθῆναι, οἷον †ἀπὸ ποδάγρας, ἀρθρίτιδας, νεφρίτιδας, ἐπιληψίας, μελαγχολίας ἁπάcας βλαπτομένας ὑπ' ἀφροδιcίων. Cαβῖνος δ' ἐπαυξεῖς ἀκούει νόcους τὰς τοῖς παιδίοις γινομένας καὶ cυναυξανομένας ἄχρι τοῦ δύναcθαι μείγνυcθαι ὡς αὐτὸς ὀνομαcτί φηcι ἐπιληψίαν τε εἶναι καὶ φρενίτιδας

16. 17 Ἡρακλείδου τοῦ Ἐρυθραίου] *inter commentatores Epidemiarum nominatur CMG V 10, 2, 1 p. 80, 16 et supra p. 4, 7, ubi quidem addubitatur, Herophileus e secta medicorum theoreticorum in Gal. in Epid. II 2, 20 (V 92, 11 L.) comm. CMG V 10, 1 p. 230, 15* 22 Cαβῖνος] *cf. CMG V 10, 2, 1 p. 17, 22 et supra p. 32, 5*

4 αἵματος *ex* H *addidi, quomodo* sanguinis impetu *interpr. Crassus* 7 δή *scripsi*: δὲ U *edd.*: *del. Corn.* 8 μύcαι *recte* U; *cf. Kuehner-Blass, Gramm. d. griech. Spr. I 2³, 489*: μῦcαι *Chart.* ἀνεcτομωμένων *falso Chart. et Kuehn* 9 οὐ. τοῦτο *praebent* UH: οὐ *immerito uncinavit Bas., id quod ex v. 7 intellegitur* ἡγετέον U *edd.*: *correxi* 10 τὴν χολὴν *corr. Corn. Chart.*: διὰ χο^λ U: διὰ χολὸν *Ald. Bas.* 11 γινομένη U *edd.*: *correxi* 13 προαυξέας *Gal. in gloss. Hipp.* *post* μίξις *add.* ψύξει *nonnulli codd. Hipp.*; ψύχει *Pall.* 14 *ante* πότερον *pauca intercidisse videntur; nam* Dies ist ein Ausspruch, der fehlerhaft und verstümmelt ist; denn wir haben kein Urteil darüber, ... *versa add.* H 16 ἡρακλέος U *edd.*: *correxi* 18 ὡς ἐνίγμαcιν U *Ald.*: ὡς αἰν. *Bas.*: *supplev. et emend. Corn. Chart.* ὡς ἐν αἰνίγμαcιν *omissis post* ἐρῶ *versa* und ich stelle es für sich allein hin und sage, daß er (als Krankheiten, die im Wachsen sind,) versteht *add.* H 20 φθάcει ἐλυθῆναι U: *corr. Ald.* οἷον ἀπὸ *non integra* U *edd.*: οἷον τὰς *coni. Corn.*: ἀμέ⟨λει⟩ *pro* ἀπὸ *coniciam; cf.* ὅπερ ἀμέλει *CMG V 9, 1 p. 138, 25 Helmr. et usitatissimum* ὥcπερ ἀμέλει *e. c. ibid. p. 65, 5 Mew.; V 9, 2 p. 47, 36 Diels; p. 201, 6. 325, 17 Heeg* 22 ἀφροcι U: *corr. Ald.* 23 γενομένας *ut p. 305, 2 scr. Kuehn* 23. 24 δύναcθαι μίγνυcθαι ὡς αὐτὸς ὀνομαcτὶ φη ἐπιλη^ψ U *Ald.*: und er nennt diese Krankheiten mit ihrem Namen und sagt,

καὶ τεταρταίους πυρετοὺς καὶ κεφαλαλγίας. οὐ μὴν φαίνεταί γε παισὶ τὰ πάθη ταῦτα γινόμενα πλὴν τῆς ἐπιληψίας, ἣν καὶ δι' αὐτὸ τοῦτο 289 πρὸς τῶν παλαιῶν ὀνομασθῆναι συνέβη "παίδειον πάθος". γίνεται δὲ καὶ ὁ κατὰ τὴν κύστιν λίθος παισίν, ἀλλ' οὐχ οὕτως πολλοῖς ὡς ἐπιληψία. ταύτην μὲν οὖν ἐν τῇ μεταβολῇ τῆς τῶν παίδων ἡλικίας ὡς τὰ πολλὰ συμβαίνει λύεσθαι τοῖς μὴ μεγάλα πλημμελοῦσι περὶ τὴν δίαιταν. ὁ δ' ἐν τῇ κύστει λίθος οὐχ ὑπὸ μεταβολῆς ἡλικίας, ἀλλ' ὑπὸ χειρουργίας μόνης θεραπεύεται. γινώσκοντες οὖν ἡμεῖς καὶ χωρὶς τῆς προκειμένης ῥήσεως, ὅτι [τε] τὴν ἐπιληψίαν καὶ τὰ ἄλλα ὅσα φλεγματικὰ νοσήματα μεγάλως ὀνίνησιν ἡ μεταβολὴ τῆς τῶν παίδων ἡλικίας εἰς τὴν τῶν μειρακίων, εἰ καὶ χωρὶς ἀφροδισίων χρήσεως γίνοιτο, πρὸς τούτῳ δ' ἐπιστάμενοι καὶ ὡς οὔτε νεφρῖτις οὔτε πυρετὸς τεταρταῖος οὔτε ἀρθρῖτις παύεται δι' ἀφροδισίων, ὑπὸ μὲν τῆς προκειμένης ῥήσεως αἰνιγματώδους οὔσης οὐδὲν διδασκόμεθα, καθάπερ οὐδ' ὑπ' ἄλλης οὐδεμιᾶς τῶν τοιούτων. Wenn wir uns in dem Wunsche, derartige Stellen zu erklären, auf etwas Bekanntes stützen wollten und sorgfältig darauf aus wären, daß es dazu paßt, so würden wir, wie hier, unsere Zeit vergeuden, weil wir wirklich nicht wissen, was denn für Krankheiten er mit den "Krankheiten, die im Wachsen begriffen sind", meint. Wenn wir uns aber auf Krankheiten stützen, von denen die Sachlage vermuten läßt, daß er sie gemeint hat, so würden wir doch nicht finden, daß sie alle sich durch den Beischlaf lösen. Ich lobe daher den Kapiton und den Dioskurides, weil sie sich energisch geholfen haben. Denn sie haben diese Worte folgendermaßen geschrieben: "Bei den Krankheiten, welche im Wachsen begriffen sind, macht der Beischlaf kalt." Nach dieser Lesart ist der Ausspruch nicht fehlerhaft und verstümmelt, wie es bei der ersten Lesart der Fall ist.

3 παίδειον πάθος] *cf. supra p. 21, 16 sqq. et infra p. 348, 14 sqq.; Foës. Oec. Hipp. p. 477 s. v.* παιδικὸν πάθος 4 ὁ κατὰ τὴν κύστιν λίθος] *cf. p. 22, 24 sqq.* 23 Kapiton und Dioskurides] *de horum corporis Hippocratici editorum cupidine contextus verborum mutandi cf. statim prooem. p. 4, 16. 17* 26. 27 nicht fehlerhaft und verstümmelt wie bei der ersten Lesart] *cf. additam. arab. ad explanationem ineuntem p. 304, 14*

es seien *versa habet* H: ut ipse nominatim recensuit *vertendo cum sequentibus coniunxit Crassus*: ὡς αὐτὸς ὀνομαστί φησι *perperam inter* δύνασθαι *et* μίγνυσθαι *inser. Bas.*: καὶ αὐτὰς *pro* ὡς αὐτὸς *malim*

1 κεφαλ^Γ' U: κεφαλαλγίας *scripsi*: -αλγίαν *Ald.* παισὶ H: πᾶσι U *edd.* 2 ἢ *falso Chart. et Kuehn* 3 ὠνομασθῆναι U: *corr. Kuehn* παίδειον *conieci praegresso Foësio (Oecon. Hipp. 1588, p. 477 s. v.* παιδικὸν πάθος); *cf. Wenk. 1928, p. 15 sq. adnot.*: παιδίον U H: παιδίων *a Bas. edd.* 7 τῆς *ante* ἡλικίας *add. Ald.* 9 *post* προκειμένης *verba* θεραπεύεται—προκειμένης *iter.* U: *del. Ald.* τε *includere quam post* τὴν *transponere malui* 11 ἀφροδησί U: τῶν ἀφροδισίων *ab Ald. edd.* 12. 13 τεταρ^{το} *sic i. t., i. m.* ται *add. ipse* U 14. 15 ὑπ' ἄλλης *corr. Ald.*: ὑπολλάκ^ς *sic* U 15 *post* τοιούτων *vel ideo, quod* ὀνινᾶσα *p. 306, 10 nihil habet de quo luculenter dependeat (nam v. 11 dicta* ἀφροδισίων χρήσεως *longius distant), lacunam statui, quam ad explendam praetermissa e vers. arab. in sermonem nostrum conversa sec.* H *addidi*

Auch bei den meisten Krankheiten, die wir erwähnt haben, macht die Vollziehung des Beischlafes den Körper kalt, und dies ist richtig außer bei der Epilepsie, welche die Kinder trifft. Bei dieser Krankheit ist es angebracht zu sagen, daß das, was einem solchen Kranken Nutzen bringt, nicht der Beischlaf, sondern die Änderung des Alters, auch ohne Beischlaf, ist. Sehen wir ja doch die Änderung des Alters hierbei Nutzen bringen. Es scheinen also beide Behauptungen richtig zu sein, daß nämlich der Beischlaf, wie er trocknet, auch kalt macht. καὶ γὰρ τὴν ὠφέλειάν ποτε τῷ ψύχειν ἐργάζεται μόνους ἐκείνους
290 ὀνινᾶσα τοὺς αἰθαλώδεις ἢ κα|πνώδεις διαπνοὰς ἴσχοντας διὰ φυσικὴν δυσκρασίαν. οἵτινες γάρ, ὅταν ἐπισχεθῶσιν αὐτάς, βλάπτονται μεγάλως, οὗτοί γε πρὸς τῶν ἀφροδισίων ἐν καιρῷ καὶ μέτρῳ γινομένων ὠφελοῦνται. Wir verlassen jetzt diejenigen, welche bei der Erklärung des vorliegenden Ausspruches Dinge anführen, die überhaupt nicht dazu gehören und nicht dazu passen, wie H e r a k l e i d e s aus Erythrä, der sagt, daß er unter Beischlaf hier den Beischlaf gegen die schlechten Überschüsse verstehe, welche durch den Beischlaf ihre Schlechtigkeit verlieren. Wir verlassen auch dieses und wenden uns dem folgenden Ausspruch zu:

V 27 [V 15. V 320, 4. 5 L.] Ψῦξις τὰ κατὰ κοιλίην σκληρύνει.

Καὶ κατὰ ταύτην τὴν ῥῆσιν τὸ μέν τι χρήσιμόν ἐστιν ἅπασι τοῖς τὴν τέχνην μετιοῦσιν, ἄν τ' οὖν ἐμπειρικοὶ τύχωσιν ὄντες ἄν τε δογματικοί, τὸ δέ τι μόνοις τοῖς τὰς αἰτίας ἑκάστου τῶν γινομένων ἐπίστασθαι προῃρημένοις. ἐρῶ δὲ ⟨πρότερον⟩ περὶ προτέρου, τοῦ χρησίμου πᾶσιν. ἐν τοίνυν τῇδε τῇ λέξει ψ ῦ ξ ι ς τ ὰ κ α τ ὰ κ ο ι λ ί η ν σ κ λ η ρ ύ ν ε ι κοινῇ μὲν ἐδέξαντο πάντες, οὓς κἀγὼ γινώσκω, περὶ τῶν διαχωρουμένων αὐτῷ τὸν λόγον εἶναι, τὸν αὐτὸν ὄντα δυνάμει τῷ κατὰ τοὺς Ἀφο-
291 ρισμούς· "ἢν δὲ βόρειον ᾖ, βῆχες, φάρυγγες, κοι|λίαι σκληραί." πότερον δὲ τήν γε τῶν ἐκτὸς μερῶν τοῦ σώματος λέγει ψ ῦ ξ ι ν μόνον, ἥτις κἀν ταῖς βορείαις γίνεται καταστάσεσιν, ἢ ⟨καὶ τὴν⟩ τῶν ἔνδον, ἐν οἷς ἐστι καὶ τ ὰ κ α τ ὰ τ ὴ ν κ ο ι λ ί α ν, ἐπισκέψασθαι παρέλιπον οἱ ἐξηγηταί, καίτοι διαφορὰν ἐχούσας οὐ σμικράν. τὴν μὲν γὰρ τῶν ἔξω

1 bei den meisten Krankheiten, die wir erwähnt haben] *p. 304, 19 sqq. 305, 12. 13* 5. 6 die Änderung des Alters auch ohne Beischlaf] *cf. p. 305, 10. 11* 15 Herakleides von Erythrae] *de hoc sectatore Herophili cf. ad p. 304, 16 sq.* 21 καὶ κατὰ ταύτην τὴν ῥῆσιν] *cf. p. 284, 16 sq. 20 sq.* 27. 28 κατὰ τοὺς Ἀφορισμοὺς...] *III 5 (IV 488, 3. 4 L.), alibi quoque laudata, veluti CMG V 10,1 p. 22,4*

10 ὀνίνουσα U *Ald. Bas.*: *corr. Chart.* 11 οἵτινες *correxi, sicuti* qui *vert. Crassus*: οὗτοι U *edd.* 12 γε *conieci*: καὶ U *edd.* 12. 13 *post* ὠφελοῦνται *pauca quae memoriae graecae desunt ex Arabide sec.* H *germanice addidi* 20 τὰς κάτω κοιλίας *Pall.* 24 προειρημένοις *comp.* U *Ald.*: *corr. Corn. Bas.* πρότερον *ante* περὶ προτέρου *adieci* 29 ἐκ *ante* τῶν ἐκτὸς U *edd.*: *del. Corn.*; *cf. v. 32*: γε *praetuli* 30 καὶ τὴν *inter* ἢ *et* τῶν *inserui*

ψῦξιν ἴcμεν οἵ γε παραφυλάττοντες τὰ cυμβαίνοντα τοῖc ἀνθρώποιc ἀεὶ cκληρύνουcαν τὴν γαcτέρα· τὴν δὲ τῶν ἔνδον ἔμπαλιν ὑγραίνουcαν, ἥ γε καὶ τὰc καλουμέναc κοιλιακὰc ἐργάζεται διαθέcειc, ἐνίοτε καθ' ὃν καιρὸν αὐτὰ μὲν τὰ cώματα τῶν ἔνδον μορίων ἐνδέχεται γίνεcθαι cκληρότερα, διαχωρεῖcθαι δ' ὑγρά, μήτε πεττομένων καλῶc τῶν cιτίων μήτ' ἀναδιδομένων.

ταῦτα μὲν οὖν ἀναγκαῖον γινώcκεcθαι τοῖc ἰατροῖc ἅπαcι, τὰc δ' αἰτίαc αὐτῶν μόνοιc τοῖc ἀρίcτοιc. οὐ γὰρ ὅπερ οἱ ἐξηγηcάμενοι τὴν ῥῆcιν ταύτην ⟨λέγουcιν⟩, ἀληθέc ἐcτιν εἰπεῖν, ἀεὶ τὸ ψυχρὸν cυνάγον καὶ πηγνύον, οἷc ἂν ὁμιλήcῃ, cκληρότερα κατὰ τοῦτο ποιεῖν αὐτά. τοῦτο γὰρ ἐπὶ μὲν αὐτῶν τῶν ψυχομένων cωμάτων, ὅcα μὴ κατὰ βάθοc ἐcτίν, ὀρθῶc ἂν λέγοιτο, τὰ δὲ κατὰ τὴν κοιλίαν | ἀδύνατον 292 εἰc τοcαύτην ψῦξιν ἐλθεῖν, ὥcτε βρωτὰ καὶ ποτὰ παγέντα cκληρυνθῆναι, καθάπερ τὰ ἐκτὸc ἐν χειμῶνι (τεθνήξεται γὰρ θᾶττον ὁ ἄνθρωποc ἢ τοcαύτην ἕξει ψῦξιν), ἀλλὰ μόνον ὅταν ὑπὸ τοῦ περιέχοντοc ψύχηται τὰ ἔξωθεν μέλη τοῦ cώματοc, ἀβλαβῶν ὄντων τῶν κατὰ τὴν γαcτέρα, φαίνεται cκληρυνόμενα τὰ διαχωρήματα, θερμοτέραc γινομένηc τῆc κοιλίαc, ὥcπερ αὐτὸc ἔλεγεν "αἱ κοιλίαι χειμῶνοc καὶ ἦροc θερμόταται φύcει." καὶ τούc γ' ἐξηγητὰc εὕροιc ἂν ἀεὶ λέγονταc ἀντιπεριΐcταcθαι τὸ θερμὸν τῷ ψυχρῷ, πρὸc τὸ βάθοc τοῦ cώματοc ὑποχωροῦν, ὁπόταν ψυχθῇ τὰ ἐκτόc. οὕτωc οὖν καὶ νῦν φημί, τῆc μὲν [τῆc] γαcτρὸc θερμοτέραc γινομένηc, τῆc δὲ ὑποχωρήcεωc ἐπεχομένηc, δι' ἣν ὀλίγον ὕcτερον αἰτίαν ἐρῶ, πέττεcθαί τε ἅμα κάλλιcτα καὶ ἀναδίδοcθαι τὸν ἐκ τῆc τροφῆc χυλὸν ἅπαντα. τούτου δὲ cυμβαίνοντοc ἀκόλουθόν ἐcτι ξηραίνεcθαι τὰ διαχωρήματα, τούτῳ δ' ἕπεται τὸ cκληρύνεcθαι. δυοῖν γὰρ τούτων αἰτίων cκληρυνόντων, οἷc ἂν ὁμιλήcῃ cώμαcιν, ὧν τὸ μὲν ψῦχόν ἐcτι, τὸ δὲ ξηραῖνον, ἡ μὲν ἐκ τῆc ψύξεωc αἰτία τοῖc | περιεχομένοιc κατὰ τὴν κοιλίαν οὐκ ἄν 293 ποτε cυμβαίη ζῶcιν ἡμῖν, ἡ δὲ διὰ τὴν πολυχρόνιον ἔνδον μονήν, ὅταν χωρὶc τοῦ τὴν πέψιν ἢ τὴν ἀνάδοcιν βεβλάφθαι γένηται, πάντωc ἀκολουθήcει. λείποι δ' ἂν οὖν ἔτι τὸ ἀναβληθὲν ἐπιδεῖξαι, διὰ τίνα αἰτίαν, ὅταν ψυχρὸc ὁ περιέχων ἡμᾶc ἀὴρ γένηται, χρονίζει τὰ κατὰ τὴν κοιλίαν. ἔcτι δὲ τὸ cυμβαῖνον τοιοῦτον. φυcικὸν μὲν γὰρ

3 τὰc καλουμέναc κοιλιακὰc διαθέcειc] *cf. e. c. Gal. XIII 294. XIV 380. 494. 560 K.* 18. 19 ὥcπερ αὐτὸc ἔλεγεν "αἱ κοιλίαι—φύcει"] *Hipp. Aph. I 15 (IV 466 L.), cit. etiam p. 220, 20 et 240, 2* 23 ὀλίγον ὕcτερον] *statim v. 31 sqq.*

3 διαθέcειc ἐργάζεται *colloc. ex Ald. edd.* 7 ἀναγκαῖα U *edd.*: *correxi* 9 λέγουcιν *quod exhibet* H *add. Corn.* ἀεὶ *conieci*: ὡc U *edd.* 10 ποιεῖ αὐτὰ *vel ob orationem hiantem frustra coni. Bas.* 15 ἢ *scripsi, quemadmodum* prius enim quam *interpr. Crassus*: εἰ U *edd.* 18 γινομ῀ γινομ῀ (ηc superscr.) *(falso scripto* γινομέναc *non sublato)* U 22 τῆc *ante* γαcτρὸc *repet.* U *Ald.*: *del. Corn. Bas.* 27 ψυχρόν U *edd.*: ψῦχον (*coll. e. c. CMG V 9, 1 p. 66, 12. 15 Mew.* τὰ ψύχοντα αἴτια) *correxi* 29 μόνην *per errorem Kuehn* 30 βεβλάπτει *sic* U: *corr. Ald.*

ἔργον ἐστὶν ἡ τῶν σιτίων διὰ τῶν ἐντέρων φορὰ καὶ δέδεικται κατὰ ⟨τὰ Περὶ⟩ τῶν φυσικῶν δυνάμεων ὑπομνήματα γινομένη τῇ περιστολῇ τῶν ἐντέρων. ἐπίκεινται δὲ κατὰ τὸ κάτω πέρας οἱ κλείοντες τὴν ἕδραν μύες, οἵτινες ἐν τῷ κρύει συνάγονταί τε καὶ σφίγγονται, τὴν ἐναντίαν λαμβάνοντες διάθεσιν ἢ ὅταν αἰονᾷ τις αὐτοὺς ὕδατι θερμῷ. χαλῶνται μὲν γὰρ τηνικαῦτα καὶ δέχονται τὰ καταφερόμενα τῇ θλίψει τε καὶ περιστολῇ τῶν ἐντέρων [καὶ] ἐπὶ τὴν ἕδραν περιττώματα, καὶ μάλισθ' ὅταν προκαλῆται ⟨διὰ⟩ τὸ θερμόν· ὡμολόγηται γὰρ καὶ τοῦτο προκλητικὸν ἀποκρίσεως εἶναι. τῶν δὲ κατὰ τὴν ἕδραν ψυχομένων καὶ διὰ τοῦτο συναγομένων τε καὶ σφιγγομένων τοὐναντίον ἀκολου-|
294 θεῖ σύμπτωμα, τὸ τὴν περισταλτικὴν τῶν ἐντέρων ἐνέργειαν ἀπὸ τῶν κάτω μερῶν ἀρχομένην ἄνω προωθεῖν τὰ περιεχόμενα, καθάπερ ἐναργῶς ὁρᾶται πολλάκις, ὅταν ἤτοι χολῆς ἢ διαχωρημάτων δακνωδῶν ἀφικομένων ἐπὶ τὴν ἕδραν ἑκόντες αὐτὰ κατασχῶμεν ἤτοι διά τινα πρᾶξιν ἐν ἐκείνῳ τῷ χρόνῳ διαπραττομένην ἢ πόρρω τοῦ κοπρῶνος ὄντες. ἀνατρέχει γὰρ ἄνω ταχέως ὡς μηδὲ βιαζομένοις ⟨ἡμῖν⟩ αὖθις ὑπακούειν ἑτοίμως. ἡ μὲν οὖν αἰτία, δι' ἣν χρονίζει κατὰ τὴν γαστέρα τὰ σιτία καὶ τὰ ποτὰ ψυχροῦ τοῦ πέριξ ἀέρος γινομένου, καὶ δὴ λέλεκται. ταύτῃ δ' ἐδείχθη ξηρότης αὐτῶν ἑπομένη, καθάπερ γε ἐναργῶς τῇ ξηρότητι σκληρότης. εἰ δὲ τὰ σώματα τῶν κατὰ τὴν γαστέρα μορίων ψυχθείη, τήν τε πέψιν ἀνάγκη βλάπτεσθαι καὶ δι' αὐτὴν ὑγραίνεσθαι μᾶλλον ἢ ξηραίνεσθαι τὰ διαχωρήματα. συμπεπληρωμένου δ' ἡμῖν ἤδη τοῦ λόγου παντός, ἐπὶ τῇ προτέρᾳ γραφῇ μεταβῶμεν ἐφ'
295 ἑτέρας τὰς ὑπογεγραμμένας. | Μίξις τὰ κατὰ τὴν γαστέρα σκληρύνει.

Ich habe schon gesagt, daß die meisten Erklärer nur die Lesart kennen, deren Erklärung eben vorherging, und dies ist folgende: "Die Kälte macht den Leib hart." Die Lesart, die wir jetzt anführen, in der anstatt "Kälte" "Beischlaf" steht, hat Lykos wörtlich so er-

1. 2 δέδεικται κατὰ ⟨τὰ Περὶ⟩ τῶν φυσικῶν δυνάμεων ὑπομνήματα] *III 8 (II 168 sq. K. = Scr. min. III 223 sqq. Helmr.)* 3. 4 οἱ κλείοντες τὴν ἕδραν μύες] *Gal. II 587. XVIII B 999 K.* 19 ἐδείχθη] *p. 307, 21—26* 24 μίξις] *hunc esse vocis accentum censet H. Diels, Parmenides (Berlin 1897) p. 108; cf. CMG V 9, 1 p. 239, 21. 27. 240, 23. 247, 1 Helmr.* 25—27 ich habe schon gesagt ... "Die Kälte macht den Leib hart"] *p. 306, 25*

1 σι̅´ U: σιτίων *recte Ald.*: τοῦ *pro* τῶν *ex errore Charterianae etiam Kuehn* 2 in meinem Buche "Über die natürlichen Kräfte" *versa praebet* H, *unde supplevi* γινομένη *per errorem Kuehn* 4 μύαις *sic* U: *corr. Ald.* 5 αἰονᾶ U: αἰονεῖ *ab Ald. edd.*: *quo iure* αἰονῇ *Gal. restituatur nescio* 7 καὶ *ante* ἐπὶ *add.* U *Ald.*: *del. Corn. Bas.* 8 διὰ *addidi* 13 χολὴ U *Ald.*: *corr. Bas.* ἢ *post* χολῆς *corr. Corn.*: καὶ U *edd.* 14 ἀφικουμένων U *Ald.*: *corr. Bas.* 15 πρόρω που U: *correxi*: πρόρῶπον *non recte lectum exhibet Ald.*: πόῤῥω τοῦ *coni. Corn.*: πόρρωθεν *a Bas. edd.* 16 μηδὲ βιαζομένης αὖθις U *edd.*: *ex* H *emendavi et supplevi*: βιαζόμενα *temptabat Corn.* 17 δι' ἣ U: *corr. Ald.* 18 πέριν U: *corr. Ald.* 22 ξηραίνεται *per comp.* U *corr. Ald.* 24 τὰς *om. Chart. et Kuehn* *novo capite non formato praecedentibus adiunxit sequentia* H, *cuius rationi accessi* μίξις τὰ κατὰ τὴν γαστέρα σκληρύνει *cum Pall. om. plerique codd. Hipp.*: κοιλίην *pro* τὴν γαστέρα *habet* J

klärt: "Dieser Ausspruch ist richtig und wahr. Denn so haben wir es beobachtet und festgestellt." Doch L y k o s konnte mich trotz seiner langen Ausführungen vor vielen Menschen gegenüber dem, was wir zur Erklärung vorbrachten, nicht in Mißkredit bringen. Denn er konnte nicht einmal die Ursache angeben, derenwegen der Beischlaf den Leib trocken macht, sondern er erklärte einfach, es sei klar, daß die Sache so sei. Dabei machte er den Fehler, daß er sich auf seine Beobachtungen und Erfahrungen ohne jede Einschränkung stützte. ὅτι μὲν ἡ λαγνεία ξηραίνει τὸ cύμπαν cῶμα, τῶν ὁμολογουμένων ἐcτίν. οὐ μὴν ἀεί γε τ ὰ κ α τ ὰ τὴν κ ο ι λ ί α ν περιττώματα φαίνεται ξηραίνειν, ἀλλ' ὅταν μεγάλωc ὑπ' αὐτῶν βαρυνθῇ διὰ τὴν κατάλυcίν τε τῆc δυνάμεωc καὶ ψῦξιν τῶν μορίων, ὑφ' ὧν ἡ τροφὴ πέττεται καὶ ἀναδίδοται τὰ κατὰ τὴν κοιλίαν. *** "μίξιc τὰ κατὰ τὴν κοιλίαν ψύχει καὶ cκληρύνει." *** βούλονται μὲν γὰρ ὑπὸ τῆc μίξεωc τὴν ψῦξιν γίνεcθαι τῶν κατὰ τὴν κοιλίαν, ὑπὸ δὲ τῆc ψύξεωc τὴν ξηρότητα, καίτοι μὴ γινομένην τῷ λόγῳ τῆc ψύξεωc ἐδείξαμεν, ἀλλὰ τῷ τῆc cκληρότητοc. ὃ δὲ ἐν τοῖc ἔμπροcθεν λόγοιc οὐκ εἶπον, ἴcωc ἄμεινόν ἐcτι νῦν προcθεῖναι. τὴν γὰρ τῶν ἐκτὸc ψ ῦ ξ ι ν ἐπιδείξαντόc μου c κ λ η ρ ύ ν ε ι ν τὰ διαχωρούμενα τάχα τιc οἰήcεται μόνην ταύτην αἰτίαν εἶναι τοῦ ξηραίνεcθαι τ ὰ κ α τ ὰ τὴν κ ο ι λ ί α ν. ἔcτι δ' οὐχ αὕτη μόνον, ἀλλὰ καὶ αὐτῆc τῆc περιcταλτικῆc τῶν | ἐντέρων δυνάμεωc 296
ἀρρωcτία καὶ προcέτι ῥώμη τῆc καθεκτικῆc κἀ⟨κείνηc⟩, καθ' ἣν ἀναδίδοται τὰ τῆc γαcτρὸc εἰc ἧπαρ, ἔτι τε πρὸc τούτοιc ἡ δυcαιcθηcία τῶν ἐντέρων καὶ τὸ τῆc τροφῆc ἄδηκτον. εἰ δέ τιc οἰήcεται παραλελεῖφθαι τὰ cτύφοντα βρώματά τε καὶ πόματα κακῶc ὑπολήψεται. περιέχεται γὰρ ἐν τοῖc ῥώμην ἐργαζομένοιc τῆc καθεκτικῆc δυνάμεωc.

2. 3 Lykos trotz seiner langen Ausführungen] *cf. p. 288, 4. 291, 26* 9 ἡ λαγνεία ξηραίνει τὸ cύμπαν cῶμα] *cf. p. 301, 15* 16 ἐδείξαμεν] *p. 307, 11 sqq.* 18. 19 ἐπιδείξαντόc μου | *inde u p. 307, 14 sqq.* 21 τῆc περιcταλτικῆc τῶν ἐντέρων δυνάμεωc] *cf. ad p. 308, 3* 22 τῆc καθεκτικῆc (δυνάμεωc)] *cf. Gal.* Π. φυcικῶν δυνάμεων *l. II (II 74—142 K. Scr. min. III 154—204 Helmr.) universe* 22. 23 κἀ⟨κείνηc⟩, καθ' ἣν ἀναδίδοται τὰ τῆc γαcτρὸc εἰc ἧπαρ] *vid. l. l.*

9 *lacunam ante* ὅτι *sec. vers. arab. statutam additamento germanice verso ex* H *explevi* 11 βαρυνθῇ *ex* -θεῖ *corr.* U 13 *signum lacunae ante* μίξιc *posui, quia* diese Worte werden noch nach einer anderen Lesart geschrieben, und zwar folgendermaßen *versa add.* H 14 *etiam post* cκληρύνει *quaedam omissa in cod.* U *apparet ex interpr. arab., in qua sic haec* so hat Kapiton geschrieben und die beiden Lesarten, die sich in den Handschriften finden und welche wir erwähnt und die vorher genannten Kommentatoren erklärt haben, zu einem Lemma gemacht, und auch Dioskurides hat beide Lesarten vereinigt, wie Kapiton, nur daß er sie anders gestellt hat *additā praebet* H μίξεωc *ex* ψύξεωc *corr.* U 15. 16 cκληρὸ^τ^τ', *sed* ξηρὸ^τ^τ' *superscr.* U *supra* καίτοι *syllabam* κε *et supra* cκληρὸ^τ^τ' *syllabam* ν'' (*i. e.* νὸν) *posuit et* κεν'' *i. m. iter.* U 19 διαχωρήματα *in* διαχωρούμενα *mutavit* U ἰήcεται U: *corr. Ald.; cf. v. 24* 22 κἀ⟨κείνηc⟩ *complevi: solum* καὶ U *edd.* 26 τοῖc *post* ἐργαζομένοιc U *Ald.: corr. Corn. Bas.*

V 28 [V 15. V 320, 5. 6 L.] Ἐλλέβορον πιόντα θᾶccον καθαίρειν ἢν ἐθέλῃc, λούειν ἢ φαγεῖν.

Ὁ μὲν καθόλου τε καὶ κοινὸc λόγοc ἁπάcηc καθάρcεωc κατὰ τόνδε τὸν Ἀφοριcμὸν εἴρηται· "τὰ cώματα ὅκου τιc βούλεται καθαίρεcθαι, εὔροα ποιέειν", ἐνταυθοῖ δ' ἐφ' ἑνὸc τῶν καθαιρόντων τοῦ cφοδροτάτου παραcκευῆc μιᾶc εἰc εὔροιαν ἐμνημόνευcε τῆc ἐκ τοῦ
297 λουτροῦ, χέοντοc μὲν τοὺc | χυμούc, χαλῶντοc δ' εἴ πού τι cυντέταται καὶ κατεcκλήρυνται τὸ cῶμα. λούειν οὖν cυμφέρει τοὺc ἐλλεβοριζομένουc, οὔτε πρὸ πολλοῦ τοῦ λαβεῖν τὸν ἐλλέβορον οὔτε μετὰ πολὺν χρόνον, ἀλλὰ μάλιcτα μὲν πρὶν λαμβάνειν. ἐγχωρεῖ δὲ καὶ μετὰ τὸ λαβεῖν εὐθέωc. εἰ δὲ τῆc καθάρcεωc ἤτοι γε ἀρχομενηc ἢ ὅcον οὔπω μελλούcηc ἄρχεcθαι λούοιc τὸν ἄνθρωπον, ἀντιcπάcειc τὴν ἔcω ῥοπὴν τῶν ὑπὸ τοῦ καθαίροντοc φαρμάκου χυμῶν ἑλκομένων. ὥcπερ οὖν ἐφ' ὧν παχὺ τὸ αἷμα λούονταc ἡμᾶc ἐκέλευcε φλεβοτομεῖν, οὕτωc, ἐφ' ὧν μέλλομεν καθαίρειν, χρῆcθαι λουτροῖc πρὸc τὸ θᾶττον ἅμα καὶ ἀλυπότερον καθαρθῆναι. αὐτὸc δ' ἐνταῦθα μόνου τοῦ θᾶττον ἐμνημόνευcεν. ἄμεινον δὲ δὴ οὐ μόνον ἐν αὐτῇ τῇ ἡμέρᾳ, καθ' ἣν λαμβάνει ὁ ἄνθρωποc τὸ φάρμακον, λούειν αὐτόν, ἀλλὰ κἀν ταῖc ἔμπροcθεν ἡνίκα παρεcκευάζετο πρὸc τὴν κάθαρcιν. αὐτὸc γὰρ ὁ Ἱπποκράτηc καὶ τοῦτο κατὰ τοὺc Ἀφοριcμοὺc ἐκέλευcεν, ἡνίκα ἔγραψε "πρὸc τοὺc ἐλλεβόρουc τοῖc μὴ ῥᾳδίωc καθαιρομένοιc προϋγραίνειν χρὴ τὸ cῶμα πρότερον τροφῇ καὶ ἀναπαύcει." εἰ
298 δὲ ἀναπαύcει | τε καὶ τροφῇ καὶ ὅλωc ὑγραίνειν κελεύει, δηλονότι καὶ λουτροῖc χρῆcθαι πλείοcιν ἐν ὕδαcι ποτίμοιc, ὑγραίνει γὰρ καὶ ταῦτα. καὶ νῦν δὲ προcέθηκε τῇ ῥήcει τὸ φαγεῖν, ἤτοι καθ' ὃν χρόνον ⟨λαμβάνει⟩ τὸν ἐλλέβορον ὁ ἄνθρωποc ἢ καὶ κατὰ τὴν ἔμπροcθεν δίαιταν, ἧc καὶ ἄλλο τι κεφάλαιον ἔφαμεν εἶναι τὸ λεπτύνειν τοὺc χυμοὺc καὶ τὰc ὁδοὺc τοῖc ἐπὶ τὴν [κατὰ τὴν] γαcτέρα καταφερομένοιc χυμοῖc εὐπετεῖc παραcκευάζειν. ἐν γὰρ τῷ "εὔροα ποιεῖν", ὃ κατὰ τοὺc Ἀφοριcμοὺc ἐκέλευcε, περιέχεται ταῦτα.

3—5 κατὰ τόνδε τὸν ἀφοριcμὸν εἴρηται· "τὰ cώματα . . . ποιέειν"] *Aph. II 9 (IV 472 L.)* 14. 15 ἐφ' ὧν παχὺ τὸ αἷμα λούονταc ἡμᾶc ἐκέλευcε φλεβοτομεῖν] *cf. v. 2 sq.* 20. 21 καὶ τοῦτο κατὰ τοὺc Ἀφοριcμοὺc ἐκέλευcεν . . .] *Hipp. Aph. IV 13 (IV 504/6 L.)* 27 ἔφαμεν] *p. 167, 1 sqq.* 30 κατὰ τοὺc Ἀφοριcμοὺc] *cf. v. 5*

2 ἐθέλῃc U *Hipp. cod.* C *Pall.*: θέλῃc *ceteri codd. Hipp.* θᾶccον *ante* λούειν *add. Hipp.* 4 τὰ cώματα χρὴ (*plerique codd.*: χρὴ *om.* C), ὅκου τιc βούλεται καθαίρειν (C A[1] *alii*: καθαίρεcθαι *vulg.*), εὔροα ποιέειν *Hipp.* 5 εὔρυα U: *corr. Ald.* 6. 7 τοῦ *ante* λουτροῦ *om. Chart. et Kuehn* 8 κατεcκλήρυται U: *corr. Chart.* 9 πρὸ πολλοῦ τοῦ] *i. e.* πολλῷ πρότερον τοῦ, *non aliter atque ex. gr. Xen. Hell. I 1, 2* μετ' ὀλίγον τούτων *i. e.* ὀλίγῳ ὕcτερον τούτων 18 ὁ ἄνθρωποc λαμβάνει *hiatus tollendi causa transposuerim* 21 ἐλεβόρουc U: *corr. Ald.* 21. 22 τοῖcι μὴ ῥηϊδίωc ἄνω καθαιρομένοιcι πρὸ τῆc πόcιοc προϋγραίνειν τὰ cώματα πλείονι τροφῇ καὶ ἀναπαύcει *Hipp.* 22. 23 *verba* εἰ δὲ ἀναπαύcει *post* ἀναπαύcει *per errorem typothetae om. Chart. et Kuehn* 23. 24 κελεύει; δηλονότι καὶ λουτροῖc χρεῖcθαι *distinxit* U: *corr. Ald.* 26 λαμβάνει *add.* H *Corn.* 28 κατὰ τὴν *delevi*: τὴν *ante* γαcτέρα *om. iam. Chart.* 29 εὔρροα U: *corr. Ald.*

V 29 [V 15. V 320, 6. 7 L.] Τὸ αἷμα ἐν ὕπνῳ εἴcω μᾶλλον φεύγει.

Καὶ κατὰ τὸν ἔμπροcθεν λόγον αὐτὸc ἔγραψε τηνδε τὴν λέξιν "ὁ ἐγρηγορὼc θερμότεροc τὰ ἔξω, τὰ ἔcω δὲ ψυχρότεροc, καθεύδων τἀναντία." καὶ νῦν οὖν νόμιζε τῆc προκειμένηc εἶναι κοινὴν ἐκείνην τὴν ἐξήγηcιν. ἃ γὰρ ἐπὶ | τοῦ θερμοῦ τῆc κινήcεωc καὶ τῆc μεταcτά- 299
cεωc ἤκουcαc ἐγρηγορότων τε καὶ κοιμωμένων, ταῦτα νόμιζε καὶ περὶ τοῦ αἵματοc ἀκηκοέναι. τὸ γὰρ ἔμφυτον θερμὸν ἐν τούτῳ τε καὶ τοῖc ἐκ τούτου τρεφομένοιc ἐcτὶ πλεῖcτον.

V 30 [V 15. V 320, 7. 8 L.] Ῥῖγοc ἀπὸ τῆc ἄνω κοιλίηc, πῦρ δὲ μᾶλλον ἀπὸ τῆc κάτω.

Diese Worte sind auf jede Art und Weise dunkel. Denn er läßt auch durch gar nichts erkennen, ob er meint, daß, wenn bei jemand Fieber einsetzt, er das Gefühl hat, daß der untere Leib kalt ist, oder ob er die Ansicht vertritt, daß diese Stellen die Ursache für diese Symptome seien, oder ob er die Anschauung hat, daß, wenn auch ein anderer Ort die Ursache für diese Symptome sei, doch der Schüttelfrost immer vom oberen und das Fieber immer vom unteren Leib ausgeht. Die Kommentatoren streiten auch über die Bedeutung der Worte "der obere Leib". Denn einige verstehen darunter den Magen und die an dem Magen liegenden Eingeweide, und unter dem "unteren Leib" verstehen sie die unteren Eingeweide, welche Kolon heißen. Andere verstehen unter dem "unteren Leib" diese beiden Orte zusammen und unter dem "oberen Leib" die Brust. Andere verstehen unter dem "oberen Leib" das Gehirn und unter dem "unteren Leib" alle Orte um die Scham und die Hüften. Diese nennen aber das Gehirn "oberer Leib" ganz gegen jeden Sprachgebrauch. Die übrigen beachten wenigstens bei diesen Worten den allgemeinen Sprachgebrauch. Aber auch sie können nichts Zweifelloses und Sicheres feststellen. Es bleiben eben immer die vorgenannten Zweifel. Deshalb müssen wir untersuchen und erforschen, ob denn jeder Schüttelfrost vom oberen und jedes Fieber vom unteren Leib ausgeht (denn einen guten Anfang für sie finden wir nur von diesen beiden Orten aus), oder ob sie von diesen beiden Orten erzeugt werden, oder ob diese beiden Orte Ursache für den Schüttelfrost und

1. 2 *cf. Deichgräber in Act. Acad. Berol. 1933, III 55. 56*[1] 3 καὶ κατὰ τὸν ἔμπροcθεν λόγον] *4, 12 (V 310, 6. 7 L.); supra p. 220, 1—3* 5. 6 ἐκείνην τὴν ἐξήγηcιν] *a p. 220, 4 ad p. 221, 10* 22. 23 die unteren Eingeweide, welche Kolon heißen] *cf. e. c. cum p. 197, 10 tum maxime Gal. III 333 K. et CMG V 9, 1 p. 355, 2. 3 Helmr.*

4 τὰ *ante* ἔcω H: τὴν U *edd.* 7 ἤκουcαc H *vert. Crassus*: ἤκουcαν U *edd.*
9 ἐcτὶ *corr. Corn.*: ἐπὶ U *edd.* 11 μᾶλλον *post* κάτω *transpos. Hipp.*
12 *princip. comm. om.* U: *e vers. arab. in linguam germ. translatum ex* H *addidi*

das Fieber sind. Wahrscheinlich ist, daß er in diesem Ausspruch nur die einzelnen Organe miteinander in Beziehung gesetzt hat und überhaupt kein absolutes Urteil über jeden Schüttelfrost und jedes Fieber geben wollte, so daß sein Ausspruch etwa folgenden Sinn hat: τῶν κατὰ τὴν κοιλίαν μορίων τὸ μὲν ἄνω ῥίγους μᾶλλόν ἐστι, τὸ δὲ κάτω πυρετοῦ γεννητικὸν ἢ αἰσθητικὸν ἢ ἀρκτικόν, ὅπερ καὶ πιθανώτατόν ἐστι, καὶ δι' αὐτό γε τοῦτο προσκεῖσθαι νομίζω τὸ μᾶλλον, ὡς ἀλλήλοις παραβαλλομένων μόνον τῶν εἰρημένων ⟨μορίων⟩. ἀλλ' εἰ καὶ τοῦτο συγχωρήσαιμεν, ἐπέρχεταί τις ἄλλη ζήτησις οὐκ εἰδότων ἡμῶν, πότερον, ὅταν ἐν φλεγμονῇ γένηται τὰ εἰρημένα μόρια, τοῦτο αὐτοῖς ἕπεσθαί φησιν ἢ ὅταν εἰς αὐτὰ συρρεύσωσι χυμοί τινες ἐκ τοῦ
800 σώματος δακνώδεις ἢ ὅταν ἡ τροφὴ ⟨δια⟩φθαρῇ. καί μοι | δοκεῖ βέλτιον εἶναι τὸν λόγον αὐτῷ νομίζειν ἡμᾶς γεγονέναι περί τε τῆς ἐκ χυμῶν βλάβης καὶ τῆς ἑπομένης αὐτῇ διαφθορᾶς τῶν σιτίων. ὅταν γὰρ ἤτοι ψυχρὸς ἢ δακνώδης ἐν τῷ στόματι τῆς κοιλίας ἀθροισθῇ χυμός, ἐκ διαφθορᾶς σιτίων ἢ μοχθηρᾶς ποιότητος ἢ καὶ συρροῆς ἐκ τοῦ σώματος ἀρχὴ ῥίγους ἐντεῦθεν γίνεται. δέδεικται γὰρ ἐν τῷ Περὶ ῥίγους λόγῳ διὰ ψυχρὸν αἴτιον ἢ δακνῶδες τὸ ῥῖγος γινόμενον, ὅταν γε τὸ αἴτιον τοῦτο διὰ σωμάτων αἰσθητικῶν κινῆται καὶ φέρηται σφοδρότερον. ὥσπερ δὲ τοῦτο φαίνεται συμβαῖνον, οὕτως ἐνίοτε πυρετὸς ἐπὶ διαφθορᾷ τροφῆς ὁρᾶται γινόμενος, ἐπειδὰν εἰς τὴν κάτω κοιλίαν ἡ διεφθαρμένη κατενεχθῇ, μὴ προηγουμένου τηνικαῦτα ῥίγους, ὥσπερ ὁπότε τὰ κατὰ τὸ στόμα τῆς κοιλίας ἐδάκνετο.

V 31 [V 15. V 320, 8. 9 L.] Ἐπισπασμός, πνεύμων, ξηρὸν καῦμα, ὑπέρινον ἰσχναίνει ὕπνος πολύς. |

801 Herakleides hat diesen Ausspruch nach der Lesart geschrieben, die ich gleich angeben werde, und hat ihn in zwei Teile geteilt und den ersten Teil für sich genommen. Den ersten Teil dieses Aus-

17. 18 ἐν τῷ Περὶ ῥίγους λόγῳ] *Gal. VII 614. 626. 633; cf. etiam VII 182. IX 651 K.* 20. 21 ἐνίοτε πυρετὸς ἐπὶ διαφθορᾷ τροφῆς] *cf. ex. gr. Gal. in Epid. I 13 comm. III 29 CMG V 10, 1 p. 148, 31 sqq. vel in Epid. III 17 comm. III 76 CMG V 10, 2, 1 p. 163, 23 sq.* 25 ὑπέρινον ἰσχναίνει] *Gal. XIX 148, 14 K.* ὑπέρινος· ὁ ὑπερκεκαθαρμένος ἄνθρωπος, καὶ αὐτὴ ἡ ὑπερίνησις *(corr. Helmreich, Hs. Verbess. zu d. Hippokratesglossar, in Relat. Acad. Berol. 1916, VII, 211)*· οὕτως γοῦν ἐξηγήσαντό τινες καὶ τὸ "ὑπέρινος ἰσχναίνει" κτλ., *quibus verbis Gal. hunc locum subindicare, variata tamen lectione, iam Foësius Oec. Hipp p. 636 s. v.* ὑπέρινος *animadverterat* 26 Herakleides] *uter hoc loco di-*

6. 7 πιθανὸ^τ' U: *corr. Bas.* 8 παραβαλλομένων *recte* H: περιλαμβανομένων U μόνον τῶν εἰρημένων ⟨μορίων⟩ *ex* H *emendavi et supplevi*: μόνον *iam Ald. et* μορίων *scr. Corn.*: μόνων τ. εἰρ. U *edd.* 12 δακνώδης U: *corr. Ald.* ⟨δια⟩φθαρῇ *complevi coll. e. c. vv. 21. 22* 16 τῶν *ante* σιτίων *nulla necessitate add. Chart.; cf. v. 21* 16. 17 ἐκ *ante* τοῦ σώματος *frustra om. Chart.* 19 φέρεται *comp.* U: *corr. Chart.* 21 διαφθορᾶς U *edd.*: *correxi* 22 κοιλίη U *edd.*: *corr. Corn.* 25 ὑπερινωμένος *Erot. legisse videtur Foësio Oec. Hipp. p. 636 s. v.* ὑπέρινος ἰσχναίνει *cum Hipp. et Pall.* H *et Gal. (v. test.)*: ξηραίνει U *edd.* καὶ *ante* ὕπνος *add. Hipp.*: *om. etiam Pall.* 26 sqq. *rursus primam partem explicationis perdidit* U: *vers. arab. servatam germanice addidi sec.* H

spruches hat er so abgetrennt: "Das Ziehen, die Lunge, die trockene Hitze." Auch den zweiten Teil hat er für sich erklärt und so abgetrennt: "Den Übermäßigen trocknet der Schlaf." Über den ersten Teil sagt er, daß Hippokrates damit den Nutzen der Atmung beschreibe. Denn mit dem Wort "Ziehen" meine er das Einziehen des Atems. Mit diesem Worte bezeichnet er das große Einziehen in Menge. Das ist das Einziehen der Luft nach innen, wie ich es hier sage. Denn Herakleides spricht in seinem Kommentar zu dieser Stelle nicht davon. Da die Lunge wegen der Nähe des Herzens heiß und trocken ist, so braucht sie Hilfe von der uns umgebenden Luft. Was den zweiten Teil dieses Ausspruchs betrifft, so sagt er, daß er folgenden Sinn habe: "Den Übermäßigen trocknet der Schlaf." Der Sinn des Wortes "übermäßig" ist "übermäßig entleert". Ich lobe die Lesart, nach der Herakleides diesen Ausspruch eingeteilt hat. Ich tadele aber diejenigen, welche eine andere Abteilung vorgenommen haben, bei welcher sie den ersten Teil folgendermaßen gelesen haben: "Das Ziehen, die Lunge, das Trockene" und den zweiten Teil so abgeteilt und gelesen haben: "Den Übermäßigen macht die Hitze dünn." Weiß doch jedermann, daß bei jedem, der übermäßigen Durchfall hat, so daß er dünn und trocken wird, die Hitze austrocknet. Was aber Hippokrates für sich zu seiner Erinnerung feststellt, muß notwendig einen bedeutenden Sinn haben. Ich tadele auch das Vorgehen derjenigen, welche zu dem Ausdruck, welcher den "Übermäßigen" bezeichnet, noch ein Wort hinzugefügt haben, so daß der Sinn "übermäßig stark" wurde und als Sinn des (ganzen) Ausspruchs herauskommt: "Die übermäßige starke Hitze trocknet aus." Denn alle Menschen wissen, daß übermäßig starke Hitze den leeren Körper austrocknet. τὸν δὲ κεκενωμένον ὅτι [ὁ] πολὺϲ ὕπνοϲ ξηραίνει καὶ τῇ πείρᾳ μὲν εἴϲῃ, δι' ἧϲ ἅπαντεϲ λόγοι κρίνονται, καὶ πρὸ τῆϲ πείραϲ δὲ ποδηγηθείηϲ ἂν εἰϲ τὴν τοῦ λεγομένου πίϲτιν ἐξ ὧν προμεμάθηκαϲ. εἰ μὲν ἐν τοῖϲ ὕπνοιϲ εἴϲω ϲυννεύει τὸ αἷμα καὶ δηλονότι τὸ ἔμφυτον θερμόν, ἐν δὲ ταῖϲ ἐγρηγόρϲεϲιν° ἐκτὸϲ ἀποτείνεται, πεφθήϲεται μὲν ἐν τοῖϲ ὕπνοιϲ τὰ κατὰ τὴν γαϲτέρα τε καὶ ⟨τὸ⟩ ἧπαρ, ὅλον δὲ τραφήϲεται τὸ ϲῶμα κατὰ τὰϲ ἐγρηγόρϲειϲ. ἐν τοίνυν τοῖϲ κεκενωμένοιϲ ἔϲω μὲν ϲυννεύει τὸ θερμόν, οὐδὲν δὲ ἔχον ὃ πέψει μαραίνεται. πρῶτον

catur ambiguum: Erythraei quidem postremo (p. 306, 15 in addit.) Gal. meminerat, sed multo crebrius laudare consuevit comm. Tarentini, cui empiricorum celeberrimo hic quoque assentiri videtur; de natura et indole eius commentariorum cf. Deichgräber, Die griechische Empirikerschule, p. 320 sq. 28 sq. τῇ πείρᾳ ... λόγοι κρίνονται] *cf. p. 156, 15* 34 sqq.: *vid. Orib. Coll. med. VI 4, 8 CMG VI 1, 1 p. 157, 11—14 R.; cf. p. 231, 16 sqq. et 279/80*

28 δὲ H: γὰρ U *edd.* ὁ *post* ὅτι *tam propter ipsam lemmatis formam quam propter hiatum delevi* 32 *num* εἰϲ τἀκτὸϲ *praeferas?* πεμφθήϲεται *per comp.* U *Ald.*: *corr. Corn. Bas.* 33 τὸ *addidi* 34 ἐν H *corr. Corn.*: εἰ U *edd.* 35 πέψῃ *a Bas. edd.*

γάρ τοι τῶν ἄλλων ὑπὸ τῆς τροφῆς αὐτὸ τρέφεται, καθάπερ τὸ πῦρ ὑπὸ τῶν ξύλων. ἀσφαλῶς δὲ προσέθηκε τὸ πολύς. ὁ γὰρ ὀλίγος ἰᾶται τὸν προγεγονότα κάματον, ἡνίκα ὁ ἄνθρωπος ἐκκενοῦται διὰ τῆς γαστρός. εἶτ' εἰ καθ' ἧπάρ τε καὶ τὰς πρώτας φλέβας εἴη ⟨τι⟩ χυμῶν ἀπέπτων ὑπολειπόμενον, ἐκπέττει πᾶν αὐτό. τοῦτο μὲν οὖν τὸ δεύτερον μέρος τῆς ῥήσεως οὐδὲν ἔχει †ἰσχυρὸν κατὰ τὴν λέξιν ἁμάρτημα. τὸ δὲ πρότερον, ὃ κατὰ τήνδε γέγραπται τὴν λέξιν· ἐπι-
302 σπασμός, πνεύμων, ξηρὸν καῦμα, πάμπολυ | τοῦ τῶν Ἑλλήνων ἔθους ἀποκεχώρηκεν. ἐχρῆν γὰρ εἰρῆσθαι κατὰ τήνδε τὴν λέξιν αὐτό· "ἐπισπασμὸς γίνεται, διότι ξηρὸν καῦμα κατὰ τὴν τοῦ πνεύμονος κρᾶσίν ἐστιν", ἐπισπασμὸν ἀκουόντων ἡμῶν δηλονότι τὴν εἰσπνοήν. ὁ δὲ Κόϊντος οὐδ' ὅτι ξηρὸς καὶ θερμός ἐστιν ὁ πνεύμων, διὰ τοῦτο ἔφη γίνεσθαι τὴν ταχεῖάν τε καὶ πυκνὴν ἀναπνοήν, ἀλλὰ διὰ τὴν τοιαύτην ξηραίνεσθαί τε καὶ θερμαίνεσθαι τὸν πνεύμονα. τὸν γὰρ ἐπισπασμὸν οὐχ ἁπλῶς ἀναπνοὴν ἅπασαν, ἀλλὰ μόνην τὴν ταχεῖάν τε καὶ πυκνὴν ἐβούλετο δηλοῦν. ὅτι δὲ ὑπὸ τῆς πυκνῆς ὁ πνεύμων καταξηραίνεται κἀν τῷ Περὶ διαίτης ὀξέων ὑπ' αὐτοῦ λέλεκται. Auch **Quintus** hat die alte Lesart etwas abgeändert, wie die beiden Männer es machen, welche dies unablässig tun, nämlich **Kapiton** und **Dioskurides**. Der eine von ihnen, nämlich **Kapiton**, hat neben "das Trockene" noch "das Feuchte" hinzugesetzt, weil er denen folgt, welche sagen, daß er mit dem "Ziehen" nicht das Einziehen der Luft, sondern das Einziehen der Feuchtigkeit gemeint habe. Denn wenn die Lunge rauh und trocken ist, zieht sie vom Kopfe Feuchtigkeit ab.

V 32 [V 15. V 320, 9—322, 1 L.] Ψυχρότατον βρῶμα φακοί, κέγχροι, κολοκύνθαι.

12 Κόϊντος *ut v. 18*] *cf. additam. arab. p. 286, 29. 287, 16* 17 κἀν τῷ Περὶ διαίτης ὀξέων] *I 5 (II 258, 1. 2 L. I 116, 15. 16 Kw.) cum comm. Gal. CMG V 9, 1 p. 149, 24 sqq. Helmr.* 19. 20 Kapiton und Dioskorides] *cf. additam. arab. p. 305, 23*

3 ἐκκενοῦτο *sic* U: *correxi*: ἐκκενῷ *a Chart. recep. Kuehn* 4 *post* γαστρὸς *verba* ἢ δι' ἐμέτων *interisse ex* H *suspicor coll. p. 327, 4. 5 vel CMG V 9, 2 p. 25, 10. 88, 11. 110, 29. 156, 13 Diels* τε *ex Ald. om. edd.* τι *add. Bas.* 5 ἐκπέπτει U *edd.*: *correxi* 6 οὐδὲν ἔχει ἰσχυρὸν] *nondum sanata* U *cum omnibus edd.*: ἰσχυρὸν κατὰ τὴν λέξιν *om.* H: nullum insignem in verbis errorem habent *interpr. Crassus*: *haud scio an Gal.* οὐδὲ σμικρὸν ἔχει *scripserit similiter atque e. c. CMG V 9, 1 p. 104, 7 Mew. vel p. 337, 23 Helmr.* 8 τῆς *ante* τῶν U *Ald. Bas.*: τοῦ *corr. Chart.*; *an* τῆς ... ⟨συν⟩ηθείας *(ut p. 323, 2) anteponendum?* 10 τοῦ *post* τὴν *om. Chart. et Kuehn* 14 τοῦ *pro* τὴν (*ante* τοιαύτην) *frustra mut. Chart.* 15 ἔχουσαν *i. t.*, γρ' ἅπας *eadem manu i. m.* U: ἅπασαν *Ald.* 16 πυκνεῖς *sic* U: *corr. Ald.* 18 *finem quoque comm. huius lemmatis mutilatum exhibet* U: *pauca quae versa add.* H *inde in germanicum translata adieci, sed etiam haec manca mihi videntur, cum neque Quinti neque Dioscuridis lectiones mutatas contineant*

Κέγχροι καὶ κολοκύνθαι ψυχρὰ βρώματα σαφῶς εἰσιν, εἰ καὶ μὴ ψυχρότατα. φακῆν δὲ οὐκ ἂν ὁμολογήσαιμι ψυχρὸν εἶναι βρῶμα. φαίνεται γὰρ σαφῶς, ὥσπερ αἱ κολο|κύνθαι καὶ σὺν αὐταῖς 303
ἀτράφαξύς τε καὶ βλίτον καὶ θριδακίνη καὶ χονδρίλη καὶ τῶν σιτηρῶν ἐδεσμάτων ἡ κριθὴ καὶ κέγχροι ψύχοντα, κατὰ τὸν ἐναντίον δὴ τρόπον ἡ φακῆ μηδεμίαν ἐνδεικνυμένη ψῦξιν ἢ παραχρῆμα μετὰ τὸ βρωθῆναι περιεχομένη κατὰ τὴν ἄνω κοιλίαν ἢ ὕστερον ἐν τοῖς λεπτοῖς ἐντέροις ἢ παχέσι γινομένη. τάχα δ' ἐπειδὴ ψυκτικὸν ἔχειν τι τὸν στύφοντα χυμὸν ἐδείξαμεν ἐν τῇ Περὶ τῶν ἁπλῶν φαρμάκων πραγματείᾳ, τὴν φακῆν οἰήσεταί ⟨τις⟩ ψύχειν, ἐπιλελησμένος ἐν τοῖς αὐτοῖς ὑπομνήμασιν εἰρημένον, ὡς ἕκαστον τῶν τοιούτων ἁπλοῦν μὲν φαίνεται καὶ λέγεται, παραβαλλόμενον ⟨δὲ⟩ τοῖς ὑφ' ἡμῶν ἐκ συνθέσεως κατασκευαζομένοις οὐ μὴν ἀκριβῶς γε ἁπλοῦν ἐστιν. ἐδείχθη γοῦν καὶ ἡ φακῆ κατὰ τὸ πρῶτον γράμμα Περὶ τῶν ἐν ταῖς τροφαῖς δυνάμεων ἐξ ἐναντίων οὐσιῶν συγκειμένη, τῆς μὲν ἐπεχούσης τὰ κατὰ τὴν γαστέρα, τῆς δὲ εἰς ἀπόκρισιν αὐτὴν ἐπεγειρούσης. τούτων οὖν ἡ μὲν ἐπέχουσα ψυχρὰ καὶ γεώδης ἐστίν, ἡ δ' ἐπεγείρουσα θερμή. καὶ διὰ
τοῦτο | ξηραντικὸν μὲν ἔδεσμα φακῆ, ψυχρὸν δ' οὐδαμῶς, ὥσπερ 304
οὐδὲ θερμόν, ἀλλ' ἐξ ἀμφοῖν μικτὸν καὶ μέσον ἢ καὶ βραχύ τι πρὸς τὸ θερμότερον ἀποκεχωρηκός ἐστιν ἀπὸ τοῦ μέσου. ὁπότ' οὖν οὐδὲ ψυχρὸν ἁπλῶς συγχωρήσειεν ἄν τις εἶναι τὴν φακῆν, ἤ πού γε ψυχρότατον ὑπερβολικῶς. καὶ μέντοι καὶ καταπλαττομένη τοῖς φλεγμαίνουσιν ἕλκεσι φακῆ φαίνεται μὲν ἀναστέλλουσα καὶ ἀποκρουομένη τοὺς ἐπιρρέοντας χυμοὺς τῷ πεπονθότι μέρει, τῷ στύφειν δηλονότι ποιοῦσα. φαίνεται δὲ καὶ πεπτικὸν ἔχειν τι καὶ πυοποιόν, ὅπερ

1 κέγχροι] *Gal. De alim. facult. I 15 CMG V 4, 2 p. 242, 8 sqq. Helmr.* κολοκύνθαι] *ibid. II 3 p. 268, 6 sqq. Helmr.* 2 φακῆν] *ibid. I 18 p. 243, 12 sqq. Helmr. VIII 184 K.* 4 ἀτράφαξύς τε καὶ βλίτον *copulata tractantur Gal. De alim. fac. II 45 CMG V 4, 2 p. 313, 14 sqq. Helmr.* θριδακίνη *l. l. II 40 p. 308—310 Helmr.* χονδρίλη] *cf. l. l. p. 306, 19. 309, 16 Helmr.* 5 ἡ κριθὴ καὶ κέγχροι ψύχοντα] *cf. l. l. I 9, 1 p. 228, 22 Helmr.* 9 ἐν τῇ Περὶ τῶν ἁπλῶν φαρμάκων] *l. IV, XI 636 K. (de Asclepiadis doctrina ibid. p. 442 K.); cf. etiam XVIII A 692 K.* 10. 11 ἐν τοῖς αὐτοῖς ὑπομνήμασιν εἰρημένον] *Gal. XII 149 K.* 14 κατὰ τὸ πρῶτον γράμμα Περὶ τῶν ἐν ταῖς τροφαῖς δυνάμεων] *I 18* Π. φακῶν *CMG V 4, 2 p. 243, 12—245, 29 Helmr.* 16. 17 ἡ μὲν ἐπέχουσα (δύναμις) ψυχρὰ καὶ γεώδης] *cf. Gal. XI 636 K.* 18 ξηραντικὸν μὲν ἔδεσμα φακῆ, ψυχρὸν δ' οὐδαμῶς] *cf. CMG V 4, 2 p. 243, 20 sqq. Helmr.; XII 149 K.*

1 ψυχραὶ U: *corr. Ald.* 4 ἀτράφαξις U *edd.*: *correxi* βλίτα U *edd.*: *correxi* θριδακήνην U: *corr. Ald.* 5 ἐναντίους ˀ (*i. e.* δὲ) U: ἐναντίον δὲ *ab Ald. edd.*: δὴ *scripsi* 8 γενομένη U *edd.*: *correxi* 9 Speise *pro* χυμὸν *versum praebet* H 9. 10 πραγμα' U: -τείᾳ *Ald.* 10 τις *add. Corn.* ἐπιλελησμένως *compendiose* U *Ald. Bas.*: *corr. Corn. Chart.* 12 δὲ *addidi* 16 αὐτῆς *i. t.*, αὐτ (*i. e.* αὐτὴν) *i. m. corr.* U 19 ἢ H: ἢ U: εἰ *ab Ald. edd.* 20 ἀπὸ κεχωρηκ εἰς U: ἀποκεχωρηκὸς (εἰς *omisso*) *Ald.*: εἰς *in* ἐστιν *mutavi* ὁπότ' οὖν] ὅπου δὲ *vel* ὅπου τοίνυν *(ut CMG V 10, 2, 1 p. 177, 5 vel 178, 9) exspectem ex usu Gal., de quo egi in Actis Acad. Berol. 1918, VIII, p. 54 adn. 27* 21 *nonne* βρῶμα *post* ψυχρὸν ἁπλῶς *e lemmate (p. 314, 26) addendum?* 25 τι] τὸ *ex errore typothetae Charter. ad* το *pessumdedit Kuehn*

ἥκιστα τοῖς ψυχροῖς ὑπάρχει. εἴτ᾽ οὖν αὐτὸς ὁ Ἱπποκράτης οὕτως ἔγραψεν, εἴτε τις ἄλλος ἐστὶν ὁ παρεγγράψας τήνδε τὴν ῥῆσιν, οὐκ ὀρθῶς ἐγίνωσκε περὶ φακῶν δυνάμεως.

V 33 [V 15. V 322, 1. 2 L.] Ἕλκεα ἐκφύουσιν, ἢν ἀκάθαρτος ἐὼν πονήσῃ.

⟨Τοῦτ᾽ ἀναγκαῖόν ἐστιν,⟩ ἐμάθομεν γὰρ ἐν τοῖς πόνοις, τουτέστιν ἐν τοῖς γυμνασίοις, τὴν θερμασίαν πλείονα γινομένην ἐκ τοῦ βάθους |
305 ἄγειν ἐπὶ τὸ δέρμα καὶ διαφορεῖν τοὺς χυμούς. ὅταν οὖν οὗτοι φθάνωσιν ἠθροῖσθαι κατὰ τὸ σῶμα μοχθηροί, διαβιβρώσκουσι τῇ δριμύτητι τὸ δέρμα καὶ γεννῶσιν ἕλκη, καθάπερ, ὅταν παχεῖς καὶ κολλώδεις ὦσιν, ἐμφράττουσιν ἧπάρ τε καὶ νεφρούς. κατὰ δὲ τὸ δέρμα τὰ μετ᾽ ὄγκου ἐργάζεται παθήματα.

V 34 [V 15. V 322, 2. 3 L.] Γυνή, αἶξ ἐλατήριον ἢ σίκυον ἄγριον βεβρωκυῖαι ⟨καὶ⟩ παιδίοισι κάθαρσις.

Οὐκ ἐλατήριον μόνον, ὅπερ ἐστὶν ἀγρίου σικύου χυλός, ὥσπερ γε οὐδὲ σίκυον μόνον αἱ προσενεγκάμεναι καθαρτικὸν ἴσχουσι τὸ γάλα τῶν θηλαζόντων παίδων, ἀλλὰ κἂν ἄλλο τι ⟨λάβωσι τῶν⟩ ὑπηλάτων ὀνομαζομένων φαρμάκων. εἴτε δὲ τὴν μὲν γυναῖκα τὸ ἐλατήριον, τὴν δὲ αἶγα τὸν σίκυον ἄγριον, εἴτε δ᾽ ⟨ἀμφοτέ-
306 ρας⟩ ἀμφότερα βεβρωκυίας καθαίρειν τὰ παιδία | τῷ γάλακτί φησιν, οὐδὲν διαφέρει, καθάπερ οὐδ᾽ εἰ βεβρωκυῖα γράψει τις ἢ "φαγοῦσα". χρήσιμος δ᾽ ὁ λόγος εἴς τε χρείαν ἰατρικὴν καὶ δόγμα φυσικόν. ὅταν γὰρ βουληθῶμεν ὑποκαθῆραι βρέφη διδόντες τι τῶν τοιούτων φαγεῖν ἤτοι τῇ θηλαζούσῃ μητρὶ τὸ παιδίον ἢ αἰγί, δι᾽ ἐκείνων αὐτὸ καθαροῦμεν, εἴς τε δόγματος ἐπίκρισιν διαπεφωνημένου χρήσιμον τοῦτο. τινὲς γὰρ ἡγοῦνται μηδεμίαν δύναμιν [ἔχειν] τῶν ἐν ταῖς τρο-

6 πόνοις] *velut p. 278, 13 vel 328, 21/2* 13 σίκυον] *cf. Gal. De alim. fac. II 3, 6 CMG V 4, 2 p. 271, 21 sqq. Helmr.* 17. 18 ἄλλο τι ⟨τῶν⟩ ὑπηλάτων ὀνομαζομένων φαρμάκων] *cf. supra p. 71, 13. 100, 21*

4 ἐκθύουσιν *cum Hipp. cod.* C *Pall.* 6 *ex Arabide supplevi,* dies ist notwendig *ante* ἐμάθομεν γὰρ *add.* H 12 *aut* ὄγκων *aut* παθήματ᾽ ἐργάζεται *propter hiatum malim* 13. 14 γυνὴ ἐξ ἐλατηρίων σίκυον ἄ. βεβρωκυῖα παιδίοισι κάθαρσις *praebet Hipp. cod.* C 13 σικυι" U: σικυῖον *Ald.*: σικῦον *Bas.*: *corr. Chart.* 14 παιδίοις U: *ex Hipp. corr. Chart.* καὶ *ante* παιδίοισι *add.* H *plerique codd. Hipp.* 15 ἀγρίου σικυίου χυλοῦ *(in* χυλὸν *i. t. mut.),* σικυιοῦ *i. m. adscr. ipse* U: σικυίου ἀγρίου χυλὸς *transp. et corr. Ald.*: σικύου *corr. Bas.* 15. 16 ὅπερ ... ὥσπερ γε *om.* H 16 γε *scripsi*: δὲ U *edd.* σικυι" *ut v. 13* U *Ald.*: *corr. Chart.* 17 λάβωσι τῶν *inter* τι *et* ὑπηλάτων *inserui coll. e. c. p. 310, 18. 26 vel CMG V 9, 1 p. 175, 2 Helmr.* 19 τὴν δὲ αἶγα τὸν αἶγα τὸν σίκυον αὐτὸν *ex errore Chart. etiam Kuehn* αὐτὸν U *edd.*: ἄγριον *e lemmate (v. 14) correxi* 19. 20 εἴτε δ᾽ ⟨ἀμφοτέρας⟩ ἀμφότερα βεβρωκυίας *complevi, quomodo* sive utroque ab utraque comeso *vert. Crassus* 22 *ad* φαγοῦσα *add.* ἢ πιοῦσα H 23 ὑποκαθᾶραι U *edd.*: *dubitanter correxi formam vel optima fide traditam ut e. c. CMG V 4, 2 p. 79, 16 Koch; sed cf. Kühner-Blass, Gramm. der griech. Spr. I 2^{3}, 451* 25 καθαιροῦμεν U *edd.*: *correxi* 26 γὰρ] δ᾽ *in Ald. peccatum propagaverunt edd.*: *corr. cum Crasso Corn.* *post* δύναμιν *add.* ἔχειν U *edd.*: *om.* H *del. Corn., an* ⟨μηδ᾽⟩ ἰσχυρὰν *coll. p. 317, 2 praeferas?*

φαῖc ἐξ ἀρχῆc οὐcῶν διαφυλάττεcθαι μετὰ τὸ πεφθῆναι καὶ αἱματωθῆναι, τινὲc δὲ διαμένειν ἄχρι πολλοῦ τὰc ἰcχυρὰc δυνάμειc, ὥcτε καὶ τοὺc ἱδρῶταc αὐτῶν ὄζειν, ὅπερ ἐκ τοῦ νῦν εἰρημένου μαρτυρεῖται. φαίνεται γὰρ ἐπὶ τῶν τοιούτων φυλαττομένη τῶν ἐδηδεcμένων ἡ δύναμιc. ἀλλὰ καὶ παρ' ἡμῖν κατὰ τὸ ἔαρ, ὅταν τῆc cκαμμωνίαc τὰ βλαcτήματα φάγωcιν αἶγεc, καθαρτικὸν αὐταῖc γίνεται τὸ γάλα, κἂν τιθυμάλλου δὲ προcενέγκωνται, ταὐτὸ cυμβαίνει. καὶ μέντοι καὶ περὶ τὴν Δωρίδα καὶ Βοιωτίαν καὶ Θετταλίαν ὅcα τ' αὐτῇ γειτνιᾷ χωρία τάcεcι τῶν μυῶν ἑάλωcαν πολλοὶ φαγόντεc ὄρτυγαc, | ἐπειδὴ 307
τὸν ἐλλέβορον ἐcθίουcιν οὗτοι. ταὐτὸ δὲ τοῦτο καὶ κατὰ τὰc Ἀθήναc οἶδά τιcι cυμβὰν ὀρτύγων δαψιλέcτερον ἐδηδοκόcι. Einige lassen diesen Ausspruch an dieser Stelle enden, andere fügen noch etwas von der folgenden Stelle hinzu, und zwar seine Worte: "wenn gegessen wird in dem heißen", und bei der Erklärung dieses Zusatzes sagen sie, er verlange, daß die Milch heiß genossen werde, womit einige nicht zufrieden sind, weil er sagte: "wenn gegessen wird im heißen" und damit meinen soll, wenn heiß gegessen wird. Wenn er das hätte sagen wollen, dann hätte er sagen müssen: "wenn gegessen wird, und zwar heiß", und dies sind dieselben, welche diese Worte von dem vorangehenden Ausspruche getrennt und sie zum Anfang des zweiten Ausspruches gemacht haben. Und nun wende ich mich diesem Ausspruch zu.

V 35 [V 15. V 322, 3—5 L.] Ἐνθέρμῳ βρωθὲν ἔνδοθεν ψῦξιc, ἔξωθεν πόνοc ἡλίῳ, πυρί, ἐcθῆτι, ὥρῃ θερινῇ, τῷ δὲ ἐναντίῳ τὰ ἐναντία.

Solche dunklen, zweifelhaften Aussprüche in diesem Buche, die eine Art Rätsel sind, liegen ernsthaften Menschen fern, weil sie nicht den Text eines Buches darstellen, das von Hand zu Hand geht, son-

5 τῆc cκαμμωνίαc] *cf. CMG V 4, 2 p. 209, 14. 15 H.* 7 τιθυμάλλου] *cf. Gal. XII 141 sq. K. CMG V 4, 2 p. 309, 17. 348, 2 Helmr.* 9 ὄρτυγαc] τὸν ἐλλέβορον οἱ ὄρτυγεc . . . ἐcθίοντεc οὐδὲν βλάπτονται *scr. Gal. De alim. fac. II 6, 1 CMG V 4, 2 p. 272, 6 sq. H.; cf.* Π. κράc. *III 4. p. 109, 10 Helmr. = I 684. XI 382. XIV 227 K.* 23 sqq. *huius aphorismi doctrinam illustr. Deichgräber in Actis Acad. Berol. 1933, III, 55*

4 φυλαττομένων *comp.* U *Ald.: corr. Corn. Bas.* τῶν *ante* ἐδηδεcμένων *a Bas. om. edd.* 5 cκαμονίαc *per comp.* U: *corr. Bas.* 6 γα *sic* U: γάλα *Ald.* 8 βιωτίαν U *Ald.: corr. Corn. Bas.* 11 τιcι *corr. Ald.*: τί U *post* ἐδηδοκόcι *reliquam huius explanationis partem in* U *decisam ex interpr. arab. germanice versam sec.* H *addidi* 23 ἔνδοθεν *ut p. 319, 18* U *Pall.*: ἔcωθεν *Hipp.* 24 ἐcθῆτι *voci quae annexuit* ὥρῃ θερινῇ· τῷ δ' ἐναντ' τἀναντία *del. ipse* U; *sed cf. p. 319, 15* 24. 25 ἐν *ante* ὥρῃ *et* ὡc ἐναντίωc *cum Hipp. vulg. edd.*: ἐναντία *sine* ὡc *etiam Pall.* 25 *notionibus vocabulorum quae sunt* βρωθὲν *et* πόνοc *hic eandem vim translatam quam VI 5, 5 (V 316, 7. 8 L.)* cῖτοc *et* πόνοc *impertivit Deichgr. in Actis Acad. Berol. 1933, III, 54 sq.*

dern nur der Erinnerung dienen. Wer die Ausdrucksweise des Hippokrates kennt, dem erscheint es bei diesen dunkeln und zweifelhaften Aussprüchen so, daß die einen wohl die Anschauung und Ausdrucksweise des Hippokrates haben, daß aber bei den andern das Gegenteil der Fall ist. Bei ihnen ist es klar, daß sie nicht der Anschauung und Ausdrucksweise des Hippokrates entsprechen. Denn bei ihnen kann man nicht zu einem klaren Verständnis kommen, ohne daß man vermutungsweise etwas hinzufügt oder wegnimmt, wie es bei den unechten Aussprüchen vor und nach diesem Ausspruch hier in einer nicht geringen Zahl nötig war. Der vorliegende Ausspruch ist durch den Geist des Zweifels und der Unsicherheit belastet, weil er so abgefaßt ist, daß er als eine Art Rätsel erscheint. Deshalb fanden die Kommentatoren bei ihrer Erklärung in ihm einen verschiedenen, ja sich widersprechenden Sinn. Denn die einen meinten, daß dieser Ausspruch nur von Leuten mit heißem Magen, andere, daß er von der warmen Mischung überhaupt handle. Beide Parteien teilen ihn jedoch in zwei Teile. Die einen * * * und die erhitzenden Dinge von außen anwenden, so daß die Wärme innen im Körper und die Kälte, die von innen sich nach ihr hinzieht, ausgeglichen und die den Körper beherrschende Wärme durch die Wärme, welche auf die Kälte trifft, gelöst wird, sondern er meine damit die Reinigung von dem, was erhitzt ist. Die Vertreter dieses ersten Teils sagen, mit dem Wort "Anstrengung" meine er die körperlichen Übungen. Denn die körperlichen Übungen zähle man auch zu den Mitteln, welche die Hitze lösen. Die Vertreter des zweiten Teils sagen, daß das Wort "Anstrengung" hier als "Schaden" zu fassen sei. Ihre Auffassung des ersten Teils als Lösung von etwas scheint die bessere zu sein, weil diese Anschauung richtig ist. Auch die Auffassung des zweiten Teils ist gut, weil ihre Behauptung mit Aussprüchen des Hippokrates in dieser und in anderen Schriften im Einklang steht. "Τῷ ἐνθέρμῳ φύσει ψῦξιν" φηcι καὶ "ποτὸν ὕδωρ" cυμφέρειν καὶ πρὸc τούτοιc "ἐλινύειν", ὅπερ ἐcτὶν ἀπέχεcθαι cφοδρῶν γυμναcίων. πῶc οὖν νῦν κελεύει γυμνάζεcθαι, ὥc τινεc ἐξηγοῦνται; πῶc δ' ἐν ἡλίῳ καὶ πυρὶ θερμαίνεcθαι; λουτρὰ μὲν γὰρ ἐδείχθη ψύχοντα τὰc τοιαύταc κράcειc ἀπολύcει μὲν τοῦ

22. 23 mit dem Wort "Anstrengung" meine er körperliche Übungen] *de duplici vi* πόνοι *vocis, qua Hipp. non solum* γυμνάcια, *verum etiam* ὀδύναc *vel* βλάβαc *significare solet, cf. e. c. p. 278, 15 sqq. et 316, 5* 30 φηcι] *huius libri c. 4, 13 (V 310, 8 L.); cf. p. 221, 11. 12* 34 ἐδείχθη] *p. 221, 19 sqq.*

30 *quae hoc comm. ineunte e memoria codd. graec. evanuerunt, sec. vers. arab. in sermonem nostratem conversa ex* H *recuperavi; (v. 17) obscuritatem versionis in cod. Escorial. fide laesa positam esse verisimile: cum lacuna satis magna alterius partis commentatorum de priore parte lemmatis opiniones haustae sint, totum locum dubitatione non maiorem ducit Pfaff* 31 ἐλλινίειν U: *corr. demum Kuehn* 33 πύριυ U: πύριον *Ald.: corr. Corn. Bas.; cf. lemm. p. 317, 24* 34 ἀπολύcει H *corr. Ald.:* ἀποχύcει U

καπνώδους καὶ λιγνυώδους, ὃ ταῖς θερμαῖς κράσεσι συμβαίνει γεννᾶν, ὑγρότητι δὲ ψυχούσῃ τὰ στερεὰ διαβρέχοντα. π ῦ ρ δὲ καὶ ἥ λ ι ο ς θερμαίνει καὶ τού|τοις ὁμοίως ἐ σ θ ή ς τε καὶ ὥ ρ α θ ε ρ ι ν ή. λέγει δ' οὖν 308 ἐν τοῖς Ἀφορισμοῖς ὧδε· "κατὰ μὲν τὰς ὥρας τοῦ ἦρος καὶ ἄκρου τοῦ θέρεος οἱ παῖδες καὶ οἱ τούτων ἐχόμενοι τῇσιν ἡλικίῃσιν ἄριστά τε διάγουσι καὶ ὑγιαίνουσι μάλιστα· τοῦ δὲ θέρεος καὶ τοῦ φθινοπώρου μέχρι μέν τινος οἱ γέροντες· τὸ δὲ λοιπὸν καὶ τοῦ χειμῶνος οἱ μέσοι τῇσιν ἡλικίῃσιν." εἴπερ οὖν ⟨ἡ ἔ ν θ ε ρ μ ο ς⟩ ἡλικία τοῦ χειμῶνος, ἡ ψυχρὰ δὲ τοῦ θέρους ἄμεινον * * * οὐκ ὠφέλειαν ἐξ ἡ λ ί ο υ καὶ π υ ρ ὸ ς καὶ ὥ ρ α ς θ ε ρ ι ν ῆ ς τοῖς ἐ ν θ έ ρ μ ο ι ς φύσει γίνεσθαι νομίζειν αὐτόν, ἀλλὰ καὶ βλάβην. καὶ τοίνυν τὸ κατὰ τὴν ἀρχὴν τῆς ῥήσεως εἰρημένον τὸ ἐ ν θ έ ρ μ ῳ δεόμενον ἔχειν ἑαυτῷ τι προσυπακουόμενον, ἤτοι "κράσει" ἢ "φύσει" ἢ "σώματι" ἢ "ἀνθρώπῳ", [ὃ] διὰ τῆς ἀντιθέσεως ἐγνώσθη "σώματι" καὶ "ἀνθρώπῳ" λελεγμένον μᾶλλον, οὐ "κράσει" καὶ "φύσει". πάντως γὰρ ἂν εἶπε "τῇ δ' ἐναντίᾳ τἀναντία", τὸ τοῦ θήλεος γένους ἄρθρον, τὸ "τῇ", προτάξας †τοῦ τοῖς ἄρρεσιν. γένοιτ' ἂν οὖν ὁ σύμπας λόγος τοιοῦτος· "τῷ πολυθέρμῳ σώματι διὰ μὲν τῶν βρωμάτων καὶ τῶν πομάτων ἡ ἔνδοθεν ψῦξις οἰκεία, | βλαβερὰ 309 δ' ἡ ἔξωθεν θερμασία δι' ἡ λ ί ο υ καὶ π υ ρ ὸ ς καὶ ὥ ρ α ς θ ε ρ ι ν ῆ ς καὶ ἱματίων", ἐν οἷς ἅπασιν ἡ ξηρὰ θερμασία δηλοῦται. τὴν γὰρ ὑγρὰν καὶ σύμμετρον, ὁποία τῶν βαλανείων, ψύχειν ἐδείξαμεν τῇ δυνάμει. πρόδηλον δ' ὅτι τὰ συνήθη ταῦτα βαλανεῖα λέγομεν ἐν τοῖς τοιούτοις ἀεὶ λόγοις, ἔνθα μὴ προστίθεμεν ⟨τὸ⟩ ὑδάτων αὐτοφυῶν ἢ θαλαττίων ἢ θειωδῶν ἢ στυπτηριωδῶν ⟨ἢ ἄλλων τοιούτων⟩· ἐκεῖνα μὲν γὰρ ξηραίνει °⟨τὰ λουτρά, τὰ δὲ ποτίμων ὑδάτων ὑγραίνει⟩ τε καὶ

4. 5 ἐν τοῖς Ἀφορισμοῖς ὧδε· "κατὰ μὲν τὰς ὥρας ... τῇσιν ἡλικίῃσιν"] *III 18 (IV 494 L.)* 21 ἐδείξαμεν] *cf. ad p. 318, 34* 22 τὰ συνήθη ταῦτα βαλανεῖα] *ut e. c. Gal. XIII 6 K.* 24. 25 ἐκεῖνα μὲν γὰρ ξηραίνει] *vid. l. l.*

1 λιγνώδους U *Ald.*: *corr. Bas.* 3 ἐσθὶς U: *corr. Ald.* 4 δὲ *pro* μὲν (*post* κατὰ) *Hipp.* μὲν *inter* τοῦ *et* ἦρος *inser. Hipp.* 5 τουτέων *Hipp.* 5. 6 ἄριστά τε, *ita ut* τε *superscriptum habeat*, U: τε *in nonnullis codd. Hipp. omissum deest Ald. ceterisque edd.* 8 ἡ ἔνθερμος *ante* ἡλικία *ex* H *addidi, sicut* calida aetas *vert. Crassus, post* ἡλικία *add. Corn.*: ⟨ἡ θερμὴ⟩ ἡλικία *a Bas. edd.* 9 *post* ἄμεινον *add.* ἔχει *Corn.*; *equidem lacunam paulo maioris ambitus statui; nam in vers. arab. apodosin hanc sic* so ist es nach diesen Worten auch notwendig, daß sich jemand mit warmer Mischung im Winter wohler fühlt und im Sommer schlechter *add.* H 10 *verba* καὶ ἐσθῆτος *post* πυρὸς *sec. lemma (p. 317, 24; cf. v. 20) intercidisse videntur* 13 ὃ *sec.* H *delendum censui* 14 μᾶλλον οὐ U *Ald.*: ἢ *pro* οὐ *coni. Bas.*; *quod quamquam mihi quoque magis placet, traditum tamen retinui coll. e. c. CMG V 10, 2, 1 p. 6, 23* 16 τοῦ τοῖς ἄρρεσιν *corrupta* U: *ad locum in Ald. asterisco notatum* οὐ τὸ τῷ, τοῦ ἄρρενος *adscr. Corn.*: *num* ⟨οὐ τὸ τῷ, τὸ ἁρμότ⟩τον τοῖς ἄρρεσιν *scribere praestat?*

17 γένοιτο δ' ἂν *coni. Corn.* 22 ταῦτα *iter.* U 23 προτίθαιμ U: *corr. Ald.* τὸ *ante* ὑδάτων *addidi* 24 ἢ ἄλλων τοιούτων *ex* H *recepi* 25 *inter* ξηραίνει *et* τε καὶ *conversa inser.* das Baden aber in Trinkwasser macht den Körper des Badenden feucht H, *unde supplevi*: ξηραίνει τε καὶ ⟨θερμαίνει, καὶ μὴ⟩ ψύχει *expl. Corn., quemadmodum* illae *(sc.* aquae*)* siccant calefaciuntque et non refrigerantur *interpr. Crassus*: θερμαίνει, οὐ *add. Chart.*

ψύχει. τῷ δ' ἐναντίῳ φύσει cώματι τὰ ἐναντία προcυπακοῦcαι πάλιν ἐνταῦθα δεῖ, τῶν μὲν ὠφελούντων τὰ ὠφελοῦντα, τῶν δὲ βλαπτόντων τὰ βλάπτοντα, τὰ μὲν ὥcθ' αἱρεῖcθαι, τὰ δὲ ὥcτε φεύγειν. εἰ γὰρ τὰc πολυθέρμουc φύcειc ἐδέcμαcί τε καὶ πόμαcιν ἐκέλευcε ψύχειν, τὰc ψυχροτέραc δηλονότι τοῖc ἐναντίοιc ἀξιώcει θερμαίνειν. καὶ μέντοι καὶ εἰ τὰc θερμοτέραc φύcειc ἔλεγεν ὑφ' ἡλίου καὶ πυρὸc καὶ θέρουc βλάπτεcθαι, τὰc ψυχροτέραc δηλονότι διὰ μὲν τούτων ὠφελη⟨θή⟩cεcθαι, διὰ δὲ τῶν ἐναντίων βλαβήcεcθαι δηλοῖ. |

310 **V 36** [V 15. V 322,5 L.] Βρώματα τὰ μὲν ταχέωc κρατέεται, τὰ δὲ βραδέωc.

Μόνοc ὧν οἶδα Καπίτων ἔγραψεν ἀντὶ τοῦ βραδέωc "ἐναντίωc" τὴν λέξιν ποιήcαc τοιάνδε· "βρώματα τὰ μὲν ταχέωc κρατεῖται, τὰ δ' ἐναντίωc." ἡ γοῦν διάνοια καθ' ἑ⟨κα⟩τέραν λέξιν ἡ αὐτή. τὰ γὰρ ἐcθιόμενα διαφέρειν ἀλλήλων φηcὶ τῷ τὰ μὲν ταχέωc κρατεῖcθαι ὑπὸ τοῦ cώματοc, τὰ δὲ βραδέωc. ἀκουcτέον δὲ κρατεῖcθαι τὸ μεταβάλλεcθαι καὶ πέττεcθαι καὶ προcτίθεcθαι καὶ ἐξομοιοῦcθαι τῷ cώματι. τῶν δὲ κατὰ μέροc ἐδεcμάτων τίνα μέν ἐcτι ταχέωc πεττόμενα καὶ αἱματούμενα καὶ τρέφοντα, τίνα δὲ βραδέωc, [ἃ] ἐν τριcὶν ὑπομνήμαcιν, ἐν τοῖc Περὶ τῶν τῆc τροφῆc δυνάμεων διῆλθον ἀκριβῶc ἅπαντα. |

11 Καπίτων] *cf. p. 4, 16* 19. 20 Περὶ τῶν ἐν ταῖc τροφαῖc δυνάμεων βιβλία τρία *exstant edita a Georgio Helmreich in CMG V 4, 2 p. 201—386*

2 ὠφελοῦντα *scripsi*: ὠφελήcοντα U: ὠφελήcαντα *Ald.* 3 φυγεῖν U *edd.*: *correxi* 8 ὠφελήcεcθαι U *edd.*: *correxi; cf. e. c. p. 301, 13* 10 ἐναντίωc *pro* βραδέωc *Hipp. vulg.* 11 οἶδε U: *corr. Ald.* 12 τὰ *ante* μὲν *ab Ald. om. edd.*: *add.* U *Corn.* κρατεῖτ U: *corr. Ald.* 13 ἑ⟨κα⟩τέραν *ex* H *complevi, sicut* in utraque lectione *recte vert. Crassus* 15 βραδέωc *corr. Ald.*: ἆρα δεϚ *sic* U 17. 18 τίνα . . ., τίνα *sec.* H *correxi*: τινὰ . . ., τινὰ U *edd.* 18 ἃ *delevi* 19 τοῖc H: οἷc U *edd.* τῆc τροφῆc *in tit. pro usitato* ἐν ταῖc τροφαῖc *reliqui*

ΓΑΛΗΝΟΥ 311

ΕΙΣ ΤΟ ΕΚΤΟΝ ΒΙΒΛΙΟΝ ΤΩΝ ΕΠΙΔΗΜΙΩΝ ΙΠΠΟΚΡΑΤΟΥΣ ΥΠΟΜΝΗΜΑ ΕΚΤΟΝ

VI 1 [VI 1. V 322, 7. 8 L.] Cάρκες ὁλκοὶ ἐκ κοιλίης καὶ ἔξωθεν. δῆλον ἡ αἴcθηcιc, ὡς ἔκπνουν καὶ εἴcπνουν ⟨ὅλον τὸ cῶμα⟩.

Ἕλκειν εἰς ἑαυτάς φηcι τὰς cάρκας ἔκ τε κοιλίας καὶ ἔξωθεν, ἐκ μὲν τῆς κοιλίας δηλονότι τὸν ἐκ τῶν cιτίων τε καὶ ποτῶν χυλόν, ὑφ' οὗ τρέφονται, ἔξωθεν δ' οὐκέθ' | ὁμοίως δῆλόν 312 ἐcτιν, εἴτε τροφὴν εἴτ' ἀέρα λέγει. δυνατὸν μὲν γὰρ καὶ ⟨τὴν⟩ τροφὴν ἕλκειν τὰς cάρκας ὥcπερ ἐκ τῆς κοιλίας, οὕτω κἀκ τῶν ἔξω μερῶν εἰς τὰ βάθος ἀντεπιcπᾶcθαι· δυνατὸν δὲ καὶ τὸν ἀέρα διὰ [δὲ] τῶν καθηκουcῶν ἀρτηριῶν εἰς τὸ δέρμα φέρεcθαι πρὸς τὰς cάρκας ἑλκόμενον ὑπ' αὐτῶν, ὃ καὶ μᾶλλον ἔχεται τῆς κατὰ τὴν ὅλην ῥῆcιν ἀκο-

5. 6 *de lemmate cf. Gal. XI 402, 6 K.* τὸ ἔκπνουν εἶναι καὶ εἴcπνουν τὸ cῶμα πᾶν, *sed* ὅλον τὸ cῶμα *in cit. V 166, 5. IV 506, 5 K.*

1—3 *tit.* Der sechste Teil des Kommentars des Galenos zu dem sechsten Buche der Schrift des Hippokrates, genannt Epidemien *versum exhibet* H: Γαλη^γ ὑπομνη^μ εἰς^τ ἕκτον τμῆμα ͞ϛ ἐκ τῆς ἕκτης *(haec tria vocabula deleta)* ἐπιδη^μ τοῦ *(hic artic. sublatus)* ἱππ^ου U: Γαληνοῦ εἰς τὸ ἕκτον τῶν Ἱπποκράτους Ἐπιδημιῶν τμῆμα ἕκτον *Ald.*: *deinde aliae aliter inscripserunt edd.*: *inscriptionem novam item ac prim. comm. finxi* 4 καὶ *ante* ἐκ κοιλίης *add. Hipp.; cf. prima comm. verba (v. 7)*: *et hic et p. 327, 23 om.* U, *ut in cit. leguntur* cάρκες ὁλκοὶ ἐκ κοιλίης εἴcωθεν καὶ ἔξωθεν, *si fides eis habenda, Gal. II 61, 2 K.* δηλοῖ ἡ αἴcθηcιc U: Das Fleisch, das aus dem Bauche und von außen anzieht, ist ein Beweis für die Empfindung der Atmung nach außen und nach innen *versa habet* H: δῆλον ἡ αἴcθηcιc *Hipp., id quod Gal. quoque in textu posuisse mihi persuasum est ex eis quae reperiuntur in comm. (p. 323, 1 sqq.)* 5. 6 ὅλον τὸ cῶμα *ex Hipp. add. Corn.; cf. p 322, 21. 323, 6. 325, 9. 17*: *om.* U H *edd.*: *sed consule verba laudata Gal. IV 506, 5. V 166, 4. XI 402, 6 K.* ὡς ἔκπνοον καὶ εἴcπνοον ὅλον τὸ cῶμα *Hipp.* 8 cι^τ U: cιτίων *Ald.* 9 τρέφονται (*sc.* αἱ cάρκες) *correxi, sicuti* nutriuntur *(sc. carnes) vert. Crassus*: τρέφεται U *edd.* ὁμοίως· ἄδηλον δ' εἴτε *distincta habet* U: ὁμοίως δῆλον εἴτε *i. m. adscr. Bas. Corn., quibus adstipulatus sum, nisi quod* δ' *in* ἐcτιν *mutavi* 10 καὶ *post* μὲν γὰρ *ex Ald. om. edd.* τὴν *ante* τροφὴν *addidi* 10. 11 *verba* καὶ τροφὴν ἕλκειν τὰς cάρκας ὥcπερ ἐκ τῆς κοιλίας *vix integra mihi videntur;* καὶ ⟨τὴν⟩ τροφήν, ὥcπερ ἕλκουcιν αἱ cάρκες ἐκ τῆς κοιλίας, οὕτω ... *exspecto consentiens cum* H *aut* καὶ *post* cάρκας *aut* τε *inter* εἰς *et* τὸ *deesse arbitror* 12 ἀντιπιcπᾶcθαι U *Ald.*: *corr. Bas.* δὲ *post* διὰ *seclusi* 13 καθηγουc^ῶ U: *corr. Ald.*

λουθίας, διαπεφωνημένου γε τοῦ περὶ τῆς ὁλκῆς δόγματος. ἔνιοι μὲν γὰρ τῶν ἰατρῶν τε καὶ φιλοσόφων οὐδ' ὅλως ὁλκὴν ἔφασαν εἶναι, τινὲς δ' εἶναι μέν φασιν, ἐν ταῖς σαρξὶ δ' οὐκ εἶναι. τὸ γράφειν δ' ἀποδείξεις ἁπάντων τῶν τοιούτων ἐν ἐξηγητικοῖς ὑπομνήμασιν ἀδύνατον ἔφην εἶναι. πολλάκις °μὲν γὰρ ἠναγκάσθην ἂν λέγειν τὰ αὐτά, ⟨ὥστ' οὐ μόνον⟩ πλῆθός τε καὶ μῆκος ὑπομνημάτων ἔσεσθαι μηδ' ἀριθμηθῆναι ῥᾳδίως δυναμένων, ἀλλ' οὐδὲ τὸν τῆς ζωῆς χρόνον ἱκανὸν ἔσεσθαι πρὸς τὴν τῶν Ἱ π π ο κ ρ ά τ ο υ ς βιβλίων ἐξήγησιν, ἥτις ἑκάστου δόγματος ἀεὶ τὰς ἀποδείξεις γράφει καθ' ἑκάστην ῥῆσιν, ἔτι τε τοῖς ἀναγνωσομένοις ὀχληρὸν °τὸ πρᾶγμα καὶ τοῖς κατασκευάσαι
313 βουλομένοις τὰ ὑπομνήματα σὺν χρόνῳ | πολλῷ καὶ δαπανήμασιν ἐκγραφήσεσθαι. βέλτιον οὖν ἔδοξεν ἐξηγεῖσθαι μὲν ἐν τούτοις τοῖς ὑπομνήμασι τὴν διάνοιαν ἑκάστης ῥήσεως, ὅπερ ἴδιόν ἐστιν ἐξηγητοῦ, προστιθέναι δὲ καὶ τὰς αἰτίας ἐνίοτε τοῖς εἰρημένοις ὑπ' αὐτοῦ κατὰ τὴν ἀκολουθίαν τῶν ἀποδεδειγμένων δογμάτων, αὐτὰ δὲ τὰ δόγματα μὴ κατασκευάζειν μὲν ἐνταῦθα, μόνον δ' ἀναμιμνήσκειν, ἐν τίσιν ἤδη βιβλίοις τῶν ὑπ' ἐμοῦ γεγραμμένων ἀποδέδεικται, καθάπερ καὶ νῦν ὅτι μὲν ἑλκόντων τὸν οἰκεῖον χυμὸν ἐφ' αὑτὰ τῶν τρεφομένων ἡ πρὸς αὐτὰ γίνεται φορὰ τῆς τροφῆς ἐν τοῖς Τῶν φυσικῶν δυνάμεων ὑπομνήμασιν ἀποδέδεικται, τὸ δ' ἔ κ π ν ο υ ν τ ε κ α ὶ ε ἴ σ π ν ο υ ν ὅ λ ο ν τ ὸ σ ῶ μ α διά τε τοῦ Περὶ χρείας ἀναπνοῆς ὑπομνήματος καὶ τοῦ Περὶ χρείας σφυγμῶν, ὧν ἐν μὲν τῷ προτέρῳ λεχθέντι τὴν χρείαν τῆς ἀναπνοῆς ἐδείξαμεν εἶναι φυλακὴν τῆς συμμετρίας τοῦ κατὰ τὴν καρδίαν θερμοῦ, κατὰ δὲ τὸ Περὶ χρείας σφυγμῶν τὴν καθ' ὅλον τὸ σῶμα μετριότητα τῆς θερμασίας ἐκ τοῦ τῶν ἀρτηριῶν ἔργου φυλάττεσθαι. ταῦτ' οὖν ἐστιν νῦν ἱκανὰ μόνα πρὸς τὴν τοῦ προτέρου μέρους
314 τῆς | ῥήσεως ἐξήγησιν.

1. 2 ἔνιοι τῶν ἰατρῶν] *ut Erasistratus, de quo testatur Gal. II 60. 61 K. = Scr. min. III 145 Helmr.* 3—5 τὸ γράφειν δ' ἀποδείξεις — ἀδύνατον ἔφην εἶναι] *veluti CMG V 10, 1 p. 127, 9 sqq. vel V 10, 2, 1 p. 22, 6. 7; de Gal. rationibus explicandi egit Deichgräber, Empirikerschule p. 23 sq.* 19. 20 ἐν τοῖς Τῶν φυσικῶν δυνάμεων ὑπομνήμασιν] *omnium humorum generationem calido fieri demonstr. Gal. II 89 K. = Scr. min. III 165 sq. Helmr.* 21 διὰ τοῦ Περὶ χρείας ἀναπνοῆς ὑπομνήματος] *Gal. IV 470—511, praecipue p. 492 sqq. K.; de servando calore naturali cf. etiam Gal. X 754 K.* 21—26 καὶ τοῦ Περὶ χρείας σφυγμῶν] *Gal. V 149—180, imprimis p. 161. 179 K. (cf. etiam Gal. IX 459. XV 296 K.)*

1 γε *conieci*: δὲ U *edd.* 5 μὲν *scripsi*: τε U *edd.* ἀναγκασθήσεται U *edd.*: ich wäre gezwungen *versum habet* H, *ex quo* ἠναγκάσθην ἂν *suspicatus sum* 6 ὥστ' οὐ μόνον *ante* πλῆθος *addidi* 7 δυνάμενον *a Chart. recep. Kuehn* 10 *post* ὀχληρὸν *verbum* ἔσεσθαι *ex praecedentibus (v. 6. 8) mente audiam* 11. 12 δαπανήμασιν ἐκγραφήσεσθαι *sec.* H *scripsi*: δαπανήμασί τε γραφήσεσθαι U *edd.* 18 ἐφ' αὐτὴν U *Ald.*: *corr. Corn. Bas.* 19 περὶ *in tit. ante* τῶν *addito vix opus esse existimo coll. quae leguntur CMG V 4, 2 p. 30, 9 Koch vel ibid. V 9, 1 p. 139, 11 Helmr.* 24 τὸ *ante* περὶ *corr. Bas.*: τὴν U *Ald.* 25 ἔργον *ex errore typographico Charterianae etiam Kuehn* 26 νῦν *ab Ald. om. edd.*

ἐπὶ δὲ τὸ δεύτερον αὐτῆς ἤδη μετέλθωμεν, ἐν ᾧ τὸ δῆλον ἡ αἴcθηcιc, ὡc οὐ κατὰ cυνήθειαν οὔθ' Ἱπποκράτουc οὔτε καθόλωc Ἑλληνικῶc ἑρμηνευόμενον. ἐπηνορθώcαντο δέ τινες, οἱ μὲν κατὰ δοτικὴν πτῶcιν "αἰcθήcει" γράψαντεc, ἵν' ᾖ τὸ λεγόμενον ὑπ' αὐτοῦ τοιόνδε· "δῆλόν ἐcτι τῇ αἰcθήcει, ὡc ἔκπνουν καὶ εἴcπνουν εἴη τὸ cῶμα τῷ ζώῳ ὅλον", ἐπενηνέχθαι δὲ ⟨δεῖ⟩ τούτοιc τὸ cάρκεc ὁλκοὶ ἐκ κοιλίηc καὶ ἔξωθεν ὑπὸ τῆc αἰcθήcεωc μαρτυρούμενον, ὅπερ ταὐτόν ἐcτιν τῷ λέγειν "ὑπὸ τῶν ἐναργῶc φαινομένων ἡμῖν διὰ τῶν αἰcθήcεων". *** ἰδιωτῶν γε μὴν ἐνίων ἤκουcα θαυμαζόντων τὸ cυμβὰν αὐτοῖc ἐπὶ τοῖc τῶν ποτίμων ὑδάτων λουτροῖc. ἔμπροcθεν γὰρ ἐξ ἡλίου θερμοῦ καὶ ὁδοιπορίαc ἥκοντεc αὐχμηρόν τε τὸ cῶμα καὶ τὸ cτόμα ξηρότατον ἔφαcαν ἔχειν ἀμηχάνῳ τε δίψει cυνέχεcθαι, μετὰ δὲ τὸ λουτρὸν ἄδιψοί τε γενέcθαι καὶ τὸ cτόμα cχεῖν ὑγρόν. ὁμοίωc δ' αὐτῷ καὶ τὸ cύμπαν cῶμα μαλακόν τε καὶ ὑγρὸν ἀπεργαcθῆναι, τὸν ἔμπροcθεν αὐχμὸν ἀποθέμενον. ἔνιοι δὲ καὶ caφῶc ᾐcθῆcθαι τοῦ cώματοc ἔφαcκον ἕλκοντοc εἰc | ἑαυτὸ ⟨τὸ⟩ κατὰ τὰc δεξαμενὰc ὕδωρ. τοι- 315
αῦτα μὲν οὖν τινα [ἃ] καὶ τοῖc ἰδιώταιc φαίνεται μαρτύρια τοῦ δόγματοc ἐξ αἰcθήcεωc λαμβανόμενα, τινὰ δ' ἐκ λογικωτέρων ἀποδείξεων εὑρίcκεται τοῖc ἰατροῖc, ὧν ἐcτι μία καὶ ἣν ἐφεξῆc αὐτὸc εἶπεν, ἣν γνώcεcθε κατὰ τὴν ἐχομένην ῥῆcιν. εἰc γὰρ τὴν προκειμένην ἀρκέcει καὶ ταῦτα, δυναμένων ἡμῶν ἐκ τῶν ὀρθῶc εἰρημένων φωρᾶcαι τὰ κακῶc τοῖc ἐξηγηταῖc γεγραμμένα.

VI 2 [VI 1. V 322, 8. 9 L.] Ἐνθερμότερον φλέβιον αἵματοc πλήθει ἀνίcχει τὸ καυcῶδεc καὶ εὐθὺc ἀποκρίνει.

Ich will meine Genossen, die mich um eine schriftliche Abfassung dieser Erklärung gebeten haben, an etwas erinnern, wovon auch andere Nutzen haben, die die Erklärung, in der ich das Buch euch mündlich erläutert habe, lesen wollen. Ich habe nämlich in meiner mündlichen Erklärung dieses Buches (zuerst) euch angeführt, was die Erklärer zur Deutung dunkler Stellen dieses Buches geschrieben haben; dann habe ich euch das Richtige von dem Falschen geschieden und, was bei vernünftigem Denken richtig ist, festgestellt und das Notwendige

2 οὐ κατὰ cυνήθειαν Ἱπποκράτουc] *cf. CMG V 10, 2, 1 p. 130, 3. 4* 19 ἐφεξῆc αὐτὸc εἶπεν] *statim v. 23 sq.*

1 δῆλον *cum Hipp. vulg. scr. Corn.*: δηλοῖ U *edd.* 2 ἔcθηc *i. t.*, αἴcθηc *i. m. corr.* U οὐ (*ante* καθόλωc) U: *corr. Ald.* 6 δεῖ *post* δὲ *inserui* 7 ἐκ κοιλίηc *ex lemmate (p. 321, 4) scripsi*: ἐκ κοιλίοιc U: εἰc κοιλίαc *Ald.*: ἐκ κοιλίαc *a Bas. edd.* 9 *in interpr. arab. post* αἰcθήcεων aber er fügt nicht die Dinge hinzu, die uns klar erscheinen; aber ich habe diese schon in den Büchern auseinandergesetzt, deren Erwähnung vorhergegangen ist *add.* H, *quapropter lacunam significavi* 11 domum reversi (⟨ἀν⟩ήκοντεc) *interpret. Crassus* 13 cῶμα *pro* cτόμα *frustra coni. Chart.* 15 ᾐcθῆcθαι *correxi*: ᾐcθῆναι U *edd.* 16 ἑαυτοὺc U *edd.*: *corr. Corn.* τὸ *ante* κατὰ *addidi* 17 ἃ *inclusi* 20 γνώcεcθαι *in* -cθε *corr. ipse* U 23 *inter* φλεβίον *et* φλέβιον *fluctuant codd. Hipp.*

erläutert. Hier aber ist es nicht möglich dies zu tun, weil, wenn ich es wollte, die Erklärung dieses einen Kommentars dieses Buches zwanzig oder mehr Kommentare betrüge. Ich halte es also für das beste, wenn ich mich auf die Erwähnung dessen beschränke, was von jedem einzelnen der vielen Aussprüche in meiner mündlichen Erläuterung für euch als richtig festgestellt ist, und ich unterlasse zu erwähnen, was einige in ihrer Erklärung an Unrichtigem anführten, oder teile es nur kurz mit, entsprechend etwa dem, was notwendig erklärt werden muß.

Die Erklärer machen nun in ihrer Erklärung des kurz vorangegangenen Abschnittes nicht wenig Worte, die sich alle, wie ich euch zeigte, nicht in Übereinstimmung mit der Ansicht des Hippokrates befinden und überhaupt nicht wirkliche Tatsachen betreffen. Und ich lasse alle ihre Ausführungen beiseite und begnüge mich, nur diejenige Bemerkung von ihnen niederzuschreiben, von der ich euch zeigte, daß sie zur Erklärung dieses Satzes des Hippokrates vorzüglich paßt. Und ich sage, daß er unter Adern die schlagenden Adern versteht. Denn alle Erklärer der Bücher des Hippokrates stimmen darin überein, daß die schlagenden Adern schlechthin mit dem Worte "Adern" von ihm benannt werden, aber nicht viele andere von den Alten sie ebenso benennen. Φλέβιον ἐνθερμότερον ἀκουϲτέον ἐϲτὶ τὴν ἀρτηρίαν, ὁμολογούντων ἁπάντων τῶν ἐξηγηϲαμένων τὰ Ἱπποκράτεια βιβλία φλέβαϲ οὐχ ὑπὸ τούτου μόνου, ἀλλὰ καὶ πολλῶν ἄλλων παλαιῶν ὀνομάζεϲθαι καὶ τὰϲ ἀρτηρίαϲ. τοῦτ' οὖν| 316 φηϲὶ τὸ φλέβιον τῷ τοῦ αἵματοϲ πλήθει θερμαινόμενον ἀνίϲχει τὸ καυϲῶδεϲ καὶ ἀποκρίνει, καυϲῶδεϲ δὴ λέγων τὸ γεννώμενον ἐκ τῆϲ θερμαϲίαϲ, ὅπερ οἷον λιγνύϲ τίϲ ἐϲτι τοῦ θερμαινομένου χυμοῦ ϲφοδρότερον. τοῦτο δ' ὡϲ ἂν θερμὸν τῇ κράϲει καὶ λεπτὸν ὑπάρχον τῇ ϲυϲτάϲει ῥᾳδίωϲ ἀποκρίνεται. ταύτην ἐγὼ νομίζω πιθανωτέραν εἶναι τὴν ἐξήγηϲιν, εἴπερ γε δεῖ τὸ ἀληθὲϲ ἅμα καὶ τοῖϲ Ἱπποκράτουϲ δόγμαϲιν ἀκόλουθον ἔχειν ϲκοπόν. ὅτι°μὲν οὖν ἀληθέϲ ἐϲτι τὸ νῦν εἰρημένον ὑπ' ἐμοῦ δόγμα δέδεικται μὲν κἀν τῷ Περὶ χρείαϲ ἀναπνοῆϲ, δέδεικται δὲ καὶ διὰ τοῦ Περὶ χρείαϲ ϲφυγμῶν. ἐν μὲν γὰρ ταῖϲ εἰϲπνοαῖϲ, ἃϲ διά τε τοῦ ϲτόματοϲ καὶ παντὸϲ τοῦ δέρματοϲ ἴϲχει τὰ ζῷα, διττὴν ἀπεδείξαμεν ὠφέλειαν γίνεϲθαι, τονοῦϲθαι

23 φλέβαϲ] *sec. Hipp. utriusque generis vasa hoc vocabulo dici saepius commem. Gal., velut IV 672. V 574. VII 14. XI 312. XIII 2. XV 779 K. = CMG V 9,1 p. 294,26 Helmr., parvam discrepantiam memoriae graecae et arabicae de huius vocis usu antiquo iam prius tetigi; cf. Wenk. 1928, p. 37*[1]
32. 33 κἀν τῷ Περὶ χρείαϲ ἀναπνοῆϲ καὶ διὰ τοῦ Περὶ χρείαϲ ϲφυγμῶν] *cf. ad p. 322,21 sqq.*

21 *in Arabide lemmatis commentario nonnulla quae cod.* U *desunt praemisit* H *et inde addidi* φλεβίοιϲ U *Ald.*: φλεβίον *corr. Corn. Bas.* 25 τῷ] τὸ *falso Chart. et Kuehn* 26 δὴ *scripsi*: δὲ U *edd.* 29 *asyndeton relinquendum censeo*

μὲν ἀεὶ ἐμψυχόμενον τὸ ἔμφυτον θερμόν, ὅπως μὴ διαφορηθὲν ἀπόλοιτο, καὶ μάλιϲθ' ὅταν αὐξηθῇ ποτε καθ' ἡντινοῦν αἰτίαν, ἐπεγείρεϲθαι δὲ καὶ ῥώννυϲθαί ποτε βαρυνόμενον ὑπὸ πλήθουϲ ὕληϲ ψυχρᾶϲ, ὃν τρόπον καὶ τὸ πῦρ ἐν τῷ ῥιπίζεϲθαι· καὶ μέντοι καὶ αὐτὴν αὐτῷ τήνδε τὴν διπλῆν | κίνηϲιν οἰκεῖόν τε καὶ ϲύμφυτον εἶναι γυμνάϲιον 317 εἰϲ εὐτονίαν ἄγον· αὕτη γὰρ χρεία τε καὶ φύϲιϲ γυμναϲίων ἐϲτίν. καὶ τοίνυν ἔμπροϲθεν εἰπὼν ὁ Ἱπποκράτηϲ "ϲάρκεϲ ὁλκοὶ ⟨ἐκ κοιλίηϲ⟩ καὶ ἔξωθεν", εἶτ' ἐπὶ τούτῳ προϲθεὶϲ "ὡϲ ἔκπνουν ⟨καὶ⟩ εἴϲπνουν ὅλον τὸ ϲῶμα", τῆϲ μὲν οὖν εἰϲπνοῆϲ αὐτῆϲ τὴν γένεϲιν καὶ τὴν χρείαν ἐνεδείξατο διὰ τοῦ "ϲάρκεϲ ὁλκοί", περὶ δὲ τῆϲ ἐκπνοῆϲ οὐδὲν εἰπὼν εἰκότωϲ ἐν τῇ νῦν προκειμένῃ ῥήϲει περὶ αὐτῆϲ διῆλθεν ἐπὶ τῶν ἀρτηριῶν ποιηϲάμενοϲ τὸν λόγον ὄντα μὲν κοινὸν καὶ πρὸϲ τὴν καρδίαν, ἀμυδρότερον δὲ φαινόμενον. ὅτι δὲ κοινόϲ ἐϲτι δῆλον ἐνθένδε· δια τὴν ἔμφυτον θερμαϲίαν ἐδείξαμεν γεννᾶϲθαι τὸ λιγνυῶδεϲ περίττωμα κατὰ τὸ αἷμα, καὶ μάλιϲθ' ὅταν ᾖ θερμότερον. ἀποκρίϲεωϲ οὖν αὐτῷ χρεία δηλονότι καὶ ταύτην ἡ φύϲιϲ ἐτεχνήϲατο τοῖϲ μὲν ἐκ τῆϲ καρδίαϲ ἐκκριθηϲομένοιϲ διὰ τῆϲ ἐκπνοῆϲ, τοῖϲ δὲ καθ' ὅλον τὸ ϲῶμα διὰ τῆϲ τῶν ἀρτηριῶν ϲυϲτολῆϲ. τὰ μὲν οὖν ἐκ τούτων τε καὶ τῶν φλεβῶν (ἐδείχθηϲαν γὰρ αὐταῖϲ ϲυνανεϲτομωμέναι) διὰ τοῦ δέρματοϲ εὐθέωϲ ἐκκρίνεται τῇ ϲυϲτολῇ τῶν ἀρτηριῶν | ἐκθλιβόμενα. τὰ 318 δ' ἐκ τῆϲ καρδίαϲ ὁ πνεύμων ὑποδέχεται πρότερον οἷόν τι ταμιεῖον τοῦ πνεύματοϲ αὐτῇ παρεϲκευαϲμένοϲ, ἑλκούϲῃ μὲν ἐν τῇ διαϲτολῇ, ἐκπεμπούϲῃ δὲ ἐν ταῖϲ ϲυϲτολαῖϲ. αὕτη μὲν ἡ ἡμετέρα γνώμη περὶ τῆϲ προκειμένηϲ ῥήϲεωϲ, καὶ δειχθήϲεται μικρὸν ὕϲτερον ἡ ἑξῆϲ αὐτῇ γεγραμμένη φυλάττουϲα τὴν ἀκολουθίαν καὶ πρὸϲ ταύτην μὲν αὐτήν, οὐχ ἥκιϲτα δὲ καὶ τὴν προτεταγμένην αὐτῆϲ. ὅϲοι δὲ περὶ καύϲου γενέϲεωϲ ὑπέλαβον αὐτὸν ἐνταῦθα ποιεῖϲθαι τὸν λόγον, πρῶτον μὲν εἴαϲαν ἐλλιπῶϲ εἰρημένον τὸν περὶ τοῦ "ϲάρκεϲ ὁλκοὶ" λόγον. οὐ γὰρ ἕλκουϲι μόνον εἰϲ ἑαυτὰϲ τὸ οἰκεῖον, ἀλλὰ καὶ τὸ μὴ τοιοῦτον ἐκκρίνουϲι. τοῦ μὲν οὖν ἕλκειν ἡ χρεία προδηλοτέρα, τοῦ δ' ἐκκρίνειν ἀδηλοτέρα καὶ δεῖταί τινοϲ εἰϲ πίϲτιν λόγου. Außerdem vermögen sie

7 ἔμπροϲθεν] *p. 321, 4* 8 ἐπὶ τούτῳ προϲθεὶϲ] *ibid. v. 5* 14 ἐδείξαμεν] *p. 324, 27* 19 ἐδείχθηϲαν] *Gal. II 207 K. = Scr. min. III 251 Helmr. III 455 K.* = Π. χρ. μορ. *VI 10. I 332, 14 sqq. Helmr.* 21. 22 ὁ πνεύμων . . . οἷόν τι ταμιεῖον τοῦ πνεύματοϲ παρεϲκευαϲμένοϲ] *cf. Gal. III 497 K.* = Π. χρ. μορ. *VI 17. I 362, 3 sqq. Helmr.* 24 δειχθήϲεται] *in comm. proximi lemmatis (p. 326, 33)* 28—30 οὐ γὰρ ἕλκουϲι μόνον . . ., ἀλλὰ καὶ . . . ἐκκρίνουϲι] *cf. v. 9—13*

1. 2 ἀπόλλοιτο U: *primus corr. Kuehn* 7 καὶ *ante* τοίνυν *conieci*: ἐπεὶ U *edd.* 7. 8 ἐκ κοιλίηϲ *add.* H *Crassus Corn.* 8 καὶ *inter* ἔκπνουν *et* εἴϲπνουν *inser. Bas.*; *cf. p. 321, 5* 9 ὅλον *ex Hipp. restitui*; *vid. quae adnot. ad p. 321, 5*: ἐϲτὶ U *edd.* οὖν *malim abesse* εἰϲπνοὴν U: *corr. Ald.* 11 εἶπεν U *Ald. Bas.*: *corr. Chart.* 14 λιγνώδ'' *sic* U: *corr. Ald.* 20 ἐκβλιβόμενα U: *corr. Ald.* 21 πρότεροϲ U *edd.*: *mutavi* 22 τί πνευμ: U: πνεύματοϲ *corr. Ald.*, τοῦ *Chart.* 25 ᾿ ἀκολουθ' *ut p. 327, 21* U: τὴν ἀκολούθειαν *ab Ald. edd.*: *correxi* 29 εἰκεῖον *i. t.*, οἱ *i. m. corr.* U

uns nicht zu zeigen, daß diese ihre Behauptung, die sie aufstellen, mit jedem Teil des Ausspruches, den Hippokrates getan hat, im Einklang steht. Denn während die Behauptung, daß die Adern, welche sich mit Blut angefüllt haben, Hitze erzeugen, dem Gedanken entspricht, ist bei seinem Wort "kommt heraus" zwischen ihm und der Erzeugung von heißem Fieber überhaupt keine Beziehung. Denn man muß sagen, daß er unter dem Wort "kommt heraus" vielleicht das versteht, was bei heißem Fieber aus dem Körper durch Auswurf oder durch Durchfall herauskommt, oder daß er vielleicht mit dem Wort "kommt heraus" noch etwas anderes mit meint, nämlich daß das Entstehen heißen Fiebers auf zweierlei Weise erfolgt: erstens ihr Anfang geht von den Adern aus, und diese Art von heißen Fiebern wird in dem Anhange zu dem Buch des Hippokrates "Über die Behandlung bei akuten Krankheiten" erwähnt; die zweite Art von heißen Fiebern kommt nur von den Säften, ohne daß die Krankheit die festen Körper trifft, und Hippokrates meint, daß das Herauskommen dessen, was aus dem Körper herauskommt, nur bei der zweiten Art von diesen Fiebern erfolgt, und dies ist es, was in diesem Ausspruch gesagt sein soll. Einige sagen auch, er meine mit dem Wort "kommt heraus" nicht, daß etwas aus dem Körper herauskommt, sondern er meine damit, daß dieses Fieber sich löst, so daß es verschwindet. Einige andere meinen, daß er mit diesem Wort "kommt heraus" "entfernt" meine, weil nämlich das, was in den festen Körpern entsteht, an dem kranken Orte bleibt und sich nicht entfernt, während das, was in den Feuchtigkeiten entsteht, sich von seinem Orte entfernt. Da dies aber ein dunkler, rätselhafter Ausspruch ist, so ist alles, was man darüber gesagt hat, entschuldbar. Aber wahrhaftig, ein annehmbarer und befriedigender Ausspruch ist dies nicht. μεταβῶμεν οὖν ἐπὶ τὴν ἐχομένην ῥῆϲιν ἤδη ϲυντελοῦϲάν τι καὶ αὐτήν, ὡϲ ἔφην ἀρτίωϲ, εἰϲ διάκριϲιν τῆϲ ἀμείνονοϲ ἐξηγήϲεωϲ. |

319 **VI 3** [VI 1. V 322, 9. 10 L.] Καὶ οἷϲι τὸ μὲν πῖον, χολὴ ξανθή, τὸ δ' αἷμα μέλαινα.

Ἀναμνηϲθῆναι χρὴ περὶ τῶν δύο δοξῶν τῆϲ προηγημένηϲ ῥήϲεωϲ. ἡμεῖϲ γὰρ ἐλέγομεν αὐτὸν ἐπιδεικνύναι τὴν χρείαν τῆϲ διαπνοῆϲ, ὀνομαζομένηϲ οὕτω τῆϲ δι' ὅλου τοῦ ϲώματοϲ ἐκ τῶν ἀρτηριῶν εἰϲ τοὐκτὸϲ

12—14 diese Art von heißen Fiebern wird in dem Anhange zum Buche des Hippokrates "Über die Behandlung bei akuten Krankheiten" erwähnt] *Hipp.* Π. διαίτηϲ ὀξέων *II 1. II 394 L. cum Gal. comm. CMG V 9, 1 p. 273 sq. Helmr.* 30 ὡϲ ἔφην ἀρτίωϲ] *p. 325, 24* 33 τῆϲ προηγημένηϲ ῥήϲεωϲ] *huius libri 6, 1. V 322, 8. 9 L.; cf. p. 323, 23. 24 sq.* 34 ἐλέγομεν] *p. 325, 6 sqq.*

31. 32 χολὴν ξανθὴν *et* μέλαιναν *praebent Hipp. et Pall.* 33 προεξηγημένηϲ U: *correxi*: προεξηγουμένηϲ *ab Ald. edd.* 34 χρείαν διὰ τῆϲ ἀναπνοῆϲ U *Ald. Bas.*: χρ. τῆϲ διαπνοῆϲ *corr. Chart., ut* diffiationis utilitatem *recte vert. Crassus; cf. e. c. p. 327, 12 vel 328, 2*

φορᾶς τοῦ πνεύματος, ὥςπερ τῆς διὰ τοῦ στόματος ἐκπνοῆς. ἔνιοι δὲ
περὶ καύςου γενέςεως ἐνόμιςαν εἶναι τὸν λόγον, οἷς οὐ πάνυ τι μαρ-
τυρεῖν ἔφαμεν τὸ "ἀνίςχει τὸ καυςῶδες καὶ εὐθὺς ἀποκρίνει". μήτε
γὰρ εὐθέως ἀποκρίνεςθαι κατὰ τοὺς καύςους, ὅπερ αὐτοί φαςι δι'
ἐμέτων ἢ τῆς κάτω γαςτρὸς ἐκκενοῦςθαι, μήτ' ἀναγκαῖον εἶναι προς-
κεῖςθαί τι τῶν τοῦ καύςου ςυμπτωμάτων τῷ περὶ τῆς γενέςεως αὐτοῦ
λόγῳ, τὴν δ' ἡμετέραν ἐξήγηςιν ἀμείνονα τῆςδέ φαμεν εἶναι, πρῶτον
μὲν ἐκ τοῦ τῶν ἐγκλημάτων τούτων ἐκτὸς εἶναι, δεύτερον δὲ κἀκ τοῦ
τὸ δόγμα πᾶν φαίνεςθαι διδαςκόμενον ἐν τῷ λόγῳ | περὶ τῆς εἴςω 320
τε καὶ ἔξω φορᾶς τοῦ πνεύματος, ἣν ἀπεδείξαμεν ἔν τιςιν ἡμετέροις
ὑπομνήμαςιν οὐ μόνον ἐν ταῖς διὰ τοῦ στόματος ἀναπνοαῖς, ἀλλὰ καὶ
ταῖς καθ' ὅλον τὸ ςῶμα διαπνοαῖς γίνεςθαι. τινῶν μὲν ἕνεκα γενέςεως
πνεύματος ψυχικοῦ, καθάπερ Ἀσκληπιάδης, ἐνίων δ', ὡς Ἐρασί-
στρατος, οὐ τούτου μόνου, ἀλλὰ καὶ ζωτικοῦ, τινῶν δ' ἕνεκα θρέ-
ψεως τῶν πνευμάτων τούτων τὰς εἰςπνοὰς γίνεςθαι λεγόντων, ἀπορου-
μένων δ' ἐν τῷ τὴν χρείαν ἀποδιδόναι τῆς ἐκπνοῆς, ὁ Ἱπποκράτης,
ὡς ἐδείξαμεν ἐν τοῖς προειρημένοις ὑπομνήμαςιν, ἀληθῆ χρείαν οὐ
μόνον τῆς διὰ τοῦ στόματος ἐκπνοῆς, ἀλλὰ καὶ τῆς καθ' ὅλον τὸ ςῶμα
⟨διαπνοῆς⟩ διῆλθεν ἐν τῷ προκειμένῳ λόγῳ. τοὺς δ' ἐξηγηςαμένους
ἑτέρως μέμψαςθαι δίκαιον, ἐπιλανθανομένους τίνος ἐξηγοῦνται βιβλίον.
οὐ γὰρ ἂν εἰς ἄλλων ἀνδρῶν ὑπέςυρον τὸ δόγμα τὴν ἀκολουθίαν
ἀπολιπόντες ὧν Ἱπποκράτης ἠβουλήθη. ςαφῶς γοῦν εἰπόντος αὐτοῦ
τὰς "ςάρκας ὁλκοὺς ἐκ κοιλίας καὶ ἔξωθεν", ὃ διαφέρει πάμπολυ τοῦ
νομίζειν, τῇ πρὸς τὸ κενούμενον ἀκολουθίᾳ τὴν ἐκ τῆς κοιλίας ἀνά-
δοςιν | τῆς τροφῆς ἐν τῷ ςώματι γίνεςθαι, πρῶτον μὲν ἐχρῆν ἐννοῆςαι 321
μὴ μόνον ἑλκτικὴν τῶν οἰκείων εἶναι δύναμιν ἐν αὐταῖς, ἀλλὰ καὶ
τῶν ἀλλοτρίων ἀποκριτικήν (ἕπεται γὰρ τοῦτο τοῖς ὑποθεμένοις προ-
νοητικὴν εἶναι τὴν φύςιν τῆς τοῦ ζῴου διαμονῆς, ὧν εἷς ἦν καὶ Ἐρα-
ςίςτρατος), δεύτερον δέ τί ποτ' ἐςτὶ τὸ τῆς ἐκκρίςεως δεόμενον
εἰπεῖν (οὐ γὰρ δήπου τὸ αἷμα φήςουςιν, ἐξ οὗ τρέφεται τὸ ςῶμα).
τούτων οὖν ἐκεῖνοι μὲν οὐδέτερον ἔπραξαν, ὁ δὲ Ἱπποκράτης, ὡς

2 περὶ καύςου γενέςεως] *cf. p. 325, 26 sqq.* 2. 3 οἷς οὐ πάνυ τι μαρτυρεῖν ἔφαμεν ...] *p. 325, 31 sqq.* 3 τὸ "ἀνίςχει—ἀποκρίνει"] *p. 323, 24* 7 φαμὲν *vel potius* ἔφαμεν] *p. 324, 29* 10 *(cf. v. 17)* ἔν τιςιν ἡμετέροις ὑπομνήμαςιν] *cf. ad p. 322, 19 sqq.* 13 καθάπερ Ἀσκληπιάδης] *cf. Gal. IV 471. VIII 646 K.* 13. 14 ὡς Ἐρασίστρατος] *cf. Gal. IV 706. V 281 K. = p. 245, 10 Müller* 22 εἰπόντος αὐτοῦ] *modo 6, 1. V 322, 7 L.; cf. p. 321, 4. 5* 26. 27 ἑλκτικὴν τῶν οἰκείων δύναμιν ἐν αὐταῖς (*sc.* ταῖς ςαρξὶν) ... τῶν ἀλλοτρίων ἀποκριτικήν] *cf. e. c. Gal. VII 63. VIII 367. XV 124 K., universe Gal. De nat. facult. libr. III (II 1—214 K.) ed. G. Helmreich in Scr. min. III 101—257* 28. 29 καὶ Ἐρασίστρατος] *quamquam illum quidem lieni utilitatem abiudicavisse et Erasistrateos naturam non semper laudavisse artificem testatur Gal. V 131. XV 306 K.*

1 φορὰς *ex errore Ald. per omnes edd.* 4 ἅπερ *ab Ald. edd.* 7 ἐξήγηςις U: *corr. Ald.* 10 τιςὶν H *corr. Ald., sicut* quibusdam *vert. Crassus*: τριςὶν U 19 διαπνοῆς *ante* διῆλθεν *ex* H *addidi coll. v. 12 vel p. 328, 2* 22 εἰπόντς (ο supra τ) *sic i. t.*, ο supra τ *i. m.* U

ὑπὸ τῶν αἰcθήcει φαινομένων ἑκάτερον ἐναργῶc μαρτυρεῖται προειπών, ἐφεξῆc ἐπὶ τὴν χρείαν μετέβη τῆc καθ' ὅλον τὸ cῶμα διαπνοῆc, τὴν τῆc γενέcεωc ἀναγκαίαν αἰτίαν εἰπὼν τῶν λιγνυωδῶν περιττωμάτων. ἡ γάρ τοι κατὰ τὸ cῶμα τῶν ζῴων θερμαcία περιττώματα ποιεῖ τοιαῦτα cυνεχοῦc κενώcεωc δεόμενα. καὶ τοίνυν ἐν τῇ προκειμένῃ ῥήcει τὴν ὕλην τῆc τῶν περιττωμάτων γενέcεωc ἔδειξεν. ὡc γὰρ ἡ πλείων θερμαcία γεννᾶν αὐτὰ πέφυκεν, οὕτωc καὶ ὗλαί τινέc εἰcιν ἐπιτήδειοι πρὸc τὴν γένεcιν αὐτῶν. εὐλόγωc οὖν ἐμνημόνευcε τῆc μελαίνηc
322 χολῆc. ἐμά|θετε γὰρ τὴν γένεcιν αὐτῆc εἶναι διττήν, ἔκ τε τοῦ παχέοc αἵματοc καὶ τῆc ξανθῆc ὑπεροπτηθείcηc. εἰ δέ γε περὶ καύcου γενέcεωc ὁ λόγοc ἦν αὐτῷ, μάτην ἂν ἐμέμνητο μελαίνηc χολῆc, ὥcτε κἀκ τούτου δῆλον εἶναι τὴν ἡμετέραν ἐξήγηcιν ἀληθεύειν τε ἅμα καὶ ὁμολογεῖν τοῖc Ἱπποκράτουc δόγμαcιν, τὴν δ' ἐκείνων διαφέρεcθαι. τὴν δ' αὐτὴν ταύτην ῥῆcιν εἴρηκε κατ' ἄλλο μέροc τοῦ βιβλίου, καὶ ἡμεῖc αὐτοὶ προεξηγήμεθα, καθ' ἣν καὶ τοῦτο ἐλέγομεν, ὅτι τὸ πῖον οὐ μόνον ἐπὶ τοῦ λιπαροῦ καὶ πιμελώδουc εἰρῆcθαι χρὴ νομίζειν, ἀλλὰ κἀπὶ τοῦ γλυκέοc παντόc, ὡc περιλαμβάνεcθαι τῷ λόγῳ καὶ τὸ μέλι καὶ τὸ cίραιον, ὅπερ ἕψημα καλοῦcιν οἱ κατὰ τὴν ἡμετέραν Ἀcίαν Ἕλληνεc. * * *

VI 4 [VI 2. V 322, 11—324, 1 L.] **Aus dem Verstand und dem Gedächtnis und dem Geruch und dem andern und dem Hunger der Gebrauch der Werkzeuge. Anstrengungen und Essen und Trinken und Schlaf und Geschlechtsverkehr sollen maßvoll sein.**

Einige Kommentatoren erklären diesen Ausspruch, indem sie ihn in zwei Teile, andere in drei Teile teilen. Wer dies tut, läßt den ersten Teil folgendermaßen lauten: "Aus dem Verstand und dem Gedächtnis und dem Geruch und dem anderen und dem Hunger". Sie erklären den Sinn in folgender Weise; Hippokrates befiehlt uns,

1 προειπών] *p. 321, 5 (cf. comm. p. 323, 7 sqq.)* 2 ἐπὶ τὴν χρείαν τῆc καθ' ὅλον τὸ cῶμα διαπνοῆc] *p. 323, 23 sq. (cf. comm. p. 325, 10 sqq.)* 3. 4 αἰτίαν εἰπὼν τῶν λιγνυωδῶν περιττωμάτων] *cf. p. 324, 27. 325, 14 sq.* 9 ἐμάθετε τὴν γένεcιν αὐτῆc (*sc.* τῆc μελαίνηc χολῆc) διττὴν] *cf. ex. gr. CMG V 9, 2 p. 14, 18 sqq. 25, 1 sqq. Diels; ibid. p. 297, 15 sqq. Heeg; CMG V 10, 1 p. 5, 4 sqq.* 10. 11 περὶ καύcου γενέcεωc] *cf. p. 327, 2* 14 κατ' ἄλλο μέροc τοῦ βιβλίου] *5, 8. V 318, 5 L.; cf. p. 284, 7 sqq.* 15 προεξηγήμεθα] *p. 285, 15 sqq.* 18 cίραιον] *cf. Gal. X 404, 13. 868, 1 K. CMG V 4, 2 p. 230, 6. 420, 14 Helmr.* 22—24 Anstrengungen . . . sollen maßvoll sein] *cf. Gal.* Ὑγιεινῶν *II 2, 2 CMG V 4, 2 p. 39, 13 Koch* πόνοι . . . πάντα μέτρια *et* Π. τῶν ἐν ταῖc τροφ. δυν. *I 1, 18 CMG V 4, 2 p. 207, 26 Helmr. eademque librorum fide quamvis corrupta vel incerta in hoc ipso Epid. comm. p. 169, 4 et in Protrept. 11 p. 16, 8 Kaib.*

6 περιττομάτων U: *corr. Ald.* ἔδειξεν H *corr. Corn., ut* ostendit *interpr. Crassus*: ἐδίξαμεν U: ἐδείξαμεν *ab Ald. edd.* 9. 10 τοῦ παχέωc U *Ald.*: παχέοc *a Bas. edd.* 14. 15 καὶ ἡμεῖc αὐτοὶ προεξηγήμεθα U: καὶ *om. et* προεξηγηcάμεθα *mut. Chart.*: αὐτοῦ *vel* αὐτόθι *praeferam* καθ' ἣν] *sc.* ἐξήγηcιν, *quam vocem ex verbo praeeunte Gal. subaudit, ita ut* καθὼc *scribere supervacaneum sit* 19 *post* Ἕλληνεc und nicht nur das Volk von Asien benannte es (*sc.* τὸ cίραιον) mit diesem Namen, sondern auch das Volk in den Städten des Landes der Dorer und der Aeoler benannte es so *versa habet* H

den Verstand und den Geruchssinn der Kranken zu untersuchen, wie er ist, und er heißt uns auch die Sache des Hungers und dergleichen zu erforschen. Ferner sagen sie, daß seine Worte "und aus dem anderen" nicht richtig zwischen "Geruch" und "Hunger" gesetzt seien. Richtig wäre es, diese Worte nicht an diese Stelle, sondern erst nach "Hunger" zu setzen. Nach meiner Meinung ist die Sache aber so, daß diese ihre Behauptung besonders weit davon entfernt ist zu genügen und zu befriedigen. Ich will nachher untersuchen, wie es sich damit verhält. Einige verbinden damit noch sein Wort "Werkzeuge". Wenn man dies tut, ist es nicht weit ab davon, zu genügen und zu befriedigen. Besser ist es jedoch, seinen Ausdruck "die Werkzeuge" nicht mit diesen Worten zu verbinden, sondern der richtige Sinn ist folgender: man muß den Zustand des Kranken zu erkennen suchen und die Anwendung der erwähnten Dinge sich vorher angelegen sein lassen, so daß seine Worte folgende Bedeutung haben: Du, Arzt, mußt dir die Kenntnis vom Zustande des Kranken verschaffen, und dann muß sich deine Handlungsweise nach dem Verstande und dem Gedächtnis und dem Geruch und dem anderen richten. Fügt man nun noch die Werkzeuge hinzu und nimmt man als solche die Organe an, durch welche die Handlungen erfolgen, so hätte Hippokrates ein und dasselbe zweimal gesagt. Denn die Werkzeuge sind in den erwähnten Handlungen mit einbegriffen, so daß man aus dem Verstand und dem Gedächtnis den Zustand des Organs erschließen kann, in dem die seelischen Kräfte liegen, und aus dem Geruch den Zustand des Organes, welches den Geruchssinn enthält, und aus dem Hunger den Zustand des Ortes erkennt, an dem das Geschmacksgefühl sitzt. Es ist wahrscheinlich, daß nachher sein Wort "andere" nicht alle Organe überhaupt bedeutet, sondern daß unter ihnen nur die Organe des Fühlens gemeint sind. Denn nachdem er gesagt hat "und andere", nennt er "den Hunger". Bei dem Hunger wäre es am Platze zu untersuchen, zu welcher Gattung er gehört, ob er ein Tun oder ein Leiden des Körpers oder ein Gefühl oder etwas aus Leiden und Kraft und dem Gefühl dieses Leidens Zusammengesetztes ist. Deshalb hat er ihn für sich allein gestellt. Das Gegenstück zum Hunger ist der Durst. Noch ein anderer diesen beiden ähnlicher Vorgang findet sich bei der Atmung, der allerdings meist verborgen ist. Dafür gibt es aber kein Wort. Zuerst stellt sich nämlich der Wunsch ein, die Brust auszudehnen, wie dem Hunger und dem Durst das lebhafte Verlangen vorausgeht, zu essen und zu trinken. Da man aber von diesen Vorgängen nichts merkt, so sind seine Worte, man müsse die Werkzeuge untersuchen, durch welche diese Handlungen erfolgen, welches ihre Zustände seien, überflüssig und unnötig. Denn was mit den Zuständen dieser Organe übereinstimmt, ergibt sich nicht aus den erwähnten Vorgängen, die in diesen Organen ablaufen. Da die Sache nun so liegt, hat vielleicht derjenige recht und handelt am besten, welcher die Werkzeuge mit dem Wort "Gebrauch" verbindet, so daß der gesamte Wortlaut dieser Stelle so wird: "Aus dem Verstand und dem Gedächtnis und dem Geruch und dem anderen und dem Hunger der Gebrauch der Werkzeuge", so daß der Sinn dieser Stelle folgender wird: "Der Gebrauch der Werkzeuge ist nützlich für den Menschen, d. h. der Werkzeuge, durch welche die Erkenntnis, d. h. die Wahrnehmung, erfolgt, und sie beruht auf den Handlungen der Menschen." Denn sie wollen, daß dieser Ausspruch des Hippokrates ein Ausspruch sei, der zur Anwendung der Werkzeuge auffordert, durch die die natürlichen und seelischen Handlungen vor sich gehen. Einige sagen, daß er mit den Werkzeugen besonders die Werkzeuge im Auge habe, welche zu willkürlichen Bewegungen geeignet seien. Das erste dieser Werkzeuge seien die Muskeln und dann die Hände und die Füße und die Zunge und die Kehle und die ganze Brust, und er rate, man solle diese Werkzeuge ganz besonders gebrauchen. Die schlagenden Adern dagegen und die Wurzel, aus der sie kommen, d. i. das Herz, würden nicht mit Willen gebraucht, da ihnen eine besondere, unwillkürliche Bewegung eigen sei. Diese wissen aber nicht, daß es bei den Schlagadern sowohl wie bei dem Herzen einen Gebrauch mit Willen gibt, bei den körperlichen Übungen nämlich, wenn die Schlagadern und das Herz bei der Anstrengung in heftige Bewegung geraten. Hierfür genügt nun das, was wir jetzt dargelegt haben.

Dabei ist auch die Erklärung derjenigen, welche diesen Ausspruch in drei Teile geteilt haben, einigermaßen klar und deutlich geworden. Den ersten Abschnitt teilen diese folgendermaßen: "Aus dem Verstande und dem Gedächtnis und dem Geruch und dem anderen, dem Hunger". Der zweite Abschnitt besteht nur aus zwei Worten, nämlich: "(der) Gebrauch (der) Werkzeuge". Den dritten bilden sie dann aus dem Rest dieses Ausspruches und machen zu seinem Anfang: "die Anstrengung und das Essen und das Trinken". Dieser Ausspruch ist schon in der Zweiteilung erklärt, aber den Schnitt nach dem ersten Teil machen sie erst nach dem "Gebrauch der Werkzeuge". Ich habe den Sinn, den die Vertreter dieser Lesart im Auge haben, schon erklärt. Wer aber zum Beginn des folgenden Abschnitts "der Gebrauch" macht, der bildet die Stelle so: "Der Gebrauch der Anstrengung und das Essen und das Trinken und der Schlaf und der Geschlechtsverkehr sollen maßvoll sein". Einige verbinden mit diesen Worten noch die Werkzeuge und machen den ganzen Abschnitt so: "Der Gebrauch der Werkzeuge und der Anstrengung und das Essen und das Trinken und der Schlaf und der Geschlechtsverkehr sollen maßvoll sein". Es

17. 18 da ihnen (*sc.* den Schlagadern und dem Herzen) eine besondere, unwillkürliche Bewegung eigen sei] κινήcειc, ὅcαι μὴ κατὰ κοινὴν προαίρεcιν ... γίνονται, *tractantur Gal. De sanit. tuenda II 11, 9 sqq. CMG V 4, 2 p. 65 sq.; ibidem etiam de motu voluntario arteriarum et cordis exercitiis gymnasticis effecto agitur* 32. 33 ich habe den Sinn ... schon erklärt] *v. 10 sqq.*

ist klar, daß auch diese den ganzen Ausspruch in zwei Teile teilen, aber sie teilen ihn anders ein, als die ersten ihn eingeteilt haben. Nach meiner Ansicht ist es am besten, eine von den beiden Möglichkeiten anzunehmen: entweder macht man "der Gebrauch" oder "die Anstrengung und das Essen und das Trinken" zum Anfang des zweiten Teiles. Ich gebe nun den ganzen Sinn nach dieser Abtrennung und sage: Wie in dem Buche der Aphorismen geschrieben steht, daß der Gebrauch, d. h. die Aufrechterhaltung der Gesundheit durch Enthaltung von übermäßiger Nahrung und durch Unterlassung von zu schweren Anstrengungen erfolgt, ebenso finden wir diesen Ausspruch in derselben Weise hier mit "der Gebrauch" anfangen. Dann zählt er vollständig die Dinge auf, die der Arzt zur Kenntnis der Erhaltung der Gesundheit braucht. Die Grade dessen, was er in diesem Ausspruch anführt, sind die Grade der Anwendung. Zuerst rät er die Anstrengung, d. h. körperliche Übungen, dann nach den Anstrengungen das Essen und das Trinken anzuwenden. Hier beschränkt er sich nicht darauf, nur das Essen allein zu nennen, sondern er führt auch das Trinken an. Dieses läßt er nämlich in dem Buche der Aphorismen weg. Dann nach dem Essen und Trinken führt er den Schlaf an und sagt, daß man ihn erst nach der Anwendung dieser Mittel anwenden darf. Den Schlaf erwähnt Hippokrates auch in den Aphorismen, aber an einer anderen Stelle. Erst nach all diesem nennt er den Geschlechtsverkehr, weil er rät, erst zuallerletzt den Geschlechtsverkehr anzuwenden. Ich habe euch in meinem Buch "Über die Lebensweise der Gesunden" belehrt, daß diese Rangordnung die beste ist. In diesem Buche habe ich euch außerdem gezeigt, daß das Maß, welches man bei allem anwenden muß, das Mittelmaß, so wie es sich gehört, ist. An dieser Stelle ist es deshalb nicht nötig, daß ich noch einmal dafür die Beweise bringe und daß ich mit der Verwendung der Wissenschaft für die Behandlung der Gesunden bis zum Letzten gehe. Ich gab zwar eine Erklärung dieser Stelle, aber ich muß mich darauf beschränken, zu bemerken, daß alles, was wir hier vorgebracht haben, sehr abgekürzt ist.

VI 5 [VI 2. V 324, 1. 2 L.] Ὁ ἐμψυχρότερος ἐν ψυχρῇ ὥρῃ καὶ χώρῃ ἐνθερμότερος ἔσται. |

Ὅτι μὲν οὔθ᾽ ὁ κατὰ πάθος ψυχρότερος οὔθ᾽ ὁ δι᾽ ἡλικίαν 323
ἐν ψυχρᾷ χώρᾳ καὶ ὥρᾳ δύναται γενέσθαι θερμότερος συμ-

7 wie in dem Buche der Aphorismen geschrieben steht] *immo aphorismus huius libri 4, 18. V 312, 3. 4 L.; mirum in modum errat scriptor, utpote qui ipse hisce in comment. illam sententiam illustraverit p. 235, 10. 11* 18. 19 dieses (*sc.* ποτά) läßt er (an der Stelle) im Buche der Aphorismen aus] *ecce idem error qui supra (v. 7)* 21 auch in den Aphorismen] *II 3. IV 470 L.* 24. 25 ich habe euch in meinem Buche "Über die Lebensweise der Gesunden" belehrt] Ὑγιεινῶν *l. II 2, 3 CMG V 4, 2 p. 39 sqq. Koch*

33 *ante* Ὁ ἐμψυχρότερος *in Ald. exemplo suo "hic desunt duae sententiae" animadvertit Corn.: lemmata Hippocratea cum explanatione Gal. in cod.* U *omissa*

πεφώνηται πᾶcι, καὶ διὰ τοῦτό γε οἱ περὶ τὸν Cαβῖνον ἐπὶ τῶν φύcει ψυχροτέρων ἀληθῆ τὸν λόγον εἶναί φαcιν. οὐ μὴν οὐδ' ἐπὶ τούτων ἁπλῶc ῥηθεὶc ἀληθήc ἐcτιν ἄνευ διοριcμοῦ τοιοῦδε· τὸ περιιcτάμενον ἔξωθεν ψυχρὸν ὅτι μὲν πυκνοῖ καὶ ψύχει τὰ κατὰ τὸ δέρμα τῶν ἐναργῶc φαινομένων ἐcτίν, οὐ μὴν ὡcαύτωc γε ἀεὶ διατίθηcι τὸ βάθοc τοῦ cώματοc, ἀλλ' ὥcπερ ἐν Ἀφοριcμοῖc διώριcται κατ' ἐκεῖνον τὸν λόγον, ἔνθα φηcίν· "ἔcτι δ' ὅκου ἐπὶ τετάνου ἄνευ ἕλκεοc νέῳ εὐcάρκῳ θέρεοc μέcου ψυχροῦ πολλοῦ κατάχυcιc ἐπανάκληcιν θέρμηc ποιεῖται", οὕτω καὶ νῦν ἐcτιν ἡμῖν διοριcτέον. τὸ γάρ τοι καταχεόμενον τοῦ cώματοc ἡμῶν ψυχρὸν ἤτοι διικνεῖται πρὸc τὸ βάθοc, ὡc καὶ τὰ κατὰ τοῦτο μόρια παραπληcίωc ψύξαι τοῖc ἐπιπολῆc, ἢ μόνα ψύχει τὰ κατὰ τὸ δέρμα. πρὸc μὲν οὖν τὸ βάθοc ἐξικνούμενον ἐμψύχει τὰ κατὰ τοῦτο μόρια καὶ βλάβην οὐ cμικρὰν ἐργάζεται καθ' 324 ὅλον τὸ ζῷον. ἐκλυθείcηc δ' αὐτοῦ | τῆc δυνάμεωc ἐν τοῖc ἐπιπολῆc τοῦ cώματοc μέρεcιν οὐ μόνον οὐκ ἂν ἔτι ψύξει τὰ κατὰ βάθοc, ἀλλὰ καὶ θερμότερα πολλῷ τῆc ἔμπροcθεν αὐτοῖc ὑπαρχούcηc κράcεωc ἀποδείξει. ὅcοι δὲ περὶ ⟨τῶν⟩ ἀραιὸν ἐχόντων τὸ δέρμα καὶ τὰc ὑπ' αὐτὸ cάρκαc ἡγοῦνται τὸν λόγον αὐτῷ γεγονέναι νῦν, ἐπειδὴ τούτουc φαcὶν ἐκ τοῦ διαπνεῖcθαι τὴν θερμαcίαν ἀποτελεῖcθαι ψυχροτέρουc καὶ διὰ τοῦτο θερμαίνεcθαι πυκνουμένηc τῆc ἐπιφανείαc καὶ κατεχομένου τοῦ πρότερον ἐκκενουμένου θερμοῦ, λέγουcι μέν τι τῶν ἀληθῶν, οὐ μὴν ἐχρῆν αὐτοὺc ὑπολαμβάνειν εἰρῆcθαι τοὺc οὕτω διαπνεομένουc ⟨καὶ⟩ ἐμψυχροτέρουc. μάλιcτα μὲν γάρ, ὡc ἐμάθετε, τοῖc ὑγροῖc

1 οἱ περὶ τὸν Cαβῖνον] *cf. CMG V 10,2,1 p. 17,22* 6 sqq. ἐν Ἀφοριcμοῖc ...] *V 21. IV 538, 10. 11 L.* 23 ὡc ἐμάθετε] *talia qualia Gal. X 657 K. scripsit respicienda videntur*

cum epitoma Pall. congruentia (cf. Littré V 323) servavit H, *ex quo omnia quae desiderantur germanice conversa addidi: quamquam nihil illustrationis Galenianae afferre sciebat, tamen lemmatis loco* Γνώμηc, μνήμηc, ὀδμῆc, τῶν ἄλλων καὶ πείνηc, ὀργάνων ἄcκηcιc. πόνοι, cιτία, ποτά, ἀφροδίcια, μέτρια πάντα *adicere ausus est Chart., qui contra vers. arab.* ὕπνοc *om. et* πάντα *add.*: ὕπνοc *Hipp.*: ὕπνοι *Gal. in cit.* (*in Protrept. 11 p. 16, 9 Kaib. et CMG V 4, 2 p. 39, 13 Koch et ibid. p. 207, 26 Helmr.*): πάντα *ante* μέτρια *positum exhib. ubique codd. Gal. l. l.*

ὁ ἐνψυχρότεροc U: *corr. Ald.* ψυχρ^ῷ U: ψυχρᾷ *Ald.*: ψυχρῇ *sec. Hipp. Chart.*

5 ἀεὶ] ἂν *ex errore Ald. omnes deinceps edd.* 9 διωριcτέον *Ald. ceteraeque edd.* 10 πρὸc *correxi; cf. v. 12*: περὶ U *edd.* 14 τὸ ζῷον. ἐκλυθείcηc δ' αὐτοῦ UH *edd.*: *non recte, opinor, sententias aliter distinxit et Crassum secutus* δι' *ex* δ' *mutavit Corn.* 14. 15 *inter* ἐπιπολ *et* τοῦ *verisimiliter aliena manu* (*fort.* U²) *superscriptum* δὲ *habet* U: ἐν τῆc (*sic*) ἐπιπολῆc δὲ τοῦ *Ald.*: τοῖc *corr. et* δὲ *inclus. Bas.* 15 ψύξει U *edd.*: *et* ε *littera addita quamvis non plane certus abstinui et* ἀποδείξειεν *(v. 16/17) evitavi, quia exempla futuri cum* ἂν *particula coniuncti plura Gal. tradita sunt, quam ut omnia corrigendo tollere liceat; cf. Marquardt Scr. min. I p. XLV sq. et quae ipse disserui Arch. f. Gesch. d. Med. XXVI, 1933, 249*[1] 17 τῶν *addidi* 18 ἡγεῖται *i. t.*, ἡγοῦνται *i. m. corr. ipse* U 18—20 *inter* γεγονέναι *et* πυκνουμένηc *verba* νῦν, ἐπειδὴ—θερμαίνεcθαι *per errorem typothetae Charterianae om. etiam Kuehn* 22 εἰρεῖcθαι U *Ald.*: *corr. Bas.* 23 ἐνψυχροτέρουc *ut in lemm. (p. 331, 33)* U: καὶ ψυχρ. *ab Ald. edd.*: *correxi*

καὶ θερμοῖϲ ϲώμαϲιν ὑπάρχει ταῦτα, δεύτερον δὲ τοῖϲ θερμοῖϲ, κἂν χωρὶϲ ὑγρότητοϲ ⟨ᾖ⟩ τοιαῦτα. τῶν ψυχρῶν δ' οὐδὲν εὐδιαφόρητόν ἐϲτιν, ἀλλ' ἧττον μὲν τοῦτο πέπονθε τὰ ὑγρά, μᾶλλον δὲ τὰ ξηρά, πλεονεκτεῖ δ' ἀμφοῖν τὰ φύϲει θερμά. κατὰ τοῦτο οὖν μοι δοκοῦϲιν ἁμαρτάνειν. | Denn wenn einer sagt, daß diese Worte des Hippokrates von denen gesagt seien, bei denen die Lösung infolge einer Krankheit übermäßig ist, wie dies der Fall ist bei denjenigen, welche eine Ohnmacht befällt, so ist dies eine Behauptung, welche die Ausdrücke des Hippokrates nicht in ihrem wirklichen Sinne faßt. Denn es ist die Gewohnheit des Hippokrates, daß er, wenn er "kälterer und wärmerer Körper" sagt, einen Körper meint, der kälter oder wärmer oder dessen Alter kälter oder wärmer infolge einer Krankheit ist. Und die Dichte der Haut bei den Körpern, bei denen die Lösung übermäßig ist, macht sie weniger kalt, während dies die Wärme nicht bewirkt. |

VI 6 [VI 3. V 324,3—6 L.] Ὀδυνέων τὴν ἐγγύτατα κοι- 325
λίην καθαίρειν, αἵματόϲ τε κοιλίην διαιρεῖν, καῦϲιϲ, τομή, θάλψιϲ, ψῦξιϲ, πταρμοί, φυτῶν χυμοί, ἐφ' ὧν τὴν δύναμιν ἔχουϲιν, καὶ κυκεών· κακούργων γάλα, ϲκόροδα, οἶνοϲ ἀπεζεϲμένοϲ, ὄξοϲ, ἅλεϲ.

Βοηθημάτων κατάλογον ἐνταῦθα πεποίηται καὶ ϲμικραῖϲ καὶ μεγάλαιϲ ὀδύναιϲ ἁρμοττόντων, ὥϲπερ ἐν Ἀφοριϲμοῖϲ ἔγραψε τῶν ἐν ὀφθαλμοῖϲ μόνον, ἔνθα φηϲίν· "ὀδύναϲ ὀφθαλμῶν ἀκρητοποϲίη ἢ λουτρὸν ἢ πυρίη ἢ φλεβοτομίη ἢ φαρμακείη λύει", προϲέθηκε ⟨δ' ἄλλα⟩ τινὰ νῦν βοηθήματα ταῖϲ ἐπὶ τῶν ὀφθαλμῶν ὀδύναιϲ ἀνάρμοϲτα. τὸ μὲν οὖν ἁπάντων πρῶτον εἰρημένον ἐν τῷ προκειμένῳ λόγῳ κάθαρϲίϲ ἐϲτιν, ἣν ἐν

22 ἐν Ἀφοριϲμοῖϲ . . .] *VI 31 (IV 570 L.) cum Gal. comm. XVIII A 45 K.; cf. Gal. X 171. XI 802 K.*

2 ᾖ *add. Chart.* 3 ψυχρὰ *ante* ὑγρὰ *additum del.* U 4 πλεονεκτεῖν U *Ald.*: *corr. Bas.* 5 *quae in libris graec. decisa post* ἁμαρτάνειν *om.* U, *in interpret. germ. ex* H *supplevi* 16 ἐγγυτήτα (α *supra* η) U: ἐγγύτητα *Ald.*: *corr. Bas.* 17 δὲ *pro* τε *Hipp.* ψαυϲ *pro* καῦϲιϲ U: *corr. Ald.* 18 πταρμὸϲ U *edd.*: πταρμοὶ *cum Hipp. Corn.*; *cf. p. 343, 13* 19 ϲκόρδα U *Ald.*: *ex Hipp. corr. Bas.* 20 ἀποξεϲμ' U: ἀποζεϲμένοϲ *Ald. Bas.*: *corr. Corn. Chart.* *ambigitur utrum* ἅλιϲ *an* ἅλεϲ *voluerit* U: *corr. Ald.* 23 μόνον *ab Ald. edd.* ἀκροτοποϲίη U: *corr. Ald.* 24 *inter* φαρμακοποϲίη *et* φαρμακείη (-κία *vel* -κίη) *variant codd. Hipp.* δ' ἄλλα *ex* H *addidi* 26 *post* ἣν ἐν *in fine versus ultimi fol. 163ʳ exiguum spatium vacuum reliquit itemque in initio primi versus fol. 163ᵛ lacunam quinqe fere litterarum insignivit* U: *quae propter exempli scripturam obscuratam praetermisit* U, *servavit* H *post lacunam (p. 338, 4) apertam sic haec* φιλονεικ' ἐρεθίζουϲι, μήτ' ἀνοητ' *cum nova lacuna 6—7 litterarum post* ἀνοητ' *significata praebet* U: *post* ἣν ἐν *lacunam significavit, deinde* φιλονίκη *et* ἀνοήτη *mutavit Ald.*: *ex Bas. profectus* ἣν ·.· φιλονίκη ·.· ἐρεθίζουϲι *(pro quo* ἐρ[εθ]ίζουϲι *scribendum opinor)*, μήτ' ἀνοήϲη ·.· *exscr. Chart., quem secutus est Kuehn*: *quae desunt e vers. arab. sec.* H *germanice addidi*

dem Buch der Aphorismen mit dem Worte "Trinken von Arznei" bezeichnet. Ich habe euch gelehrt, daß Hippokrates an vielen Stellen seiner Schriften das Wort Arznei gebraucht und dabei die Arznei meint, welche den Körper durch Durchfall oder Erbrechen oder etwas derartiges reinigt. Hier hat er hinzugefügt: "man muß den nächsten Hohlraum reinigen", d. h. die nächsten umfangreichen Orte, in denen die Schmerzen sitzen. Wie er das meint, werden wir kurz nachher untersuchen, wenn wir zunächst erforscht haben, was er denn mit den Worten meint, die er in dem Buch der Aphorismen von der Behandlung der Augen schreibt. Ich sage: nachdem er die Reinigung angeführt hat, erwähnt er "das Spalten eines Bluthohlraumes". Damit meint er den Aderlaß an der großen Ader. Nachher erwähnt er das Brennen und das Schneiden. Von der Behandlung der Augen sagt er aber nichts. Notwendig spricht er hier nicht davon. Nachher führt er dann "das Erwärmen" an. Dies ist nämlich die Behandlung, welche die beiden Arten der Behandlung umfaßt, welche er zur Behandlung der Augen angibt. Es ist besser, wenn ich ihre Erläuterung hier lasse, da ich sie ja kurz nachher darlege. Bei der Behandlung der Augen verordnet er "den Ungemischten". Nur "Wein" sagt er hier am Ende dieses Ausspruches, wo er von den Arten schädlicher Behandlung spricht. Unter "schädlicher" versteht er eine böse Behandlung, bei der Gefahr für das Leben besteht. Bei der Aufzählung der Arten der Behandlung der Schmerzen nennt er den "Wein" sonst unter den nützlichen Arten, an dieser Stelle hat er dies nicht getan. Wie ich bei der Erklärung des Buches der Aphorismen gesagt habe, daß er nicht alle genannten Arten der Behandlung bei einer einzigen Krankheit, bei der Schmerzen auftreten, gebraucht, so würde ich dies auch an dieser Stelle aufzeigen, wenn ich es nicht schon an vielen Stellen getan hätte sowohl bei der Behandlung dieser Schrift als auch schon vorher in der Einführung in die Praxis der Heilkunde, von der die meisten Kommentatoren nichts verstehen. Sie vermögen die Krankheiten nicht zu scheiden und zu finden, welchen Kranken die einzelnen dieser Behandlungsarten nützlich sind. Sie verschwenden ihre Zeit mit Geschwätz über unbedeutende Fragen in der Heilkunde, die Hippokrates aufgeworfen hat, ohne daß sie etwas davon verstehen. Wenn sie aber einmal an eine be-

1 im Buche der Aphorismen] *VII 46 (IV 590 L.), ubi quidem vocem* φαρμακείη *a Gal. p. 333, 24 simul citatam, sed in codd. Hipp. Paris. omissam unoque tantummodo additam respuit Littré* 2 ich habe euch gelehrt] *de* φαρμακεύειν *verbi usu Hippocrateo cf. e. c. Aph. IV 4 (IV 502 L.) et 6 (p. 504) vel Aph. I 22 (IV 468 L.) et 24 (p. 470) cum Gal. comm. XVII B 447 K. et CMG V 9, 1 p. 101, 10 sqq. Mew. et p. 333, 12 sqq. Helmr.* 8 kurz nachher] *p. 336, 25 sqq.* 10 von der Behandlung der Augen] *cf. aphorismum p. 333, 23/24 laudatum* 12 an der großen Ader] μεγάλη φλέψ *tractatur e. c. Gal. in lib. de nat. hom. comm. CMG V 9, 1 p. 73 sq. Mew.* 19 den Ungemischten] ἀκρητοποσίη *p. 333, 23*

deutende Frage kommen, so gehen sie leicht darüber hinweg, ohne sie genau zu erfassen und zu bestimmen. Ich will jetzt die Arten der Behandlung lassen, welche eine sehr starke Lösung haben. Du dürftest keinen finden, der einem, dem das Wasser in den Augen gerinnt, Wein zu trinken gibt, ebensowenig dürftest du einen finden, der einen solchen ins Bad schickt, wie ihr mich schon habt tun sehen; du dürftest auch keinen unter ihnen finden, der die Krankheiten nennen kann, bei denen die einzelnen dieser Behandlungsarten förderlich sind. Mit wirklicher Berechtigung nennt die große Masse des Volkes uns alle eine Gesellschaft, die sich mit den Büchern der Alten abgibt. In der Heilkunde schätze ich diejenigen höher, welche sich in der Praxis der Heilkunde gründlich geübt haben, auch wenn sie keine Kenntnisse darüber haben, was die Alten sagen.

Ich glaube, es ist jetzt am besten, wenn ich es lasse, von den Kommentatoren zu reden, und wenn ich die Darstellung des Kapitels in der Heilkunde aufnehme, welches der edelste und der Darstellung würdigste Teil der Medizin ist. Ich muß nun bei den Ausführungen weit ausholen und viel Zeit darauf verwenden, ohne dabei nachlässig zu sein. Häßlich ist es, daß diese Kommentatoren bei sophistischen Fragen lange verweilen und über die für das Verständnis wichtigsten Fragen immer hinweggehen, während wir unsere Zeit darauf verwenden, nur die Anschauungen zu klären, die den größten Nutzen bringen. Ich sage nun, daß es ganz offensichtlich ist, daß jeder Schmerz von einer Krankheit kommt, die in dem Organ aufgetreten ist, in dem der Schmerz sich zeigt. Es muß aber das Organ, in dem die Krankheit auftritt, Gefühl haben und darf nicht gefühllos sein, wie die Knochen und die Knorpel und das Fett und die Bänder. Denn keines von den erwähnten Organen schmerzt, wenn es gebrannt oder geschnitten oder gepreßt oder gespannt oder gebunden wird. Es schmerzt nicht nur nicht, wenn etwas derartiges bei ihm getan wird, sondern es ist überhaupt gefühllos, wenn in ihm ein naturwidriger Zustand auftritt. Dies ist aber nicht so bei der Haut und den fleischigen Organen mit Nerven und Adern unter ihr. Denn alle diese Organe sieht man bei dem Auftreten der erwähnten Krankheiten schmerzen. Der Ursachen für die Schmerzen sind, wie ich gesagt habe, viele. Wir sehen oft die Organe aufs heftigste und schwerste schmerzen, wenn sie geschnitten oder gestochen oder gebohrt oder gebrochen oder gespannt oder gepreßt oder sehr erwärmt oder stark kalt gemacht werden. Es ist wahrscheinlich, daß die Krankheit, welche die Schmerzen in den Körpern erzeugt, nur eine oder höchstens zwei sind. Diese Sache habe ich gründlich in meinen anderen Büchern auseinander-

41 in meinen anderen Büchern] *meminit fort. talium qualia leguntur in comm. in l.* Π. φύσ. ἀνθρ. *CMG V 9, 1 p. 21 sqq. Mew., ubi alia ab ipso scriptore afferuntur*

gesetzt. Alle Schmerzen entstehen infolge einer Trennung des Zusammenhanges oder infolge einer schlechten, verschiedenen Mischung, wenn sie bedeutend und stark ist, so daß man dabei in hinreichender Weise feststellen kann, daß bei ihr, d. h. bei einer schlechten, verschiedenen Mischung, wenn sie übermäßig stark ist, eine Art Trennung des Zusammenhanges eintritt. Wenn aber der Zusammenhang völlig unterbrochen ist, so daß nichts mehr zu trennen bleibt, dann ist kein großer Schmerz mehr vorhanden. Der Schmerz ist aber sehr heftig, solange das Trennen andauert. Er entsteht aber nicht nur, wenn ein Organ geschnitten oder gebrannt wird, sondern auch wenn es von einem Saft des Körpers angefressen oder stark gespannt wird. Denn wenn es so gespannt wird und diese Spannung länger dauert, ist man nicht sicher, daß es bricht. Wenn es dünn und fein und sehr schwach ist, so zerreißt es meistens, wenn es so gespannt wird. Deshalb schmerzen auch die Glieder sehr, die so angefüllt sind, daß die ganze Gegend um sie stark gespannt ist. Ebenso ist es auch bei den Gliedern, welche gebrochen sind. In dem, was gebrochen ist, staut sich, wie wir schon gezeigt haben, Blut an. Denn es ist nicht anders möglich, als daß irgendwelche Adern in dem gebrochenen Gliede auch gerissen sind. Wenn es nun zu faulen anfängt, bilden sich in dem Gliede scharfe, beißende Säfte. Denn durch die Schärfe erfolgt überhaupt die Reinigung. Durch sie werden die Säfte, von denen die Krankheit kommt, entleert. Die Reinigung ist auch das erste, was Hippokrates in diesem Ausspruch, den wir eben erklären, angeführt hat. Deshalb befiehlt er uns, auf die Reinigung des Hohlraumes, welcher der Krankheit benachbart ist, bedacht zu sein, damit das Innere dieses Ortes schnell gereinigt wird. Unter Hohlraum versteht er jeden großen Hohlraum. Solche Hohlräume finden sich in den Eingeweiden und neben den Eingeweiden in dem Magen und der Brust, und auch in der Blase und der Gebärmutter findet sich ein nicht kleiner Hohlraum. Zu der Reinigung der Hohlräume gehört auch die Reinigung, durch welche aus dem Munde Phlegma ausgestoßen wird, das sich in ihm abgesetzt oder gebildet hat und als Schaum sich aus ihm ergießt. Die Reinigung des Gehirns erfolgt aus der Nase, in welche Arznei oder dergleichen eingeträufelt wird. Denn die beiden Nasengänge gehen bis zu dem Hohlraum des Gehirns durch. Wie es die Eigenschaft der beißenden Säfte ist, auf diese Arten zu reinigen, ebenso ist es mit den kalten Säften. Denn auch diese Säfte erzeugen heftige Schmerzen entweder wegen der schlechten, verschiedenartigen Mischung oder durch die Erzeugung von dicken, blähenden Winden, die keinen Durchgang finden. Wenn irgendein Glied

1 alle Schmerzen entstehen ...] *de duabus causis dolorum eisdem quas hic attulit cf. Gal. in lib.* Περὶ διαίτης ὀξέων *comm. II 1 CMG V 9, 1 p. 163 sq. Helmr., ubi ipse alia hac de re scripta sua adscivit*

heftigen Schmerz durch Spannung bekommt, so ist die Ursache eine Menge von Blut in ihm, wie es bei den heißen Geschwülsten der Fall ist. Man muß dabei eine große Ader nahe bei dem Sitz der Geschwulst anschneiden, damit das Blut schnell aus dem übervollen Ort vertrieben wird. Es ist selbstverständlich, daß, wenn der Schmerz nur von einer Überfülle der Säfte kommt, er nur durch den Aderlaß geheilt wird. Wenn er aber nur von schlechten Säften kommt, kann die Heilung nur durch Reinigung erzielt werden. Wenn sich aber beides vereinigt, d. h. Fülle und Schlechtigkeit der Säfte, so muß man beide Arten der Behandlung anwenden, sowohl den Aderlaß wie die Reinigung. Der Aderlaß soll aber zuerst und erst nachher die Reinigung angewandt werden. Hippokrates schrieb, daß man die Reinigung in dem Hohlraum, der möglichst nahe dem Sitz der Krankheit ist, vornehmen solle, weil es die Gewohnheit des Hippokrates ist, daß er die Heilung jeder Krankheit für sich allein angibt. Dies ist der beste und klügste Weg. Denn da er die Behandlung so angibt, kann jeder vernünftige Mensch, wenn sich zwei oder drei Krankheiten in einem Menschen vereinigt haben, die Art der Behandlung anwenden, die zu jeder paßt. Manche aber kennen diese Handlungsweise nicht und machen sich deshalb der Torheit schuldig, den Hippokrates ungerecht zu behandeln und ihn mit vielen Worten zu schmähen, wie sie ihn auch an dieser Stelle tadeln, weil er verlangt, auf die Reinigung des der Krankheit nächsten Hohlraumes bedacht zu sein. Denn wenn im Körper eine Menge Säfte ist, so haben wir die Reinigung des Hohlraumes, der dem Sitz der Krankheit am nächsten ist, im Auge, weil wir sie sonst mehr nach dem Ort der Krankheit ablenken als sie entleeren würden. Wenn z. B. die Krankheit in den Augen sitzt, so suchen wir die Reinigung nach dem Mund hin, oder wenn sie in den Nieren sitzt, nach der Blase, oder wenn sie in den Eingeweiden sitzt, nach dem Hohlraum des Magens, und wenn sie im Magen sitzt, so suchen wir die Reinigung durch Erbrechen, und wenn sie in der Brust und in der Lunge sitzt, durch Arzneien, welche den Husten treiben, und wenn sie in der Nähe des Gehirns sitzt, so suchen wir die Reinigung durch die Nase, in welche wir Arzneien und anderes einträufeln. Wenn unter diesen Umständen sich an dem Sitz der Krankheit nur schlechte Säfte finden, ohne daß sie auch reichlich sind, und dann die Reinigung nach dem der Krankheit am nächsten gelegenen Hohlraum erfolgt, dann tritt der Nutzen schneller ein, als wenn die Reinigung auf einen entfernteren Ort eingestellt ist. Es gibt keinen, der von der Praxis der Heilkunde etwas versteht und Erfahrung in ihr hat, welcher leugnet, daß man beim Auftreten eines Schmerzes in den Gliedern die Reinigung nach den ihm nächsten Adern, und zwar nach den größten, im Auge haben muß. In der Natur der Sache liegt es, daß auch die Überlegung darauf hinweist, daß das Blut, welches die Geschwüre erzeugt, sich nach den ihnen nächsten Adern wendet und zu ihnen hinläuft. Dies ist für diejenigen klar, welche es nicht aus Lust zum Widerspruch und aus Streitsucht oder aus Liebe zu Sieg und Rechthaberei leugnen, und denen es nicht an Verstand mangelt. ⟨τὰ μὲν πρότερα δύο⟩ βοηθήματα τελέως ἐξηγηcάμεθα καθ' ὅντινα τρόπον ἔγραψεν.

περὶ δὲ τῶν ἐφεξῆς λεγομένων πρώτη καῦcίc ἐcτι παραλαμβανο-
326 μένη κατὰ τὰ μεγάλως πεπονθότα | διὰ κακοχυμίαν πολλήν, ὡc ἐπὶ τῶν κακοηθεcτάτων ἑλκῶν γίνεται ποτὲ μὲν ἄντικρυc διαπύροιc cιδήροιc καιόντων ἡμῶν αὐτά, ποτὲ δὲ φαρμάκοιc καυcτικοῖc. ἐφεξῆc δὲ τῇ κατακαύcει γέγραπται τομή, παύουcα καὶ αὐτὴ τὰc ὀδύναc τῶν ἤδη πῦον ἐχόντων πολὺ μορίων ἐπὶ φλεγμοναῖc μεγάλαιc προηγηcαμέναιc, εἶθ' ἑξῆc θάλψιc ἐν λουτροῖc τε δηλονότι καὶ πυριάcεcι γινομένη. προακηκόατε δ' ἤδη τὰc ὕλαc τῶν πυριάcεων ἐφ' ὧν τε προcήκει κεχρῆcθαι διαθέcεων ὀδύνην ἐπιφερουcῶν, οἷον ἐπὶ μὲν τῶν κατὰ θώρακα, δι' ὧν αὐτὸc εἶπεν ἐν τῷ Περὶ διαίτηc ὀξέων, ἐπὶ δὲ τῶν ὀφθαλμῶν διὰ cπόγγου μαλθακοῦ, μὴ φέροντοc τοῦ μορίου τὰc διὰ τῶν μαρcίππων τε καὶ καταπλαcμάτων θάλψειc. ἀλλὰ καὶ ἡ δι' ἐλαίου κατάντληcιc ἐπί τε τῶν μέcων τοῦ cώματοc καὶ τῆc κεφαλῆc ἴαμα πόνων ἐcτί, θάλψιc οὖcα, καὶ ἡ δι' ὕδατοc ἐπὶ τῶν κώλων, καὶ cυνεχεcτάτη καὶ πλείcτη χρῆcιc ἐπὶ τῶν ὀδυνωμένων μορίων, ἡ διὰ τῆc θάλψεωc γίνεται τοῖc ἰατροῖc, ἐπειδὴ καὶ τὰ τεταμένα χαλᾷ καὶ τὰ πεπληρωμένα κενοῖ καὶ τὰ κατεψυγμένα
327 θερ|μαίνει.

τῇ ψύξει δὲ cπανιώτερον ἐπὶ τῶν ὀδυνωμένων χρώμεθα, πυκνούcῃ μὲν τὴν ἐκτὸc ἐπιφάνειαν αὐτῶν καὶ διὰ τοῦτο τὰc διαπνοὰc εἰργούcῃ, τεινούcῃ δὲ μᾶλλον τὰ τεταμένα. μόναc οὖν τὰc θερμὰc δυcκραcίαc, ὅcαι χωρὶc πλήθουc cυνίcτανται, ψῦξιc ἰάcεται, καθάπερ ἐπὶ τῶν ἐξ ἐγκαύcεωc ὀδυνωμένων τὴν κεφαλὴν ἢ διακαιομένων ὑπὸ πυρετοῦ. καταντλοῦντεc οὖν αὐτὴν ῥοδίνῳ ψυχρῷ θεραπεύομεν τὸ cύμπτωμα. καὶ τῶν ἐρυcιπελάτων δὲ τὰ δι' ὑπερβάλλουcαν θερμαcίαν ὀδυνῶντα ⟨τοῖc ψύχουcιν ἰώμεθα⟩ καὶ ποδάγραc ὡcαύτωc ἐφ' ὧν ⟨ἂν⟩ τὸ ῥεῦμα χολῶδέc τε ᾖ ⟨καὶ⟩ θερμόν.

9 φαρμάκοιc καυcτικοῖc] *cf. Gal. XI 754 K.* 13 προακηκόατε δ' ἤδη τὰc ὕλαc τῶν πυριάcεων . . .] *in Gal. in* Περὶ διαίτηc ὀξέων *I 7. II 268, 9 L. comm. II 2 CMG V 9, 1 p. 164/65 Helmr.* 29 ῥοδίνῳ] *cf. Gal. XI 563 sq. 592. XIII 155 K.*

4 βοηθήματα U: die beiden ersten Arten der Behandlung *versa habet* H, *unde supplevi* 5 καθ' ὃν τρόπον *i. t.*, καθόντινα *(sic) i. m. adscr.* U 8 μεγάλως *scripsi ex* H: μεγάλα U *edd.* 13 προηκηκόατε U *edd.*: *correxi* 22 τεταμένα H *corr. Corn. Kuehn; cf. v. 26*: τεταγμένα U *Ald. ceteraeque edd.* 29 γοῦν U: *corr. Ald.* ψυχρῷ U: mit reichlichem (cυχνῷ) H 30 καὶ τῶν ἐριcιπελάτων δὲ U: καὶ τῶν ἐρυcιπελάτων (*omisso* δὲ) *Ald.* 31 *post* ὀδυνῶντα *versum dimidiatum vacuum reliquit* U *lacunamque ab Ald. insigniverunt universae edd*: *additis* wir behandeln mit kühlenden Mitteln *expl.* H, *unde omissa recepi*: καὶ ἀρθρίτιδαc *ante* καὶ ποδάγραc *desiderabat Corn.* 32 ἂν *post* ὧν *addidi* τε ἢ θερμὸν U *edd.*: *emendavit et supplevit Corn.*

ἐφεξῆς δὲ τοῖς εἰρημένοις γέγραπται φυτῶν χυμοί [γ'], ἐφ' ὧν τὴν δύναμιν ἔχουσιν. ἧς πάλιν λέξεως ἡ διάνοιά μοι δοκεῖ τοιαύτη τις ὑπάρχειν· ὀδυνῶν ἰάματά σοι γενήσονταί ποτε καὶ οἱ τῶν φυτῶν χυμοί. ταῦτα δ' ἐστὶ πάμπολλα, τὰ μὲν ὑγρὰ διαμένοντα, τὰ δὲ πηγνύμενα. πρῶτον μὲν τὸ ἔλαιον ἤδη παμπόλλην χρείαν ἡμῖν εἰς τὰς ὀδυνωμένων ἰάσεις τε καὶ παρηγορήσεις παρέχει θερμὸν προσφερόμενον, εἶθ' ἑξῆς ἄλλα πολλὰ τούτου πολὺ μᾶλλον θερμαίνοντα, δάφνινον, κέδρινον, | κίκινον, σινάπινον, ῥαφάνινον, ὑγρὰ μὲν ταῦτα, πεπη- 828
γότα δὲ τὰ μὲν μᾶλλον τὰ δὲ ἧττον, αἵ τε ῥητίναι καὶ μάλιστ' αὐτῶν αἱ αὐτόρρυτοι καλούμεναι, θαψία τε καὶ εὐφόρβιον οἵ τε ὀποὶ πάντες, ὁ Κυρηναῖος, ὁ Παρθικός, ὁ Μηδικός, ὁ Ἀσσύριος, ὁ σαγαπηνός, ὁ ἐκ τῶν τιθυμάλλων, ὁ ἐκ τοῦ πάνακος ὁ ἰδίως ὀποπάναξ καλούμενος. ἐκ τοῦδε τοῦ γένους ἐστὶ καὶ ἡ χαλβάνη καὶ ἄλλα πολλὰ περὶ ὧν ἔμαθες ἐν ταῖς Τῶν ἁπλῶν φαρμάκων δυνάμεσιν. ἐάν τε γὰρ ὀπὸς ᾖ τινος, ἐάν τε χυλός, ἐν τῇ τῶν χυμῶν προσηγορίᾳ περιλαμβάνεται. τούτου τοίνυν τοῦ γένους ἔσται καὶ ἡ ὑγρὰ πίττα καὶ τὸ πίσσανθος ὀνομαζόμενον, ἔτι °δὲ καὶ τὸ κατὰ τὴν Κιλικίαν καπνέλαιον ἕτερά τε μυρία τὰ μὲν ἐκ βοτανῶν, τὰ δ' ἐκ θάμνων, τὰ δ' ἐκ δένδρων γινόμενα, καθ' ὧν ὄνομα κοινόν ἐστι τὸ φυτόν, οὗ νῦν Ἱπποκράτης ἐμνημόνευσεν ⟨λέγων τὸ⟩ φυτῶν χυμοί.

προσέθηκε δ' αὐτοῖς ἐφ' ὧν δύναμιν ἔχουσιν, ἀσαφῆ διὰ συντομίαν τὸν λόγον ἐργασάμενος. εἰκότως τοιγαροῦν οἱ ἐξηγηταὶ διηνέχθησαν, ἄλλος ἄλλως οὐ μόνον ἐξηγησάμενοι τὴν λέξιν, ἀλλὰ καὶ

5. 6 τὸ ἔλαιον ... θερμὸν] *adhibetur cum Hipp.* Π. διαίτης ὀξ. *II 11. II 462 L. CMG V 9, 1 p. 334, 14 H. tum Gal. XI 489. 526. 529. XVIII B 524 K.* 7. 8 δάφνινον, κέδρινον] *cf. Gal. XI 520. 871 K.* 8 κίκινον] *cf. Gal. XII 26 K.* σινάπινον, ῥαφάνινον] *cf. Gal. XI 870 K.* 9. 10 ῥητίναι . . . αὐτόρρυτοι] *cf Gal. XI 520. XII 113. XIII 368. 475 K.* 10 θαψία] *cf. Gal. XI 885 K.* εὐφόρβιον] *cf. Gal. XI 879. XIII 271 K.* ὀποὶ πάντες] *cf. supra p. 64, 2, infra p. 341, 22. XIII 273 K.* 11 σαγαπηνός] *cf. Gal. XII 117 K.* 11. 12 ὁ ἐκ τῶν τιθυμάλλων] *cf. Gal. XII 141 sq. CMG V 4, 2 p. 309, 17 Helmr.* 12 ὀποπάναξ] *cf. Gal. XII 94 sq. XIII 628 K.* 13 ἡ χαλβάνη] *multa testimonia ap. Deichgräber, Empirikerschule, Wortind. p. 387 s. v.* 13. 14 καὶ ἄλλα πολλά, περὶ ὧν ἔμαθες ἐν ταῖς Τῶν ἁπλῶν φαρμάκων δυνάμεσιν] *Gal. XI 379—XII 377 K.* 16 ἡ ὑγρὰ πίττα] *cf. Gal. XII 101. XIII 709 K.* 16. 17 τὸ πίσσανθος ὀνομαζόμενον] *cf. Gal. XI 520. XII 441 K.* 17 καπνέλαιον] *cf. Gal. XIII 626 K.*

1 *ante* ἐφεξῆς δὲ *explanatio* πταρμῶν *requiritur, sed p. 343, 13 extremae vocis* (κυκεών) *explanationi in priore parte huius commentarii annexa legitur et in* U *et in* H 1. 2 γ' *inter* χυμοί *et* ἐφ' ὧν *inser.* U: *om. Ald.* 3 γενήσεται U *edd.*: *correxi* 5 παμπόλλ *in extremo versu Bas., deinde* παμπόλλον *a Chart. edd.* 6 παρηγόριοι *sic* U *Ald.*: *corr. Corn. Bas.* 10 εὐφορ^β' *ambigue* U: εὐφόρβιον *Ald.* 11 ὁ Μηδικὸς *om. Chart. et Kuehn* ὁ σαγηνὸς U *Ald. Bas.*: *corr. Corn. Chart.* 11. 12 ὁ ἐκ τ̄ τιθυμάλλ *sic i. t.,* λον *i. m. add.* U: ὁ ἐκ τῶν τιθυμάλλων *ab Ald. edd.* 16 πίσσανον U *edd.*: *corr. Corn.* 17 Κιλικίαν *corr. Ald.*: κοιλικι^υ' U καπέλαιον U *edd.*: *corr. Corn., ut iam in vers. lat. Crassus, et Chart.* 20 *ante* φυτῶν χυμοί *verba* λέγων τὸ *interisse videntur* 21 αὐτῷ *pro* αὐτοῖς *malim* 23 ἄλλοι U *edd.*: *correxi; cf. Wenk. 1928, p. 4 sq.*

329 μεταγράψαντες. ὅπως | οὖν μὴ γράφοιμι πολλά, παραλιπὼν αὐτούς, ἃ δοκεῖ μοι πιθανώτατα εἶναι, ταῦτα ἐρῶ μόνα. τῶν τοίνυν φαρμάκων ὅσα πραΰνειν τὰς ὀδύνας πέφυκεν, ὥσπερ ἄλλο πρὸς ἄλλην διάθεσιν, οὕτω καὶ πρὸς μόριον ἄλλο δύναμιν ⟨ἄλλην ἔχει⟩. μακροτέρου δ' ὄντος ἢ καθ' ὑπόμνημα τοῦ λόγου, διὰ παραδειγμάτων ὀλίγων αὐτὸν ἐπιδραμεῖν ἔγνωκα. τοῦ μὲν οὖν τὰς ὀδυνηρὰς διαθέσεις μὴ πάσας δεῖσθαι τῶν αὐτῶν φαρμάκων ἔστω σοι παράδειγμα τόδε· δακνωδῶν ὑγρῶν ἐν μὲν τοῖς ἐντέροις περιεχομένων τὰ περικλύζοντα πρότερον ἐνιέντες, ὧν ἐστι καὶ μελίκρατον καὶ πτισάνης χυλός, ὅταν ἐκκριθῇ ταῦτα, τὰ πραΰνοντα τὰς δήξεις ἐπενίεμεν, ὅσα τε ἐμπλάττεσθαι καὶ περιπλάττεσθαι δύναται τῇ τῶν ἐντέρων ⟨ἐπιπολῇ⟩ * * * προσπίπτειν τοὺς καταφερομένους ἄνωθεν εἰς αὐτὰ δάκνοντας χυμοὺς ἐδέσματά τε δίδομεν αὐτοῖς εὔχυμά τε καὶ ὅσα δύσφθαρτα. κατὰ δὲ τὴν ἄνω κοιλίαν καὶ μάλιστ' αὐτῆς κατὰ τὸ στόμα τοιούτων περιεχομένων χυμῶν ἐμεῖν μὲν πρῶτον αὐτοὺς κελεύομεν. εἰ δὲ δυσεμεῖς εἶεν, ἔλαιον ἢ ὑδρέλαιον ἤ τι τοι-
330 οῦτον καταρροφῆ|σαι δίδομεν, ἐφ' ᾧ τῶν ἐμέτων γενομένων ἔξωθεν μὲν ἐπιτίθεμεν τῶν στυφόντων τι καὶ δυσωδῶν, ἔνδοθεν ⟨δὲ δίδομεν⟩ τροφὰς εὐχύμους τε ἅμα καὶ δυσφθάρτους καί τι καὶ στῦφον ἐχούσας. τοῖς δ' ὀφθαλμοῖς τοιούτων * * * ἐν ὅλῳ τῷ σώματι προκαθαίρομεν. εἰ δ' αἵματος πλῆθος, ἐπὶ τὴν ἐν ἀγκῶνι φλέβα τὴν ἔξωθεν ἣν ὠμιαίαν

9 μελίκρατον] *cf. e. c. CMG V 4,2 p. 209, 4 sqq. Helmr. vel ibid. in Gal. in Hipp. De victu acut. comm. V 9,1 p. 117—366 Helmr. passim* πτισάνης] *Gal. qui fertur libellus* Π. πτισ. *editus ab O. Hartlich in CMG V 4,2 p. 455—463* 15 ὑδρέλαιον] *cf. Gal. XI 594 K.* 20 φλέβα . . . ὠμιαίαν] *cf. Gal. II 273 K. CMG V 9,1 p. 170, 25 sqq. Helmr.*

1 καταλιπὼν U *edd.*: παραλιπὼν *praetuli* 3 ἄλλην διάθεσιν *corr. Corn. Chart.*: ἀλλ͂ τὸ ἐνδιάθε^ει U, *itaque* ἄλλων τὸ * ἐν διάθεσιν *Ald.* 4 *ex interpr. arab. supplevi,* so hat . . . eine andere Wirkung H: οὕτω . . . δύναμιν U: δύναται *coni. Ald.*: δύναμιν ⟨ἔχει⟩ *cum Bas. Corn.* 6 τοῦ *ante* μὲν οὖν *corr. Corn.*: τὰ U *Ald. Bas*: τὸ *Chart. et Kuehn* 9 πτισσάνης *a Bas. edd.* ἐκκριθείη U *edd.*: *correxi* 10. 11 *post* περιπλάττεσθαι *iter.* πλάττεσθς U: *om. Ald.* 11 ἐντέρ͂ προ͂ πιπτ͂ τοὺς *sic* U: *in vers. arab.* und was so beschaffen ist, daß es sich ringsum an der Oberfläche des Innern der Eingeweide festsetzt, so daß es sie trocken und hart macht; denn dies hindert, daß die beißenden Säfte die Eingeweide treffen H: *unde ad parvam lacunam post* ἐντέρων *explendam talia qualia* ἐπιπολῇ, κωλύοντά γε τῷ σκληρύνειν αὐτὴν *sufficere mihi videntur*: ἐντέρων προσπίπτειν τοὺς *lacunose Ald.*: *post* ἐντέρων *add.* οὐσίᾳ, καὶ κωλύειν *Corn.*: ἐντέρων ⟨ἐπιπολῇ, ἃ κωλύουσιν⟩ προσπίπτειν *a Bas. edd.*: quaecumque inhaerentia et intestinorum t u n i c a s o p e r i e n t i a superne incidentes mordaces humores a r c e n t *interpret. Crassus* 17 καὶ δυσωδῶν U H: odoratumque *versum habet Crassus, cui assentiens* μὴ *pro* καὶ *scr. Corn.* *post* ἔνδοθεν *ex* H δὲ δίδομεν *recepi* 19 *post* τοιούτων *ex interpr. arab. lacunam statui,* wenn sich aber etwas von derartigen Flüssigkeiten nach den Augen hinzieht und dann im ganzen Körper ein Überfluß von schlechten Säften herrscht, reinigen wir zuerst den Körper (τοῖς δ' ὀφθαλμοῖς τοιούτων ⟨ὑγρῶν τινος ἐπιρρεύσαντος, εἶτα κακῶν χυμῶν ἐπικρατούντων⟩ ἐν ὅλῳ τῷ σώματι προκαθαίρομεν) H: *post* τοιούτων *verbis* περιεχομένων χυμῶν *(cf. vv. 8. 14) additis sarciebat Corn.*: *lacunam, etsi hariolando* oculis vero dolentibus horum nihil facimus, sed universi corporis inutilem materiam prius medicamento educimus *explebat, primus tamen detexit Crassus* 20 *ex antecedentibus quae perierunt verbum* ἐπικρατεῖ *vel* περιέχεται *mente supplere satis esse videtur*

καλοῦϲιν ἥκομεν, εἶθ᾽ ἑξῆϲ φαρμάκῳ χρώμεθα τῶν ἁπαλωτάτων τέ τινι καὶ ἀδηκτοτάτων, ἐφ᾽ ᾧ νηϲτεύϲαντα δι᾽ ὅληϲ τῆϲ ἡμέραϲ εἰϲ ἑϲπέραν ἐπὶ λουτρὸν ἄγομεν. εἰ δὲ μήτε καθάρϲεωϲ δέοιτο μήτε φλεβοτομίαϲ, τοῖϲ τ᾽ εἰρημένοιϲ φαρμάκοιϲ καὶ τῷ λουτρῷ μετ᾽ αὐτά, καθάπερ ἴϲτε, τὰϲ τοιαύταϲ ὀ δ ύ ν α ϲ ἐξιώμεθα, μήτε ταῖϲ κατὰ γαϲτέρα δήξεϲι τῶν κολλυρίων ἐνιέντεϲ τι, μήτε τοῖϲ ὀφθαλμοῖϲ τράγου χυλὸν ἢ ϲτέαρ αἰγὸϲ ἢ κηρωτὴν ἄδηκτον ἤ τι τῶν ἄλλων ὅϲα διὰ τῆϲ ἕδραϲ ἐνίεμεν. ἀρκέϲει ⟨δὲ καὶ⟩ ταῦθ᾽ ὡϲ ἐπὶ παραδείγματοϲ εἰρῆϲθαι πρὸϲ ἔνδειξιν τοῦ τὴν αὐτὴν διάθεϲιν οὐ τῶν αὐτῶν δεῖ|ϲθαι βοηθημάτων, 331 ὅταν ἐν διαφέρουϲι γένηται μορίοιϲ. ἐπιδεῖξαι γὰρ πρόκειται, κατὰ τίνα διάνοιαν ὁ Ἱ π π ο κ ρ ά τ η ϲ εἶπε φ υ τ ῶ ν χ υ μ ο ὶ ἐ φ᾽ ὧ ν δ ύ ν α μ ι ν ἔ χ ο υ ϲ ι. τὸ γὰρ ἐ φ᾽ ὧ ν ἤτοι μορίων ἢ διαθέϲεων ἢ τρόπων χρήϲεωϲ ἀναγκαῖόν ἐϲτιν ἀκοῦϲαι. λέγω δὲ τρόπουϲ χρήϲεωϲ, ὅταν ἤτοι τὴν αἰτίαν αὐτήν τιϲ ἐκκόπτῃ, δι᾽ ἣν ὀδυνᾶται τὸ πεπονθὸϲ μόριον, ἤ τιϲ τὸ γεννώμενον ἐξ αὐτῆϲ φυϲῶδεϲ πνεῦμα διαφορῇ. καὶ τοῦτ᾽ αὐτὸ ποιεῖ διττῶϲ, ἢ λεπτύνων αὐτοῦ τὸ παχὺ καὶ φυϲῶδεϲ ἢ ἀραιῶν τὸ περιέχον αὐτὸ ϲῶμα. καὶ μέντοι καὶ περὶ ταῦτα τρόποϲ ἕτερόϲ ἐϲτιν ἀνωδυνίαϲ ποιητικὸϲ ἐκ τοῦ ναρκοῦϲθαι τὴν αἴϲθηϲιν γινόμενοϲ, ἐφ᾽ οὗ καὶ ϲυνέϲεώϲ ἐϲτιν οὐ τῆϲ τυχούϲηϲ μεῖξαι τῷ ναρκωτικῷ τἄλλα καὶ μὴ μόνῳ χρήϲαϲθαι. τίϲ γὰρ οὐκ οἶδεν, ὡϲ ἐν τῷ Φ ι λ ω ν ε ί ῳ φαρμάκῳ τὴν μὲν τῆϲ ὀ δ ύ ν η ϲ παῦλαν ἡ τῆϲ αἰϲθήϲεωϲ νάρκη ποιεῖ, τὰ δὲ ἐργαζόμενα ταύτην ἐϲτὶν °ὅτε τοῦ μήκωνοϲ ὀπὸϲ καὶ τὸ τοῦ ὑοϲκυάμου ϲπέρμα, ταῦτα δ᾽ εἰ μόνα προϲενεχθείη, παντάπαϲιν μὲν ὀλίγα δοθέντα τὴν ὀ δ ύ ν η ν οὐ δυνήϲεται παύειν, εἰ δ᾽ ἐν ᾧ μέτρῳ λη|φθέντα παῦϲαι δύναται, τοῦτ᾽ ἔχοι τὸ μέτρον, οὐ ϲμικρὰν βλάβην 332 ἐργάζεται κατὰ τὸ πάϲχον μόριον; ἵν᾽ οὖν μήτε μεγάλωϲ αὐτὸ βλάψῃ καὶ ναρκώϲῃ τὴν αἴϲθηϲιν, ἡ τῶν ἄλλων φαρμάκων μῖξιϲ εὑρέθη τῷ Φ ί λ ω ν ι. τίϲ δ᾽ ἐϲτὶν ἡ μέθοδοϲ, ᾗ χρώμενοϲ ἄν τιϲ ἐπὶ τὴν τοιαύτην ἥκοι καταϲκευὴν τῶν φαρμάκων, ἐν τοῖϲ Περὶ ϲυνθέϲεωϲ αὐτῶν εἴρηται.

4 τοῖϲ εἰρημένοιϲ] *modo v. 1/2* 7 κηρωτὴν ἄδηκτον] *cf. Gal. X 574. XIII 480 K.* 20. 21 Φιλωνείῳ φαρμάκῳ] *Philonis (cf. v. 28) antidoti quod dicitur explicatio Gal. invenitur XIII 269 K.; cf. VIII 84. X 818 K.* 29 ἐν τοῖϲ Περὶ ϲυνθέϲεωϲ αὐτῶν εἴρηται] *Gal.* Π. ϲ. φαρμάκων τῶν κατὰ τόπουϲ *XII 378—XIII 361 et* τῶν κατὰ γένη *XIII 362—1058 et* Π. ἀντιδότων *XIV 1—209 K. aliaque alibi*

8 ἀρκέϲει ⟨δὲ καὶ⟩ ταῦτα *scribendum censeo coll. ex. gr. talibus qualia leguntur CMG V 9, 2 p. 233, 10 vel 372, 11 Heeg* 10 μορίοιϲ H*; cf. p. 340, 4*: αὐτοῖϲ U *edd.*: τόποιϲ *coni. Corn., ut* locis *verterat Crassus* 12 *post* ἔχουϲι indem er unter den Worten "bei welchen sie Wirkung haben" jede einzelne Art dieser Säfte versteht *versa add.* H 14 αὐτὴν *corr. Chart., quomodo* ipsam causam *interpr. Crassus*: αὐτοῦ U *Ald. Bas.* ἐκκόπτει U: *corr. Chart.* 15 ἢ τί τὸ U: τιϲ *correxi*: τὶ *in Ald. exemplo suo del. Corn.*: ἤτοι τὸ *scr. Chart.* 15 et 16 φυϲϲῶδεϲ U: *corr. Ald.* 18. 19 ἀνωδυνίαϲ ποιητικὸϲ—ϲυνέϲεώϲ ἐϲτιν *iterata del.* U 19 τῶν ναρκωτικῶν *compendiose* U: *corr. Corn. Bas.* 20 ὡϲ *per errorem om. Chart. et Kuehn* 23 υἱοϲκιάμου U *Ald.*: *corr. Bas.* 25 ἔχοιμι U *Ald. Bas.*: *corr. Chart.* 29 ἥκει U: *corr. demum Kuehn*

περὶ μὲν δὴ τούτων ἱκανὰ καὶ ταῦτα, θεαcώμεθα δὲ περὶ τῶν ἐφεξῆc εἰρημένων, ὧν ἡγεῖται πρῶτοc γεγραμμένοc ὁ κυκεών. ὅτι μὲν οὖν ⟨ἄκρατοc⟩ οἶνοc ὀδύναc ὀφθαλμῶν ὅcαι δι' ἔμφραξιν γίνονται παύει, διὰ τῶν εἰc τοὺc Ἀφοριcμοὺc ὑπομνημάτων ἐμάθετε. νῦν δὲ καὶ περὶ τῶν ἄλλων, ὅcαι κατὰ τὸν αὐτὸν λόγον γίνονται ποτὲ μὲν διὰ πάχοc αἵματοc, ποτὲ δὲ διὰ ψῦξιν, ἀναμνήcθητε πολλάκιc ἑωρακότεc ἐπί τε τῶν κατὰ κοιλίαν ὀδυνῶν ἐπί τε τῆc καλουμένηc ἡμικραίραc οἶνον ἀκρατέcτερον αὐτίκα μὲν ὠφελήcαντα cαφῶc, ὕπνου δὲ ἐπιγενομένου τελέωc παύcαντα· τεθέαcθε ⟨δέ⟩ με διδόντα τὸν
333 οἶνον οὐκ εὐθέωc νήcτει, ἀλλ' ἐπὶ τροφῇ. νῦν | δὲ ὁ Ἱπποκράτηc ἔμειξεν ἀμφότερα καὶ τὴν τροφὴν καὶ τὸ πόμα. τοιοῦτον γάρ τι πρᾶγμά ἐcτιν ὁ κυκεών, ὡc καὶ παρ' Ὁμήρου μεμαθήκατε, μειγνύντων μὲν ⟨ἄλλων⟩ ἄλλα τῷ οἴνῳ, κοινὸν δ' ἐχόντων ἁπάντων αὐτόν. ἴcωc δὲ καὶ τὸ μετ' ἀλφίτων μειγνύναι τὸν οἶνον ἐξ ἀνάγκηc μέν, ⟨οὐ μὴν τό γε⟩ μετ' ἄλλων ἐκ τοῦ κυκεὼν ὀνόματοc ἀξιώcει τιc δηλοῦcθαι, τοὺc παλαιοὺc οὕτωc μᾶλλον ἐπιδεικνὺc κεχρῆcθαι τῇ προcηγορίᾳ. χρῆcθαι δέ ποτε καὶ τροφῆc χωρὶc οἴνῳ τῶν οὕτωc ἀλγούντων τινὰ κελεύcαc ἕνεκα τοῦ βεβαιῶcαί μου τὴν ὑπόληψιν ἐθεαcάμην, ὡc προcεδόκηcα, παροξυνθέντα θερμῶν ἀτμῶν πολλῶν ἀθρόωc ἀναδραμόντων ἐπὶ τὸν πεπονθότα τόπον, ἐφ' οἷc ἀνώμαλόc τε ἅμα δυcκαcία καὶ πλήρωcιc ἠκολούθηcε τοῦ μέρουc. ἐπιδέδεικται δὲ ἡμῖν ἡ μὲν πλήρωcιc τῷ διατείνειν πάντῃ τὰ cώματα ὀδύναc ἐργαcαμένη τοῖc ἀcθενέcιν, ἡ δ' ἀνώμαλοc δυcκραcία διὰ τὸ τινὰ μὲν ἔτι κατὰ φύcιν ἔχειν μόρια, τινὰ δὲ ὁμιλεῖν αὐτοῖc ἐψυγμένα. γίνεται γὰρ ἐν τούτοιc ⟨ἡ⟩ ἐκ τῶν παρὰ φύcιν ἐχόντων εἰc τὰ κατὰ φύcιν ἔχοντα διάδοcιc τῆc ψύξεωc

4 διὰ τῶν εἰc τοὺc Ἀφοριcμοὺc ὑπομνημάτων] *cf. ad p. 333, 22* 7. 8 τῆc καλουμένηc ἡμικραίραc] *de capitis doloribus qui vocantur* ἡμικρανία *cf. e. c. CMG V 4, 2 p. 156, 14 Koch et p. 447, 29 Kalbfl.; remedia Gal. XII 596 sq. XIV 500. 502 K.* 12 Ὁμήρου] κ *290* 21 ἐπιδέδεικται δ' ἡμῖν . . .] *e. c. CMG V 9, 1 p. 164, 5 sqq. 292, 18 sqq. Helmr.; ibid. V 9, 2 p. 171, 16 sqq. Diels* 23 *exstat libellus* Περὶ τῆc ἀνωμάλου δυcκραcίαc *Gal. VII 733—752 K.*

2 ὁ κυκεδὼν U: *corr. Ald.* 3 ἄκρατοc *coll. v. 8 ex* H *recepi, sicut* ἀκρητοποcίη *remedium doloribus oculorum proponitur in Aph. VI 31. IV 570 L. (cf. p. 333, 23) et VII 46. IV 590 L.* 6 *incertum* παχύα *an* παχύοc *exaratum habeat* U: *corr. Ald.* δὲ *post* ποτὲ *ab Ald. om. edd.* 7 τὴν *inter* ἐπί τε *et* κατὰ κοιλίαν *inser.* U: τῶν *corr. Ald.* 9 τεθέαcθέc με U: τεθέαcθέ με *corr. Ald.*: δὲ *interposui* 9. 10 τὰ *ante* οἶνον U: *om. ab Ald. edd.*: τὸν *correxi* 11 τροφῆc U *Ald. Bas.*: *corr. Chart.* 2 μιγνύντων *constanter* U *edd.*: *ubique correxi* 13 ἄλλων *ex* H *addidi* ἄλλα H *corr. Ald.*: ἀλλὰ U δὲ *post* ἴcωc *per errorem om. Chart. et Kuehn* 14 τι *ante* τὸ *add. Chart.* μειγνύναι *sec.* H *correxi, sicut* fortasse et cum polenta vinum miscebant *vert. Crassus*: μὲν εἶναι U *edd.* 14. 15 τὸν οἶνον, ἐξ ἀνάγκηc δὲ καὶ τὸ ἄλλων ἐκ τοῦ κυκεὼν U *edd.*, *nisi quod* τὸ ἄλλων *in* τι ἄλλο *mutavit Chart.*: *in Arabide* vielleicht könnte einer sagen, daß das Mischen von Gerstenmehl mit Wein beim Mischen des Kykeon unbedingt nötig sei, daß dagegen das Mischen mit anderem bei dem, was die Alten mit dem Namen Kykeon benennen, durchaus nicht nötig sei H: *in quibus nisus tradita distinxi, emendavi, supplevi; cf. Wenk. 1928, p. 32 sq.*: *solum* μετ' *ex* τὸ *corr. Corn.* 17 τροφῇ U *Ald. Bas.*: *corr. Corn. Chart.* 22 ἐργαcαμένη U: ἐργαcομένη *Ald. Bas.*: ἐργαζομένη *Chart.* 24 ἡ *addidi*

ἀνιαρά. τὰ δὲ | ὅλα ψυχθέντα καὶ ὡς ἂν εἴποι τις ἑκτικὴν κτηςάμενα 334 τὴν τοιαύτην κρᾶςιν οὐκ ὀδυνᾶται. „τὴν γὰρ φύςιν", φηςί, „διαλλαςςομένοιςι καὶ διαφθειρομένοιςιν αἱ ὀδύναι γίνονται", οὐ διηλλαγμένοις οὐδὲ διεφθαρμένοις ἤδη. τὸν μὲν οἶνον αὐτός τε προςεδόκηςα βλάψειν ἄνευ τῆς τροφῆς πινόμενον, ἥ τε πεῖρα μαρτυρήςαςα βεβαιοτέραν μοι τὴν πίςτιν εἰργάςατο. κυκεὼν δ' οὐκ ἂν βλάψειεν ἔχων ἐν αὐτῷ τὴν τροφήν. ἐκ γὰρ τῆς ἀμφοῖν ςυμμέτρου μίξεως ὁμαλὴ κατὰ βραχὺ θάλψις ἐν τοῖς πεπονθόςι μορίοις αὐξανομένη χωρὶς ἀτμῶν πολλῶν ἐκθερμαίνει τε τὰ κατεψυγμένα καὶ διαφορεῖ τὰ ἐμπεφραγμένα. διέρχεται γὰρ ὅςα πρότερον ἔν τιςιν ἐςφηνώθηςαν διὰ πάχος αὐτά τε λεπτυνόμενα καὶ χεόμενα τῶν τε περιεχόντων αὐτὰ ςωμάτων ἀραιοτέρων ἀποτελουμένων, ἅπερ ἀπὸ τῶν θερμαινόντων ὁμαλῶς γίνεςθαι φιλεῖ.

καὶ οἱ πταρμοὶ δὲ (καὶ γὰρ τούτους ἐφεξῆς ⟨τῆς ψύξεως⟩ ἔγραψεν) ἐναργῶς φαίνονται κεφαλαλγίας ἰώμενοι τὰς ἐπὶ πλήθει φυςώδους πνεύματος γινομένας.

ταυτὶ μὲν οὖν ἅπαντα μέχρι τοῦ κυκεὼν ἐπιδέδεικταί μοι τοῦ προτεθέντος ἐξ | ἀρχῆς ἔχεςθαι, κακῶς ὑπὸ τῶν ἐξηγηςαμένων εἰς πλείους 335 λόγους τεμνόμενα. ἐπὶ δὲ τὴν ἑξῆς λέξιν μεταβῶμεν ἀπέχεςθαι δοκοῦςαν°ἔτι τε καὶ μᾶλλον ἁπαςῶν τῶν ἔμπροςθεν ἤπερ ἀλλήλων ἐκεῖναι. δύναται δ'̣, ὡς ἐγώ φημι, καὶ αὐτὴ περὶ μὲν ὀδυνῶν εἰρῆςθαι, καθά-

2. 3 τὴν γὰρ φύςιν, φηςί, διαλλαςςομένοιςι κτέ.] *Hipp.* Π. τόπων τῶν κατὰ ἄνθρ. *42. VI 334, 7 L.; cf. Hipp.* Π. φύς. ἀνθρ. *4. VI 40, 4—6 L. CMG V 9, 1 p. 33, 25 Mew.* *et Aph. II 47. IV 482 L.; de generatione dolorum egit Gal.* Περὶ τῶν καθ' Ἱππ. ςτοιχείων *I 2. 3 (I 416 sqq. K.) et in* Ταῖς τῶν ςυμπτωμάτων αἰτίαις *VII 85—272, imprimis p. 115 (cf. XVII B 551) K.; CMG V 9, 1 p. 163, 17 sqq. Helmr.* 13 οἱ πταρμοὶ] *cf. e. c. Gal. in Progn. 14. II 146, 8 L. comm. II 49 CMG V 9, 2 p. 300, 21 sqq. Heeg vel* Ὑγιειν. λ. *VI 12, 2 CMG V 4, 2 p. 192, 28 Koch*

1 *num* ὅλως *anteponendum? in vers. arab.* so daß die Mischung des erkälteten Gliedes wie ein fester Zustand ist *recte* H, *ut* hecticam quandam temperaturam *interpr. Crassus*: ἑκτικὴν *corr. Corn. Chart.*: ἑλκτικὴν U *Ald. Bas.* 4 οὖν *post* μὲν *add. Ald.* 6 αὐτῶ U *Ald.*: *corr. Bas.* 7 ὁμομαλὴ U: *corr. Ald.* 7. 8 βλαχὺ θάλψ^c U: *corr. Ald.* 9 ἐμφραγμένα U *Ald.*: *corr. Corn. Bas.* 10 ἐςφηνώθηςαν *conieci*: sie sitzen fest *versum praebet* H: ἐςφήμης *sic* U: ἐςφίγγηςαν *ab Ald. omnes deinceps edd.* 10. 11 αὐτῶν τε λεπτυνομένων καὶ χεομένων *adnot. Corn.* 11 ἀραιωτέρων U: *corr. Ald.* 12 ὅπερ *malim* ἀπὸ H: ἐπὶ U *edd.* 13 und auch das Niesen, das er nach der Abkühlung erwähnt hat *versa exhibet* H; *cf. p. 333, 18*: *itaque* τῆς ψύξεως *post* ἐφεξῆς *addidi* 14 κεφαλ^{γ'} U: κεφαλαλγίαν *Ald.*: *corr. Bas.* *Gal. quae de sternutationibus p. 339, 1 oblitus erat hic demum propter capitis dolorem sanandum (cf. p. 342, 7. 8) attulisse videtur, quamquam ad hanc quidem rem (cf. p. 338, 20. 28) etiam supra quadrare potuerant* φυςώδους *corr. Corn., quemadmodum* ex multo flatuoso spiritu *vert. Crassus*: φυςςῶδες U: φυςῶδες *Ald.*: φυς(ς)ώδει *Bas. ceteraeque edd.* 16 μέχρι τοῦ "κυκεών" *ex interpr. arab. restitui,* bis er den Kykeon erwähnt *(lemm. p. 333, 19)* H: μέχρι τῶν πταρμῶν U *edd.* 17 ἀρ^χ *ambigue* U: ἀρχῶν *ab Ald. edd.*: *correxi* ἔχεςθαι κακῶς *coniuncta habet Ald.* 19 ἔτι τε *vix sana;* ἐμοί γε *suspicor* *etiam* ἤπερ ἀλλήλων ἐκεῖναι *cum asterisco impressa praebet Ald.*: ἤπερ *corr. Bas.*

περ ἐκεῖναι, διαφέρειν δ' αὐτῶν τῇ κακίᾳ. γίνονται γάρ τινες ὀδύναι κακοήθεις ὑπὸ τῶν κακούργων εἴτ' οὖν φαρμάκων ἃ δηλητήρια καλοῦσιν, εἴτε θηρίων ἰοβόλων, εἴτε καὶ χυμῶν τινων ἐκ διαίτης μοχθηρᾶς ἢ λοιμώδους ἀέρος ἐν τῷ σώματι γεννηθέντων. ἐπὶ τούτων οὖν φημι λελέχθαι ταῦτα τὰ βοηθήματα, γάλα, σκόροδα, οἶνος ἀπεζεσμένος, ὄξος, ἅλες. γάλα μὲν ἐπὶ τῶν κατὰ διάβρωσιν ἀναιρούντων (ἐπικράσεως γὰρ δεῖται), σκόροδα δ' ἐπὶ τῶν κατὰ σφοδρὰν ψῦξιν, οἶνος δ' ἐπὶ τῶν κατὰ μετρίαν. προσκειμένου δὲ αὐτῷ τοῦ ἀπεζεσμένος δυνατόν ἐστιν ἀκούειν τὸν ἱκανῶς θερμόν, ἐγχωρεῖ δὲ καὶ τὸν οὕτως ἀφεψημένον, ὡς γίνεσθαι τὸ καλούμενον σίραιον.
336 ἐπικρα<τη>τικὸν γάρ τοι καὶ τοῦτ' ἐστὶ τῶν δριμυτή|των διαβρωτικῶν. ὄξος δ' ἕνεκα τοῦ τέμνειν χυμοὺς κολλώδεις, ὡς ἐπὶ τῶν μυκήτων, ἢ καὶ ψύξεως ἕνεκεν, ὡς ἐπὶ θαψίας. τοὺς δ' ἅλας, ὡς ἐκδαπανῆσαι δυναμένους ὅλην τὴν οὐσίαν τῶν κακούργων χυμῶν τε καὶ φαρμάκων. ἀλλ' ἐπεὶ μὴ μόνον ὠφέλειαι καὶ βλάβαι τοῖς σώμασιν ἡμῶν γίνονται κατὰ τὰς τῶν ὁμιλούντων ἁπλᾶς ποιότητας, ἀλλὰ καὶ καθ' ὅλην τὴν οὐσίαν (ἐμάθετε γὰρ καὶ τοῦτο δι' ἑτέρων ὑπομνημάτων), προσηκόντως ἂν εἰρημένον εἴη τὸ φυτῶν χυμοὶ ἐφ' ὧν τὴν δύναμιν ἔχουσιν. καὶ γὰρ καθ' ὅλην τὴν οὐσίαν ἰδιότητες ἤτοι οἰκεῖαι τοῖς σώμασιν ἡμῶν ἢ ἀλλότριαι κατὰ τέτταρας ὕλας εἰσὶ καθαρτικὰ φάρμακα καὶ τροφαὶ καὶ τρίτα πρὸς αὐτοῖς ἃ νῦν Ἱπποκράτης ὠνόμασε κακοῦργα καὶ τέταρτα τὰ τούτων ἰατρικά. τεμνομένου δὲ τοῦ τρίτου γένους τῆς ὕλης εἴς τε τὰ δηλητήρια καλούμενα φάρμακα καὶ τοὺς ἰοὺς τῶν θηρίων, διττὴ καὶ τῶν ταῦτα θεραπευόντων ἐστὶν ἡ ὕλη.
337 καλεῖται δὲ ἀλεξι|φάρμακα μέν, ὅσα τοῖς δηλητηρίοις ἀνθίσταται, θηριακὰ δὲ ὅσα τὰς τῶν θηρίων ἰᾶται δήξεις. ἴσως δέ τις ἀξιώσει καὶ τὴν τῶν καθαιρόντων φαρμάκων ὕλην ἐν τοῖς° τῶν δηλητηρίων περιέ-

2 δηλητήρια] *cf. Gal. I 670. XI 764. 767 K.* 7 ἐπικράσεως] *cf. Gal. X 640. 862 K.* 10 σίραιον] *cf. supra p. 328, 17 et XIII 8. 45 K.* 11 ἐπικρατητικόν] *cf. Gal. XI 488—493 K.* 12 ἐπὶ τῶν μυκήτων] *cf. CMG V 4, 2 p. 401, 19 sqq. Helmr. et Gal. XI 767. XII 79 sq. XIV 140 K.* 13 θαψίας] *cf. supra p. 339, 10* 17 δι' ἑτέρων ὑπομνημάτων] *locum non invenio* 25 ἀλεξιφάρμακα] *cf. Gal. XI 764. XV 279 K.* 25. 26 θηριακὰ] *cf. Gal. XV 279 K.*

2 δηλιτήρια *ut p. 345, 3* U: *corr. Ald.* 5 σκόρδα *ut v. 7* U *Ald.*: *corr. Bas.* 5. 6 ἀποξεσμένος U *Ald.*: ἀποζ. *Corn. Bas.*: *corr. Chart.* 6 ἅλις U *Ald.*: *corr. Corn. Bas.* 9 ἀπεζεσμένου U *edd.*: *correxi* 10 γενέσθαι U *Ald. Bas.*: *corr. Chart.* 11 ἐπικρατικὸν *corruptum* U: ἐπικρα<τη>τικὸν *(pro eodem mendo quo CMG V 9, 1 p. 355, 28 Helmr.) scribendum opinor, quia* überwindet *versum habet* H: corrodentes acrimonias temperat *vert. Crassus* τῶν *conieci*: καὶ U *edd.* διαβρωτικῶν UH *Ald. Bas. et in vers. lat. Crassus*: -κὸν *coni. Corn. Chart.* 12 κολλόδεις U: *corr. Ald.* 14—16 τῶν κακούργων—γίνονται κατὰ τὰς *ex errore typothetae iter. Kuehn* 18 ἐφ' ὧν τε δύναμιν U *omnesque edd.*: *corr. unus Corn.*; *cf. p. 333, 18* 21 τρίτ(ο) U: *corr. Ald.* 22 τέταρτα H, *ut* quarto *vert. Crassus*: τέτταρα U *edd.* ἰατρικά *scripsi*; *cf. e. c. CMG V 9, 2 p. 47, 31 Diels*: ἰα(τ)ά *sic* U: ἰάματα *asterisco apposito Ald.* 23 τε U *corr. Kuehn*: γε *Ald. ceteraeque edd.*

χεcθαι, διαφθείρει γὰρ ἡμᾶc καὶ ταῦτα πλείω τοῦ cυμμέτρου δοθέντα. τοῦτο δ' ⟨εἰ⟩ cυγχωρήcαιμεν, ἀκόλουθον ἡμῖν ἔcται τά τ' ἀλεξιφάρμακα καὶ τὰ θηριακὰ ἐν τοῖc δηλητηρίοιc cυγκαταριθμεῖν, ἐπειδὴ καὶ ταῦτα ἀναιρεῖν πέφυκεν, εἰ μή τιc αὐτῶν βραχὺ προcενέγκαιτο παντάπαcιν. ἀλλὰ δι' αὐτὸ τοῦτό μοι δοκοῦcιν ⟨οἱ⟩ ἰατροὶ θανάcιμα μὲν πολλὰ φάρμακα καλεῖν, ὧν ἀναγκαῖον ὄφελόc τι κατὰ καιροὺc γίνεται, δηλητήρια δὲ τὰ μηδέποτε μηδὲν ὀνοῦντα μήτε νοcοῦνταc ἀνθρώπουc μήθ' ὑγιαίνονταc· οὔτε γὰρ ἀκόνιτον οὔθ' ὑδράργυροc οὔτε λιθάργυροc οὔτε λαγωὸc θαλάττιοc εἴcω τοῦ cώματοc λαμβανόμενοc παρέχει τινὰ ἡμῖν ὠφέλειαν, ὥcπερ καὶ τἆλλα πολλά, περὶ ὧν ἐν τοῖc κατὰ τὴν ἰδιότητα τῆc ὅληc οὐcίαc ὠφελοῦcί τε καὶ βλάπτουcιν εἴρηται. |

VI 7 [VI 4. V 324, 7—10 L.] Ἄνθρωποc, ἐκ κόπων ἐξ ὁδοῦ 338
ἀδυναμίη ⟨καὶ⟩ βάροc, ἀνέπτυεν· °ἔβηξε γὰρ ἐκ κορυφῆc· πυρετὸc ὀξὺc πρὸc χεῖρα ὑποδάκνων· δευτεραίῳ δὲ καρηβαρίη, γλῶccα ἐπεκαύθη, ῥὶc ὀνυχογραφηθεῖcα, οὐχ ἡμορράγηcεν, ἀριcτερὸc cπλὴν μέγαc καὶ cκληρόc, ὠδυνᾶτο.

Τὰ μὲν γενόμενα τῷ κάμνοντι διηγ⟨ήcατο⟩, εἴτε δ' ⟨ὁ⟩ ἄνθρωποc ἀπέθανεν εἴτ' ἐcώθη παρέλιπεν, οὗ χάριν ἅπαντα γράφεται τἆλλα. τί ἂν οὖν ἐγὼ περὶ τοῦ νοcοῦντοc οὕτωc ἔcεcθαι προεῖπον ἴcωc ἀκοῦcαι ποθεῖ τιc, ᾧ τἀληθῆ ῥητέον ἐcτίν. ὡc εἴ μοί τιc ἔδειξεν αὐτοῦ τὰ οὖρα, caφῶc ἂν ἀπεφηνάμην, ὁποῖόν τι φρονῶ περὶ τοῦ κάμνοντοc· ὅcον

8 ἀκόνιτον] *cf. Gal. XI 820 K.* ὑδράργυροc] *cf. Gal. XI 688. 767 K.* λιθάργυροc] *cf. Gal. XI 688. XII 224 sq. K.* 9 λαγωὸc θαλάττιοc] *cf. Gal. XIV 227 K.*

1 τῶν cυμμέτρων U *edd.*: *correxi, sicut* ultra modum *interpr. Crassus* 2 εἰ *add. Corn. Kuehn (in vers. lat.) Crassus* 4 προcενέγκοιτο U *omnesque edd.*: *correxi coll. quae tradita reperiuntur e. c. CMG V 9, 1 p. 151, 25. 187, 2 Helmr. vel ibid. V 9, 2 p. 28, 18. 29, 2 Diels* 5 οἱ *addidi* 7 δηλητιρά *i. t.*, τήρια *i. m. corr. ipse* U μηδὲ *ante* νοcοῦνταc U *edd*: *corr. demum Kuehn* ἀνθρώπουc *bis* U 8 μηδ' ὑγιαίνονταc U *edd.*: *corr. Kuehn* ἀκόντιον U *edd.*: ἀκόνιτον *cum Crasso corr. Corn.* ὑδάργυβ U: *corr. Ald.* λιθαρ Γρ' U: λιθαργέροc *sic Ald.*: λιθράργυροc *Corn.*: *corr. Bas.* 10 δ' ἄλλα U: *corr. Ald.* 12 ἐκκόπτων U: *ex Hipp. corr. Ald.* 13 καὶ *inter* ἀδυναμίη *et* βάροc *sec. Hipp. et Pall. addidi* ἐβήηξε *sic* U: ἔβηξε *ab Ald. edd.*: ἔβηccε *Hipp.* 14 πυρετὸc πρὸc χεῖρα ὀξὺc ὑποδάκνων *colloc. Hipp. et Pall.*: πυρετὸc ὀξὺc, ὑποδάκνων πρὸc χεῖρα *transpos. Littré* δὲ *ex* τε *mutav.* U 14. 15 καρηβαρία U *edd.*: *ex Hipp. correxi* 15 ἀπεκαύθη *falso Chart.*; *cf. e. c. CMG V 10, 1 p. 138, 3 vel 10, 2, 1 p. 30, 16* 18. 19 τῶ κάμνοντι δὰν· εἴτε δὰν ἀπέθανεν εἴτε cώθη *sic* U: *utrumque* δὰν *in* δ' ἂν *mutavit et* εἴτ' ἐcώθη *corr. Ald.*: *superiore loco pro* δ' ἂν *in Ald. exemplo suo* εἶπεν *scr. Corn., sicut* narravit *vert. Crassus*: *ex eadem Bas. lectione quae est* δ' ἂν *recte* διηγ⟨ήcατο⟩, *pro quo* διῆλθεν *quoque scribi poterat, consentiens cum* H *restituisse mihi videtur Chart.*; *cf. p. 346, 12*: *altero loco* δὰν *ex* δ' ἂν̄ *i. e.* δ' ἄνθρωποc *natum esse arbitror coll. p. 346, 2. 18* 19 παρέλειπεν U *Ald. Bas.*: *corr. Chart.* ὧν U *edd.*: οὗ *praetuli* 20 περὶ *scripsi, quemadmodum* de *vert. Crassus*: παρὰ U *edd.* *ad* προεῖπον auf Grund dessen, was Hippokrates von seinen Zuständen geschrieben hat (ἐφ' οἷc ὁ Ἱπποκράτηc εἶπεν) *versa add.* H

μὲν γὰρ ἐπὶ τοῖς εἰρημένοις, ὀλεθρίως εἶχεν. εἰ δὲ ἦν καὶ τὰ οὖρα
ἄριστα, σωθήσεσθαι μέν, ὀξέως ⟨δὲ⟩ νοσήσειν τὸν ἄνθρωπον ἀπεφηνά-
μην ἄν· εἰ δὲ ἦν καὶ τὰ οὖρα μοχθηρά, διὰ ταχέων τεθνήξεσθαι· ⟨εἰ⟩
339 μέσα δὲ αὐτῶν, ὡς μήτ' ἐπαι|νεῖσθαι μήτε ψέγεσθαι, πλείονα χρόνον
ζήσαντα τεθνήξεσθαι. τὰ μὲν οὖν ἄλλα συμπτώματα μεταξύ πώς ἐστιν
ὀλέθρου καὶ σωτηρίας, ἡ δὲ ὀνυχογραφηθεῖσα ῥίς, εἶτα μὴ μεθεῖσα
τοῦ αἵματος (οὕτω γὰρ ἔγραψε Ζεῦξις· "ῥὶς ὀνυχογραφηθεῖσα οὐκ ἀφῆ-
κεν αἷμα") χαλεπώτατον σημεῖον. εἰ δ' εἴη γεγραμμένον, ὥσπερ οὖν ἐν
τοῖς πλείστοις ⟨ἀντιγράφοις⟩ γέγραπται ῥὶς ὀνυχογραφηθεῖσα,
οὐχ ἡμορράγησεν, ὀλέθριον μὲν καὶ οὕτως, ἧττον δὲ τοῦ μηδ' ὅλως
αἷμα μεθεῖναι. πρόδηλον δ' ὅτι τῆς χειρουργίας καλῶς γενομένης ὅμως
οὐκ ἐρρύη τὸ αἷμα. τὴν ἀρχὴν γὰρ οὐκ ἂν ἔγραψε κατὰ τὴν διήγησιν
ὀνυχογραφηθῆναι μὲν τὴν ῥῖνα, μὴ γενέσθαι δὲ τὴν αἱμορ-
ραγίαν, εἰ περὶ τὴν ⟨μοχθηρὰν⟩ χειρουργίαν τοῦτο συμβεβήκει. λέγουσι
⟨δὲ⟩ τοὺς παλαιοὺς οὐ μόνον τοῖς ἰδίοις ὄνυξι τὴν ῥῖνα διαι-
ρεῖν, ἀλλὰ καὶ σιδήρῳ τινὶ πρὸς αὐτὸ τοῦτο παρεσκευασμένῳ, καὶ
ἐοίκασι κατά γε τὸν ἐν τῷ λόγῳ τῷδε προκείμενον ἄρρωστον διὰ τὴν
καρηβαρίαν ἐπὶ τὴν διαίρεσιν αὐτῆς οἱ θεραπεύοντες τὸν ἄνθρωπον
ἰατροὶ παραγενέσθαι. τὸ δ' ἐπὶ τοῦ σπληνὸς εἰρημένον· ἀριστερὸς
340 σπλὴν μέγας οἱ μὲν | οὕτως προσκεῖσθαι νομίζουσιν ὡς τῷ "γάλα"
τὸ "λευκὸν" ὁ ποιητὴς προσέθηκε καὶ τῷ "σύες" τὸ "χαμαιευνάδες",
οὐκ ὄντος οὔτε γάλακτός τινος, ὃ μὴ λευκόν ἐστιν, ⟨οὔτε συῶν, αἳ
μὴ⟩ χαμαιευνάδες εἰσίν. Einige sagen, daß er mit "linke" meint, daß

5 τὰ μὲν οὖν ἄλλα—8 χαλεπώτατον σημεῖον: *Deichgräber, Empirikerschule, fragm. 360, p. 246, 9 sqq.* 7 Ζεῦξις] *cf. supra p. 3, 9* 21 ὁ ποιητής] γάλα λευκὸν Δ *434*, σύες χαμαιευνάδες κ *243 et* ξ *15*

1 οὖν *post* μὲν *additum expunxit* U καὶ *inter* ἦν *et* τὰ οὖρα *superscriptum habet* U 2 δὲ *add. Ald.* νοσήσειν *correxi, sicut* aegrotaturum esse *vertit Crassus*: νοσεῖσαι U: νοσῆσαι *coni. Ald.* 3 εἰ *ex* H *addidi* 4 μέσον U *edd.*: *correxi* 7 οὐκ ἀφῆκεν αἷμα—9 ῥὶς ὀνυχογραφηθεῖσα *per errorem typographicum om. Chart. et Kuehn* 9 ἀντιγράφοις *ex* H *addidi* 14 μοχθηρὰν *ex* H *addidi* 15 δὲ *post* λέγουσι *add. Chart.* 15. 16 διελεῖν *pro* διαιρεῖν *scribere malim* 17 τὸ *post* κατά γε *ex errore Charterianae etiam Kuehn* 19. 20 *in interpr. arab.* die einen verbinden "links" mit der "großen Milz", die anderen sagen, daß der Zusatz "links" in der Erwähnung der Milz so hinzugefügt sei wie (τὸ δ' ἐπὶ τοῦ σπληνὸς εἰρημένον "ἀριστερός" ⟨τῷ⟩ "σπλὴν μέγας" οἱ μὲν ⟨συνάπτουσιν, οἱ δὲ⟩ οὕτως) *praebet* H 20 τὸ γάλα U: τῷ *corr. Ald.*: τῷ γάλακτι *adnot. Corn.* 21 χαμαιευνάδεες *ut v. 23* U: *corr. demum Kuehn* 22 *post* λευκὸν ’ὅ’ *spatio decem fere litterarum relicto* χαμαιευνάδεες εἰσὶν U *Ald. Bas.*: *quae interciderunt sic versa* und es gibt kein Schwein, das nicht auf dem Boden lagert *add.* H: quum nullum lac non album sit, nulli sues non humi cubantes *interpr. Crassus*: *lacunam post* λευκὸν *apertam additis* ἐστιν, οὔτε σύων *(sic)* τινῶν οἵ γε οὐ καὶ *explebat Corn.*: οὔτε συῶν * * * αἳ * * * μὴ *Chart., quem secutus sum, praeterquam quod amplioris lacunae signa sustuli confirmatus ab* H 23 *post* εἰσίν *e vers. arab. patet plura deesse, quae in sermonem nostratem versa sec.* H *addidi*: *non solum reliquam post* εἰσίν *partem alterius versus, sed etiam versus alterius initium vacuum reliquit et post hanc lacunam* γραφηθεῖσα οὐχ ἡμορράγησεν *annexa praebet* U, *cuius vestigia fideliter presserunt Ald. Bas., quemadmodum lacunae signum ante* dissecta non erupit *in*

die linke Seite der Milz geschwollen war, und andere sagen, daß er mit "linke" meint, daß die ganze Milz nach der linken Seite des Körpers verschoben war. Dabei läßt sich aber kein großer Nutzen für die Erkenntnis gewinnen ohne Kenntnis der gegenwärtigen Dinge und auch nicht aus der Vergangenheit für die wirklich vorliegenden Dinge und überhaupt nicht aus all diesen Worten. Es ist wahrscheinlich, daß Hippokrates "die linke" mit der Nase verband und meinte, daß die linke Seite der Nase geritzt worden war, aber kein Blut aus ihr sich ergoß. Denn dieser Teil der Nase liegt auf der Seite der Milz. Es ist wahrscheinlich, daß der behandelnde Arzt bei der Ritzung der Nase diesen Nasenflügel in Angriff nahm und ihn ritzte. Vielleicht hat der erste Abschreiber in dem Text dieses Ausspruches einen Fehler gemacht und ist sein Fehler bis heute geblieben. In einer alten Handschrift findet sich dieser Ausspruch nach folgender Lesart: "Die linke Nase wurde geritzt, und es ergoß sich kein Blut". Rufus von Samaria sagt, daß er diese selbe Lesart in einigen Handschriften gefunden habe. Und dieser Rufus schreibt diese Worte so wie Zeuxis. Denn er schreibt anstatt "ergoß sich nicht" "kam nicht heraus", obgleich alle Kommentatoren außer ganz wenigen "ergoß sich nicht" schreiben. ἐγκειμένου δὲ τῇ ῥήcει καὶ τοῦ βήccειν αὐτὸν ⟨ἐκ⟩ κορυφῆc ἐγένετο καὶ περὶ τούτου τοῖc ἐξηγηcαμένοιc τὸ βιβλίον ἀμφιcβήτηcιc, ἐνίων μὲν ἐκ τῆc κεφαλῆc τὴν βῆχα γενέcθαι λεγόντων, οὐχ ὡc εἴωθε πολλάκιc ἐκ τοῦ θώρακόc τε καὶ πνεύμονοc καὶ τῆc τραχείαc ἀρτηρίαc, ὅταν ταῦτα πρῶτον πάθῃ, τινῶν δὲ τὸ ἐκ κορυφῆc κυρίωc λελέχθαι νομιζόντων, ἵνα μὴ μόνον ἐκ τῆc κεφαλῆc κατάρρουc τιc αἴτιοc εἴη τῆc βηχόc, ἀλλὰ καὶ κεφαλῆc αὐτῆc ἐκείνου τοῦ

11 sqq. vielleicht hat der erste Abschreiber einen Fehler gemacht . . . (διαμαρτόντοc δὲ τοῦ πρώτου βιβλιογράφου cυνέβη φυλαχθῆναι τὸ ἁμάρτημα)] *cf. ad p. 264, 11. 12 et p 350, 19. 20* 17 Dieser Rufus (von Samaria) schreibt diese Worte so wie Zeuxis] *de hoc medico Iudaeo, quem ex sola vers. arab. cognovimus, vid. addit. p. 213, 3 et 289, 11, de Zeuxidis lectione p. 346, 7. 8*

vers. sua repetivit Crassus: post εἰcίν *verba* τινὲc δὲ γράφουcι, ῥὶc ὀνυχο *ad lacunam explendam add. Corn.*: τάχα δὲ * * * ἑκούcηc *(sic)* τῆc ῥήcεωc τοῦ γέροντοc οὕτωc ῥὶc ὀνυχο *ante* γραφηθεῖcα *a Charterio ludente recepit Kuehn post* γραφηθεῖcα *continua* οὐχ ἡμορράγηcεν ἀριcτερὴ ἐν ἴcω τῇ τῶν ἀριcτερῶν μυκτήρων καὶ κατ' ἴξιν ἐcτὶν οὗτοc τῷ cπληνὶ καὶ πιθανὸν ἐπὶ τούτων ὁρμῆcαι τὸν χειρουργοῦντα. διαμαρτῶντοc δὲ τοῦ πρώτου βιβλιογράφου cυνέβη φυλαχθῆναι τὸ ἁμάρτημα *corrupta cum integris mixta praebet* U, *qua de causa vers. arab. germanice versam ex* H *in textu ponere malui*: *ad* τῇ τῶν ἀριcτερῶν μυκτήρων *Aldinae i. m. exempli sui* ἐκ τῷ ἀριcτερῷ μυκτῆρι *(sic) adscr. Corn.*: *debebatne* ἐν ἴcῳ τῷ ⟨ἐκ⟩ τοῦ ἀριcτεροῦ ⟨τῶν⟩ μυκτήρων? ἐπὶ τούτων (*non correctum sec.* H *in* ἐπὶ τοῦτον) *propagaverunt cunctae edd.*: medicum ad manus operam huic nari adhibendam fuisse permotum *interpr. Crassus*: *ex quibus* τούτω *pro* τούτων *coni. Corn.* διαμαρτῶντοc U *Ald.*: -τόντοc *corr. Bas.* τοῦ *ante* πρώτου *per errorem Charter. om. etiam Kuehn*

20. 21 ἐκ *ante* κορυφῆc *add. ut* H *ita Corn. Bas.; cf. v. 24 et p. 345, 13* 22 ἐνίον *per compend.* U: *corr. Ald.* γίνεcθαι U *edd.*: *correxi* 24. 25 κοριφῆc U *Ald.*: *corr. Bas.* 25. 26 κατάῤῥοc *perperam omnes ab Ald. edd.* εἶναι U *edd.*: εἴη *scripsi*

μέρους, ὃ κορυφὴν ὀνομάζομεν. | Auch aus diesem hat man keinen Nutzen weder für die Erkenntnis der gegenwärtigen noch für die Vorhererkenntnis der tatsächlichen Dinge nachher. Deshalb halten einige diese Erklärung für töricht und sagen, daß er mit seinem Worte "vom Gipfel" von Anfang meine, so daß seine Worte folgendermaßen wären: "Denn sein Husten vom Anfang" nämlich wiederholte sich. Ich habe vorher schon gesagt, daß wir durch diese Angaben keinen Nutzen haben, weil wir nicht erfahren, ob der Kranke am Leben blieb oder starb.

341 **VI 8** [VI 5. V 324, 11—13 L.] Οἱ ὑπὸ τεταρταίου ἁλιcκόμενοι ὑπὸ τῆc μεγάλης νόcου οὐχ ἁλίcκονται· ἢν δ' ἁλίcκωνται πρότερον καὶ ἐπιγένηται τεταρταῖοc, παύονται.

Τὴν ἐπιληψίαν οἱ παλαιοὶ καὶ μεγάλην νόcον ἐκάλουν καὶ πάθοc παίδειον, ὥcπερ αὐτὸc ὁ Ἱπποκράτηc ἐν τῷ Περὶ ὑδάτων ⟨καὶ⟩ ἀέρων καὶ τόπων, ἐπειδὴ κατὰ τὴν τῶν παίδων ἡλικίαν πλεονάζει, τινὲc δὲ "Ἡρακλείαν" αὐτὴν ἐκάλεcαν, οὐχ ὡc ἐπιλήπτου τοῦ Ἡρακλέουc ὄντοc, ἀλλ' ἐοίκαcιν οὗτοι ⟨τοῖc τὴν μεγάλην⟩ ὀνομάcαcιν αὐτὴν ὡcαύτωc γε γνόντεc ἐνδεικτικὸν μεγέθουc ὄνομα ποιῆcαι τὴν Ἡρακλείαν. "ἱερὰν" δὲ "νόcον" ἔνιοι κατὰ ψευδῆ δόξαν ὠνόμαcαν,

7. 8 daß wir . . . keinen Nutzen haben] *cf. p. 345, 18. 19 et 347, 3. 348, 1 sqq.* 14 ἐν τῷ Περὶ ὑδάτων κτἑ.] *3 (II 18 L. I 36, 2 Kw. CMG I 1 p. 57, 25 Heib.); cf. supra p. 21, 13 sqq. et 305, 3 Schol. cod.* F *ad Orib. Coll. med. lib. incert. 42 [24], 1 CMG VI 2, 2 p. 148, 18 Raeder, quod scholion e Gal. et in illum modo allatum locum et in hunc Epid. commentariis fluxit, nomina* ἐπιληψίαc *declarantur; significationi quae est* παιδίον *(sic)* πάθοc, *ibi haec leguntur annexa:* τινὲc δ' Ἡρακλείαν αὐτὴν ἐκάλεcαν, οὐχ ὡc ἐπιλήπτου τοῦ Ἡρακλέουc ὄντοc, ὥc τινέc φαcιν, ἀλλ' ἐοίκαcιν *(corr. Daremberg e Gal.:* ἄλλοι ἥκαcιν *cod.)* οὗτοι τὴν † γὰρ μεγάλην ὀνομαcίαν ἐνδείξαcθαι (γὰρ *del. Daremberg et Raeder: equidem* τὴν βίαc μεγάληc ὀνομαcίαν *coniecerim*), διότι ἰcχυρὸc καὶ ἀνταγωνιcτὴc ὁ Ἡρακλῆc· διὸ καὶ μεγάλην νόcον αὐτὴν ἐκάλουν 19 ἱερὰν δὲ νόcον . . .] *eadem exhibet schol. quod supra commemoravi, sed aucta fort. ex altera Gal. explicatione hunc in modum:* ἔνιοι κατὰ ψευδῆ δόξαν ὠνόμαcαν ὡc ἐκ θείου χόλου

1 *pauca post* ὀνομάζομεν *desunt in* U: *servavit* H, *ex quo versa linguam in germanicam supplevi* 11 τῆc *cum Hipp. cod.* C, νόcου *cum* J *commune habet* U: τινὸc μεγάληc (-λου) νούcου *ceteri codd. Hipp.* 11. 12 ἁλίcκονται U *Ald.*: *corr. Bas.* 12 καὶ ἐπιγένηται τεταρταῖοc U *Hipp. cod.* C *cum Pall.*: ἐπιγένηται δὲ τετ. *Hipp. ceteri codd.* ἐπιγίνεται *Ald.*: *unde* ἐπιγίνηται *a Bas. edd.* 14 παίδειον *ut p. 21, 12 et 305, 3 conieci; cf. Wenk. 1928, p. 34*[1]: kindlich *versum exhibet* H: παιδιϽ *sic* U: παιδίον *Ald.*: παιδίων *a Bas. edd.* 15 καὶ *add. Ald.* 17 ἡρακλε̊´ U: *corr. Orib. Ald.* *inter* οὗτοι *et* ὀνόμαcιν *spatium octo fere litterarum vacuum reliquit* U *itemque Ald. Bas.*: *in vers. arab.* aber es scheint, daß diejenigen, welche sie mit diesem Namen benannten, dasselhe im Sinne gehabt haben wie diejenigen, welche sie "die große" nannten H: *unde profectus* τοῖc τὴν μεγάλην *supplevi et* ὀνομά⟨cα⟩cιν *emendavi; cf. Wenk. 1928, p. 34 sq.*: μεγάλοιc τιcὶν *ante* ὀνόμαcιν *add. Corn.*: ἐπὸνομάζειν ἐλλογίμοιc *add. Chart.* 18 αὐτὴν *post* ὀνόμαcιν *delevisse videtur ipse* U: *ex Ald. recte servav. edd.* ὡc caύτωc U: *corr. Ald.* *pro verbis* αὐτὴν ὡcαύτωc γε γνόντεc *improbabiliter* γεγηθότεc, αὐτῇ ὡcαύτωc *coni. Corn.* 18. 19 † ἱρακλει´ U: *corr. Ald.* αὐτὴν *ad* ὠνόμαcαν *ex* H *adicere supersedi* ὀνόμαcαν U: *corr. Ald.*

ὡς κἀν τῷ Περὶ τῆς ἱερῆς νούσου συγγράμματι δεδήλωται. γίνεται μὲν οὖν καὶ ἀπ' ἄλλων μορίων πασχόντων ἐνίοτε τὸ πάθος τοῦτο. τοῖς πλείστοις δὲ πρῶτος αὐτὸς ὁ ἐγκέφαλός ἐστιν ὁ πάσχων οὐχ ἑτέρῳ συμπάσχων. αἴτιον δὲ τοῦ νοσήματος παχὺς καὶ ψυχρὸς χυμὸς ἀθροιζόμενος μὲν ἐν ταῖς | κοιλίαις τοῦ ἐγκεφάλου, καταλαμβάνων δὲ καὶ 342 τὰς ἐκφύσεις καὶ μάλιστα τὴν πρώτην ἀρχὴν τοῦ νωτιαίου. τοῦτον οὖν τὸν χυμὸν καὶ οἱ ἄλλοι μὲν ὀνινᾶσι πυρετοί, μάλιστα δὲ οἱ χρόνιοι καὶ τούτων πάντων ὁ τεταρταῖος μάλιστα, καὶ αὐτοῦ τούτου πάλιν ὁ χρονιώτατός τε καὶ μετὰ ῥίγους παροξυνόμενος. αὐτὸ μὲν γὰρ τὸ ῥῖγος *** †μοχλεῖς *** τοῦ ἐγκεφάλου μὲν τὴν ἀρχὴν †τούτων ἐμφράττοντος χυμοῦ, ἡ δὲ τοῦ πυρετοῦ θερμασία [οὖσαν ἔμπροσθεν] καὶ διαφορεῖν αὐτόν ἐστιν ἱκανὴ καὶ πρὸς τούτῳ τὴν κρᾶσιν ὅλην ⟨τοῦ ἐγκεφάλου⟩ [σφοδροῖς ῥίγεσι] ⟨μετα⟩βάλλειν τε καὶ ἀλλοιοῦν ἐπὶ τὸ θερμότερον ⟨οὖσαν ἔμπροσθεν⟩ ὑγρὰν καὶ ψυχράν. [ἐνίοτε δὲ καὶ δ']

γινομένην· "ἱερὸν" γὰρ "πέλαγος" τὸ μέγα ἔλεγεν· ὅθεν καὶ παρὰ τῷ ποιητῇ (β *409 cet.*)· "ἱερὴ ἲς Τηλεμάχοιο (ἱερῆ τελεμάχιον *cod.*)" καὶ τὸ παρὰ τῷ τραγικῷ *(Eurip. fragm. 114 N.)* "νὺξ ἱερά"· ἐπιφέρει γοῦν· "ὡς μακρὸν ἵππευμα διώκεις."

1 κἀν τῷ Περὶ τῆς ἱερῆς νούσου συγγράμματι] *Hipp. VI 352—397 L.; cf. CMG V 9,2 p. 206,13 sq.* 4 παχὺς καὶ ψυχρὸς χυμὸς] *cf. Gal. VII 13. 608. 618 K.* 5 ἐν ταῖς κοιλίαις τοῦ ἐγκεφάλου] *cf. Gal. VII 144. 201. VIII 173. 232 K.* 8 ὁ τεταρταῖος] *cf. CMG V 10,1 p. 114, 22 sqq.*

1 τῆς *ante* ἱερῆς *om. Chart. et Kuehn* 4 *post* ψυχρὸς *verba* αὐτὸς ὁ ἐγκέφαλος — καὶ ψυχρὸς *iter.* U: *iterata del. Ald.* 7 ὀνίσασι U *Ald.*: *correxi*: ὀνήσασι *Bas.*: ὠνήσασι *a Chart. recep. Kuehn* 9 μὲν *conieci*: τε U *edd.* 9. 10 *post* τὸ ῥίγος *(sic) spatium quattuor vel quinque litterarum vacuum et post lacunam verba* μοχλεῖς γὰρ ἀρχὴν τούτων ἐμφράττοντος χυμοῦ ἤδὲ τοῦ πυ^{ο} ὁρμασι$^{α'}$ *continua exarata sed ab ipso librario deleta exhibet, deinde medio in versu proximo solum* μοχλεῖς *iter., in primo versu sequenti spatio tribus vel quattuor litteris relicto* τοῦ ἐγκεφάλου μὲν τὴν ἀρχὴν τούτων ἐμφράττοντος χυμοῦ. ἡ δὲ τοῦ πυ^{ο} οὖσαν ἔμπροσθεν καὶ διαφορεῖν αὐτὸν *non solum ex prioribus mutata, sed etiam aucta adiunxit* U *eademque tradiderunt Ald. Bas., quibuscum locum desperatum ab* ῥῖγος *ad* χυμοῦ *(v. 10—11) lacunosum et mendosum reliqui*: *in Arabide* denn der Schüttelfrost selbst hat die Kraft, diesen Saft, der den Anfang des Rückenmarkes versperrt, wegzustoßen H: *ut verisimile sit interpreti verba* αὐτὸ μὲν γὰρ τὸ ῥῖγος ⟨ἱκανόν ἐστιν⟩ ἀπωθεῖν τοῦ ἐγκεφάλου τὸν τὴν ἀρχὴν τοῦ νωτιαίου ἐμφράττοντα χυμόν *ante oculos obversata fuisse*: τούτου *pro* τούτων *(v. 10) et* οὖσα *pro* οὖσαν *adnot. Corn.*: *lacunis et post* ῥῖγος *et post* μοχλεῖς *statutis* τοῦ ἐγκεφάλου μὲν τὴν ἀρχὴν τούτων ἐμφράττοντος χυμοῦ. ἡ δὲ τοῦ πυρετοῦ ⟨θερμασία λεπτύν⟩ουσα ἔμπροσθεν καὶ διαφορεῖν αὐτόν *ex Bas. a Charterio temptata recepit Kuehn*: *interpret.* febris autem calor prius extenuans *coni. Vassaeus*: febris autem caliditas prius attenuans *Crassus*: *post ea quae genuina et vera existimo* ἐμφράττοντα χυμὸν und die Fieberhitze vermag auch ihn zu lösen *versa praebet* H: θερμασία *recte Bas. et Chart., sicuti vert. Vassaeus et Crassus*: ὁρμασία *loco superiore leviter corruptum in iteratis om.* U: οὖσαν ἔμπροσθεν *a sua sede delata ante* καὶ διαφορεῖν *add.* U *Ald. Bas.*: *sec.* H *hic delevi* 13 σφοδροῖς ῥίγεα βάλλ'' *non modo corrupta et mutilata, sed etiam rursus loco suo depulsa* U: τοῦ ἐγκεφάλου *pro* σφοδροῖς ῥίγεα H, *quem secutus sum*: ῥίγεσι *corr. Ald.*: *cui* μεταβοῦσι *(sic)* πυρετῶν παροξυσμοῖς *annexuit Chart.*: ⟨μετα⟩βάλλειν *sec.* H *complere et eadem interpretatione confirmatus* οὖσαν ἔμπροσθεν *ex v. 11 ante* ὑγρὰν *(v. 14) traicere non dubitavi* 14 sq. *post* ψυχράν

ἐπὶ ταύτῃ γὰρ ὁ φλεγματώδης γεννᾶται χυμός. ἀλλὰ καὶ τοῖς ⟨σφοδροῖς ῥίγεσι τῶν κατὰ⟩ τὸ σῶμα περιττωμάτων ἐκκρίσεις ἕπονται διὰ μὲν τῶν ἱδρώτων ὡς ἐπὶ τὸ πλεῖστον, [σπασμοὺς] ⟨ἐνίοτε δὲ καὶ δι'⟩ [ἢ] ἐμέτων ἢ γαστρὸς ἐπαγωγῆς, ὥστε καὶ διὰ τούτων ἐκκαθαίρεται, ὥσπερ κἀν τοῖς Ἀφορισμοῖς ἔφη πυρετὸν ἐπὶ σπασμῷ βέλτιον γενέσθαι ἢ σπασμὸν ἐπὶ πυρετῷ. σπασμὸς δ' ἐστὶ καὶ ἡ ἐπιληψία τοῦ παντὸς σώ-|
348 ματος. ἐν δὲ ⟨τῷ πρώτῳ⟩ τούτων τῶν Ἐπιδημιῶν οὕτως ἔγραψεν· "ἀσφαλέστατος δὲ πάντων καὶ ῥήϊστος ⟨καὶ⟩ μακρότατος ὁ τεταρταῖος. οὐ γὰρ μόνος αὐτὸς ἐφ' ἑαυτοῦ τοιοῦτός ἐστιν, ἀλλὰ καὶ νοσημάτων ἑτέρων μεγάλων ῥύεται." πρόδηλον δ' ὅτι τοῖς ὑπὸ τεταρταίου πυρετοῦ φθάνουσιν ἐνοχλεῖσθαι γενέσθαι τὴν ἐπιληψίαν ἀδύνατον. ὅπου γὰρ καὶ οὖσαν ἤδη τεταρταῖος πυρετὸς εἴωθε παύειν, πολὺ δή που μᾶλλον οὐκ ἂν ἐπιτρέποι γενέσθαι τὴν μηδέπω πρόσθεν οὖσαν.

VI 9 [V 5. V 324,13 L.] Ἀνθ' οἵων αἱ νοῦσοι.

Τοῦτο τοῖς προγεγραμμένοις ἐπεφώνησε, δύναμιν ἔχον τοιαυτην· "ἀνθ' οἵων νούσων οἷαι νοῦσοι γίνονται καλὸν ἐπίστασθαι." προσυπακοῦσαι γὰρ δεῖ τοιοῦτον. Bei seinen Worten "Was für Krankheiten" muß man annehmen, daß Hippokrates sie zweimal gesetzt, daß aber der erste Abschreiber sie nur einmal geschrieben hat, und daß der Fehler bis heute stehengeblieben ist. Dies ist überhaupt den Ab-

4. 5 ὥσπερ κἀν τοῖς Ἀφορισμοῖς ἔφη . . .] *IV 57 (IV 522) et IV 67 (IV 526 L.)* 7 ἐν δὲ ⟨τῷ πρώτῳ⟩ τούτων τῶν Ἐπιδημιῶν] *11 (II 674, 1 L.) cum comm. Gal. CMG V 10, 1 p. 114, 7* 20 sq. Dies ist überhaupt den Abschreibern oft zugestoßen] *cf. ad p. 347, 11 sqq.*

verba ἐνίοτε δὲ καὶ δ' ἐπὶ ταύτη γὰρ ὁ φλεγμ. χ. *rursus perturbata et corrupta* U *Ald. Bas.*: ἐνίοτε δὲ καὶ δ' *auctore* H *hic inclusi*: *mirabilius etiam disturbata* ταύτῃ γὰρ ἐπὶ ἐνίοτε *a Chart. recep. Kuehn*

1. 2 σφοδροῖς ῥίγεσι *sec.* H *a p. 349, 13 post* ἀλλὰ καὶ τοῖς *transposui*: ἀλλὰ καὶ τοῖς τὸ σῶμα κατὰ δὲ ἐκκρίσεις *graviter corrupta* U *edd., nisi quod* δὲ *om. Chart. et Kuehn*: *post* ῥίγεσι *verba* τῶν κατὰ τὸ σῶμα περιττωμάτων *versa exhibet* H, *unde* κατὰ *traieci,* δὲ *praetermisi,* τῶν . . . περιττωμάτων *recepi* 2 διὰ *ante* μὲν *iter.* U 3 σπασμοὺς *ante* ἢ ἐμέτων *add.* U *coni. Chart.*: σπασμὸν *scr. Ald. Bas.*: *verisimiliter ex* σπασμῷ *(cf. v. 5) corruptum* H *secutus hic delevi* ἐνίοτε δὲ καὶ δι' (δι' *ex* δ' *correxi*) *a p. 349, 14 ante* ἐμέτων *sec.* H *transposui* ἢ *superius cum* H *omisi* 5 τῶ πρὸς μὲν τοὺς ἀφορισμοὺς U *Ald. Bas.*: δ *pro* τῷ *ex Bas. mutavit Chart.*: *sec.* H *correxi* ἐπισπασμ͂ *sic* U: *corr. Corn.*: ἐπὶ σπασμῶν *ab Ald. omnes edd.* 6 σπασμὸν *corr. Corn., ut* quam convulsionem febri *recte vert. Crassus*: καὶ U *cum universis edd.* παντὸς τοῦ U *edd.*: *inverti*: totius corporis *probe interpr. Crassus* 7 ἐν δὲ τούτω τῶν U *Ald. Bas.*: τῷ πρώτῳ *ex* H *supplevi et* τούτων *emendavi*: τῷ πρώτῳ *pro* τούτῳ *scr. Corn.*: *solum* πρώτῳ *Chart. et Kuehn* 8 πάντων *cum cod.* A *Hipp. etiam* U: ἁπάντων *Gal. cod.* O *l. l. CMG V 10, 1 p. 114, 3* καὶ *ex Hipp. addidi*: *cf. l. l. p. 114, 4* ἀκρότατος U *Ald. Bas.*: *corr. Corn. Chart., ut* longissima quartana *recte vert. Crassus* 8. 9 οὐ γὰρ μοῦνον *Hipp.*: οὗτος γὰρ οὐ μόνον *Gal. cod.* O *l. l. p. 114, 4. 5* 9 ἀφ' ἑαυτοῦ U *edd.*: ἐφ' *correxi*: ἐφ' ἑωυτοῦ *cum Hipp. Gal. cod.* O *l. l. p. 114, 5* 12. 13 πολύ που δή που ~~μάλλιστα~~ *(sic)* μᾶλλον U: *corr. Ald.* 13 ἐπιτρέπειν U *edd.*: *correxi*: ἐπιτρέπει *scr. Corn.* 16 νούσον *sic* U: νούσων *corr. Ald.* οἷς αἱ νοῦσι U *Ald.*: *corr. Corn. Bas.* 17 *pro* τοιοῦτον was wir eben erklärt haben *versa habet* H *post* τοιοῦτον *pauca desunt in* U: *omissa in interpr. germ. ex* H *addidi*

schreibern oft zugestoßen wegen der Menge der Worte und Ausdrücke. Wir müssen es aber jetzt unterlassen, weiter davon zu reden, und müssen uns auf das Nützliche beschränken, und dies ist dasjenige, was die Kommentatoren übergangen haben. Ich sage: ὥςπερ γὰρ ὁ τεταρταῖος ἐπιληψίαν ἰᾶται καὶ πυρετὸς ὁςτιςοῦν ςπαςμὸν ἢ καὶ κατάρρουν καὶ ἆςθμα, κατὰ τὸν αὐτὸν τρόπον | ὀφθαλμίαν μὲν διάρροια, 844
λειεντερίαν δὲ ὀξυρεγμία καὶ πλευρῖτις περιπνευμονίαν, λήθαργον φρενῖτις. ἔμπαλιν δὲ οὐκ ἐπ' ἀγαθῷ φρενῖτις μὲν εἰς λήθαργον, πλευρῖτις δὲ εἰς περιπνευμονίαν μεταπίπτει. καὶ μὴν καὶ μελαγχολίαν αἱμορροῖς ὤφθη πολλάκις ἀρχομένην γε κωλύουςα καὶ ἤδη γεγενημένην ἰαςαμένη καὶ ςπλῆνα ςκιρρούμενον, ἀλλὰ καὶ οἱ κιρςοὶ τὰ αὐτὰ τοιαῦτα θεραπεύουςι, ποδάγρας τε καὶ ἀρθρίτιδας und die Schmerzen der Nieren und Asthma. Und es erfolgt der Wechsel von diesen Krankheiten in jene Krankheiten von Anfang bis zu Ende. Und infolge des Wechsels der Krankheit erfolgt bei der Krankheit der Nieren und der Drüsenschwellung die Reinigung des Körpers von den schlechten Säften, die bei bösartigen Krankheiten vorherrschen. Manchmal erfolgt dies durch einen Bluterguß und auch durch die feuchte und durch die trockene Krätze und durch bösartigen Ausschlag und durch die Flechte und andere derartige Krankheiten. Dadurch wurden schon viele Menschen oftmals von akuten und chronischen Krankheiten befreit. Ebenso ist es beim Abstoßen alles dessen, was abgestoßen wird nach irgend einem Gliede, so daß es abnimmt, entweder nach den Höhlen bei den Lippen, so daß sie schwellen, oder nach der Hüfte, so daß Schmerzen entstehen, oder irgend wohin sonst, so daß dadurch andere Krankheiten entstehen.

6 ὀφθαλμίαν μὲν διάρροια (sc. ἰᾶται)] *cf. Gal. XVIII A 26 K.; similiter X 902 K.* 7 λειεντερίαν δὲ ὀξυρεγμία] *cf. Gal. XVIII A 1* 7. 8 λήθαργον φρενῖτις] *cf. Gal. X 929 K.* 8. 9 οὐκ ἐπ' ἀγαθῷ πλευρῖτις εἰς περιπνευμονίαν μεταπίπτει] *cf. Gal. XVIII A 111 K.* 9 καὶ μελαγχολίαν αἱμορροῖς...] *cf. supra p. 302, 18 sq.; praeterea XVII B 690. XVIII A 21. 33 K.* 11 οἱ κιρςοὶ] *cf. supra p. 78, 2 sq. et Gal. XVIII A 33 K.*

7 πλευρίτης U *Ald.*: -ίτις *Corn. Bas.*: -ῖτις *Kuehn* περιπνευμο$^{ν'}$ *ambigue* U: -νίαν *Ald.* 7. 8 λιθαργ^{ον} φρενίτ^{ης} U *Ald.*: *corr. Corn. Bas.* 8 φρενίτ^{ης} U *Ald.*: *corr. Corn. Bas.* 12 *in verba* ποδάγρας τε καὶ ἀρθρίτιδας *fol. 169ʳ desinit* U: *reliquam partem explanationis huius lemmatis Hippocratei germanice versam ex* H *addidi* *manus eiusdem hanc subscriptionem* ⊤ τὰ γὰρ εννε^{α} τετρα^{δ}· δεςαι μ/$^{:}$ τούτων τῶν τετραδίων· ἤγουν τοῦτον· κ' εἰςὶ ςεςειμιωμ$^{α'}$ κατορδίνως· α̅. β̅. ϝ̅. δ̅. ε̅. ϛ̅. ζ̅. η̅. θ. ἐςον αὐτ^{α} καθάπερ δύναςαι. *fol. 178ᵛ habet* U

Fortsetzung und Schluß zweifellos unecht aus einer scheinbar vollständigen Handschrift hat Ioh. Bapt. Rasarius in der lat. Ausgabe des Galen Venet. apud Vinc. Valgrisium 1562 fol. mitgeteilt. Vgl. *Val. Rose*, Hermes V 208 Anm., *Joh. Ilberg*, Rh. Mus. 44, 236 ff.

GALENS

KOMMENTARE ZU DEM VI. BUCHE DER EPIDEMIEN DES HIPPOKRATES / BUCH VI 6,5—VIII

AUS DEM ARABISCHEN
INS DEUTSCHE ÜBERTRAGEN VON

FRANZ PFAFF

(V 324,13 L.) Hippokrates sagte: Die Galle, wie ich erwähnte.

Galen sagte: Wenn man diese Worte für sich allein nimmt, sind sie überflüssig und unnötig. Denn nicht einmal einer, der sie nur zum Erinnerungsmerkmal für sich machen wollte, hätte sein Erinnerungsmittel so geformt, wie diese Worte hier, so abgerissen und ohne Beifügung einer Satzaussage. Er hätte z. B. sagen müssen: Die Galle ist ein Saft, deren Zustand so ist, wie ich erwähnte, wo ich sagte[1]), daß das Fett die gelbe und das Blut die schwarze Galle erzeugt. Wenn man diese Worte aber auseinander nimmt, wie es einige gemacht haben, und den ersten Teil als vorangestellte Überschrift nimmt und den zweiten Teil zum Anfang des Folgenden macht und dann das Ganze zusammennimmt, so daß es zu einem Satz wird, so ist es ein annehmbares, hinreichendes Satzgefüge. Ich glaube aber, daß dieses und das folgende Lemma zwei Aussprüche sind, die ein Fälscher in dieses Buch eingeschmuggelt hat, und daß nicht Hippokrates ihr Verfasser ist.

(V 324,13—326,1 L.) Hippokrates: Über die Vögel, daß sie Galle erzeugend sind.

Galen: Ich sagte schon, daß einige die beiden Lemmata miteinander verbinden und sie in folgender Weise zu einem Abschnitt machen: „Die Galle: wie ich über die Vögel erwähnte, daß sie Galle erzeugend sind", so daß der Sinn dieser Worte folgender ist: Da die Galle bei den Vögeln so ist, wie ich erwähnte, ist sie ein Zeichen dafür, daß sie Galle erzeugend sind. Wenn die Angabe richtig wäre, daß die Vögel Galle erzeugend sind, so wäre auch die Erklärung derjenigen, die sie nach dieser Lesart gegeben haben, richtig. Da aber diese Angabe irrig ist, so sage ich: Wenn Hippokrates diese Worte wirklich geschrieben und kein anderer sie eingeschmuggelt hätte oder ein Fehler eines Abschreibers vorgefallen wäre, so würde ich sagen, daß Hippokrates mit dieser Angabe sich geirrt hat. Nur ein Tor glaubt sie, auch wenn die Erklärer dieser Worte sie für richtig halten. Da aber Hippokrates diese Anschauung nicht vertritt und dies auch nicht behauptet, so müssen diese Worte und auch ihre Erklärung fehlerhaft sein. Einige Erklärer dieses Buches haben gesagt, daß in der Tat bei den Vögeln die Galle überwiege, und sie haben auch von sich aus Beweise dafür beigebracht, die aber nach meiner Meinung nur leeres

1) *Epid. VI 6, 1 (V 322 L.).*

Gerede sind. Solches Gerede ist unschädlich, solange es nur in den Büchern steht. Wenn es sich aber in der Behandlung der Kranken auswirkt, so gehört es zu den schädlichsten Dingen. Denn es wird von uns verlangt, daß wir uns davor hüten, den Kranken Vögel zum Essen zu geben, weil sie in den Körpern derjenigen, welche sie essen, ganz offensichtlich täglich neue Galle erzeugten. Zu solch unsinnigem Gerede neigen sie und verlangen, daß auch die Ärzte darnach handeln, wodurch die Körper der Menschen schwereren Schaden nähmen als von dem Essen von Leckereien. Sehen wir ja doch, daß Galle nur im Magen beim Essen von Vogelfleisch erzeugt wird und sonst in keinem anderen Organ des Körpers. Ich habe die Kräfte der Speisen in drei Büchern vollständig dargestellt[1]), und es ist nötig, daß du diese Kräfte kennst. Aus diesem Buch kannst du lernen, was sie für einen Nutzen bringen, und kannst die Behauptung derjenigen zurückweisen, welche sagen, daß das Eigelb, aus dem die Hühnchen entstehen, nur süße Galle sei. Denn bei den Vögeln, welche heiß und trocken seien, überwiege die Galle. Der Beweis dafür, daß sie warm und trocken sind, besteht lediglich in ihrer Behauptung, daß es so ist. Deshalb hat Hippokrates nach ihrer Behauptung vorher in diesem Buch gesagt[2]): „Wenn der Regen selten ist, gedeihen die Arten der Vögel". Welche Wirkung muß es bei den jungen Leuten haben, wenn sie solche Behauptungen hören, zumal wenn es solche sind, die schon von Natur keinen Scharfsinn im Denken besitzen und vorher schon nicht einmal den Unterricht genossen haben, den bei den Griechen die kleinen Knaben erhalten, und abgesehen davon, daß sie in dieser Wissenschaft nichts Nützliches lernen, auch in der allgemeinen Tätigkeit der Menschen keine Kenntnisse gewinnen. Nach meiner Meinung ist die Sache leider nur zu wahr.

Hunain sagte: Ich fand dieses Lemma zusammen mit dem vorhergehenden Ausspruch dem Hippokrates zugeschrieben. Es sind dies aber zwei Aussprüche, von denen Galen behauptet, daß sie nicht von Hippokrates stammen. Vielleicht ist der Sinn, auf den die griechischen Ausdrücke gehen, in der arabischen Übersetzung anders als der Sinn, den ich Galen in seiner Erklärung im Auge haben fand. Nach meiner Meinung ist die Sache so, daß Hippokrates wahrscheinlich nicht den Sinn im Auge hatte, auf den Galen hinaus will, sondern den, welchen ich jetzt angebe, nachdem ich zuvor den Wortlaut des Hippokrates in einer Übersetzung, die mich befriedigt, angegeben habe, und zwar ist es folgende: Es sagte Hippokrates: „Die Galle: wie ich über die Vögel erwähnte, daß sie Galle erzeugend sind, wo sich Wärme findet". Es sagte Ḥunain: Nach meiner Meinung ist die Sache die, daß, da die Galle, wie Hippokrates sagt[3]), aus süßem Fett entsteht, das Fleisch der Vögel im Magen verdirbt und sich in Galle

1) *De aliment. facult. VI 453—748 K. = CMG 4,2 p. 199—386 ed. Helmreich.*
2) *Epid. VI 4, 20 (V 312 L.).*
3) *VI 6, 1 (V 322 L.).*

verwandelt. Wenn man aber festes Fleisch ißt, wie das Fleisch von Rindern, so hält es sich, weil feste Speisen nicht so schnell verderben wie die weichen und zarten, zu denen das Fleisch der Vögel gehört. Wenn Hippokrates es hier unterläßt, eine Darlegung über die Entstehung der Galle zu geben, so ist dies eine Stütze dafür, daß das, was er von den Vögeln und ihrer Erzeugung von Galle sagte, nur ein Erinnerungsmittel für ihn sein sollte, und seine erste Angabe über sie beweist nur die Richtigkeit des daran angeschlossenen Gedankens. Denn das Fette, in dem das Süße enthalten ist, setzt sich schnell wegen der Wirkung der aus dem Mittelmaß heraustretenden Wärme auf es in Galle um. Dem Vogelfleisch ergeht es ebenso, wenn es vom Körper her das natürliche Maß übersteigende Wärme trifft.

(V 326, 1. 2 L.) Hippokrates: Ein Beweis der Schärfe der Schaden, die Gänge.

Galen: Ich habe schon oftmals gesagt, daß, wenn die Erklärer keinen Weg zur Erklärung von rätselhaften Angaben des Hippokrates finden, sie sich deswegen gezwungen sehen, die Sätze in mehrere Teile zu teilen und zwar so, wie sie gern sähen, daß sie geschrieben wären, um einer annehmbaren Erklärung näher zu kommen. Einige machen die Erwähnung der Wärme durch Hippokrates, wie wir schon sagten [1]), zum Ende der vorherigen Angabe. Andere aber machen sie zum Anfang der Worte, an deren Erklärung wir sind, so daß sie lauten: „Die Wärme ist ein Beweis für die Schärfe, der Schaden, die Gänge". Diese Worte werden auch in zwei Teile geteilt, und man erklärt jeden einzelnen für sich. Was den ersten Teil betrifft, in folgender Weise: „Die Wärme ist ein Beweis für die aus ihr entstehende Schärfe". ⟨Es ist ähnlich, wie⟩ [2]) wenn jemand die Gewohnheit hatte, lange Zeit viel Nahrung zu sich zu nehmen, und dies die Ursache und der Beweis für die Anfüllung ist. Ebenso ist es, wenn jemand an körperliche Übungen gewöhnt war und daran gehindert wird, oder wenn jemand gewohnt war, seinen Körper auf irgendwelche Weise zu entleeren, und dann das, was sonst entleert wurde, sich anstaut. Was den zweiten Teil betrifft, so wird er auf folgende Weise geschrieben: „Der Schaden, es geht nicht durch bei ihm". Wer so schreibt, meint, er habe dabei im Sinne gehabt, daß der Schaden nur eintrete, wenn für die schädigende Ursache kein Durchgang vorhanden sei, so daß der Sinn dieser Worte ist: Wenn jemand an irgend einem Körperteil, sei es welcher auch immer, Schaden genommen hat, so kommt der Schaden nur davon, daß die dicken Säfte sich in den Durchgängen festgesetzt und sie verstopft

1) *S. 356, Z. 40.*
2) *Dieser oder ein ähnlicher Ausfall ergibt sich aus dem Fehlen des Hauptsatzes.*

haben, so daß für sie kein Durchgang vorhanden ist. Manche halten an der alten Lesung, wie sie sie gefunden haben, fest und sagen, daß er mit dem ersten Teil dieser Worte meine, daß die Wärme auf die Schärfe hinweise, und mit dem zweiten, daß die Wärme durch Strapazen erzeugt werde, und mit diesen Strapazen und diesem Schaden meine er Anstrengungen und Mühen, und mit den „Gängen" meine er die Reisen. Manche setzen aber zu dem Worte „Gänge" eine Präposition hinzu, so daß der Sinn „die Durchgänge" wird. Sie sagen, daß er mit „den Durchgängen" die Gänge meine, durch die die Feuchtigkeiten aus dem Körper fließen. Am besten ist es meines Erachtens, wenn man sagt, daß diese Worte ein Satz folgenderweise seien: „Beweis für die Schärfe der Schaden, die Gänge". Denn zu den Beweisen der Schärfe gehören tatsächlich diese beiden Symptome, die er anführt. Es entsteht nämlich in den Organen infolge von Schärfe nur dann Schaden, wenn keine Gänge vorhanden sind. Bei den Körpern aber, welche Gänge haben, entsteht nur ein beißendes Gefühl in jenen Gängen. Man darf aber den Schaden weder in den Gängen innerhalb der Organe noch in den Gängen, in denen er infolge der Schärfe entsteht, schlechthin verstehen, sondern man muß die Art des Schadens und des in den Gängen sich zeigenden Gefühles hinzufügen. Und das, was man hinzufügen muß, ist nur eins, nämlich das „Beißende". Diejenigen, welche sagen, daß der ganze vorangegangene Abschnitt nur von den Vögeln gesagt sei, schreiben diese Worte anders. Sie lassen nämlich von dem Wort „Schaden" einen Buchstaben weg, so daß seine Bedeutung „Stütze"[1]) wird. Sie schreiben anstatt „der Schaden, die Gänge" „die Stützen, die Gänge". Sie sagen, daß er mit den Stützen, auf die sich die Vögel stützen, die Luft meine, unter den Gängen die Flüge verstehe, die sie machen, und diese Dinge gehörten zu den Zeichen der warmen und feurigen Mischung. Einige fügen aber zu dem Wort „die Gänge" noch Buchstaben hinzu, so daß seine Bedeutung „die dauernden" wird. Sie verändern diese Worte vollständig, so daß ihre Bedeutung „die Stützen, die dauernden" wird. Sie sagen, daß Hippokrates mit diesen Worten sagen wolle, daß das Schweben der Vögel in der Luft und ihr dauerndes Stützen auf sie ein Zeichen ihrer Leichtigkeit sei und ihre Leichtigkeit von der Wärme komme.

(V 326, 2—5 L.) Hippokrates: Bei wem der Geist sich verwirrt, schwinden die Schmerzen auf den Seiten, ⟨bei manchen auch die Fieber⟩[2]), bei manchen ist dies nicht der Fall, wenn nicht mit Schweiß, bei anderen ist es der Fall mit Schaden, bei anderen ist die Haut eingetrocknet, gespannt und salzig.

1) ὄχοι *statt* ὄχλοι

2) *wie der Kommentar zeigt, sind die eingeklammerten Worte im Arabischen durch Homoioteleuton ausgefallen.*

Galen: Die Ausdrücke zeigen, daß dieser Abschnitt von Leuten handelt, die Schmerzen an den Rippen haben. Dieser Schmerz löst sich, wenn sich der Geist verwirrt. Doch da sich der Schmerz bei solchen Kranken nicht immer löst, sondern nur, wenn die Krankheit sich von der Brust her nach dem Gehirn wendet, so sagen einige, daß er mit dem Lösen nicht den Sinn meine, den man tatsächlich mit diesem Ausdruck verbindet, sondern er wolle diesen Ausdruck im übertragenen Sinn verstanden wissen: wenn nämlich der Kranke seine Schmerzen nicht fühlt, so sagt man, daß er keine Schmerzen habe. Ebenso sagt man von einem, der Philoneion[1]) trinkt, daß der Schmerz bei ihm aufhört. Einige wollen sich von dem übertragenen Sinn frei halten und sagen, daß nicht der Schmerz das Gefühl sei, das bei dem Geistesverwirrten verschwinde, sondern die Geistesverwirrung verlasse den Kranken, wenn Schmerzen in den Rippen auftreten. Jede Partei versteht alles, was er erwähnt hat, im Sinne ihrer Erklärung. Eine Partei bezieht sie auf die Geistesverwirrung, die andere Partei erklärt alles, was er nachher gesagt hat, entsprechend ihrer Erklärung, ein anderer Teil versteht es von den Schmerzen in den Rippen. Die Dinge, welche er nachher erwähnt, sind „Fieber", „Schweiß" und „Schaden". Unter „Schaden" versteht er die schädigenden Symptome, die sich zur Zeit der Krisis zeigen. Neben diesen Dingen erwähnt er, daß die „Haut trocken" d.h. dürr, übermäßig hart wird. Deswegen wird sie auch „gespannt und salzig". Die Kommentatoren verstehen alle diese Dinge in doppeltem Sinne, wie ich schon sagte: sowohl von der Versetzung der Krankheit in den Rippen nach dem Gehirn, so daß Geistesverwirrung entsteht, als auch von der Versetzung der Krankheit im Gehirne, von der die Geistesverwirrung kommt, nach den Rippen, so daß der Schmerz in ihnen davon kommt. Aber die Behauptung desjenigen, der annimmt, daß Rippenschmerzen sich bei Geistesverwirrung lösen, entspricht nicht der Wirklichkeit, weil das, was einem Kranken vom Nachlassen des Schmerzes erscheint, nicht so ist, daß der Schmerz auch tatsächlich aufhört, sondern nur so, daß er nicht fühlt, was an Krankheit und Symptomen in seinem Körper sich findet, und auch nicht dementsprechend handelt. Deshalb sagen einige, daß keine Schmerzen in den Rippen vorhanden seien, d. h. infolge der Geistesverwirrung haben sie sich gelöst und wegen der Versetzung der schädigenden Ursachen nach der Brust den Kranken verlassen. Diese finden wir einer Ansicht folgen, auf die diese Ausdrücke hinweisen. Denn er sagt: „die Schmerzen auf den Seiten schwinden", und er sagt nicht „die Geistesverwirrung schwindet". Vielleicht ist es am besten, wenn man aus diesen Worten entnimmt, daß bei demjenigen, bei welchem die Geistesverwirrung vorherrscht, die Schmerzen in den Seiten schwinden. Und wir sehen tat-

[1]) *Vgl. Gal. zu Epid. VI 3 (V 324, 3—6 L.) S. 341, 20ff. dieses Bandes; vgl. auch S. 376, 31f.*

sächlich, daß dem auch so ist bei demjenigen, bei welchem sich der Geist unbemerkt verwirrt hat, so daß es den Leuten unbekannt ist, und den dann bald darauf eine heftige Verwirrung des Geistes ergreift. Dann fühlen sie ihre Schmerzen nicht mehr. Dies ist die Anschauung, welche Hippokrates in dem Buche der Aphorismen gibt[1]): „Wer an irgend einem Teile des Körpers Schmerzen hat und seinen Zustand nicht fühlt, dessen Geist ist krank". Wenn wir darnach seine Worte: „Bei wem sich verwirrt" oder „bei wem sich verwirren wird" verstehen, so sind es wahre, richtige Worte, und außerdem entsprechen sie auch der Ausdrucksweise der Alten. Denn sie gebrauchen häufig Formen der Gegenwart statt der Zukunft. Vielleicht ist der Buchstabe „S"[2]) nur durch einen Fehler des ersten Abschreibers schon von Anfang an ausgefallen, und Hippokrates hatte geschrieben „Bei wem sich der Geist verwirren wird, schwinden die Schmerzen an den Seiten". Der erste Abschreiber, der diese Angaben veröffentlichte, machte einen Fehler und schrieb „verwirren" ohne „wird". Dies wird auch dadurch bestätigt, daß er von diesen Schmerzen sagt, daß sie schwinden, aber nicht sagt, daß sie vollständig nachlassen, sondern gewissermaßen nur weniger werden, weil bei demjenigen, der nahe daran ist, daß sein Geist fühlbar, für die Allgemeinheit erkenntlich, verwirrt ist, das Schmerzgefühl schon vorher geringer ward und schwand. Er hat gesagt: „bei manchen schwindet auch das Fieber". Es ist klar, daß er damit dasselbe meinte, wie bei den Schmerzen an den Seiten, wenn die Geistesverwirrung im Anzuge ist. Dies ist notwendig, weil die Ursachen ja dann die gleichen sind. Denn die Fieber, welche beim Auftreten einer Krankheit an einer dem Herzen nahe gelegenen Stelle sich zeigen, sind stärker. Dagegen sind die Fieber, welche infolge einer von diesen Orten weit abliegenden Krankheit auftreten, geringer. Er hat gesagt, daß bei einigen nicht nur dies eintrat, sondern daß die Lösung durch Schweiß erfolgte und bei manchen dies mit Schaden geschah. Mit dem Schaden meint er, wie ich schon sagte[3]), die schädigenden Symptome, welche sich bei einem solchen Kranken zeigen. Was er nachher schrieb, wo er sagte: „bei anderen ist die Haut eingetrocknet, gespannt und salzig", sind keine Anzeichen mehr für die Lösung der Gehirnkrankheit, sondern er zählt nur Symptome der Gehirnkrankheiten auf.

(V 326, 5. 6 L.) Hippokrates: Die Betäubung von den Ohren her und zwar diejenige, welche ähnlich derjenigen ist, welche den Hüftkranken trifft.

Galen: Es wird auch anstatt „ähnlich derjenigen, welche den Hüftkranken trifft" „ähnlich dem, was die Hüfte

1) *Aph. II 6 (IV 470 L.).*
2) *Also* παρακρούσουσιν *statt* παρακρούουσιν.
3) *S. 359, 20*

trifft" geschrieben. Es ist aber kein Unterschied im Sinn, ob man die erste oder zweite Lesart schreibt. „Ähnlich derjenigen, welche den Hüftkranken trifft" deutet auf einen hin, der in jener Zeit Schmerzen in den Hüften bekommen hat, sei es nun ein Schmerz, den er in ihnen fühlte, oder ein Schmerz, der überhaupt mit dieser Krankheit verbunden ist, oder ein Schmerz, der erst nachher von selbst entsteht, oder ein Schmerz, der von einem Heilmittel kommt, das während der Krankheit angewandt wurde, oder ein Schmerz, der sich erst nachher ausbreitet, oder ein Schmerz, der von selbst kommt, oder ein Schmerz, der von einem vorangegangenen erwähnten Heilmittel herrührt. Er will, daß der Sinn derjenige sei, den ich jetzt angebe, daß nämlich die Betäubung ähnlich der Betäubung in den Hüften sei, wenn sie in jenem Zustand den Schmerz in den Seiten löst. Worin die Erklärung mangelhaft ist, ist, daß er gegen den Schmerz in den Hüften überhaupt kein betäubendes Mittel angibt, wie man es gegen den Schmerz in den Augen und in den „Kola" genannten Eingeweiden[1]) anwendet, weil die Schmerzen in den Ohren, mit denen das Gefühl der Betäubung verbunden ist, auch heftig sind. Wenn diese Worte für sich allein genommen werden, sind sie sehr finster, dunkel und rätselhaft, weil sie auf gar nichts zutreffen. Deshalb verbinden einige mit diesen Worten die folgenden und gestalten den ganzen Abschnitt folgendermaßen: „Die Betäubung in dem Körper ähnlich der Betäubung in den Ohren, welche der in den Hüften gleicht, ist tödlich. Deshalb sterben die Menschen meistens an dem, was die Ohren bringen, oder durch das, was von den Ohren kommt." Aber auch nach dieser Deutung finden wir die Erwähnung der Hüften zwischen den beiden Angaben nutzlos. Und auch dann sind diese beiden Aussprüche rätselhaft, und ich verlasse sie nunmehr.

(V 326, 6 L.) Hippokrates: An dem, was die Ohren bringen, oder durch das, was von den Ohren kommt, sterben die Menschen meistens.

Galen: Mit dem Wort „meistens" meint er in den meisten Fällen. Denn dieser Ausdruck entspricht der Gewohnheit der Alten. Er meint, daß viele Menschen von den Ohren her oder wegen Geschwüren an ihnen den Tod erleiden. Manchmal fängt die Krankheit innen im Gehirn an, und manchmal beginnt sie entgegengesetzt, so daß sie an den Ohren beginnt und dann in das Gehirn aufsteigt. Er nennt die erste Krankheit „was die Ohren bringen", weil die Ohren sie nach außen bringen, nachdem ihr Beginn innen war. Die andere nennt er „was von den Ohren kommt" d. h. die Krankheit, deren Anfang außen an den Ohren beginnt und dann nach innen dringt. Am Ende dieses Lemmas macht Dioskurides allein einen

[1]) *Vgl. Gal. XV 896, 13 K.*

Zusatz, und ich weiß nicht, was ihn veranlaßte, diesen Zusatz zu machen, nämlich „am dritten", so daß er diese Lesart so gestaltete: „An dem, was die Ohren bringen, oder durch das, was von den Ohren kommt, sterben die Menschen meistens am dritten".

(V 326, 6—8 L.) Hippokrates: Wessen Haut gespannt, spröde und hart ist, stirbt ohne Schweiß; wessen Haut aber weich ist, stirbt mit Schweiß.

Galen: Wenn Hippokrates einen nennt, dessen Zustand tödlich ist, so hat er den Zustand zur Prognose hinzugefügt. Man kann es also so verstehen, wie wenn er gesagt hätte: Wenn du Zeichen, daß der Kranke sterben wird, schon vorher weißt und nun auch wissen möchtest, ob er mit oder ohne Schweiß stirbt, so mußt du die Haut untersuchen. Denn wenn die Haut spröde, hart ist, so erfolgt der Tod ohne Schweiß, wenn sie aber weich ist, so ist dies ein Zeichen dafür, daß der Tod mit Schweiß erfolgt. Man muß aber noch untersuchen, warum er zu der Haut noch das Wort „gespannt" hinzufügte. Denn es genügte zu sagen: wessen Haut spröde und hart ist. Demjenigen, der so fragt, kann man antworten, daß die Erwähnung der Härte auch unnötig sei. Denn was spröde ist, ist unbedingt auch hart. Wichtiger als dieses ist, daß er nicht auch „trocken" gesagt hat, was einige beifügen. Denn trocken ist in spröde enthalten, weil nach unserer Sprache das Spröde etwas übermäßig Trockenes ist. Wenn dieses Wort wegfällt, hat dieser Absatz folgenden Sinn: Beobachte, wessen Zustand sich zum Tode wendet, und untersuche die Haut, wie sie ist. Wenn sie spröde ist, so stirbt er ohne Schweiß; wenn sie aber weich ist, weist dies darauf hin, daß der Tod mit Schweiß erfolgt. Denn spröde Haut kommt von einer schlechten trockenen und die weiche Haut von einer schlechten feuchten Mischung. Wenn die weiche Haut feucht ist, muß sie unbedingt auch geschmeidig befunden werden, so daß seine Worte nach einer von beiden Weisen richtig sein müssen, entweder nach der einen Weise so: wenn die Haut bei den Leuten, die dem Verderben verfallen sind, weich ist, erfolgt der Tod mit Schweiß, und auf die andere Weise so: wenn bei Leuten, die unbedingt im Sterben liegen, die Haut feucht ist, erfolgt der Tod mit Schweiß. Man muß diese Worte so verstehen. Denn Hippokrates hat im ersten Teil dieses Abschnittes die mit einem solchen Kranken verbundenen Symptome schon erwähnt.[1]) Bei der zweiten Sache hat er nur gesagt, daß es die Ursache sei. Da er im zweiten nur „weich" als Gegensatz zu „gespannt" sagt, können wir vertrauensvoll darunter auch die übrigen Symptome verstehen. Denn das Feuchte ist das Gegenteil vom Spröden und das Weiche das Gegenteil vom Harten. Es ist aber nötig, daß

1) *Epid. VI 6, 1 (V 322 L.).*

diese beiden Symptome mit der weichen Haut verbunden sind. Es ist nicht schwer, den Grund zu finden, warum derjenige, dessen Haut trocken ist, ohne Schweiß stirbt. Denn wenn die Lebenskraft abstirbt, ist die Feuchtigkeit jedes Sterbenden übermäßig; wessen Haut nun feucht ist, der stirbt mit Schweiß. Denn was in seinem Körper ist, kommt heraus. Bei demjenigen, dessen Körper nicht feucht ist, kann auch nicht herauskommen, was gar nicht in ihm drinnen ist.

(V 326, 8—10 L.) Hippokrates: Bei den Krankheiten, die mit Rückfällen verbunden sind, nützt der Wechsel, aber man muß bei dem Kranken, bevor er Schaden genommen hat, den Wechsel dahin vornehmen, wohin es nötig ist, wie das, was bei Charion war an Krankheiten, die durch Reiz entstehen wie die kenchrösen, in einigen Handschriften steht karchalösen.

Galen: Man muß annehmen, daß er an dieser Stelle mit „den Krankheiten, die mit Rückfällen verbunden sind“ nicht lauter bösartige Krankheiten meint, wie einige glauben, sondern nur diejenigen Krankheiten, die wieder von vorne anfangen, obgleich man glaubte, daß sie sich vollständig gelöst hätten und verschwunden seien, und die ohne Ursache in den früheren Zustand wieder zurückgekehrt sind. Man muß bei diesen Kranken darauf achten, daß man eine vollständige Änderung in der ganzen Lebensweise nach dem hin, was nötig ist, vornimmt. Das, was nötig ist, ist das, was diesen Kranken nützt. Wenn ich diesen Abschnitt nun verließe, bliebe er dunkel. Deswegen ist es nötig, daß ich, um ihn klar und deutlich zu machen, ihn noch einmal von Anfang bis zum Ende behandle: wenn jemand eine Krankheit hat, sei es, was für eine es wolle, und man glaubt, daß die Krankheit sich gelöst habe und verschwunden sei, sie aber dann doch wiederkehrt, ohne daß irgend ein Fehler in der Lebensweise vorkam, so muß man annehmen, daß in dem Körper ein Rest einer kenchrösen Krankheit zurückgeblieben ist. Deshalb darf man nach der Rückkehr derselben Krankheit, trotzdem der Kranke glaubt, daß er gesund sei, seinen Versicherungen nicht trauen und ihm nicht gestatten und erlauben, nach seiner schädlichen Lebensweise weiter zu leben, wie man es einem erlaubt, der geheilt und vollständig gesund ist, sondern man muß an die erste Wiederkehr der Krankheit denken und überlegen, nach wieviel Tagen sie kam, und an die frühere Behandlung, welche Gesundung brachte, sich erinnern. Wenn man dann tut, was nötig ist, und es befällt ihn dennoch die Krankheit wieder von vorne, dann muß man die Behandlung anwenden, die manche Ärzte „Das Hindern“ und manche „Das Zurückdrängen dessen, was sich ansammelt“ nennen. An Krankheiten, denen solche Rückfälle besonders eigen sind, sehen wir: Schwindelanfälle, Epilepsie, Krankheiten der Gelenke, der Leber, der Milz, der Atmungsorgane, Migräne, den „Ei“

genannten Kopfkrampf, die nach den Augen sich wendenden Überschüsse, die Überschüsse, die vom Kopfe herab nach der Lunge und der Brust und dem Magen fließen. Wenn nun auch bei einem, der an diesen oder ähnlichen Krankheiten litt, die Krankheit aufgehört hat, so darf man ihm doch nicht erlauben, eine Lebensweise zu führen, wie einer, der eine andere Krankheit überstanden hat, bei der er nur einer äußeren Behandlung sich zu unterziehen brauchte. Am besten ist es, wenn man sich einer Lebensweise zuwendet, die die Krankheit unterbindet und dies in Perioden von Tagen tut, und zwar in Perioden, die einige von den neueren Ärzten „Die Kreise“ nennen, weil sie sich in denselben Zahlen bewegen, so daß sie immer wieder zu demselben Punkt zurückkehren. Dies ist aber allein von allen Formen der Kreisform eigen. Denn wenn wir von einem Punkte aus Linien von gleichen Abschnitten ziehen, d. h. Abschnitte von Linien, die einander gleich sind, so nehmen die Linien, die wir von diesem Punkt aus ziehen, vielerlei Verlauf, jedoch keine kehrt zum Ausgangspunkt zurück außer der einen kreisbildenden Linie allein. Es haben nun einige seine Worte „einen Wechsel vornehmen“ vom Wechsel eines Landes mit einem anderen verstanden. Das ist aber nur eine Art des Wechsels. Dieser Wechsel darf aber nicht schlechthin erfolgen, sondern nur nach einem Lande, das für die Erkrankung des sein Land wechselnden Kranken paßt. Ist jemand nahe daran, daß er eine Verschwärung in der Lunge bekommt, so daß er der Schwindsucht verfällt, und befindet er sich in der Stadt Rom und begibt sich in ein Land von demselben Feuchtigkeitsgrad wie Rom, dann hat er von dem Wechsel seines Aufenthaltsortes keinen Nutzen. Denn man muß ihn nach einem warmen, trockenen Lande bringen, wie es alle Ärzte in Rom tun. Denn sie schicken alle, die schwindsuchtsverdächtig sind, nach dem Lande Libyen. Einige haben mit Unrecht geglaubt, daß er an dieser Stelle unter den mit Rückfällen verbundenen Krankheiten die Fieber verstehe, die in der Abhandlung genannt sind, welche dem Buche des Hippokrates „Über die Behandlung bei akuten Krankheiten“ beigefügt ist, und die „unregelmäßige, keiner Begrenzung folgende“ genannt werden. Es ist dies der Ausdruck, mit dem diese Fieber benannt werden. Er sagte[1]): „Was diejenigen Fieber betrifft, welche unregelmäßig sind und keiner Begrenzung folgen, so muß man sie lassen, bis sie sich einem Gesetze anpassen. Wenn sie sich aber angepaßt haben, so verwende bei ihnen die Lebensweise, die ihnen zuträglich ist.“ Man sagt, daß Hippokrates mit diesen Worten verlange, daß man die Kranken vollständig von der Nahrung zurückhalte, bis das Fieber sich anpaßt, und daß er mit den Worten „einen Wechsel vornehmen“, an deren Erklärung wir jetzt sind, das Zurückhalten vom Essen meine. Nach meiner Meinung beweist diese Ansicht einen hohen Grad von Dummheit und Unverstand ihres Urhebers vor allem

1) *De victu acutorum II 8 (II 434, 12 L.); vgl. Galens Kommentar XV 819 K = CMG V 9, 1 p. 314, 26. ed. Helmreich.*

deshalb, weil es unmöglich ist, daß man einem Fieber oder einer Krankkeit Wiederholungen zuschreiben kann, wenn sie überhaupt keine Rückfälle haben. Und dies könnte ja auch nur in langer Zeit erfolgen. Dann ist es aber so: wenn wir feststellen, daß eine Krankheit mit Rückfällen verbunden ist, wenn dies überhaupt in der ersten Woche möglich wäre, so ist es doch nicht möglich, den Kranken während dieser ganzen Zeit von der Nahrung fernzuhalten. Denn wir finden nur wenig Kranke, die überhaupt imstande sind, sich bis zum siebenten zu enthalten. Und wer dazu imstande ist, der tut es auch nicht unbedingt, sondern er geht doch so weit, daß er Honig- oder Gerstenwasser trinkt. Und wenn dies auch keine richtige Ernährung ist, so hat es wenigstens doch etwas Nährkraft. Doch wir müssen jetzt mit der Erklärung dieser Anschauung abbrechen und davon ablassen. Denn es ist mir am wahrscheinlichsten, daß ich bei ihrer Auslegung nicht das Richtige treffe, zumal da ich mich schon dabei aufgehalten habe, Dinge zu erörtern, die man verwerfen muß, weil sie höchst albern sind. Ich will mich nun dem zuwenden, was in den Worten, bei deren Erklärung wir gerade sind, gesagt ist, und will untersuchen, welches ihr Sinn ist. Sie finden sich wörtlich so geschrieben: „wie das, was bei Charion war an Krankheiten, die durch Reiz entstehen, wie die kenchrösen — in einigen Handschriften steht karchalösen — Krankheiten". Einige nehmen diese Worte, bei deren Erklärung wir sind, bis hierher zusammen. Andere tun das nicht und beschränken sich darauf, „wie das, was bei Charion war" an den ersten Teil anzuschließen, da es die Gewohnheit des Hippokrates ist, in seinen Berichten oft den Namen des Kranken festzuhalten, der an jener Krankheit litt. Der Sinn ist nach den gewöhnlichen, allgemeinen Ausdrücken derjenige, den ich jetzt angebe: was an Krankheiten oder Symptomen in den Körpern — der Ausdruck läßt es zu, daß er von allen diesen Dingen verstanden wird — durch Reiz erregt wird, wie die kenchrösen Krankheiten, gehört zu der Art der mit Rückfällen verbundenen Krankheiten. Manche sagen, er meine an dieser Stelle mit „kenchrösen Erkrankungen" Pusteln, welche auf der Haut von manchen Kranken entstehen, ähnlich den Körnern des *Kenchros* (d. i. Hirse). Einige haben zu diesem Worte gesagt, es sei nicht von Kenchros, d. i. Hirse, womit er körnerähnliche Pusteln meine, abgeleitet, sondern es sei abgeleitet von *Kerchnos*, und es müsse die erste Silbe dieses Wortes mit „*K*" und „*r*" und die zweite mit „*ch*" und „*n*" und „*s*" geschrieben werden, und die Bedeutung „Rauheit" beziehe sich auf den geringen Husten, welcher im Kehlkopf und in der Luftröhre durch eine dünne, wässerige Feuchtigkeit, welche vom Kopfe zu ihnen hinabfließt, entsteht.

(V 326, 11—13 L.) Hippokrates: Die Grenze: Bei wem etwas nicht Gesundes unten nach Behebung der Ursache zurückgeblieben ist, wirst du es austreiben oder abbinden oder entfernen oder ausschneiden oder ausbrennen; wenn nichts geblieben ist, wirst du nichts von diesem tun.

Galen: Bei diesem Abschnitt ist am Anfang ein dunkler Ausdruck, und zwar das Wort „die Grenze“. Aus dem Folgenden darf man nichts anderes entnehmen, als daß seine Darlegung sich nur auf die chirurgische Behandlung bezieht, durch die die ganze kranke Stelle weggeschnitten und mit Stumpf und Stil ausgerottet werden soll. Denn die „Grenze“ bei dieser Behandlung des Körpers besteht darin, daß die Stelle, welche in ihrer Natur bleibt — dies ist es, was er „das Gesunde“ nennt —, in Ruhe gelassen wird, während die aus ihrer Natur herausgetretene Stelle vollständig entfernt wird. Wenn nur die gesunde Stelle in der Tiefe des Geschwürs allein nach der gänzlichen Behebung der Ursache, welche zur chirurgischen Behandlung führte, zurückblieb, dürfen wir sicher sein, daß wir nicht nach dem, was aus dem natürlichen Gang herausgetreten ist, gegen das, was zurückblieb, angehen müssen. Mit dem „austreiben“ meint er, daß wir eines von den Mitteln anwenden, deren Eigenschaft es ist, dergleichen Dinge wegzufressen und zu zerstören. Wenn ein Rest von der vom natürlichen Gange abgewichenen Stelle zurückbleibt, sei es deswegen, weil das Geschwür oder die Fäulnis oder die Beule sich weit in die Tiefe hineinsenkt, oder weil über die Stelle große, namentlich schlagende Gefäße gehen, so daß wir uns scheuen, bis zu dem lebenswichtigen Orte vorzudringen, können wir diesen Rest auch abbinden, so daß er mit der Länge der Zeit welkt und abstirbt und abfällt, so wie wir es mit den hängenden und festsitzenden warzenähnlichen Geschwülsten, mit dem Ende der Venen, welche am After anschwellen und hervortreten, und dergleichen machen. Der Ausdruck „entfernen“ ist dunkel und unklar, weil aus ihm keine spezielle Behandlung ersichtlich ist, wie aus den beiden nachher genannten Ausdrücken, wo er sagt „oder ausschneiden oder ausbrennen“. Denn allen diesen Arten ist ja das Entfernen gemeinsam. Wir müßten nur sagen, er meine damit das, was wir mit den Fingerspitzen entfernen, wobei wir uns beim Entfernen der Nägel bedienen. Manchmal sind wir ja auch gezwungen, es so zu machen, namentlich dann, wenn etwas ausgeschnitten wurde und beim Schneiden noch etwas zurückblieb und an der tiefsten Stelle an der Wurzel festhaftet. Wenn an dieser Stelle „unten“ gesagt ist, so ist das nur von der Lage der Haut aus zu sagen und zu verstehen, bei allem, was innen im Körper ist. Wenn wir etwas so behandelt haben, daß wir nicht nur die gesunde Stelle zurückgelassen haben, sondern auch noch etwas von dem, was von seinem natürlichen Gange abgewichen war, zurückblieb, so müssen wir das, was von seinem natürlichen Gange abwich, zerstören, wie Hippokrates es uns befohlen hat. Bei dem aber, was wir anders behandelten und wobei wir uns Mühe gaben, die ganze kranke Stelle durch Ausschneiden vollständig zu entfernen, dürfen wir nichts von dem, was Hippokrates gesagt hat, tun. Und in diesem Sinne gibt uns Hippokrates am Ende dieses Abschnittes seinen Rat, indem er sagt: „wenn nichts geblieben ist, wirst du nichts von diesem tun."

(V 326, 14—328, 1 L.) Hippokrates: Bei wem viele Male viel Blut aus der Nase sich ergießt und bei wem die Farbe verändert, unvermischt ist, der hat nur wenig Nutzen; bei wem dagegen das Rote überwiegt, bei dem ist die Sache nicht ebenso. Wessen Kopf leicht ist, dem nützt das ungemischte (Blut), bei wem es aber nicht so ist, dem nützt es nicht.

Galen: Einige haben diese Worte dahin erklärt, daß sie eine gewisse Kenntnis von den vorliegenden Zuständen der Kranken und ein Vorhererkennen der allgemeinen Zustände nachher vermitteln, andere aber erklären sie dahin, daß sie eine Art der Behandlung der Kranken angeben. Ich führe zuerst die Darlegungen derjenigen an, die der Ansicht sind, daß diese Worte von der Erkenntnis der Zustände der Kranken und ihrer Vorhersage handeln. Die Vertreter dieser Ansicht sind aber auch uneinig. Denn die einen sagen, daß er mit „ungemischt" die veränderte Farbe, die anderen aber das aus der Nase fließende Blut meine. Ebenso streiten sie über die Worte „hat wenig Nutzen". Denn die einen sagen, daß er damit meine, der Nutzen, den der Körper von dem Erguß des aus der Nase fließenden Blutes habe, sei nur gering und klein; die anderen aber sagen, er meine, daß er überhaupt keinen Nutzen bringe. Sagt man doch gewöhnlich: „Wie wenig?" oder „Wie viel?", und meint damit, dies oder Ähnliches ist ohne Bedeutung. Man will eben damit sagen: ich kümmere mich nicht darum und lege überhaupt keinen Wert darauf. Ebenso sagt man: wie wenig wird dir das helfen, und meint damit, daß es dir überhaupt nicht hilft. Er sagte: „bei wem das Rote überwiegt", — sei es in der Farbe der Haut oder der Farbe des Blutes, — „bei dem ist die Sache nicht ebenso." Seine Worte „bei dem ist die Sache nicht ebenso" würden richtig sein, wenn seine Behauptung über den Erguß des Blutes schlechthin gesagt wäre und er nicht beigefügt hätte, was er beigefügt hat, nämlich „wenig". Denn da er seine Worte „bei dem ist die Sache nicht ebenso" seinen Worten „hat wenig Nutzen" entgegengesetzt hat, wie wenn er sie einschränken wollte, ist es unbedingt nötig, daß sie eine von den beiden Bedeutungen haben: entweder, daß er überhaupt nichts oder nicht wenig nützt, so daß der Sinn davon ist, daß der Körper davon entweder überhaupt keinen oder viel Nutzen hat — denn auch dieser Sinn ist den Worten „hat wenig Nutzen" entgegengesetzt —. Aus dieser Darlegung wird klar, daß auf Grund des Wortlautes es nicht möglich ist, zur Klarheit zu kommen. Auf Grund dessen aber, was die Natur der Dinge zeigt, können wir zum Verständnis der Worte gelangen, auch wenn wir aus diesen Worten nicht erkennen können, auf welche Zustände der Bluterguß aus der Nase hinweist und welche Symptome ihm meistens folgen, wenn er übermäßig ist. Wir müssen also auf das aus sein, was wir wissen und wahrnehmen und was aus unserer Erklärung mit diesen Worten in Einklang zu bringen ist. Wir setzen uns dabei das Ziel, eine Hilfe für das Verständnis dieser Worte zu gewinnen, damit sie nicht unverständlich und unbegreiflich bleiben, nicht aber damit wir zur Kenntnis von etwas verhelfen, was nicht richtig ist. Ich kenne eine große Zahl Menschen, bei denen oftmals viel Blut aus der Nase lief. Es war die Farbe der Haut bei den einen in der Zeit zwischen den einzelnen Blutergüssen hochrot, und bei den anderen war die Farbe verändert und schlecht. Bei wem nun das Rot in der Farbe überwog, und wer sich während der Zeit der Blutergüsse nicht vernachlässigte, so daß sein Körper an Blutmangel litt, der hatte keinen großen Schaden von dem reichlichen Bluterguß. Wessen Farbe sich aber verändert hatte, und wessen Körper an Blutmangel litt und sehr kalt wurde, der war nicht sicher davor, daß er in die Wassersucht verfiel. Bei wem die veränderte Farbe während der Zeit zwischen den einzelnen Blutergüssen bleibt, bei dem muß man bei der veränderten Farbe beobachten, ob es so aussieht, daß in dem Körper die gelbe oder schwarze Galle oder das Phlegma vorherrscht, und um wieviel ein jeder Saft zugenommen hat und vorherrschend geworden ist. Denn bei den Körpern, bei welchen die gelbe Galle überwiegt, ist die Schädigung durch den Bluterguß gering. Die Körper aber, in welchen das Phlegma überwiegt, oder welche überhaupt kalt sind, trifft infolge eines Blutergusses die größte und schwerste Schädigung. Dies ist nach meiner Meinung, was man überhaupt in Kürze über den übermäßigen Bluterguß sagen kann. Diesen Sinn, den meine Ausführungen auf Grund der Natur der Dinge gaben, sehe ich in diesen dunklen Worten, aber da er nicht schlechthin „veränderte Farbe" gesagt, sondern eine Einschränkung gemacht hat, indem er sagte „verändert, unvermischt" — der genaue Wortlaut ist „wessen Farbe verändert, unvermischt ist" —, so müssen wir bei der Hilfe für die Erklärung dieser Worte sehr sorgfältig verfahren, um einen verständlichen Sinn zu bekommen. Denn es ist ganz unmöglich, „unvermischt" mit dem Bluterguß zu verbinden, wie es einige machten, so daß es Attribut dazu ist. Denn wenn diese Worte so geschrieben wären: „Bei wem viele Male viel unvermischtes Blut aus der Nase sich ergießt und bei wem die Farbe verändert ist, der hat wenig Nutzen davon", dann wäre freilich ihre Erklärung befriedigend. Da aber das „unvermischt" mit der veränderten Farbe verbunden und in Beziehung gesetzt ist, ist infolgedessen die Erklärung, die sie geben, schlecht. Da aber auch noch in dem Wort „unvermischt" eine Dunkelheit steckt, so wird dieser ganze Ausspruch noch dunkler und unklarer. Denn er versteht unter „unvermischtem Saft" solchen, welcher mit keinem anderen gemischt ist. Allerdings kann man auch von einer bestimmten veränderten Farbe sagen, daß sie unvermischt ist, wenn sie nämlich die Haut des ganzen Körpers beherrschend erscheint. Beim Bluterguß aber ist es unmöglich, daß er in dieser Art unvermischt ist und besonders dann, wenn das Phlegma oder die gelbe Galle oder wässerige Überschüsse infolge ihrer Fülle oder ihrer Reinheit sich darin abzeichnen. Wenn aber einer sagt, daß er mit dem unvermischten Blut solches Blut meine, das mit keinem anderen Saft vermischt ist, so verfällt er ganz und gar in Irrtum, da dies ja das beste Blut ist. Denn das Blut muß vorherrschen, von dem derjenige, der es sieht, glaubt, daß es ganz für sich allein sei. Was darauf hinweist, daß das Wort „unvermischt" einerseits in Übereinstimmung mit dem Satzgefüge steht, ist seine Verbindung mit der veränderten Farbe als Attribut, und daß es andererseits auch den Sinn hat, den man auch sonst aus ihm entnimmt, ist seine Verbindung mit dem fließenden Blut als Attribut in dem zweiten Teil dieses Ausspruches, wo er sagt: „wessen Kopf leicht ist, dem nützt das unvermischte." Denn aus diesen Worten wird es klar, daß er mit dem „unvermischten" das sich ergießende Blut im Hinblick auf die veränderte Farbe meint, wenn er diese Worte im Sinne der Vorhererkenntnis dessen, was sein wird, oder der Erkenntnis des gegenwärtigen Zustandes im Körper gebraucht hat. Aber auch von einer anderen Seite her sind diese Worte unklar und unverständlich. Man kann nämlich nach dem Wortlaut nicht verstehen, wie es möglich sein soll, daß Leuten, deren Kopf leicht ist, fließendes, unvermischtes Blut nützen kann. Denn solche Leute, ich meine Leute, deren Kopf leicht ist, brauchen durchaus nichts, woraus sie Nutzen ziehen, weil sie durch das Nasenbluten hinreichenden Nutzen haben. Wenn aber der Kopf infolge der Fülle der Säfte oder wegen deren schlechter Eigenschaften oder wegen der Menge des Dampfes oder dessen schlechter Beschaffenheit dumpf und schwer ist, müssen wir es lassen, die Ausführungen der Leute darüber wiederzugeben, die behaupten, daß diese Worte von der Vorhererkenntnis der kommenden Zustände oder der Erkenntnis auch nur gegenwärtiger Zustände gesagt seien. Wir müssen jetzt uns der Auseinandersetzung mit der Behauptung der anderen Partei zuwenden, die gesagt hat, daß diese Worte von der Behandlung der Kranken gesagt seien. Sie sagen, daß er mit dem „ungemischt" den ungemischten Wein meine. Sie ändern den Ausdruck ein wenig, damit er diese Erklärung verträgt, und sie schreiben in folgender Weise: „Bei wem viele Male viel Blut aus der Nase sich ergießt und bei wem die Farbe verändert ist, der hat von dem Ungemischten nur wenig Nutzen; bei wem dagegen das Rote überwiegt, bei dem ist die Sache nicht ebenso. Wessen Kopf leicht ist, dem nützt der Ungemischte; bei wem es aber nicht so ist, dem nützt er nicht." Sie sagen, daß er mit dem „Ungemischten" den Wein nicht nur im zweiten, sondern auch im ersten Teil meine. Denn darüber, daß er mit dem „Ungemischten" im zweiten Teile den Wein meine, sind die Anhänger dieser Ansicht und auch andere einig. Dieser Teil widerspricht aber der Behauptung jener ganz offensichtlich. Es ist klar, daß der Sinn dieser ganzen Ausführung der ist, daß, bei wem andauerndes Nasenbluten eine Änderung seiner Farbe bewirkt, der Ungemischte nützt, daß dagegen derjenige, bei dem die Farbe vorherrschend rot ist, nicht denselben Nutzen hat. Wessen Kopf aber leicht ist, dem nützt der Ungemischte, wobei die Bedeutung des Wortes „ungemischt" klar ist. Ihr habt ja doch vielmals von mir gehört und erfahren, daß er unter „dem Ungemischten" den Wein versteht. Dies ist eine Mischung, die dem Unvermischtsein nahe ist, wie man „wässerig" diejenige Mischung nennt, bei der im Trank eine solche Mischung Wasser ist, daß sie vom Mittelmaß weg sich dem Dünnen und Wässerigen zuwendet. Nach diesem müssen wir untersuchen, wem denn von denjenigen, die viel andauerndes Nasenbluten haben, man Wein, der dem Unvermischtsein nahe ist, zu trinken geben muß. Ich bin nämlich der Meinung, daß der Erklärer die Ansichten untersuchen muß, in denen so viel Nutzen steckt wie in dieser, und daß er geduldig darauf eingehen soll, auch wenn die Erörterung darüber sich lang hinzieht, nicht aber auf sophistische Redereien achten darf. Es herrscht allgemeine Übereinstimmung darüber, daß es nichts Wirksameres gibt, die Kräfte wieder herzustellen, wenn sie übermäßig geschwächt und gesunken sind, als das Trinken von Wein. Wir geben ihn unverzüglich zu trinken, wenn nicht gerade etwas anderes vorliegt, das größeres Unheil zu bringen droht, als der Nutzen ist, wie es manchmal bei einem an Nasenbluten Leidenden der Fall ist. Es regt nämlich der Wein in der Weise, die allen erhitzenden und die Mischungen verdünnenden Medikamenten eigen ist, das Entströmen des Blutes an. Allerdings wenn bei jemand das Nasenbluten einen solchen Grad erreicht hat, daß sein Körper ganz kalt ist und seine Farbe sich verändert hat, müssen wir ihm notwendigerweise Wein zu trinken geben, weil er ihm einerseits die notwendige Kraft wiedergibt, andererseits aber seine Säfte nicht so erhitzt, daß er das Nasenbluten fördert. Am besten ist es, wenn wir Wein denjenigen zu trinken geben, deren Farbe sich infolge des Nasenblutens schon geändert hat. Wessen Farbe aber schon vor dem Auftreten des Nasenblutens an Röte das erforderliche Maß überschritten hat — denn das ist der Sinn, den er mit seinen Worten „das Rote überwiegt" im Auge hat — und dann während des Nasenblutens nicht vollständig ins Gegenteil dieser Farbe übergeht, dem sollen wir zwar auch zu trinken geben, dürfen ihm aber nicht Wein reichen. Denn dieser fördert das Nasenbluten und stiftet größeren Schaden, als der Nutzen ist, den er durch die Stärkung der Kräfte erlangt.

(328, 2—6 L.) Hippokrates: Diejenigen, deren Nasen von Natur feuchter sind, sind gesünder, und ihr Samen ist dünner und reichlicher. Kränker am Körper sind diejenigen, bei denen das Gegenteil davon der Fall ist.

Galen: Über diese Worte sind alle Erklärer uneinig, nicht nur die jüngeren, sondern auch die älteren. Es schreiben sie auch nicht alle nach derselben Lesart und erklären sie auch nicht in demselben Sinn. Die eine von den Lesarten ist diejenige, welche ich jetzt angebe: „Diejenigen, deren Nasen von Natur feuchter sind und deren Samen dünner und reichlicher ist, sind gesünder, und kränker am Körper sind diejenigen, bei denen das Gegenteil davon der Fall ist."[1]) Die Vertreter dieser Lesart wollen, daß zu den Zeichen eines gesunden Körpers die Feuchtigkeit der Nase und die Dünnheit und Fülle des Samens gehöre. Diejenigen aber, deren Körper das Gegenteil davon anhafte, nämlich Trockenheit der Nase und geringes Maß von Samen, seien kränker. Die Erklärer sind aber über die Ursachen davon uneinig. Denn nicht alle haben dieselben Ursachen im Auge. Manche von ihnen sagen, es würden die Menschen mit feuchten Nasen und vielem und dünnem Samen nur deshalb gesünder sein, weil ihre Mischung feuchter sei. Andere sagen, daß dies nur daher komme, weil ihr Gehirn durch die Abstoßung der feuchten Überschüsse durch die Nase gereinigt werde. Sachlich erklären sie diese Behauptung damit, daß die trockene Mischung gesünder sei. Für diese Stelle gibt es aber noch eine andere Lesart folgendermaßen: „Diejenigen, deren Nasen von Natur feuchter sind, sind gesünder, und ihr Samen ist dünner und reichlicher."[2]) Die Erklärung nach den Vertretern dieser Lesart ist, daß diejenigen, deren Nasen von Natur feuchter seien, mehr dazu veranlagt seien, daß sie gesund sind, und daß ihr Samen dünn und reichlich ist. Für diese Stelle gibt es noch eine andere Lesart, die so geschrieben wird: „Diejenigen, deren Nasen feuchter und gesünder sind, haben einen reichlicheren und dünneren Samen."[3]) Die Erklärung dieser Worte nach den Vertretern dieser Lesart ist, daß bei demjenigen, dessen Nase von Natur feuchter ist, ohne daß sie im Zustand der Krankheit ist, d. h. daß sie ihre Natur und ihre Gesundheit bewahrt hat, der Samen dünner und reichlicher ist. Dabei ist für diese

1) *Bis* ὑγιαίνουϲιν *wie überliefert, dann etwa* νοϲηλότεροι δὲ (τὸ ϲῶμα?) οἷϲι τἀναντία, *so auch* V *und Palladius, der jedoch am Schluß schreibt* νοϲέουϲι δὲ οἱ τὰ ἐναντία.

2) *So oben das Lemma.*

3) οἷϲι ῥῖνεϲ ὑγρότεραι φύϲει καὶ ὑγιαίνουϲιν, ἡ γονὴ ὑγροτέρη καὶ πλείων· οἷϲι δὲ τἀναντία, τἀναντία.

Stelle doch gar nicht angegeben, ob man solche Leute als gesund oder krank ansehen muß. Diejenigen, welche diese Erklärung geben, schreiben das Folgende so: „bei wessen Nase das Gegenteil vorliegt, bei diesen ist auch das Gegenteil davon der Fall.“ Sie meinen, daß das Gegenteil der zuerst erwähnten Dinge mit dem Gegenteil der am Schlusse genannten Dinge zusammenhänge. Deshalb wiederholen sie das Wort „das Gegenteil“, so daß der Sinn ist: Die Trockenheit der Nase hängt mit der Dicke und der geringen Menge des Samens zusammen, obgleich wir Gegensätze dieser Art nicht finden. Denn in keinem von den beiden Abschnitten sind zwei Dinge mit einem verbunden, so daß der Feuchtigkeit der Nase Dünnheit und Fülle des Samens und der Trockenheit der Nase Dicke und Mangel an Samen folgte. Der zweite Teil dieser Stelle wird auch in folgender Weise geschrieben: „Bei wem dies von einer Krankheit herrührt, bei dem ist das Gegenteil der Fall.“[1]) Die Vertreter dieser Lesart meinen: wessen Nase von Natur feuchter und wessen Samen dünner und reichlicher sei, sei gesund am Körper, und wessen Zustand wegen einer zufälligen Krankheit, die ihn befiel, anders sei als der natürliche Lauf, bei dem finde sich das Gegenteil von dem, was sich im ersten Falle bei ihm fand. Aber die Vertreter dieser Anschauung können nicht mit Recht sagen, daß das Gegenteil der erwähnten Dinge einem solchen Kranken zustoße. Denn sie finden überhaupt nichts anderes, um ihre Behauptung zu stützen, daß irgend eine Krankheit einem solchen Kranken zustoße. Und für den letzten Teil dieser Stelle gibt es noch eine andere Lesart: „und bei den meisten Menschen ist das Gegenteil von diesen Dingen der Fall.“[2]) Die Anhänger dieser Lesart sind sicher davor, daß ihre Lesart unverständlich und unannehmbar ist wie die eben genannte Lesart. Denn sie sagen, daß eine Krankheit die Ursache für die Symptome sei, die den erst erwähnten Symptomen, der Trockenheit der Nase und der Dicke und der Wenigkeit des Samens, entgegengesetzt sind. Diese Stelle wird auch noch nach einer anderen Lesart als die vorhergenannten geschrieben. Es ist in ihr nämlich ein Wort geändert, und dadurch hat sich auch der Sinn geändert, so daß die Worte lauten: „Diejenigen, deren Fell von Natur feuchter ist.“ Es ist selbstverständlich, daß die Vertreter dieser Lesart unter „dem Fell“[3]) die Haut verstehen. Sie sagen, wessen Mischung die eben genannte sei, sei rascher in der Wiedergewinnung von Kräften und körperlich gesünder. Wenn man den letzten Teil dieser Stelle mit

1) οἷϲιν ὑπὸ νούϲου τἀναντία.

2) τοῖϲι πλείϲτοιϲι δὲ τἀναντία. *Die beiden letzten Lesarten sind in unserer Hippokratesvulgata (Hss. außer V = C) miteinander verschmolzen:* τοῖϲι πλείϲτοιϲι δέ, οἷϲιν ὑπὸ νούϲου τἀναντία.

3) *Sie schreiben statt* ῥῖνεϲ ῥινόν. *Vgl. Erotian 75[6] N. cf. Hesych* ῥινόϲ· δέρμα· *gehört zu Hipp. De locis 10 (VI 294, 18 L.) [wo in V ähnlich* ῥινόν *in* ῥῖνα *geändert ist] oder zu Epid. VI (V 312, 2 L.) so Ilberg (aus Erotiangl. 131).*

dem vorhergehenden verbindet, so bleibt die Verwirrung, von der wir eben geredet haben, bestehen.

(V 328, 7—9 L.) Hippokrates: Was sich von dem, was durch Spucken ausgeworfen wird, rundet, weist auf Geistesverwirrung hin, wie das, was bei dem Manne war, der an dem Orte *Ablin*[1]) wohnte. Er hatte Nasenbluten links, und es löste sich am fünften.

Galen: Ich habe über den Fall dieses Kranken schon in meinem Kommentar zu dem Buche des Hippokrates, das „Vorhersage" heißt[2]), gesprochen und habe gezeigt, daß „das, was sich von dem, was durch Spucken ausgeworfen wird, rundet", nicht ein spezielles Anzeichen für die Geistesverwirrung sei, daß in ihm aber eine Bestätigung und Sicherung der Prognose und eine Mehrung gründlicher Kenntnisse liege. Weil es nämlich auf große Wärme mit Trockenheit hinweist und die Wärme in diesem Zustand zur Geistesverwirrung beiträgt, so ist dies nicht ein geringer Beitrag. Aus seiner Bemerkung von dem „Nasenbluten am fünften Tag" ist nichts zu lernen, da er zu dieser Angabe nicht hinzugefügt hat, ob er starb oder gesund wurde. In vielen Handschriften finden wir diese Worte für sich allein in folgender Weise geschrieben: „Er hatte Nasenbluten links, und es löste sich". Und in einigen Handschriften finden sie sich in folgender Form: „Er hatte Nasenbluten links am fünften, und es löste sich"[3]), so daß sie durch Angabe der Zahl der Tage näher bestimmt sind. Dies ist die Lesart, welche Zeuxis[4]) und viele von den Alten kennen. Die beiden anderen Lesarten haben die übrigen Kommentatoren nach Belieben gegeben, und jede von beiden Parteien bringt damit ihre Erklärung in Einklang. In der Frage, ob die an Geistesverwirrung Leidenden und ebenso die von heißen Fiebern Befallenen durch Bluterguß einen Nutzen haben, sind die Ärzte nicht einig. Aber ich brauche an dieser Stelle zur Beantwortung dieser Frage nichts mehr zu sagen, da ich sie an einem anderen Orte schon gründlich behandelt habe.

(328, 10—14 L.) Hippokrates: Der Urin, in welchem sich viel Bodensatz absetzt, bewirkt die Befreiung von der Geistesverwirrung, wie das, was im Urin des Dexippos war nach dem Ausfall. Das viertägige Fieber geht nicht über ein Jahr hinaus. Die Ohren im Sommer, aber das Aufbrechen am fünften und manchmal noch später.

1) *Entspricht dem gr.* Πληνός. *Vgl. VI 3, 22; vgl. S. 181, 5 dieses Bandes.*
2) *Galen zu Epid. VI* 3^{22} *(17 B, 106 K) verweist ebenfalls auf seinen Prorrhet.-Komm. Die Stelle ist nicht auffindbar; doch vgl. die Similia S. 181, 15 ff. dieses Bandes.*
3) τούτέῳ ἡμορράγησεν ἐξ ἀριστεροῦ πεμπταίῳ καὶ ἐλύθη.
4) *K. Deichgräber, Griechische Empirikerschule O, gehört hinter frg. 360.*

Galen: Die Meinungsverschiedenheiten der Erklärer dieses Buches über die Lesarten an dieser Stelle sind gering, dagegen sind sie über die Abtrennung groß. Alle teilen sie in mehrere Sätze, aber der eine stimmt mit dem anderen über die Abtrennung nicht überein. Den ersten Teil dieser Stelle trennen einige folgendermaßen ab: „Der Urin, in welchem sich viel Bodensatz absetzt, bewirkt die Befreiung von der Geistesverwirrung wie das, was in dem Urin des Dexippos war.“ Sie wollen, daß wir zusammen mit seinen Worten „der Urin, in dem sich viel Bodensatz absetzt“ neben dessen Menge auch noch verstehen, daß er weiß, gleichmäßig und glatt sei, wie er in dem Buche der Prognose genau festlegte, daß durch solchen Urin die Befreiung von der Geistesverwirrung erfolge, weil er die Genesung von der Krankheit anzeige.[1] Einige haben zu diesen Worten auch noch seine Angabe „nach dem Ausfall“ hinzugefügt, obgleich sie manche an dieser Stelle überhaupt nicht kennen. Manche, die sie kennen, machen sie zum Anfang des folgenden Satzes. Beide Gruppen behaupten, daß er unter dem „Ausfall“ den Haarausfall verstehe. Sie sagen, daß bei Geistesverwirrung auch die Haare ausfallen, wenn entweder heißer Dampf oder heißer Saft von der Art der Galle zum Kopf hinaufsteige und die Wurzeln der Haare verbrenne. Das Folgende machen sie zu einem Ausspruch mit neuem Anfang — nach meiner Meinung haben sie damit Recht —, dann trennen sie diese Worte folgendermaßen ab: „Das Viertägige geht nicht über ein Jahr hinaus.“ Wer aber die Worte so abtrennt: „nach dem Ausfall geht das Viertägige nicht über ein Jahr hinaus“, ist nahe daran, ganz unverständlich zu werden. Ebenso ist es auch, wenn „im Sommer“ mit dem Schluß verbunden wird. Einige sagen, daß die Angabe von dem Nichthinausgehen über die Spanne eines Jahres nicht richtig sei. Wir können gegen die Verfechter dieser Ansicht zweierlei anführen: erstens sehen wir, daß Hippokrates auch sonst vielmals derartige Aussprüche getan hat, ohne dabei die Einschränkung zu machen, daß das Urteil darüber so aufzufassen sei, daß es oftmals oder meistens oder nicht immer der Fall sei, zweitens: wenn kein Fehler vom Arzt oder von seinem Gehilfen oder auch von dem Kranken gemacht wird und auch keine Schädigung von außen erfolgt, dauert das viertägige Fieber tatsächlich nicht über ein Jahr hinaus. Wenn aber der Kranke nicht tut, was er tun soll, oder der Arzt derart ist, daß er von seinem Beruf nichts versteht, oder der Gehilfe des Arztes Fehler macht bei dem, was ihm befohlen wurde, oder wenn eine Schädigung von außen eintritt, welche die Gesundung hintanhält, so kann es eintreten, daß das Viertägige länger als diese Zeitspanne dauert. Nach diesem Ausspruch kommt ein anderer, welcher auf zweierlei Art geschrieben wird: erstens: „Im Sommer

1) *Progn.* 12 (II 138 L.).

das Aufbrechen am fünften", zweitens: „Die Ohren im Sommer, aber das Aufbrechen am fünften." Die Anhänger der ersten Lesart unter den Kommentatoren behaupten, daß der Sinn in diesen Worten dahin ziele, daß das Aufbrechen von Blutgeschwüren im Sommer meistens am fünften Tage der Krankheit erfolge, und Hippokrates habe das selbst angezeigt mit seiner Beifügung „und manchmal später". Die Anhänger der zweiten Lesart behaupten, der Sinn in ihr sei der, daß die Ohren im Sommer mehr gefährdet seien als im Winter, weil der Kopf in dieser Zeit schwer sei und die Ohren Geschwüre bekämen und das Aufbrechen dieser Geschwüre meistens am fünften Tage erfolge und manchmal noch später als an diesem.

(V 328, 14—15 L.) Hippokrates: Was an dem Zahnfleisch und der Zunge schwillt, eitert am siebenten Tage, besonders was am Zahnfleisch selbst ist, und was in der Nase eitert.

Galen: Wir finden in manchen Handschriften „schwillt" und „eitert" im Präsens. Finden wir sie in diesem Tempus, dann ist es ein allgemeiner Ausspruch und besagt, daß sämtliche Schwellungen an dem Zahnfleisch und der Zunge am siebenten Tage eitern, wie in dem vorangegangenen Ausspruch gesagt ist, daß die Anschwellungen an den Ohren am fünften Tage eitern. Stehen diese Ausdrücke aber im Imperfekt, dann hat er eine epidemische Anschwellung erwähnt, welche die Leute jener Zeit heimsuchte. Das Übrige von diesem Ausspruch ist klar und deutlich.

(V 328, 16—330, 1 L.) Hippokrates: Wenn bei denjenigen, die Zahnschmerzen haben und bei denen etwas Dünnes aus den Augenlidern läuft, die Stelle im Falle der Unwirksamkeit anderer Mittel mit Pfeffer zugestopft wird, so daß am anderen Tage etwas Dickes herauskommt, so kommt ihre Lösung bei denjenigen, bei denen das Schlafmittel keine Hilfe brachte, von daher, besonders dann, wenn er nicht mit Gewalt eingestoßen wurde.

Galen: Diese Worte hat Hippokrates nur von dem Schmerz gesagt, der in den Zähnen auftritt, weil etwas Dünnes von oben herab in sie eindringt. Es scheint so, daß seine Worte „von den Augenlidern" „von oben" bedeuten. Doch diese Worte sind dunkel und entsprechen nicht der sonstigen Geistesrichtung des Hippokrates. Er sagt, daß diejenigen, welche Zahnschmerzen haben und mit allen anderen Arten der Behandlung behandelt wurden, ohne davon Nutzen zu haben, und bei denen dann die Stelle des Schmerzes mit Pfeffer zugestopft wird, davon Nutzen haben, weil nämlich jener dünne Überschuß, welcher an diese Stelle gelangte, gekocht wird, so daß am folgenden Tage etwas Dickes abläuft. Man muß annehmen, daß diese Angaben nur von den angefressenen, löcherigen Zähnen gelten, weil seine Worte „wenn die Stelle mit Pfeffer zugestopft wird" nur zutreffen können, wenn wir sie in diesem Sinne verstehen. Sehr schön und ganz richtig ist seine Einfügung „im Falle der Unwirksamkeit anderer Mittel". Denn er verlangt von uns, daß wir nicht gleich von Anfang die Stelle mit Pfeffer verstopfen, weil wir in dieser Zeit den die Krankheit erregenden Saft vertreiben und entfernen müssen. Gelingt das, so tritt an der kranken Stelle erst gar keine Schwellung auf, und die Zähne haben dann ihre volle Gesundheit. Wenn aber schon eine Schwellung eingetreten ist, so müssen wir der Erkrankung zuerst mit Dingen entgegentreten, welche den Saft ohne Reizung entleeren, nämlich mit heißen und trockenen Dingen. Wenn nun der Kranke eine angemessene Zeit mit diesen Dingen behandelt worden ist und dann trotzdem der Schmerz bleibt, so muß man das, was stark erhitzt, nämlich Pfeffer, anwenden. Denn das Loch im Zahn muß man nunmehr mit Brennkorn, mit Zahnwurz und Opium, überhaupt mit allem, was stark erhitzt, ausstopfen. Denn die Beseitigung des Schmerzes erfolgt in zweierlei Weise: erstens durch Beseitigung der Ursache, infolge deren der Schmerz entsteht, zweitens durch Austilgung der Empfindung. Der Pfeffer gehört zu der ersten und die Betäubungsmittel zu der zweiten Art. Es scheint, daß er mit den Betäubungsmitteln die Mittel meint, welche den Schlaf herbeiführen oder wenigstens den Glauben erwecken, daß derjenige, welcher infolge von Schmerzen wegen der Hitze und Trockenheit der Mischung nicht schlafen kann, schlafe, wie z. B. Mohnmilch (d. i. Opium), Saft der Mandragora und die Schalen ihrer Wurzeln, der Samen des Bilsenkrautes und andere derartige Mittel, die miteinander zusammengesetzt entweder äußerlich oder innerlich angewandt werden, um eine Betäubung herbeizuführen. Denn ihre Wirkung ist der Betäubung ähnlicher als dem Schlaf. Zu dergleichen gehört auch das Mittel, welches Philon zusammengestellt hat und das Philoneion heißt. Allerdings sagt Hippokrates, daß er mit der Anwendung dieser Mittel keinen Erfolg gehabt habe. Vielleicht war aber dies nur deshalb der Fall, weil das Mittel mit Gewalt hineingestopft wurde. Denn dies scheint er mit seinen Worten: „besonders dann, wenn er nicht mit Gewalt eingestoßen wird" zu meinen. Das, was an dem Wortlaut dieser Stelle Dioskurides und andere geändert haben, genau anzugeben lasse ich aus Furcht, zu weitläufig zu werden, bei Seite.

(V 330, 2—7 L.) Hippokrates: Die Natur der Knochen vom Kopfe aus, dann die Sache der Nerven und der Gefäße und des Fleisches und des anderen und der Säfte und dessen, was oben und dessen, was unten ist an Hohlräumen und des Verstandes und des Charakters und dessen, was im Laufe des Jahres in irgendeiner Jahreszeit von dem auftritt, was im Jahre vorhergeht wie Ausschläge und dergleichen, was ein Gegenstück ist zu dem, was am Tage gegenüber seiner (normalen) Zeit vorgeht, und zu dem, was gegenüber seiner (normalen) Zeit nachgeht ebenso.

Galen: Wenn ich alles vorbrächte, was die Kommentatoren zur Erklärung dieses Abschnittes vorbrachten und lang und breit ausführten und was sie an Unrichtigem behaupteten, würde ich damit ein ganzes Buch füllen. Doch bin ich der Meinung, daß ich nachlässig wäre, wenn ich ihre Erwähnung ganz ließe und nicht eine kurze Zusammenfassung ihrer Anschauungen gäbe. Und so möchte ich wenigstens dies tun und sage: zunächst durften sie bei der Erklärung dieser Stelle nicht immerzu versichern und feststellen, daß die Kenntnis der von Hippokrates hier erwähnten Dinge für uns von Nutzen sei. Es ist klar, daß wir die Kenntnis davon durch die Anatomie gewinnen, die Hippokrates selbst so sehr liebt und schätzt. Es war also nur nötig, daß sie uns einmal darauf hinwiesen, daß die Kenntnis dieser Dinge nützlich sei, und uns erst wieder daran erinnerten, wenn es bei irgendeinem Ausspruch des Hippokrates nötig war, ohne aber immerfort dieses festzustellen und zu versichern. Das zweite, was sie nicht hätten tun sollen, ist, daß einige jeden einzelnen Knochen nach seiner Beschaffenheit beschrieben und daß sie jeden Nerv und jedes Gefäß und jedes Stück Fleisch, dann jede Mischung und alle Körperteile unten und oben und jeden Hohlraum aufzählten. Auch haben sie diese Worte in verschiedener Weise erklärt, weil sie über die Lesung nicht einig waren. Einige haben schlechthin „dessen, was oben, und dessen, was unten ist“ geschrieben, ohne eine nähere Bestimmung hinzuzufügen und zu schreiben „an Hohlräumen“. Andere haben diese Bestimmung hinzugefügt. Ferner war es unnötig, die Zustände der an dieser Stelle erwähnten Dinge kurz oder ausführlich darzustellen, vielmehr hätten sie, wenn sie diese Dinge schon in einem Buche dargestellt hatten, auf dies verweisen müssen. Und wenn dies nicht der Fall war, hätten sie auf diejenigen verweisen müssen, die diese Dinge schon zutreffend geschildert hatten, wie ich das gewöhnlich tue. Denn wenn Knochen vorkommen, so verweise ich denjengen, der ihren Nutzen kennenlernen will, auf meine Schrift, die ich unter dem Titel „Über die Knochen“ für meine Schüler verfaßt habe.[1]) Wer aber die Darstellung eines anderen kennenlernen will, den verweise ich auf die ersten Teile von dem Buche des Marinus „Über die Anatomie“, welche er in 20 Büchern niedergelegt hat und die ich in vier Büchern ausgezogen habe.[2]) Allerdings hat er in einigen Dingen nicht richtig

1) *De ossibus ad tirones (II 732—778 K.).*

2) *Verloren. Gal. De libris propriis XIX 25 K. = Scripta min. II 104, 12* Τῶν Μαρίνου βιβλίων ἀνατομικῶν εἴκοσιν ὄντων ἐν τέτταρσιν ἡμετέροις ἐπιτομή.

geurteilt. Ebenso habe ich für diejenigen, welche die Nerven kennenlernen wollen, alles, was ich von ihnen weiß, soweit es bei der Sektion offen zu Tage tritt, in anderen Büchern auseinandergesetzt, einerseits[1]) gesondert in der Art, wie es den Studierenden Nutzen bringt, andererseits[2]) in einer ausführlichen und erschöpfenden Darlegung, wie sie für die Gelehrten paßt, in meinem Buche nämlich, das ich „Über die Handhabung der Anatomie" verfaßt habe. In diesem Buche habe ich neben der Anatomie der schlagenden Gefäße auch die Anatomie der nichtschlagenden Gefäße und die Anatomie der Muskeln und der aus ihnen zusammengesetzten werkzeugartigen Körperteile behandelt. Was Sabinus und seine Schule betrifft[3]), so haben sie in ihrem Kommentar zu der vorliegenden Stelle alles bis zum letzten angeführt. Und auch Herakleides aus Erythrae[4]) hat seinen Kommentar dazu mit Gefasel und Unrichtigkeiten angefüllt, obwohl es sonst nicht seine Gewohnheit ist zu faseln. Von Lykos von Makedonien genügt es zu sagen, daß er diesen Ausspruch am Anfang des zweiten Kommentars von den Kommentaren erläutert hat, in denen er diesen Teil des 6. Buches erklärt hat[5]). Wenn ich dies sage, so wird sofort klar, daß er nicht umhin konnte, in seiner Erklärung viele Worte zu machen. Denn es ist seine Gewohnheit, bei der Erklärung von Aussprüchen, die am Anfang jedes Buches stehen, sich in übermäßige Länge zu verlieren. Die Erklärung der Aussprüche ungefähr in der Mitte des Buches sind dann etwas länger als das Mittelmaß. Die Erklärung der folgenden Aussprüche ist unter Mittelmaß. Was nachher kommt, behandelt er nur kurz, die Aussprüche am Schlusse des Buches so kurz, daß wir ihn manchmal einen Ausspruch am Schlusse seiner Erklärung nur in dem Maße von 10 Homerversen erklären finden[6]). Am Anfang seiner Kommentare kann er sich nicht enthalten, zu einem einzigen Ausspruche des Hippokrates eine Erklärung im Maße von 300 oder 400 oder 500 Versen jener Gedichte zu machen. Manchmal geht er sogar noch über dieses Maß hinaus, und wir finden zu irgendeinem Ausspruch eine Erklärung von 1000 Versen. Wer hört, daß er zur Erklärung eines Ausspruches 1400 Verse brauchte, der glaubt das nicht. Und wir finden doch, daß er dies fertig gebracht hat, nämlich im 5. Teil seines Kommentars zu diesem Buche bei der Erklärung des hippokratischen Ausspruches, der so beginnt[7]): „Wenn seine Stimme rauh ist". Er ließ in dieser Erklärung nichts weg, was einer sagen könnte, wenn er ein

1) *De nervorum dissectione (II 831—856 K.)*

2) *De anatom. administr. (II 215—731 K.) und M. Simon: 7 Bücher der Anatomie des Galen, Leipzig 1926.*

3) *Sabinus s. o. zu 32, 5.*

4) *Vgl. RE VIII 1 496.*

5) *Lykos von Makedonien. Vgl. RE XIII, 2 2408 ff. bes. 2712 ff.*

6) *Gemeint sind sechzehnsilbige Normalzeilen im Umfang von* Μῆνιν ἄειδε *usw. Vgl. H. Diels, Hermes 17, 1882, 377 ff.; H. Schöne, Rh. Mus. 52, 1897, 135 ff.*

7) *Epid. II 1, 8 (V 80, 1 L.).*

Buch über die Stimme schreiben wollte. Da ich nun einmal gezwungen war, das zu sagen, was ich eben vorbrachte, war es mir unangenehm, die Zeit damit zu verschwenden, aber es war notwendig. Dabei ist das, was ich gesagt habe, ohne daß ich es eigentlich vor euch vorbringen wollte, nur ein Zehntel von dem, was nötig wäre, wenn man sich dazu herabließe, dieses Buch niedriger zu hängen. Doch ich weiß, daß ihr dessen eingedenk seid und euch bei solchem Geschwätz nicht aufhaltet, da ihr gewohnt seid, nur solches zu hören, wovon ihr Nutzen habt. Ich hatte aber die anderen im Sinn, von denen ich weiß, daß sie dieses Buch irgend einmal lesen. Lassen wir es also, von denen zu reden, die sich nur mit Geschwätz abgeben, und nehmen wir die Erklärung der Stelle wieder auf, an der wir jetzt sind, und beginnen wir mit unserer Arbeit, als ob von den Erklärern dieser Art überhaupt nicht die Rede gewesen wäre. Wir sagen also, daß der erste Teil von dem Abschnitt, den wir vorangestellt haben, lautet: „Die Natur der Knochen vom Kopfe aus", sei es nun, daß er, ohne die Natur der Knochen darlegen zu wollen, nur will, daß man bei der Reihenfolge der Knochen vom Kopfe aus beginne, oder daß er damit meint, daß die Bildung der Knochen vom Kopfe aus beginne, so wie die Nerven vom Gehirn ausgehen und die schlagenden Gefäße im Herzen ihren Ursprung haben. Wenn Hippokrates sagte: „Die Natur der Knochen vom Kopfe aus" und dabei bestimmte Knochen meinte, so mußte er bei ihrer Aufzählung von verschiedenen Stellen ausgehen. Wenn aber Hippokrates die andere Anschauung, die aber weit ab von Wissenschaftlichkeit ist, im Auge hatte, nämlich die Ansicht, daß die Natur bei der Bildung der Knochen vom Kopfe aus beginne, so hätten die Erklärer etwas, wenn auch nur kurz, dazu sagen sollen, wie ich es hier an dieser Stelle tue, indem ich meine Darlegung auf früheren Auseinandersetzungen aufbaue und die Beweise dafür anderen Büchern von mir entnehme. Ich sage also, daß die Nerven vom Gehirn ausgehen, sei es nun, daß sie selbst von ihm abzweigen oder durch Vermittlung des Rückenmarkes von ihm ihren Ausgang nehmen. Da die Größe des Schädels proportional der Größe des Gehirns ist, muß das vom Gehirn ausgehende Rückenmark wahrhaftig größer sein, wenn nicht der Bau des Körpers unproportional, d.h. die Zusammensetzung seiner Teile ungleichmäßig und unausgeglichen sein soll. Der Größe des Rückenmarkes entspricht auch die Größe der es umgebenden Wirbel, deren Name Kreuz ist. Der Größe des Kreuzes entspricht wiederum das Maß des breiten Knochens, der an seinem unteren Ende sich mit ihm verbindet. Dieser Knochen steht seinerseits im Verhältnis zu den beiden mit ihm verbundenen Knochen, die die Hüftpfanne bilden. Die Größe dieser Knochen entspricht der Größe des Oberschenkels, da ja der Kopf des Oberschenkelknochens in der Hüftpfanne festsitzt. Hier beginnt das Bein. Nach dem Oberschenkel steht der Unterschenkel im Verhältnis zu ihm, und der Fuß steht wieder im

Verhältnis zu beiden. Unmöglich kann man nun annehmen, daß die Zehen sich zuerst bilden und dann die übrigen Teile des Fußes folgen und dann erst die beiden Knochen des Unterschenkels sich anschließen und nach diesen beiden die Oberschenkelknochen und nach den Oberschenkelknochen die Hüftknochen und nach den Hüftknochen der breite Knochen und nach dem breiten Knochen die Wirbel und nach den Wirbeln zuletzt der Schädel entstehen. Und es ist auch nicht möglich, daß die Rippen und das Brustbein und das Schlüsselbein sich erst nach den Wirbeln entwickeln. Was vom ganzen Bein zu sagen ist, gilt auch vom ganzen Arm. Denn man kann sich unmöglich vorstellen, daß bei der Hand die Natur zuerst die Knochen der Finger als Grundlage gelegt habe, und daß dann die Knochen der Handwurzel sich anfügten und dann das Faustgelenk und dann auf diesem Knochen der Unterarm sich aufbaute, dann auf den Unterarmknochen der Oberarmknochen und auf den Oberarmknochen der Schulterknochen folgte. Dies hätten die Erklärer, wenn auch nur kurz, bei der Erklärung der ersten Worte dieses Abschnittes anführen sollen, in welchem er die Natur der Knochen, der Nerven und Gefäße erwähnte. Wenn er von Gefäßen spricht, so versteht er darunter die schlagenden und nichtschlagenden Gefäße, wie ich euch schon viele Male gesagt habe.[1]) Du mußt nun wissen, welche Stelle der Anfang und die Wurzel der nichtschlagenden ⟨und der schlagenden⟩ Gefäße und der Nerven ist. Wenn er von den eben genannten Dingen redet, so will er nicht, daß wir die Natur der Knochen von dem Kopfe aus ebenso verstehen wie die Natur der vom Kopfe ausgehenden Nerven und der schlagenden und nichtschlagenden Gefäße und des Fleisches, sondern daß wir von den Nerven, welche Hippokrates in einer anderen Schrift behandelte[2]), wissen müssen, daß ihr Ausgangspunkt und ihre Wurzel das Gehirn ist, ebenso wie von den schlagenden Gefäßen, daß ihr Ausgangspunkt das Herz und von den nichtschlagenden Gefäßen die Leber ist, dann von allen diesen drei Organen, daß sie nach dem Verlassen des Ursprungsortes sich in dem ganzen Körper verzweigen. Was das Fleisch betrifft, so mußt du wissen, daß der Ausgangspunkt seiner Ernährung nicht der gleiche ist wie bei den Gefäßen und den Nerven und den Knochen. Von den Nerven, den schlagenden und nichtschlagenden Gefäßen sagen wir zu allererst, daß zu ihnen von der Wurzel, aus der sie entsprießen, Kraft hinfließt, daß zu den Knochen aber nur Material zu ihrem Aufbau hingeschickt wird. Was nun das Fleisch betrifft, so schicken die Nerven zu ihm Kraft, und von den schlagenden und nichtschlagenden Gefäßen kommt zu ihm der Stoff. Ich habe schon dargelegt, daß diese zwei Arten von Gefäßen von größeren Organen abzweigen, die für sie dasselbe sind, was der Stamm für die Zweige und Äste des Baumes, und daß das Herauswachsen von ihrem Ursprungsort ähnlich ist dem

1) *Z. B. De caus. morb. 3 (III 14 K.).* 2) *Z. B. Epid. II 4, 2 (V 124 L.).*

Herauswachsen aus der Erde.[1]) Das Wachsen der Knochen und des Fleisches ist aber nicht ebenso, sondern es gleicht mehr dem Bau eines Hauses. Denn beim Bau eines Hauses wachsen auch die Mauern nicht aus dem Fundament heraus und das Dach nicht aus den Mauern und die Ziegel nicht aus dem Dache, sondern es wird nur das eine auf das andere aufgelegt und stützt sich auf es. Alle diese Dinge habe ich behandelt und die Beweise dafür gegeben in dem Buche[2]), das ihnen gewidmet ist, und in dem ihr sie kennengelernt habt. Der Leser der vorliegenden Erklärung muß sie sich ins Gedächtnis zurückrufen. Außerdem muß er noch an etwas anderes denken, nämlich an die übrigen Glieder des Körpers: die Bänder, die Knorpel, die Hüllen, die Drüsen, das Fett und die Nägel. Die Natur des Fleisches umfaßt auch die Muskeln. Die Natur der anderen Glieder ist aber bei jedem verschieden und ist anders als bei den erwähnten Körperteilen. Dann hat Hippokrates bei der Aufzählung der Dinge im Körper auch „die Säfte“ erwähnt. Manche haben da einen Fehler gemacht und haben die Säfte mit „und der anderen“ verbunden und haben „des Fleisches und der anderen Säfte“ geschrieben. Sie glaubten, er verstehe unter diesen Worten, daß es nötig sei, die Natur der Knochen, der Nerven, der Gefäße und dazu auch noch die Natur des Fleisches und der anderen Säfte zu untersuchen. Doch es entspricht nicht dem Geiste und der Ausdrucksweise des Hippokrates, das Fleisch einen Saft zu nennen, weil die Bildung und Ernährung des Fleisches von dem Blute aus geschieht. Dann hat er geschrieben „und dessen, was oben, und dessen, was unten ist an Hohlräumen“. Einige von den Erklärern haben diese Worte geändert und sie ohne „an Hohlräumen“ geschrieben. Wenn man sie ohne „an Hohlräumen“ schreibt, so muß man darunter Körperteile verstehen, so daß seine Worte so wären: Der Arzt muß neben den anderen Kenntnissen auch die Kenntnis von den Körperteilen, welche oben, und den Körperteilen, welche unten sind, besitzen. Wenn man sie mit „an Hohlräumen“ schreibt, so muß man darunter alle wahrnehmbaren Hohlräume verstehen: im Gehirn vier, wie ihr sie ja oftmals gesehen habt, in der Nase zwei, einen Hohlraum im Mund und einen Hohlraum im Schlund, dann einen Hohlraum im Kehlkopf und einen in der Luftröhre und dann einen anderen Hohlraum zwischen der Brust und der Lunge. In den Ernährungsorganen sind wieder andere Hohlräume, der eine in der Speiseröhre und einer im Magen, einer in den Dünndärmen und einer in den Dickdärmen. Wieder andere Hohlräume sind in den Nieren, in der Harnblase und in der Gebärmutter. Bis zu dieser Stelle ist der Zusammenhang seiner Worte klar. Seine Worte aber „und des Ver-

1) *Vgl. De plac. Hipp. et Plat. 6 (V 525 K. = 512, 13 ff. ed. Müller).*
2) *De ossibus (II 732—778 K.).*

standes und des Charakters" haben einige von den vorangehenden Worten abgetrennt. Man kann sie aber auch mit ihnen verbinden. Denn wie er vom Arzt verlangt, daß er die vorher erwähnten Dinge kennt, ebenso kann er auch verlangt haben, daß er genau untersucht, wie „der Verstand und der Charakter" des Kranken ist. Unter „Verstand" versteht er die Urteilskraft und unter dem „Charakter" die Kraft, durch welche die Lebensgrundsätze geschaffen werden. Wenn im Verstand nun irgendwelche Schäden aufgetreten sind, oder wenn er in seinem gewohnten Zustande verblieben ist, so weist dies auf den Zustand des Gehirns hin, und „der Charakter" weist auf den Zustand des Herzens, der Leber und der Säfte hin. Unter dem „Charakter" verstehe ich, daß der Kranke umgänglicher oder unverträglicher geworden ist, als er vorher war, oder sich schweigsamer oder einsilbiger oder feiger oder sanfter oder schamloser und gemeiner zeigt. Ich habe euch schon belehrt, wie ihr den den ganzen Körper beherrschenden Saft aus dem ganzen Charakter kennenlernen könnt. Einige waren der Ansicht, es sei kein Unterschied zwischen dem „Verstand" und dem „Charakter", und haben den Ausdruck, der im Arabischen „Charakter" bedeutet, so gelesen, daß auch seine Bedeutung dabei geändert wurde und der Sinn „Wendungen" wurde. Sie sagen, er verstehe unter „den Wendungen" die Veränderungen der die Körper umgebenden Luft, deren Mischung sich dahin wendet, daß sie wärmer oder kälter oder trockener oder feuchter oder windstill oder durch Ost- oder West- oder Nord- oder Südwind bewegt ist. Sie streichen das „und" und setzen an seine Stelle „von", so daß die Verbindung der Worte so wird „und des Verstandes und der Wendungen von dem, was in irgendeiner Jahreszeit entsteht". Alle Kommentatoren außer ganz wenigen nehmen die Lesart an, die das „und" beibehält. Ebenso finden sie sich auch in den alten Handschriften. Einige entnehmen dem Worte „Wendungen", daß er darunter nicht die Auslösung einer Wendung in der uns umgebenden Luft, sondern nur die Wendungen der Sonne verstehe, welche im Winter und Sommer erfolgen. Wenn er die Sonnenwenden im Sommer und Winter gemeint hätte, so hätte er auch die Tag- und Nachtgleichen und den Auf- und Untergang der bekannten Sterne erwähnt. Denn wir sehen, daß Hippokrates, wenn er die Sonnenwenden nennt, auch die Tag- und Nachtgleichen und den Auf- und Untergang der bekannten Sterne erwähnt. Diese erwähnt er nicht nur in diesem Teil der Epidemien, sondern auch in anderen Büchern.[1]) Am besten faßt man sein Wort „Wendungen" so auf, daß er darunter jede Änderung in der die Körper umgebenden Luft versteht. Denn wir finden die Luft bei dem Auf- und Untergang der mächtigsten Sterne und während der Äquinoctien sowohl im Frühling wie im Herbst und

1) *Z. B. Epid. I. 1. (II 598 L. I 180,3 Kw.) 4. (II 616 L. I 184,5. 9. 15 Kw.) 13. (II 638. 640 L. I 190, 22. 23. 191, 2. 5. 8 Kw.)*

bei den Wendungen der Sonne im Winter und im Sommer sich ändern und Wechsel vollziehen, wie ich sie vorher erwähnt habe, nämlich zum Warmen und Kalten, zum Trockenen und Feuchten, zur Bewegung durch die Winde und zur Ruhe. Es entstehen in der Luft auch Wendungen in anderen Jahreszeiten wie die, welche er verschiedentlich in diesem Buch, den Epidemien, an vielen Stellen und ganz allgemein in dem Buch der Aphorismen erwähnt hat, wo er sagte[1]): „Wenn das Jahr seinen regelmäßigen Verlauf nimmt und jede Jahreszeit ihren richtigen Gang hat, sind die Krankheiten von schönem Verlauf und guter Krisis. Wenn aber das Jahr keinen regelmäßigen Verlauf nimmt, so haben die Krankheiten einen unregelmäßigen, schlechten Verlauf.“ Denn wenn das Jahr keinen regelmäßigen Ablauf nimmt, so ist es ihm eigen, daß ein Wechsel des Luftzustandes in den meisten Fällen verderblich ist. Darauf hat er an dieser Stelle besonders dadurch hingewiesen, daß er sagte „was im Jahr vorgeht wie Ausschläge“. Mit diesen Worten will er, daß der Wechsel des Luftzustandes im Laufe des Jahres beobachtet werden muß, ob er gegen die Regel vor- oder nachgeht. Es ist nämlich eine Eigentümlichkeit der Ausschläge, daß sie im Frühjahr auftreten, aber manchmal gehen sie vor und treten bei den meisten Personen früher auf und kommen nicht zu ihrer Zeit und nach ihrer Regel, nämlich zur Zeit der Tag- und Nachtgleiche am Winterende, d. i. am Anfang des Frühlings. Er hat in den Aphorismen die Krankheiten genannt, welche den einzelnen Jahreszeiten entsprechen und ihnen eigen sind. Er hat dort über den Frühling wörtlich gesagt[2]): „Es entstehen im Frühling: Einbildungen, Melancholie, Geistesstörung, Epilepsie, Blutfluß, Bräune, Husten, Heiserkeit, Aussatz, Flechten, weiße Flecken, viele verschwärende Ausschläge und Furunkel und Gelenkerkrankungen.“ An dieser Stelle nannte er nur die Ausschläge. Dies ist eine Frühjahrskrankheit. An die übrigen Frühjahrserkrankungen erinnerte er mit den Worten „und dergleichen“, und damit hat er alle Krankheiten gemeint, die er in dem Buch der Aphorismen angeführt hat. Wenn er nachher sagt: „was ein Gegenstück ist zu dem, was gegenüber seiner (normalen) Zeit am Tage vorgeht, und zu dem, was gegenüber seiner (normalen) Zeit nachgeht, ebenso“, mußt du dich wiederum an das erinnern, was er im zweiten Teil der Epidemien sagt, wo er einen Vergleich zwischen dem Tage und dem ganzen Jahre aufgestellt hat. Es sind seine Worte, die so anfangen[3]): „Auch die kleinen Würmer, welche in dem untersten Teile der Gedärme sitzen, verhalten sich am Abend...“ Wie also der Wechsel in dem Zustand der die Körper umgebenden Luft im ganzen Jahre manchmal gegen seine Regel und seine Zeit

1) *Aph. III 8 (IV 488 L.); Epid. II 1, 5 (V 74 L.).*
2) *Aph. III 20 (IV 494 L.).*
3) *Epid. II 1, 3 (V 72 L.). Vgl. Gal. Kommentar V 10, 1 S. 161, 1 ff.*

nachgeht und manchmal vorgeht, ebenso geht er an einzelnen Tagen gegen seine Regel und seine Zeit vor oder nach.

(V 330, 7. 8 L.) Hippokrates: In dem Körper, in welchem die Galle und das Blut überwiegt, ist das Schwarze vorherrschend, wenn er keine Entleerungen hat.

Galen: Ich habe schon oft gesagt, daß wir uns um die verschiedenen Lesarten nicht zu kümmern brauchen, wenn sie alle ein und denselben Sinn geben, so wie wir uns nicht um geringe und kleinliche Dinge sorgen, wenn wir uns über die wichtigen und bedeutenden Fragen einig sind. Ebenso beabsichtige ich nicht zu untersuchen, welche Lesart an dieser Stelle die beste ist, ob die, welche ich voranstellte, und deren Anfang das Wort „Körper" ist, wie manche geschrieben haben, oder die Lesart, in der an Stelle des „Körpers" „Farbe" steht. Denn manche haben diese Worte so geschrieben: „In der Farbe, in welcher die Galle und das Blut überwiegt, ist das Schwarze vorherrschend, wenn der Kranke keine Entleerungen hat." Manche haben auch statt „in welchem die Galle überwiegt" „welcher zur Galle neigt" geschrieben, und an Stelle von „in welchem das Blut überwiegt" „welcher zum Blute neigt" gesetzt. Manche haben auch an Stelle von „in welchem die Galle überwiegt" „welcher Entleerungen mit Rückständen hat" geschrieben. Manche haben noch Schlimmeres als das geschrieben und an Stelle von Entleerungen allerlei Worte gesetzt. Denn keines von den Büchern des Hippokrates hat man so verdorben, wie gerade dieses Buch der Epidemien. Denn jeder, der sich damit befaßte, hat die Ausdrücke in andere Ausdrücke, die ihm gefielen, umgeändert. Der Sinn der Worte des Hippokrates ist der, den ich jetzt angebe: er sagt: Der Körper, in welchem die Galle überwiegt, d. h. der Körper, in welchem sich in großem Maße gelbe Galle angesammelt hat — wir wissen ja, daß, wenn er das Wort „Galle" schlechthin ohne Einschränkung gebraucht, er diese Galle meint —, ist besonders dazu angelegt, eine große Menge schwarzer Galle anzusammeln, weil die gelbe Galle sich so erhitzt, daß die Hitze in dem Körper vorherrscht und in der Länge der Zeit so etwas wie Brand erzeugt. Ebenso sammelt sich in den Naturen, in denen das Blut zu reichlich ist, in der Länge der Zeit ein schwarzer Saft ähnlich dem Bodensatz oder der Hefe an. Dieser schwarze Saft ist nun leicht geneigt, schwarze Galle zu werden, wenn die Hitze aus irgendeinem Grunde übermäßig stark wird. Diese schwarze Galle ist sehr dick, aber weniger scharf und beißend. Diejenige schwarze Galle dagegen, die aus der gelben Galle entstanden ist, ist die allerbösartigste und weist die größte Schärfe und Ätzkraft auf, wenn sie übermäßig warm wird. Es liegt das in der Natur der Sache, daß dies bei ihr der Fall ist, wenn der über das natürliche Maß hinausgehende Überschuß von ihr nicht ausgeschieden wird, sei es dadurch, daß sich die

Venen am Gesäß öffnen — besonders dadurch nämlich erfolgt die Ausscheidung dieses Saftes —, oder durch Nasenbluten oder durch Spucken oder durch Blutdiarrhoe oder durch das Monatliche bei den Frauen.

(V 330, 9. 10 L.) Hippokrates: Bei Lykinos wurde schließlich die Milz groß und schmerzte ihn, und dies war nachher am 4. oder 5. Tage.

Galen: Aus dieser Krankengeschichte zieht niemand Nutzen außer demjenigen, der sie niedergeschrieben und zu einer Erinnerungsnotiz für sich gemacht hat. Denn er allein wußte, was diesem Lykinos früher widerfahren war. Er hat diesen Lykinos schon im vierten Buche der Epidemien erwähnt.[1])

Ende des 6. Teiles von dem Kommentar des Galenos zu dem 6. Buch der „Epidemien“ genannten Schrift des Hippokrates.

1) *Epid. IV 37 (V 180, 1 L.). Vgl. aber auch Epid. II 2, 22 und dazu Galens Kommentar CMG V 10, 1 S. 235, 17 ff. und De dyspnoea III 9 (VII 930 f. K.)*

DER SIEBENTE TEIL VON DEM KOMMEMTAR DES GALEN ZU DEM SECHSTEN BUCH DER „EPIDEMIEN“ GENANNTEN SCHRIFT DES HIPPOKRATES

(V 330, 12—332, 2 L.) Hippokrates: Der Husten begann um die Wintersonnenwende entweder am fünfzehnten oder zwanzigsten Tag infolge von häufigem Wechsel von südlichen und nördlichen, eisigen Winden. Manche deswegen auftretende Krankheiten waren kürzer, manche länger. Erkrankungen an Lungenentzündung waren häufig. Dann nachher vor der Tag- und Nachtgleiche kehrten die Erkrankungen der meisten von ihnen wieder. Der Rückfall erfolgte bei den meisten nach 40 Tagen vom Beginn des ersten Falles an gerechnet. Bei manchen war die Erkrankung sehr gering mit guter Krisis, andere bekamen Schwellungen im Schlunde, wieder andere Bräune. Manche erlitten Schlaganfälle und Nachtblindheit, besonders die Jugendlichen unter ihnen.

Galen: Der Wechsel von südlichen und nördlichen Winden pflegt den ganzen Körper zu schädigen, besonders aber entleert er den Kopf, weil dieser Körperteil meistens unbedeckt zu sein pflegt. Die Natur des Südwindes ist, wenn ihr euch an die Angaben der Aphorismen über das, was den Kopf anfüllt, erinnert, Feuchtigkeit.[1]) Die Natur des Nordwindes ist es, ihn durch Zusammenziehen und Pressen dessen, was sich in ihm gesammelt hat, zu entleeren. Wenn der Nordwind nach dem Südwind weht, erzeugt er bei den meisten Menschen Husten und verursacht Bräuneerkrankungen und Lungenentzündungen und andere Krankheiten, denen es eigen ist, daß sie durch Flüsse vom Kopfe herab entstehen. So traten bei diesem von Hippokrates beschriebenen Witterungszustand zuerst Lungenentzündung, nachher andere Krankheiten auf, besonders weil eisige Winde wehten und den Kopf stark abkühlten. Dasselbe bewirkten sie besonders in den Atmungsorganen, dem Schlund und dem Kehlkopf. Dann kehrten diese Krankheiten kurz vor oder kurz nach der Tag- und Nachtgleiche — wir finden den Text nach diesen beiden Lesarten geschrieben — vom Kopfe aus wieder. Die Schädigung der Körper war nunmehr stärker, so daß Erkrankungen

1) *Aph. III 5 (IV 488 L.).*

von der Art der Schlaganfälle auftraten, weil der Überschuß, der vom Kopfe herabkam, in die Organe des Körpers eindrang. Wir werden bald nachher diese Organe angeben und genauer beschreiben, was mit ihnen war. Ebenso werden wir nachher die Sache der Nachtblindheit genauer behandeln.

(V 332, 2—4 L.) Hippokrates: Was an Lungenentzündung auftrat, war sehr gering.

Galen[1]): Wenn der vom Kopfe nach der Lunge fließende Überschuß sich nach den Augen wendet, bleibt der Husten weg, und es tritt dafür Nachtblindheit auf. Das Wesen der Nachtblindheit besteht darin, daß der damit Behaftete bei Mondschein und Kerzenlicht nichts sieht. Nachtblind heißt bei den Griechen *„Nyktalops"*. Sie sagen, daß dieses Wort von *„Nyktos"*, d. i. Nacht, und *„Alaos"*, d. i. blind, und *„Ops"*, d. i. Sehen, abgeleitet wird. Sie nennen ihn also gewissermaßen „den in der Nacht Blinden"[2]).

(V 332, 5—7 L.) Hippokrates: Die Erkrankungen an Bräune und Schlagfluß bestanden darin, daß sie etwas Trockenes und Hartes oder etwas weniges Gekochtes wenige Male auswarfen. Es waren aber auch solche unter ihnen, die sehr auswarfen.

Galen: Diese Worte beziehen sich nur auf das, was durch den Auswurf entfernt wird. Dieser hängt aber nur mit der Bräune zusammen, nicht aber mit dem Schlagfluß. Denn die Bräune sitzt in den Muskeln des Kehlkopfes, der Schlagfluß aber besonders in den Händen und den Füßen, wie Hippokrates selbst gleich nachher es schildert. Einige Erklärer kennen den vorangegangenen Text vom Anfang dieses Kommentars bis hierher überhaupt nicht, wie z. B. Zeuxis. Einer, der ihm in den meisten Lesarten folgt, ist Rufus[3]). Das, was jetzt folgt, kennen alle Erklärer.

(V 332, 7—11 L.) Hippokrates: Diejenigen, welche mehr an der Stimme litten oder sich erkältet hatten, waren mehr disponiert, Bräune zu bekommen. Wer von ihnen an den Händen litt, den traf Schlagfluß nur an den Händen. Wer aber von zu vielem Reiten oder Wandern oder anderer derartiger Betätigung erschöpft war, die die Beine ermüdet, bei dem trat der Schlagfluß entweder unten am Rücken und in den Beinen auf, oder es zeigte sich Ermüdung und Schmerz in den Hüften und Oberschenkeln.

1) *Hier ist offenbar eine größere Lücke.*
2) *Zur Erklärung vgl. Gal. XIX 124 K.*
3) *Deichgräber, Griechische Empirikerschule (O). Zeuxis und Rufus; vgl. ebd. Frg. 332a und b, sowie S. 25 ff.*

Galen: Der vom Kopf herabfließende Überschuß ist mehr geneigt, sich nach den schon vorher ermüdeten Gliedern abdrängen zu lassen als nach den anderen. Einige haben seine Worte „waren mehr disponiert, Bräune zu bekommen“ etwas abgeändert, und ihr Sinn änderte sich dahin: „waren mehr disponiert, an Bräune zu sterben“. Doch Hippokrates hat mit diesen Worten nicht dies im Auge — allerdings waren die Erkrankungen an Bräune in jenem Zustande bösartig —, sondern als der ganze Sinn in seinen Worten ist nur festzustellen, daß schon vorher mitgenommene Glieder es sind, welche den vom Kopf herabkommenden Überschuß aufnehmen. Mit dem Schlagfluß in den Beinen meint er ihre Schwäche, die so groß ist, daß es dem Kranken nicht möglich ist, sich auf sie zu stützen und kräftig festzustehen. Mit seiner Bemerkung „es zeigte sich Ermüdung und Schmerz in den Hüften und Oberschenkeln“ kann er gemeint haben, daß dies manchen allein ohne Schlagfluß widerfuhr, oder daß manche dies mit Schlagfluß bekamen. Denn vollständige Lähmung ist nur dann in den Gliedern vorhanden, wenn das Gefühl und die Bewegungsmöglichkeit vollständig verlorengegangen sind. Wir haben schon solche gesehen, die an einem ihrer Glieder die Bewegungsfähigkeit eingebüßt hatten, bei denen aber dieses Glied doch das Gefühl behalten hatte und schmerzte, ganz besonders dann, wenn dieses Glied auf irgendeine Weise bewegt wurde.

(V 332, 12 L.) Hippokrates: Was am heftigsten und gewalttätigsten von ihr war, das wandte sich zum Schlagfluß.

Galen: Es ist nicht leicht zu sagen, was er mit seinen Worten: „Was am heftigsten und gewalttätigsten von ihr war“ meint. Denn er erwähnte nur den Schmerz. Wenn er aber dies uns hätte lehren wollen, hätte er nicht sagen dürfen: „Was das Heftigste von ihr war“, sondern er hätte sagen müssen: „Was das Heftigste von ihm war.“ Doch es mag auch in diesen Worten gleich am Anfang ein Fehler vorgefallen sein, der sich festsetzte. Man muß sich eben daran erinnern, daß wir in diesem Buche viele Stellen finden, in denen ein offensichtlicher Fehler wie dieser hier oder noch viel mehr vorgefallen sind, weil sie eben nur von Notizen abgeschrieben sind, die Hippokrates zu seiner Erinnerung gemacht hat. Vielleicht kam Hippokrates selbst, da er den Schmerz erwähnte und es in der griechischen Sprache noch ein anderes Wort dafür gibt, das feminin ist, dieses Wort in den Sinn. Dabei glaubte er aus Unachtsamkeit oder Irrtum, daß er dieses Wort gebraucht habe, und bezog dann diese Worte darauf. Es kommt ja auch bei uns aus Nachlässigkeit oder Irrtum häufig so etwas wie dieses vor. Vielleicht unterlief ihm aber nicht eine Verwechslung des Geschlechts, sondern er nahm eben die Sache leicht und lässig. Dasselbe finden wir ja auch an vielen Stellen in den

Texten anderer Alten. Ich zitiere hier einige von diesen Stellen aus den Büchern der Alten, damit sie als Beispiel dienen.

Hunain: Darauf führte Galen Stellen aus Homer und Platon und anderen Alten[1]) an, in denen das Geschlecht anders ist, als es die Ordnung verlangt. Im Arabischen gibt es keine derartigen Beispiele, und ich habe es deshalb unterlassen, sie zu übersetzen, weil im Arabischen aus ihnen kein Nutzen zu ziehen ist. Denn sie würden unverständlich bleiben, so daß man sie nicht für gut und nützlich finden könnte.

Dann fährt Galen fort: Viele der Alten haben sehr viele derartige Sätze geschrieben, so daß ich glaube, wenn ich sie alle hier aufführte, würde ich deswegen eher der Behinderung der Wissenschaft geziehen zu werden verdienen, als daß ich ihre Förderung erzielte. Deshalb glaube ich an dieser Stelle abbrechen zu sollen.

(V 332, 13—334, 1 L.) Hippokrates: Alle diese Dinge pflegten nach den Rückfällen aufzutreten; im Anfang waren sie aber nur wenig.

Galen: Zu Beginn dieses Luftzustandes und im Anfang, als diese Krankheiten im Winter nach der Wintersonnenwende auftraten, waren alle Symptome, die sich bei den Kranken zeigten, gering. Die meisten Krankheiten kamen gegen die Tag- und Nachtgleiche wieder und waren bösartiger, als sie vorher gewesen waren, weil jener Luftzustand im Gegensatz zum natürlichen Wechsel lange dauerte, so daß die Körper mehr Schaden nahmen als vorher und weil

(V 334, 1–3 L.) ⟨Hippokrates⟩: bei den Körpern, welche vorher krank gewesen waren, der Husten in der Mitte der Sache nachließ. Was aber das Nachlassen betrifft, so ging es nicht schnell vor sich, sondern vereinigte sich mit dem Rückfall.

Galen: Mit seiner Angabe, daß der Husten nachließ, meint er nicht, daß er vollständig aufhörte, sondern nur daß er sich verminderte, und gerade dieses, ich meine, daß er nicht aufhörte, war ein Zeichen dafür, daß infolge des Rückfalles jene Krankheiten entstanden, denen es eigen ist, daß der Husten nachläßt.

(V 334, 3—6 L.) Hippokrates: Die meisten, bei denen die Stimme durch den Husten brach, fieberten überhaupt nicht, und wer von ihnen fieberte, nur wenig. Es bekam auch keiner von diesen Brustfellentzündung und Schlagfluß und überhaupt nichts anderes Schweres, sondern es ließ nach durch die Stimme.

1) *Vgl. z. B. Homer Φ 167 mit Scholl.* AVT; *μ 75 mit Scholl.* BQ. *Soph. Phil. 765. Plat. Phileb. 32a. Vgl. Kühner-Gerth II 1 p. 57,3.*

Galen: Da Hippokrates am Ende seiner Darlegung diesen Zusatz, ich meine „es ließ nach durch die Stimme", macht, hat er uns damit die Ursache angegeben für das Symptom, das vorlag, daß nämlich bei denjenigen, bei welchen sich der ganze Überschuß nach dem Kehlkopf und der Luftröhre hinzog, die Stimme dadurch schweren Schaden nahm, so daß sie vollständig verdorben wurde. Dies ist auch der Sinn des Wortes „brach". Die übrigen Organe der Brust aber gesundeten infolge dieses Katarrhes.

(V 334,6—7 L.) Hippokrates: Erkrankungen an Nachtblindheit setzten sich fest wie das, was aus anderen Ursachen auftrat.

Galen: Ich wundere mich, wie einige vermuteten, daß er unter dem Wort „sich festsetzen" „nachlassen, sich lösen" verstehen konnte. Ist es doch in unserer Sprache Gewohnheit, dieses Wort von dem, was fest und bleibend ist, zu gebrauchen. Wir finden, daß er dieses Wort auch hier in diesem Sinne gebrauchte, wie es sich ja gleich nachher aus seinen Worten ergibt.

(V 334, 7.11 L.) Hippokrates: An Nachtblindheit erkrankten besonders die Kinder, und von den Augen die schwarzen und die verschiedenfarbigen und diejenigen, deren Pupille klein war, im allgemeinen aber meistens die schwarzen und diejenigen, von denen man sagen konnte, daß sie mehr großäugig als kleinäugig seien. Von ihnen hatten die meisten gerades, schwarzes Haar.

Galen: Wenn man das Verhalten der meisten Ärzte betrachtet, so muß man sich über sie wundern. Denn sie hindern uns zu untersuchen, wie denn das Sehen bei uns vor sich geht. Dabei können sie sich aber nicht enthalten, die Ursachen der sogenannten Nachtblindheit und anderer Augenkrankheiten anzugeben. Bei den Leuten unserer Sprache ist es Gewohnheit, denjenigen nachtblind zu nennen, der weder beim Schein des Mondes noch bei Kerzenlicht bei Nacht etwas sehen kann. Sie behaupten, daß solche Kranke mit dem Namen bezeichnet werden, mit dem die Griechen sie bezeichnen, weil sie bei Nacht blind werden. Manche bekommen aber auch eine Krankheit, bei der das Gegenteil davon eintritt, so daß sie bei Nacht mehr sehen als bei Tag. Einige behaupten auch, daß das Wort, mit dem im Griechischen die Nachtblindheit bezeichnet wird, auch diesen Kranken zukomme, so daß dieses Wort beide Arten von Krankheit bezeichne: einmal die Krankheit derjenigen, die bei Nacht, und dann die Krankheit derjenigen, die bei Tage nicht sehen können. Wer aber in der Medizin wissenschaftliche Grundsätze verfolgt, dem liegt es ob zu fragen und zu erforschen, was das für eine Krankheit ist, bei der dieses Symptom auftritt. Keinem ist aber dieses möglich, solange er nicht weiß, wie das Sehen bei uns vor sich geht. Jene Ärzte halten uns davon ab, dies zu untersuchen und zu erforschen, weil es nach ihrer Meinung das Maß der Erkenntnis der natürlichen Dinge in der Medizin überschreitet. Sie behaupten, daß der Erkenntnis der Natur in der Medizin Grenzen gesetzt seien, die derjenige, welcher dem Forschen obliegt, nicht so weit überschreiten dürfe, daß er darnach sucht und forscht, wie das Sehen beim Sehenden vor sich geht. Solche Grenzen gibt es; aber wenn ich sie darnach frage, welches denn diese Grenzen seien, so erhalte ich von ihnen keine klare, eindeutige Antwort, sondern sie faseln in ihren Reden und schweifen ab. Denn sie finden für die Erkenntnis der Natur in der Medizin keinen Maßstab, mit dem sie den Tatbestand umgrenzen könnten, von dem aus man gesicherte Schlüsse ziehen und eine tiefe Kenntnis gewinnen könnte. Und es ist wirklich nicht möglich, den Tatbestand, auf dem die Nachtblindheit beruht, festzustellen, ohne daß man weiß, wie das Sehen beim Sehenden vor sich geht. Ganz besonders muß man sich aber über sie wundern, wenn sie bei den Worten, an deren Erklärung wir sind, sich bemühen, die Ursachen darzulegen, warum die Kinder mehr an Nachtblindheit leiden als die übrigen Menschen, und den Grund anzugeben, warum schwarze Augen dieser Krankheit mehr ausgesetzt waren und diejenigen Augen, deren Pupille klein war, und diejenigen, die überhaupt sehr schwarz waren, und die größeren und diejenigen, deren Haare aufrecht und schwarz waren, dieser Krankheit mehr zuneigten, so daß solche Menschen diese Krankheit mehr bekamen als diejenigen, deren Zustand das Gegenteil jener war. Sie führen dafür sonderbare Gründe an, die nicht richtig und befriedigend sind, weder auf Grund eines Schlusses von den Erscheinungen auf die Erscheinungen, den die Griechen Syllogismus[1]) nennen, noch nach dem Schluß aus den Erscheinungen auf das Unbekannte, den die Griechen mit Analogismus bezeichnen. Sie kennen nämlich den Unterschied zwischen diesen beiden Schlüssen nicht, geschweige denn daß sie in ihnen bewandert und erfahren wären. Obwohl ich es abgewiesen habe, ihre falschen Behauptungen zu widerlegen, ist trotzdem mein Kommentar zu diesem Buche zu lang geworden, so daß dieses schon der siebente Kommentar zu diesem Buche ist. Ich verlasse jetzt die Beschäftigung mit jenen Erklärern und mache mich daran, die Ursachen anzugeben für das, was Hippokrates gesagt hat. Zu ihrer Auffindung und Ergründung suche ich Hilfe bei den sinnlich wahrnehmbaren Dingen, die ich schon in anderen Büchern auseinandergesetzt habe. Daraus ergibt sich für die Menschen, daß sie nicht nur wegen Dunkelheit nicht sehen, sondern daß die schwachen Augen schon vom Schaden geblendet sind, wenn die Augenkrankheit noch nicht lange Zeit bestand. Andauernd in die Sonne zu sehen ist keiner imstande, ohne daß er großen Schaden nimmt, wenn er auch

1) *Vgl. Gal. Institutio logica ed. Kalbfleisch Leipzig 1906, 4, 9 ff.*

noch so starke Augen hat, natürlich noch viel weniger einer, der schwache Augen hat. Bei normalem Licht sehen die Menschen mit scharfen Augen auf weite Entfernungen, und ihr Auge erfaßt die Dinge mit größter Genauigkeit und Bestimmtheit. Dabei sind sie imstande, in der Nacht bei Mondlicht zu lesen. Wer aber weniger scharfe Augen hat, muß nahe an das, was er sehen will, herangehen, damit er es sieht. Kleine Dinge kann er überhaupt nicht deutlich sehen. Was er bei Mondschein oder Kerzenlicht sieht, gibt nur ein verschwommenes Bild. Dies sind die Tatsachen, auf die man den Schluß vom Sichtbaren auf das Sichtbare bauen muß, es sei denn, daß das, was man sehen will, sowohl für starke wie für schwache Augen nicht recht sichtbar ist. Was aber nur auf dem Wege des Schlusses vom Sichtbaren auf das Verborgene klar wird, kommt an der vorliegenden Stelle unbedingt auch in Betracht. Dies ist es, was wir jetzt darlegen wollen: Ich sage, die leuchtende Substanz, welche von dem Gehirn nach den Augen geht, durchdringt die Feuchtigkeiten in ihnen — die Feuchtigkeit nämlich, die dem fließenden Glase gleicht, und die Feuchtigkeit, die dem Eise ähnlich ist —, sie kommt von dem Loche an der Pupille und geht nach dem Hohlraum, der zwischen der Pupille und der Hülle liegt, die mit weichem Horn verglichen wird und mit einer dünnen, wässerigen Flüssigkeit gefüllt ist. Etwas von derselben Substanz geht von dem Körper der beerenähnlichen Hülle nach dem Hohlraum, welcher sich zwischen der beeren- und der hornähnlichen Hülle befindet. Infolge der Vermengung und Vermischung der angeführten Dinge insgesamt entsteht die Verschiedenheit der Farbe der Augenpupillen und des Raumes um sie herum bis zum Weißen des Auges. Am besten ist es nach meiner Meinung, hier von dem auszugehen, was man beim Meer beobachtet. Im Meere entstehen viele, verschiedene Farben infolge des Wechsels der Luft und der Wassertiefe. An den Stellen, an denen man den Grund des Meeres unter dem Wasser sieht und an denen die Sonne strahlendes Licht über ihnen verbreitet, scheint das Wasser die Farbe des Grundes unter ihm zu haben, zumal wenn die Tiefe gering ist. Wo aber der Grund des Wassers nicht sichtbar und die Tiefe beträchtlich ist, da wechselt die Farbe des Meeres entsprechend der Luft über ihm. Denn wenn sie dunkel und unklar ist, dann erscheint das Wasser schwarz. Wenn dagegen die Sonne ihr Licht über es ergießt und es klar und hell ist, erscheint es weiß. Ist aber das Sonnenlicht weniger hell, so erscheint seine Farbe blau oder bläulich. Genau ebenso wechselt die Farbe der Sonne in den Teichen und Wasserbehältern. Wir sehen also, daß es für die Beschaffenheit der Farbe des Wassers und seiner Substanz drei Ursachen gibt. Man muß also für die Flüssigkeit im Auge eine jede von diesen Ursachen prüfen und untersuchen, welche Hippokrates bei den Nachtblinden anführt. Man muß sich also denken, daß die Ursache dafür, daß einer bei Nacht ⟨nicht sieht⟩, die Schwäche der Sehkraft ist. Die Ursache dieser

Schwäche ist aber die Menge der Flüssigkeit, von der behauptet wird, daß sie vom Kopfe nach den Augen herabfließt. Bei den Menschen mit feuchter Mischung sind die Ursachen für Feuchtigkeit rascher wirksam und bringen die Feuchtigkeit schneller zur Vorherrschaft, so daß das Auftreten feuchter Krankheiten bei solchen leichter erfolgt. Deshalb überkam die *Nachtblindheit* die *Kinder* mehr als die anderen Menschen. Denn die Mischung der Kinder ist sehr feucht. Abgesehen von den Kindern waren diejenigen besonders dieser Krankheit ausgesetzt, *die schwarze Augen hatten* oder *bei denen die Augen die Farbe wechselten*, magst du nun jede von diesen beiden Eigenschaften für sich allein oder beide zusammen nehmen. Denn das Schwarze im Auge erscheint eben nur wegen der Fülle der Feuchtigkeit und wegen des Mangels an hellem Licht schwarz. Das Auge aber mit verschiedener Farbe zeigt, daß auch die Mischung wechselnd ist. Denn alles, was wechselt, ist unbedingt schwach. Auch in meiner Schrift „Über die Mischung“[1]) ist schon dargelegt, daß die Mischung der Menschen mit krausem Haar mehr zur Trockenheit und die Mischung der Menschen mit *geradem Haare* mehr zur Feuchtigkeit neigt. Bei denjenigen, *deren Pupille sehr klein ist* und bei denen das Schwarze sehr weit verbreitet erscheint, weist der Umfang des Schwarzen darauf hin, daß die Mischung ihrer Augen mehr zur Feuchtigkeit neigt, und *die Kleinheit der Pupille* zeigt, daß das sie erhellende Licht gering ist. Zu der Pupille dringt nämlich, wenn sie größer ist, ein größeres Maß von Licht, außer wenn sie sehr groß ist. Denn wenn sie so ist, ist das Sehen diffus, wie es sich bei der Krankheit zeigt, bei welcher die Weite der Pupille ungewöhnlich groß ist. Die beste Pupille ist also die mittlere, besonders dann wenn in ihr viel leuchtende Substanz vorhanden ist, wie es bei den blauen und graublauen Augen der Fall ist. Leute mit solchen Augen sehen im Mondschein mehr als die anderen Menschen. Im klaren, hellen Lichte ist aber ihre Sehkraft geringer als die der anderen Menschen, und zwar deshalb, weil die Streuung des Lichts bei ihrem Sehen stark ist. Wenn man funkelndes, helles Licht in ihre Nähe bringt, sehen sie weniger als die anderen. Daher kommt es, daß Löwen nichts sehen, wenn man ihnen große Fackeln entgegenhält. Wenn sie es unterlassen, die Menschen zu zerreißen, so tun sie das nicht deshalb, weil sie die Fackeln fürchten, sondern einfach deshalb, weil sie den Gegenstand vor sich nicht sehen. Wie der Blinde nichts anfertigen kann, weil er den Gegenstand, aus welchem er etwas verfertigen will, nicht sieht, ebenso ergeht es dem Löwen, wenn man ihm starkes Feuer vor das Gesicht hält, so daß er die Gegenstände nicht sehen kann. Was nun wieder die Augen der Menschen betrifft, so werden sie durch den Überschuß an Feuchtigkeit groß, ebenso wie bei denjenigen, deren

1) *Gal. De temp. II 5 p. 67, 22 sqq. ed. Helmr. = I 616 K. u. p. 68, 21 sqq. ed. Helmr. = I 618 K.*

Knochen groß sind, die Größe von der Trockenheit kommt. Denn das Trockenste im Körper sind die Knochen. Das Feuchteste in ihm ist die glasartige und die eisähnliche Flüssigkeit. Diese beiden Flüssigkeiten übertrifft an Feuchtigkeit nur die dünne, wässerige Flüssigkeit zwischen ⟨der Pupille und⟩ der hornähnlichen Hülle. Alles dieses hilft beim Sehen mit, weil es Organe und Werkzeuge des Sehens sind. Das Blut aber ist nur die Nahrung, aber kein Organ oder Werkzeug, ebensowenig das Fett, das nur durch das Festwerden von fetter Flüssigkeit an den Hüllen ensteht. Und darnach ist meine Behauptung richtig, daß das Feuchteste in dem lebenden Körper die Flüssigkeiten in den Augen sind. Diese Flüssigkeiten sind das wichtigste Werkzeug des Sehens. Das Übrige aber im Auge, was um diese Flüssigkeit herum ist, besteht in Wirklichkeit nur aus Fleisch und Netz und den sogenannten Hüllen für diese. Die Mischung dieser Hüllen, ich meine die Decken der Augen, ist eine trockene. Die Dinge in ihren Hohlräumen aber sind feucht, und von ihnen kommt die Größe und Kleinheit ihrer Augen. Denn wenn sich die Flüssigkeit vermehrt, wird das Auge größer, und wenn sie sich vermindert, wird das Auge kleiner. Deshalb sagen wir notwendigerweise, daß die Größe der Augen nur von der Flüssigkeit kommt. Das mag nun über dies Kapitel genügen. Am besten ist es, wenn der Leser sich mit dieser Darstelllung begnügt und zufrieden gibt, in der wir gezeigt haben, wie das Sehen vor sich geht. Außerdem haben wir es gründlich erklärt in unserem Buch „Über den Beweis“[1]), wo wir alles dargelegt haben, was zur Bestätigung ihrer Richtigkeit beiträgt.

(V 334, 11—15 L.) Hippokrates: Die Frauen hatten infolge des Hustens keine Schmerzen, wie sie die Männer hatten. Diejenigen von ihnen, die Fieber hatten, waren wenig an Zahl, und diejenigen von diesen Frauen, welche Lungenentzündung bekamen, waren auch sehr wenige, und zwar diejenigen, welche hochbetagt waren und von denen alle gesund wurden. Die Ursache davon ist nach meiner Meinung, daß sie nicht ausgingen wie die Männer. Aber sie wurden auch sonst nicht von Krankheiten heimgesucht wie die Männer.

Galen: Es war gut von ihm, daß er die Ursachen angegeben hat, aus denen sich die Frauen vor den Krankheiten, die die Männer heimsuchten, bewahrten, so daß wir davon enthoben sind, uns auch darüber mit Ungebildeten herumzustreiten. Dabei hat er Klarheit und Deutlichkeit vereint, so daß wir über etwas vorher Unbekanntes richtig urteilen können. Der Sinn dieser Worte ist: Da die Frauen weniger

1) Περὶ ἀποδείξεως *verloren (vgl. Iwan v. Müller: Über Galens Werk vom wiss. Beweis, in Abhdl. d. bayer. Akad. 1895 I Cl. XX S. 444—526). Zu Galens Theorie des Sehens vgl. W. Jaeger, Nemesios von Emesa, Berlin 1904, 27 ff.*

dem Luftwechsel ausgesetzt waren, weil sie sich die meiste Zeit zu Hause aufhielten, war auch der Schaden dieses Luftwechsels bei ihnen geringer. Dies ist aber nur einer der Gründe ihrer Gesundheit. Denn ein anderer Grund dafür, daß sie weniger Krankheiten der Brust und der Lunge bekamen als die Männer, war die Reinigung ihrer Körper durch den Monatsfluß, ganz besonders die Reinigung gerade dieser Stellen durch das Monatliche, wie wir es schon viele Male dargelegt haben. Wenn die Frauen sich in ihrer Lebensweise keine Fehler zuschulden kommen lassen, bekommen sie überhaupt nicht nur von diesen, sondern auch von anderen Krankheiten weniger als die Männer. Er sagt, daß die hochbetagten Frauen unter jenem Luftzustand mehr litten als die übrigen Frauen. Man darf dabei aber nicht außer acht lassen, daß, wenn auch die Frauen weniger von der uns umgebenden Luft geschädigt werden als die Männer — denn diese nehmen schweren Schaden, wenn die Luft voll Feuchtigkeit ist oder die Winde von Süden ohne richtige Bewegung wehen —, doch die Luft in den Häusern mehr beklemmend und erschöpfend wirkt und die Fäulnis stärker fördert als die Luft unter freiem Himmel, besonders die Luft an höheren Orten, wo natürliche Winde wehen, wenn auch nur wenige, und wenn dies auch nur bei Anbruch des Tages und dem Sinken der Nacht geschieht.

(V 334, 15—18 L.) Hippokrates: Bräuneerkrankungen stießen zwei Freigelassenen zu, und die Erkrankung war bei beiden von sehr gutartigem Charakter. Bei den Sklavinnen waren die Erkrankungen daran häufiger. Bei denjenigen, die sie befielen, waren sie im höchsten Grade heftig, und ihr Zugrundegehen war sehr schnell.

Galen: Kapiton strich bei dieser Stelle „zwei“, obwohl alle übrigen Kommentatoren außer ganz wenigen nur die erste Lesart kennen. Einige von ihnen haben „zwei“ nicht in den Dativ, sondern in den Nominativ gesetzt, so daß der Satz so lautete: Bräuneerkrankungen stießen Freigelassenen zu zwei. Die ältere Lesart ist die bessere, und auf sie haben sich alle geeinigt. Der Sinn ist: Bräuneerkrankungen stießen zwei Freigelassenen zu, und die Bräuneerkrankung der beiden Frauen war ganz leicht und gering. Die Griechen wenden in schlechter Ausdrucksweise das Wort „gutartig“ für leicht an, und ebenso gebrauchen sie auch das Gegenteil. Hippokrates gebraucht an dieser Stelle seinen Ausdruck „sehr gutartig“ für sehr leicht. Ferner sagt er: „Bei den Sklavinnen war die Erkrankung daran häufiger“ und das Folgende. Diese Stelle wird auf zwei verschiedene Arten geschrieben. Die einen schreiben folgendermaßen: „Bei denjenigen, die sie befielen und bei denen sie von größter Heftigkeit waren, war das Zugrundegehen sehr schnell“; die andere Lesart lautet so: „Bei denjenigen, die sie befielen, waren sie im höchsten Grade heftig, und ihr Zugrundegehen war sehr schnell.“ Es ist aber auch möglich, diese Worte so zu wenden, daß sie folgende Bedeutung bekommen: „Bei denjenigen, die sie befielen, war der Untergang sehr heftig und sehr schnell“, so daß auch die übermäßige Heftigkeit nicht von den Bräuneerkrankungen gesagt ist, sondern nur die Art angibt, nach der der Untergang der Frauen durch sie erfolgte.

(V 334, 18. 19 L.) Hippokrates: Von den Männern stießen sie einer großen Zahl zu, und es gab von ihnen solche, die gerettet wurden, und solche, die zugrunde gingen.

Galen: Dieses hatte er zwar schon vorher gesagt, aber da er die Frauen erwähnte, wiederholte er die Erwähnung der Männer.

(V 334, 19. 20 L.) Hippokrates: Allgemein: wer von ihnen nur nicht schlucken konnte, dessen Krankheit war gutartig und leicht.

Galen: Es ist klar, daß an dieser Stelle mit dem Wort „gutartig“ nicht gemeint ist, daß sie böse und schlimm waren, sondern die Bedeutung dieses Wortes ist hier im eigentlichen Sinne gemeint, nämlich in dem Sinne des Lobes, nicht des Tadels. Da er nämlich mit dem Worte „gutartig“ das Wort leicht mit angeführt hat, kann niemand auf den Gedanken kommen, daß er damit auf eine schlimme, bösartige Krankheit hinauswolle. Allerdings müssen wir anerkennen, daß, wenn wir sein Wort in diesem Sinne auffassen, es im Gegensatz zu dem Ausdruck „er konnte nicht schlucken“ steht. Denn aus diesem Ausdruck ergibt sich notwendig, daß ein solcher Kranker sich in einem gefährlichen Zustand befindet. Die Befreiung von diesem Zustand erfolgt so, wie ich jetzt sage: Diese Angabe hier bestätigt nur die frühere, in der er wörtlich sagte[1]): „Die meisten, bei denen die Stimme brach, fieberten überhaupt nicht, sondern es ließ durch die Stimme nach.“ Da er nämlich an dieser Stelle „sondern es ließ durch die Stimme nach“ hinzufügte, zeigte er damit an, daß die jene Körper beherrschende Mischung sich nur nach den Stimmorganen hinzog, ohne daß die anderen Organe überhaupt ein Schaden traf. Wie das Nachlassen und die Krisis der Krankheit durch die sie erzeugenden Säfte, welche sich nach anderen Organen hinziehen, erfolgt, ebenso erfolgte, wie er an dieser Stelle sagt, das Aufhören und die Krisis dieser Krankheit durch die Versetzung des sie erzeugenden Überschusses nach der Kehle. Vielleicht versetzte er sich überhaupt nach der Speiseröhre und deren oberem Teile und war deshalb jenen Kranken das Schlucken überhaupt nicht möglich. Aber da bei diesen

1) *S. 389, 35*

Kranken die Schwellung zum Stillstand kam und schwand, kam die Krankheit vollständig zum Abschluß, und die Kranken wurden von ihrer Krankheit vollständig befreit.

(V 334, 20. 21 L.) Hippokrates: Bei wem außerdem die Sprache noch unklar war, bei dem war die Krankheit von größerem Schaden und langwieriger.

Galen: Dies war deshalb der Fall, weil die Erkrankung bei ihnen nicht nur die Gegend des Schlundes und des Kopfes der Speiseröhre erfaßt hatte, sondern außerdem auch die Organe, durch welche die Sprache zustande kommt, oder die Organe, durch die die Stimme sich bildet.

(V 334, 21—336, 1 L.) Hippokrates: Bei wem auch die Adern an den Schläfen und an den Augen geschwollen waren, war die Krankheit bösartig.

Galen: Dies ist deshalb der Fall, weil die Adern nur dann bei solchen Krankheiten schwellen, wenn den Kranken Erstickung droht und wenn die Menge der Säfte so groß geworden ist, daß sich der Überschuß von ihnen nicht nur dem Schlund zuwendet, sondern außerdem noch nach anderen Stellen fließt.

(V 336, 1—3 L.) Hippokrates: Bei wem außerdem noch der Atem anstieg, war die Krankheit die bösartigste von allen. Denn diese pflegten heiß zu werden auf Grund der Krankheit.

Galen: Man muß aus seinen Worten an dieser Stelle entnehmen, daß der Atem, wie wir es auch an anderen Stellen auffaßten, infolge der Enge des Kehlkopfes anstieg. Wer aus diesem Grunde erstickt, dem widerfährt es, daß beim Einholen der Luft außer den unteren Partien seiner Brust auch die oberen Stellen an den Schultern sich ausdehnen und heben. Mit seinen Worten: „denn diese pflegten heiß zu werden auf Grund der Krankheit“ will er sagen, daß die anderen, die an dieser Krankheit litten, kein Fieber hatten.

(V 336, 3—5 L.) Hippokrates: Das Zusammentreffen der Symptome war so, wie ich es geschildert habe. Die zuerst genannten waren ohne die nachher angeführten; die zuletzt angeführten waren dagegen nicht frei von den zuerst genannten.

Galen: Unter „Zusammentreffen“ versteht er das Auftreten derselben Symptome miteinander. Denn „Zusammentreffen“ und miteinander Auftreten hat denselben Sinn. Es war im Vorangegangenen schon gesagt, warum die letzten Erkrankungen schlimmer waren als die früheren.

(V 336, 5. 6 L.) Hippokrates: Am schnellsten starben diejenigen, welche Schüttelfrost mit Fieber hatten.

Galen: Unter „Schüttelfrost mit Fieber“ versteht er den Schüttelfrost, welcher mit Fieber verbunden ist, weil es auch einen Schüttelfrost ohne Fieber gibt.

(V 336, 6—9 L.) Hippokrates: Und sie hatten keinen erheblichen Nutzen, weder wenn sie geknetet, noch wenn ihr Bauch erleichtert, noch wenn ihnen zu Ader gelassen wurde in dem Maße, wie ich es ausprobierte. Ich hatte bei einigen von ihnen auch die Ader unter der Zunge angeschnitten. Bei anderen wandte ich Arzneien von oben an.

Galen: Die Schwellungen an den Mandeln, welche an den Gaumen grenzen, knetet man noch bis heute, wobei man die Finger, mit denen man knetet, mit einer Salbe einreibt, die die Eigenschaft hat, bei den Schwellungen an dieser Stelle Nutzen zu bringen. Diese Behandlung ist besonders bei dem lockeren Fleisch an dieser Stelle, welches wir Drüsen nennen, von Nutzen, wenn bei ihm eine Schwellung aufgetreten ist. Denn da diese Drüsen locker, aufgedunsen und porös sind, nehmen sie den zu ihnen hinfließenden Überschuß schneller auf und schwellen an und blasen sich auf. Auch sammelt sich bei ihrer Anschwellung phlegmatische Flüssigkeit an. Aus diesen Gründen vertreibt und verflüchtigt mäßiges Kneten mit den Fingern die Überschüsse ähnlich wie die zusammenziehenden Arzneien. Auch ich wende manchmal diese Behandlung an. Solange die Schwellung noch im Anfangsstadium ist, wenden wir neben dem Kneten solche Mittel, wie die Maulbeere, und noch adstringierendere Mittel an. Wenn die Krankheit sich aber in die Länge zieht und die Schwellung reif wird, so daß klebrige Flüssigkeit jene Drüsen füllt, dann mischen wir in diese allgemeine Arznei etwas Natron oder Bimstein oder Salz oder Schwefel oder etwas anderes, das die Wirkung hat zu reizen, zu lösen und das Phlegma nach außen zu ziehen und zu entleeren. Wenn aber die Geschwulst im Schlund selbst sich befindet, darf man keinerlei derartige Mittel und auch das Kneten nicht anwenden. Und so kam es, daß manche aus Dummheit diese Art von Behandlung anwandten und dabei manchmal nicht nur nicht nützten, sondern sogar schadeten, weil sie diese Art der Behandlung ohne Unterschied und Einschränkung anwandten. Denselben Fehler machen diejenigen, welche diese Behandlung ohne Unterschied und Einschränkung verwerfen im Glauben, daß alle, welche geknetet werden, durch das Kneten Schaden leiden. Einige haben nun diese Worte im Gegensatz dazu, wie sie alle alten Erklärer kennen, geschrieben. Denn sie schreiben sie folgendermaßen: „Und sie hatten keinen erheblichen Nutzen, weder wenn sie durch verbotene Dinge gedrückt wurden.“ Kapiton begnügte sich mit dieser Lesart, die von ihm in seinen Text aufgenommen wurde. Dioskurides dagegen schrieb die alte Lesart in den Text seines Buches, welches er herausgab, fügte aber die zweite Lesart — dies ist die Lesart des Kapiton — hinzu, und am Ende der Zeile außen setzte er neben „durch verbotene Dinge" „vielleicht ist es so" hinzu, wie er es bei vielen seiner Lesarten zu tun pflegt. Es ist klar, daß die neueren Ärzte unter „den verbotenen Dingen" Abstinenz, d. h. Enthaltung von Speisen, verstehen. Die alten Ärzte nennen aber die Enthaltsamkeit von Speisen nicht mit diesem Worte. Unter den neueren Ärzten verstehe ich hier alle diejenigen, welche nach dem Tode Alexanders lebten. Allein schon deswegen muß man annehmen, daß die erste Lesart, und dies ist „wenn sie geknetet wurden", die richtige ist. Dies läßt sich aber auch auf andere Weise zeigen. Diese Behandlung, ich meine das Kneten mit den Fingern, ist eine starke Behandlung wie die übrigen Arten der Behandlung, welche mit ihr zusammen angeführt werden. Die Behandlung mit Abstinenz ist aber bei derartigen Krankheiten die allerschwächste. Denn die Kranken haben durch Entleerung des Bauches nur dann einen Nutzen, wenn sie plötzlich erfolgt, nicht wenn sie allmählich in langer Zeit vor sich geht, wie es die Eigenschaft der Abstinenz ist, den Bauch leer zu machen. Nach der Erwähnung des Knetens hat Hippokrates die übrigen Arten der Behandlung aufgeführt, nach welchen diese Kranken behandelt wurden. Er führte nämlich die Entleerung des Leibes und das Anschneiden der Adern unter der Zunge an. Es ist möglich, daß er unter dem „Kneten" jene Art des Knetens verstand, welche bei jener Art der Bräune angewandt wurde, welche er im zweiten Buch der Epidemien beschrieb, wo er sagte[1]): „Die Symptome, welche bei den an Bräune Erkrankten auftraten, sind diejenigen, welche ich jetzt beschreiben werde: Die Halswirbel waren nach innen gewandt." Denn bei dieser Art von Bräune dürfte jene Art der Behandlung nicht wenig helfen, da sie die nach innen gewandten Wirbel zurückstößt, so daß sie nach ihrem ursprünglichen Ort zurückkehren. Der Rest dieser Stelle ist klar und deutlich außer seinen Worten: „bei anderen wandte ich Arzneien von oben an." Er versteht nämlich unter „Arzneien", wenn er sie schlechthin nennt, immer abführende und Erbrechen verursachende Medizin. Man muß also sehen und untersuchen, wie er es an dieser Stelle meinte, wenn er die Medizin von oben anwandte. Denn wenn im Schlund oder im Kehlkopf eine Geschwulst ist und man eine Reinigung durch Erbrechen anstrebt, so schadet dies den kranken Organen. Deshalb sagten die Erklärer dieses Buches, er habe an dieser Stelle „mit den Arzneien" die Medizin gemeint, mit welcher der Ort der Krankheit behandelt wird, wie wenn er gesagt hätte: ich behandelte

1) *Epid. II 2, 19 (V 94, 14 L.).*

andere, die in diesem Zustand waren, mit starker Arznei, welche ich auf die kranke Stelle auftrug, aber sie hatten keinen Nutzen davon. Am besten ist es, man versteht unter seinen Worten: „*Bei anderen wandte ich Arzneien von oben an*“ das Gurgeln und das Einziehen von Arzneien, welche die phlegmatischen Säfte treiben, durch die Nase. Denn diese Arzneien gehören zu der Art der durch Abführen und Erbrechen reinigenden Arzneien. *Dioskurides* aber änderte, wie er an vielen Stellen dieser Art zu ändern wagte, auch seine Worte „*von oben*“ und verkehrte sie in ihr Gegenteil und schrieb: „*Von unten*“, so daß sie so lauten: „*Bei anderen wandte ich Medizin von unten an*“, und er sagte, daß mit der Erleichterung des Bauches, die er hier genannt hat, nicht die Erleichterung durch Medizin gemeint sei, sondern er habe nur den reichlichen Durchfall im Auge gehabt, welcher oft von selbst kommt.

(V 336, 9. 10 L.) Hippokrates: *Diese Erkrankungen waren andauernd im Sommer, so daß das, was aufbrach, viel war.*

Galen: *Einige* verstanden sein Wort „*aufbrach*“ dahin, daß er damit die schweren Erkrankungen, welche plötzlich ausbrachen, gemeint habe. *Andere* sagen, daß er mit der Verwendung des Wortes „*aufbrechen*“ bei Krankheiten diesen Ausdruck nicht im eigentlichen Sinne des Wortes angewandt habe. Denn er versteht unter dem „*aufbrechen*“ das Aufbrechen der Stellen, in welchen die Krankheit sitzt. Diese Stellen sind aber der Schlund und die Zunge. Wir sehen häufig, daß an diesen Stellen Spalten und Risse infolge der übermäßigen Trockenheit auftreten.

(V 336, 10, 11 L.) Hippokrates: *Das erste, was in der Zeit der Regenarmut auftrat, war schmerzhafte Augenentzündung.*

Galen: *Das erste, was in den regenarmen Zeiten des* vorher erwähnten Sommers *auftrat, waren Augenkrankheiten.* Dann hat er aber überhaupt keine andere Krankheit mehr erwähnt, sondern er wendet sich dem Bluterguß zu und gibt an, auf wie viele Arten er gestillt werden kann. Deshalb wollen *einige*, unter ihnen *Kapiton*, die alte Lesart in eine andere umwandeln, die sie so gestalten: „*Das erste, was in der Zeit der Regenarmut auftrat, war Augenentzündung, dann Blut aus den Adern*“, so daß man sich unter seinen Worten entweder einen Erguß oder eine Ausscheidung oder einen Fluß als möglich denken muß. Nach diesem schreiben sie dann: „*Das Stillen von ihm geschieht durch Ohnmacht und Haltung.*“ Alle meinen, daß er damit die Arten der Behandlung erwähnen wollte, durch die das Blut in seinem Fluß unterbrochen wird, obgleich dies nicht seine Absicht ist. Denn sein Plan ist es, nur die Krankheiten aufzuzählen, die bei jenem

Witterungszustand auftraten. Nachher hat er eine Aufzählung anderer Krankheiten gegeben und hat diese im Sinne des Kapiton mit der Erwähnung der knotigen Anschwellung der Drüsen begonnen. Damit stimmt auch Dioskurides überein, und dies ist die Anschauung beider. Wir wollen uns jetzt wieder der alten Lesart zuwenden, in der alle Erklärer übereinstimmen, und wollen untersuchen, was sie sagen:

(V 336, 12—338, 1 L.) Hippokrates: Das Stillen des Blutes der Adern: die Ohnmacht, die Haltung, das andere Anhalten, das Einführen von Scharpie, das Verstopfen, das Binden.

Galen: Auch diese Lesart gehört wahrhaftig zu den alten Lesarten, und dies zeigt dir der Umstand, daß auch Zeuxis[1]) sie kennt. Es findet sich auch noch eine andere Lesart, deren Sinn derselbe ist, aber in einer Ausdrucksweise, wie sie bei den Griechen ungewöhnlich ist. Der Sinn dieser Worte ist, daß, wenn aus einer Ader in erheblichem Maße Blut sich ergießt, das Stillen desselben auf folgende Arten erfolgen muß: durch Ohnmacht und Haltung und was nachher kommt. Dioskurides aber hat das Wort, welches „Ader“ bedeutet, geändert, so daß seine Bedeutung „Zischen“[2]) wird, weil Hippokrates in einer anderen Schrift das Ausströmen des Blutes mit „Zischen“ bezeichnet. Mit diesem Ausdruck will er auf einen heftigen, starken Bluterguß, mit dem mit Gewalt Wind ausströmt, hinweisen. Einige haben auch statt „Blut der Adern“ „blutige an den Adern“ geschrieben und verbinden dies mit dem Vorhergehenden und bilden den ganzen Satz folgendermaßen: „Das erste, was in der Zeit der Regenarmut auftrat, war Augenentzündung, schmerzhafte, blutige an den Adern.“ Sie sagen, daß er darunter Augenkrankheiten verstehe, bei denen die Adern an den Augen sich mit Blut füllen. Es ist nicht sicher, ob Hippokrates diese Worte wirklich so geschrieben hat, wie diese sie erklären. Es ist leider nicht möglich, das Dunkle in diesen Worten mit Sicherheit aufzuhellen, aber wir können bestätigen, daß ihre Anschauung über diese Worte etwas Nützliches enthält und richtig und wahr ist. Denn solche Krankheiten treten in regenarmen Zeiten wirklich auf, und ihre Heilung erfolgt durch Baden, Weintrinken und Befolgung einer Lebensweise, welche bei mittelmäßiger Wärme feucht macht. Wer diese Worte folgendermaßen erklärt: „Stillen: Ohnmacht, Haltung, das andere Anhalten, das Einführen von Scharpie, das Verstopfen, das Binden“, dem ist es wahrschein-

1) *Deichgräber, Griechische Empirikerschule O.*

2) *Nach dem Glossar des Galen (XIX 71 K.) las Dioskurides:* αἱματοφλοιβοιστάσιες *(wohl zu verbessern in* αἵματος φλοῖσβοι: στάσιες*). Die angeführte Parallele dürfte V 114, 18 stehen, wo* φλεζούσῃσι *(Diosc.) in das im Hippokratestext überlieferte* σφυζούσῃσι *zu verbessern wäre, vgl. auch Helmreich Sitzb. d. B. A. d. W. 1916 VII 199.*

lich, daß der erste Abschreiber die Worte „Blut“ und „Adern“ doppelt fand und glaubte, daß ein Fehler und eine Verderbnis vorlag, weil er den Sinn von „Blut“ und „Adern“ nach ihrer ersten Erwähnung nicht verstand, da er zuerst „blutige an den Adern“ und dann „des Blutes der Adern Stillen“ fand. Sowohl derjenige, welcher den Schluß des ersten Satzes bei „blutige an den Adern“ macht und dann fortfährt „Des Blutes der Adern Stillen“, als auch derjenige welcher den Schluß mit „blutige an den Adern“ macht und sie auf die Augenkrankheit bezieht, wobei er zum Anfang des zweiten Satzes macht „Des Blutes der Adern Stillen“, macht sich nicht einer häßlichen Sache schuldig. Ich nehme jetzt die Erklärung der Lesart wieder auf, in der geschrieben ist: „Des Blutes der Adern Stillen: die Ohnmacht, die Haltung, das andere Anhalten, das Einführen von Scharpie, das Verstopfen, das Binden.“ Was nun die erste Art des Blutstillens betrifft, die in dieser Aufzählung genannt ist, so erfolgt sie nur von selbst, sobald der Kranke infolge des Blutverlustes ohnmächtig wird, und es ist die Ohnmacht selbst, welche die Sperrung und das Anhalten des Blutes herbeiführt. Es gehört nun nicht zur Erklärung der vorliegenden Stelle, anzugeben, aus wievielerlei Ursachen eine solche Ohnmacht eintritt, und ob der Arzt zu irgendwelcher Zeit das Blut laufen lassen muß und es erst dann ganz am Ende anhalten darf. Einige von den Erklärern sprechen nämlich an dieser Stelle über dieses Kapitel. Gerade diese Leute pflegen vieles zu behaupten, was keinerlei Erklärung bedarf, und besonders gerade bei den Worten, an deren Erklärung wir jetzt sind. Die Ursache, deren wegen die Ohnmacht den Bluterguß stillt und anhält, anzugeben, gehört an dieser Stelle nicht zur eigentlichen Erklärung, wenn man das Wort in seinem wirklichen Sinn nimmt. Es ist nun einmal Sitte geworden, daß alle Erklärer es so machen, und daß sogar einige Empiriker[1]) sich bemühen, die Gründe in befriedigender Weise anzugeben und sie den Worten des Verfassers anzupassen. Darauf hat er gesagt: „das andere Anhalten“. Das Wort, welches „andere“ bedeutet, wird in der griechischen Sprache in verschiedenem Sinne gebraucht. Der Sinn nach der ersten Art ist folgender: Das Stillen des Blutes der Adern erfolgt erstens durch die Ohnmacht und dann durch ein anderes Anhalten. Der Sinn nach der zweiten Art ist so: Das Stillen des Blutes der Adern erfolgt durch Ohnmacht und durch Haltung und nach einer anderen Weise durch Anhalten, Einführen von Scharpie, Verstopfen und Binden. Der Sinn nach noch einer anderen Art ist: Das Stillen des Blutes der Adern erfolgt durch Ohnmacht, die Haltung, die Wendung des Blutes nach einer anderen Stelle des Körpers und durch Abhalten von der Stelle, aus der es rinnt, durch Einführen von Scharpie, Verstopfen

1) *Deichgräber, Griechische Empirikerschule 0.*

und Binden. Der Sinn nach wieder einer anderen Art ist so: „Das Stillen des Blutes der Venen ...[1]).“ Wir sehen die Bänder, mit denen man die Hände und die Füße derjenigen, dic an einem Bluterguß erkrankten, bindet, beides bewirken. Auch der Schröpfkopf, welchen man in der Gegend unter den Rippenknorpeln ansetzt, gehört zur Art dieser Behandlung, sei es nun, daß Blut aus der Nase oder aus der Gebärmutter oder aus der Scheide oder aus dem Magen kommt. Ich persönlich setze auch, wie ihr wißt, den Schröpfkopf am Nacken an unter Anwendung von Mitteln, die den Kopf kalt machen, wenn das Nasenbluten im Anzug ist. Auch dieses hat Hippokrates in einem seiner anderen Bücher erwähnt.[2]) Manche haben seinen Ausdruck „das andere Anhalten“ vom Stillen des Blutes auf eine andere Weise verstanden, durch die das Blut gestillt und zu laufen verhindert wird, von dem Anhalten nämlich, das durch einen Faden geschieht, welcher die Ader umschlingt, so daß sie dadurch zusammengeschnürt und abgebunden ist. Andere sagen, sein Ausdruck „Das andere Anhalten“ sei nur eine Art Überschrift für das Folgende, so daß sein Wort „Anhalten“ nur das Stillen bedeute, ohne eine Art desselben zu nennen. Allein die nachher genannten Arten das Blut zu stillen sind nicht einheitlich, nämlich das Einführen von Scharpie, das Verstopfen und das Binden. Einige haben außerdem noch „das Nähen“ hinzugefügt. Was die Erklärung des Vorangegangenen betrifft, so will der Vertreter dieser Lesart ihm den Sinn geben, den ich jetzt angebe: Die Arten, durch die der Bluterguß gestillt wird, sind folgende: Die Ohnmacht, die Haltung, das Abschnüren der Gefäße — und dem dürfte an Wirkung die Anwendung des Schröpfkopfs gleich sein — und das Verstopfen der Enden. Möglich ist es auch, daß man seinen Ausdruck „das andere Anhalten“ vom Nähen der Stelle, aus der das Blut fließt, versteht. Einige haben „das Nähen“ in die Arten der Behandlung, durch die das Blut gestillt wird, eingefügt und den ganzen Satz so gestaltet: „Das Stillen des Blutes der Adern: die Ohnmacht, die Haltung, das andere Anhalten, das Einführen von Scharpie, das Nähen, das Verstopfen, das Binden.“ Einige haben am Ende des Satzes auch noch „der Verband“ hinzugefügt. Diese haben den Anfang des folgenden Lemmas daran angeschlossen und den Schluß dieses Abschnittes so geschrieben: „Anlegen des Verbandes. Das meiste verdickt sich.“ Die meisten nehmen aber seine Worte „das meiste verdickt sich“ als Anfang des folgenden Lemmas ohne Verbindung und zwar so: „Das meiste verdickt sich.“ In einigen Handschriften steht: „Anschwellung der Drüsen und viel Schaden.“ Er hat an dieser Stelle noch andere Dinge erwähnt, von denen ich „das Ein-

1) *Hier liegt eine größere Lücke vor, die sich in beiden Handschriften, allerdings ohne jede Andeutung, findet.*
2) *Vgl. De meth. med. 5 (X 316 K.).*

führen von Scharpie“ und „das Verstopfen“ anführe. Einige haben anstatt „verstopfen“ „auflegen“ geschrieben, doch meinen beide Teile dasselbe, wie wenn er gesagt hätte: Einführen von Scharpie dadurch, daß sie in die Wunde des Körpers eingeführt wird, aus der das Blut läuft. Einige sagen, daß unter dem Einführen von Scharpie das Hineinstopfen zu verstehen sei, und sie erklären das Wort „Verstopfen“ in einem anderen Sinn, in dem man es auch verstehen kann, nämlich gleich „Auflegen“. Sie sagen nämlich, daß man nicht in jede Wunde des Körpers, aus der Blut fließt, die Scharpie hineinzustopfen brauche, sondern man tue dies bloß, wenn das Gefäß, aus dem das Blut läuft, tief im Körper liege; wenn es dagegen außen am Körper sei, genüge das Auflegen einer Binde allein. Das ist nach ihrer Meinung der Sinn, auf den er mit dem Worte „Auflegen“ hinaus will. Andere verstehen dagegen das Wort „Auflegen“ von dem Auflegen der Finger auf die Wunde. Manchmal genügt auch wirklich das Auflegen der Finger auf den Ort der Wunde, aus der das Blut läuft, zur Stillung des Blutergusses, weil dann das ausfließende Blut gerinnt und gewissermaßen eine Decke über der Öffnung des Gefäßes bildet. Die letzte Art der Behandlung des Blutergusses, die er erwähnt, ist „das Binden“. Ihr wißt, daß man bei diesem Binden, wie ihr mich oftmals habt tun sehen, an den Stellen anfangen muß, aus denen das Blut sich ergießt, und dann nach den Stellen aufsteigen muß, von denen aus das Blut nach den Stellen hinläuft, aus denen es sich ergießt.

(V 338, 1—3 L.) Hippokrates: Das meiste verdickt sich, weil Lebrige. Und wenn dies davon herkommt, daß sich an der Arterie eine Schädigung gezeigt hat, so ist das ein böses Zeichen, wie es bei der Poseidonia war.

Galen: Da diese Stelle dunkel und rätselhaft ist, hat sie ein jeder, der sich mit der Erklärung dieses Buches befaßt hat, auf eine andere Weise geschrieben als die anderen. Ich beginne mit der Lesart, welche die älteste ist und in der die meisten übereinstimmen, und dies ist die Lesart, welche ich vorangestellt habe. Sie lautet: „Das meiste verdickt sich, weil Lebrige“. Einige haben sich auch für diese Worte entschieden, aber sie teilen sie so ab, daß „das meiste verdickt sich“ für sich allein steht. Dann beginnen sie mit einem neuen Anfang und schreiben: „weil Lebrige“. Einige nehmen das Wort „verdickt sich“ für sich allein und lesen nachher miteinander verbunden „das meiste von diesen, weil Lebrige“. Sie meinen, daß das Wort „verdickt sich“ mit dem Vorhergehenden zu verbinden sei, wo er den Bluterguß erwähnte, welcher irgendeiner von den vorher erwähnten Behandlungsarten bedarf, wobei die Schwellungen an den Drüsen mit den Schwellungen durch Verdickung in Verbindung gebracht seien. Andere sagen, daß es die Gefäße, welche das Blut ausströmen lassen, seien, die sich verdicken d. h. dicker, größer und breiter werden. Bei den meisten von diesen geschehe dies nur deshalb, weil die Lebervene, d. h. die große Vene, es sei, aus der sich das Blut ergieße. Denn Hippokrates pflege unter „Lebrige" besonders das Gefäß zu verstehen, welches das größte nichtschlagende Gefäß ist, und es ist dies die Vene, welche die Leute nach Hippokrates die große Hohlvene nennen. Nach ihrer Meinung ist es nun wahrscheinlich, daß er an dieser Stelle mit „Lebrige" auch die anderen großen Venen meint. Einige andere, und unter ihnen Rufus, haben diese Worte folgendermaßen geschrieben: „Warum die Drüsen, welche sich meistens verdicken?". Sie sagen, man müsse die Worte für sich allein, losgelöst von den anderen, verstehen. Denn Hippokrates untersuche nur, warum die Schwellungen an den Drüsen, welche als Knoten bekannt sind, an entfernten Stellen auftreten, wie z. B. wenn ein Geschwür sich an den Fingern der Hände oder an den Zehen der Füße befindet, sich der Ort an den Achselhöhlen von dem Geschwür am Finger aus und die Wurzel des Oberschenkels vom Geschwür an den Zehen aus verdickt. Doch hat er hier etwas Unbefriedigendes und Unannehmbares vorgebracht. Denn er hat wörtlich so geschrieben: „Denn es setzt sich an dieser Stelle zuerst das Pneuma fest, und durch das Aufstoßen verdickt es sich, weil es sich nicht geradeaus bewegen kann, sondern gewissermaßen an einer Stelle hängen bleibt." Dies sind die Worte des Rufus. Manche haben zur Ursache dafür die Abbiegung der Gefäße an dieser Stelle gemacht. Sie erklären, dies sei auch der Grund für den Schmerz an dieser Stelle, und der Schmerz sei wiederum die Ursache für die Schwellung. Es entsteht an diesen Stellen nicht einfach eine Geschwulst, sondern die Hauptsache, was sie eigentlich wissen müßten, ist, daß die Geschwulst an diesen Stellen nur im schlaffen Fleisch, das man Drüsen nennt, sitzt, wenn auch an der Wurzel des Oberschenkels keine eigentliche Drüse sich befindet. Dies kann man an manchen Körpern sehen. Sie hätten also die Ursache dafür der Natur der Drüsen zuschreiben sollen. Sie sind nämlich schlaff und locker, dem Schwamme ähnlich und bilden ein Füllsel, welches den Hohlraum zwischen den Gefäßen ausfüllt, wo große Zweige sich von ihnen abspalten. Wenn nun in der Nähe eines bedeutenden Gefäßes eine Geschwulst auftritt, sei es an der Hand oder am Fuße, so geschieht es, daß das Gefäß anschwillt. Sehen wir ja oft ganz deutlich eine Schwellung von großen Gefäßen, die sich über das ganze Glied hinzieht. Füllt sich nun ein Gefäß mit heißem Blut, so erhalten die Drüsen einen Überschuß von ihm, weil von den Gefäßen her etwas zu ihnen durchdringt. Diese Ursache ist eher annehmbar und gibt eine befriedigendere Erklärung als die vorher angeführte Ursache. Aber bei diesem Abschnitt braucht man sie überhaupt nicht. Denn am besten liest man diese Worte so: „Das meiste verdickt sich, weil Lebrige." Dann beginnt man mit dem Folgenden als einem neuen Anfang folgendermaßen: „und wenn dies von der Arterie kommt, weil sich an ihr ein Schaden zeigt, so ist dies ein schlechtes Zeichen". Denn diese Lesung gibt eine bessere Verbindung und einen besseren Zusammenhang, weil Hippokrates nach ihr zu seiner früheren Auseinandersetzung entweder über den Bluterguß oder über die Schwellung und Erweiterung der Gefäße zurückkehrt. Manche haben seine Worte in diesem Sinne aufgefaßt. Wir aber verstehen seine Worte so, daß sie nur eine die Schwellung betreffende Frage sind, welche er sich gestellt hat, um bei der Untersuchung und der Auffindung der Ursache für diese Schwellung ins Klare zu kommen, warum gerade von der Schwellung entfernte Stellen sich verdicken. Der Rest dieser Worte aber bleibt unverständlich und unannehmbar, weil sie so lauten: „Lebrige und wenn dies von der Arterie kommt, weil sich an ihr ein Schaden zeigt, so ist dies ein schlechtes Zeichen." Freilich wenn man diese Worte für sich allein nimmt und sagt: „wenn dies von der Arterie kommt, weil sich an ihr ein Schaden zeigt, so ist dies ein schlechtes Zeichen" sind sie verständlich. Wenn dagegen seine Worte „wenn dies von der Arterie kommt, weil sich an ihr ein Schaden zeigt, so ist dies ein schlechtes Zeichen" mit dem Worte „Lebrige" verbunden werden, so sind sie unverständlich und unannehmbar. „Lebrig" oder „rippig" oder „nierig" oder „milzig" oder „lungig" ist eine schlechte Schreibweise, wenn man nicht hinzufügt, was denn nun eigentlich damit gemeint ist. Wenn Worte für sich allein hingestellt werden, ohne daß von ihnen eine Aussage gemacht wird, bedeuten sie nichts. Da also diese ganze Stelle dunkel und rätselhaft ist, so war es möglich, daß manche ihr diese Erklärung gaben. Denn jeder gibt ihr den Sinn, den er ihr beilegt, nicht aber den Sinn, der den Worten wirklich eigen ist. Daher kommt es, daß der Leser einer solchen Stelle keinen rechten Nutzen hat. Denn die Lernenden machen sich an die Lektüre der Schriften des Hippokrates, um seine Ansichten kennenzulernen. Dieses können sie aber aus solch dunklen und versteckten Worten nicht, sondern sie erfahren nur die Ansichten der Erklärer. Ich betone dieses immer, aber leider sehe ich niemand meinen Rat befolgen, nämlich von dunklen und rätselhaften Stellen sich fernzuhalten.

Ich kehre nun wieder zu meiner ursprünglichen Aufgabe zurück und sage, einige verstehen unter seinem Worte „Arterie" „die Rauhe" (τραχεῖα), welche die Alten speziell mit dem Wort „Arterie" bezeichnen, und welches die Luftröhre ist. Andere haben unter dem Worte „Arterie" die Gefäße verstanden, welche schlagen, solange der Körper seine natürliche Betätigung hat. Mit „dem schlimmen Zeichen", sagen sie, meine er den Bluterguß, welcher sich aus den schlagenden Gefäßen ergießt. Denn es sei schwer, ihn anzuhalten, weil man die Ader nur schwer wieder zusammenbringt, wenn sie dauernd schlägt und außerdem noch tief im Körper drinnen ist. Wegen ihrer Lage tief im Körper ist es schwer, sie zu verstopfen und Scharpie einzuführen. Dies ist es, was zu diesem Abschnitt zu sagen ist. Nur müssen wir vielleicht noch die Lesarten des Kapiton und des Dioskurides anführen, weil sie einige Übereinstimmung aufweisen und sich von den Lesarten der andern weit entfernen. Ich finde nämlich keine Lesart und keine Erklärung in der Weise, wie sie diese beiden geschrieben haben. Denn sie schrieben an Stelle von „das meiste verdickt sich“ „Verdicken“. Darauf schreibt Kapiton nach dem, was dann zu schreiben ist, „weil Lebrige“. Dioskurides aber schrieb: „Verdicken“ und dann „und viel Zischen, weil Lebrige“, so daß der ganze Satz bei jedem von beiden folgendermaßen wurde: Die Worte des Kapiton lauten so: „Verdicken“ und dann „viel, weil Lebrige“, und die Worte des Dioskurides so: „Verdicken“ und dann „und viel Zischen, weil Lebrige“. Doch keiner von den beiden hat eine Erklärung zu diesem Buch des Hippokrates gemacht. Deshalb könnten wir neben der Erklärung der alten Lesart auch eine Erklärung nach diesen beiden Lesarten geben, obgleich sie noch rätselhafter und dunkler sind als die vorangegangene. Allein wenn ich dies täte, würde ich wirklich meine Zeit mit etwas Nutzlosem vergeuden.

(V 338, 3. 4 L.) Hippokrates: Sie starben, ohne daß ihr Gesicht schwitzte, aber sie waren wie eingetrocknet.

Galen: Dies ist eine von den Lesarten, wie diese Worte geschrieben werden, und ihre Vertreter wollen diese Worte mit dem Vorangegangenen verbinden, wo über den Bluterguß gesprochen wurde. Denn sie sind der Meinung, daß diese Worte sich immer noch auf den Bluterguß beziehen, der in jenem Luftzustand herrschte. Sie sagen, daß der Bluterguß in jener Zeit deshalb so stark gewesen sei, weil sie kalt und trocken war, und daß notwendigerweise diejenigen, welche starben, starben, ohne daß das Gesicht schwitzte, d. h. ohne daß sie überhaupt Feuchtigkeit hatten, welche die meisten haben, welche sterben. Deswegen habe Hippokrates gesagt: „sie waren wie eingetrocknet“, und er meine mit dem „eingetrocknet“ solche, welche viel Feuchtigkeit ausgeschieden hatten, so wie er im Buche der Aphorismen sagte[1]): „Man darf nicht zu sehr austrocknen, weil es gefährlich ist.“ Diese Worte werden auch noch nach einer anderen Lesart geschrieben, bei der aber der Sinn derselbe bleibt wie nach der ersten. Allerdings bildet deren Anfang die Erwähnung derjenigen, „welche Blutverlust hatten“. Sie werden nämlich auch noch nach einer dritten Lesart geschrieben: „Diejenigen, welche Blutverlust

1) *Vielleicht ist Aph. II 51 (IV 484 L.) gemeint, wo aber „κενοῦν entleeren“ statt „austrocknen“ steht.*

hatten, sterben, ohne daß ihr Gesicht schwitzt." Der Unterschied zwischen dieser und der vorigen Lesart besteht nur darin, daß hierbei das Urteil ein allgemeines ist und von allen gilt, die einen Blutverlust haben, während die erste Lesart nur ein Urteil über diejenigen ist, welche in der vorher erzählten Geschichte erwähnt werden. Es gibt auch noch eine vierte Lesart, in der der Sinn derselbe bleibt wie in der dritten, aber bei ihr steht an der Stelle „welche Blutverlust hatten" „welche Blutverlust haben", so daß es sich nicht in der Vergangenheit abgespielt hat, sondern in der Gegenwart oder in der Zukunft. Allen diesen Lesarten ist gemeinsam, daß sie von Leuten handeln, welche starben, ohne daß ihr Gesicht schwitzte, oder welche bei ihrem Tode überhaupt nicht schwitzten, wie es sonst beim Sterben meist der Fall ist. Freilich schwitzt bei den meisten Sterbenden nicht der ganze Körper, sondern nur das Gesicht, manchmal bis zum Hals, manchmal bis zur Brust. Der Schweiß, welcher sich in dieser Weise einstellt, zeigt die Schwäche der Lebenskraft an.

(V 338, 5 L.) Hippokrates: und diejenigen, welche vom Schwitzen zugrunde gehen.

Galen: Dies ist wieder ein Stück vom ganzen Abschnitt, dessen ersten Teil wir eben untersucht haben. Wie einige behaupten, daß der vorige Abschnitt sich auf den vorher beschriebenen Luftzustand beziehe, während andere die Meinung vertreten, daß er nur ein allgemeines Urteil darstelle, ebenso sind die Ansichten über diese Stelle geteilt. Einige schreiben: „und diejenigen, welche vom Schwitzen zugrunde gehen", andere setzen an Stelle „vom Schwitzen" „von der Wassersucht", da der Unterschied im Wortbild in der griechischen Sprache nur gering ist. Man muß es[1]) dahin verstehen, daß er unter den „Luftreichen" diejenigen versteht, welche stoßweise hintereinander atmen, wie er in seinem Buche „Über die Ernährung bei akuten Krankheiten" sagt[2]): „Sie waren schnell atmend." Andere aber vertreten die Meinung, daß er unter den „Luftreichen" diejenigen verstehe, bei welchen Luft, die sich in ihnen bildet, auftritt. Sie glauben, er verstehe unter dem Auftreten von Luft die Winde, welche sich im Bauche zeigen, andere verstehen die Luft in der Brust, andere die Luft in dem Magen oder in der Magengegend. Diese Luft können wir durch Betastung fühlen, die Luft aber in der Brust, welche sich bewegt, können wir nicht durch Betasten fühlen. Sie behaupten aber, daß diejenigen, welche an einer solchen Krankheit leiden, diese wohl wahrnehmen können.[3])

Über ihre Behauptung, daß derartige Kranke ohne Schweiß im Gesicht sterben, kann man kein Urteil schlechthin fällen, ohne eine

1) *Der folgende Abschnitt gehört zu dem anschließenden Lemma.*
2) *De victu acut. I 5 (II 262, 2 L.).*
3) *Hier geht die Erklärung zu dem vorangesetzten Lemma weiter.*

Einschränkung zu machen. Denn keine der erwähnten Krankheiten führt den Tod ohne Schweiß dadurch herbei, daß sie übermäßige Kälte und Trockenheit erzeugt und die Wärme vom Körper und der Haut fernhält. Doch ist die Angabe in diesem Abschnitt richtig und wahr, daß nämlich diejenigen, deren Haut gespannt und spröde ist, ohne Schweiß sterben und daß diejenigen, deren Haut locker ist, mit Schweiß sterben. Inbetreff der Wassersüchtigen aber ist es am besten, wenn man über sie kein Urteil abgibt, weil ihre Arten zu viele sind, und zwar nicht nur die Einzelarten, sondern auch die allgemeinen Arten. Außerdem sind bei ihnen auch die Grade nicht gleich, weder die Grade der Krankheit noch die Grade der Kräfte. Es genügt, daß man die Hauptursache für den Schweiß der mit dem Tode Ringenden kennt, und daß wir uns selbst darüber unterrichten und ihre Zustände prüfen. Denn das Gesicht schwitzt bei dem Tode nur bei denen, bei welchen die Feuchtigkeit im Körper nicht ausgetrocknet und die Haut infolge starker Kälte zusammengeschrumpft und der Zustand ihrer animalischen Kraft der Zustand der Schwäche ist.

(V 338, 4. 5 L.) Hippokrates: Die Luftreichen und diejenigen, welche infolge des schlechten Schweißes zugrunde gehen.

Galen: Diesen Abschnitt habe ich nach denen, welche Schweiß für sich allein, ohne am Ende das Wort „schlecht" hinzuzufügen, geschrieben haben, vorher erklärt. Nun aber führe ich diejenigen an, welche nach dem Schweiß das Wort „schlecht" in zweierlei Weise beigefügt haben. Die einen fügen dem Wort „schlecht" den Artikel bei, die anderen lassen ihn weg. Der Sinn nach den Vertretern der ersten Lesart ist derjenige, den ich jetzt angebe: Diejenigen, welche entweder infolge von dem, was vorher angeführt war, oder infolge von dem schlechten Schweiß oder der schlechten Wassersucht — wir haben schon gesagt, daß man dieses auf diese beiden Arten schreibt — sterben, schwitzen nicht im Gesicht. Der Sinn nach den Vertretern der zweiten Lesart ist derjenige, den ich jetzt angebe: sie verstehen diese Worte für sich allein und behaupten, daß sie auf diejenigen Luftreichen hinweisen, welche infolge des Schweißes zugrunde gehen, wobei ihre Kenntnis des Hippokrates nicht so weit reicht, daß sie wissen, daß der Zustand dieser schlecht ist. Denn wenn er sagt: „Diejenigen, welche zugrunde gehen", braucht man für sie überhaupt keine Prognose mehr.

(V 338, 5. 6 L.) Hippokrates: Die Leichtigkeit der Bäuche (kommt) von dem Durchfall, wie es bei der Poseidonia war.

Galen: Wenn man die Folge dieser Dinge vertauscht und das, was vorangestellt werden muß, voranstellt und das, was nachgestellt werden muß, nachstellt, so ist dies eine klare, verständliche Angabe, wenn man ihnen also folgende Anordnung gibt: „Die Leichtigkeit auf Grund des Durchfalls der Bäuche ist ein gutes Zeichen." Denn wenn die Leichtigkeit auf Grund des Durchfalles besteht, so zeigt sie an, daß der Durchfall ein guter, nützlicher ist. Ist dies dagegen nicht der Fall, so zeigt es an, daß er schädlich und bösartig ist. Es ist dies, wie ihr ja wißt, schon in anderer Weise in der Schrift Epidemia[1]) und dem Buche der Aphorismen[2]) gezeigt worden.

(V 338, 6. 7 L.) Hippokrates: Die Bestien, welche Dinge (Akk.) sie erzeugen oder welche Dinge (Nom.) sie erzeugen.

Galen: Alle Erklärer dieser Schrift außer ganz wenigen verstehen, wenn Hippokrates „Bestien" erwähnt, darunter die Würmer, welche im Bauche entstehen, weil er in dem zweiten Teil der Schrift der Epidemien von diesen Würmern sagt[3]), daß im Herbst das Bestienartige und Schmerzen am Magenmund entstehen. Wir finden in den einen Handschriften „was für Dinge (Akk.) sie herbeiführen" und in anderen „was für Dinge (Nom.) sie herbeiführen". Beides ist möglich. Denn es ist möglich, daß er meint, man müsse wissen, welche Speisen die Würmer erzeugten, und daß er eine Ernährung angibt, wenn die Würmer schon vorher im Bauche entstanden sind. Es ist aber auch möglich, daß er meint, man müsse wissen, welche Krankheitssymptome die Würmer im Bauche verschulden, wie z. B. andauernde Verdauungsstörung, Appetit auf faulende Dinge, grobes Brot, das Würmer im Bauche erzeugt. Würmer, die dauernd im Bauche sind, erzeugen auch Schmerzen am „Magenmund" und Appetitlosigkeit und Betäubung und Geistesverwirrung und Schlaflosigkeit und Fieber und manchmal Unruhe im Schlafe. Einige verbinden auch mit dem Schluß dieser Stelle „die Dünnheit", obwohl die meisten Kommentatoren „die Dünnheit" zum Anfang des folgenden Lemmas gemacht haben, und schreiben: „Die Bestien, welche Dinge sie bei der Dünnheit und Zartheit und Magerkeit und Abgezehrtheit des Körpers erzeugen". Darunter haben einige das Fasten verstanden. Die Vertreter der ersten Lesart raten an, daß wir untersuchen, welche Dinge die Würmer verschulden. Manche haben auch sein Wort „Dünnheit" so verstanden, daß sie Würmer im Bauche bei den hageren und dürren Körpern hervorrufe. Die Vertreter der zweiten Auffassung raten uns zu untersuchen, welche Krankheitssymptome von den Würmern her im Bauche bei Beschränkung der Nahrung und beim Fasten sich zeigen. Denn

1) *Epid. II (V 102, 11)*
2) *Aph. I 2 (IV 458 L.).*
3) *Epid. II 1, 3 (V 72, 2 L.).*

tatsächlich kommen die vorher erwähnten Symptome von den im Bauche auftretenden Würmern nur in Zeiten der Nahrungsbeschränkung vor.

(V 338, 7—9 L.) Hippokrates: wie die Dinge, welche bei der Verdünnung entstehen, und die Spannung vor dem Tode, und ihr Nabel wölbte und verlängerte sich. Und es entstand eine Verschwärung am Zahnfleisch und in dem, was in den Weg hineingeht.

Galen: Ich schreibe den Anfang und Schluß dieses Abschnittes so, wie ich sie geschrieben habe, weil ich mit dieser Abtrennung und Lesung zufrieden bin. Ich tue dies aber nur, weil ich neben der eben vorgebrachten Schreibung auch die Lesart des Rufus — er ist einer von den alten Erklärern — und seine Erklärung anführen will. Denn Rufus schrieb und teilte diese Stelle so ab: er verband „die Bestien" mit den vorhergehenden Worten und machte zum Anfang dieses Lemmas „wie die Dinge, welche bei der Verdünnung entstehen". Die Bestien aber verband er mit dem Durchfall des Bauches, weil diese Würmer oft mit dem Kot abgehen. Rufus erklärt diese Stelle, wie ich sie jetzt wörtlich angebe: „Manche sind der Meinung, daß Hippokrates an dieser Stelle die Symptome aufzähle, welche bei der Poseidonia[1]) aufgetreten sind, als sie wegen eines starken Blutverlustes in Wassersucht fiel. Was Serapion[2]) betrifft, so sagte er Hippokrates hätte in diesem Abschnitt die Wassersucht für sich allein beschrieben. Denn die Haut über dem Bauch spanne sich bei den Wassersüchtigen, weil der Nabel dünn und gleichmäßig vor dem Tode werde. Im Munde entstehen infolge der Verderbnis der Säfte im Körper Geschwüre. Dies finden wir manchmal bei Kindern, welche abgezehrt sind. Oftmals sehen wir, daß sich solche Geschwüre bei Hämorrhoiden einstellen. Er sagt, mit der an die Zähne grenzenden Stelle seien alle Wirbel hinter dem Halse gemeint. Glaukias[3]) aber schreibt in seiner Lesart nichts von dem „Zahn", sondern er setzt an die Stelle von „Zahn" „Weg". Dazu sagt er, es sei wahrscheinlich, daß Hippokrates an dieser Stelle mit dem „Wege" den durch den Schlund und die Speiseröhre hindurchführenden Gang gemeint habe. Denn die Geschwüre entstehen vom Zahnfleisch aus besonders an den Stellen, die der Speiseröhre und dem Schlund benachbart sind. Einige sagen, daß er eben den „Zahn" meine, aber der Zahn sei der erste Wirbel vom Hals, der an den Kopf grenzt". Das ist es, was Rufus schrieb. Dabei machte er zum letzten Wort in diesem Abschnitt nicht den „Zahn", sondern den „Weg". Die

1) *Epid. VI 7 (V 338 L.).*
2) *Deichgräber, Griechische Empirikerschule 0. Daß Serapion den Hippokrates kommentierte, war bisher unbekannt.*
3) *Deichgräber a. O.: 0. Dieses Frg. des Glaukias ist neu.*

Gelehrten nach ihm schrieben aber statt „Weg" „Zahn". Denn diese beiden Worte stehen in der griechischen Sprache einander nahe. Einige verstehen unter „Zahn" den ersten Wirbel von der Wirbelsäule, weil Hippokrates selbst im zweiten Buch der Epidemien bei der Beschreibung der Bräune schrieb[1]): „wenn es unterhalb der Zahn genannten Stelle ist". Andere verstehen darunter das, was wirklich mit diesem Wort bezeichnet wird. Ich wende mich nun von vorn wieder den übrigen Kommentatoren zu und gebe diese Stelle nach ihrer Abtrennung und Lesung. Dann erst nehme ich ihre Erklärung wieder auf.

(V 338, 7—9 L.) Hippokrates: Bei der Verdünnung die Spannung vor dem Tode. Und ihr Nabel wölbte und verlängerte sich. Und es entstand eine Verschwärung am Zahnfleich und in dem, was in die Zähne hineingeht.

Galen: Wenn ich bei den einzelnen von diesen Aussprüchen den Sinn klar und deutlich finde und er zudem auch richtig und wahr ist, so unterlasse ich die Anführung der Kommentatoren der hippokratischen Schriften, um nicht weitläufig zu werden. Wenn ich aber den Sinn von dunklen Aussprüchen nicht zu fassen vermag und kein Verlaß darauf ist, daß ich den Sinn des Verfassers richtig verstanden habe, führe ich diejenigen Kommentatoren dieser Schrift an, deren Kommentare berühmt sind. Ich kenne einige von meinen Lehrern, die Erklärungen und Deutungen brachten, die ihre Vorgänger nicht kennen. Darunter sind einige, die überhaupt nichts schriftlich niedergelegt haben, wie Stratonikos[2]), der Schüler des Sabinos, ein Mann aus meiner Stadt, und Epikuros[3]). Dieser gehört zu den Empirikern, welche Bücher geschrieben haben, und stammt auch aus meiner Stadt. In ihren Büchern haben sie die Schriften des Hippokrates erläutert. Sie haben aber ihre Bücher während ihrer Lebenszeit nicht unter das Volk gebracht. Erst nach ihrem Tode erschienen die Kommentare von einigen. Ein nicht geringer Rest verblieb aber in den Händen von Leuten, welche sie nicht veröffentlichten, so daß Pelops[4]) zwar zu allen Schriften des Hippokrates Kommentare schrieb, leider sich aber nur ein ganz geringer Teil in den Händen der Leute erhalten hat. Auch mein Lehrer Satyros[5]) und Philippos[6]), ein Empiriker, und andere Männer von Ansehen, die zur Zeit meines Vaters und Großvaters lebten, haben viele

1) *Epid. II 2, 24 (V 96, 2 L.) vgl. Gal. CMG V 10, 1, S. 243, 16 ff.*

2) *Stratonikos] vgl. S. 287, 17 ff. und 303, 13 dieses Bandes.*

3) *Deichgräber, Griechische Empirikerschule O. Ein Empiriker Epikuros ist bisher unbekannt.*

4) *Zu Pelops vgl. RE; desgl. S. 287, 17 dieses Bandes.*

5) *Zu Satyros vgl. RE.*

6) *Zu Philippos vgl. Deichgräber a. O. Frg. 23a und 266, als Kommentator bisher nicht bekannt.*

Kommentare geschrieben. Von ihnen ist aber einerseits überhaupt nichts erhalten geblieben, andererseits ist das, was erhalten blieb, nur sehr wenig. Ich habe sie alle außer ganz wenigen gelesen und für mich selbst Auszüge aus dem gemacht, was die geschrieben haben, welche die Handschriften abschrieben. Ich hielt es aber nicht für gut, alle diese Kommentare jetzt in meinen Kommentaren anzuführen, sondern ich beschränkte mich auf die berühmten und auf diejenigen, welche in der Auslegung von dunklen Stellen etwas Befriedigendes geleistet haben. Ich sage an dieser Stelle wieder etwas, was ihr mich immer wieder habt sagen hören, nämlich daß bei den dunklen, rätselhaften Stellen niemand ein Recht auf Glauben an seine Erklärung hat außer der Verfasser selbst. Was den Rest der Kommentatoren betrifft, so gibt es unter ihnen solche, die nichts Brauchbares und Sinnvolles vorzubringen vermögen, und solche, welche ganz unverständliche Dinge schreiben, und solche, die bei der Erklärung von dunklen, alten Aussprüchen, die schwierig zu erklären sind, noch Dunkleres schreiben, als die Aussprüche selber sind. Denn alle Menschen haben Verlangen darnach, Bücher zu lesen, die im höchsten Grade dunkel und sogar für die Lehrer rätselhaft sind und die nur diese Lehrer zu verstehen sich anmaßen. Ich weiß nicht, was diese Leute dazu antreibt. Ich habe auch schon gesehen, wie viele von euch, meine Freunde, trotzdem ihr wohl wißt, daß aus dergleichen Büchern kein Nutzen zu ziehen ist, darnach verlangt, sie zu lesen, um solcher Leute willen, welche behaupten, daß sie durch das Lesen derselben etwas gewonnen haben. Mit meinen jetzigen Ausführungen will ich nur an das erinnern, was ich unablässig vorbringe zur Unterscheidung zwischen der wahren und richtigen Bildung und dem, was man fälschlich Bildung nennt, und worin die meisten ihr ganzes Leben lang verharren, weil sie auf Grund ihrer Meinung, daß dies Bildung sei, sich immer darum bemühen und darnach streben.

Ich kehre nun zu meinem ursprünglichen Vorsatz zurück und gebe wörtlich wieder, was Rufus zur Erklärung dieser Stelle, an der wir jetzt sind, vorbringt. Aber ich will euch zuerst an etwas erinnern, was ich schon öfters gesagt habe, und zwar, daß nach Rufus aus Ephesus ein anderer Mann dieses Namens — ich erzähle davon noch bei einer anderen Lesart — aus dem Volk der Juden in unseren Tagen gelebt hat. Das Volk dieses Mannes hat zwar nicht die Fähigkeit, Bücher der Alten zu erklären, aber dieser Mann sammelte die Erklärungen zu ihnen aus den Kommentaren der anderen. Denn er besaß sie alle. Aus diesen Kommentaren sammelte er mit Fleiß und Eifer Erklärungen zu den Büchern des Hippokrates. Wenn ich nun bei einer Erklärung sage, daß Rufus sie bringe, so wisset von mir, daß der Vertreter dieser Lesart nur Rufus von Ephesus ist. Wenn ich aber den Rufus aus Samaria erwähnen will, so füge ich seinem Namen die Erwähnung seiner Vaterstadt bei. Wenn ich aber einfach Rufus sage, so wisset, daß Rufus von Ephesus gemeint ist. Dies war ein Mann von Bedeutung in der Heilkunst und ihren Lehren. Dieser Rufus[1]) nun hat in seiner Erklärung der vorliegenden Stelle wörtlich geschrieben, was ich jetzt angebe: „Wenn der Körper vor dem Tode dünn und mager wird, schrumpft die Haut auf dem Bauche und dem übrigen Körper ein, und der Nabel tritt hervor und verlängert sich. Es ist nicht verwunderlich, daß am Zahnfleisch Geschwüre entstehen, wenn die Nahrung, welche zu ihm und den Zähnen gelangt, schlecht ist. Es muß an dieser Krankheit die gesamte Mundgegend und der Magen und die Gedärme teilhaben. Dem Annehmbaren und Befriedigenden kommt man am nächsten, wenn man annimmt, daß er mit seinen Ausführungen auf den Sinn hinauswill, daß, wenn der Bauch abgezehrt ist, d. h. wenn der Hunger stark ist, das ein Grund zum Erleichtern ist, so wie es bei der Poseidonia war, und die Bestien, d. h. die Würmer, dabei entstehen. Die Würmer entstehen nämlich bei solchen, die viel essen. Wenn nun der Bauch erleichtert wird und die Würmer sich dabei ansammeln, so wird die Abzehrung des Körpers übergroß, die Haut schrumpft ein und der Nabel tritt nach außen. Wenn nun die Verderbnis übergroß wird, entstehen Geschwüre am Zahnfleisch." Das ist es, was Rufus geschrieben und wie er die vorliegende Stelle erklärt hat. Jetzt will ich mich den übrigen Kommentatoren zuwenden.

(V 338 8, 9 L.) Hippokrates: Und es entstanden Geschwüre am Zahnfleisch und in dem, was in die Zähne hineingeht.

Galen: Kommentatoren und Korrektoren von Handschriften haben sich auch an dieser Stelle der Varianten nicht enthalten, obgleich die verschiedenen Lesarten keinen erheblichen Unterschied im Sinn ergeben. Es hat gelegentlich einer „Geschwür", ein anderer „Geschwüre" geschrieben; einer schreibt „innen in die Zähne", ein anderer „die Zähne selbst". Wir sehen zuweilen, wie das Zahnfleisch bei den Kranken durch scharfe Säfte angefressen wird. Manchmal beobachten wir dies am ganzen Zahnfleisch, manchmal nur um die Wurzeln der Zähne herum, manchmal an den äußeren Rändern, manchmal an den äußeren sogenannten Zahnfortsätzen. Einige behaupten, daß er, wenn er sagt „was innen in die Zähne", nur die Zähne meint, und sie behaupten, er habe dabei das im Auge, was von den Zähnen durch das Zahnfleisch bedeckt wird. Doch wir gewinnen weder hieraus noch aus dem Vorhergehenden einen erheblichen Nutzen für die Medizin. Denn wenn er nur sagen will, daß an den Körpern der Kranken viele solche Symptome wie bei der Poseidonia[2]) vorkommen, so erfahren wir nur etwas, was wir selbst viele Male festgestellt haben; wenn er

1) *Rufus von Ephesos ed. Daremberg-Ruelle: 0. Über diese Angaben vgl. Pfaff, Hermes 67, 1932, 356 ff. insbes. 358.*

2) *Epid. VI 7, 2 (V 338 L.).*

aber sagen wollte, daß diese Symptome bei der Poseidonia notwendigerweise eintraten, so ergibt sich dies aus seinen Worten nicht mit voller Klarheit, obwohl es gerade dies ist, was uns Nutzen bringen würde. Denn er gibt nicht an, welches ihre Mischung während der Zeit war, in der diese Symptome auftraten, und wie es mit ihrem Monatlichen stand, und wie ihre Lebensweise und wie die Mischung der sie umgebenden Luft war. Dies aber ist es, woraus wir hätten Nutzen ziehen können. Außerdem ist es uns nicht klar, ob wir den ganzen Abschnitt als ein Ganzes nehmen sollen oder ob wir ihn in einzelne Teile zerlegen müssen. Denn dieser Abschnitt wurde, abgesehen von der eben angeführten Abtrennung, auch noch anders abgeteilt. Die einen dieser Abtrennungen stammen von solchen, die einen Kommentar dazu geschrieben haben, die anderen von Zeitgenossen, die sich für die eine oder die andere Lesart einsetzen, aber nichts Schriftliches darüber hinterlassen haben, andere von denen, die die Schriften des Hippokrates verbessert haben. Die Art der Korrektoren zeige folgende Lesart, die ich jetzt gebe, damit sie als Beispiel für die anderen Lesarten diene: Ich sage: Dioskurides,[2]) der zur Zeit des Königs Hadrianus lebte, beschäftigte sich mit den Schriften des Hippokrates und machte Verbesserungen zu allen ihren Lesarten, die die Leute loben und preisen. Er hat diesen Abschnitt so abgeteilt und geschrieben: „Die Leichtigkeit der Bäuche durch den Durchfall, wie es bei der Poseidonia war." Dann setzt er nach „den Bäuchen" den unteren Punkt, der besagt, daß das Folgende ein Urteil auf Grund des Vorhergehenden ist. „Den Durchfall" erweitert er mit „durch", so daß es „durch den Durchfall" heißt. Dann schließt er diesen Satz mit „Poseidonia". Hier setzt er den oberen Punkt, der den Abschluß des Gedankens bezeichnet. Dann schrieb er einen neuen Satz in folgender Abtrennung: „Und die Bestien, was für Dinge sie erzeugen bei der Dünnheit." Es ist klar, daß er will, wir sollen bei den in dem Bauche auftretenden Würmern nicht schlechthin untersuchen, was sie vermöge ihrer Eigenschaften für Dinge herbeiführen, sondern nur im Falle der Dünnheit und der Abmagerung. Dann hat er den Satz hier enden lassen und durch einen Strich abgetrennt und mit einem neuen Satz angefangen: „Bei welcher die Spannung vor dem Tode" und das Folgende. Er will also, daß diese Worte folgendes besagen: Eine Frau bekam vor ihrem Tode eine Spannung, und es traten die übrigen Symptome, die er erwähnte, bei ihr auf. Er sagte ja, daß bei dieser Frau Geschwüre am Zahnfleisch auftraten. Ich setze nun alle diese Worte so her, wie sie Dioskurides geschrieben hat: „Bei welcher die Spannung vor dem Tode auftrat und (bei welcher) sich der Nabel wölbte und verlängerte, (bei der) trat ein Geschwür am Zahnfleisch

2) *Zu Dioskurides vgl. oben S. 4, 17 über seine Neigung zu Textänderungen.*

auf in dem, was sich davon mit den Zähnen verbindet." Nimm an, daß dies so ist, und daß Hippokrates nur geschrieben hat, daß bei dieser Frau die Spannung vor dem Tode auftrat und was folgt und daß bei ihr, wie Dioskurides meint, am Zahnfleisch ein Geschwür auftrat. Was für ein Nutzen ließe sich daraus erhoffen, und welche Behandlung ergäbe sich für die Praxis, oder welcherlei Prognose sollten wir aus diesen Worten erschließen? Es ist also klar, daß man bei allen diesen Aussprüchen zu keinem Resultat kommt, außer daß man sein Leben vergeudet und Mühe und Arbeit für nichts aufwendet.

(V 338 10—13 L.) Hippokrates: Man kann bei jeder einzelnen Sache vielerlei zutreffend verordnen, wobei manchmal die Wirkung dieselbe, manchmal nicht dieselbe ist wie bei den Dingen, die ich jetzt anführe, daß sich die Sache lockert und daß sie sich verdichtet und daß das Ding entfernt und hart und gekocht wird.

Galen: Wenn Hippokrates uns gesagt hätte, welche von den an dieser Stelle genannten Dingen es denn sind, von denen die Wirkung dieselbe ist, und welche Dinge schlechthin verschieden sind, so daß ihre Wirkung nicht dieselbe ist, und welche Wirkungen einander entgegengesetzt sind, dann würden wir gewiß aus ihnen den Nutzen ziehen, der in ihnen steckt. Da aber seine Ausführungen hier in der Art von Andeutungen gemacht werden und er sie offenbar nur zu einer Erinnerung für sich selbst niedergeschrieben hat, so hat er uns damit nichts Förderndes gegeben. So sind wir nun gezwungen, es zu machen, wie wir es immer machen. Wenn nämlich diese Frage uns entgegenträte, ohne daß wir diese Stelle des Hippokrates gelesen hätten, so müßten wir doch eine Antwort auf diese Frage suchen. Und so verbinden wir dies mit der Erläuterung dieser Stelle. Diese Frage ist eine Frage, die wir schon behandelt haben. Die Erörterung darüber ist aber so lang, daß fast ein ganzes Buch erforderlich wäre, wenn man die Frage, wie es ja nötig ist, von Grund aus behandeln wollte. Leider zwingt mich die Sachlage, die Antwort ganz kurz zu gestalten und mich zu beschränken, damit keiner glaubt, daß ich mich nicht in dem Rahmen und dem Maße eines Kommentars gehalten habe. So will ich zunächst tun, was zur kurzen Beantwortung dieser Frage unbedingt nötig ist, nämlich die Frage stellen: Sind die bei der Behandlung anzuwendenden Dinge, deren Wirkung dieselbe ist, die Dinge, deren Anwendung zu demselben Ziele, nämlich Befreiung des Menschen von seiner Krankheit, auf demselben Wege oder auf dieselbe Weise führt? Zur Verdeutlichung dessen, was ich eben gesagt habe, will ich Beispiele geben. Ich sage: Ein Knabe bekam im Frühjahr am Vorderarm und am Schenkel die Geschwulst, die man Karbunkel nennt. Die einen Ärzte rieten, den Anfang der Behandlung mit dem Aderlaß zu machen, die anderen rieten, eine Arznei zu trinken, die die Galle vermindert. Es ist also nötig zu untersuchen, ob die Wirkung der beiden Arten der Behandlung ein und dieselbe ist, oder ob die Wirkung der einen anders ist als die Wirkung der anderen. Die Wirkung der beiden ist genau dieselbe der Gattung nach; denn beide entleeren den ganzen Körper, sie sind aber voneinander verschieden der Art nach. Denn die eine Behandlung entleert alle Säfte in gleicher Weise, die andere aber nur die Galle. Setze nun den Fall, daß jener Knabe schon eine Arznei getrunken und sich die Galle vermindert habe und dann zu der Arznei hinzu noch eine örtliche Behandlung der Krankheit nötig gewesen sei. Da hätten ihm die einen Ärzte geraten, die kranke Stelle mit einem Umschlag aus Fuchstrauben zu versehen, andere hätten ihm geraten, einen Umschlag aus dem Kraut, das Schöllkraut heißt, umzulegen, wieder andere hätten geraten, sie mit Moos zu umhüllen. Von diesen wird man nun auch sagen, daß sie Umschläge anrieten, welche der Gattung nach ein und dieselben sind; denn sie kühlen alle und treiben den Überschuß von dem Orte ab, nach dem er hinläuft. Sie unterscheiden sich aber in ihrer Art. Denn die Wirkung ist bei ihnen nicht ein und dieselbe, weil sie verschieden sind in dem Maße der Kühlung und in der einigen von ihnen innewohnenden zusammenziehenden Wirkung und in dem Fehlen der einen Wirkung bei den anderen, so daß sie einzig und allein in der wässerigen Abkühlung übereinstimmen. Setze ferner den Fall, jener Kranke sei schon einen Tag und eine Nacht mit solchen Umschlägen behandelt worden und der größere Teil des Brandes habe sich gelegt, aber es sei immer noch ein namhafter Teil davon zurückgeblieben. Da sei der eine Teil der Ärzte der Meinung gewesen, daß man den nach dieser Stelle hinfließenden Überschuß vertreiben müsse, der andere Teil aber sei dafür gewesen, daß man auf seine Lockerung hinstreben müsse. Auch hier würde man wiederum sagen, daß das, was die beiden Parteien rieten, ein und dasselbe sei. Denn beide Behandlungen entfernen aus dem kranken Gliede den die Krankheit verursachenden Saft, die einen, indem sie ihn in das Innere des Körpers hineintreiben, die anderen, indem sie ihn nach der Außenseite des Körpers drängen. Setze in diesem Beispiel ferner den Fall, daß die einen von denjenigen, die einen Umschlag anwandten, einen Umschlag aus Weizenmehl, die anderen einen Umschlag aus Gerstenmehl gemacht hätten, so ist das Gute bei den beiden Umschlägen ein und dasselbe der Gattung nach, der Unterschied besteht dagegen in dem Viel und dem Wenig. Daraus ergibt sich, daß die Lehre der L o g i k e r, auf wieviele Arten man von den Dingen sagen kann, daß sie dieselben seien, nicht nutzlos und umsonst ist. Manchmal sagt man von den Dingen, daß sie ein und dasselbe seien der Art nach, manchmal der Gattung nach, manchmal der unteilbaren Substanz nach. Es ist auch möglich, daß ein Ding auf eine Weise anders und auf eine Weise ein und dasselbe wie ein anderes ist. Wenn nun von zwei oder mehreren Dingen gesagt wird, sie seien ein und dasselbe, ohne daß Klarheit darüber besteht, auf welche Weise dieses Urteil gelten soll, und ohne daß derjenige, der dieses Urteil hört, Kenntnisse über das besitzt, was die Logiker von der Definition sagen, so muß darüber Zank und Streit entstehen. Am meisten geben sich mit solchem Streit die Ärzte ab, die mit Rechthaberei Mangel an Bildung verbinden. Und so sagt der eine von zwei solchen Dingen, daß sie ein und dasselbe seien, und ein anderer behauptet, jedes von den beiden Dingen sei ein anderes. So ist es ganz am Platze, daß der Streit zwischen ihnen nicht zur Ruhe kommt. Scheiden sie ja doch nicht gehörig zwischen dem Gleichen, wo jedes Ding genau dasselbe ist, und dem Ähnlichen, wo das eine nur ein Seitenstück zu dem anderen ist. Da unsere vorliegende Untersuchung auf diese Grundsätze führte, so sage ich: Derjenige, welcher im Definieren vorgebildet und geübt ist, ist imstande, über die Krankheiten und die Mittel der Behandlung richtig und treffend zu urteilen. Wer aber in diesen Grundsätzen nicht vorgebildet und geübt ist, der hört nicht auf zu faseln. Unter den Kommentatoren, die in ihrer Eitelkeit und Unwissenheit sich mit diesen Dingen beschäftigen, gibt es solche, die außerdem auch die Bedeutung nicht kennen, welche die Worte haben, die sich an dieser Stelle wiederholt finden. Dies ist aber das Wesentliche für diejenigen, welche sich mit der Erklärung von irgend etwas, was es auch sei, abgeben. Davon wollen wir jetzt sprechen und auf diesen Punkt unser Augenmerk richten. Wir wollen uns also fragen, welches der Sinn von seinem Worte „lockert sich“ ist — dies ist der erste Ausdruck, der sich an dieser Stelle findet, — dann, welches der Sinn seines Wortes „sich verdichtet“ ist, und als drittes, welche Bedeutung sein Wort „entfernt wird“ hat. Ich sage nun, daß der Sinn seines Wortes „lockert sich“ der ist, daß sich die Substanz des sich lösenden Saftes aufbläht, so daß er zunimmt und mehr wird, als er vorher war, ohne daß von außen her irgendeine andere Substanz hinzukommt. Die Bedeutung seines Wortes „verdichtet sich“ ist das Gegenteil. Denn „verdichten“ sagt man von der Substanz, welche sich zusammenzieht, so daß ihr Volumen kleiner wird, als es vorher war. Von den bekannten vier Elementen: Feuer, Wasser, Luft und Erde sagt man ja doch, daß die Änderung von dem Zustand des einen in den Zustand des anderen durch Lockerung und Verdichtung erfolge. Das dritte nach den beiden eben angeführten Worten ist „entfernt wird“, und es ist dies etwas, was zwischen den beiden liegt. Wenn nämlich ein Glied außen am lebenden Körper sich zusammenzieht und kleiner wird infolge von abkühlenden Dingen, so wird der Saft in ihm gepreßt und gedrückt und nach irgendeinem anderen in der Nähe liegenden Glied abgedrängt. Löst er sich dann auch infolge der Wärme, so entleert und verflüchtigt er sich, wenn nicht in dem Körper eine Anfüllung ist. Durch beides also, durch

Lockern und Verdichten, geschieht es, daß aus dem Körper die feuchte Substanz entfernt wird. So kann man nun sagen, daß das Lockern und Verdichten eine und dieselbe Wirkung auf zwei verschiedenen Wegen und in zwei verschiedenen Arten haben. Was dann die beiden nachher angeführten Ursachen betrifft, so ist die Sachlage bei ihnen klar und deutlich, daß sie nämlich Gegensätze sind. Das „Hartwerden" tritt nämlich nur dann ein, wenn die Körper eintrocknen, so daß sie hart werden und sich spannen, oder wenn sie gerinnen. Das „Gekochtwerden" erfolgt durch die natürliche Wärme, manchmal wird es noch gefördert durch von außen hinzukommende Dinge. Wir finden übrigens Handschriften, die diese Stelle überhaupt nicht enthalten, wie z. B. die Ausgabe des Kapiton. Ebenso finden wir Kommentatoren, die diese Stelle überhaupt nicht erwähnen. Manche haben den Zusatz gemacht „und gedrückt werden", andere „und getrocknet werden". Wieder andere haben das eine geschrieben und das andere weggelassen. Überhaupt haben sie sich starker Willkür und Eigenmächtigkeit schuldig gemacht, so daß jeder schrieb, was er wollte. Wollte ich den Sinn eines jeden dieser Ausdrücke untersuchen, so würde meine Darlegung zu lang werden. Ich habe ja schon früher gesagt[1]), daß mein Streben dahin geht, die Mitte zu halten zwischen einer Abkürzung, mit der Mangelhaftigkeit und unnötige Beschränkung verbunden ist, und einer Ausführlichkeit, bei der sich Abseitsliegendes und Überflüssiges unnötig einschleicht. Wenn ich mich einer solchen Kürze befleißigte wie Rufus[2]), so würde die ganze Erklärung zu dieser Schrift nicht mehr als drei Kommentare umfassen. Wollte ich aber alle Lesarten angeben oder sämtliche Auslegungen vorbringen, so würde meine Erklärung dieser Schrift auf zwanzig Kommentare anschwellen und die acht Kommentare, mit denen ich auszukommen hoffe, würden dann nicht genügen.

(V 338, 12—340, 2 L.) Hippokrates: **Und wo er sich anlehnt, wirst du wegstoßen diejenigen, welche keinen Mut haben; es bedürfen der Änderung und Aufweckung diejenigen, welche Betäubung beherrscht.**

Galen: Man hat diesen Text nach verschiedenen Lesarten geschrieben und seine Lesung auf verschiedene Weise abgetrennt, woraus sich wiederum verschiedene Erklärungen ergeben. Denn einige schreiben anstatt „sich anlehnt" „Lager", andere schreiben: „Die Säfte lehnen sich an und wenden sich nach Orten, die dem Sitz der Krankheit nahe sind", wie Hippokrates in seinem Buche „Über die Säfte" gleich am Anfang[3]) gesagt hat, wo er mit dem Text beginnt, in dem er die Versetzung der Säfte nach dem Sitz der der

1) *Vgl. oben Prooem. p. 4, 23.* 2) *s. o. S. 387 Anm. 3.*
3) *De hum. 1 (V 476 L).*

Krankheit benachbarten Glieder und ihre Entleerung beschreibt. Einige haben, wie ich schon sagte, statt „sich anlehnt“ „Lager“ geschrieben. Darunter verstehen sie das Bett, auf welchem man schläft. Sie behaupten, Hippokrates weise uns damit an, daß wir uns bemühen sollen festzustellen, an welchem Orte von den Gliedern wir alle Belästigung entfernen müssen, und woher die Entstehung der Krankheit in ihnen kommt. Was nun seine Worte: „diejenigen, welche keinen Mut haben“ betrifft, so verbinden die einen sie mit dem Vorhergehenden, die anderen machen sie zum Anfang des Folgenden. Die Vertreter der ersten Erklärung behaupten, er sage, man müsse bei denjenigen, welche Mutlosigkeit bedrückt, das Bett entfernen. Sie sagen, er wolle, daß bei denjenigen, welche keinen Mut mehr haben, so daß ihnen jede Unternehmungslust fehlt, es Sache des Arztes sei, das Bett entfernen zu lassen und sie zu bewegen, spazieren zu gehen oder zu reiten oder sich massieren zu lassen oder ein Bad aufzusuchen. Die Vertreter der zweiten Erklärung haben seine Worte: „diejenigen, welche keinen Mut haben, bedürfen der Veränderung und der Aufweckung, sofern sie Betäubung beherrscht“ zu einem einzigen Satz gemacht und behauptet, Hippokrates habe damit gemeint, der Arzt müsse diejenigen kennen, welche aufgeweckt und zu Anstrengungen angetrieben und zu Bewegung veranlaßt werden müssen, nämlich diejenigen, welche Bewegung verabsäumt haben. Was seine Worte „welche Betäubung beherrscht“ betrifft, so haben die einen dies vom Körper, die anderen von der Seele verstanden, vom Körper bei denjenigen, welche Kälte überkommen hat, und die der Ermattung nahe sind und die Bewegungsfähigkeit verloren haben, von der Seele bei denjenigen, die von vollständiger Gleichgültigkeit beherrscht sind. Denn wer in einem derartigen Zustand ist, der muß aufgeweckt und mit Zureden aufgemuntert werden. Weiß man ja doch, daß man für die Heilung von Krankheiten nicht wenig erreicht, wenn man die Seele stärkt und kräftigt. Dies beweist der Umstand, daß wir Leute kennen, die andauernd Kummer und Sorgen so sehr quälten, daß ihr Körper siech und entnervt wurde, und daß wir andererseits auch Leute kennen, die etwas Freudiges erlebten und dadurch von ihrer Krankheit genasen, und daß wir von vielen Leuten wissen, daß ein freudiger Anblick ihre Leiden heilte. Manche von den Kommentatoren weisen auf die Worte des Hippokrates im zweiten Buch der Epidemien hin[1]), es sind das die Worte, wo er sagte, man müsse Erregung und heftigen Zorn anstiften, um die Farbe und das Blut in ihren früheren Zustand zurückzubringen. An Stelle von „Aufweckung“ haben sie „Freude“ gesetzt und gesagt, Hippokrates zeuge dafür, daß beim kranken Körper die Freude zur Erlangung der Gesundheit nicht wenig beitrage.

1) *Epid. II 4, 4 (V 126, 7—9 L.) Vgl. CMG V 10, 1 S. 340, 26 ff. Pfaff.*

(V 340, 3. 4 L.) Hippokrates: Was infolge des Hinhaltens der mit Wasser Behafteten übermäßig geworden ist, dem muß man schneller einen Abfluß verschaffen, und die Schwindsüchtigen muß man brennen, die Köpfe sägen und so weiter.

Galen: Was sein Wort „die mit Wasser Behafteten" betrifft, so sagen alle, daß er darunter die Wassersüchtigen verstehe, die man die „Hydropischen" nennt. Denn bei der Erwähnung des „Wassers" kann man darunter nichts anderes verstehen. Was seine Anordnung „man muß einen Abfluß verschaffen" betrifft, so verstehen einige darunter, daß man auf den Bauch einwirken müsse, damit er die Feuchtigkeit in ihm ausscheidet. Andere verstehen darunter, man müsse zu Ader lassen, weil bei den Frauen, bei welchen die Wassersucht in der Folge des Ausbleibens des Monatlichen beginnt, die gewiegtesten Ärzte den Aderlaß empfehlen. Ebenso pflegt man bei denjenigen, bei welchen dieses Leiden infolge von Stauung des Blutes auftritt, die Mündung der Gefäße am After zu öffnen. Auch aus dem Nasenbluten erwächst zu Beginn der Erkrankung an Wassersucht derselbe Nutzen wie aus dem Aderlaß, wenn es vor der Minderung und Lösung der Kraft auftritt. Bei den Wassersüchtigen braucht man sich mit dem Anstechen ihres Bauches nicht zu beeilen, sondern was notwendig ist, ist das Gegenteil. Denn man darf das Bauchfell erst ganz zuletzt anschneiden, wenn die Feuchtigkeit so überhand nimmt, daß sie den Kranken belastet und schwächt. Dies gilt aber nur für die sogenannte „schlauchartige Wassersucht", das ist diejenige Wassersucht, bei der der Hohlraum zwischen den Därmen und dem Bauchfell mit wässeriger Feuchtigkeit angefüllt ist. Ein besonderes Augenmerk haben die Vertreter dieser Auslegung auf die folgenden Worte gelenkt, nämlich auf die Worte: „Bei den mit Wasser Behafteten darf man das Bauch- und das Zwerchfell nicht berühren." Wir werden den Sinn dieser Worte kurz nachher erschöpfender untersuchen als hier, wenn wir nämlich zu ihrer Stelle kommen. Jetzt kehre ich zu den Worten zurück, die sich an das Vorangegangene anschließen, wo er anordnet, daß man mit dem Brennen der Schwindsüchtigen nicht zögern dürfe. Es ist klar, daß er mit den Schwindsüchtigen diejenigen meint, deren ganzer Körper infolge einer Verschwärung in der Lunge schwindet und vergeht. Wer also diese brennen will, wie die Alten es mit Brenneisen gemacht haben, die sie glühend rot machten und dann auf die Brust auflegten, der darf damit nicht warten, bis die Verschwärung in der Lunge sich durchfrißt, groß und bösartig wird, sondern muß sich von Anfang an mit ihrem Brennen beeilen. Wenn die Köpfe mit der Säge aufgesägt werden müssen, so ordnet er an, daß man sich mit dem Aufsägen beeile und nicht warte, bis der Eiter, der nach der Mater des Gehirns vordringt, Schaden anrichtet, wie es manche bei der Behandlung der Kopfknochen machen, wenn ein Bruch vorliegt, und warten, bis die Vereiterung vollkommen ist, so daß die den Schädel schützende Haut sich ablöst. Man muß sich dies wohl angelegen sein lassen, besonders wenn die Hirnhaut nichts preßt und quetscht. Denn wenn sie von den gebrochenen Stellen etwas quetscht und anspießt, so kann niemand warten, bis die Eiterung eintritt, sondern, selbst wenn nichts auftritt, darf das Warten nur von mäßiger Länge sein: keinesfalls[1]) darf man mit dem Abwarten über den dritten Tag vom Beginn der Krankheit an hinausgehen, so daß dies die äußerste Grenze für den Zeitpunkt der Behandlung mit Sägen ist. Die meisten sollen am zweiten Tage behandelt werden. Bei wem[2]) die schützende Hülle gepreßt oder angespießt wird und es klar ist, daß in diesem Falle auch die zarte Hülle hinter ihr und das Gehirn in Mitleidenschaft gezogen ist, bei dem müssen die gebrochenen Knochen gleich am ersten Tage vom Kopfe abgetrennt werden, und wenn nicht alle abgetrennt werden, so müssen doch diejenigen abgetrennt werden, welche leicht abzutrennen sind. H i p p o k r a t e s hat schon in seiner Schrift „Über die Verletzungen am Kopfe angegeben[3]), man dürfe mit dem Absägen der Kopfknochen nicht über den dritten Tag hinaus warten, in einem Ausspruche, den er getan hat, und zwar ist es dieser: „Wenn du den Knochen mit dem Schäler abgeschält hast und siehst, daß man ihn absägen muß, dann mußt du ihn absägen und darfst mit dem Absägen nicht über den dritten Tag hinaus warten.“ Er sagte „u n d s o w e i t e r.“ Damit meint er, daß es das Beste sei, wenn man sich bei dem, was beim Hinausschieben Schaden nimmt, mit der Behandlung beeilen müsse. Ebenso nämlich wie bei den Hirnhäuten infolge des Pressens und Anspießens Umstände eintreten, die die Notwendigkeit der eiligen Entfernung des Knochens, welcher Schaden verursacht, angezeigt erscheinen lassen, ebenso geschieht es bei manchen Brüchen an Armen und Beinen, daß die gebrochenen Knochen die Muskeln pressen und spießen. Zuweilen muß man sich auch mit dem Aderlaß oder der Abführung beeilen, wie H i p p o k r a t e s selbst in dem Buche der Aphorismen gesagt hat.[4])

(V 340, 4. 5 L.) Hippokrates: B e i d e n m i t W a s s e r B e h a f t e t e n d a r f m a n d a s B a u c h f e l l n i c h t b e r ü h r e n — in einer anderen Handschrift steht an Stelle von „B a u c h f e l l“ „B a u c h h ö h l e n o c h w a s i n n e n d a v o n i s t.“ — Er (Hippokrates) sagt: B e i v i e l e n v o n i h n e n i s t d i e S a c h e ä h n l i c h w i e b e i d e n K n i e n.

Galen: In einigen Handschriften finden wir: „m a n d a r f d a s B a u c h - u n d d a s Z w e r c h f e l l n i c h t b e r ü h r e n.“ Da er in diesem Lemma sagt, man dürfe das Bauchfell nicht anfassen, und in dem vor-

1) *Vgl. S. 508* 2) *Vgl. S. 508*
3) *De capit. vuln. 13 (III 238 L. II 20, 4 Kw.)*
4) *Vielleicht Aph. VI 47 (IV 574 L.)*

angegangenen Lemma befiehlt, bei den Wassersüchtigen nicht zu warten und ihre Behandlung nicht hinauszuschieben, haben einige von den neueren Kommentatoren an dieser Stelle einen Ausdruck hinzugefügt, so daß diese Worte folgendermaßen lauten: „bei den mit Wasser Behafteten darf man das Bauchfell nicht berühren ⟨außer bei den mit der schlauchartigen Wassersucht Behafteten“⟩[1]. Dabei wollen sie, daß der Sinn dieser Stelle folgender sei: Hippokrates sage, man dürfe bei den Wassersüchtigen das Bauchfell nicht berühren, d. h. weder anstechen noch brennen. Denn dies sei nur bei den mit der schlauchartigen Wassersucht Behafteten nötig, bei denen sich zwischen den Eingeweiden und dem Bauchfell wässerige Flüssigkeit ansammle. Was die an der sogenannten „fleischigen Wassersucht Leidenden“ betrifft, so ist ihr Zustand ähnlich dem Zustand, der häufig bei den Knien vorkommt. Denn manchen kommt es so vor, als wäre in den Knien Feuchtigkeit, und sie schneiden diese Stelle an, finden darin aber keinerlei Ansammlung von Flüssigkeit weder wässeriger noch fleischiger Art, sondern sie finden nur die Muskeln entweder aufgetrieben oder mit vieler Feuchtigkeit durchsetzt, manchmal finden sie auch beide Zustände. Die neueren unter den Kommentatoren haben die Ausdrücke in diesem Lemma in verschiedener Weise geändert, und entsprechend der Änderung des Ausdrucks haben sie auch ihre Deutung geändert. Ich bin deswegen der Ansicht, daß es das beste ist, die Anführung alles dessen, was sie an dieser Stelle gemacht haben, zu unterlassen. Denn, wahrhaftiger Gott! ich habe kein Vergnügen daran, etwas zu verheimlichen, bei dem ich festsitze. Doch ich beeile mich, von diesen dunklen Aussprüchen loszukommen und vor ihnen schnell Ruhe zu haben.

(V 340, 6. 7 L.) Hippokrates: was dem Xenarchos im Herzen widerfuhr, daß er das Heiße stoßweise nach der Verschwärung hin einatmete und anstatt der Entleerung heiß wurde.

Galen: Auch diese Stelle ist dunkel und sehr unsicher, so daß sie mehr einem Ausspruch gleicht, der zum Zwecke der Verdunkelung trügerischerweise erfunden ist, als einem Ausspruch, den Hippokrates getan hat. Wir finden in diesem Buche viele derartige Aussprüche, deren Stützen auf dem Nichts aufgebaut sind. Er nennt den Xenarchos hier, von dem er sagt, daß ihm das zustieß, was ihm im Herzen oder in der Nähe des Herzens zustieß. Wir finden nach diesen beiden Arten in den Handschriften dieses Buches und in den Erklärungen der Kommentatoren den Text geschrieben, ohne daß man einen Nutzen hätte, wie wir ihn verfolgen. Was seine anderen An-

1) *Nach der Erklärung müssen diese oder Worte ähnlichen Inhalts hier im arabischen Text ausgefallen sein.*

gaben betrifft, so ist ihr Ziel ein Gedanke aus der Heilkunde. Sie werden aber auf viele verschiedene Weisen geschrieben. Die beste Lesart ist diejenige, welche ich kurz zuvor angegeben habe, und sie lautet so: „**daß er das Heiße stoßweise einatmete**", ohne daß dabei „**die Verschwärung**" erwähnt wird. Es gibt auch noch eine dritte Lesart, bei der statt „**stoßweise**" „**zugleich**" steht. Diese Lesart wird wieder nach zwei Arten geschrieben: denn die einen fügen „**nach der Verschwärung hin**" bei, die anderen lassen es weg. Dabei ist zwischen seiner Angabe „**er atmete stoßweise ein**" und der anderen Angabe „**er atmete zugleich ein**" kein großer Unterschied. Dagegen zwischen der Beifügung „**nach der Verschwärung hin**" und dessen Weglassung ist ein großer Unterschied. Denn wenn man diese Worte ohne Beifügung „**nach der Verschwärung hin**" schreibt, so geht die Erklärung dieser Worte dahin, daß sie nur von einem Herzleiden und der Ohnmacht gesagt sind, besonders wenn man die ganze Stelle so gestaltet, wie wir es gemacht haben: „**was in dem Herzen dem Xenarchos widerfuhr, daß er das Heiße stoßweise oder zugleich einatmete und heiß wurde anstatt der Entleerung.**" Ich sagte schon, daß hierbei kein großer Unterschied zwischen den Lesarten ist. Wenn man aber diese Worte so schreibt: „**Was dem Xenarchos um das Herz widerfuhr, daß er das Heiße stoßweise nach der Verschwärung hin einatmete und heiß wurde statt der Entleerung**", dann geht die Erklärung dahin, daß diese Worte von einem gesagt sind, der eine Verschwärung in der Lunge hatte, was wohl richtig ist. Denn es ist nicht möglich, etwas anderes darunter zu verstehen, wenn diesen Worten „**nach der Verschwärung hin**" beigefügt ist. Damit stehen auch seine Worte „**nach dem Herzen hin**" im Einklang. Daraus ist zu ersehen, daß er mit diesen Worten beabsichtigte, etwas Dunkles in der Art eines Rätsels zu geben. Diese Art gleicht aber nicht der Art des **Hippokrates**. Denn wenn **Hippokrates** diesen Gedanken hätte ausdrücken wollen, dann wäre es das Einfachste gewesen, zu sagen: „Wer eine Verschwärung in der Lunge hat, der muß das Heiße stoßweise einatmen." Klar ist, daß man sagt „**nach dem Herzen hin**" und damit die Lunge meint, ebenso wie man, wenn man sagt „**am Herzen**" oder „**um das Herz**", darunter die Lunge versteht. Allein wenn die Sache sich so verhielte, müßte man doch denken, daß eine nicht geringe Zahl der Kommentatoren so geschrieben hätte: „Was dem Xenarchos um das Herz herum widerfuhr, daß er das Heiße stoßweise nach der Verschwärung hin einatmete." Denn diese Angabe wäre nützlich. Man würde nämlich daraus die Kenntnis gewinnen für die Behandlung von Verschwärungen in der Lunge, und zwar in bezug auf das stoßweise Einatmen überhaupt, welches zur Reinigung dieser Verschwärungen nützlich ist. Von der Hitze hat man auch Nutzen für die Kochung dessen, was in ihnen gekocht werden muß. Einige sagen, daß die Stelle in der Schrift des Hippokrates „Über die Behandlung in akuten Krankheiten“: „Man muß deshalb die Wärme mit einem Kleid einschließen, so daß der Dampf dem Atem begegnet“[1]) denselben Sinn hat wie diese Worte hier. Denn durch den Dampf wird bei den mit dieser Krankheit Behafteten der größtmögliche Nutzen dadurch erzielt, daß der Ort der Verschwärung erhitzt und das, was in ihm ist, gekocht wird. Diejenigen, welche behaupten, daß diese Worte nur von Herzkranken gesagt sind, die Ohnmachtsanfälle bekommen, schreiben nicht „was um das Herz widerfuhr“, sondern „was im Herzen widerfuhr“, und sie sagen, daß Hippokrates notwendigerweise anordne, daß, wenn die Kälte den Quell des Lebens überwindet und somit über den ganzen Körper herrscht, das Heiße stoßweise eingeatmet werde. Was das Folgende „und daß er heiß wurde statt der Entleerung“ betrifft, so wird es auf zwei Arten erklärt: Es ist nämlich möglich, daß er meint, man dürfe diejenigen, welche an einer Herzkrankheit mit Ohnmacht leiden, nicht mit Entleerung behandeln, auch wenn die Erkrankung von einer großen Menge von Flüssigkeit kommt, sondern man müsse sie erhitzen. Natürlich wird dies Erhitzen durch Frottieren und Verabreichung von erhitzenden Arzneien erfolgen. Es ist auch möglich, daß folgender Sinn gemeint ist: Man muß sie an Stelle der Entleerung, auf die Kälte folgt, erhitzen. Diesen Teil des Lemmas haben auf diese Weise diejenigen erklärt, welche sagen, daß sie von denjenigen gemeint sind, bei denen eine Verschwärung in der Lunge ist. Am Schluß dieses Lemmas ist in einigen Handschriften hinzugefügt „von Anfang an“. Wer dies hinzufügt, will, daß Hippokrates den Rat erteile, zu tun, was er bei dieser Krankheit rät: Es sei das beste, sich von Anfang an zu beeilen, es zu tun, nicht erst nachdem die Krankheit eine solche Schwere angenommen hat, daß keine Hoffnung auf Rettung mehr ist. Was den Dioskurides betrifft, so hat er die Worte „von Anfang an“ nicht zum Schluß des vorangegangenen Lemmas gemacht, sondern er hat sie als Anfang des folgenden Lemmas genommen und hat dieses Lemma folgendermaßen geschrieben: „Von Anfang an ein Zeichen des Zornes und was dem gleicht.“ Andere haben nach dem Schluß des vorangegangenen Lemmas das folgende Lemma so geschrieben, wie ich es nachher schreibe, und es lautet so:

(V 340, Anm. 6 L.) Hippokrates: Was davon sich als einziges Zeichen findet.

Galen: Dieses Lemma findet sich nicht in allen Handschriften so geschrieben, sondern es findet sich in vielen Handschriften nach dem vorangegangenen Lemma als Anfang des folgenden: „Ein

1) *De victu acut. I 7 (II 270, 3 L. I 119, 17 Kw.)*

Zeichen des Zornes und was dem gleicht." Diejenigen, welche schreiben: „was davon sich als einziges Zeichen findet", erklären dieses Lemma, indem sie sagen, Hippokrates verlange, daß man prüfe, welche Sache als ein einziges Zeichen für mehrere Symptome bei dem Menschen auftreten kann. Dieses Lemma ist nach ihnen sozusagen die Überschrift und der Titel für das Folgende.

(V 340, 8—12 u. Anm. 7 L.) Hippokrates: Zeichen des Zornes und was dem gleicht ist die Stimme, wenn sie von Natur bei Leuten, die nicht zornig sind, ebenso ist wie bei Zornigen, und die Augen, wenn sie von Natur wirr sind in der Weise wie sie sind, wenn einer zornig ist, der sonst nicht so ist, und bei den anderen Dingen ebenso. Und auch von den Krankheiten gibt es ein Beispiel davon: Wenn das Aussehen von Natur dem Aussehen eines Schwindsüchtigen gleicht, so fällt ein solcher in diese Krankheit, und bei den übrigen Krankheiten ist es ebenso.

Galen: Wir haben eben schon gesagt, daß einige sein Wort „Zeichen" mit seinen Worten „was davon sich als einziges findet" verbinden und es zur Überschrift für das Folgende machen. Über das, was nachher von seinen Angaben kommt, haben beide Parteien ein und dieselbe Ansicht, sowohl diejenigen, welche seine Worte: „was davon sich als einziges Zeichen findet" zur Überschrift für das Folgende gemacht haben, als auch diejenigen, welche zum Anfang des folgenden Lemmas: „Zeichen des Zornes und was dem gleicht" gemacht haben. Der Sinn dieses ganzen Abschnittes insgesamt ist folgender: Jeder einzelne Mensch ist, wenn er von Natur einen gleichen Zustand hat, wie der Zustand, der bei irgendeiner Krankheit erscheint, disponiert, in diese Krankheit zu fallen. Ebenso ist es bei dem Charakter und den Eigentümlichkeiten der Seele. Denn wenn der Mensch das Aussehen eines Zornigen hat, ist er zornig, und wenn er das Aussehen eines Liebenswürdigen hat, ist er liebenswürdig, und wenn er das Aussehen eines Furchtsamen hat, ist er feige, und wenn er das Aussehen eines Finsteren hat, ist er jähzornig. Wer das Aussehen eines Vergrämten hat, ist sorgenvoll, und wer das Aussehen eines Trunkenboldes hat, ist dem Weine ergeben, und wer das Aussehen eines Trotzigen hat, ist widerspenstig, und wer das Aussehen eines Wollüstigen hat, ist wollüstig. Die Verfasser von physiognomischen Schriften haben das Aussehen eines jeden von den Genannten beschrieben, und sie haben auch durch Proben untersucht, was Hippokrates an dieser Stelle sagt, und haben darüber ihr Urteil abgegeben. Es ist also die Veranlagung des einen Menschen anders als die des anderen Menschen, und zwar nicht nur zu den seelischen, sondern auch zu den körperlichen Zuständen und insbesondere auch zu den Krankheiten. Wenn jemand von Natur in derselben Verfassung ist, wie der Körper eines Schwindsüchtigen, so verfällt er rasch dieser Krankheit. Wer von Natur die Verfassung eines Wassersüchtigen hat, verfällt rasch der Wassersucht, und wer von Natur die Verfassung eines Melancholischen hat, verfällt rasch der Melancholie. Ebenso wenn einer schnell von Bewegung, zappelig, heftig, ungeschickt, reizbar ist, hat er die Disposition zu Geistesverwirrung mit Fieber, die heiße Phrenitis heißt. Beim Irrsinn ohne Fieber ist derjenige, welcher dumm, langsam, träge ist, disponiert, in die kalte Phrenitis, welche Schlaflosigkeit heißt, zu fallen. Mit den übrigen Veranlagungen und Krankheiten verhält es sich analog.

(V 340, 13. 14 L.) Hippokrates: Der entkräftende Husten trifft die geschwächten (Körperteile) und besonders die Gelenke.

Galen: Unter dem entkräftenden Husten versteht er den Husten, der mit einer Art Entkräftung in dem ganzen Körper verbunden ist gleich dem, was er unter den nachher angeführten entkräftenden Fiebern versteht. Von diesem Husten behauptet er nun, daß er die geschwächten Körperteile treffe. Unter geschwächten Körperteilen versteht er solche, welche früher schon einen Schaden durch irgendwelchen Schlag erlitten haben. Unter dem Worte „trifft“ versteht er, daß er diese Körperteile schädigt. Klar ist, daß diese Schädigung nur dadurch eintritt, daß die Säfte sich nach ihnen hinziehen, so daß sich in ihnen ein Abszeß bildet. Er sagt, daß dieser Husten besonders die Gelenke trifft, weil dies eine allgemeine Angabe ist, die von jeder Versetzung von Überschüssen, die Abszesse erzeugt, gilt. Es ist nämlich eine Eigenheit dieser Überschüsse, daß sie sich besonders nach den Gelenken wegen ihrer Breite und Beweglichkeit hinziehen. Dieses Lemma wird auch noch in anderer Weise geschrieben, wobei der Artikel bei „entkräftend“ gestrichen wird, und es lautet dann so: „Der Husten (ist) entkräftend.“ Die Vertreter dieser Lesart erklären diese Worte dahin, daß Hippokrates damit wolle, daß der Husten Entkräftung verursacht. Wenn man aber diese Worte ganz für sich nimmt, sind sie nicht richtig, da die Entkräftung nicht durch Husten und Wachsein erzeugt wird, es sei denn, daß sie stark und heftig und langandauernd sind. Dieses Urteil über den Husten ohne Einschränkung und Bedingung ist also nicht richtig. Diejenigen, welche sich mit dieser Lesart zufrieden geben, fügen vor seinem Wort „trifft“ als Verbindung ein „und“ hinzu, so daß der gesamte Wortlaut so wird: „Der Husten (ist) entkräftend, und er trifft die geschwächten (Körperteile)“, so daß von dem Husten zweierlei ausgesagt wird: Erstens, daß er entkräftend ist oder Entkräftung erzeugt, und zweitens, daß er die geschwächten Körperteile trifft. Auch diese zweite Aussage ist, wenn sie für sich allein genommen und nicht die nötige Einschränkung gemacht wird, nichtig. Denn nicht jeder Husten trifft die geschwächten Körperteile, sondern nur derjenige, welcher mit Entkräftung verbunden ist. Das Aufhören und die Krisis dieses Hustens tritt nur durch etwas ein, das sich nach diesen Stellen hinzieht und dort wegen dieser Entkräftung Abszesse erzeugt. Es ist klar, daß er unter der Entkräftung an dieser Stelle nur diejenige versteht, welche von selbst entsteht, insofern diese Entkräftung nur ein Symptom ist, welches eintritt, wenn im Körper eine große Menge von Säften und schlechte Säfte vorhanden sind. Die einen schreiben diese Worte schlechthin so: „Der entkräftende Husten trifft die geschwächten (Körperteile) und besonders die Gelenke“, die anderen fügen noch ein „auch“ hinzu, so daß sie so lauten: „Der entkräftende Husten trifft die geschwächten (Körperteile) und besonders auch die Gelenke.“ Ich habe schon oftmals gesagt, daß es nicht meine Art ist, zwischen Lesarten zu scheiden, welche denselben Sinn ergeben. Dazu gehört auch, daß manche die folgenden Worte so beginnen: „und auch bei den entkräftenden Fiebern“, und daß andere das „auch“ streichen und schreiben „und bei den entkräftenden Fiebern“.

(V 340, 14. 15 L.) Hippokrates: Bei den entkräftenden Fiebern kommt trockener Husten vor.

Galen: Der Sinn dieser Worte ist klar, aber was untersucht werden muß und was zu wissen notwendig ist, ist die Ursache dafür. Ein jeder von den Kommentatoren hat nämlich etwas anderes gesagt als die anderen, doch ist alles, was sie vorgebracht haben, annehmbar und hinreichend, so daß ich es anzuführen unterlasse. Was mich betrifft, so ist es bei mir schon drei- oder viermal vorgekommen, daß ich vor Erschöpfung Fieber bekam, und zu Beginn der Erkrankung trat ein Hustenanfall mit Fieber auf, doch war der Husten trocken und geringfügig. Da richtete ich meine Aufmerksamkeit auf ihn und untersuchte ihn sorgfältig, damit ich wahrzunehmen vermöchte, ob es nur eine Trockenheit in der Kehle und im Schlunde und in der Luftröhre, oder ob es eine Versetzung von Feuchtigkeiten in sie sei. Aber keines dieser beiden Symptome nahm ich wahr, sondern ich fand, daß die Ursache für das, was bei mir auftrat, die Schlechtigkeit der Mischung in den Atmungsorganen allgemein war. Über diese Art des Hustens habe ich schon an anderen Orten gesprochen[1]), wo ich ihn vollständig behandelte. Über diese Art des Hustens hat auch die Schule des Archigenes gesprochen.

(V 340, 15. 16 L.) Hippokrates: Der trockene Husten fügt den Gelenken Schaden zu mit Fieber, wenn es zurückbleibt.

1) *Z. B. CMG V 10, 1 p. 32 oder V 10, 2, 2 p. 80 ff.*

Galen: Dies ist die alte Lesart, und da manche von den Neueren sie nicht verstanden haben, haben sie sie geändert. Einige haben geschrieben: „wenn er (der Husten) zurückbleibt." Andere haben mit diesem Lemma den Anfang des folgenden Lemmas verbunden, so daß der ganze Satz so lautet: „Der trockene Husten fügt den Gelenken Schaden zu, wenn der Wind zurückbleibt." Einige haben dieses Lemma geschrieben, indem sie die Negation, nämlich „nicht", hinzufügten, so daß es lautet: „wenn der Wind nicht zurückbleibt." Diese Lesart würde eher einen verständlichen Sinn geben als die anderen Lesarten, wenn nicht die Versetzung des Wortes „Wind" hierher das folgende Lemma sinnlos machen würde, weil es so lauten würde: „Das Undeutliche ist bei den Schwindsüchtigen schlimm und bei solchen, welche nicht gebären, und dergleichen." Ich will gleich nachher angeben, welchen Unsinn diejenigen diesen Worten geben, welche das Wort „Wind" mit dem Schluß der Stelle, an der wir jetzt sind, verbinden. Wir kehren jetzt zu dem Anfang des Lemmas zurück, den wir angeführt haben, und wollen angeben, welche Erklärung davon wir für am annehmbarsten und zureichend halten. Ich habe schon früher gesagt, daß es unmöglich ist, für dunkle, versteckte Aussprüche eine richtige, zweifellose Auslegung beizubringen. Ich sage also, sie behaupten, daß er mit dem Husten den Husten meint, bei welchem man nichts auswirft, und daß dieser Husten nachbleibe, wenn er mit Fieber auftritt, wie es bei den an Rippenfellentzündung und Lungenentzündung Erkrankten der Fall ist. Denn wenn der Husten nach dem Aufhören des Fiebers zuletzt noch weiterbesteht, so muß man von ihm sagen, daß er zurückbleibt. Wenn dieser Husten nun lange dauert und chronisch wird, zeigt er Abszesse an, die später kommen. Dies bestätigt das, was Hippokrates in dem Buche der Prognose[1]) gesagt hat, wo er darlegte: „Wenn Abszesse im Gefolge von Lungenerkrankungen an den Ohren an den unteren Stellen auftreten, so eitern sie und brechen auf und werden zu Fisteln, und die mit dieser Krankheit Behafteten kommen davon." Du mußt bei solchen Arten von Krankheiten folgendermaßen überlegen: Wenn das Fieber anhält und der Schmerz nicht aufhört und der Auswurf nicht, wie es sein muß, abgeht und das, was in den Abgängen überwiegt, nicht Galle und sie nicht leicht und unvermischt ist und der Urin nicht sehr reichlich abgeht und in ihm viel Bodensatz ist und trotzdem alle übrigen Anzeichen, die auf Genesung hinweisen, vorhanden sind, so ist zu erwarten, daß bei einem solchen Kranken so etwas wie ein Abszeß auftritt. Da Hippokrates an dieser Stelle gesagt hat: „und der Auswurf nicht so, wie es sein muß, abgeht", so behaupten sie, daß dies im Einklang steht mit dem, was er an dieser Stelle von dem trockenen Husten sagt. Einige fügen an dieser

1) *Progn. 18 (II 158 L. = I 97,16 Kw.)*

Stelle das Wort der Verneinung hinzu und schreiben: „wenn :.. (nicht) nachbleibt“ und sagen, er meine mit diesem Ausdruck, daß der Husten aufhört. Der Sinn bei dieser Erklärung ist derselbe wie bei der ersten Erklärung. Doch ist er in anderer Art zu der Weise bei der ersten Erklärung gewissermaßen gegensätzlich. Einige schreiben „wenn sie (βῆχες) zurückbleiben“ und haben den Singular mit dem Plural vertauscht, und sie erklären diese Stelle so: Der trockene Husten versetzt sich nach den Gelenken, wenn er mit Fieber verbunden ist und ein Rest der Krankheit zurückgeblieben ist, d. h. wenn die Säfte, von denen die Rippenfell- und Lungenentzündung verursacht wurden, sich nicht gelöst und verflüchtigt haben. Von denen, welche das Wort „Wind“ mit dem Schlusse dieses Lemmas verbinden, haben dies einige getan, ohne daß sie vor „nachbleibt“ die Negation einfügten, und sie haben es so gestaltet: „Der trockene Husten fügt den Gelenken Schaden zu mit Fieber, wenn der Wind nachbleibt.“ Einige fügen die Negation ein und schreiben: „wenn der Wind nicht nachbleibt“. Da wir das Wort „nachbleibt“ nach beiden Bedeutungen verstehen können, so sagen wir das eine Mal, daß diese Worte darauf hinweisen, daß von dem Winde, wenn er geht und bleibt — mit dem Wind meint er die schlechte Atmung — diese Abszesse verursacht werden; das andere Mal sagen wir, daß die schlechte Atmung, wenn sie aufhört, ohne daß etwas ausgeworfen wird, bei einem solchen Kranken Abszesse erwarten läßt. Es ist klar, daß die Untersuchung von all diesen Dingen überflüssig ist, da Hippokrates von allen diesen Dingen in seinem Buche über die Prognose schon gesprochen[1]) hat. Doch die Sache ist, wie ich schon oft gesagt habe, die, daß die Sophisten für die jungen Leute Erklärungen der dunklen Bücher wählen, auch wenn in ihnen seltsame und sonderbare Ansichten enthalten sind, und für ihre Erklärung erhalten sie dann ihre Belohnung. Denn die jungen Leute legen auf die klaren und deutlichen Aussprüche wenig Wert, weil ihr Verständnis für jeden leicht ist, sie verlangen vielmehr dunkle Aussprüche im Glauben, daß sie eine feine und außerordentliche Weisheit enthalten.

(V 342, 1. 2 L.) Hippokrates: Das Undeutliche ist bei den Schwindsüchtigen schlimm und bei denen, die nicht gebären, und bei dem anderen, was dem ähnlich ist infolge eben desselben Zustandes.

Galen: Ich habe schon gesagt, daß diejenigen, welche das Wort „Wind“ an den Schluß des vorangegangenen Lemmas gesetzt haben, dieses Lemma so abteilen. Dabei machen sie das, was als zweites gesagt ist, und was wir jetzt vorangesetzt haben, um es zu erklären, sinnlos. Doch erklären sie diese Worte in folgender Weise: sie meinen, daß dieser Ausspruch dem Sinne nach derselbe sei, den Hippo-

1) *Progn. 18 (II 158 L. = I 97, 16 Kw.)*

krates im Allgemeinen getan hat, wo er sagte[1]): „Wenn bösartige Krankheiten ohne Vorankündigung aufhören, so bringen sie den davon Befallenen den Tod.“ Denn was er an jener Stelle gesagt habe, sei ganz allgemein, und das, was er hier sage, sei speziell nur von den Schwindsüchtigen und denen, die nicht gebären, gesagt. Aber diese erklären uns nicht, was er denn eigentlich mit dem Wort „die nicht gebären“ meint. Es zeigt sich also, daß in beiden Lemmata das Wort „Wind“ nötig ist, wobei es von ihm bei der Erinnerung für sich selbst zweimal gesetzt ist: Einmal am Schlusse des ersten und einmal am Anfang des zweiten Lemmas. Der Abschreiber dieser Notizen verstand den Text nicht und glaubte, daß die Verdoppelung ein Irrtum und Versehen sei, und strich die eine Erwähnung des Windes. Uns aber hindert niemand daran, das Wort an den Schluß des vorhergehenden Lemmas und an den Anfang des Lemmas, an dessen Erklärung wir sind, zu setzen, so daß der ganze Wortlaut also wird: „... der Wind. Der undeutliche Wind ist bei den Schwindsüchtigen schlimm und bei denen, welche nicht gebären.“ Nun haben aber einige seine Worte „der undeutliche Wind“ so verstanden, daß er darunter den Puls verstehe, und behaupten, er meine damit den schwachen, undeutlichen Puls, welcher nur mit Mühe wegen der Geringfügigkeit der ihn anzeigenden Bewegung wahrgenommen wird. Einige verstehen es in einem besseren Sinn, nämlich als Atem. Denn wir finden das Wort „Wind“ für Atem in dem Buche der Prognose[2]) und an vielen Stellen der Schrift „Epidemia“.[3]) Sie behaupten, er habe die Atmung, bei welcher sich infolge ihrer Geringheit gar nicht erkennen läßt, daß der Mensch atmet, oder bei welcher er nur so wenig atmet, daß es schwer fällt, den Atem zu sehen, undeutlichen Wind genannt, und sie sagen, daß diese Atmung bei den Schwindsüchtigen und den Frauen, die nicht gebären, schlimm sei, und zwar notwendigerweise. Unter seinem Wort „welche nicht gebären“ sind zu verstehen die Keuschen, die Impotenten und diejenigen, welche nicht empfangen, das sind die Sterilen. Wenn die Schwindsüchtigen sich dem Tode nähern und er unmittelbar bevorsteht, bewirkt die Geringheit des Atems, daß er denen, die um sie sind und sie beobachten, verborgen bleibt, außer wenn einer sie ganz gründlich beobachtet, und bei den Frauen, welche nicht empfangen, zeigt sich dasselbe bei der Krankheit, welche „Erstickung der Gebärmutter“ heißt. Das ist eine Krankheit, bei der die Atmung fast ganz aufhört. Die Ärzte haben sich um das Suchen nach der Ursache dieser Krankheit besonders bemüht, und ich habe auch schon in einer anderen Abhandlung nach ihr geforscht.[4]) Inbetreff seiner Worte „und bei dem

1) *Prorrh. I 52 (V 524 L.), vgl. Epid. II 3, 4 (V 108 L.)*
2) *Vgl. Prog. 5 (II 122, 11 L.)*
3) *Epid. II 7 (V 108 L.); Epid. VI 2, 3 (V 278 L.)*
4) *De causis pulsuum l. 4 (IX 197 K.)*

anderen, was dem ähnlich ist infolge eben desselben Zustandes“ ist nach meiner Meinung die Sache die, daß er damit folgende Ansicht geben will: Wenn eine einen derartigen Atem hat, so ist ihre Krankheit die Krankheit, welche die Keuschen und die Impotenten bekommen. Diese Krankheit ist, wie wir behaupten, eine starke Erkältung, die die Wärme im Herzen überwältigt. Wenn wir diese Krankheit Atemnot oder Atemschwund nennen, ist es besser als wenn man sie Erstickung nennt.

(V 342, 3. 4 L.) Hippokrates: Der Herbst ist für die Schwindsüchtigen schlimm, und auch der Frühling ist für sie schlimm, wenn das Blatt der Feige dem Fuße der Krähe gleich ist.

Galen: Von dem Herbst ist auch in dem Buche der Aphorismen gesagt[1]), daß er für die Schwindsüchtigen schlimm sei. Die Ursache dafür ist klar und deutlich. Denn da sein Klima wechselnd ist und dazu noch Kälte und Trockenheit in ihm vorherrscht, muß er notwendig die Schwindsüchtigen mehr schädigen als die anderen Menschen, sei es nun, daß er unter den Schwindsüchtigen alle diejenigen versteht, deren Körper schwindet und in irgendeiner Weise sich erschöpft, oder daß er nur diejenigen meint, welche eine Verschwärung in der Lunge haben. Denn beiden Gruppen ist die Schädigung durch den Wechsel der Luft zusammen mit dem Überwiegen der Kälte in ihr wegen der Zartheit ihrer Körper und deren Neigung, schnell Schaden zu nehmen, gemeinsam. Natürlich nehmen diejenigen, welche eine Verschwärung in der Lunge oder anderen Atmungsorganen haben, besonders leicht Schaden, weil der Schaden sie auch noch durch Einatmen dieser Luft trifft. Er sagte: und auch der Frühling schädigt die Schwindsüchtigen infolge der Erkrankung irgendeines Körperteiles. Denn das Frühjahr löst und verflüssigt die Säfte und treibt den Stoff davon nach den Körperteilen, in denen die Krankheit sitzt. Da nun vom Frühling wie von den anderen Jahreszeiten ein Teil die Mitte und ein Teil der Anfang und ein Teil das Ende ist, und dazwischen zwei andere Zeitspannen liegen, die eine größere Ausdehnung haben als die eben genannten Zeiten, ich meine die Zeitspanne zwischen dem Frühlingsanfang und der Frühlingsmitte und die Zeitspanne nach der Mitte bis zum Ende, so gibt Hippokrates die Zeit, in der man die Schwindsüchtigen besonders Schaden nehmen sieht, mit folgendem Ausdruck an: „Wenn das Blatt der Feige dem Fuße der Krähe gleich ist“, nur ist diese Art Zeitbestimmung eine unnötige Mühe, die auch gar nicht den Gedanken des Hippokrates, sondern vielmehr der Denkart des Hesiodos[2]) entspricht, der sagt: „Das erste, was ein Maß ist, ist, wenn beim Laufen der Krähe die Spur ihres Fußes das Maß hat, wie es dem

1) *Aph. III 10 (IV 490 L.)* 2) *Opera 679—681*

Menschen erscheint von dem Blatt des Feigenbaumes am Ende der Zweige. Alsdann ist das Meer befahrbar.“ Denn es ist einleuchtend, daß man dem Pflüger und dem Hirten mit dergleichen Kennzeichen einen Hinweis auf die Zeit gibt, in der eine bestimmte Arbeit zu verrichten ist. Für denjenigen aber, der die Zeiten mit gewichtigeren, allgemeineren und für alle Völker geltenden Merkmalen bestimmen kann, für den paßt eine derartige Bestimmung der Zeiten nicht. Sehen wir ja doch, daß Hippokrates die Gewohnheit hat, die Zeiten nur nach den Tag- und Nachtgleichen und den Sonnenwenden und dem Auf- und dem Untergang der bekannten Sterne zu bestimmen. In einigen Handschriften findet sich mitten in diesem Lemma eingefügt „durch die Zerstörung der Lunge“, so daß der ganze Satz so lautet: „Der Herbst ist für die Schwindsüchtigen schlimm, und der Frühling ist auch schlimm durch die Zerstörung der Lunge, wenn das Blatt der Feige dem Fuße der Krähe gleich ist.“ Dioskurides ist unter denen, die diese Lesart angenommen haben, Kapiton aber wählte die Lesart in der „durch die Zerstörung der Lunge“ fehlt.

(V 342, 5—9 L.) Hippokrates: In Perinthos wurden die meisten im Frühjahr heimgesucht, und die hierzu mithelfende Ursache war winterlicher Husten, welcher über sie gekommen war, bei den anderen waren es die alten, chronischen Krankheiten. Dies wurde durch die zweifelhaften bestätigt. Einige, die an chronischen Krankheiten litten, befiel dies nicht, wie z. B. diejenigen, welche Nierenleiden hatten, und auch andere wie den, zu welchem mich Kyniskos führte.

Galen: Hippokrates hat die Krankheit, welche die Bewohner Perinths heimsuchte, nicht mit Namen genannt. Es scheint aber so und dürfte dem Annehmbaren am nächsten sein, daß, da schon im Vorangehenden die Rede von Schwindsüchtigen ist, er an dieser Stelle sagt, daß diese Krankheit im Frühling über sie kam. Auch das Folgende steht sozusagen mit dem, was wir hier annehmen, im Einklang. Denn er sagt, die hierzu mithelfende Ursache sei der winterliche Husten gewesen. Und auch seine Angabe, daß bei denjenigen, deren Zustand zweifelhaft war, dieser sicher wurde, wenn diese Krankheit auftrat, ist ein deutlicher Hinweis auf den Schaden, der sie im Frühjahr traf. Wer aber ein Leiden in einem anderen Organe hatte, bei dem trat die Schwindsucht nicht auf. Er hat uns ja schon viele Male belehrt[1]), daß die Überschüsse der Säfte sich nach den schwächsten Organen hinziehen. Am Ende dieses Lemmas hat er ein Beispiel aufgeschrieben, welches er nur zur Erinnerung für sich selbst ge-

1) *Z. B. Hipp. De nat. hom. 10 (VI 56, 13 L.); vgl. CMG V 9, 1 p. 64 Mew.*

macht hat, nämlich den Mann, zu dem ihn Kyniskos führte, und dies ist ein Mann, dessen Name oder Beiname dies war. Zwischen diesen beiden ist ja kein Unterschied. In einigen Handschriften finden wir das Wort, welches die Nennung dieses Mannes mit dem Vorhergehenden verbindet nicht, und zwar ist es das Wort „wie“, sondern wir finden in diesen Handschriften gesagt: „jener Mann, zu dem mich Kyniskos führte.“

(V 342, 9 L.) Hippokrates: Der Mann, zu dem mich Kyniskos führte.

Galen: Wir haben schon gesagt, daß diese Worte auf zweierlei Weise geschrieben werden. Denn manche fügen am Anfang das Wort hinzu, das sie mit dem Vorhergehenden verbindet, und zwar das Wort „wie“, und manche lassen es ausfallen und machen diesen Mann zum Anfang eines anderen Satzes und lesen und erklären sie abgetrennt von dem Vorhergehenden. Manche trennen diese Worte so ab, und manche verbinden sie mit dem Folgenden. Wir müssen zuerst von denjenigen sprechen, welche diese Worte so abtrennen und ihren Sinn in sich abgeschlossen und vom Vorangehenden und dem Folgenden abgetrennt fassen. Ich sage, daß sie behaupten, Hippokrates habe zu seiner Erinnerung in der Weise einer Andeutung von diesem Mann gesprochen. Vielleicht habe er dies getan, weil ihn die Schwindsucht nicht traf, vielleicht auch weil diesen Mann viele andere schwere Zufälle trafen oder auch nicht trafen. In dem vierten Buch von der Schrift der Epidemien[1]) hat Hippokrates Kyniskos schon erwähnt und hat von seinem Herrn folgendes geschrieben: „Die Krankheit des Mannes, zu welchem mich Kyniskos führte, wurde am siebenten Tage heftig. Und als es um den vierzehnten Tag war, kam allmählich die Krise. Sein Schlund warf, nachdem er erbrochen hatte, etwas weniges Salziges, Gekochtes aus. Aus seiner Nase träufelte etwas Weniges und er bekam Schwere im Kopf und Schlaffheit in den Armen und Beinen. Es befiel ihn Durchfall, und er hatte Nutzen dadurch. Seine Füße waren andauernd heiß. Er pflegte zu schlafen. Ich glaube, er bekam keine Geschwulst am Ohr, weil er etwas Gekochtes ausgeworfen hatte.“ Ich bin mir allerdings nicht klar, ob dieser Kyniskos derselbe ist, den er in diesem Lemma hier nennt, indem er ihn zu einem Erinnerungsmerkmal an ihn selbst und seinen Herrn gemacht hat, oder ob er ein anderer und sein Herr ein anderer ist. Was nun diejenigen betrifft, welche meinen, daß es derselbe sei, und was diejenigen betrifft, die glauben, daß es nicht derselbe sei, ⟨so brauchen wir uns nicht bei ihnen aufzuhalten⟩. Denn beide Fälle sind unklar, da es ja nicht einmal feststeht, ob dieser Mann derselbe ist wie jener. Allerdings müßte die Erkrankung hier eine andere sein als dort. Ich

1) *Epid. IV 53 (V 192, 15 L.)*

gehe von den Vorigen zu denen über, welche die Worte hier nicht so abteilen.

(V 342, 9. 10 L.) Hippokrates: Wie den Mann, zu dem mich Kyniskos führte. Er war von Schmerzen an den Rippen, in der Brust und an anderen Stellen heimgesucht.

Galen: Es ist dies eine Lesart, welche einige von den Neueren unter den Kommentatoren zurecht gemacht haben; von den früheren kennt sie aber keiner. Der Sinn des ganzen Satzes ist der, daß viele von denjenigen, welche an chronischen Krankheiten litten, keinen Husten bekamen, wie z. B. diejenigen, welche nierenleidend waren, und andere wie der Mann, zu dem ihn Kyniskos geführt hatte, und dieser war von Schmerzen heimgesucht, hustete aber trotzdem nicht. Es ist selbstverständlich, daß, wenn einer Schmerzen in der Brust hat, ohne daß er hustet, im Innern seiner Brust, da wo die an die Rippen sich anlegende Hülle sich befindet, keine Krankheit sein kann, es sei denn eine Spannung durch den Atem. Bei den Schwellungen des Rippenfelles fließt unbedingt etwas in den Hohlraum innen, und deshalb husten diejenigen, welche an derartigen Krankheiten leiden. Jetzt gehe ich zu einer anderen Art der Lesung und der Abtrennung über.

(V 342, 10. 11 L.) Hippokrates: Man muß von den Schmerzen, die an den Rippen und am vorderen Teile der Brust und an den anderen Körperteilen auftreten, die Größe ihres Unterschiedes auf Grund der Jahreszeiten untersuchen.

Galen: In dem Buche der Aphorismen hat er denselben Ausspruch in folgendem Wortlaut getan[1]): „Man muß von den Schmerzen, die an den Rippen und am vorderen Teile der Brust und an den anderen Körperteilen auftreten, die Größe ihres Unterschieds untersuchen.“ Ich habe diesen Ausspruch im sechsten Teile meines Kommentars zu dem Buche der Aphorismen erklärt.[2]) An dieser Stelle hat er über das hinaus, was in jenem Ausspruche steht, als Zusatz die Worte „auf Grund der Jahreszeiten“. Darin verlangt er, daß wir auch auf die Jahreszeiten Obacht geben müssen und untersuchen, ob der Unterschied der Schmerzen, die in den Körperteilen auftreten, ein großer sei. Diese Untersuchung erfolgt auf zweierlei Weise. Denn er muß unbedingt meinen, daß man untersuchen muß entweder den Unterschied der Organe oder des Grades der Schmerzen in jedem von den Organen. Sehen wir ja doch, daß jedes von den beiden Dingen Anzeichen gibt entweder durch den Unterschied der Zeiten oder durch

1) *Aph. VI 5 (IV 564 L.)*
2) *Komm. z. Aph. VI 5 (XVIII A 13 K.)*

den Unterschied der Organe, wie Hippokrates selbst in dem Buche der Aphorismen sagt[1]), daß im Frühling die Bräune, die aufbrechenden Pusteln, die Knotenbildung, Gelenkerkrankungen zahlreich auftreten und daß jede dieser Krankheiten einem Organ eigentümlich sei und mit ihnen Schmerzen verbunden seien, daß im Sommer die Augenkrankheiten, die Ohrenschmerzen, Wundsein des Mundes, Eiterung bei Geschwüren, daß im Herbst Milzschwellungen, Harnträufeln, Nervenschmerzen, Bräune, die sich wiederholende Kolik, daß im Winter Rippenfellentzündung, Rippenschmerzen, Schmerzen der Lenden und Hemikranie zahlreich auftreten. Hippokrates führt noch andere Krankheiten an, die in den einzelnen Jahreszeiten auftreten, aber ich beschränke mich an dieser Stelle darauf, die Krankheiten anzugeben, mit welchen ein Schmerz verbunden ist. Damit wollen wir beweisen, daß dieser Interpretation ein Sinn zukommt, wenn man nämlich sagt, Hippokrates verlange, daß wir entsprechend der Jahreszeit die Organe des Körpers beobachten sollen, in welchen Schmerzen sind. Denn alle Schmerzen kommen zu allen Zeiten vor, wie Hippokrates gesagt hat, als er erklärte, daß alle Krankheiten in jeden Jahreszeiten vorkommen, nur daß manche von ihnen in manchen Zeiten mehr dazu neigen aufzutreten und heftig zu werden.[3]) Aus diesem erhellt auch die Sache der zweiten Erklärung. Denn von dem Unterschied der Schmerzen entsprechend dem Wechsel der Jahreszeiten hat Hippokrates schon gesagt, daß er nicht nur in den Organen selbst vor sich geht, in welchen der Schmerz auftritt, sondern auch nach der Stärke und der Schwere des Schmerzes, indem er in dem Buche der Aphorismen darüber urteilte und sagte[3]): „doch manche sind in manchen Jahreszeiten mehr geneigt, aufzutreten und heftig zu werden.“ Denn wenn Krankheiten, die mit Schmerzen verbunden sind, heftiger werden, ist auch der Schmerz stärker. Deshalb müssen die Schmerzen der Krankheiten, die in einer bestimmten Jahreszeit heftiger werden, auch in dieser Jahreszeit stärker und heftiger sein. Hier gibt es noch eine andere Art der Lesung und Erklärung, die alle vorher aufgeführten Aussprüche in einem Gedankengang zusammenfaßt. Diese Art der Lesung und Schreibung hat Dioskurides sich zu eigen gemacht. Denn er schrieb diesen ganzen Text so: „Die meisten Einwohner in Perinthos wurden im Frühling heimgesucht. Die dazu mithelfende Ursache war ein winterlicher Husten, welcher über sie gekommen war, bei den anderen waren es die alten chronischen Krankheiten. Dies wurde durch die zweifelhaften bestätigt. Einige, die an chronischen Krankheiten litten, befiel dies nicht, wie z. B. diejenigen, welche Nierenleiden hatten, und auch andere wie den Mann, zu dem mich Kyniskos führte. Er war von Schmer-

1) *Aph. III 20—23 (IV 494, 496 L.)* 2) *Aph. III 19 (IV 494 L.)*
3) *Aph. III 19 (IV 494, 14, 15 L.)*

zen an den Rippen, in der Brust und an anderen Stellen heimgesucht.“ Entsprechend dem, was Dioskurides hier geschrieben hat, ist auch der Anfang des Folgenden: „Man muß von den Jahreszeiten die Größe ihres Wechsels untersuchen, wie z. B. wenn der Zustand des Kranken gut oder schlecht wird, ohne daß eine Ausschreitung oder ein Fehler vorgekommen ist.“

(V 342, 12. 13 L.) Hippokrates: Wie z. B. wenn der Zustand des Kranken gut oder schlecht wird, ohne daß eine Ausschreitung oder ein Fehler vorgekommen ist.

Galen: Die meisten von denen, die diese Schrift erklärt haben, glauben, daß in diesem Lemma zwei Aussprüche enthalten sind. In dem ersten dieser beiden Aussprüche rate Hippokrates, man solle von den Jahreszeiten das Maß der Größe ihres Wechsels erforschen; zwar unterschieden sich alle voneinander, aber manche unterschieden sich von den anderen gewaltig. Beim zweiten Ausspruch behaupten sie, daß Hippokrates der Meinung sei, bei vielen von den Kranken kehre, nachdem sie geglaubt hätten, daß sie gesund seien, ihr Zustand wieder und sei noch schlimmer, ohne daß sie sich etwas zuschulden kommen ließen. Dies liege vielmehr an der Krankheit. Ich glaube, daß dies richtig ist, und fast alle Ärzte wissen dies auch. Selbst wenn sie nur das sähen, was sie bei dem chronischen Quartanfieber sehen, so würde das genügen. Denn diese Kranken befinden sich an den beiden fieberfreien Tagen in einem Zustand des Wohlbefindens, ohne daß sie etwas vermissen. Auch wenn sie sich nun an den beiden Tagen der besten Lebensweise befleißigen, so fiebern sie trotzdem am vierten Tage, solange die Krankheit dauert und nicht zum Abschluß gekommen ist. Freilich ist das Maß der Heilkunde hierbei für die Größe des Hippokrates bei seinem Wissen in der Heilkunde ein gar geringes, selbst wenn er es nur zu seiner Erinnerung niedergelegt hat. Am besten wäre es, wenn Hippokrates damit den Sinn verbunden hätte, den ich jetzt geben will. Die Veränderungen der Jahreszeiten erreichen in ihrer Wirkung auf die Körper ein großes Maß. Diese Tatsache kennen nicht alle Ignoranten in der Medizin und auch nicht alle, welche der Anschauung des Hippokrates widersprechen. Zum gewichtigsten Beweis für die Richtigkeit seines Ausspruchs hat Hippokrates den Umstand gemacht, daß man manche Kranke nach Besserung ihres Zustandes infolge einer Veränderung der Jahreszeit zu ihren Ungunsten wieder ihrem bösen Zustand verfallen sieht, ohne daß sie sich etwas haben zuschulden kommen lassen.

(V 342, 14. 15 L.) Hippokrates: Wenn Blutfluß lange dauert, ist Appetitlosigkeit schlecht, besonders wenn er mit Fieber verbunden ist.

Galen: Es wird niemand entgehen, selbst solchen, deren Wissen gering ist, daß die Alten das Wort „Appetitlosigkeit“ für den Schwund des Appetits gebrauchen. Hippokrates sagt also, daß der Schwund des Appetits bei lang anhaltendem Blutfluß ein böses Zeichen sei sowohl für diese Krankheit selbst wie auch für alle übrigen langwierigen Krankheiten. Denn der Schwund des Appetits ist bei allen langwierigen Krankheiten ein schlechtes Zeichen. Der Schwund des Appetits kommt nämlich von schlechten Säften im Magen, besonders an der Stelle, welche einige den Magenmund nennen und andere mit Magenkopf bezeichnen, oder vom Absterben der Lebenskraft in diesem Organ. Bei den langwierigen Krankheiten werden die Überschüsse der Säfte, welche sich am Magenmund angesammelt haben, nicht abgeführt und stören den Appetit. Es ist notwendig, daß der Schwund des Appetits bei allen chronischen Krankheiten eintritt, zumal wenn er von dem Absterben der Lebenskraft kommt. Dies muß notwendigerweise bei allen langwierigen Krankheiten eintreten, ganz besonders aber bei lange währendem Blutfluß. Denn bei dieser Krankheit treten beide Umstände zusammen auf, erstens, daß der Überschuß der Säfte nicht abgeführt wird, zweitens, daß er möglicherweise sich in dem Magen ansammelt. Denn alles, was an Feuchtigkeit im Körper vorhanden ist, wird durch den Magen ausgeschieden, weil er mit den Organen verbunden ist, in denen die Krankheit sitzt. Hier sind es die Eingeweide, von deren Verschwärung der Blutfluß kommt. Und es ist klar, daß der Zustand der an Blutfluß Leidenden, wenn der Appetit schwindet und sie das Fieber befällt, schlimm ist. Denn das Fieber entspricht der Schwere der Entzündung in den Därmen.

(V 342, 16 L.) Hippokrates: Diejenigen Geschwüre, bei welchen das, was um sie herum ist, sich abschält, sind bösartig.

Galen: Derartige Geschwüre weisen auf einen schlechten, fressenden, scharfen Saft hin, wie ich schon im sechsten Teil meines Kommentars zu dem Buch der Aphorismen gesagt habe.[1]) Wenn nämlich die Haare der die Geschwüre umgebenden Haut ausgehen und sich die Oberhaut wegen dieses schlechten Saftes abschält, muß er notwendigerweise diese Geschwüre erzeugen, die zu den Geschwüren gehören, welche sich abschälen und die Haare zum Ausfall bringen.

(V 344, 1. 2 L.) Hippokrates: Wenn jemand in der vorderen Lendengegend Schmerzen hat, so erfolgt ihr Aufstieg seitwärts, und (es treten) Pusteln auf, welche Fäulnis heißen.

1) *Komm. z. Aph. VI 4 (XVIII A 12 K.)*

Galen: Man muß diesen Ausspruch von dem aus verstehen, was er am Schlusse des diesem Ausspruch vorangehenden Lemmas gesagt hat: „Diejenigen Geschwüre, bei denen sich das, was um sie herum ist, abschält, sind bösartig.“ Man muß also bei den hier erwähnten Dingen hinzudenken, daß sie auch bösartig sind. Denn die Versetzung der Krankheit erfolgt von den Stellen, die von geringerem Werte und weniger gefährdet sind, nach den Stellen, welche edler und mehr gefährdet sind. Man muß ja von diesen Dingen annehmen, daß sie bösartig und schlimm sind. Unter Pusteln ist alles zu verstehen, was außen am Körper herauskommt, nur ist die Krankheit, welche er Fäulnis nennt, eine solche, bei welcher diese Pusteln rasch in Fäulnis übergehen.

(V 344, 2.3 L.) Hippokrates: Von Nierenerkrankungen habe ich niemand, der über fünfzig Jahre alt war, genesen gesehen.

Galen: Einige schreiben diese Worte so und meinen, daß, wenn man diese Worte so schreibt, sie von den Nierenerkrankungen gesagt seien. Einige schreiben statt „Nierenerkrankungen“ „Erkrankungen des Gehirns“, weil die beiden Worte in der Sprache der Griechen einander nahe stehen. Es ist möglich, daß beide Aussprüche richtig sind. Was den ersten Ausspruch betrifft, weil er auf den Sinn des Aphorismus hinauskommt, in dem Hippokrates sagt[1]): „Die Alten erkranken meist weniger als die Jungen, nur daß sie, wenn sie chronische Krankheiten bekommen, meist sterben“, was den zweiten Ausspruch betrifft, deswegen, weil er dem gesamten Sinn nach auf den Aphorismus hinauskommt, in dem Hippokrates sagt[2]): „Wenn die Krankheit zur Natur, dem Alter und der Wärme des Kranken und zu der jeweiligen Jahreszeit paßt, so ist sie weniger gefährlich als die Krankheit, die keiner einzigen dieser Besonderheiten entspricht.“ So ist die Phrenitis eine der warmen Natur und dem warmen Alter entsprechende Krankheit, und sie steht im Gegensatz zur kalten Natur und dem kalten Alter.

(V 344, 4—7 L.) Hippokrates: Die Krankheiten, die im Schlafe heftig werden und zunehmen, und wessen Extremitäten kalt werden, und wessen Geist sich verwirrt, und das übrige dem Ähnliche, was im Schlafe geschieht, und wen das Gegenteil davon trifft.

Galen: Dies ist ein Ausspruch, von dem man annehmen muß, daß er ihn nur als eine Art Andeutung aufgezeichnet hat, aber damit nicht ein Rätsel aufgeben wollte. Denn zwischen diesen beiden Dingen ist ein Unterschied. Wer nämlich etwas als Andeutung für sich nieder-

1) *Aph. II 39 (IV 480 L.)* 2) *Aph. II 34 (IV 480 L.)*

schreibt, macht es nicht vollständig dunkel und gestaltet es nicht so, daß man überhaupt nicht zu seinem Verständnis kommen kann. Wer aber etwas als Rätsel schreibt oder sagt, der macht es dunkel oder gestaltet es so, daß es überhaupt niemand versteht. An dieser Stelle ist die Sache nach meiner Meinung so, daß Hippokrates denselben Sinn im Auge hatte, den er in den Aphorismen vorgebracht hat, wo er sagte[1]): „Wenn der Schlaf bei irgendeiner Krankheit Schmerz herbeiführt, so gehört er zu den Zeichen des Todes; wenn aber der Schlaf nützt, so gehört er nicht zu den Zeichen des Todes." Ich habe in meiner Erklärung zu diesem Aphorismus schon gesagt[2]), daß er in diesem Aphorismus unter „dem Schmerz" „den Schaden" versteht. An dieser Stelle hier hat Hippokrates gezeigt, welchen Schaden der Schlaf herbeiführt, indem er sagt: „Die Krankheiten, die im Schlafe heftig werden und zunehmen, und wessen Extremitäten kalt werden, und wessen Geist sich verwirrt, und das übrige dem Ähnliche." Einige haben an dieser Stelle einen Ausdruck eingefügt, durch den sie aufhört unklar zu sein. Dieser Ausdruck ist „schlecht." Er findet sich aber in keiner alten Handschrift, und die Kommentatoren kennen ihn nicht. Und sie haben auch zu seinen Worten „und wen das Gegenteil davon befällt" das Gegenteil von jenem ersten Ausdruck hinzugefügt und geschrieben: „das ist gut". Aber auch dieses findet sich in den alten Handschriften nicht, und die Kommentatoren kennen es nicht. Was aber „das Gegenteil" von dem, was er erwähnte, betrifft, so besteht es darin, daß die Krankheit sich nicht steigert und zunimmt im Schlafe, sondern ihre Steigerung und Zunahme aufhört, und daß die Füße warm werden, wenn sie kalt waren, und der Geist während der Krankheit wieder das Gleichgewicht gewinnt, wenn er vorher verwirrt war. Einige haben am Ende des Lemmas hier statt „und wen das Gegenteil davon trifft" „und wer von dem Gegenteil davon belästigt wird" geschrieben. Dabei glauben sie, daß sie dadurch diesen Ausspruch verbessern und ihn vom Sinn einer Andeutung zur Klarheit bringen, während sie durch ihre Änderung diesen Ausspruch nur unwahr machen, weil Hippokrates doch vorher sagte: „Die Krankheiten, die im Schlafe heftig werden und zunehmen, und wessen Geist sich verwirrt", und man doch annehmen muß, daß das Gegenteil dieser Dinge gute, vortreffliche, nicht aber schädliche Dinge seien. Der gesamte Sinn dieses Lemmas ist vielmehr der, den ich jetzt angeben will: Der Arzt muß zusehen und Obacht geben, ob im Schlafe sich die Krankheit steigert, oder ob das Gegenteil davon geschieht, weil die Krankheiten, die im Schlafe sich steigern und zunehmen, offensichtlich zu den tödlichen gehören.

1) *Aph. II 1 (IV 470 L.)*
2) *Komm. zu Aph. II 1 (XVII B 451 K.)*

Von den Krankheiten dagegen, bei denen der Schlaf eine Erleichterung bringt, darf man annehmen, daß es heilbare Krankheiten sind.

(V 344, 8—10 L.) Hippokrates: Wahrlich, wenn von dem, was die Frau zu bestimmten Zeiten bekommt, nichts vorzeitig eintritt, so ist das, was geboren wird, ein vollkommenes Geborenes. Was nachher erscheint, kommt in den Monaten, in welchen die Schmerzen in Perioden auftreten.

Galen: Ich habe diesen Ausspruch schon in meinem Kommentar zu dem zweiten Buch der Epidemien im dritten Teil erklärt.[1]) Ich unterlasse es deshalb, ihn an dieser Stelle überhaupt zu erklären. Wer aber seine Erklärung haben will, dem habe ich schon den Weg zu ihr gewiesen, und so mag er sie dort nachlesen. Denn es ist mein Wunsch, mit dieser Schrift hier endlich zu Ende zu kommen, zumal da sie schon gegen meinen Wunsch zu umfangreich wurde. Wenn ich meine Erklärung zu jenen Worten wiederholen wollte, wäre noch ein neunter Teil nötig. Ich will aber in meinem Kommentar zu dieser ganzen Schrift mit einem letzten Teile auskommen. Ich lasse nun diesen Ausspruch hier und beginne mit dem folgenden Teile, dessen Text mit der Überschrift „Was von dem kleinen Täfelchen stammt" beginnt.

Ende des siebenten Teiles von dem Kommentar des Galen zu dem sechsten Buch der „Epidemien" genannten Schrift des Hippokrates.

1) *CMG V 10, 1 S. 293*

DER ACHTE TEIL VON DEM KOMMENTAR DES GALEN ZU DEM SECHSTEN BUCH DER „EPIDEMIEN“ GENANNTEN SCHRIFT DES HIPPOKRATES

(V 344, 17 L.) Hippokrates: Was von dem kleinen Täfelchen stammt.

Galen: Die einen lesen „Täfelchen“, die anderen „Tafel“. Dabei ist aber im Sinne kein Unterschied. Ich habe schon oft gesagt, daß ich bei den Ausdrücken, die sich nur in der Schreibung und der Lesung, aber nicht im Sinne unterscheiden, mich um ihre Schreibung und Lesung nicht kümmere. Was nun den Sinn der vorangesetzten Worte betrifft, so ist er zweifelhaft. Denn einige verbinden sie mit dem vorangehenden Lemma, obgleich Hippokrates selbst sie zum Zwecke der Erinnerung für sich niedergelegt hat, um das, was auf dem kleinen Täfelchen geschrieben stand, an das anzufügen, dessen Untersuchung vorangegangen war. Andere glauben, daß es die Überschrift und der Titel für das, was nachher kommt, sei. Jede von den beiden Parteien bildet sich etwas Mögliches ein. Über das wahre Wesen der Sache können sie aber nicht zu einem sicheren Urteil kommen.[1])

(V 344, 17 L.) Hippokrates: Was man untersuchen und erforschen muß.

Galen: Auch diese Worte verbinden einige mit dem vorhergehenden Lemma, nämlich mit „Was von dem kleinen Täfelchen stammt“. Andere machen sie zum Anfang des folgenden Lemmas und meinen, ihre Bedeutung sei folgende: Der Arzt muß dieses und jenes untersuchen. Die ersten Worte des folgenden Lemmas sind diese:

(V 344, 17—19 L.) Hippokrates: Die Lebensweise besteht im Einfüllen und Abführen von Speise und Trank und in dem Umtausch derselben von was für welchen in was für welche und wie er erfolgt.

Galen: Auch in diesem Satze besteht kein Unterschied bei dem Wort „Lebensweise“, ob man schreibt „Die Lebensweisen

1) *Zum ganzen Abschnitt vgl. Gal. VII 854 K. und K. Deichgräber, Die Epidemien und das Corpus Hippocraticum, Abh. Berl. Ak. 1933, 35 Anm., sowie die dort angegebene Literatur.*

bestehen“ oder „die Lebensweise besteht“. Denn der Sinn ist bei beiden Ausdrücken ein und derselbe und der Nutzen daraus der gleiche. Hippokrates stellt sich nämlich in diesen Worten die Aufgabe zu lehren, was einer tun muß, der seine Lebensweise kunstgerecht einrichten will. Sie besteht im Einfüllen und Abführen von Speisen und Getränken und in dem Tausch des einen mit dem anderen, zugleich auch im Tausch nach den Qualitäten. Denn seine Worte „von was für welchen in was für welche“ weisen auf den Tausch nach Eigenschaften hin.

(V 344, 19—346, 1 L.) Hippokrates: Die Gerüche, welche erfreuen, die Gerüche, welche belästigen, und die, welche anfüllen, und die, welche passen.

Galen: Mit „den Gerüchen, welche erfreuen“, meint er die Gerüche, welche ergötzen, und mit „den Gerüchen, welche belästigen“, meint er widerliche, wie z. B. die Gerüche, welche die Ärzte in ihre Nasen aufzunehmen pflegen bei der Krankheit der Frauen, bei der der Atem geraubt wird und die „Erstickung der Gebärmutter“ heißt. Unter „den Gerüchen, welche anfüllen“, versteht er die Gerüche, welche die Eigenschaft haben, zu nähren, wie der Geruch des Maisbreies, des warmen Brotes und des Weines. Besondere Mühe hat man sich gegeben, um zu erforschen, was das für Gerüche sind, „welche passen“. Man glaubt nämlich, daß der Sinn „der Gerüche, welche passen“ und „der Gerüche, welche erfreuen“ ein und derselbe sei. Da er aber „die Gerüche, welche erfreuen“ schon angeführt hat, so hätte die Erwähnung „der Gerüche, welche passen“ keinen Sinn. Deshalb haben einige gesagt, „die Gerüche, welche passen“, seien die Gerüche, welche nützen.

(V 346, 1. 2 L.) Hippokrates: Was an Winden und Körpern in den Leib hinabgeht und was in ihn eindringt.

Galen: Man muß bei jedem dieser Lemmata das, was voranging, hinzudenken, nämlich „man muß untersuchen und erforschen“. Das eine, was in den Körper hineinkommt, kommt vom Munde aus hinein und das andere von der ganzen Haut aus. Hippokrates ist nämlich der Meinung, daß der ganze Körper des Lebenden nach innen und nach außen atme. So ist die einleuchtendste Erklärung die, daß er mit seinen Worten: „Was in den Leib hinabgeht“ das meint, was vom Munde aus in ihn hinabgeht, und mit seinen Worten „was in ihn eindringt“, was in sein Inneres von der Haut aus gelangt.

Hunain sagt: Galen hat seine Erklärung von dem, was Hippokrates hier von den Winden und Körpern sagt, verlassen, weil ihre Sache für die Griechen klar ist; es ist aber nicht ebenso für die

Araber. Ich glaube deshalb, daß ich den Sinn beider entsprechend dem, was bei den Griechen allgemein bekannt ist, erklären muß. Wenn die Griechen das Wort „Wind“ gebrauchen, verstehen sie darunter alles, was luftig ist. Unter dem Wort „Körper“ verstehen sie alles, was erdig und wässerig ist. Hippokrates versteht also unter diesem Wort „Winde“ die Luft, welche vom Munde und der Haut aus in den Körper eindringt, und die Gase und Dämpfe, die mit ihr vermischt sind; unter Körpern versteht er das, was gegessen und getrunken wird und vom Mund aus in den Körper hineinkommt, und das Wasser, welches von der Haut aus auf dem Wege der schlagenden Gefäße beim Baden und Waschen, und das Öl, das beim Einreiben in ihn eindringt, und dergleichen.

(V 346, 2 L.) Hippokrates: Von dem, was man hört, gibt es solches, das erfreut, und solches, das lästig fällt.

Galen: Jede von diesen beiden Gehörsempfindungen kann man auf zweierlei Art verstehen: erstens auf Grund des Klanges, den die Stimme den Stimmwerkzeugen entlockt, zweitens auf Grund des Verstehens dessen, was die Stimme von sich gibt: auf Grund des Klanges kommt von der Stimme das schöne und kommt von der Stimme das häßliche Gefühl; auf Grund des Verstehens kommt von der Stimme das, was Gutes und das, was Böses verheißt. Es kommt nämlich vor, daß ein Kranker infolge von Lust oder Unlust, die von beiden Dingen ausgehen, Nutzen oder Schaden hat.

(V 346, 2. 3 L.) Hippokrates: Den Geschmack der Zunge was für Dinge von was für Dingen zur Empfindung des Angenehmen zurückrufen.

Galen: In diesen Worten findet sich ein Ausdruck, der nach meiner Meinung darauf hinweist, daß dieser Ausspruch von Leuten handelt, deren Geschmacksempfindung geschwunden und erloschen ist. Es ist dies sein Wort „zurückrufen“. Mit diesem Worte verlangt er von uns zu erforschen, mit welchen Speisen oder mit welchen Arzneien der Appetit, wenn er geschwunden und erloschen war, wieder erweckt werden kann. Ich habe schon oft gesagt, daß bei den einen Menschen wegen schlechter Säfte in den Geschmacksorganen, bei den anderen infolge des Verlustes der Kraft des Begehrens der Appetit erloschen ist. Bei wem der Schwund des Appetits von den schlechten Säften kommt, der muß solche Speisen essen und solche Getränke trinken, welche diese Säfte lösen, und sie durch Erbrechen ausstoßen oder sie nach unten treiben oder die Eigenschaft haben, sich mit ihnen zu vermischen und sich auszugleichen und ihre Schlechtigkeit zu brechen, so daß ihr Zustand nachher besser ist, als er vorher war. Bei wem aber der Schwund des Appetits von der Schwäche der Kraft des Begehrens kommt, dem muß man zu Ader lassen, und man wird Erfolg haben. Denn jede Kraft nimmt nur wegen der schlechten Mischung ab, die die Organe beherrscht, in denen diese Kraft ihren Sitz hat. Man muß also untersuchen, welche Arten von schlechter Mischung die Organe des Begehrens beherrschen, damit man sie durch das Gegenteil beseitigen und heilen kann.

(V 346, 3—5 L.) Hippokrates: Der Wind hier ist wärmer oder kälter oder dicker oder dünner oder ⟨trockener oder⟩[1]) angefüllt mit Feuchtigkeit oder mehr oder weniger.

Galen: Zu dem Wort „Wind" hat er das Wort „hier" hinzugefügt, um zu scheiden zwischen der Luft, welche vom Munde aus in den Körper eindringt, und der Luft, welche vom ganzen Körper eingezogen wird. Wenn diese Luft nun wärmer oder kälter ist, ist die Sache klar. Bei der Luft aber, welche dicker oder dünner ist, ist die Sache nicht klar. Ich halte es für das Richtigste von der Luft, deren Natur der Natur der nördlichen, reinen, trockenen Luft entgegengesetzt ist, zu sagen, daß sie dick ist, von der nördlichen, reinen, trockenen Luft dagegen, daß sie dünn ist. Man kann ja die Leute oft sagen hören, daß die Luft unserer Städte hier dünn ist. Ebenso sagt man von der Luft in stickigen Häusern, Höhlen, unterirdischen Gängen, Dickichten und Morästen, daß die Luft dick sei. Und wir finden an vielen Stellen, teils Morästen teils Höhlen, ohne stehendes Wasser, daß die Luft dichter ist, als daß man durch sie die kleinen Sterne sehen könnte. Zwischen der dicken und feuchten Luft ist der Unterschied der, daß die dicke Luft im allgemeinen roh und ungekocht ist und ihre Teile gleich sind (dies kommt entweder davon, daß sie keine Bewegung hat oder die Fäulnis bei ihr gleichmäßig ist oder daß sie aus erdigem Dunst besteht, der sich mit ihr vermengt hat), und daß die feuchte Luft in ihrer Natur trocken ist und nur durch das Überwiegen einer feuchten Substanz in ihr feucht ist, so daß ihre Teile ungleich sind, während die dicke Luft gleichmäßige Teile hat. Deshalb hat Hippokrates nicht schlechthin trockene, feuchte Luft gesagt, sondern er nennt sie „mit Feuchtigkeit angefüllt". Einige haben anstatt „oder trockener oder mit Feuchtigkeit angefüllte" geschrieben „oder trockener oder feuchter oder angefüllt". Wer so schreibt, dem bleibt „angefüllt" ohne Erklärung. Was seine Worte am Ende des Lemmas betrifft, nämlich „oder mehr oder weniger", so weisen sie auf den Unterschied der Atmung der Quantität nach hin. Aber diese Worte stehen nicht in allen Handschriften. Wenn Hippokrates an dieser Stelle unter „Wind" nur die Luft versteht, welche eingeatmet wird, so gehört dieser Ausspruch in das Gebiet des Faselns in der Medizin; wenn er nur die Luft, welche ausgeatmet wird, meint, so gehört er in das Gebiet der Diagnose und der Prognose.

1) *Der Kommentar verlangt diese Einfügung*

(V 346, 5 L.) Hippokrates: Von was für Dingen aus die Änderungen erfolgen, welche Zustände ihre Zustände sind, von welchen Zuständen sie waren und wie sie waren.

Galen: Wer sagt, daß man die Änderungen der Winde untersuchen und kennenlernen müsse, dessen Darlegung beschäftigt sich mit der Änderung in sie, und von welchen Winden aus die Änderung in sie erfolgt und wie die ganze Änderung vor sich geht, ob sie plötzlich erfolgt, oder ob sie sich nach und nach von einem derartigen Luftzustand in einen diesem entgegengesetzten Zustand umstellt. Es bezieht sich dieser Ausspruch auf die Luft, die eingeatmet wird, und in gleicher Weise auch auf die Luft, die ausgeatmet wird, wenn Hippokrates überhaupt diese meinte. Man muß bei dieser Luft auch erforschen und feststellen, von welchen Zuständen aus ihre Änderung erfolgte. Manche von den Kommentatoren haben diesen Ausspruch dahin erklärt, daß er weder mit dem Vorhergehenden noch mit dem Folgenden zu verbinden sei, wie ihn einige Kommentatoren erklärt haben, sondern sie deuten ihn als für sich allein stehend entsprechend der Möglichkeit, daß er einen allgemeinen Gedanken enthält, der von allen Dingen gilt. Denn derselbe Ausspruch findet sich schon im vorangegangenen und kommt im folgenden auch wieder vor.

(V 346, 5. 6 L.) Hippokrates: Das Enthaltende und das Eindringende und das Enthaltene.

Galen: Auch diese Worte erklärt jeder von den Kommentatoren anders. Die beste Erklärung ist nach meiner Meinung die Erklärung derjenigen, welche sagen, daß er unter „das Enthaltende" die festen Grundkörper und unter „das Eindringende" oder „das Durchdringende" — diese Worte werden auf diese beiden Arten geschrieben — die Winde und unter „das Enthaltene" die Feuchtigkeiten, die die Körper enthalten, verstehe. Hippokrates verlange also, daß man von diesen drei Dingen aus, aus denen jeder lebende Körper bestehe, untersuche und erforsche, welches die Natur und die Kraft eines jeden von ihnen sei.

(V 346, 6. 7 L.) Hippokrates: Urteilen, Schweigen, das Abirren des Kranken von dem, was er will.

Galen: Nach der Überschrift: „Was von dem kleinen Täfelchen stammt, gehört zu dem, was man untersuchen und erforschen muß", ist alles, was er nach diesen Worten sagte, eine Aufzählung von Dingen, mit deren Hilfe einer den Zustand eines Kranken erkennen und die Vorhererkenntnis dessen, was nachher bei ihm eintreten wird, gewinnen kann. Von dem Urteilen gibt es zwei Arten: die eine durch die Stimme, und diese steht in Gemeinschaft mit Laut und Sprache, und die andere besteht im Nachdenken und Erkennen.

Dieses Urteilen mit der Stimme ist dem Wege nach ähnlich dem Urteilen durch Nachdenken und Erkennen. Wenn man von einem Menschen sagt, daß sein Handeln dem entspricht, was sich für einen denkenden Menschen gehört oder nicht gehört, so verstehen wir unter dem Denken in diesem Falle dieses Urteilen, das auf dem Nachdenken und Erkennen beruht. Wenn man dagegen von jemand sagt, daß er ein schönes oder ein häßliches, daß er ein gedrängtes oder ein langstiliges Urteil habe, dann ist in diesen Worten jenes Urteilen gemeint, welches durch die Stimme erfolgt. An dieser Stelle müssen wir annehmen, daß Hippokrates mit dem Worte „Urteilen" das Urteilen im Sinne habe, welches durch das Reden erfolgt, wobei dieses das Urteilen durch Erkennen verrät. Im Wettstreit der beiden Arten des Urteilens pflegen wir von einem, der in seinen Reden nicht richtig redet, zu sagen, daß er ohne Urteil und Nachdenken rede. Hippokrates will nämlich, das wir aus den Reden, die der Kranke führt, den Zustand seines Verstandes erschließen. Manchmal beginnt nämlich bei einem Kranken die Verwirrung des Geistes und nimmt langsam zu, und dann wird es denjenigen, die seinen Geisteszustand beobachten, offenbar, daß im Verstande des Kranken eine Schädigung eingetreten ist, besonders dann, wenn sie den Zustand des Kranken schon in seiner natürlichen Verfassung gekannt hatten. Denn es gibt Leute, welche überhaupt ohne Verstand sind, so daß, wenn sie ein Schaden trifft, durch den sie den Verstand verlieren, man aus ihren Reden nur auf ihren gegenwärtigen Zustand schließen kann, aber keinerlei Kenntnis für den zukünftigen Zustand, wenn sie unvernünftig reden, gewinnt. Was nun die Vernünftigen betrifft, welche nur über das reden, was sie verstehen, so wisse, daß, wenn sie über etwas reden, wovon sie keine Kenntnis haben, man den Schluß daraus ziehen muß, daß die Verwirrung ihres Geistes angefangen hat. Ebenso ist es auch mit dem „Schweigen". Bei dem, der von Natur schweigsam, grüblerisch ist, wird man wegen seiner Schweigsamkeit nicht auf eine schwerere Erkrankung des Geistes schließen. Ist aber eine Person schwatzhaft und ein Plappermaul von Natur oder ist sie überhaupt redselig und überkommt sie Schweigen und Stillsein, so zeigt dies entweder eine melancholische Erkrankung an, die schon eingetreten ist, oder eine Krankheit, die Arbeitsunlust und Schläfrigkeit erzeugt, wie die Krankheit, die Lethargie heißt, und andere dergleichen. Von Fehlern und Irrtümern im Urteilen gibt es auch noch eine andere Art, auf die man aus dem Reden schließen kann, und die steht den vorher erwähnten Arten nahe. Sie besteht darin, daß der Kranke anfängt, von seinem Zustand zu erzählen, aber nicht imstande ist, alles zusammenzubringen, so daß alles durcheinander geht und er mitten in der Rede abbricht und schweigt oder daß er von dem, was er sagen wollte, abkommt und durcheinanderredet, weil ihm das Auffinden der Bezeichnungen, die den beabsichtigten Sinn geben, schwer fällt.

(V 346, 7 L.) Hippokrates: Die Urteile, die er ausspricht, ob sie stark oder viel oder ernst oder erlogen sind.

Galen: Diese Worte beziehen sich auf das andere Urteil, welches durch die Stimme erfolgt, d. h. die Reden, die der Kranke entweder mit geringer oder starker Stimme führt. Wenn Hippokrates das Wort „stark“ sagt, hat er damit gleichzeitig auch auf das Wort „schwach“ hingewiesen. Vielleicht liegt auch ein Versehen vor, das gleich am Anfang dem ersten Abschreiber unterlaufen ist, wie wir es schon bei vielen anderen Aussprüchen auseinandergesetzt haben. Dieses Urteilen, welches durch die Stimme erfolgt, kann viel oder wenig sein; es kann „ernst“, d. h. wahr, und kann auch das Gegenteil davon sein, nämlich „erlogen“ und unwahr. Denn es gibt Kranke, die in ihrer Erzählung über das, was sie getan haben, oder was ihnen zugestoßen ist, lügen. Dann muß der Arzt zuerst untersuchen, ob das, was sie sagen, mit sich im Einklang steht oder sich widerspricht, und er muß das, was sie sagen und was in ihrem Körper zutage tritt, aneinander prüfen. Denn oftmals ist ein Widerspruch zwischen beidem, und man kann dann so die Lüge feststellen, und der Arzt schützt sich dadurch vor Täuschungen und Ausreden.

(V 346, 8 L.) Hippokrates: Was abgeht.

Galen: Hippokrates verlangt, daß man auch untersucht, „was abgeht“, d. h. herauskommt und sich entleert entweder durch Spucken oder durch Husten oder durch Schnäuzen oder durch Niesen oder aus der Nase oder aus dem Magen oder aus den Geschlechtsteilen oder aus dem ganzen Körper. Hippokrates bringt diese Dinge nachher selber und hat sie gewissermaßen als Beispiele zur Verdeutlichung dieses Ausspruches hier angeführt.

(V 346, 8 L.) Hippokrates: Der Schweiß, wo er anfängt oder wo er abbricht und an welchen er verursacht wird.

Galen: Seine Worte „wo er anfängt oder wo er abbricht“ sind klar. Denn der Schweiß kann an verschiedenen Stellen des Körpers anfangen, und auch sein Abbruch erfolgt oft nicht plötzlich an allen Gliedern des Körpers zugleich. Seine Worte „an welchen er verursacht wird“ kann man verstehen, an welchen Teilen des Körpers der Schweiß verursacht wird, und man kann sie auch so verstehen, an welchen Zeitpunkten er verursacht wird: an welchen Stellen des Körpers er verursacht wird deshalb, weil die Glieder des Körpers nicht alle gleichmäßig schwitzen, sondern manche mehr oder weniger und manche überhaupt nicht schwitzen; an welchen Zeitpunkten deshalb, weil der Schweiß manchmal abbricht, bevor er zu Ende ist und aufgehört hat, und dann nachher wiederkommt. Dies ist etwas Allgemeines, das man auch auf die anderen Ausscheidungen, welcher Art sie auch sind, anwenden kann. Seine Beifügung am Schlusse dieses Lemmas „an welchen er verursacht wird" schreiben einige auch nach einer anderen Lesart, die so lautet: „an welchen er verursacht wurde". Diese Lesart paßt besser zu dem Schweiß als die erste. Der Sinn ist aber in beiden derselbe. Dabei müßt ihr euch an eine Sache erinnern, die ich schon viele Male gesagt habe, daß wir nämlich aus derartigen Aussprüchen nichts gewinnen können. Haben wir ja doch in dem Buche der Prognose[1]) alles Wissenswerte über den Schweiß und den Harn und den Kot und den Auswurf aus der Lunge und überhaupt über alle Dinge, in welchen eine Vorhererkenntnis liegt, erfahren. Die Aufzählung, die er an dieser Stelle gibt, hat er nur zur Erinnerung an die Dinge gemacht, welche einer wissen muß, der den wahren Zustand eines Kranken kennenlernen will. Denn dies ist eine Sache, von der aus man durch das, was ist, eine Vorhererkenntnis gewinnen kann.

(V 346, 9. 10 L.) Hippokrates: Die Farbe in diesem und die Wärme und die Salzigkeit und die Süße und die Dicke.

Galen: Manche schreiben „die Farbe in diesem", andere schreiben das Wort „Farbe" für sich allein und fügen nichts hinzu, sondern machen die Beifügung zu den Worten „die Wärme und die Salzigkeit". Diejenigen, welche das Wort „die Farbe" für sich allein lassen, lesen und schreiben es von den anderen abgetrennt. Manche schreiben es und gestalten es so, daß es anstatt „die Farbe" „die Farben" heißt. Dann beginnen sie mit einem neuen Anfang folgendermaßen: „In diesem die Wärme und die Salzigkeit und die Süße und die Dicke" und lesen und schreiben dies abgetrennt von dem, was vorhergeht. Sie meinen, daß der Sinn in diesen Worten der ist, den ich jetzt angebe: sie sagen, man müsse außer dem, was man beobachten muß, auch die Farben oder Farbe des Kranken beobachten – es ist zwischen diesen beiden Lesarten dem Sinne nach kein Unterschied — und müsse außerdem auch auf die Wärme und die Salzigkeit und Süßigkeit des Schweißes achten. Der diesem Lemma vorangehende Ausspruch hatte sich ja auf den Schweiß bezogen, und deshalb halte ich dafür, daß es dem Annehmbaren und Befriedigenden am nächsten kommt, wenn man sagt, Hippokrates schreibe eben die Beobachtung des Schweißes vor, so wie man die Farbe des Harnes beobachtet. Denn es kommt dem Annehmbaren und Befriedigenden nicht nahe, wenn man sagt, er habe die Farbe des Körpers mitten in seinen Ausspruch über den Schweiß hineingesetzt. Geben wir also diesen Worten eine solche Wendung, so lauten sie so: Der Schweiß, wo er anfängt und wo er abbricht und an welchen

1) *Progn. cap. 6 (II 122/126 L.) Schweiß; cap. 12 (II 138/140 L.) Harn; cap. 11 (II 134/138 L.) Kot; cap. 14 (II 144/146 L.) Auswurf.*

Stellen des Körpers oder zu welchen Zeiten er verursacht wird, und seine Farbe und seine Wärme und seine Salzigkeit und seine Süße und seine Dicke gehören zu dem, was man beobachten und untersuchen muß, so daß also H i p p o k r a t e s vorschriebe, die Sache des Schweißes nach jeder Richtung hin zu untersuchen. Und sie sagen, daß man die Untersuchung der Farbe des Schweißes nicht leicht nehmen dürfe. Wenn wir so weit kommen, daß wir den Schweiß auf der Stirne stehen lassen und ihn dann, wenn er von der Stirne herabrinnt mit der Muschel der Sonde oder etwas derartigem auffangen, so können wir hier leicht den Schweiß aufsammeln, wie wir ihn bei den Gesunden, wenn sie im Bade sind, mittels eines in der Art eines Trinkbechers hergerichteten Gefäßes auffangen. Den Geschmack des Schweißes können wir nicht nur erkennen, wenn wir ihn aufgesammelt haben, sondern auch wenn etwas Schweiß von oben in den Mund des Kranken kommt und er den Geschmack dadurch wahrnimmt.

(V 346, 10 L.) Hippokrates: G l e i c h m ä ß i g o d e r u n g l e i c h m ä ß i g.

Galen: Man könnte glauben, daß dies eine Sache ist, die er schon im Vorhergehenden bei der Erwähnung „des verursachten Schweißes" behandelt hat.[1]) Denn ob wir unter „dem verursachten" den Schweiß verstehen, bei dem an den Teilen des Körpers ein Unterschied ist, oder ob wir darunter den Schweiß verstehen, bei dem der Unterschied in der Länge der Dauer liegt — man möchte glauben, daß gerade hiervon sein Wort „u n g l e i c h m ä ß i g" zu verstehen ist —, so ist es dasselbe. Wahrscheinlich ist es aber, daß er in diesen Worten hier nur vorschreibt, man solle den Unterschied in der Substanz des Schweißes selbst für sich besonders untersuchen, und daß diese Worte sich nur auf die Eigenschaften beziehen, von welchen er angab, daß sie sich in ihm finden, nämlich die Wärme, die Salzigkeit, die Süße und die Dicke. Denn jede von diesen Eigenschaften kann beim Schweiße g l e i c h m ä ß i g sein, z. B. in der Zeit ihrer ganzen Dauer, oder sie kann auch u n g l e i c h m ä ß i g sein oder sich überhaupt nicht finden. Für den Schweiß trifft daß Wort „u n g l e i c h m ä ß i g" besonders zu in dem Sinne der Eigenschaften, welche den hier erwähnten Eigenschaften entgegengesetzt sind. Wenn z. B. der warme Schweiß nicht die ganze Zeit warm ist, so muß er notwendig zu irgendeiner Zeit kalt und zu irgendeiner Zeit warm und irgendeine Zeit zwischen den beiden sein.

(V 346, 10. 11 L.) Hippokrates: D e r K ö r p e r.

Galen: Auch dies ist eins von den hier aufgezählten Dingen, von denen er verlangt, daß man sie beobachten muß. Doch ist seine Erwähnung überflüssig. Denn alles, was er angeführt hat und noch

1) *S. 448 = V 346,8 L.*

anführen wird, sind Symptome des Körpers. Man kann aber den Körper nicht ohne diese Symptome, die ihm anhängen, beobachten. Denn unsere Beobachtung kann nur von dem, was wir sehen oder was wir betasten oder was wir riechen oder was wir schmecken, ausgehen. All das sind aber dem Körper anhaftende Symptome. Deshalb verbinden einige „der Körper" mit dem Vorangegangenen in folgender Weise: „Gleichmäßig oder ungleichmäßig der Körper." Bei dieser Lesung haben sie folgenden Sinn im Auge: wenn man den Körper eines Kranken entweder in einem gleichmäßigen oder in einem ungleichmäßigen Zustand findet, so kommt man dadurch zu der Erkenntnis der gegenwärtigen, bzw. der zukünftigen Lage des Kranken.

(V 346, 11 L.) Hippokrates: Die Zeit.

Galen: Er sagt: Achtet auch auf die Zeit, in der diese Dinge auftreten, in welcher Zeit der Krankheit sie kommen: d. h. im Anfang der Krankheit oder bei ihrem Anstieg oder auf ihrem Höhepunkt oder zwischen ihnen. Es ist auch möglich, daß er mit dem Wort „die Zeit" anordnen will, alles vorher Angeführte zu beobachten, wie er ja auch geraten hat, zu beobachten, ob sie gleichmäßig oder ungleichmäßig sind. Ebenso verlangt er auch in bezug auf die Zeit, in der jedes einzelne von diesen Dingen sich zeigt, zu beobachten, ob sie lang oder kurz oder mittelmäßig ist. Denn bei den Dingen, die gleichmäßig verlaufen, unterscheiden sich die Anzeichen nach dem Maße des Unterschiedes in der Zeitdauer. Dies ist aber ganz besonders der Fall bei den Dingen, die ungleichmäßig verlaufen. So kommt es z. B. vor, daß der Schweiß bald kalt, bald warm und bald mitten zwischen den beiden ist. Da muß man nun beobachten, wie lange ein jeder von diesen drei Zuständen dauert. Denn zwischen einer längeren Dauer des mittelmäßig warmen Schweißes und einer kürzeren Dauer der beiden anderen widernatürlichen Zustände einerseits und dem Gegenteil davon andererseits, wo der widernatürliche Schweiß länger und der natürliche Schweiß kürzere Zeit dauert, ist kein geringer Unterschied.

(V 346, 11. 12 L.) Hippokrates: Der Wechsel durch was für Dinge und von was für Dingen und wie er ist und er nicht hinderte und nicht obsiegte.

Galen: Die alten Erklärer und unter ihnen Glaukias und Zeuxis schrieben diesen Abschnitt so: „Der Zeitenwechsel auf Grund wovon von welchen Zuständen aus er nicht obsiegte und nicht hinderte." Sie geben für diesen Ausspruch folgende Erklärung: Ich glaube, es ist am besten, wenn ich die Worte des Zeuxis wörtlich abschreibe: „Hippokrates rät dir, wie Glaukias sagt, mit diesem Ausspruch, daß du den Wechsel der chronischen, langwierigen Krankheiten beobachtest. Das will er mit dem Worte ‚der Zeiten' sagen. Denn manchmal tritt ein Wechsel ein, und die Natur der Krankheit wird doch nicht überwunden. Dies ist der Sinn seiner Worte ‚hinderte nicht'. Derselbe Sinn liegt in seinen Worten ‚er obsiegte nicht'. Man muß aber folgerichtig annehmen, daß er manchmal doch obsiegte. Und so findet sich in manchen Handschriften statt ‚obsiegte nicht' ‚obsiegte'. Wenn diese Lesart richtig ist, so ist ihr Sinn klar und deutlich, so daß sie keiner Änderung bedarf. Denn manchmal wird die Krankheit überwältigt und ihr Verbleiben und ihre Zunahme gehindert, und manchmal wird sie auch beim Wechsel nicht überwältigt. Es ist aber möglich, diesen Ausdruck im eigentlichen Sinne zu fassen und ihm den Sinn zu geben, den ich jetzt anführe: der Wechsel infolge der (Jahres)zeiten, der einzelnen Krankheiten eigen ist, d. h. infolge der Zeiten, in denen ein Wechsel von der einen in die andere Krankheit erfolgt, bringt nicht alle Krankheiten zum Abschluß. Dies ist nämlich der Fall, wenn ihre Natur die Ursachen der Krankheit nicht überwindet." Dies sind die Worte des Zeuxis.[1]) Die Kommentatoren nach ihm schreiben diese Worte anders, als Zeuxis sie geschrieben hat. Doch schreiben sie sie auch nicht alle gleich und erklären sie auch auf verschiedene Weise. Allein ich werde auch hier, wie ich es bei allen vorhergehenden Aussprüchen gemacht habe, nicht alle Lesarten und auch nicht alle Erklärungen anführen, sondern mich auf die Erwähnung der berühmten Kommentare und auf die Erklärungen, die einen annehmbaren Sinn ergeben, beschränken. So werde ich es an dieser Stelle machen, um eilends zu Ende zu kommen und zu einer Sache überzugehen, aus der wir ein klares, gesichertes Wissen gewinnen. Ich sage: es scheint, daß Hippokrates in diesen Worten den Rat erteilt, die Arten zu untersuchen, nach denen ein Wechsel bei den Krankheiten erfolgt, so daß man seine Worte so verstehen muß: der Wechsel durch welche Dinge oder auf welche Arten. Seine Worte: „durch was für Dinge", d. h. auf welche Arten, und auch seine Worte: „von was für Dingen" weisen auf Dinge hin, die vorher waren. Denn der Wechsel erfolgt auf verschiedene Arten, wie z. B. durch Schweiß und durch Durchfall und durch Spucken und durch den Urin und durch jedes einzelne davon entweder durch Viel oder Wenig, und er erfolgt durch Schlaf oder durch Schlaflosigkeit und durch die Ernährung, und zwar durch Ernährung auf verschiedene Art, und durch Fasten. Du darfst dich also nicht darauf beschränken, nur die Arten, nach denen der Wechsel erfolgt, zu beobachten und nur darauf zu sehen, wie er in dieser Zeit, d. h. während der Krankheit, war, sondern mußt außerdem darauf achten, bei welchen Zuständen dieser Wechsel erfolgt und wie die Zustände der Kranken waren, bevor der Wechsel eintrat, und wie die Zustände nach dem Eintreten des Wechsels geworden sind. Es ist nämlich kein Unterschied, ob man sagt: was für Zustände es

1) *Deichgräber, Empirikerschule Frg. 361*

waren oder sind, oder ob man sagt: wie die Zustände waren oder sind. Dieser Ausspruch wird auch noch nach einer anderen Lesart so geschrieben: „Der Wechsel von was für Dingen aus“, so daß der Sinn in diesen Worten ist: man muß beobachten, wie der Zustand beim Wechsel der Krankheiten ist. Und dies ist der Fall, wenn wir beobachten, wie die Krankheiten waren, bevor der Wechsel stattfand, und wie sie wurden, nachdem er eingetreten war. Ob sich nun jene Worte auf den Schweiß allein beziehen, wie manche gemeint haben, oder ob sie sich auch auf all das beziehen, wodurch der Wechsel erfolgt, das ist etwas, was zu prüfen wir nicht genötigt sind. Denn aus der Untersuchung beider Bedeutungen wird Gewinn gezogen. Es gibt für diesen Ausspruch noch andere Lesarten. Allein ich habe, wie gesagt, keine Zeit, mich mit ihnen aufzuhalten.

(V 346, 11. 12 L.) Hippokrates: er hinderte und obsiegte nicht.

Galen: Dies ist die alte Lesart, die allgemein anerkannt ist. Es besteht also keinerlei Notwendigkeit, irgendeine andere anzuführen. Von seinem Worte „hinderte“ sind einige der Ansicht, daß er es statt „wandte ab“, andere statt „besiegte“ sagte. Die Erklärung beider Gruppen kommt aber auf ein und denselben Sinn hinaus. Sie sagen, Hippokrates verlange in diesen Worten, daß man beim Schweiß oder anderen Symptomen, die sich am Körper zeigen, untersuchen müsse, ob diese Symptome die Krankheit hindern und sie besiegen oder wenigstens die Zunahme hintanhalten, oder ob das Gegenteil davon zutreffe, daß nämlich die Krankheit diese Dinge hindere und überwältige. Von denjenigen, welche die alte Lesart ändern, schreiben einige diese Worte folgendermaßen: „hatte nicht die Kraft zu vertreiben“. Andere schreiben so: „fing an und obsiegte nicht“. Die erste Lesart „hatte nicht die Kraft zu vertreiben“ hat den gleichen Sinn wie „hatte nicht die Kraft zu beseitigen“. Die Lesart: „fing an und obsiegte nicht“ sagt man von jemand, der anfängt zu siegen, aber nicht zu einem vollständigen Siege kommt. Es wird auch geschrieben „hinderte oder obsiegte“. Einige haben diese Lesart vorgezogen und sagen, Hippokrates verlange mit diesen Worten, man solle beobachten, ob der Schweiß, der auftrat, oder etwas anderes, das sich eingestellt hatte, die Krankheit hinderte oder besiegte, bzw. nur besiegte.

(V 346, 12. 13 L.) Hippokrates: Die Tränen, freiwillige, unfreiwillige, viele, wenige, heiße, kalte.

Galen: Auch die Tränen gehören zu dem, was aus dem Körper herauskommt wie der Schweiß, aber sie helfen nicht dem ganzen Körper, wie der Schweiß das tut, sondern sie sind nur ein Merkmal für den gegenwärtigen Zustand der Krankheit, aus welchem sich die

Prognose ergibt. Das Wesen der Tränen ist schon viele Male dargelegt worden.[1])

(V 346, 13 L.) Hippokrates: Die Dicke.

Galen: Die meisten Kommentatoren behaupten, daß dies von den Tränen gesagt sei, so daß man die Dicke der Tränen ihrem Grade nach untersuchen müsse, wie man auch auf ihre größere oder kleinere Menge, auf ihre Wärme und Kälte achten müsse. In das Wort „Dicke" ist auch „Dünnheit" eingeschlossen. Sehen wir ja doch, daß Hippokrates diese beiden Gegensätze häufig miteinander anführt, wie er oft „viel und wenig" und „kalt und warm" miteinander sagt. Manchmal finden wir aber auch, daß er sich auf einen der beiden Gegensätze beschränkt. Denn was er von dem einen anführt, klärt auch den anderen. Andere sehen in seinem Ausdruck „die Dicke" nur einen Maßstab. Dieser Maßstab ist ein dem „Dicken" und „Dünnen" gemeinsamer Begriff, so daß das Wort „Dicke" beide Bedeutungen in sich enthält, so wie das Wort „Größe". Größe sagt man zunächst von einem Ding, das dem kleinen entgegengesetzt ist, dann aber auch in dem Sinne, der beiden Gegensätzen, dem Viel und dem Wenig, gemeinsam ist. Und so sagt man auch „dick" von einem dem „dünnen" entgegengesetzten Ding, und in einem generellen Sinne sagt man dick als Begriff, der dick und dünn gemeinsam umfaßt. Alles, was vom Schweiß bis hierher gesagt wurde, gelte, wie sie sagen, auch von allen Ausscheidungen aus dem Körper. Dies ist die Erklärung des Sinnes dieses Ausdrucks, des Wortes „Dicke" nämlich. Sie haben sich dabei nicht nur auf die Tränen beschränkt.

(V 346, 13 L.) Hippokrates: Der Geschmack.

Galen: Einige von den Kommentatoren behaupten, daß Hippokrates an dieser Stelle unter „Geschmack" nur den Geschmack der Tränen verstehe, so daß es ist, wie wenn er sagte: welcher Geschmack der Geschmack der Tränen sei. Denn wie wir den Schweiß und den Auswurf salzig und bitter und sauer und süß finden, so sehen wir, daß dieselben Geschmacksempfindungen auch bei den Tränen vorhanden sind. Andere sagen, daß er das Wort „Geschmack" schlechthin von allen Geschmacksempfindungen gebrauche, und er wolle mit diesen Worten verordnen, man müsse darauf achten, ob die Geschmacksempfindungen wirklichkeitsgetreu aufgenommen werden, so wie die Gesunden sie aufnehmen, oder ob der Kranke schon irgendwie davon abgekommen sei. Denn viele Menschen, deren Zustand von dem natürlichen Zustand sich entfernt hat, empfinden alles, was sie schmecken, salzig; vielen kommt es so vor, daß alles einen bitteren Geschmack habe; bei vielen anderen sieht es so aus, als hätten sie bei einem

1) *Z. B. Epid. VI 1, 13 (V 272, 13, 14 L.); vgl. Galens Komm. S. 41, 11 ff.*

Geschmack eine bestimmte oder unbestimmte Empfindung, die dem Geschmack entspricht, der bei jedem Zustand im kranken Körper vorherrscht.

(V 346, 13. 14 L.) Hippokrates: Der Auswurf vom Orte selbst oder was durch das Husten emporsteigt.

Galen: Der Unterschied zwischen diesen beiden Arten von Auswurf ist klar. Denn zunächst unterscheiden sie sich hinsichtlich des Ortes, von dem sie kommen. Wissen wir ja doch, daß der durch den Husten nach oben gebrachte Auswurf von den Atmungsorganen kommt. Was aber „von dem Orte selbst" ausgeworfen wird, kommt aus der Gegend des Schlundes und des Gaumens und aus den beiden vom Munde zur Nase führenden Löchern. Dann weißt du die Stellen, von denen aus das, was durch den Auswurf entfernt wird, sich durchdrängt. Achten muß man auch auf die Qualität und Quantität dessen, was ausgeworfen wird, ferner auf die Art, wie es aus der Brust nach oben kommt, wie Hippokrates es in dem Buche der Prognose gezeigt hat.[1])

(V 346, 14 L.) Hippokrates: Das Erbrechen.

Galen: Auch das Erbrechen ist ein Symptom, das zur Zahl dessen, was er aufgezählt hat, gehört. Über diese und alle anderen Dinge, aus deren Kenntnis man für die Diagnose und Prognose Nutzen ziehen kann, ist schon in dem Buche der Prognose gesprochen.[2])

(V 346, 15 L.) Hippokrates: Die Sonne, die Wärme, die Kälte, die Feuchtigkeit, die Trockenheit.

Galen: An dieser Stelle zählt er die Grundursachen auf. Als erste von den erwähnten Grundursachen führt er die Sonne an, d. h. die Hitze, die im Sommer bei langem Verweilen in ihr den Kopf trifft. Dann erwähnt er die Wärme; das ist die Hitze, die nicht von der Sonne ausgeht. Was die Kälte betrifft, so ist sie das Gegenteil von der Hitze, aber sie ist auch eine von den Grundursachen ebenso wie die beiden anderen hier angeführten Gegensätze: die Trockenheit und die Feuchtigkeit. Denn auch dies sind zwei Grundursachen.

(V 346, 15. 16 L.) Hippokrates: Der Wechsel, auf Grund welcher Dinge er aus welchen Dingen entsteht, ⟨und welche Dinge auftreten.⟩[3])

Galen: Ich will diese Worte zuerst nach dieser Lesart in Angriff nehmen und erklären; erst nachher will ich mich mit den anderen

1) *Progn. 14 (II 144/146 L.)* 2) *Progn. 13 (II 142/144 L.)*
3) *Die Notwendigkeit dieser Einfügung ergibt sich aus der Erklärung dieses Lemmas*

Lesarten beschäftigen. Er sagt, man müsse bei einem Wechsel der Krankheiten untersuchen, aus welcher Grundursache er entstand. Dies ist der Sinn seiner Worte „auf Grund welcher Dinge“. Seine Worte „aus welchen Dingen“ wollen besagen: aus welchen Umständen, die der Kranke vor dem Eintritt des Wechsels hatte und aus denen der Wechsel entstand, solange er sie hatte, und „welche Dinge auftreten“ hat den Sinn: welche Umstände nach dem Wechsel bei dem Kranken sich zeigen, so daß der gesamte Inhalt dieses Abschnittes folgender ist: Man muß bei dem Wechsel des Kranken von einem in einen anderen Zustand untersuchen, durch welche Grundursachen und aus welchen Zuständen, die der Körper vor dem Eintritt des Wechsels hatte, der Wechsel in die Zustände, die nunmehr auftraten, erfolgte. Dabei macht es nichts aus, wenn man sagt „welche Zustände auftraten“, und es ist kein Unterschied, ob man dies auf diese Weise ausdrückt oder auf eine andere und zwar, daß man sagt: Man muß bei dem Wechsel des Kranken untersuchen, von welcher Krankheit in welche Krankheit oder von welchem Zustand in welchen Zustand und auf Grund welcher Ursache. Die übrigen Lesarten und Erklärungen anzuführen ist überflüssig. Die Zeit, die wir auf das, was wir vorgebracht haben, verwandten, dürfte genügen.

(V 346, 16 L.) Hippokrates: Die Anstrengung, die Trägheit, der Schlaf, die Schlaflosigkeit.

Galen: Hippokrates zählt an dieser Stelle eine andere Art von Grundursachen auf. Die Anstrengung — er meint damit übermäßige körperliche Übungen — führt Krankheiten nicht wegen ihrer Natur herbei, ebenso wenig wie die Schlaflosigkeit. Denn auch die Schlaflosigkeit verursacht Krankheiten nicht kraft ihres Wesens wie Wärme und Kälte, Feuchtigkeit und Trockenheit, sondern Anstrengung und Schlaflosigkeit erzeugen die Krankheiten nur durch eine Art Symptom, indem sie durch ein Symptom die Körper heiß machen und austrocknen oder kalt und feucht machen. Was von jedem der beiden Symptome an solchen Wirkungen verursacht wird, ist nicht gleich dem, was die heiße Luft an Erhitzung und die kalte Luft an Erkältung und die Trockenheit an Austrocknung und die Feuchtigkeit an Befeuchtung bewirkt. Denn eine solche Luft übt ihre Wirkung kraft ihrer Natur und ihres Wesens und entsprechend ihrer Grundtendenz aus. Jede von den an dieser Stelle genannten Ursachen hat dagegen ihre Wirkung auf Grund eines Symptoms, nicht auf Grund ihrer Natur und ihrer Grundtendenz. Jede von den beiden macht manchmal die Körper heiß, manchmal kalt, manchmal trocken und manchmal feucht. Die körperlichen Übungen machen den Körper meist heiß und trocken, weil sie die überschüssige Feuchtigkeit des Körpers auflösen. Manchmal verursachen aber die körperlichen Anstrengungen auch feuchte und kalte Krankheiten auf dem Wege des Symptoms.

Denn wenn bei den Körpern, in denen sich mehr als nötig Phlegma angesammelt hat, sei es in den Adern, sei es in anderen nicht Gefahr bringenden Gliedern, die Bewegungen zu viel werden, dann verflüssigen sie diese angesammelten festgewordenen Überschüsse und nötigen sie zu fließen, so daß keine Gewähr dafür ist, daß sie sich nicht nach einem gefahrbringenden Glied hinziehen. Wir haben schon gezeigt[1]), daß jeder Überschuß sich nach dem in diesem Zustand schwächsten Gliede hinzieht. Trifft es sich also zur Zeit, wo dieses Phlegma sich verflüssigt, daß ein lebenswichtiges Glied aus irgendeinem Grunde schwach ist, so fließt dieses Phlegma nach ihm hin, nimmt in ihm überhand und macht es kalt. Wenn aber ein lebenswichtiges Glied kalt wird, so nimmt der ganze Körper an dieser Krankheit teil und wendet sich dem Kalten zu. Auf diese Weise also ist es möglich, daß Anstrengung die Ursache für Erkältungskrankheiten wird. Ebenso kann sie auch die Ursache für eine feuchte Krankheit werden. Wenn nämlich das Phlegma sich während einer Anstrengung verflüssigt und löst und sich nach dem Gehirn oder Herzen oder auch einem weniger lebenswichtigen Glied hinzieht, führt es eine feuchte Krankheit in diesen Gliedern herbei, zu welchen es hinzieht; diese nimmt dann in ihnen und dem ganzen Körper infolge der Gemeinschaft dieses Gliedes mit den anderen überhand. Auch durch „die Trägheit“ verursacht, sammelt sich meist im Körper ein feuchter Überschuß. Nur selten einmal erhitzt sie auch, wenn nämlich die Natur des Körpers von schlechter Mischung ist, so daß, was sich löst, heiß und dampfig wird. Denn wenn die Sache so ist und noch mäßige Körperbewegung hinzutritt, so löst sich das, was sich im Körper löst, leicht. Wenn bei Trägheit und Ruhe, wo also überhaupt keine Bewegungen ausgeführt werden, besonders die den Körper umgebende Luft kalt ist und dann heißes, dampfiges Gas sich im Körper löst, in ihm ansammelt und anstaut, so entfacht es eine Hitze in der Art des Fiebers. Gelegentlich trocknet die Trägheit und Ruhe auf dem Wege des Symptoms dadurch aus, daß sie die natürliche Kraft, durch welche die Nahrung zu den Gliedern gebracht wird, und den Appetit und damit die Nahrungsaufnahme schwächt. Die Verminderung der Nahrung trocknet aber in einem solchen Zustand die Organe des Körpers aus. Ebenso kann der Schlaf und die Schlaflosigkeit auf dem Wege des Symptoms das Gegenteil von dem bewirken, was sie sonst bewirken. Denn es gehört zu dem Wesen des Schlafes, daß er in den Körpern etwas dem Ähnliches bewirkt, was auch Trägheit und Ruhe bewirken, und zu dem Wesen der Schlaflosigkeit gehört es, daß sie meist etwas dem Ähnliches bewirkt, was die Bewegungen bewirken. Alle diese Dinge haben wir an einer anderen Stelle eingehender als hier behandelt.[2])

1) *Komm. zu De nat. hom. XIV 123 ff. K. = CMG V 9, 1, 64 Mew.*
2) *Komm. zu De morb. acut. 53 (XV 619 K = CMG V 9, 1 p. 214, 9 sqq. Helmr.); De san. tuenda II (VI K CMG V 4, 2 p. 38 sqq. Koch)*

(V 346, 16 L.) Hippokrates: Die Anstrengung, die Trägheit, der Schlaf, die Schlaflosigkeit ⟨mit Maß⟩.[1])

Galen: Ich sagte schon, daß die Erwähnung dieser Dinge im Zusammenhang steht mit der Aufzählung der vorangegangenen Ursachen, so daß die gesamte Angabe folgende ist: „die Sonne, die Hitze, die Kälte, die Feuchtigkeit, die Trockenheit, die Anstrengung, die Trägheit, der Schlaf, die Schlaflosigkeit". Alle diese Dinge sind nur eine Aufzählung von Ursachen, die den Menschen in Krankheit stürzen. Allerdings gibt es unter ihnen solche, die dies durch ihre Natur, ihr Wesen und ihre Grundtendenz tun, während andere dies vermittels anderer Ursachen auf dem Wege des Symptoms bewirken. Manche von den Kommentatoren behaupten, Hippokrates habe alle diese Dinge nur zum Zwecke der Beschreibung der Zustände der Kranken angeführt. Wenn er „die Anstrengung" sagt, so verstehen sie ihn dahin, daß er damit den Schmerz meine, welcher seinen Träger belästigt, oder das häufige Aufstehen von dem Lager, was ja bei den Kranken aus irgendeiner Ursache häufig vorkommt, und daß er unter „Trägheit" die Lässigkeit der Bewegungen verstehe. Sie sagen, daß man dies bei den Kranken untersuchen müsse. Ferner müsse man beim Schlaf darauf achten, wie groß sein Maß, ob er mehr als angebracht oder weniger als sein natürliches Maß sei oder ob sein Maß den Mittelweg einhalte. Ebenso müsse man auch bei der Schlaflosigkeit untersuchen und beobachten, wie groß ihr Maß sei im Vergleich mit dem, was sich bei ihr an Schlaf zeigt.

(V 346, 16. 17 L.) Hippokrates: Was im Schlafe geschieht, die Träume.

Galen: Einige fügen zwischen „was im Schlafe geschieht" und „Träume" ein „an" ein, verbinden das Ganze und machen daraus einen Satz und behaupten, daß Hippokrates verlange, man solle auf die Träume, welche im Schlafe auftreten, achten. Darunter verstehen sie die Traumbilder, die der Kranke während des Schlafes sich vorstellt. Man müsse untersuchen, ob sie beunruhigend und beängstigend, ob sie häßlich, widernatürlich oder ob sie gewöhnliche und übliche Visionen sind. Manche sagen, wenn er nur von den Träumen hätte reden wollen, hätte er sicher nicht gesagt: „was im Schlafe geschieht an Träumen", sondern hätte sich begnügt zu sagen „die Träume", da es ja keine anderen Träume gibt als im Schlafe. Sie sagen, man müsse unter dem Wort „Träume" das verstehen, was sich der Kranke in seinen Träumen einbilde. Seine Worte aber „was im Schlafe geschieht" verstehen sie von den Symptomen, die ich jetzt angebe: wenn z. B. etwas von dem Weißen des Auges

1) *Vgl. S. 485, 4*

bei geschlossenen Augenlidern sich zeigt, oder wenn der Ober- vom Unterkiefer zu weit absteht, so daß der Kranke sozusagen seinen Mund etwas offen hat, oder wenn der Kranke gegen seine sonstige Gewohnheit auf dem Bauche liegt, oder wenn er eine Lage über die natürliche Zeit hinaus beibehält. Zu der Zahl dieser Dinge kommt noch hinzu, wenn der Kranke mit den Zähnen knirscht oder röchelt oder schreit, wenn er schwer atmet oder kalte Füße und Hände hat oder die Kälte von den Händen und Füßen nach den höheren Stellen aufsteigt, oder wenn die Farbe des Gesichtes beim Kranken während des Schlafes sich in eine schlechtere, als sie zuvor war, wandelt.

(V 346, 17 L.) Hippokrates: Die Lager.

Galen: Hippokrates verlangt, daß man „die Lager“ untersuche, ob sie hart oder weich, ob sie sauber oder unsauber, ob sie warm oder kalt seien. Dies alles sollen wir vom Bett beobachten, und auch wie sich der Kranke einwickelt. Manche verstehen sein Wort „Lager“ dahin, daß er damit die Luft meine, die in dem Hause ist, in dem der Kranke liegt. Es ist also so, wie wenn er gesagt hätte: wir müßten bei dem Bette des Kranken darauf achten, in welcher Luft es sich befindet. Andere sagen, er verstände unter den Lagern die Lage der Kranken auf der Seite oder auf dem Rücken oder auf dem Bauche. Indessen ist es nicht Gewohnheit des Hippokrates, dies Lager zu nennen, sondern er nennt dies nur „Lage“, während er das Wort „Lager“ nur vom Bett und den Decken und dem Übrigen, womit man eingewickelt ist, gebraucht. In diesem Sinne erwähnt er in dem Buche „Über die Säfte“[1]) „die Lager“, wo er sagt „das Lager auf schmutziger Wolle“.

(V 346, 17 L.) Hippokrates: in was für Zuständen von was für Zuständen.

Galen: Man muß sich denken, daß diese Worte zu allem, was vorangegangen ist, hinzugefügt sind, so daß diese Worte folgende Bedeutung haben: man muß beobachten, in was für Zuständen man den Kranken antrifft, und von was für Zuständen aus er in seine jetzige Lage gekommen ist.

(V 346, 17) Hippokrates: Die Lager an was für Orten und mit welchen Dingen.

Galen: Einige haben das Wort „Lager“ mit dem, was nachher kommt, verbunden und den Text so umgeändert, daß der Sinn derselbe wird wie der, den ich eben dargelegt habe. Sie sagen nämlich, daß Hippokrates verlange, man solle darauf achten, in was für Häusern die Betten der Kranken stehen und mit was für Decken sie

1) *De hum. 10 (V 490 L.)*

sich einwickeln. Einige andere trennen diese Worte in der vorher angegebenen Weise ab.

(V 348, 1—3 L.) Hippokrates: Die Gedankenvorstellung an und für sich ohne die Werkzeuge und die Dinge, durch welche sie bewirkt wird, so daß sie Übel- oder Wohlbefinden oder Furcht oder Mut oder Hoffnung oder schlechte Gedanken bewirkt.

Galen: Hippokrates weist mit diesen Worten darauf hin, daß es der Seele zuweilen ohne irgendeinen Eindruck von außen auf dem Wege der Wahrnehmungsorgane zustößt, daß sie von selbst in einen Zustand der Freude oder des Kummers oder der Furcht oder in eine andere derartige Seelenstimmung gerät. Seelenstimmungen bestehen in der Empfindung von Lust oder Unlust, von Hoffnung und Hoffnungslosigkeit. Dioskurides hat an Stelle von „schlechte Gedanken" „Hoffnungslosigkeit" geschrieben. Dies ist ja das Gegenteil von Hoffnung, so daß sein Wort „Hoffnungslosigkeit" gleich „Verzweiflung" ist. Die meisten haben jedoch „schlechte Gedanken" geschrieben. Dabei sagen die einen, Hippokrates meine dabei die schlechten Gedanken, die einer über die meisten Menschen hat, während andere sagen, er verstehe darunter, daß die meisten Menschen über einen Menschen schlechte Gedanken haben.

(V 348, 4—6 L.) Hippokrates: wie es z. B. mit der Haushälterin des Hippothoos war. Denn von ihrem Denken an und für sich an war es ein Jahr.

Galen: Dies sind dunkle und rätselhafte Worte. Und so ist das, was die Kommentatoren in ihren Erklärungen vorbringen, dem Gefasel nahe. Dem Annehmbaren am nächsten kommen diejenigen, welche sagen, daß sich bei der Haushälterin des Hippothoos der Verstand verwirrt hatte und daß es dabei ein ganzes Jahr verblieb. Die älteren von den Kommentatoren kennen das Wort „Jahr" als Bestandteil dieses Lemmas. Die Kommentatoren nach ihnen streichen alle das Wort „Jahr". Dabei fügen einige an dieser Stelle Dinge hinzu, welche die Älteren nicht kennen. Manche haben auch an dem Wortlaut des Hippokrates Änderungen vorgenommen. Ich will nun von vorn die Lesarten angeben, welche nicht sehr schlecht sind, und den Sinn derselben erklären.

(V 348, 4—6 L.) Hippokrates: Die Sache der Haushälterin des Hippothoos lag an ihrem Denken an und für sich trotz ihrer Kenntnis der Dinge, welche während ihrer Krankheit eingetreten waren.

Galen: Diejenigen, welche mit dieser Lesart zufrieden sind, sagen in ihrer Erklärung, daß die Haushälterin des Hippothoos nur an dem Denken an und für sich ohne an den Werkzeugen (des Denkens) Schaden erlitten hätte, und daß die Zeit der Geistesverwirrung lange angehalten habe. Dann nach dieser Schwäche sei ihr die Kenntnis und die Erinnerung an das, was sie während der Geistesverwirrung gesagt und getan und gesehen hatte, wiedergekehrt. Einige schreiben „trotz der Kenntnis der Dinge, welche während ihrer Krankheit eintraten." Vielleicht ist diese Lesart besser, weil sie folgenden Sinn gibt: Die Haushälterin des Hippothoos war geistig verwirrt, aber nicht in der Vorstellung der wahrnehmbaren Dinge, wie es bei manchen der Fall ist. Die Schädigung hatte einzig und allein ihr Denken getroffen. Deshalb erkannte und wußte sie trotzdem alle wahrnehmbaren Dinge. Wir haben Geistesgestörte gesehen, deren Zustand bei ihrer Verwirrung so war, daß das Erkennen alles Erkennbaren anhielt und sie die Dinge mit ihrem richtigen Namen nannten und ihnen von der Erkenntnis aller wahrnehmbaren Dinge nichts entging, sondern sie sie richtig erfaßten und ihre Namen kannten und dabei keinem Irrtum verfielen, vielmehr der Fehler einzig und allein in ihrem Denken und Urteilen lag. So war z. B. ein Mann in seinem Geiste gestört, und es traf sich eines Tages, daß alle Leute nach einem Spielplatz gingen, den sie dort hatten. Auch alle, die mit diesem Geistesgestörten in einer Wohnung lebten, waren nach dem Spielplatz hinausgegangen und ließen ihn nur mit einem Sklaven, der Wolle zupfte, allein in der Wohnung zurück. Das Tor schlossen sie hinter den beiden gut zu. Da machte sich dieser Geistesgestörte über Gefäße, welche in dieser Wohnung standen, her, nahm sie an sich und warf damit nach den Leuten, die auf der Straße vorbeigingen. Er fragte sie, ob sie wünschten, daß er von oben nach ihnen hinunterwerfen solle. Da lachten diese und forderten ihn auf, mit dem, was er an sich genommen hatte, zu werfen. Da zerbrach er die Gefäße, indem er sie nach außen warf. Dann warf er nach ihnen noch viele andere Dinge aus der Wohnung auf die Straße. Schließlich machte er sich auch an den Sklaven, der Wolle zupfte, und warf ihn zu ihnen hinunter, nachdem er die auf der Straße Vorübergehenden gefragt hatte, ob sie den Asaros sehen wollten — dies wahr nämlich der Name des Sklaven —, und dabei hieß er sie sich in acht nehmen. Dieser Vorfall geschah in Rom. In unserer Stadt im Lande Asien besuchte ein Arzt einen Kranken, der an Phrenitis litt. Da erhob sich der Kranke gegen den Arzt, zog sein Schwert aus der Scheide, faßte es fest, stieß nach dem Arzt und beschimpfte ihn und wollte mit ihm einen Kampf ausfechten. Einen anderen Kranken befiel dieselbe Krankheit in der Stadt Kumae. In seinem Zimmer stand ein großer Topf mit Mehl. Dieses Mehl schüttete er auf den Boden. Und als der Arzt zu ihm kam, wollte er auf diesem Mehl mit ihm ringen, so wie die Ringer auf dem Sand in der Arena kämpfen. Ein anderer Mann, der an dieser Krankheit litt, versteckte sich hinter einer Türe, bis jemand kam. Dann schloß und verriegelte er die Türe und erklärte dem, der eingetreten war, daß er die Türe nicht wieder öffne, wenn er nicht mit ihm einen Ringkampf liefere. Alle diese taten, was sie taten, indem sie die Gesichter der Eintretenden erkannten und sich auch ihrer Namen erinnerten. Daß sie sich ihrer Namen erinnerten, geht daraus hervor, daß sie sie erkannten. Wir haben noch viele andere Dinge von Kranken, die an Phrenitis litten, gesehen, die bewiesen, daß nur ihr Geist allein Schaden genommen hatte, ohne daß die Wahrnehmung aller wahrnehmbaren Dinge irgendeine Schädigung erfahren hatte. Ich glaube, daß Hippokrates hier nur diese Kranken im Auge hatte. Die Melancholie gehört allerdings auch noch zu dieser Art Krankheit. Denn die von ihr Betroffenen nehmen alle Dinge klar wahr und behalten sie im Gedächtnis, allerdings nicht in der geistigen Beurteilung. Wir haben schon gesagt, worüber Übereinstimmung besteht, daß es wahr und richtig ist und daß die Kenntnis davon feststeht, nämlich über die Bestimmung der Arten der Geistesstörung. Daß Hippokrates nur den Beweis für diese Anschauung im Sinne hatte, ist nicht so sicher und klar, wie ich es dargelegt habe. Denn da seine Worte dunkel und rätselhaft sind und da sie außerdem nach verschiedenen Lesarten geschrieben werden und jeder Kommentator sie anders auslegt, ist es nicht mit Sicherheit möglich, den Sinn davon festzustellen. Deshalb bin ich der Ansicht, daß es das beste ist, wenn ich nicht erst noch diejenigen anführe, welche diese Worte nach anderen Lesarten geschrieben haben, damit wir nicht gezwungen sind, auch noch den Sinn dieser Lesarten zu erklären, da ja doch von Anfang an unsere Absicht eine andere war.

(V 348, 6—8 L.) Hippokrates: Von dem, was in der Krankheit ist: das Alter, wie groß sein Maß, und beim Alter, ob es gegenüber dem, was angebracht ist, vor- oder nachgeht, wie wenn einer, der im Greisenalter steht, im Winter oder ein Knabe im Sommer einen Schlaganfall erleidet.

Galen: In einigen Handschriften finden wir den zweiten Teil dieses Lemmas nicht, der ein Beispiel für die vorher angeführte Ansicht ist und der beginnt: „wie wenn einer, der im Greisenalter steht“. Es schreiben auch nicht alle diese Worte nach derselben Lesart. Was den Rufus betrifft, so schreibt er diese Worte in der kurz vorher angegebenen Lesart. In seiner Erklärung dazu macht er folgende Ausführungen: Es sagte Rufus: „Bei den Krankheiten, die zum Alter und zu der jeweiligen Jahreszeit Beziehungen haben, muß man darauf achten, wie viele Jahre der Kranke zählt, und ob die Krankheit, die bei ihm aufgetreten ist, seinem Alter entspricht, oder ob sie gegenüber der Jahreszeit, der sie entspricht, vor- oder nachgeht. Deshalb hat er das Beispiel gebracht: „wenn ein

Greis im Winter einen Schlaganfall erleidet". Wenn nämlich dies geschieht, so ist die Krankheit dem Alter und der jeweiligen Jahreszeit entsprechend. Wenn aber ein Knabe im Sommer einen Schlaganfall erleidet, so ist diese Krankheit weder dem Alter noch der jeweiligen Jahreszeit entsprechend. Deshalb wirken nach meiner Meinung die Körperzustände, von denen der Schlaganfall ausgeht, beim Greis und im Winter schneller und beim Kind und im Sommer langsamer. Wir sehen, daß er an dieser und anderen Stellen die Ansicht vertritt, daß die Kinder wärmer seien als die Menschen in anderen Lebensaltern." Dies ist es, was Rufus angeführt hat, wobei er die ganze Stelle auf einen einzigen Gedanken hinausgehen läßt. Einige haben dagegen dieses ganze Lemma in mehrere Abschnitte zerlegt. Zum ersten Teil haben sie „von dem, was in der Krankheit ist" gemacht. Diesen Teil haben sie abgetrennt und für sich genommen. Sie sagen, wir müßten aus diesen Worten entnehmen, daß der Arzt auf dieses und jenes, was während der Krankheit auftritt, achten müsse. Dann beginnen sie wieder und schreiben: „von dem, was bei ihr auftritt". Sie sagen, daß der Sinn davon sei, der Arzt müsse auch über das, was während der Krankheit auftritt, sich unterrichten. Darauf haben sie seine Worte: „Das Alter, wie groß sein Maß" für sich allein genommen und die übrigen Teile dieses Lemmas in einzelne Stücke zerschlagen und sie einzeln untersucht. Manche haben: „Von dem, was in der Krankheit geschieht und auftritt" als vorangestellte Überschrift geschrieben. Das Folgende haben sie dann zu einer Aufzählung der Dinge, welche in das Kapitel des Alters gehören, und dessen, was am Schlusse steht, gemacht. Manche haben das Ende des ersten Satzes zum Anfang des zweiten Satzes gemacht und lesen: „Das Alter wie groß sein Maß" als Anfang eines neuen Satzes. Die Erklärung der Vertreter dieser Lesart haben wir schon oben angeführt.

(V 348, 6 L.) Hippokrates: Das Alter, wie groß sein Maß ist.

Galen: Die Erklärer dieses Buches verstehen diese Worte auf zweierlei Weise: Die einen meinen, daß diese Worte von dem Unterschied der Lebensalter schlechthin gesagt seien; die anderen meinen, daß sie von den Abschnitten und dem Unterschied in jedem dieser Alter im Sinne des Mehr oder Weniger gesagt seien. Der Lebensalter, in welche das ganze Leben geteilt wird, gibt es vier. Jedoch gibt es in jedem von diesen Altern ein dem Maß nach nicht unbedeutendes Symptom. Und bei diesem Symptom gibt es ein Mehr oder Weniger an Unterschied, den aufzuzählen nicht unwesentlich ist. So finden wir im Kindesalter, das sich vom Knabenalter durch Feuchtigkeit unterscheidet, die Feuchtigkeit der Säuglinge sehr reichlich. Die Feuchtigkeit der Halbwüchsigen ist schon geringer, und die Feuchtigkeit der Jünglinge ist noch geringer, und die Feuchtigkeit der Mannbaren ist wieder geringer als die dieser, obwohl man auch dieses Alter noch nicht zum zweiten Teil des Lebens, der mit dem Worte „Erwachsene“ bezeichnet wird, rechnet. Manche haben daher gesagt, daß es der Alter nicht vier, sondern sieben gebe, so wie in der Schrift „Über die Siebenzahl“ gesagt ist.[1]) Einer teilte auch das ganze Menschenleben in sieben Lebensalter und machte den Lebensabschnitt des Kindesalters bis 14 Jahre. Doch ist der Unterschied von einem Kind von 3 oder 4 Monaten und einem Knaben von 13 Jahren recht groß. Ebenso sagt er, daß das zweite Lebensalter von 14 bis zu 28 Jahren gehe. Aber der Unterschied zwischen einem Knaben von 14 Jahren und einem Mann von 28 Jahren ist auch nicht gering. Ebenso ist es mit den folgenden Lebensaltern. Denn der Unterschied im Mehr oder Weniger in allen Lebensaltern ist sehr groß. Was Kapiton betrifft, so läßt er den eben erklärten Satz in seiner Lesung ganz ausfallen. Er läßt also dem, was vorhergeht, folgende Worte folgen: „bei dem Alter, ob es vor- oder nachgeht gegenüber dem, was angebracht ist. Das Herauskommen der Zähne, das Wachsen der Haare, der Samen.“

Hunain: Dieser Text hat nach dieser Fassung im Griechischen denselben Sinn wie nach dieser anderen Fassung: „was das Herauskommen der Zähne und das Wachsen der Haare und den Samen betrifft, so muß man bei jedem einzelnen von diesen Dingen darauf achten, ob es dem Alter nach, in dem es erfolgt, vor- oder nachgeht gegenüber dem, was angebracht ist“.

Galen: Dioskurides machte das ganze Lemma zu einem Satz, indem er schrieb: „Zu dem, was man bei der Krankheit wissen muß, gehört das Alter, wie groß sein Maß, und bei dem Alter, ob es vor- oder nachgeht gegenüber dem, was angebracht ist, wie z. B. das Herauskommen der Zähne und das Wachsen der Haare und der Samen“, und von dem, was sonst noch geschrieben steht, „wie wenn einer, der im Greisenalter steht, im Winter oder ein Knabe im Sommer einen Schlaganfall erleidet“, behauptet er, daß es am Rande als Erläuterung hinzugefügt war und durch Unkenntnis des Abschreibers in den Text des Buches eingedrungen ist.

(V 348, 8—10 L.) Hippokrates: Beim Alter, ob es vor- oder nachgeht gegenüber dem, was angebracht ist, ⟨das Stärker- und Dickerwerden und⟩[2]) das Abnehmen.

Galen: Dies ist wieder ein Text, den ein jeder anders abgeteilt und geschrieben hat als die anderen, und selbstverständlich hat ihn auch jeder wieder anders erklärt. Allein ich gehe bloß auf den größten Nutzen für den aus, der die Wissenschaft der Medizin lernen will.

1) *Vgl. De Septemmadis 5 (VIII 636 L.)*
2) *Die Einfügung verlangt der Kommentar*

Ich schränke mich deshalb ein aus Besorgnis, daß mein Kommentar zu dieser Schrift sonst zu lang würde. Nach meiner Meinung verlangt Hippokrates in diesen Worten von uns, daß wir auf den Unterschied der Naturen im Verlaufe der einzelnen Lebensalter achten sollen, ob sie schneller oder langsamer sind. Denn manche Körper sehen wir schnell auf den Höhepunkt des Mannes gelangen und bei den anderen das Gegenteil. Denn manche brauchen lange bis zur Blüte der Jugendzeit. Ebenso kann man Körper sehen, die die Jugendzeit in kurzer Zeit überschreiten. Ebenso erreichen diese das Alter der Erwachsenen und das Alter der Greise schnell. Manche sterben auch vor der Erreichung des letzten Alters. Wie wir bei allen Tieren und allen Pflanzen einen nicht geringen Unterschied sehen, da sich ja der Löwe in seinen Lebensaltern nach anderen Maßen als die übrigen Tiere entwickelt und das Pferd wieder nach anderen Maßen und auch der Hahn nach anderen und ebenso der Elephant und auch die Menschen sich nach anderen Maßen entwickeln als alle anderen Wesen, ebenso finden wir auch bei den einzelnen Menschen in der Abgrenzung ihrer Lebensalter untereinander einen nicht geringen Unterschied, so daß wir die eine Person schneller als die andere und die andere Person langsamer als eine andere altern sehen. So habe ich schon Menschen gesehen, deren Körper im 60. Lebensjahr ausgetrocknet war wie die Körper von Greisen, und solche, die viel stärker und straffer waren als diese und die sich bis ins 90. Lebensjahr hielten, und wir haben sogar Leute gesehen, die 100 Jahre überschritten. Hierauf müssen wir also zuerst achten und darauf sehen, woraus wir eine Prognose für das, was im Entstehen begriffen ist, gewinnen, ob bei einem Menschen, der zur Untersuchung steht, bei seiner Krankheit das Fortschreiten im Alter schnell ist, so daß sein Leben nur kurz ist, oder langsam ist, so daß seine Lebensdauer lang ist. Stellen wir uns also zwei Kranke vor, bei denen alle Umstände die gleichen sind, nur daß der eine schnell im Fortschreiten des Alters und der andere langsamer im Fortschreiten des Alters ist. Wir dürfen dann erwarten, daß derjenige, dessen Natur langsamer im Fortschreiten des Alters ist, die Krankheit leichter erträgt als derjenige, dessen Fortschreiten im Alter schneller ist, ferner dürfen wir erwarten, daß derjenige, welcher seiner Natur nach langsam im Fortschreiten im Alter ist, mehr dazu veranlagt ist, seine Krankheit zu ertragen und gesund zu werden. Bei dem dagegen, bei welchem das Gegenteil der Fall ist, werden wir auch das Gegenteil erwarten. Hippokrates hat uns mit den vorliegenden Worten belehrt, wie wir dies von Anfang an bei den Kindern feststellen können. Als Kennzeichen hat er das Herauskommen der Zähne, das Wachsen der Haare und das mit fortschreitender Jugendzeit sich einstellende Auftreten des Samens angeführt. Es ist klar, daß wir auch die später auftretenden Dinge analog den hier angeführteu Dingen als Kennzeichen betrachten müssen. Denn das Wachsen des Bartes ist in dem Wachsen des Haares mit einbegriffen. Ebenso ist es mit den ersten Haaren, die bei den Kindern wachsen, und bei den Haaren, die sich an der Scham zeigen. Hat er ja in diesem Lemma die Zunahme der Haare ausdrücklich angeführt. Auch das „Stärkerwerden“ und das „Dickerwerden“ sowie das „Abnehmen“ hat er hier erwähnt. Doch meint er hierbei nicht so sehr die Haare wie den ganzen Körper. Die Körper der Kinder sind ja Körper, welche stärker und dicker werden. Das ist mit dem „Stärker- und Dickerwerden“ gemeint. Wie die Körper, welche rasch zur Blüte und Kraft kommen, auch rasch abnehmen und verfallen, ebenso erfolgt bei den Körpern, welche langsam zur Höhe des reifen Alters gelangen, der Verfall bis zum Tode langsam. Hippokrates nennt das „Stärkerwerden“ und meint damit die blühenden jugendlichen Körper; er nennt das „Abnehmen“ und meint damit die Körper, welche schon dem Verfall anheimgegeben sind. Es ist eben bei den Naturen, welche schnell zum Abschluß des reifen Alters kommen, auch ihr Verfall von kurzer Dauer, so daß ihre Organe und Kräfte sich sehr schnell auflösen.

(V 348, 11 L.) Hippokrates: Das Ererbte und was aus sich selbst ist.

Galen: Dies sind Worte, welche für alle Vorgänge im Körper während der im vorangegangenen Lemma aufgeführten Lebensalter und für die Entstehung und den Verlauf der Krankheiten allgemein gültig sind. Denn bei den Kindern verläuft das Leben in einer dem Leben der Eltern ähnlichen Abfolge. Dies tritt am klarsten bei den unvernünftigen Tieren zu Tage. Zuerst nun einmal von den Menschen: Wer von jugendlichen Eltern abstammt, ist stärker, und wer von betagten Eltern herkommt, ist schwächer. Wenn wir dagegen Tiere von gleichem Lebensalter beobachten, unterscheiden sie sich nur in dem Maße der Größe und Stärke. So wirst du finden, daß die großen, wohlgenährten und kräftigen Pferde auch ihresgleichen hervorbringen, ebenso auch die Hunde und die übrigen Tiere. Ferner wirst du finden, daß schwache, kümmerliche Pferde auch schwache und kümmerliche Pferde zeugen; genau so ist es auch bei den Hunden und den übrigen Tieren. Du wirst beobachten, daß die Glieder ihres Körpers ganz offensichtlich den Gliedern ihrer Eltern ähneln. Dasselbe findet man bei den Menschen und den übrigen Lebewesen, nur daß die Ähnlichkeit bei den übrigen Wesen deutlicher zu Tage tritt als bei den Menschen, und zwar aus verschiedenen Gründen: Die Lebensweise bei den verschiedenen Menschen ist ungleich, während die Tiere ein und dieselbe Lebensweise befolgen. Die männlichen Tiere, welche zur Zucht verwandt werden, werden aufs schärfste ausgesucht. Wird die Aufzucht ja nur in einer und zwar der besten Jahreszeit betrieben. In dieser Zeit erhalten die Hengste um der Güte der Zucht willen nur vorzügliches Fressen. Und auch sonst ist die Lebensweise der

Zuchttiere wohlgeordnet und einfach. Bei den Zuchttieren kommen auch die geheimen Laster, denen die Menschen frönen, nicht vor. Was aber die Menschen betrifft, so ist die Lebensweise bei den meisten verkehrt. Die Zeit der Begattung zum Zwecke der Zeugung ist bei ihnen unbegrenzt. Ja sie vollziehen oft den Beischlaf, während sie betrunken sind oder ihre Mahlzeit nicht verdaut haben, und oft findet sich bei ihnen auch das geheime Laster. Deshalb ist die Ähnlichkeit der Kinder mit ihren Eltern bei den meisten Menschen geringer als bei den Haustieren und den übrigen Lebewesen. Aus diesen Ausführungen ergibt sich die nicht geringe Frage nach den erblichen Krankheiten, die innerhalb des Geschlechtes von den Eltern auf die Kinder übergehen. Die Sachlage habe ich schon an einer anderen Stelle auseinandergesetzt.[1]) An dieser Stelle begnüge ich mich deshalb damit, die Sache ganz allgemein abzutun, und sage: ich habe bereits dargelegt, daß die Überschüsse von den Säften, die wegen ihrer Quantität oder Qualität Überschüsse geworden sind, vom Blute aus sich nur nach den schwächsten Gliedern hinziehen. Ich habe auch dargelegt, daß die organischen Glieder ihrem Bau nach bei den Körpern, die von Natur gut sind, an Kraft alle gleich sind, daß aber bei den Körpern, deren Natur schlecht ist, die einen von diesen Gliedern stark und die anderen recht schwach sind. Du wirst finden, daß diese Glieder, d. h. die schwachen Glieder, unaufhörlich diese Überschüsse in sich aufnehmen. Deshalb stellt sich bei den einen von den Menschen Nierenkrankheit, bei den anderen Gicht und bei anderen Epilepsie schnell ein. Ebenso ist es mit den anderen Krankheiten. Seine Worte am Ende des Lemmas „was aus sich selbst ist" hat er mit Bezug auf die Art in dem Sinne hingesetzt, daß sie ihr entgegengesetzt sind. Es ist richtig, wenn von einer Krankheit, die nicht ererbt ist, gesagt wird, daß ihre Entstehung von dem Körper selbst, in dem sie auftritt, kommt, während die ererbte Krankheit nicht von dem Körper des Kranken selbst kommt und nicht von der eigenen Natur ausgeht, sondern nur auf der Ähnlichkeit mit den Eltern beruht und durch die Nachfolge auf sie bedingt ist.

(V 348, 11 L.) Hippokrates: um wieviel mehr oder weniger.

Galen: Diese Worte werden auch so geschrieben: „mehr oder weniger". Der Sinn beider Lesarten ist derselbe: die erste Lesart weist nämlich darauf hin, daß entsprechend einem Mehr von dem, was von jedem der vorher genannten Dinge beim Kranken vorhanden ist, die Ähnlichkeit der Krankheit mit dem Zustand, den diese Dinge bedingen, eine größere ist, und daß entsprechend einem Weniger ihres Gegenteils auch die Krankheit von dem Zustand, den das Gegenteil bedingt, weiter ab ist. Was die zweite Lesart betrifft, so raten ihre

1) *De sem. 4 (IV 428 K); cfr. CMG V 10, 2, 1 p. 70, 12 Wenk.*

Vertreter, darauf zu achten, ob in dem Körper des Kranken von jedem der genannten Dinge ein größeres oder kleineres Maß vorhanden ist. Möglich ist es auch, daß seine Worte „um wieviel mehr oder weniger“ sich an die eben vorangegangenen Worte anschließen, nämlich an „das Ererbte“, so daß sie folgendermaßen lauten: „Das Ererbte und was aus sich selbst ist, ist ganz oder mehr oder weniger“. Der Sinn wäre dann folgender: man muß bei einer ererbten Krankheit und bei einer Krankheit, die aus sich selbst für sich allein kommt, beobachten, ob jede entweder ganz zu einer der genannten Arten gehört, oder ob sie eine zusammengesetzte, vermischte ist, und wenn sie eine zusammengesetzte, vermischte ist, von welcher von beiden Arten sie es mehr ist. Denn wie bei manchen Gicht und Gelenkerkrankungen wegen der schlechten Lebensweise und der geringen Ordnung auftreten, während andere diese Krankheiten wegen der schlechten Anlagen ihrer Eltern ergreifen, ebenso bekommen manche diese Krankheiten aus beiden Ursachen, nämlich wegen der ererbten Ursache und wegen der Ursache, die aus dem Körper desjenigen selbst kommt, dessen Lebensweise schlecht ist.

(V 348, 12 L.) Hippokrates: Und die Jahreszeit, in welcher sie auftritt, und ob die Jahreszeit vorgeht oder nachbleibt.

Galen: Er sagt: Du, Arzt, mußt auf die Jahreszeit achten, in der die Krankheit auftritt, und auf den Luftzustand in ihr, und du mußt auch auf den Eintritt dieser Jahreszeit achten, ob sie gegenüber der Zeit, in der sie sonst eintritt, vorgeht oder nachbleibt. Diese Worte werden auch noch nach einer anderen Lesart geschrieben.

(V 348, 12—15 L.) Hippokrates: Ob sie regnerisch oder regenlos, kalt oder warm, windstill oder windreich ist, und welche Winde wehen und in welchem Teil der Jahreszeit, ob im Anfang oder in der Mitte oder am Ende oder in der ganzen Zeit.

Galen: Diese und und andere Vorschriften wurden schon oft über die Jahreszeiten gegeben.[1]) Hippokrates schreibt eben vor, daß man auf die Änderungen in den Jahreszeiten betreffs der Feuchtigkeit und der Trockenheit, der Kälte und der Wärme und der Winde achten müsse, welche Winde wehen und in welchen Zeiten sie am zahlreichsten sind, ob im Anfang oder in der Mitte oder am Ende.

(V 348, 15 L.) Hippokrates: Auf die Zeit, welche vergangen ist, und auf die gegenwärtige Zeit.

Galen: Hippokrates befiehlt mit diesen Worten darauf zu achten, wie der Zustand in jeder der beiden Zeiten ist. Unter den beiden

1) *Vgl. CMG V 10, 2, 1 p. 109,6 Wenk.*

Zeiten verstehe ich die Vergangenheit und die Gegenwart der Erkrankung.

(V 348, 16 L.) Hippokrates: Und die Zeitspanne der Krankheit.

Galen: Er meint, man müsse auf die Zeitspanne achten, ob sie lang oder kurz ist oder in der Mitte der beiden liegt.

(V 348, 16 L.) Hippokrates: Die zufällig auftretenden Symptome.

Galen: Er sagt, daß der Arzt auch auf die zufällig während der Krankheit auftretenden Symptome achten müsse. Ihr habt schon oftmals gehört, was für ein Unterschied zwischen den zufällig und den notwendig auftretenden Symptomen ist. Auch könnt ihr dieses aus dem Buche des Praxagoras „Über die notwendig und die zufällig auftretenden Symptome" lernen, wo ihr den Unterschied zwischen den beiden behandelt findet. Praxagoras hat über die notwendig auftretenden Symptome zwei Bücher und über die zufällig auftretenden ein Buch geschrieben.[1])

(V 348, 16. 17 L.) Hippokrates: Die Umläufe: von den Umläufen die größeren und diejenigen, deren Zunahme zwischen längeren Zeitspannen eintritt.

Galen: Unter seinem Wort „größere" muß man die Umläufe verstehen, welche in einer größeren Zeitspanne erfolgen, wie z. B. der Umlauf des viertägigen Fiebers länger ist als der Umlauf des dreitägigen Fiebers, und der Umlauf des dreitägigen Fiebers länger ist als der Umlauf des Fiebers, das jeden Tag wiederkehrt. Es ist aber auch möglich, daß er unter den Umläufen, die größer sind, die Umläufe versteht, welche länger sind als diejenigen, welche sich durch die Krisis verringern. Wenn ich sage: die Umläufe, welche länger sind, so meine ich die Umläufe, die in einer längeren Zeitspanne ablaufen. Was aber seine Worte: „diejenigen, deren Zunahme zwischen längeren Zeitspannen erfolgt" betrifft, so denke ich, daß er damit auf den Teil der Umläufe hat hinweisen wollen, von dem an der Abfall des Fiebers einsetzt, und von dem an man meistens die Zeit des Aussetzens des Fiebers, welches intermittierend ist, rechnet. Jeder Fieberumlauf zerfällt in zwei Teile, deren einer die Zeit der Zunahme des Fiebers bis zu seinem Höhepunkt ist. Der andere ist die ganze übrige Zeit zwischen dem Höhepunkt des Fiebers und dem Beginn des nächsten Anfalles. Das Fieber zwischen längeren Zeitspannen will also auf die Länge dieser Zeitspannen, die vom Höhepunkt bis zum Beginn des zweiten Anfalles reichen, hinweisen.

1) *Vgl. Galen XVII B 400 K.; XVIII A 56 K.*

(V 348, 17—19 L.) Hippokrates: Die Zunahme der übrigen Krankheiten und ihr Nachlassen und ihr Höhepunkt, bei welchem ein Mehr oder Weniger ist, und wann und wie und in welcher Jahreszeit und in welchem Lebensalter.

Galen: Dieser Text wird auch noch nach einer anderen Lesart geschrieben, doch beschränke ich mich, da ich schnell zu Ende kommen will, auf die Wiedergabe des Sinnes der Lesart, die dem Annehmbaren und Hinreichenden am nächsten kommt. Ich sage also, daß Hippokrates befiehlt, auf die Zunahme der Krankheiten zu achten, die keine Umläufe haben. Nachdem er nämlich die Krankheiten, die Umläufe haben, in dem vorangegangenen Lemma erwähnt hat, läßt er ihm folgen: „die Zunahme der übrigen Krankheiten", d. h. ihr Heftigwerden und ihr Anschwellen. Was „das Nachlassen" betrifft, so ist es das Gegenteil der Zunahme und des Anschwellens. Denn es zeigt die Verringerung und die Abnahme an. Was den „Höhepunkt" betrifft, so ist er dem Grade nach zwischen den beiden. Doch das Wissen darum, daß man diese Dinge beachten müsse, ist nichts Besonderes. Ebenso ist es mit den Dingen, die er nachher und mit den meisten Dingen, die er vorher erwähnt hat. Denn dasjenige, woraus man Nutzen zieht, ist die Erkenntnis, wie man die Diagnose und die Prognose gewinnt. Jedes dieser Dinge gehört zu dem, was der Arzt wissen muß. Dieses hier ist aber etwas, was auch der weiß, der von der Medizin nichts versteht. In diesen Angaben ist nichts, was die Herzen der Forschenden erfreuen könnte, und in ihren Augen verstärkt sich nur die Dunkelheit und Verstecktheit dieser Angaben. Das ist es, worin die Erklärungen der Sophisten übereinstimmen, nämlich keinen Nutzen aus ihrem Inhalt zu gewinnen. Denn es gibt keinen, der nicht wüßte, daß der Arzt die Vorhererkenntnis der Zunahme, des Höhepunktes und des Nachlassens der Krankheit besitzen muß; und es gibt keinen, der nicht wüßte, daß diese Vorhererkenntnis von der größten Wichtigkeit und die Erörterung dieser Frage von großem Nutzen ist; es gibt auch keinen, der nicht zugäbe, daß die Kenntnis davon, wann diese Dinge eintreten und wie sie eintreten und auf welche Weise sie entstehen, zu den für den Arzt nützlichsten Dingen gehört. Dies hat er mit seinen Worten „und wie" im Auge. Und es gibt keinen, ⟨der nicht wüßte,⟩ daß die Kenntnis davon, in welcher Jahreszeit und in welchem Lebensalter diese Dinge auftreten, etwas ist, woraus der Arzt Nutzen ziehen dürfte. Es sind das Dinge, von denen wir wissen, daß er sie vielmals auch an anderen Stellen, nicht nur in diesem Lemma angeraten hat.[1]) Nutzen aber bringen sie nur in so weit, als sie zur Erkenntnis der Krankheit und ihres kommenden Verlaufs beitragen, nicht aber dadurch, daß sie Gelegenheit zu Beobachtungen vermitteln.

1) *Z. B. Epid. I 10 (II 668 L.); Aph. III 24—31 (IV 494—498 L.)*

(V 348, 20 L.) Hippokrates: und die Arten der epidemischen Krankheiten.

Galen: Er sagt, daß zu dem, was der Arzt beobachten und kennen müsse, auch die Arten der epidemischen Krankheiten gehören. Denn wer diese kenne, sei imstande, die Prognose richtiger und sicherer zu stellen.

(V 348, 20—23 L.) Hippokrates: Bei wem die Krankheit begann, ohne daß er erbrochen hatte, oder ob er schon vorher erbrochen hatte, wie es sein muß, und ob er den Trank, den er zu sich genommen hatte, bei sich behielt, oder ob er ein wenig davon ausschied.

Galen: Er rät auch dieses zu untersuchen und zu erforschen, bei wem die Krankheit begann, ohne daß er erbrach, und bei wem die Krankheit begann, nachdem er schon erbrochen und sich gereinigt hatte, und ob der Trank, den der Kranke zu sich genommen hatte, in seinem Magen blieb oder ob er etwas davon ausgespieen hatte, wenn auch nur wenig. Was die Verschiedenheit im Ausdruck, auch unter Änderung der Gedanken und des Sinnes, betrifft, so findest du sie nicht bloß an dieser Stelle, sondern auch in vielen vorangegangenen und den meisten folgenden Aussprüchen. Und wenn du die verschiedenen Abtrennungen dieser Worte kennen lernen willst, wie die Kommentatoren sie in verschiedener Weise gemacht haben, da die Dunkelheit derselben ihnen dazu nicht wenig half, so lies sie in ihren Kommentaren nach, damit du sie kennst. Ich aber habe darauf verzichtet, sie für euch in meinem Buche abzuschreiben. Nachdem ich zur Erklärung dieser Schrift schon acht Bücher gebraucht habe, würde ich, wenn ich alle jene verschiedenen Lesarten und Erklärungen anführen wollte, genötigt sein, diese Anzahl der Bücher zu verdoppeln oder zu verdreifachen.

(V 350, 1 L.) Hippokrates: Die sehr Weißen, die Lippen haben, und ob es bei ihnen wahrscheinlich ist, daß sie schnell Fieber bekommen.

Galen: Hippokrates hat schon im zweiten Buch der Epidemien „die sehr Weißen“ angeführt,[1]) bei denen die Haut und die Lippen aufspringen. Auch an dieser Stelle mußt du also bei seinen Worten „die Lippen haben“ denken „die aufgesprungene Lippen“ haben. Zunächst muß man einmal untersuchen, ob diese schnell Fieber bekommen. Er meint damit, daß sich bei diesen leicht Fieber einstellt. Nun haben einige Kommentatoren gesagt, daß bei solchen Körpern sich die Krankheit wegen ihrer Schwäche schnell einstellt. Daß die Körper der „sehr Weißen“ in allen Funktionen schwächer und

1) *Epid. II, 1, 10 (V 82 L.)*

weicher sind, ist eine Tatsache, die die Erfahrung beweist. Dies ergibt sich aber auch durch die Überlegung, daß ihre Mischung eine kalte ist. Jedoch stellt sich bei ihnen nicht allein das Fieber schneller als die übrigen Krankheiten ein, sondern das Wichtigste ist, daß die Krankheiten, welche sich schnell einstellen, Krankheiten sind, die zur Feuchtigkeit und Kälte neigen. Was er am Ende seiner Worte anfügte, da wo er sagt: „die Lippen haben“, verlangt die Beifügung „aufgesprungene“, wie er schon im zweiten Buch der Epidemien sagte,[1]) wo er die Weißfleckigen erwähnte, deren Lippen aufspringen. Denn die Lippen springen nur bei diesen auf, aber nicht bei denen, welche sehr weiß sind, es sei denn, daß in ihren Körpern sich schlechte Säfte finden. Denn solche bekommen schneller Fieber als diejenigen, deren Weiße übermäßig stark ist. Manche sagen, daß „die sehr Weißen“ wegen der Schnelligkeit der Wirkung der Ursachen bei ihnen und wegen der Raschheit, mit der sie Krankheiten verfallen, schneller Fieber bekommen und ihre Lippen aufspringen. Bei seinen Worten „daß sie schnell Fieber bekommen“ hat er eine Einschränkung gemacht, die selbstverständlich jeder Vernünftige machen wird. Die Angabe aber, daß bei diesen die Lippen aufspringen, ist verkehrt. Denn wer nur sehr weiß, aber nicht fleckig ist, bei dem findet sich das Aufspringen der Lippen nie. Denn nicht jeder Körper verfällt schnell jeder Krankheit, sondern bei jedem Körper, welcher rasch Krankheitsstoffe in sich aufnimmt, so daß bei ihm Krankheiten auftreten, stellen sich gewisse Erkrankungen rasch ein und sind ihm verwandt; dafür aber steht er anderen Krankheiten fern, so daß diese sich nicht rasch bei ihm einstellen. Die Einschränkung, von der ich sagte, daß man sie bei den von übermäßiger Weiße machen muß, ist durch das, was ich jetzt anführe, bedingt: Die Träger solchen Zustandes erfahren schnell die Einwirkung der Sonnenhitze und der Kälte der Luft und der Anstrengungen und Mühen, so daß bei ihnen das Fieber schnell auftritt. Diese Veranlagung ihres Körpers läßt sie schnell dem Fieber verfallen, wie die Körper, welche eine schlechte, schwer lösbare Mischung haben. Was aber das Aufspringen der Lippen betrifft, so tritt dies nur bei den Körpern auf, deren Mischung der Trockenheit nahe steht, und in denen sich schlechte Säfte finden, nicht aber bei den Körpern, deren Fleisch weich und zart ist, es sei denn, daß in ihnen dazu noch ein schlechter, fressender Saft ist.

(V 350, 1. 2 L.) Hippokrates: Die Arten, wie sie sind, und die Zeitspannen.

Galen: Man findet statt dieser auch folgende Lesart: „wie sie sind, sowohl die Zeitspannen wie die Arten“. Und jedes dieser Worte lesen diejenigen für sich allein, welche mit dieser Lesart

1) *Epid. II 1, 10 (V 82 L.)*

zufrieden sind. Und sie sagen, Hippokrates verlange in diesem Satz, daß man die Krankheiten und die sie begleitenden Symptome beobachte, welche Krankheiten und welche Symptome es nämlich seien, dann auch die Zeitspanne, wie groß sie bei jeder sei, und außerdem darauf achte, welches ihre Arten und Gattungen seien. Andere verbinden diese Worte miteinander, so daß folgender Wortlaut entsteht: „Die Arten, wie sie sind, und die Zeitspannen." Sie sagen, daß die Erklärung dieses Textes dahin gehe, daß der Arzt untersuchen müsse, zu welcher Gattung die Krankheit gehöre, und welches ihre Zeitspanne sei. Einige haben anstatt dieses Textes entsprechend den Ursachen, die die Krankheiten hervorrufen, folgenden Wortlaut geschrieben: „Welche Ursachen es waren, daß die Krankheiten entstanden, und welche Zeitspannen sie erreichen können."

(V 350, 3. 4 L.) Hippokrates: Die Praxis: den Körper zur Untersuchung und Beobachtung verwenden, das Sehen, das Hören, die Nase, die Zunge, das Erkennen.

Galen: Manche haben das erste Wort dieses Lemmas gestrichen, nämlich das Wort „die Praxis", so daß der Wortlaut so wird: „den Körper zur Untersuchung nnd Beobachtung verwenden". Manche haben das Wort „Körper" mit dem Vorangehenden verbunden und behauptet, Hippokrates wolle mit seiner Erwähnung des Körpers vorschreiben, daß man neben dem, was er in den vorangegangenen Aussprüchen angeführt hatte, auch den Körper beobachten müsse, welches sein Bau uud welches seine Natur sei. Dann machen sie einen anderen Anfang auf folgende Weise: „anwenden bei der Untersuchung und Beobachtung das Sehen, das Hören, das Fühlen, die Nase, die Zunge, das Erkennen". Andere schreiben diese Worte folgendermaßen: „Die Praxis ist, daß man seinen Körper zur Untersuchung verwendet." Sie erklären diesen Teil des Lemmas in folgender Weise für sich allein: Die Aufgabe des Arztes, welche sein vornehmstes Ziel ist, besteht darin, daß er seinen Körper und seinen Geist zur Untersuchung und Beobachtung des Krankheitsfalles verwendet. Sie erklären, daß er darnach die Werkzeuge aufgezählt habe, mit denen die Beobachtung gemacht wird. Diese Werkzeuge sind aber die Sinne: Sehen, Hören, Fühlen sind Dinge, welche die Sinne anzeigen, die Nase und die Zunge sind die Werkzeuge, mit denen diese beiden Sinne ihre Tätigkeit ausführen. Es wäre nun sinngemäß gewesen, wenn, wie er Sehen, Hören, Fühlen sagte, auch Riechen und Schmecken gesagt hätte, aber nicht die Nase, die Zunge. Es ist aber, wie ich schon im Vorhergehenden gesagt habe, die Sache die, daß sich in dieser Schrift viele seltsame Ausdrücke finden. Vielleicht kommen sie davon, daß sie sich in jenen Aufzeichnungen und Notizen gefunden haben, welche

Hippokrates niedergeschrieben hat; vielleicht kommen sie auch von Änderungen der Sophisten an dem Text und von ihrem Betrug mit ihm, da ja ihr Ziel nur dahin geht, ihre Schüler zu beschäftigen und deren Zeit auf jegliche Art mit Nichtigkeiten zu vergeuden. Am Ende dieses Lemmas hat er noch das Wort „das Erkennen" beigefügt. Denn es ist nicht möglich, daß die durch die Sinne gewonnene Kenntnis zur Wissenschaft der Heilkunde wird außer durch das Erkennen. Genau derselbe Gedanke wie in diesen Worten ist im Text der Schrift des Hippokrates ausgesprochen, die KATIETREION heißt.[1])

(V 350, 5. 6 L.) Hippokrates: Die Schwellungen, welche am oberen Augenlide zurückbleiben und schon eingeschrumpft sind, auf den Rückfall.

Galen: Wir finden diese Worte auch in folgender Weise geschrieben: „Die Schwellungen, welche am oberen Augenlide zurückbleiben, während die anderen schon einschrumpfen, Rückfälle." Ich glaube, daß der erste Abschreiber diese Worte, welche er so geschrieben fand, infolge des Fehlens eines Wortes nicht verstand, das Hippokrates weggelassen hatte, weil es in seinen Worten implicite enthalten ist, und den Text änderte und statt „auf den Rückfall" „Rückfälle" schrieb. Die Anschwellungen nämlich, von denen er sagt, daß sie am oberen Augenlid bleiben, während die anderen schon einschrumpfen — mit den anderen meint er diejenigen, welche im Gesicht und seiner Umgebung sich befinden —, zeigen den Rückfall in die Krankheit an. Derartige Abänderungen sind in vielen Aussprüchen dieser Schrift vorgekommen, sei es daß der erste Abschreiber ihnen diese Fassung gab, oder daß die späteren Abschreiber sie, so wie sie sie fanden, abänderten. Ich überlasse es den Sophisten, dies zu untersuchen. Die Untersuchung der Ursachen, deren wegen die Schwellungen an den oberen Augenlidern, wenn sie chronisch und langwierig werden, auf den Rückfall in die Krankheit hindeuten, gehört nicht zur Aufgabe und dem Gebiet eines Kommentars und ist ihm auch nicht zu eigen. Da aber, wie ich schon früher sagte,[2]) alle diejenigen, welche diese Schriften erklärten, dies zu tun pflegten, so bin auch ich ihnen in diesem Brauch gefolgt und habe meiner Erklärung und Erläuterung auch die Ursachen beigefügt. Manchmal wählte ich aus den Ursachen, die ich bei den Kommentatoren aufgeführt fand, die besten und befriedigendsten aus, manchmal aber mußte ich sie alle im Hinblick auf die Ursachen, die sie vorbrachten, als Dummköpfe ansehen und meinerseits eine Ursache suchen für irgend etwas, dessen Ursache einer Untersuchung bedurfte, so wie ich es bei dem vorliegenden Ausspruch machen muß.

1) *De off. med. 1 (III 272 L.)*
2) *Vgl. CMG V 10, 1 p. 80, 3 ff. oder 113, 15 ff. Wenk.*

Ich sage: oft ist es das ganze Gesicht, das wir angeschwollen und gerötet sehen. Dabei finden wir besonders die Dummköpfe den Rat erteilen, ja auf derartige Patienten aufzupassen. Denn ihre Krankheit kehre wieder, wenn sie in ihrer Lebensweise nicht vorsichtig seien. Manchmal ist aber eine solche Schwellung nur am oberen Augenlid und bleibt so der großen Menge verborgen. Dabei muß aber der Arzt es wie ein Kapitän machen: manchmal sieht der Kapitän nur eine kleine Wolke und zieht daraus den Schluß auf einen aufkommenden Sturm, und er kommt ihm zuvor und sieht sich vor. Auch der Arzt muß aus dieser kleinen Schwellung am oberen Augenlid den Schluß ziehen, daß die Krankheit wiederkehrt, und er kommt ihr zuvor und sieht sich vor. Es ist wahrscheinlich, daß diese Schwellungen von einer Schwächung der natürlichen Wärme kommen, weil die Glieder, die sich dem Absterben nähern, wie Leichen anschwellen. Denn diejenigen Körper, welche der natürlichen Wärme vollständig ermangeln, sind ganz tot. Bei den Körpern aber, die nahe daran sind, daß sie die natürliche Wärme vollständig verlieren und also dem Tode sich nähern, tritt das ein, was bei den Toten eintritt.

(V 350, 6—9 L.) Hippokrates: *Am Rande, was ins Rote sticht, hart ist und bei diesen sehr anschwillt und klebrig wird und bei diesen anhält wie das, was bei Pharsalos und Polymedes war.*

Galen: Er sagt, daß die Schwellungen, die *am Rande* des Augenlides auftreten und deren Farbe *ins Rote sticht* und die dabei *hart sind und sehr anschwellen und klebrig werden und anhalten,* auf eine Wiederkehr der Krankheit hinweisen, wie die Schwellungen, von denen vorher gesagt war, daß sie am oberen Augenlid auftraten. Einige behaupten, daß dieser Ausspruch für sich allein abgetrennt zu nehmen sei und daß hier die Rede von neuen Schwellungen sei, die in diesem Zustand von Häßlichkeit am Rande des Augenlides infolge von dicken, klebrigen Säften auftreten und an dieser Stelle anhalten, so daß bei ihnen keine Lösung mehr möglich ist. Es sieht so aus, als ob sein Wort „*schwillt an*" von den Schwellungen statt „fängt an" gesagt ist. Der Ausdruck „*hält an*" besagt, daß ihre Zeitspanne lang ist und sie lange Zeit bleiben. Diese beiden Erklärungen sind nicht ungeschickt, insofern ihre Vertreter behaupten, daß er in diesem Ausspruch besagen wolle, daß die harten Schwellungen an den Rändern der Augenlider auf die Wiederkehr der Krankheiten, die vorangegangen sind, hinweisen; er meine aber auch, daß diese Schwellungen von entgegengesetzten Säften herkommen, die sich an diesen Stellen entsprechend der ersten Erklärung, die ich als beinahe annehmbar und befriedigend vorausgeschickt habe, festsetzen.

(V 350, 9—11 L.) Hippokrates: *Die Schwellungen, welche aufbrechen, und die blauen Flecke bei den Augen-*

entzündungen oder bei den Verwundungen, und was aus den Geschwüren herauskommt, und die Eiterung und das andere ist ein Zeichen.

Galen: Man muß auch bei diesem Ausspruch, ähnlich wie es bei dem vorangegangenen Lemma war, dazu denken, entweder daß die Schwellungen bösartig sind, oder daß sie auf eine Rückkehr der Krankheit hinweisen. Er sagte:[1]) „was aus den Geschwüren herauskommt, und die Eiterung"; es ist aber nicht dasselbe, sondern sie ändern diese Lesart und teilen sie verschieden ab. Keiner von den Kommentatoren kann aber sagen, daß seine Lesart eine andere als diese ist, und daß nur die Abtrennuug verschieden ist. Ich erwähne nun einige und sage, daß sie diese Worte folgendermaßen geschrieben haben: „Die Schwellungen, welche aufbrechen, oder die blauen Flecke bei den Augenentzündungen oder bei den Verwundungen". So schrieb Dioskurides und fügte am Ende hinzu „gemeinsam". Doch das Folgende „was aus den Geschwüren herauskommt, und die Eiterung" hat er weggelassen. Nach unserer Meinung ist dies allerdings auch nahezu unbrauchbar und unverständlich. Deshalb erwähne ich die übrigen Lesarten und sage: Die Lesart, welche Kapiton von diesen Lesarten gefiel, ist folgende: „Die Schwellungen, welche aufbrechen, und die blauen Flecke bei den Augenentzündungen und den Verwundungen und das, was aus den Geschwüren herauskommt, und die Eiterung und das andere ist ein Zeichen". Nach diesen Worten macht er mit dem Folgenden einen neuen Anfang auf folgende Weise: „Um die Ernte Kolik um den Nabel und Schmerz". Was er von diesem Abschnitt gegenüber der alten Lesart abgeändert hat, ist dem Annehmbaren und Zureichenden nahe. Denn in der alten Lesart findet sich statt ⟨um die Ernte⟩ „des Ringsumschneidens". Auch Dioskurides hat diese Worte so geändert, daß sie beinahe genügen und befriedigen, aber jeder, Dioskurides und Kapiton haben etwas Häßliches angefügt. Was Dioskurides betrifft, so hat er seinen Worten „gemeinsam" angefügt, wofür keine hinreichende Erklärung zu finden ist.[2]) In einigen Handschriften findet sich noch eine andere Lesart, mit welcher sich Rufus aus Samaria zufrieden gegeben hat; sie lautet: „Die Schwellungen, welche aufbrechen, oder die blauen Flecke bei Augenentzündungen oder Verwundungen anders, als es der Regel nach sein müßte, und was aus den Geschwüren herauskommt, und die Eiterung, dies ist ein Zeichen, das nach zwei Seiten gewandt ist". Die Erklärung des Rufus aus Samaria zu diesen Worten will ich jetzt wörtlich angeben. Es sagte Rufus: „Seine Worte

1) *An dieser Stelle ist offenbar eine große Lücke, so daß dieser und der folgende Satz zusammenhanglos geworden sind*

2) *Die Beifügung des Kapiton scheint ausgefallen zu sein*

„welche aufbrechen“ bedeuten: welche plötzlich auftreten. Seine Worte „anders als es der Regel nach sein müßte“ besagen: im Gegensatz zu dem, wie es sein soll. Seine Worte „was herauskommt“ haben den Sinn: was aus dem Leibe herauskommt. Seine Worte „das nach zwei Seiten gewandt ist“ weisen auf ein zweifelhaftes Zeichen hin, welches möglicherweise nach zwei Seiten weisen kann, also zweifelhaft ist. Diese Stelle hat dann folgenden Sinn: Die Schwellungen, welche plötzlich infolge von Augenentzündungen und Geschwüren im Gegensatz zu dem, wie es sein sollte, auftreten, und die blauen Flecke und was aus den Geschwüren und den Eiterbeulen herauskommt, welche im Innern des Leibes sich bilden und bösartig sind, die sind ein zweifelhaftes Zeichen, welches nach beiden Seiten weisen kann“. Dies ist wörtlich die Erklärung des Rufus aus Samaria zu den Worten, an deren Erklärung wir sind.

(V 350, 9 L.) Hippokrates: Die Schwellungen, welche aufbrechen.

Galen: Manche Kommentatoren verstehen sein Wort „aufbrechen“ in seiner wirklichen Bedeutung, wie wenn er gesagt hätte: Die Schwellungen, bei welchen die Haut von selbst aufbricht, ohne daß der Arzt schneidet. Sie sagen, daß die Schwellungen an den Augen Fieber verursachen, während sie dies bei den übrigen Gliedern nicht tun. Ich fand, daß Rufus aus Ephesus diese Erklärung angenommen hat und damit zufrieden war.

(V 350, 12 L.) Hippokrates: Zeichen des Ringsumschneidens.

Galen: Den Ausdruck, welcher „ringsumschneiden“ bedeutet, haben einige geändert, so daß seine Bedeutung „nach zwei Seiten gewandt“ wurde, wie ich kurz zuvor sagte, wo ich die Erklärung des Rufus aus Samaria zu dieser Stelle gab. Aber statt „das nach zwei Seiten gewandt“ ist „des Ringsumschneidens“ geschrieben, und die alten Erklärer kennen nur diese Lesart. Sie erklären diesen Ausdruck, indem sie sagen, Hippokrates meine mit dem „Ringsumschneiden“, daß man die Geschwüre dieser Art ringsumschneiden müsse. Einige sagen, daß er mit dem Ausdruck hier das ringsum Abgeschnittene meine, weil Hippokrates an einer anderen Stelle[1]) von dem, was nicht aufgeschnitten werden darf, sagt: „Aufschneiden nur bei denjenigen, bei welchen Eiter entstanden ist, ohne daß der Körper selbst plötzlich etwas Reichliches ausstößt“. Andere sagen, er meine gerade das Aufgeschnittene. Was Rufus von Ephesus betrifft, so hat er statt „des Ringsumschneidens“ „nach zwei Seiten gedreht“ geschrieben. Dabei ist er der Meinung, daß dieses ein Zeichen sei, das nur für eine Sache giltig sei. Denn er trennte

1) *Die Stelle konnte ich nicht finden.*

die Worte des Hippokrates „was aus den Geschwüren herauskommt und die Eiterung" von dem Vorangehenden ab und verband sie mit den folgenden Worten „dies ist ein Zeichen". Dann verband er mit diesem Ausdruck noch das, wovon ich sagte, daß er es änderte, so daß es „nach zwei Seiten gedreht" wurde. Der Sinn dieses ganzen Satzes ist also folgender: Was bei der Dysenterie herauskommt, ist eine Voraussage, die nach zwei Seiten gedreht, d. h. zweifelhaft ist. Denn der Zustand des damit Behafteten wendet sich manchmal zur Genesung, manchmal aber bringt er den Kranken in Gefahr. Dioskurides deutet diesen Ausdruck anders und setzt dafür „für die Gebärmutter". Er hat diesen Absatz auch für sich allein genommen und von dem Vorangehenden abgetrennt, wie es Rufus gemacht hat, und hat folgendermaßen geschrieben: „Was aus den Geschwüren herauskommt, und die Eiterung ist ein Zeichen für die Gebärmutter",[1]) so daß Hippokrates mit seinen Worten „für die Gebärmutter" gemeint habe, daß sie ein Zeichen für die Erkrankung der Gebärmutter seien. Was aber Kapiton betrifft, so ist er mit keiner der genannten Lesarten einverstanden, weder mit „nach zwei Seiten gedreht" noch mit „des Ringsumschneidens" noch mit „für die Gebärmutter" noch mit „nach zwei Seiten gewandt", sondern er schreibt statt all dessen „um die Ernte", so daß seine Worte „um die Ernte" der Anfang für das Lemma nach diesem Ausspruch wurden:

(V 350, 12—14 L.) Hippokrates: Um die Ernte Kolik am Nabel und Schmerz bei einigen Menschen von Schnittlauch und auch von Knoblauch und von diesem zuletzt.

Galen: Wenn man zum Anfang dieses Ausspruches „Um die Ernte" macht, wie es Kapiton tut, so werden sie zutreffender und haben größere Wahrscheinlichkeit, so daß ihr Sinn folgender ist: in oder um die Zeit der Ernte, d. h. im Sommer, bekommt eine große Zahl von Menschen Schmerzen und Kolik in der Gegend des Nabels in der ersten Hitze des Sommers von Schnittlauch, den sie zu essen pflegen, und später auch, wenn sie Knoblauch essen. Wir wissen, daß scharfe, herbstliche Speisen in manchen Körpern der Menschen ähnliche Symptome erzeugen. Und es ist wahrscheinlich, daß solche Symptome in dieser Zeit bei einer großen Zahl von Menschen aus irgend einer Ursache auftraten. Wir sehen aber zum Auffinden der Ursache an dieser Stelle aus den Worten hier keinen Weg, wie es der Fall ist, wenn ein Luftzustand angegeben wird. Wenn aber diese Worte geschrieben werden, ohne daß an ihrer Spitze die Zeit der Ernte genannt ist, wie alle übrigen Kommentatoren geschrieben haben, so ist es möglich, daß diese Worte allgemein sind und nicht eine besondere Angabe über

1) *Vgl. Galens Hippokratesglossar XIX 78, 17 K.*

die Kolik, die in dieser Zeit auftrat, sondern eine Angabe darüber sind, daß fortgesetztes Essen von Schnittlauch Kolik in der Gegend des Nabels erzeugt, daß das fortgesetzte Essen von Knoblauch dies nicht sofort hervorruft, sondern diese Symptome erst später erzeugt. Es ist aber auch möglich, daß man die andere Lesart, nämlich die des Kapiton, nach folgender Auslegung ganz allgemein faßt: In der Zeit der Ernte, d. h. im Sommer erzeugt das Essen von Schnitt- und Knoblauch Kolik, weil dies eine Zeit ist, in der die Galle überwiegt. Im Winter dagegen beherrscht das Phlegma den Körper, und da rufen diese Speisen die Kolik nicht hervor, sondern sie sind sogar die Ursache für großen Nutzen, den der Körper von ihnen in dieser Zeit hat. Denn sie erwärmen die kalten und lockern die dicken, klebrigen Säfte, die im Winter reichlich sind und die Körper beherrschen.

(V 350, 14—15 L.) Hippokrates: Die Röte schwindet bei einigen vom Hals und den Stellen aus, welche ihm nahe im Gesicht sind.

Galen: Wir finden in allen Handschriften den Ausdruck „schwindet" im Präsens. Ebenso verstehen ihn alle Erklärer außer Kapiton. Denn er allein hat diesen Ausdruck geändert und dafür „pflegte zu schwinden" geschrieben. Nur diese Zeitangabe stimmt und paßt zu dem, was in jener Zeit geschah. Sein Wort „schwindet" im Präsens zeigt dagegen auf etwas Allgemeines hin. Da es aber eine irrige Anschauung ist, wenn einer diese Worte in dieser Zeitbestimmung schreibt: Die Schwellungen der Rose am Halse schwinden immer und haben eine Krisis, hat Kapiton bei der Deutung dieser Lesart recht getan. Denn wahrhaftig Hippokrates dürfte das Verbum in dieser Lesart im Tempus der Vergangenheit geschrieben haben, in der Zeitbestimmung, in der das Schwinden und die Krisis dieser Schwellungen eintrat.

(V 350, 15—16 L.) Hippokrates: Was bei denjenigen, welche eine Erkrankung am Halse haben, schwarz ist, ist bösartig; was davon Blasen hat, ist bösartig, uud was davon Unruhe erzeugend ist, ist bösartig.

Galen: Was seine Worte „was schwarz ist" betrifft, so sagen einige, daß er damit meint: was von den Schwellungen der Rose schwarz ist. Denn er sagte, daß die Schwellungen der Rose, wenn sie schwarz werden, bösartig seien, und ebenso auch die Schwellungen der Rose, die am Halse auftreten und bei denen Blasen entstehen. Damit zusammen gehören die Unruhe erzeugenden Schwellungen der Rose. Einige haben gesagt, daß er unter den „Unruhe erzeugenden" Schwellungen der Rose diejenigen verstehe, bei denen der Geist verwirrt werde. Andere sagen, daß er unter den „Unruhe erzeugenden" Schwellungen diejenigen verstehe, die beunruhigende und aufregende Symptome begleiten. Diese Symptome seien der Schmerz, die Schlaflosigkeit, die Geistesverwirrung, Nervosität, schlechte Gemütsverfassung. Andere sagen, er verstehe unter den „Unruhe erzeugenden“ diejenigen, welche infolge von Aufregung Durchfall erzeugen. Manche haben auch gesagt, daß er mit dem, was er am Anfang sagte, nämlich „was schwarz ist“ nur den Kot gemeint habe, so daß der Sinn dieser Worte wäre: Der schwarze Kot ist bei denjenigen, bei welchen am Halse die Rose schwillt, und besonders wenn bei ihnen blasenähnliche Pusteln auftreten, nichts Gutes, und besonders ist es so mit dem, dessen Urinieren und Stuhlgang mit Unruhe und Aufregung vor sich geht. Und sie sagen, daß gerade bei der Unruhe, die mit Durchfall verbunden ist, Kolik und heftiges Brennen oder überhaupt ein Schmerz, welcher auch immer es sei, oder Ohnmacht oder üble Laune auftritt. Kapiton aber stellte am Ende etwas um und schrieb: „Was Unruhe erzeugend ist, ist schlecht, und wobei Blasen sind. Denn auch dies ist beunruhigend“. Da jedoch Kapiton zu der Lesart, mit der er sich zufrieden gab, keinen Kommentar geschrieben hat und auch keine Erklärung zu den Ausdrücken des Hippokrates gegeben hat, wie das Dioskurides macht, so kann man nicht wissen, in welchem Sinne er sie verstand. Denn es ist bei dem Ausdruck „Unruhe erzeugend“ wohl möglich, wie ich schon vorher sagte, daß die einen darunter den „Unruhe erzeugenden“ Durchfall, die anderen die Unruhe und Aufregung des Geistes und wieder andere beunruhigende Symptome verstehen. Man versteht nämlich „Unruhe erzeugend“ an dieser Stelle auf diese drei Arten.

(V 352, 1 L.) Hippokrates: Adamantos, der Mann, bei dem die schwarze Galle überwog, aß einmal Triebe, und zwar mehr, und erbrach Schwarzes und das andere Mal infolge von Zwiebeln, die er aß.

Galen: Ich fand in den Handschriften „Adeimantos“ und „Adamantos“. Dabei ist aber kein Unterschied. Dagegen besteht ein wesentlicher Unterschied in diesem Lemma darin, daß die einen „Triebe“, die anderen „Peplion“, andere „reine Petersilie“, andere „Muscheln“ schreiben. Dabei ist der Unterschied nicht gering. Ebenso ist es ein Unterschied, ob man nach „aß“ schreibt „und zwar mehr“, oder ob man „mehr“ nicht schreibt; dieser Satz wird nämlich auf diese beiden Arten geschrieben. In der alten Lesart, welche die Mehrheit der Kommentatoren kennt, findet sich nur „Triebe“. Kapiton aber hat an Stelle von „Triebe“ „reine Petersilie“ gesagt. Dioskurides setzt zuerst innen in den Text das Wort „Triebe“, dann schreibt er außen auf den Rand „reine Petersilie“ und gibt damit eine zweite Lesart. Dann gibt er am Rande noch als dritte Lesart statt „Triebe“ „Peplion“. Alle außer ganz wenigen verstehen unter dem Wort „Triebe“ die frischen Schosse des Weinstockes. Zeuxis[1]) sagt, daß Glaukias statt „Triebe“ „Muscheln“ geschrieben habe, die THALASSIOS heißen. Aus diesem Ausspruch wird uns wieder klar, wie es auch schon aus vielen anderen Aussprüchen klar geworden ist, die in diesem Buche vorangingen, daß wir daraus keinen Nutzen ziehen können. Denn es ergibt sich daraus nur, daß es einen Mann, bei dem die schwarze Galle überwog, manchmal überkam, daß er Schwarzes erbrach, wenn er von den Trieben des Weinstocks oder Muscheln oder Zwiebeln gegessen hatte. Darnach hatte er etwas Ruhe von seiner Melancholie oder auch nicht. Denn auch das hat er unterlassen zu sagen. Wir wissen auch aus anderen Darlegungen, daß Melancholiker etwas Schwarzes erbrachen und daß sie überhaupt keinen Nutzen davon hatten. Einige haben zu dem Worte „Triebe“ noch eine Beifügung gemacht und geschrieben: „er aß Triebe und zwar mehr“. Sie waren nämlich der Meinung, daß es unsinnig sei, zu sagen, daß einer wegen des Essens von nur wenigen Trieben des Weinstocks Erbrechen von Schwarzem bekam. Vielmehr sei es wahrscheinlich, meinten sie, daß er viel davon aß und deshalb eine Magenverstimmung bekam, die ihn zum Erbrechen reizte. Für den Saft, der in dem Auswurf dieses Melancholikers überwog, gibt es keine Bezeichnung.

(V 352, 3—4 L.) Hippokrates: Die Fieber machen bei manchen Menschen die Lippen wund, und es ist dabei wahrscheinlich, daß sie intermittierend und dreitägig mit Kälte sind. Bei manchen fühlt die Hand, daß den Körper ein heftiges Brennen getroffen hat. Dann lösen sie sich.

Galen: Manche Kommentatoren kennen die Erwähnung der Kälte an dieser Stelle nicht, sondern sie schreiben diesen Satz ohne die Nennung von Kälte auf folgende Weise: „Die Fieber machen bei manchen Menschen die Lippen wund, und es ist dabei wahrscheinlich, daß sie intermittierend und dreitägig sind“. Sie sagen, daß diese Worte folgenden Sinn hätten: Wenn du siehst, daß die Lippen beim Fieber wund sind, so wirst du daraus den Schluß ziehen, daß dieses ein Fieber ist, das Pausen und Ruhezeiten und Unterbrechungen hat und daß es der Zeit nach namentlich eines von den Fiebern ist, die in Tertianperioden verlaufen. Diejenigen aber, welche die „Kälte“ hinzugesetzt haben, behaupten, er wolle auf die reinen Tertianfieber hinweisen, weil diesen nämlich Kälte vorangeht. Mit der Kälte meinen sie an dieser Stelle Schüttelfrost. Was den folgenden Teil dieses Lemmas betrifft, da wo er sagt: „Bei manchen fühlt die Hand, daß den Körper heftiges Brennen getroffen hat, dann lösen sie sich“, so sagen sie, daß der Sinn davon folgender sei: wenn die Lippen gespalten sind, so weisen sie auf Fieber hin, die bisweilen Ruhezeiten haben, und besonders auf diejenigen, deren Anfälle sich alle drei Tage wiederholen, sie weisen

1) *Deichgräber, Griechische Empirikerschule: 0; das Frg. ist neu*

aber auch auf diejenigen von den nicht intermittierenden Fiebern hin, bei denen der Körper bei der ersten Berührung mit der Hand infolge der Heftigkeit des Brennens heiß erscheint, und die sich dann bald lösen. Unter seinem Worte „sie lösen sich“ versteht er nachlassen und absinken, so daß bei ihnen nur noch eine Hitze in Erscheinung tritt, wie sie beim ersten Berühren in Erscheinung trat. Es ist bei diesen Fiebern zu untersuchen, ob sie zu den leichteren, wie fast alle Kommentatoren meinen, oder zu den bösartigen Fiebern gehören, wie die Schule des Sabinus meint. Dies ist keine unwichtige Frage. Wir haben diese Frage schon im ersten Buch meiner Schrift „Über die Arten der Fieber“ untersucht.[1]) An dieser Stelle genügt es deshalb anzugeben, wie die Schule des Sabinus diese Worte gelesen, geschrieben, eingeteilt und erklärt hat: „Die Fieber machen bei manchen Menschen die Lippen wund, und es ist wahrscheinlich, daß dies geschieht, wenn man sie läßt“. Diese Worte hat Sabinus für sich allein geschrieben und steht auf dem Standpunkt, daß dies ein klarer Ausspruch sei. Diese Worte sind auch tatsächlich, wenn man die Ausdrücke setzt, die er geschrieben hat, klar und richtig. Dann erklärt er die folgenden Worte wieder für sich allein. Einige seiner Schüler schreiben diese Worte folgendermaßen: „Bei den Fiebern, bei welchen bei manchen Menschen die Lippen wund werden, ist es wahrscheinlich, daß sie intermittierend sind“. Nur findet sich nichts Befriedigendes in diesen Worten. Was den zweiten Teil betrifft, so schreibt ihn Sabinus nach folgender Lesart: „Von der Kälte, die zu den dreitägigen hinzutritt, kommt man nicht davon. In dem Körper fühlt man, wenn ihn die Hand berührt, heftiges Brennen; dann löst sich dies“. Dies ist die Lesart, welche Sabinus geschrieben hat. Einige von seinen Schülern haben folgende Lesart aufgenommen: „Von den dreitägigen sind diejenigen, von denen man nicht los kommt, die Fieber, bei denen die Hand, wenn sie den Körper berührt, heftiges Brennen fühlt. Dann lösen sie sich“. Sabinus sagte, daß diese Worte auch so geschrieben werden: „Vom Schüttelfrost und dem dritthalbtägig wiederkehrenden Fieber kommt man nicht davon“, so daß man unter diesen Worten die Fieber, welche dritthalbtägig mit Schüttelfrost wiederkehren, verstehen müßte. Es sagte Sabinus: „Man behauptet, daß diese Fieber bösartig sind, weil sie zu den Fiebern der Schwäche und des Verfalls gehören, welche die Griechen Marasmus nennen und die ein Zeichen für die Auflösung des Atems sind und anzeigen, daß er bereits aus dem Körper flieht und daß das Innere des Körpers bereits der Hilfe durch Behandlung entrückt ist“. Wir haben das, wie ich soeben sagte, schon in einer anderen Schrift untersucht.

1) *De marcore liber (VII 666—704 K.), vgl. De febr. diff. 14 (VII 330—32 K.)*

(V 352, 6. 7 L.) Hippokrates: Man muß eine Untersuchung anstellen, wenn es in den Gelenken nicht eitert, wie das, was in ihnen ist.

Galen: Sabinus hat so geschrieben. Die meisten aber schreiben diese Worte nach folgendem Wortlaut: „Man muß eine Untersuchung anstellen, ob es in den Gelenken nicht eitert wie das, was in ihnen ist." Einige von ihnen sagen, daß dieser Ausspruch annehmbar sei, wenn der Sinn dieser Worte folgender sei: Der Arzt muß die Sache der Feuchtigkeit untersuchen, welche die Gelenke in geringer Menge umgibt. Denn[1]) viele Schwellungen an den Gelenken kommen wegen dieser Feuchtigkeit nicht zum Eitern. Dies ist nämlich eine dicke Feuchtigkeit. Wenn nun diese Feuchtigkeit reichlich wird und das Fleisch um die Gelenke herum durchtränkt, so ruft sie Schwellungen hervor, die ähnlich den Schwellungen der Wassersüchtigen sind, deren Krankheit „Weißes Phlegma" (das ist die fleischige Wassersucht) heißt. Diese Schwellungen haben manche Ärzte schon untersucht, indem sie sie aufschnitten. Sie hatten geglaubt, Eiter in ihnen zu finden, aber sie fanden nicht, was sie erwarteten, sondern sie fanden das ganze Fleisch um die Gelenke herum mit dicker Flüssigkeit durchtränkt.

(V 352, 8. 9 L.) Hippokrates: Die Gewohnheit in den Dingen, auf denen unsere Gesundheit beruht, auf der Lebensweise, der Wohnung, den Anstrengungen, dem Schlaf, dem Geschlechtsverkehr, der geistigen Tätigkeit.

Galen: Ich habe im Vorangegangenen schon viele Male gesagt, und ich erwähne auch an dieser Stelle es wieder: die meisten Handschriften — um nicht zu sagen alle — haben die Ausdrücke für alle diese Dinge in der allgemeinen Sprache der Griechen gegeben, nicht in der Sprache der Koer, zu denen Hippokrates gehörte. Die Schule des Kapiton und des Dioskurides aber schreiben alle diese Worte in der speziellen Sprache der Koer. Was mich betrifft, so erspare ich euch in meinen Kommentaren, die ich verfaßte, die Behandlung derartiger Verschiedenheiten. Denn es genügt, nur die Lesarten zu untersuchen, bei denen ein Unterschied im Sinn vorliegt. Diejenigen Lesarten, die nur einen Sinn geben und bei denen die Verschiedenheit nur im Ausdruck liegt, nicht zu erwähnen halte ich für richtig. Auch in diesen Worten hier habe ich nur den Sinn im Auge und erwähne nur das, woraus die Heilkunde Nutzen zieht. Sich lange über den Ausdruck zu verbreiten, überlasse ich den Sophisten. Ich sage also, daß Hippokrates den Ärzten rät, auf die Gewohnheiten der Kranken ihr Augenmerk zu richten. Ihr Bemühen um diese Dinge soll nicht verschieden sein von ihrem Bemühen um die anderen Dinge, die sie im Auge haben müssen. Denn jeder von uns besitzt nur soviel

1) *Vgl. S. 508*

Gesundheit, als seinen speziellen Gewohnheiten entspricht. Die Gewohnheiten eines jeden Menschen bestehen aus den Dingen, von denen seine Gesundheit abhängt. Von den Dingen aber, auf denen seine Gesundheit beruht, ist das erste die Lebensweise, das zweite die Wohnung, das dritte der Schlaf, das vierte die Anstrengungen, das fünfte der Geschlechtsverkehr und das sechste nach allen diesen Dingen die geistige Tätigkeit. „Lebensweise" sagt man in unserer Sprache in doppeltem Sinne: erstens speziell und zweitens allgemein. Der spezielle Sinn, den das Wort in der Wirklichkeit am meisten hat, ist die Einnahme von Essen und Trinken. Der allgemeine Sinn, den das Wort „Lebensweise" hat, erweitert sich dahin, daß er die Betätigung mit umfaßt. Unter Betätigung verstehe ich Bewegungen und Arbeiten, die einer macht, z. B. wenn einer schreibt oder liest oder rechnet oder singt oder die Laute schlägt oder läuft oder kurz vor oder kurz nach dem Essen spazieren geht, und zwar wenn nachher, viel, oder wenn einer sofort nach dem Schlafe oder vor dem Schlafe etwas reitet oder etwas derartiges tut. Alle diese Dinge fallen unter die zweite von den beiden Bedeutungen, von denen ich sagte, daß das Wort „Lebensweise" sie nebeneinander umfaßt, so daß es neben dem Essen und Trinken auch die Tätigkeit, welche die Menschen verrichten, mit enthält. Was das „Wohnen" betrifft, so umfaßt es einerseits die Kleidung, die Schuhe, die Kappen, die Turbane, die Westen, welche auch die Arme bedecken, und die Halsbänder, andererseits die Häuser, die Zelte, die Paläste, die gedeckten Schiffe. Bei den „Anstrengungen" ist es klar, daß er darunter körperliche Leistungen und zwar solche versteht, welche starke, intensive Bewegung von uns verlangen, wenn wir z. B. ringen oder boxen oder laufen oder springen oder werfen oder reiten oder uns in den Waffen üben oder etwas dergleichen tun, bei dem die Menschen große Fehler machen oder richtig handeln können. Und auch der „Schlaf" ist ein Wert, auf dem die Gesundheit beruht, wenn er zur rechten Zeit stattfindet. Darüber muß der Arzt Bescheid wissen. Ebenso ist es auch mit dem „Geschlechtsverkehr". Wie die Kenntnis von all diesen Dingen zusammen dem Arzt Nutzen bringt, ebenso zieht er auch aus der Kenntnis jedes einzelnen dieser fünf Dinge, die er aufgezählt hat, Nutzen. Denn von dem, woran man sich nicht gewöhnt, kommt der Schaden, und von dem, woran man sich gewöhnt, kommt der Nutzen. Das sechste nach allen diesen genannten Dingen ist „die Tätigkeit des Geistes". Hippokrates hat die Erwähnung derselben im Vorhergehenden unterlassen, wo er sagte:[1]) „Die Anstrengung, die Speisen und Getränke, der Schlaf, der Geschlechtsverkehr (sollen) mit Maß (geschehen)." Hippokrates hat die Erwähnung „mit Maß" hier weggelassen, weil die Sache ja für alle Menschen klar ist und auch nicht viel Inhalt darin

1) *Epid. VI 6, 2 (V 324 L.); s. S. 328, 22 ff. dieses Bandes*

liegt, welcher der Medizin eigen wäre. Was aber sein Wort „die Geistestätigkeit“ betrifft, so hat er es an dieser Stelle gesetzt, während er es im Vorhergehenden weggelassen und statt dessen „mit Maß“ beigefügt hat. Es ist aber möglich, daß der Sinn beider Ausdrücke ein und derselbe ist. Denn an dieser und jener Stelle hat er die Neigungen aufgezählt, auf denen die Krankheiten und die Gesundheit beruhen. Den an jener Stelle genannten Dingen läßt er folgen: wenn man sie mit Maß anwendet, kommt davon die Gesundheit. Und damit hat er recht. An dieser Stelle schließt er die Aufzählung der Neigungen mit dem Wort „Geistestätigkeit“. Durch sie wird das Wieviel und das Wie der genannten Dinge und die Zeit, in der sie angewandt werden, gefunden und erkannt und mit Überlegung bedacht. Es führen also diese Worte hier auf denselben Sinn, wie der vorher angeführte Ausdruck, bei dem er sagt: sie sollen alle „mit Maß“ geschehen. Mit Geistestätigkeit meint er das, womit man alles, was man findet, findet und alles, was man beurteilt, beurteilt. Und „mit Maß“ meint er das, was man schon gefunden und beurteilt hat. Es ist aber möglich, daß die Geistestätigkeit selbst die Ursache für die Gesundheit oder Krankheit ist. Denn diejenigen, welche aus jedem Anlaß zornig werden und sich aufregen und um der geringfügigsten Ursache willen streiten und schelten, fallen häufig aus dieser Ursache in Krankheiten, und es ist schwer, sie diesen Krankheiten wieder zu entreißen. Es gibt viele, welche nicht infolge des schlimmen Wesens ihrer Krankheit, sondern wegen des schlimmen Zustandes ihres Geistes und Überlegens sterben. So kenne ich eine große Zahl von Leuten, welche Furcht vor dem Tode überkam und welche diese Furcht zuerst krank machte und dann zu Tode brachte. Manche stürzte ein Traum in solche Furcht. Bei manchen erzeugte solche Furcht eine Ahnung oder ein Vorzeichen oder eine seltsame Erscheinung, die sie hatten, oder das Niedergehen eines Blitzstrahles. Manche brachte dazu das Anzeichen, welches sie in den Eingeweiden des Opfertieres fanden, oder ein Augurium von irgendwelchen Vögeln, wie es dem Augur Maiandros erging. Diesen Mann überkam eine solche Angst vor dem Tode, daß er schon an ihr starb, ganz abgesehen von der Krankheit. Die Geschichte des Maiandros ist folgende: er war ein Mann aus dem Teile Mysiens, der dem Hellespont nahe liegt, und es ist ein Teil von unserem Lande Asien. Sein Aufenthalt in diesem Lande war meistens Pergamon. Die Ausführung des Auguriums war seine Tätigkeit. Sie war sein Broterwerb und sein Beruf. Jeder, der ihn zu Rate zog, bezeugte ihm seine Fertigkeit in seiner Tätigkeit. Nun war es die Gewohnheit dieses Maiandros, alljährlich an seinem Geburtstag Gott den Allmächtigen und Erhabenen zu bitten, ihm ein Zeichen zu schicken, an dem er erkennen könne, wie es ihm im folgenden Jahre ergehen werde. Und so ging er eines Jahres zur Beobachtung des Vogelfluges hinaus und sah einen Adler, der in einer Form flog, die den Tod bedeutet. Da ward es ihm in seiner Seele gewiß, daß dies ein Zeichen sei, vor dem es kein Entrinnen gebe. Da ging er von dem Ort des Vogelfluges zusammengesunken, elend und gelb von Farbe nach der Stadt zurück, so daß diejenigen, welche ihm begegneten, ihn fragten, ob er irgend einen körperlichen Schmerz habe. Zu wem er Vertrauen hatte, sagte er die Wahrheit. Dann stellte es sich ein, daß er ganze Nächte schlaflos lag und ihn auch den ganzen Tag der Kummer bedrückte, so daß er ganz zerfiel. Schließlich traten leichte, sanfte Fieber auf. Als die Fieber sich einstellten, wurde sein Geist so verwirrt, daß er überhaupt nicht mehr bei sich war und das Bett hüten mußte. Zwei Monate nach seinem Geburtstage starb er dadurch, daß sein Körper allmählich dahinschwand, bis er sich ganz auflöste. Ich kenne einen anderen Mann, der sich über einen Verlust an Geld grämte. Da bekam er Fieber, welches sich lange hinzog und ihm dauernd anhing, und im Schlafe sprach er über seinen Verlust und war unruhig und aufgeregt, bis er erwachte. Wenn er aber wach war, verging er vor Gram. Darauf verwirrte sich sein Geist, und er wurde wahnsinnig. Seine Geistesverwirrung zeigte sich an dem, was er sagte. In diesem Zustand blieb er ununterbrochen, bis er starb. In Rom sah ich vor kurzem einen Grammatiker, namens Kallistos, dem seine Bücher bei dem großen Brand in Rom, bei dem der Tempel, der „Tempel des Friedens“ heißt, verbrannte, vernichtet wurden. Darüber grämte er sich und fand keinen Schlaf mehr. Zuerst begannen bei ihm Fieber, und dann in nicht langer Zeit siechte er dahin, bis er starb. Ich habe noch eine ganze Anzahl derartiger Menschen gesehen, deren Körper dahinsiechte, sei es aus Gram oder einer schlechten Geistesverfassung. Ich beschränke mich auf ein paar Fälle, da ihre Zahl ja zu groß ist. Zuerst erwähne ich die Geschichte der Mutter des Rechtsgelehrten Nasutus. Die Geschichte dieser Frau ist folgende: Sie erhielt die Nachricht, daß eine Frau, die sie sehr liebte und die siebzig Jahre alt war, nach einem anderen Orte auf eine Einladung hin ging. Sie war dort eingetroffen und auch wieder zurückgekehrt, nachdem sie den weiten Weg gemacht hatte. Nach ihrer Rückkehr hatte sie sich auf das Bett gelegt und verlangte etwas Wasser zu trinken. Der Diener hatte geantwortet: „Ich bringe es dir sofort.“ Sie schlief aber ein, bevor der Diener mit dem Wasser zurück war. Es verging nun einige Zeit, ohne daß die Leute um die Frau etwas gemerkt hatten. Dann aber riefen sie sie an, aber sie gab keine Antwort. Die Diener sahen sich deshalb gezwungen, sie zu rütteln. Sie wachte aber nicht auf. Sie machten sich nun daran, die Sache zu untersuchen, und befühlten sie, um zu sehen, was mit ihr vorgegangen war. Ihr ganzer Körper war kalt, und es war klar, daß sie tot war. Sie deckten sie mit dem Kleid zu, in dem sie gestorben war. Als die Mutter des Nasutus dies erfuhr, ging es ihr so zu Herzen, daß sie sich nicht mehr zum Schlafen niederlegen konnte, wie sie es sonst gewöhnt war, und überhaupt keinen Schlaf mehr finden konnte. Da siechte auch ihr Körper infolge der Schlaflosigkeit dahin. Sie begann zu fiebern, und schon nach vier Tagen seit der Todesnachricht verschied auch sie. Ich kenne einen Mann aus Kappadokien, der sich eine unsinnige Sache in den Kopf gesetzt hatte und dadurch der Melancholie verfiel. Die Idee, die er sich in den Kopf gesetzt hatte, war geradezu lächerlich. Seine Bekannten sahen ihn nämlich weinen und fragten ihn nach seinem Kummer. Indem er tief seufzte, antwortete er und sagte, er sei in Angst, daß die ganze Welt einstürze. Sein Kummer sei, daß der König, von dem die Dichter erzählen, daß er die Welt trage und Atlas heiße, infolge der langen Zeit, in der er sie trage, schwach geworden sei.[1]) Deshalb sei Gefahr, daß der Himmel auf die Erde herabstürze und sie zertrümmere. Ihr habt von mir auch schon die Geschichte der Frau gehört, von der ich erzählte, daß sie sich einbildete, eine Schlange verschluckt zu haben,[2]) und die Geschichte des Mannes, der glaubte, daß ein Toter ihn gerufen habe, als er am Kirchhof vorbeiging,[3]) und die Geschichte von dem Mann, dem in Anwesenheit von Leuten ein Wind entfahren war und der aus Scham darüber hinsiechte und starb. Der Arzt muß also es als seine Aufgabe betrachten, außer den übrigen Neigungen des Kranken auch die Dinge ausfindig zu machen, die seinen Geist bedrücken. Denn die Heilung eines Menschen, dessen Krankheitsursache in seinem Geiste liegt, kann nur durch Beseitigung der fixen Idee, nicht aber durch Speisen und Getränke, durch Wohnung, Baden, Marschieren und dergleichen erreicht werden. Zu der Art der Geistestätigkeit kannst du auch die Geduld, Ausdauer, Entschlossenheit, Wagemut, Großherzigkeit und das Gegenteil davon Feigheit, Schlechtigkeit, Erbärmlichkeit und Schlappheit rechnen, und dabei wirst du recht haben. Denn viele Menschen verfallen den Krankheiten infolge ihres Wagemutes und Mangels an Selbstzucht und ihres erbärmlichen Charakters. Wenn sie einer Krankheit verfallen sind, gehen sie auch zugrunde, während viele sich durch Willenskraft, Standhaftigkeit und Geduld retten und sich langer Gesundheit erfreuen. Man wird auch nicht fehlgehen, wenn man die Liebe zu dieser Art geistiger Tätigkeit rechnet. Es wäre viel besser gewesen, wenn die Kommentatoren diese Gedanken entwickelt hätten, anstatt sich über Ausdrücke zu streiten und zu zanken. Dann wären sie auf die richtige Bedeutung der dunklen, rätselhaften Ausdrücke gekommen.

(V 352, 10.11 L.) Hippokrates: Wie die Krankheiten und von was für Dingen und die Formen und die Orte, zu welchen hin, ihr Erzeugtwerden, woraus sie erzeugt werden, und das Anfangen dessen, was anfängt, oder das Dasein dessen, was da ist, und das Aufhören dessen, was aufhört.

1) *Galen Komm. zu Epid. I CMG V 10, 1 p. 107 Wenk.*
2) *Ebenda p. 207* 3) *Ebenda p. 208*

Galen: Den Anfang dessen, was er hier sagt, hat er nicht richtig gestellt. Er hätte sagen müssen: „Die Krankheiten wie“, so daß man zu diesen Worten implicite hinzudenken muß: sie entstanden sind, muß man beobachten. Was seine Worte „von welchen Dingen“ betrifft, so ist es, als ob er gesagt hätte: von welchen Gliedern des Körpers aus sie begannen. Dann erwähnt er „die Formen“ und will damit, daß man auf sie achten müsse. Es wäre leicht und läge nahe, unter den „Formen“ die Formen des Liegens zu verstehen; gemeint aber sind die Fieberumläufe, ob sie einen Tag oder drei oder vier Tage dauern. Das ist nämlich der Unterschied der Fieber und der anderen Krankheiten ihren Formen nach. Dann schreibt er: „die Orte, zu welchen hin.“ Unter dem Wort „Orte“ muß man die Glieder des Körpers verstehen, nach denen hin sich die Krankheiten erzeugenden Säfte ziehen. Einige haben auch statt „Orte“ „Arten“ geschrieben, weil die beiden Worte in der griechischen Sprache einander nahe stehen. Sie sagen, er verstehe unter den Arten der Krankheiten deren Verschiedenheit in bezug auf ihr Entstehen, ihre Zunahme uud ihr Ende. Aber diese Dinge enthalten die Worte, welche nachher kommen. Denn er sagt „das Erzeugtwerden, woraus sie erzeugt werden, und das Anfangen dessen, was anfängt, und das Aufhören, dessen, was aufhört.“ Seine Worte „Das Erzeugtwerden, woraus sie erzeugt werden“ kommen auf denselben Sinn hinaus, wie man von dem Schwangerwerden sagt, daß der Embryo im Mutterleib erzeugt wird. Denn „Erzeugt- und Schwangerwerden“ bedeutet in unserer Sprache ein und dasselbe Wort. Übertragen sagt man „Erzeugtwerden“ von den Krankheiten auf dem Wege des Vergleichs mit dem Erzeugtwerden des Embryos zur Zeit des Schwangerwerdens, so wie Hippokrates in der Schrift der Aphorismen gesagt hat:[1]) „Die Änderung der Jahreszeiten erzeugt besonders Krankheiten.“ Was sein Wort „Anfangen“ betrifft, so bedeutet es „das sichtbare Auftreten der Krankheiten.“ Denn das Auftreten der Krankheiten erfolgt in mehreren Stadien: Das erste Stadium kommt weitaus zuerst und ähnelt der Schwangerschaft. Es ist dies die Zeit, in der sich im Körper die Ursachen, die im Begriffe sind, eine Krankheit zu erzeugen, sammeln und zunehmen. Denn die Anfüllung mit Säften und ihre Verderbnis in den Körpern der Lebewesen erfolgt nicht plötzlich an einem Tag. Das zweite Stadium ist dasjenige, in dem in den Körpern infolge der Säfte, die sich gesammelt und zugenommen haben, die Krankheit beginnt. Das dritte Stadium ist dasjenige, in dem die Krankheit vollkommen zum Ausbruch gekommen und nunmehr richtig vorhanden ist. Das vierte Stadium ist die Zeit, in der sich die Krankheit löst und aufhört. Manche haben gesagt, daß dieses Wort nur von der Erzeugung des Embryo handele. Denn diese Worte seien nicht übertragen,

1) *Aph. III 1 (IV 486 L.)*

sondern in ihrem wirklichen Sinne zu verstehen. Er verlange also, man müsse auf die Form des Embryo achten und auf das, was in der Zeit der Schwangerschaft und der Zeit seiner Geburt und der Zeit seines Wachsens und der Zeit seiner Vollendung ihm zustößt. Doch die Bildung dieses Satzes verträgt diese Erklärung nicht.

(V 352, 11. 12 L.) Hippokrates: Die Dinge, bei denen er sich im Zustande der Leidenschaft nicht selbst beherrscht.

Galen: Jeder Erklärer dieser Schrift hat alle diese und die folgenden Aussprüche anders abgetrennt als die anderen. Ich beschränke mich jedoch auf die annehmbarste Abtrennung und befriedigendste Erklärung. Ich denke mir also, daß Hippokrates uns in diesem Ausspruch rät, darauf zu achten, daß der Kranke allzu geringe Selbstbeherrschung meidet. Wir werden ihm zu einigen Dingen die Erlaubnis geben, wenn er darnach verlangt, sie zu tun. Wir werden nicht streng sein, wenn er nach etwas verlangt, sofern das Maß des Schadens im Hinblick auf eine wichtigere Sache nur gering ist, so daß er auf Grund davon folgsamer wird und uns auch in den anderen Dingen gehorcht und unseren Rat annimmt. Ihr habt von mir schon gehört,[1]) daß ich dies meist leicht zustande bringe und viele Leute, deren Selbstbeherrschung nur gering war, in allen Dingen zum Gehorsam brachte, so daß diejenigen, welche das sahen, sich wunderten, wie ich das fertig bekomme. Dies liegt aber nicht außerhalb der Methode, welche ich angegeben habe. Ich gestatte manchmal etwas Schädliches; nur darf der Schaden nicht soweit reichen, daß er tödlich wirkt, und überlasse es den Kranken ihre Begierde zu stillen, so daß ich als Gegengabe den vollkommenen Gehorsam in allen übrigen Dingen erhalte. Viele Ärzte legen auf den Gehorsam der Kranken kein Gewicht und bedenken nicht, daß dabei doch manches zu gewinnen ist. Doch wer von den Ärzten Einsicht hat, der weiß genügend Mittel, den Kranken, den er behandelt und um dessen Gesundung er sich bemüht, zum Gehorsam zu bringen namentlich dadurch, daß er ihn vor Gegenwärtigem und Zukünftigem warnt, manchmal auch, daß er wegen seiner geringen Selbstbeherrschung seinen Neigungen nachgibt, wenn dadurch nicht zu großer Schaden zu befürchten ist. Ich wurde schon zu Kranken gerufen, die in den Zeiten ihrer Gesundheit gewohnt gewesen waren, täglich zweimal das Bad aufzusuchen. Ich erlaubte ihnen, wenn sie vor der erforderlichen Zeit nach einem Bade verlangten, ins Bad zu gehen. So habe ich auch manchem Kranken gestattet, kaltes Wasser zu trinken, dann nämlich wenn sie in ihren gesunden Tagen kaltes Wasser zu trinken pflegten. Ich habe manchen, die reines Wasser nicht zu trinken vermochten, erlaubt, es mit einem Getränk aus Quitten oder Äpfeln zu versetzen, und oft ließ ich Obst essen, wenn ich nicht zuviel Schaden für sie fürchtete. Hippo-

1) *Galens Komm. zu Epid. VI 4,7 S. 201, 27 ff. dieses Bandes*

krates hat in dem Buche der Aphorismen ganz allgemein gesagt,[1]) daß man diejenigen Speisen und Getränke, die etwas weniger wirksam, aber wohlschmeckender sind, denen vorziehen solle, die zwar wirksamer, aber unangenehmer sind. Ich denke mir nun, daß er mit diesen Worten auf ganz denselben Sinn abzielt, daß er also verlangt, daß wir darauf achten sollen, was für Dinge es sind, denen gegenüber die Selbstbeherrschung des Kranken nur gering ist, und von denen her wir für ihn Angst haben, so daß wir darauf bedacht sind, diese Dinge zu vermeiden, während wir anderen Dingen gegenüber Nachsicht üben. Ich will nun ein Beispiel zum Verständnis dieser Worte geben. Ich sage also: Es befiel einen in der Zeit des Sommers Drittagsfieber. In seinen gesunden Tagen war es seine Gewohnheit, täglich zweimal in ein Bad zu gehen. Ich sage: Wir werden einem solchen Kranken, wenn er heftiges Verlangen nach einem Bad hat, erlauben, an den fieberfreien Tagen ein Bad zu nehmen. Bei wem wir aber Wassersucht befürchten, dem werden wir das Baden verbieten. Ebenso werden wir einem, den im Sommer infolge der Hitze heftiges Fieber ergriffen hat, so daß er heftigen Durst hat, erlauben, wenn er in gesunden Tagen gewohnt war, kaltes Wasser zu trinken, solches Wasser zu sich zu nehmen. In diesem Falle werden wir dies ihm auch auf dem Höhepunkt und beim Nachlassen des Fiebers erlauben, während wir es ihm beim Steigen des Fiebers und bei Anfällen verbieten müssen. Wer aber im Winter eine phlegmatische Krankheit hat, und namentlich wenn es ein Greis ist, dem werden wir nicht gestatten, kaltes Wasser zu trinken. Aus diesen Beispielen kann man nun analog auch auf viele andere Krankheiten einen Schluß ziehen. Zur Richtschnur mußt du dabei die Natur der Krankheit, die Gewohnheit des Kranken, seine natürliche Mischung, sein Alter, die jeweilige Jahreszeit und das Land, in dem er wohnt, nehmen. Dies ist nach meiner Meinung die beste Erklärung für diese Stelle. Einige Kommentatoren, und zwar solche von hohem Ansehen, haben eine andere Erklärung für gut befunden, die nicht weit vom Annehmbaren ist. Sie sagen, daß Hippokrates in diesen Worten verlange, daß man auf die Dinge achte, bei welchen sich Feigheit zeigt. Sie sagen, er meine damit einen Zustand der Erbärmlichkeit d. h. der Feigheit und Ängstlichkeit. Aus der Kenntnis der Dinge, bei welchen sich der Kranke wenig beherrscht zeige, zögen die Ärzte, welche die Kranken mit Nachsicht behandeln, Nutzen. Wie der Zustand bei mangelhafter Selbstbeherrschung ist, habe ich schon vorher beschrieben. Wie es sich aber mit der Ängstlichkeit verhält, will ich jetzt von vorn darlegen. Du wirst Leute finden, die ganz folgsam sind, wenn du ihnen zu Ader läßt: du wirst aber auch Leute finden, die dabei die größte Ängstlichkeit zeigen. Ebenso wirst du Leute finden, welche sich vor dem Abführen und Erbrechen sträuben, andere wirst

1) *Aph. II 38 (IV 480 L.)*

du dagegen dabei mutig finden. Ebenso verhalten sie sich auch bei den übrigen Arzneien und Behandlungen. Der Arzt muß also auf den Grad des Schadens achten, welcher den Kranken trifft, wenn er einer Behandlung unterzogen oder nicht unterzogen wird. Demgemäß wirst du dich, wie es sich aus dieser Darlegung ergibt, so weit wie möglich, einer Behandlung enthalten, vor welcher der Kranke Angst hat, und dich einer anderen Art der Behandlung zuwenden, die für den Kranken nützlich und heilsam ist.

(V 352, 12. 13 L.) Hippokrates: Die der Krankheit entgegengesetzte Lebensweise, das Wohl- und Übelbekommen.

Galen: Manche lesen diesen Ausspruch als einen einzigen, andere aber teilen ihn und machen daraus zwei Sätze. Wer die einzelnen Teile mit dem Vorhergehenden oder mit dem Folgenden verbindet, anzugeben unterlasse ich. Zuerst behandle ich diesen Ausspruch, wenn er in zwei Teile geteilt ist. Dann behandle ich ihn, wenn die beiden Teile zu einem Satze verbunden sind. Man muß sich also denken, daß die Lebensweise des Kranken so sein muß, daß sie der Krankheit entgegengesetzt ist, d. h. man muß von den möglichen Lebensweisen bei einer Krankheit diejenige wählen, welche der Krankheit entgegengesetzt ist. Wir haben darüber schon oft gesprochen und die Beweise dafür erbracht, ich meine dafür, daß die Heilung des Gegenteils nur geheilt wird durch das Gegenteil[1]), und was das Gleiche betrifft, für es die Lebensweise anzuwenden ist, die die Gesundheit bewahrt. Dies ist der Sinn dieses Ausspruchs, wenn er für sich allein genommen ist. Das Folgende ist dann ein zweiter Ausspruch, in dem er verlangt, darauf zu achten, ob die Lebensweise dem Kranken wohl oder übel bekommt. Bei allem, was der Arzt tut, soll er auf die Heilung bedacht sein. Auch dieses haben wir schon vielmals gesagt. Sowohl wenn die Heilung von selbst erfolgt, als auch wenn sie durch den Arzt herbeigeführt wird und der Kranke eine Erleichterung verspürt und die Krankheit mit Leichtigkeit erträgt, kann man ihr vertrauen und sich auf sie verlassen. Wenn aber die Sache umgekehrt ist, so daß der Kranke die Krankheit unangenehm empfindet und sie nicht leicht trägt, so muß man ihr mißtrauen und sie nicht leicht einschätzen. Es ist auch möglich, diese beiden Teile zusammenzunehmen und sie als einen Satz in folgender Weise aufzufassen: Die Lebensweise des Kranken muß geprüft und erprobt werden, und es ist festzustellen durch Wohl- oder Übelbekommen, ob sie der Krankheit entgegengesetzt ist. Bekommt sie ihm und findet er sie zuträglich, dann ist es eine der Krankheit entgegengesetzte Lebensweise; bekommt sie ihm aber nicht und ist sie ihm nicht zuträglich, dann ist es keine der Krankheit entgegengesetzte Lebensweise.

1) *De flat. 1 (VI 92 L.), von Galen oft zitiert; vgl. Wenkebachs Stellensammlung CMG V 10,1p 52,2 ff.*

(V 352, 12. 13 L.) Hippokrates: Das Wohl- oder Übelbekommen bei der Lebensweise.

Galen: Einige haben diese Worte nach dieser Lesart abgetrennt, so daß diese Worte für sich allein genommen werden und nur einen Satz bilden. Der Sinn dabei ist folgender: Bei der Lebensweise sind notwendig die Symptome „das Wohl- oder das Übelbekommen", so daß man darauf achten muß, wodurch der Kranke Erleichterung empfindet und sich gebessert fühlt, und wodurch er sich beschwert fühlt und was er unbekömmlich findet.

(V 352, 14—17 L.) Hippokrates: Die Behandlung nach Maßgabe des Grades der Einsicht, und man kommt ihr nicht auf den Grund. Denn der Widrigkeiten gibt es viele. Die Ähnlichkeit stürzt den gewiegten Arzt in Täuschung und Zweifel in dem Anderen und dem Gegenteil.

Galen: Manche schreiben den ganzen Abschnitt so, daß er einen einzigen Satz bildet, und erklären ihn in dem Sinn, den Rufus aus Ephesus wörtlich so niedergeschrieben hat. Es sagt Rufus aus Ephesus: „Hippokrates zeigt uns in diesen Worten, daß es nicht möglich ist, dem Wesen der Behandlung auf den Grund zu kommen, sondern man muß sich begnügen, davon so viel zu wissen, wie zu wissen möglich ist." Dann gibt er Gründe an, warum es unmöglich ist, zu einer wirklichen Kenntnis des Wesens der Behandlung zu kommen. Er sagt: „Der Widrigkeiten sind viele." Mit den Widrigkeiten meint er die Ursachen, durch die die Menschen von allen möglichen Krankheiten heimgesucht werden. Da aber jede Behandlung nur auf Grund der Ursachen der Krankheit zu bestimmen ist und der Ursachen für jede Krankheit viele sind, so müssen wir notwendigerweise für jede Krankheit entsprechend den Erfordernissen der Krankheit eine gründliche und richtige Behandlung bestimmen. Dabei müssen natürlich gerade die gewiegtesten Ärzte wegen der Ähnlichkeit der Krankheiten unter einander in Täuschung und Zweifel geraten. Diejenigen Ärzte aber, welche weniger tüchtig sind, bilden sich von den Dingen, welche nicht genau gleich sind, ein, daß sie ein und dasselbe sind. Die Ärzte aber, welche vorzügliche und tiefe Kenntnisse haben, werden sich des Unterschiedes in allen Dingen wohl bewußt, die nach ihrer Meinung nur sehr ähnlich sind.

(V 352, 14. 15 L.) Hippokrates: Die Behandlung entsprechend dem Maß dessen, was man davon weiß, ohne daß man ihr auf den Grund kommt. Denn der Widrigkeiten gibt es viele.

Galen: Manche haben die Erklärung dieses Ausspruches nach dieser Lesart gegeben. Nach dieser Abtrennung ist die Erklärung folgende: Abgesehen von dem, was er von dem Wesen der Behandlung erwähnt, ist es nötig, daß die Quantität und **das Maß** jeder ihrer Arten brauchbar ist, wie wenn er gesagt hätte: du mußt wissen, wie groß das Maß von jeder ihrer Arten ist, das man bei dem Kranken anwenden muß. Denn wenn die Kenntnis dieser Dinge nicht gründlich ist, gibt es viele Widrigkeiten für die Kranken. Wer diesen Ausspruch so erläutert, der kümmert sich um die Häßlichkeit der Ausdrucksweise nicht. Es finden sich allerdings viele Aussprüche in diesem Buch, die in der Ausdrucksweise gleich häßlich sind. Der richtige Ausdruck für diesen Sinn wäre folgender gewesen: Wenn die Kenntnis des Maßes der Behandlung nicht gründlich ist, entstehen daraus dem Kranken viele Widrigkeiten. Einige haben den Ausdruck, dessen Bedeutung „man kommt ihr nicht auf den Grund" ist, etwas geändert, so daß sein Sinn wird „es soll nicht an die Öffentlichkeit kommen". Das Wort „Behandlung" haben sie mit dem Vorhergehenden verbunden, und das Folgende haben sie in dieser Weise geändert:

(V 352, 14. 15 L.) Hippokrates: Was man wissen muß und nicht an die Öffentlichkeit bringen soll. Denn der Widrigkeiten gibt es viele.

Galen: Dieser Ausspruch findet sich auch in einigen Handschriften nach dieser Lesart geschrieben. Wer sich mit diesen Worten zufrieden gibt, obgleich der Ausdruck abgerissen ist und nur Andeutungen gibt, für den ist der Sinn folgender: der Arzt soll das, was er wissen muß, erforschen, darf es aber nicht an die Öffentlichkeit bringen und es nicht anderen erzählen, weil der Widrigkeiten, die einem, der den Mund nicht halten kann, zustoßen, viele sind. Dieser Ausspruch ist an sich wahr und richtig, nur hat er nichts mit der Heilkunde zu tun, sondern ist nur ein guter Rat für den, der sich mit der Heilkunde beschäftigt. Viele Ärzte geben oft derartigen Rat, wie es auch Hippokrates getan hat, als er uns in dem Buch der Brüche und Verrenkungen[1]) den Rat erteilte, man solle bei den einen Krankheiten ausweichen, aber bei den anderen sich für die Behandlung voll einsetzen. Was die Krankheiten betrifft, bei denen wir ausweichen sollen, so sind es die Krankheiten, deren Bösartigkeit in mancher Beziehung schlimmer ist, als es der großen Masse erscheint; die Krankheiten dagegen, für deren Behandlung wir voll eintreten sollen, sind diejenigen, bei denen das Gegenteil der Fall ist, daß sie sich nämlich im Innern schneller lösen und kürzere Zeit dauern. Wie Hippokrates den Ärzten dies anrate, ebenso, sagen sie, rate er ihnen in diesem Ausspruch, die Umstände der Kranken recht gründlich zu untersuchen und zu prüfen und manches schweigend bei sich verborgen zu halten. Denn manchen, der solche Geheimnisse an den Tag bringt, verfolgten schwere Widrigkeiten. Leider ist es nicht möglich festzustellen, wie er diese Worte

1) *De fract.* 36 (*III 540 L. II 101, 9 Kw.*)

wirklich geschrieben hat, ob nach dieser Lesart oder nicht, und ob er sie (die Kranken) selbst damit meint. Manche haben Angst vor Widrigkeiten von seiten des Herrschers; andere ahnen für sich einen Anschlag durch Gift, bei anderen sitzt eine Krankheit am Gesäß oder in der Nähe der Scham, wobei sie ihren Zustand geheim halten, oder sie sind gegen den Arzt voreingenommen, daß er sie heilt. Wenn sie nun ihre Geheimnisse anderen mitteilen, geraten sie infolge davon in große Unannehmlichkeiten. Wir haben ja solches auch schon erlebt, aber wir haben uns in solchen Fällen an Schweigen und Diskretion gehalten. Ich kenne Männer und Frauen, die in heißer Liebe entbrannten. Sie überkam darüber Trübsinn und Mangel an Schlaf. Dann, eines Tages, hatten sie infolge des Liebeskummers Fieber. Die Ärzte, welche sie behandelten, gaben ihre Verordnungen und suchten ihre Körper durch das Verbot zu baden, durch Anordnung von Ruhe und guter Lebensweise zu heilen. Als wir aber die Behandlung übernahmen und erkannten, daß ihr Leiden in Liebeskummer bestand, da machten wir uns an ihre Behandlung, ohne ihnen, natürlich noch viel weniger anderen, zu verraten, was wir entdeckt hatten. Wir verordneten dann, daß sie häufig baden, Wein trinken, reiten und alles, was Vergnügen macht, sehen und hören sollten. Dadurch lenkten wir ihre Gedanken auf diese Dinge hin ab. Bei anderen, die sich Sorge um ihr Geld machen oder eine Intrige beim Herrscher fürchten oder Angst vor einem Anschlag durch Gift haben oder sich um irgend etwas derartiges sorgen, muß man auf Ablenkung auf andere Dinge bedacht sein. Wenn nämlich unablässiger Liebeskummer jemand bedrückt, so nimmt sein Zustand Formen an, die eine Heilung schwierig machen. Bei manchen ist es auch gut, Zorn über ein Unrecht zu erregen oder Liebe zum Wettkampf und zu Verlangen nach Sieg über einen anderen entsprechend der Neigung eines jeden für irgend einen Sport zu wecken. Denn manche sind für Wettkämpfe und Wettkämpfer, andere für Tanz und Tänzer, andere für den Ringkampf und die Ringer, andere für Gesang und Sänger, andere für das Flötenspiel und die Flötenspieler begeistert; manche finden auch Vergnügen an Kämpfen zwischen Wachteln oder Rebhühnern oder Hähnen, und manche finden Lust an der Jagd. Bei allen diesen muß man Erregung hervorrufen, die Freude am Wettkampf wecken und der Lust, darüber mit anderen zu streiten und zu zanken, dadurch entgegenkommen, daß man ihnen sagt, daß diese Zerstreuungen sie trösten und heilen werden. Sie sollen sich einbilden, daß die Hunde und die Jagd oder die Pferde oder die ringenden Knaben oder die Wachteln oder die Hähne oder anderes, was sie interessiert und was sie lieben, ihr Eigentum sei. Die Beschäftigung mit solchen Dingen ist für sie das beste. Nachdem ich die Zustände vieler seelisch Kranken erforscht und sie von ihren Krankheiten geheilt hatte, so daß sie wieder vollständig gesund waren, baten mich meine Freunde, ich möchte ein Buch schreiben, das die

Prognose, die ich bei diesen Kranken kennen gelernt hätte, enthalte. Da schrieb ich über diese Prognose unter diesem Titel ein Buch.[1]) Leider verbrannte dieses Buch kurz nach seiner Vollendung bei dem großen Brand, bei dem der sogenannte Friedenstempel abbrannte, zusammen mit vielen anderen Büchern, welche auch verbrannt sind. Ich hoffe noch immer, eine Abschrift von der einen oder der anderen Schrift wieder zu finden, welche sich in den Händen von Schülern befindet, die sie abgeschrieben haben. Deshalb habe ich eine neue Abfassung dieses Buches immer noch zurückgestellt. Ich schiebe also die Neuabfassung dieser verbrannten Bücher noch auf. Jetzt aber kehre ich zu der Erklärung des Abschnitts zurück, der dem eben Erklärten folgt.

(V 352, 16 L.) Hippokrates: Und die Ähnlichkeit stürzt den gewiegten Arzt in Täuschung und Zweifel.

Galen: Der Sinn dieser Worte ist nicht versteckt. Er meint eben, daß die Ähnlichkeit der Krankheiten unter einander den gewiegten Arzt mehr in Täuschung und Zweifel stürzt als den minderwertigen. Allein wir müssen untersuchen, wie diese Worte hier mit dem vorangehenden Text zusammenstimmen. Nach meiner Meinung ist die Sache so, daß die Lesart, nach der ich den ersten Teil dieses Lemmas und das, was nach diesem kommt, geschrieben habe, und die Erklärung dazu in Übereinstimmung mit diesen Worten hier sind. Der Text ist also dieser: „Die Behandlung nach Maßgabe des Grades der Einsicht, und man kommt ihr nicht auf den Grund. Denn der Widrigkeiten gibt es viele.“ Die Erklärung dieser Worte ist folgende: von der Kenntnis all der Dinge, welche zur Behandlung gehören, und besonders von der Feststellung des Wieviel davon erreichen die Ärzte nur ein solches Maß, daß sie wissen, was sie anwenden müssen, aber sie sind nicht imstande, mit größter Genauigkeit ihr Maß dem wahren Wesen nach zu erkennen. Allerdings kommen die vorzüglichsten Ärzte in der Feststellung des Maßes der Wirklichkeit am nächsten, nach dem die Menge der Nahrung zu bestimmen ist. Denn es ist unmöglich, daß man die Kenntnis des Maßes all der Dinge, mit welchen die Kranken behandelt werden, von Grund aus erlangt, noch daß die Einsicht eine vollkommene werde, weil es eben der Widrigkeiten zu viele gibt. Er meint damit, daß vielerlei Ursachen ein und dieselbe Krankheit herbeiführen. Wenn sich bei den mit ein und derselben Krankheit Behafteten eine solche Ähnlichkeit zeigt, so wird es nicht leicht sein, das einem jeden von diesen Kranken besonders zukommende Maß zu finden, selbst nicht für den vorzüglichen Arzt, geschweige denn für die anderen.

1) *Vgl. Komm. zu Epid. II (CMG V 10, 1 p. 308)*

(V 352, 17 L.) Hippokrates: Das Andere und das Gegenteil.

Galen: Manche verbinden diese Worte mit dem Vorhergehenden, andere machen sie zum Anfang des folgenden Abschnitts. Da nämlich diese Worte dunkel und unklar sind, so haben die Kommentatoren ihre Hilfe in Konjekturen gesucht, und jeder hat sie dann anders als die anderen erklärt. Allerdings steht es niemand zu, sie deswegen zu schelten und zu tadeln, weil sie scharfsinnige Konjekturen versuchten. Ein jeder hat uns dabei den Grad seiner Intelligenz und seiner Kenntnisse geoffenbart. Zu tadeln ist an ihnen dagegen, daß ein jeder glaubt, daß, was Hippokrates meint, nichts anderes sei, als was er selbst sich vorstellt, und daß sie nicht wissen, daß zwischen dem Möglichen und Notwendigen ein gewaltiger Unterschied ist, und daß auch ein anderer eine Auslegung geben kann, die der Möglichkeit nach der Auslegung jedes anderen gleichkommt. Am besten ist es, bei dergleichen Aussprüchen zu einem jeden von ihnen zwei oder drei oder auch mehr Konjekturen auszuwählen, welche der Möglichkeit nach einander gleichstehen. Das ist etwas, woran du immer denken mußt. Jetzt kehre ich wieder zu dem zurück, worauf ich von Anfang an ausging, und sage: manche verbinden, wie gesagt, diese Worte mit dem Vorhergehenden und haben den Wortlaut so gestaltet: „Und die Ähnlichkeit stürzt den gewiegten Arzt in Täuschung und Zweifel des anderen und des Gegenteils wegen.“ Sie behaupten, der Sinn in dem gesamten Ausspruch sei, den vorzüglichen Arzt stürze die Ähnlichkeit der Krankheiten untereinander mehr als die anderen in Täuschung und Zweifel, so daß er oft denke, die Krankheit, welche er gerade sieht, sei genau dieselbe wie die, welche er vorher gesehen hat, ohne daß er merke, daß es nicht dieselbe Krankheit ist, sondern eine ganz andere, und bei manchen Zuständen von anderen Kranken meine, sie wären das Gegenteil, wobei der Zustand des Körpers doch ein und derselbe ist, wie es z. B. bei denen ist, welche den Urin nicht lassen oder nicht halten können, und wie es sich bei denen verhält, bei welchen der Kot festsitzt und sich absperrt, bzw. schnell austritt und abgeht, und wie es bei denen ist, welche an der Krankheit leiden, welche Darm- und Magenkatarrh heißt. Es ist etwas Gemeinsames, das mit der Verstopfung des Leibes zusammenhängt. Es ist eben eine im Magen und den Därmen vorherrschende Mischung. Die Kraft in den beiden ist wegen der schlechten Mischung schwach. Wenn nun diese Schwäche in der ausstoßenden Kraft sitzt, dann verstopft sich der Leib, und das Zurückhalten des Kotes dauert lange. Wenn aber die Schwäche in der festhaltenden Kraft sitzt, so öffnet sich der Leib und der Kot tritt schnell aus. Ebenso ist es beim Urin, wenn er ohne Willen austritt, und wenn er sich zurückhält, auch der Kranke ihn ausstoßen will. Die Schwäche der Kraft an diesem Ort ist es, welche die Verstopfung und das selbsttätige Auslaufen bewirkt, nur daß das Verhalten von der Schwäche der ausstoßenden Kraft kommt.

(V 352, 17 L.) Hippokrates: Aber die beiden Gegenteile (liegen) in der Ursache.

Galen: Auch dies ist eine Lesart, welche einigen gefallen hat, und die sie vorgezogen haben. Da nämlich Hippokrates im Vorangegangenen gesagt hat, daß die Ärzte aus der Ursache der Ähnlichkeit der Krankheiten dem Zweifel und der Täuschung verfallen, hat er diesen Worten folgen lassen: „aber die beiden Gegenteile" — er meint die Sicherheit und die Wahrheit — „(liegen) in der Ursache". Er meint damit, daß, wenn man die Ursache gefunden und erkannt hat, man auch weiß, welche Behandlung erforderlich ist. So trifft die Anhaltung des Urins die meisten Menschen in verschiedener Weise. Die Ähnlichkeit der Symptome läßt nun vermuten, daß alle diese Krankheiten ein und dieselbe seien, während die Ursachen, welche diese Krankheiten verschulden, mancherlei sind. Der Urin verhält sich nämlich so sowohl wegen einer Schwellung am Blasenhalse und an dem Muskel, welcher die Blase umgibt, als auch wegen einer Verstopfung des Blasenganges, und manchmal kommt die Verstopfung vom Eiter in ihm und manchmal von dicken, zähen, phlegmatischen Säften oder von Blut, welches in ihm geronnen ist, oder von einem Stein, der sich in ihm oder in den beiden Gängen zwischen den Nieren und der Harnblase festgesetzt hat. Ebenso ist es mit der Krankheit der Kolik, die von einer Schwellung oder von dicken, aufblähenden kalten Winden oder von einem kalten oder von einem scharfen, ätzenden, fressenden Saft, überhaupt von einer schlechten Mischung, welche die Därme beherrscht, kommen kann. Die Ähnlichkeit der Symptome bei allen diesen Krankheiten läßt vermuten, daß alle ein und dieselbe Krankheit sind, während es doch keineswegs eine und dieselbe Krankheit ist. Es ist klar, daß, wenn man die Ursache bei den einzelnen Kranken festgestellt hat, die Ärzte die beiden Dinge gewinnen, welche den vorhergenannten, nämlich der Täuschung und dem Zweifel, entgegengesetzt sind. Hatte er doch gesagt, daß die Ähnlichkeit den Arzt in Täuschung und Zweifel stürzt, während er mit diesen Worten hier meint, daß die Erkenntnis der Ursachen dem Arzt zur Sicherheit und Wahrheit verhilft. Es ist nunmehr an der Zeit, daß wir uns einem anderen Ausspruch zuwenden, den man nach einer anderen Weise abgetrennt hat. Wir lassen die Lesart des Kapiton beiseite, da wir sie in keiner einzigen Handschrift gefunden haben und auch keiner der Kommentatoren sie kennt.

(V 352, 17—354, 2 L.) Hippokrates: Die Ursache, welche es auch sei, ist durch die Kenntnis der Wege schwer auszudenken, wie wenn jemand einen Spitzkopf oder eine stumpfe Nase hat oder dünnbeinig oder rotbraun ist, oder wenn bei jemand die Galle überwiegt oder ihm das Brechen schwer fällt oder die schwarze Galle bei ihm überwiegt, oder wenn er jugendlich ist oder sein Lebenswandel leichtsinnig ist, und wenn alle diese Dinge irgendwie miteinander übereinstimmen sei es mehr oder weniger.

Galen: Dies ist die Lesart, welche Rufus von Ephesus kennt und zu welcher er eine brauchbare Erklärung mit folgenden Worten geschrieben hat. Rufus sagt: „Der Sinn dieses Ausspruchs ist auch der Sinn des vorhergehenden Ausspruchs. Denn er sagt, es sei schwer, das Wesen der Behandlung gründlich und richtig zu finden, weil es schwer sei, auf die Ursache der Krankheit zu kommen. Den Sinn hat er besser und feiner gemacht durch die Beifügung „durch Erkenntnis der Wege". Er will nämlich von uns, daß wir uns nicht darauf beschränken, schlechthin nach der Ursache der Krankheit zu suchen, sondern erst, wenn wir wissen, welche Wege dafür in Betracht kommen, damit wir jede Ursache finden. Dann hat er Beispiele gegeben, von denen die einen körperliche Unterschiede, und die anderen Krankheitsursachen angeben. Der Spitzköpfige, er meint einen, der einen spitzen Kopf hat ⟨und der Stumpfnasige oder der Dünnbeinige⟩, er meint den, der dünne Beine hat, ist nur auf grund einer Ursache, die von Natur ist, in diesen Zustand gekommen. Er hat diese Beispiele nur gegeben, damit wir bei dem Nachdenken über die Behandlung auch an diese Dinge bei der Suche nach den Ursachen denken. Was seine Worte „oder wenn die gelbe Galle vorherrscht oder ihm das Brechen schwer fällt, und wenn bei demjenigen, bei welchem die Galle überwiegt, die gelbe oder schwarze Galle überwiegt" und seine Worte „oder wenn er jugendlich ist, oder wenn er einen leichtsinnigen Lebenswandel führt", so sind sie für das Verständnis sehr klar und deutlich. Denn es wird niemand geben, der nicht bestätigen würde, daß wir bei der Suche nach den Ursachen der Krankheiten diese Dinge besonders beachten müssen. Dann sagt er, daß diese alle miteinander irgendwie im Einklang stehen müssen, und daß dies mehr oder weniger der Fall ist, weil sich in der Quantität ein Unterschied findet, wenn sie auch für die Wahrnehmung ihrer Natur nacheinander ähnlich sind". Es sagte Galen: In diesem Sinne hat also Rufus die von ihm ausgewählte Lesart erklärt. Jetzt wende ich mich denen zu, die nicht eine eigene Lesart gebildet haben, welche sich überhaupt in keiner Handschrift findet und welche auch keiner der Kommentatoren kennt.

(V 352, 17. 18 L.) Hippokrates: Ich weiß wohl, daß das Ausdenken durch die Kenntnis der Wege schwer ist.

Galen: Diesen Ausspruch finden wir in vielen Handschriften nach dieser Lesart geschrieben, aber in vielen von ihnen ist ein Ausdruck, nämlich „durch die Kenntnis" ausgefallen. Auch die meisten älteren Kommentatoren kennen diesen Ausdruck in diesem Ausspruch nicht. Aber auch den Anfang des Satzes finden wir nicht bei allen von ihnen gleich geschrieben. Denn manche schreiben so: „Was schwer ist, ist das Ausdenken der Wege." Auch ich glaube, daß der Anfang des Satzes nach der Lesart, wie ich sie eben vorangesetzt habe, nämlich die Worte „ich weiß wohl" eingefügt sind, wenn wirklich Hippokrates es war, der diese Worte in seine Skizzen und Notizen zu seiner Erinnerung niedergeschrieben hat. Denn ein solcher Anfang paßt nur für eine Schrift, die zum Lesen und Studieren des Publikums bestimmt ist, nicht aber für Notizen und Bemerkungen, die einer nur für sich selbst niederlegt. Der Anfang der zweiten Lesart, die ich kurz zuvor gegeben habe, nämlich „was schwer ist", paßt dagegen für eine eigene Notiz. Pflegen wir ja doch auch für uns dergleichen Aufzeichnungen zu machen und den Anfang so zu gestalten. Diejenige Lesart, die wahrscheinlich richtig ist, ist diejenige, in welcher diese Worte so lauten: „Was schwer ist, das ist das Ausdenken durch Kenntnis der Wege." Allerdings ist der Sinn beider Lesarten ein und derselbe. Hippokrates meint also, was schwer sei, sei die Auffindung der Wege, welche ihrer Art nach bei den vorher genannten Dingen nicht irreführen, sondern bei allen Zuständen meistens das Mögliche treffen. Wir haben schon gehört, daß seine Worte: „Die Ähnlichkeit stürzt den gewiegten Arzt in Täuschung und Zweifel" und die Worte nachher, in denen der Ausdruck, der sich in den meisten Handschriften eingeschmuggelt findet, und die Worte nach „durch die Erkenntnis", die folgendermaßen lauten: „was schwer ist, ist das Auffinden durch die Kenntnis der Wege", alle ein und denselben Sinn ergeben. Wenn nämlich auch jemand die Wege kennt, welche die vorher genannten Dinge verursachen, ist es doch auch für diesen schwer, dem wahren Wesen auf den Grund zu kommen. Denn selbst wenn ihm gar nichts entgeht außer der Qualität, so ist es für ihn dennoch schwer, diese zu erfahren, so daß er das Mehr oder Weniger in allen Dingen kennt. Dann hat er noch Beispiele für diese Wege gegeben, welche uns, wenn wir sie gehen, zur Kenntnis dessen führen, was zu erforschen ist.

(V 352, 18 L.) Hippokrates: wie z. B. wenn einer einen Spitzkopf oder eine stumpfe Nase hat oder dünnbeinig ist.

Galen: Die eben genannten und die folgenden Dinge sind nur eine Aufzählung von Wegen, die wir gehen sollen, um die für die Kranken nötigen Behandlungsarten zu finden.

Es sagte Hunain:[1]) Wir finden in einer anderen Lesart statt „Arten der Behandlung" „Arten der Heilung der Krankheiten", wie z. B. wenn ein Spitzköpfiger stark von Nacken oder schwach von Nacken ist, und das andere, was Hippokrates am Anfang

1) *Hier muß eine Bemerkung Hunains und ein Teil des Galenkommentars ausgefallen sein. Denn das Folgende ist nach der Art der Erklärung zweifellos von Galen.*

dieses Kommentars vorbrachte, wo er sagte[1]): „Von den Spitzköpfigen haben manche einen starken Nacken, starke Knochen, und auch die übrigen Glieder sind stark. Manche leiden an Kopfschmerzen und Ohrenfluß. Der Gaumen von diesen ist hohl, und die Zähne sind ungleichmäßig." Den Stumpfnasigen hat er auch im zweiten Buch der Epidemien erwähnt[2]), und wir haben früher die Erklärung dazu gegeben. Unter seinem Wort „der Dünnbeinige" verstehen einige denjenigen, welcher dünne Beine hat, andere einen bei dem die Schulterblätter hinter der Brust hervortreten. Der Ausdruck, welcher den Dünnbeinigen bezeichnet, haben einige so umgeändert daß er denjenigen, der feine, schwache Beine hat, bedeutet.

(V 354, 1 L.) Hippokrates: oder bei wem die Galle vorherrscht.

Galen: Es ist nicht nur Gewohnheit des Hippokrates, sondern auch der anderen Ärzte, daß, wenn sie Galle schlechthin sagen, die gelbe Galle meinen, und wenn sie von einem sagen, daß bei ihm die Galle vorherrsche, so meinen sie, daß sich bei ihm viel gelbe Galle bilde, Pelops hat aber mit dem Wort, das gelbe Galle bedeutet, eine Änderung vorgenommen, so daß seine Bedeutung „Gelbheit" wurde. Er sagt, daß Hippokrates an dieser Stelle mit der Gelbheit die Farbe des Honigs meine. Wenn die Farbe jemandes diese Farbe ist, so daß sie mit der Farbe des Honigs verglichen werden kann, so wäre es doch, wenn er nun einmal eine Änderung vornahm, annehmbarer und befriedigender gewesen, wenn er wegen der Verwandtschaft mit der Farbe des Honigs so geändert hätte, daß seine Bedeutung die Farbe bezeichnete, welche in der Sprache der Griechen das Gelbe und das Grüne zusammen bezeichnet. Diese Farbe geht aber auf das Grüne, nämlich das Grün des Gemüses, zurück. Einige sagen, er verstehe unter diesem Wort „zart" d. h. schön von Farbe. Einige haben statt dessen „zart und schön von Farbe" geschrieben. Andere haben dafür geschrieben „wem das Brechen leicht fällt". Kapiton aber hat von all dem nichts geschrieben, sondern er hat statt dessen geschrieben „wem das Brechen schwer fällt". Einige haben beides geschrieben, ich meine „wem es leicht fällt" und „wem es schwer fällt", eines nach dem anderen. Dioskurides aber hat den Ausdruck, welcher denjenigen bedeutet, „dem das Brechen schwer fällt", etwas abgeändert, so daß der Sinn wurde „der Zarte", und er hat dieses Wort in dem, was er an Kommentar zu den Ausdrücken des Hippokrates verfaßt hat, erläutert, und damit stimmt das Wort des Quintus überein. Dies sind seine Worte: er sagt: „Der Zarte ist derjenige, welcher schon durch das Geringfügige Schaden nimmt und durch das Große mehr als

1) *Epid. VI 2, 3 (V 266, 7—9 L.); s. Galens Erklärung S. 15 ff.*
2) *Epid. II 5, 1 (V 128 L.); s. CMG V 10, 1, p 347, 39. 348, 31*

die anderen geschädigt wird, und bei dem der Schaden länger dauert." Nach diesem Ausdruck haben einige folgendes geschrieben „oder bei wem die schwarze Galle vorherrscht". Sie weisen auf den vorher erwähnten hin, bei dem die Galle schlechthin überwog, so daß dies hier bedeuten müßte: bei wem die schwarze Galle vorherrscht. Einige haben überhaupt „bei wem die Galle vorherrscht" ausfallen lassen und geschrieben „oder wer schwarz ist". Dioskurides hat das Wort, welches „schwarz" bezeichnet, und das Wort, welches „Gemüse" bedeutet, zusammengesetzt, so daß aus der Zusammensetzung ein anderes Wort wurde, welches „braun" bedeutet, und er sagt, Hippokrates hätte mit diesem Ausdruck denjenigen bezeichnen wollen, dessen Farbe zum Schwarzen neige. Es bedarf aber keiner Untersuchung und Erforschung, wer mit dem, was er geschrieben hat, recht hat, da ja diese Dinge nur als Beispiele aufgeführt wurden. Der Inhalt dieses gesamten Ausspruchs ist folgender: er sagt: Sieh auf die Natur, welche du behandelst und mit Arzneien versiehst, und richte deinen Sinn auf die Zeichen, welche am Körper erscheinen, nämlich auf die Bildung der Glieder und ihre Farbe und auf all das, was irgendwie damit zusammenhängt. Nimmst du nun diesen Ausspruch in diesem Sinn, so ist seine Erwähnung des „Jugendlichen" ein Beispiel für das Lebensalter und die Erwähnung dessen, „dessen Lebenswandel leichtfertig ist," ein Beispiel für Haltung und Lebensführung. Denn die Leichtfertigkeit rechnet unter die Lebenshaltung, wie man auch das Gegenteil dazu rechnet, d. i. die Zuverlässigkeit. Diese Beispiele betreffend, habe ich euch schon belehrt, auf welche Mischung ein jedes hinweist, in meinem Buch „Über die Mischung"[1]).

(V 354, 1. 2 L.) Hippokrates: Diese Dinge gehören zu dem, was miteinander übereinstimmen muß, und im Mehr und im Weniger ist es schwer.

Galen: Schon zu Beginn dieses Ausspruchs war gesagt, daß die Vermischung aller dieser Dinge miteinander nebst dem Mehr oder Weniger bei jedem einzelnen schwer ist. Doch kennt nicht ein einziger diesen Zusatz, nämlich das Wort „es ist schwer", und auch kein einziger hat diesen Ausdruck am Ende dieses Ausspruchs geschrieben außer Kapiton allein, der damit diese Worte berichtigen wollte. Auch ich habe deshalb seine Lesart vorangestellt. Ich glaube aber nicht, daß er im Texte des Hippokrates stand, da ihn kein einziger der Kommentatoren kennt und er sich auch in keiner Handschrift findet.

(V 354, 3 L.) Hippokrates: Der Mann, bei welchem sich die Fistel verringerte, und bei dem der Husten hinderte, daß sie in ihrem Zustand verblieb.

1) *De temperam. II 2 (I 577 ff. K.)*

Galen: Hippokrates hat dies nur für seine eigene Erinnerung festgestellt, da es von Wert ist bei der Untersuchung, aus welcher Ursache die Fistel sich verringert. Manche waren der Meinung, daß sie sich nur bei einer großen Menge von Säften verringert, andere dagegen glaubten, daß die Ursache, durch welche sich die Fisteln verringern, nur die Qualität der Säfte sei. Wieder andere vertraten die Ansicht, daß sie nur durch beides zusammen sich verringern. Das, was diese sagen, ist besser, als das was jene sagen, daß nämlich nur eines von beiden die Ursache sei. Allerdings ist auch das, was diese sagen, mangelhaft und unvollständig. Dies beweist dir der Umstand, daß bei dem von Hippokrates genannten Mann dieser Angabe nach die Fistel infolge Hustens abnahm. Notwendigerweise muß also die Fistel an einem Glied gesessen haben, das beim Husten bewegt wird. Ebenso können sich die Fisteln auch an irgendeinem anderen Glied auf Grund einer anderen Bewegung verringern, ohne daß im Körper entweder viele oder schlechte Säfte sich finden.

(V 354, 4. 5 L.) Hippokrates: Den Mann, bei dem sich der Leberlappen umgeschlagen hatte, schüttelte ich, und der Schmerz hörte auf.

Galen: Wenn Hippokrates angegeben hätte, welches Zeichen anzeigte, daß sich der Leberlappen bei jenem Manne umgeschlagen hatte, dann nur wäre seine Angabe eine solche, daß wir aus ihr Nutzen ziehen könnten. Da er dies aber nicht getan hat, so hat diese Angabe nur den Wert einer Frage, wie wenn einer uns fragte, wie man denn erfahren könnte, daß der Leberlappen sich umgeschlagen hatte. Klar ist, daß, wenn er Leberlappen sagte, nur den größten von ihren Lappen gemeint hat. Denn mit diesem allgemeinen Ausdruck, den er ohne Einschränkung gebrauchte, kann er doch nur diesen Lappen gemeint haben, so wie man, wenn man das Wort „Dichter“ schlechthin sagt, immer nur Homer meint oder mit dem absolut gebrauchten Ausdruck „das reißende Tier“ immer den Löwen bezeichnet. Meine Anschauung in dieser Sache werde ich nicht verfehlen darzulegen: ich sage: Ich habe auf dem Ringplatz einen Mann gesehen, den sein Gegner niederkämpfte und erschütterte, und er machte noch einen kleinen Satz und fiel besiegt nieder. Er fühlte Schmerzen unter dem Zwerchfell auf der rechten Seite an der Stelle, wo bekanntlich der größte Leberlappen liegt. Ich war nun der Ansicht, daß man diesen Mann schütteln und rütteln müßte, während die Organe der Brust aufrecht wären. Ich machte es so, und der Schmerz, den er vorher gefühlt hatte, hörte auf. Ein Urteil darüber abzugeben, daß bei ihm der Leberlappen sich umgeschlagen hatte, war mir nicht möglich. Denn an dieser selben Stelle finden sich noch andere Organe, die möglicherweise verrutscht waren und Schmerzen bereiteten. Vielleicht wird einer sagen, daß der Leberlappen unmöglich von selbst umschlagen könne, da die Leberlappen beim Menschen nur klein sind. Allerdings kann ein Mensch wohl die Eigenheit haben, daß bei ihm der Leberlappen groß ist. Finden wir doch bei der Zergliederung in seltenen Fällen dergleichen Dinge. Diese Lesart ist alt. Doch sagt Zeuxis, und er ist einer von den alten Kommentatoren, daß er neben dieser Lesart noch eine andere Lesart folgendermaßen gefunden habe: „Der Mann, bei welchem der Leberlappen schwand." Er sagt aber, daß man es nicht verstehen könne, daß der Leberlappen sich durch Krankheit verringert habe. Denn es sei nicht möglich und kaum zu verstehen, daß die Ursache, die eine derartige Erkrankung herbeigeführt habe, durch Schütteln sich vermindere und verschwinde. Was die neueren Kommentatoren betrifft, so kennt Rufus, und er ist einer von ihnen, die Worte auch nach folgender Lesart geschrieben: „Bei dem Mann, bei welchem der Leberlappen sich geöffnet hatte, ging etwas ab, und der Schmerz hörte plötzlich auf." Die Erklärung zu diesen Worten gab er wörtlich so: es sagte Rufus: „Die Abszesse in der Leber brechen leicht schnell auf und fließen durch die Därme hindurch nach unten ab. Dies wird durch den Augenschein und Schlüsse klar. Denn man muß annehmen und glauben, daß sich der Eiter durch die Adern, in welchen ja auch die Nahrung von den Därmen aus zur Leber kommt, in die Därme ergießt. Haben wir ja doch gesehen, daß diese Adern zu den zahlreichsten und größten gehören. Wenn also der Eiter nach unten fließt, so hört der Schmerz plötzlich auf. Diese Worte werden auch nach folgender Lesart geschrieben: „Bei wem der Leberlappen umschlägt, ohne sich irgendwie zu verdünnen, (bei dem) ist es schlimm." Manche schreiben: „so ist es schwer". Galen sagt: Dies ist es, was Rufus sagt. Sabinus und seine Schule kennen keine andere Lesart als diese: „Der Mann, bei dem sich der Leberlappen umschlug." Ihm folgte auch Rufus aus Samaria.

(V 354, 6—9 L.) Hippokrates: Satyros, einen Mann aus Thasos, der außer mit seinem Namen noch mit einem Beinamen benannt wurde, der aus dem Namen des Fuchses und des Greifen zusammengesetzt ist, befiel häufig Samenfluß, als er ein Alter von 20 Jahren erreicht hatte. Häufig ging ihm auch am Tage Samen ab. Und als er ein Alter von rund 30 Jahren erreicht hatte, verfiel er der Schwindsucht und starb.

Galen: Aus dem Beinamen dieses Mannes kann man schließen, daß die Gestalt dieses Satyros folgende war: Seine Nase war der des Habichts ähnlich, insofern der Nasenrücken übermäßig krumm war. Seine Brust war übermäßig eng, so daß sie der eines Schwindsüchtigen glich, weil seine Brust von Anfang an schwach und obendrein klein war. Es scheint, daß in den Zeugungsorganen Blut mit viel Überschüssen durch die der Brust und den Zeugungsorganen gemeinschaftlichen Adern war, und daß dieses Blut vor der vollständigen Kochung abging. Es ist also kein Wunder, wenn dieser junge Mann wegen der Schwäche seiner Brustorgane an Schwindsucht starb und das Symptom dauernder Samenfluß war, wenn dieser nicht überhaupt den Tod verursachte. Wenigstens scheint Dioskurides dieser Ansicht zuzuneigen, daß der dauernde Samenfluß die Ursache seines Todes war. Denn er schreibt diese Worte nach folgender Lesart: „Als er um die dreißig ausgelaufen war, verfiel er der Schwindsucht und starb". Mit dem Wort „auslaufen" meint er sich entleeren, weil das Wort „auslaufen" auch sich entleeren bedeutet.

(V 354, 10—19 L.) Hippokrates: In Abdera rang der Verwalter des Ringplatzes — sein Name war Kleisthenes — öfter mit einem stärkeren Gegner. Dabei fiel er einmal auf den Kopf, ging dann weg und trank viel kaltes Wasser. Darauf überkam ihn in der Nacht Schlaflosigkeit und Unruhe, und seine Extremitäten wurden kalt. Als es am zweiten Tage war, ging er ins Bad und erhielt ein Suppositorium, aber es ging nichts ab. Dann urinierte er ein wenig. Vorher hatte er gar nicht uriniert. Als es Nacht wurde, goß er Wasser über sich. Aber die Schlaflosigkeit und die Unruhe verringerte sich nicht, sein Verstand verwirrte sich. Als es am dritten Tage war, befiel ihn heftige Kälte in den Extremitäten. Dann wurde er heiß und schwitzte, nachdem er Honig getrunken hatte. Er starb am dritten Tag.

Galen: Die Erzählung der Geschichte dieses Kranken ist etwas, woraus man Nutzen für etwas ziehen kann, was ihr schon oft von mir gehört habt: Wenn nämlich die Anfangsursache den Körper trifft, solange er von Überschüssen rein und frei ist und seine Gesundheit vollkommen ist, so nimmt er nur geringen Schaden und wird rasch wieder gesund. Wenn aber die Anfangsursache ihn trifft, während der ganze Körper voll von vielen, schlechten Säften ist, so ist ihre Wirkung einem Feuerbrand ähnlich, der auf einen Haufen Reisig oder Palmfasern, der mit Schwefel bestreut ist, geworfen wird. Ihr wißt[1]), daß dieses schon einen anderen Kranken getroffen hat, den er in diesem Buch, nämlich in den Epidemien, erwähnt hat. Was die Ausdrücke betrifft, welche manche in dieser Erzählung geändert haben, um dem Sprachgebrauch zu folgen, so zwingt uns nichts, diese alle anzugeben, sondern es genügt, sich auf eine einzige Lesart zu beschränken. Die alten Kommentatoren schreiben nämlich diesen Abschnitt so: „Als

1) *Hipp. Epid. I 13 (II 684, 11 sqq. L. I 203, 11 sqq. Kw.); vgl. CMG V 10, 1 p. 132/33 Wenk.*

es am zweiten Tage war, ging er in ein Haus." Einige haben das Wort „Haus" gestrichen und statt „er ging" geschrieben „er ging hinein", so daß der Wortlaut so wird: „Als es am zweiten Tag war, ging er hinein." Was Kapiton betrifft, so hat er statt „er" „ich" geschrieben, so daß es heißt: „ich trat ein". Er meint, daß Hippokrates dies von seiner Person sagt, daß er am zweiten Tage zu diesem Kranken eingetreten sei, nämlich zu Kleisthenes, und daß er im folgenden, d. h. was er nachher schrieb, erzählt habe, was er getan und gesehen habe: daß der Leib des Kranken verstopft war und daß er ein Suppositorium erhielt, aber keine Erleichterung fand, dann ein wenig Urin ließ und daß er zur Nacht Wasser über sich goß und die Nacht in Unruhe und Schlaflosigkeit und Geistesverwirrung verbrachte und was er sonst noch zu diesem Fall bis „er starb" erzählte.

(V 354, 19—356, 3 L.) Hippokrates: Bei den an Melancholie Leidenden pflegt die Krankheit sich meist zur Epilepsie zu wenden; und umgekehrt wendet sich bei den Epileptikern die Krankheit zur Melancholie. Jede dieser Krankheiten beruht besonders darauf, wohin sich die Krankheit wendet, ob nach dem Körper oder nach der Seele. Wendet sich die Krankheit nach dem Körper, so verfällt er der Epilepsie; wendet sie sich nach dem Verstand, so entsteht die Melancholie.

Galen: Von der Epilepsie haben wir schon dargelegt[1]), daß sie nur von einem Safte kommt, der sich bewegt und sich dem Hauptpunkt zuwendet, von dem der Nerv ausgeht, der die Partien unterhalb des Kopfes bewegt. Wenn dieser Saft nun ein heißer Saft ist und aus einer Art Galle besteht, so ist die Krankheit mit Fieber verbunden; wenn dieser Saft aber ein kalter Saft ist, so ist die Krankheit ohne Fieber. Im Körper eines jeden mit Blut versehenen Lebewesens gibt es an kalten Säften zwei: der eine ist die schwarze Galle und der andere das Phlegma. Denn alle kalten, feuchten Säfte umfaßt nach Hippokrates ein allgemeines Gattungswort, nämlich Phlegma. Dieses Wort schließt auch denjenigen Saft ein, der mit dem speziellen Wort „der Verdorbene" bezeichnet wird. Der Unterschied zwischen dem „Verdorbenen" und dem Phlegma, welches die Gesunden oft mit dem Auswurf beim Schnäuzen ausscheiden, besteht in der Dicke. Das „verdorbene" Phlegma ist seiner Dicke nach dem Eiter sehr ähnlich. Von diesem Saft nun, dem Phlegma, kommt die Epilepsie, und auch die Melancholie kommt von ihm. Wenn nun diese beiden Krankheiten von dem schwarzen Saft kommen, so erfolgt die Versetzung der genannten Krankheiten ineinander, d. h. mitunter erfolgt die Versetzung der

1) *Komm. zu den Epid. VI S. 324, 11 L.*

Melancholie zur Epilepsie und manchmal von der Epilepsie zur Melancholie. Man sagt nämlich, daß der schwarze Saft, wenn er den Körper durchdringt, die Epilepsie herbeiführe, und wenn er sich auf die Seele legt, die Melancholie erzeuge. Denn die Substanz des Geistes scheint entweder Luft, die sich innen im Gehirn befindet, oder die Mischung des Gehirns selbst zu sein. Ich habe dieses im siebenten Buch[1]) „Über die Meinungen des Hippokrates und des Platon" und im dritten Buch „Über die Erkenntnis der inneren Krankheiten"[2]), da, wo ich das Wesen der Epilepsie, der Aphasie, der Paralyse, der kalten Phrenesie, die Schlafsucht heißt, der heißen Phrenesie, der Melancholie, der Traurigkeit und der übrigen Krankheiten dargelegt habe, welche Seelenstörungen hervorrufen, sei es nun eine bloße Störung oder auch eine volle Aufhebung der Geistestätigkeit. Er hat gut daran getan, daß er bei diesem Abschnitt eine Einschränkung machte, indem er sagte: „Die mit Melancholie Behafteten kommen meistens zur Epilepsie", daß er also „meistens" hinzugefügt hat, weil nämlich diese beiden Krankheiten nicht unter allen Umständen ineinander übergehen. Die Ursache dafür habe ich schon im Vorangegangenen dargelegt. Denn wenn ein phlegmatischer Saft die Epilepsie verursacht hat, erfolgt für diese Art Epilepsie kein Übergang in die Melancholie.

(V 356, 4—11 L.) Hippokrates: Die Frau des Pytheas war früher oft schwanger gewesen. Da verließ sie ihr Gatte, und ihr Monatliches blieb lange Zeit aus. Nachdem ihr dies widerfahren war, nahm ihr Körper den Zustand des Mannes an. Die Haare auf ihrem Körper wurden stark, und es wuchs ihr ein Bart, und ihre Stimme wurde hart und rauh. Wir wandten nun alle Kunst an, ihr Monatliches wieder in Gang zu bringen, aber es kam nicht. Sie lebte noch eine Zeitlang. Sie starb aber nach nicht langer Zeit.

Galen: Hippokrates versteht unter der Frau, die oft schwanger war, eine kinderreiche Frau. Als diese Frau ihren Mann verlor, stockte ihr Monatliches. Zuerst kam, daß sie vermännlichte, und dann dauerte es auch nicht lange, daß sie starb. Diese Erzählung vermittelt einen Nutzen, der in der Mitteilung besteht, daß eine Frau, die ihren Mann verliert, dadurch Schaden leidet. Dies ist namentlich der Fall, wenn sie oft schwanger gewesen war. Auch wir haben eine ganze Reihe von Frauen gesehen, die dadurch Schaden litten, und unter ihnen auch solche, welche daran starben.

(V 356, 11—15 L.) Hippokrates: Dasselbe begegnete Manno, der Frau des Gorgippos, in Thasos. Alle Ärzte, die ich kannte, waren der Ansicht, daß es keine Hoffnung gäbe,

1) *De plac. Hipp. et Plat. VII (V 608K. = 604 J. Müller)*
2) *Nicht auffindbar.*

sie wieder in den Zustand der Frauen zurückzuführen, wenn nicht die eine Sache gelänge, ihr nämlich den Abgang des Monatlichen wieder zu beschaffen. Wir wandten auch bei ihr alle Kunst an, aber es war nicht möglich, dies zu erreichen. Es dauerte nicht lange, und sie starb.

Galen: Zu untersuchen, ob der Name dieser Frau „Manno“, wie sich in einigen Handschriften findet, oder Nano, wie sich in anderen findet, oder gar „Gano“, wie sich auch in Handschriften findet, war, ist überflüssig. Woraus man bei dieser Erzählung Nutzen zieht, ist dasselbe, woraus man von der Geschichte der Frau vorher Nutzen zog, nämlich daß man erfährt: wenn eine Frau die Natur des Mannes annimmt, besitzt keine Behandlung die Kraft, ihr das Monatliche wieder zu geben. Außerdem mußt du noch etwas wissen, was aus unserer eigenen Beobachtung stammt, daß nämlich diese Erkrankung nicht allen Frauen in gleicher Weise widerfährt, sondern nur denjenigen, welche einen trockeneren und härteren Körper haben und dadurch den Männern ähnlich sind und deren Farbe ins Bräunliche sticht. Wie sich nämlich bei den Männern solche finden, deren Fleisch zart und weich und deren Körper dem Körper der Frauen ähnlich ist, ebenso findet man unter den Frauen solche, deren Körper der Natur der Männer ähnlich ist.

Ende des 8. Teiles von dem Kommentar Galens zu dem 6. Buch der „Epidemia“ genannten Schrift des Hippokrates.

GRIECHISCH ERHALTENE ABSCHNITTE AUS GALENS KOMMENTAREN VI—VIII ZU HIPP. EPID. VI

ZUSAMMENGESTELLT VON K. DEICHGRÄBER

Gal. Kommentar VII zu Epid. VI (V 340, 4 L.) S. 422, 7—10 = Oribas. Collect. med. CMG VI 2, 1. 46, 21, 32. Ἐκ τῶν Γαληνοῦ. Περὶ τῶν ἐν κεφαλῇ καταγμάτων.

S. 231, 10—12 δεῖ δὲ μηδέποτε τὴν τρίτην ἀπὸ τῆς ἀρχῆς ἡμέραν ὑπερβῆναι, ἀλλ' εἶναι τοῦτον ὅρον ἐξωτάτω, τοὺς πλείστους δὲ κατὰ τὴν δευτέραν ἡμέραν χειρουργεῖν.

Gal. ebd. S. 422, 11—16 = Orib. ebd. VI 2, 1. 46, 21, 30.

S. 230, 32—231, 3 συντεθλασμένου μὲν γὰρ ἰσχυρῶς τοῦ ὀστοῦ καί που καὶ βαρυνομένης ἢ νυττομένης τῆς παχείας μήνιγγος ἐκ τῆς ἔσω ῥοπῆς αὐτοῦ, καὶ δηλονότι πρὸς αὐτῇ τῆς τε ὑποκειμένης αὐτῆς τῆς λεπτῆς, καὶ προσέτι τοῦ ἐγκεφάλου, προσήκει κατὰ τὴν πρώτην ἡμέραν ἐκκόπτειν τὸ πεπονθὸς ὀστοῦν, εἰ καὶ μὴ πᾶν, ἀλλὰ τό γε κατεπεῖγον.

Gal. Kommentar VIII zu Epid. VI (V 352, 6. 7 L.) S. 483, 10—20 = Orib. a. O. 44, 4, 28. (Ἐκ τῶν Γαληνοῦ.) Περὶ τῶν ἐκπυηθέντων ἐν ῥευματικαῖς διαθέσεσιν, ἐν ᾧ τὸ διὰ τῶν ἰσχάδων κατάπλασμα.

S. 117, 17—23 πολλὰ δὲ τῶν ἐν τοῖς ἄρθροις ἑλκῶν οὐκ ἐκπυΐσκονται· μυξῶδες γάρ ἐστι τὸ ἐν τούτοις ὑγρόν, κἀπειδὰν πλεονάσῃ καὶ διαβρέξῃ τὰς περικειμένας σάρκας, ὄγκους ἐργάζεται παραπλησίους τοῖς λευκοφλεγματίαις ὑδέροις, ἐφ' ὧν ἐξαπατηθέντες ἔνιοι καὶ τεμόντες, ὡς πύον εὑρήσοντες, οὐχ εὗρον μὲν ὃ ἤλπισαν, ἐθεάσαντο δὲ διάβροχον καὶ μυξώδη πᾶσαν τὴν περὶ τὸ ἄρθρον σάρκα.

7 schol. R² ἀπὸ τῆς ς̄ Ἐπιδημίας· τῶν ὑδατωδέων μὴ ψαύειν ἦτρου [V 340, 4 L.] 8 „für den Zeitpunkt der Behandlung mit Sägen" von Orib. absichtlich ausgelassen 11 schol. R² ἀπὸ τῆς ς̄ Ἐπιδημίας, τμῆμα ζ̄, ῥητοῦ· τῶν ὑδατωδέων μὴ ψαύειν ἦτρου [V 340, 4 L.] συντεθλασμένου — καί που καὶ u. 12/13 ἐκ — αὐτοῦ ergänzt Orib. aus dem Zusammenhang 20 schol. R² ἀπὸ τῶν Ἱπποκράτους τῆς ς̄ Ἐπιδημίας τμῆμα η̄, ῥητοῦ· οἷόν ἐστιν ἐν τοῖς ἄρθροις σκεπτέον, ἣν μὴ ἐκπυῶνται (leg. ἐκπυοῦνται) [V 352, 6 L.]

ADDENDA ET CORRIGENDA

Antequam castigationes editionis meae ab Ernesto Nachmanson ("Galenos' Epidemikommentar. Kritiska och språkliga studier" inter Apophoreta Gotoburgensia Vilelmo Lundström oblata ed. Gotoburgi 1936, p. 108—148) congestas omnes vel plures rectas agnoscam, quaecumque ille homo doctus cum de Galeni textu scriptorum Hippocrateorum tum maxime de Galeno ut auctore *κοινῆς* litterariae quam dicunt superioris misera memoria fretus archetypi deperditi (O) protulit, ea testimoniis fiducia multo dignioribus confirmata et stabilita velim. Ad certius emendandum horum commentariorum textum maiori mihi fuisse fructui hic animo grato profiteor eas censuras operis mei, quas conscripserunt F. E. Kind (Philol. Wochenschr. 1936, 817—822 et 1937, 915—922) et H. Diller (Gnomon XIII, 1937, 266—276 et XXII, 1950, 226—235)

Ad CMG V 10, 1 (A)

4 7 (Test.) ante cetera 8 11 *παντοδαπαί* contulit Kind 1936, 821
6 2 (not.) del. *ἑκάστη*
7 3 l. *δ' ἐστὶ* ut 12 15
8 3 *χρεώμεθα* iure defendit Diller 1937, p. 268
9 22 *παραπλήσιαι*] propter hanc quoque formam verba cit. genuina habet Nachm. p. 138 sq.
11 6 *γίνονται* (ut 9 25) iuxta *ἔχει* (v. 8) tolerari iussit idem p. 143
11 21 *λέγει* sec. H commend. Diller 1937, p. 268
13 12 *δέδεικται πρότερον* ad ea quae Gal. ipse commemoravit 4 33 sqq. rettulit Diller 1937, p. 267, ut *ὑπ'* iniuria additum videatur; sed *ὃν* ante *ἐν οἷς* (v. 13) evanuisse suspicor
15 23 l. *μιᾶς*
18 20 l. *κατάστασιν*
20 11 *ὑετὸς ἐπ<ιει>κὴς* probabiliter coni. Kind 1936, 820; cf. e. c. Dion. Chrysost. IV 119 (I 90 4 de Budé) *ζεφύρου τινὸς ἐπιεικῶς πνέοντος*
21 2 pro *νῦν ὑπαλλάσσεται* fort. *συνυπαλλάσσεται* scribi debuit
21 8 *γίνεται* quamvis dubius servat Nachm. p. 126
22 8 *<ταύτην τὴν γνώμην>* non desiderat Diller 1937, p. 267
23 8 l. *ψυχρὰ*
24 25 (not.) l. *εἰπὼν*
24 27 *συνάπτοντός γε* fort. melius quam *σ. δὴ* pro codd. lectione *σ. δὲ* scribitur
25 9 l. *Αὐχμοί*.
26 8 *διεσπαρμένως* ut Hippocrateum comprobabat Nachm. p. 119 sq.
26 24 post *ὄμβρων* virgula tollenda
29 1 *ὅπερ* (sc. *τὸ αἱμορραγῆσαι*) *ἦν* optimo iure tutantur Kind 1936, 821 et Diller 1937, p. 267
31 9 *τῶν βορείων <ἀνέμων> πνευσάντων*] *ἀνέμων* suo iure superfluens putat Diller 1937, p. 267
34 2 *ἦσαν* pro *ἂν ἦν* retinet Nachm. p. 144
35 31 *ὑπηλλαγμένην* pro *ἠλλαγμένην* conicio; cf. C 177 6
37 19 *τοιάδε* omittens de duplici memoria cogit. Nachm. p. 116
41 3 *Οὐχὶ τοὺς ἀνορέκτους ἀσίτους ὀνομάζουσιν οἱ Ἕλληνες, <ἀλλὰ> τοὺς μὴ προσενηνεγμένους σιτία* coniciam
41 29 l. *φησιν·*
48 32 *ὅτι* coll. p. 29 13 sq. defendit Diller 1937, p. 268
51 2 memor. parall. sine *ὑδατώδεες* agnovit Nachm. p. 116
51 19 *κατὰ* delendum
53 22 l. *αἱματικόν*,

54 20 l. διὸ [τι] καὶ προελθὼν αὐτὸς ἐρεῖ
55 20 ἐγίνοντο (ut 62 2 79 21. 22, saepius plur. praedic. iuxta subi. ntr. pl.) Hipp. vindic. Nachm. p. 147
55 25 utique ἄπ<υροι> in H non legi monuit Diller 1937, p. 268
58 17 ἐν non necessario adiectum videtur eidem p. 267
60 17 διὰ sec. H recte sustulit idem p. 268; ἄλλως <τε> ὡς χρονίους τε καὶ δυσπέπτους διὰ τὴν ψ. proposuit Carolus Deichgräber
62 13 de additis τοῦ Περὶ πυρετῶν ut genuinis dubit. Diller 1937, p. 268
65 21 τοὺς νοσοῦντας ex νοσημάτων (similiter ac 104 23) fort. recte mente suppl. Nachm. p. 134, ut τοὺς κάμνοντας addere non opus esse adnot. Diller 1937, p. 267
67 2 l. ἐστιν
69 18sq. ὑποστρέψαντα δὲ ... †ἀνέσκαψε] non ἀνέσκηπτε, sed ἀνεσπάσθη scribendum videtur
69 25 ἦσαν retin. Nachm. p. 147
70 10 μέν coll. p. 54 11 non requirit Diller 1937, p. 267
70 19 τὸ σύμπαν σῶμα cum QV collatis quae exstant 150 12 praepono
71 13 τοιούτων — τοιούτων pro τοίως — τοίως coni. Diller 1937, p. 268
71 16 l. ἐξε<καθ>άρθησαν pro ἐξεκενώθησαν, cf. 70 19
75 22 (Test.) l. εἶπε
76 11 l. εἴ ποτέ τι
76 28 <χρή> ut Deichgräber ita Diller delev. 1937, p. 267 sq.
77 3 ἀδικῶν coll. γενόμενος (v. 1) coni. Diller 1937, p. 268
77 5 l. εὖ
78 1 ἐμέτοις pro ἐμεθεῖσιν coni. Diller 1937, p. 268
81 15sq. μεγάλα ψύχεα μέχρι κυνὸς ἐπλεόνασεν quam ἐπλησίασεν malim
81 25 παραπλησία οὖσα e codd. malebat Nachm. p. 138
83 22 τῆς κατὰ φύσιν additis non opus esse censet Diller 1937, p. 268
83 30 l. ἐπὶ πλέον
83 31 praestatne ἐμφωλεύσας καὶ τῷ χρόνῳ διασαπεὶς (τῷ χρόνῳ καὶ codd.) transponere?
84 6sq. περὶ τοῦ μετὰ κυνὸς ἐπιτολὴν χρόνου μέχρις ἀρκτούρου] μέχρι <τῆς> ἀρκτούρου clariora putaverim
88 13 (not.) l. κωματώδεις
89 8 neque ἀναληφθεῖσα neque ἀνενεχθεῖσα, sed ἀναπεμφθεῖσα ex traditis elicio; cf. C 11 9 295 1
91 33 οὐ iure deleri potius quam in συ<μπτώματα> compleri et ἐπεὶ τοῖς γε servari iussit Diller 1937, p. 268
94 9 ταὐτὸ <μὲν> οὖν ἑκατέρου τῶν ὀνομάτων (pro ὀνόματος codd.) σημαίνοντος conicio; cf. B 73 8
99 7 ὡς ὑποστρέψαι κατὰ τὴν δωδεκάτην ἡμέραν αὐτοὺς ἀμφοτέρους (O recte, cf. e. c. B 40 23) τῷ νεωτέρῳ (cf. p. 98 14) διαλιπόντος τὰς πέντε necesse est restituere
102 17 πτύσμασιν e codd. retin. Nachm. p. 115 sq.
103 15 probabiliter τοὺς delere quam in <ἀρρώσ>τους complere mavult Diller 1937, p. 267
104 5 παραφρονῆσαι cum codd. praetulit Nachm. p. 133 sq.
104 17 τὸ ante ῥᾷον coll. p. 102 11 add. Diller 1937, p. 268
104 22 εἰ ἁπάντων tolerabile putat Nachm. p. 133
104 23 (not.) ὀνοῦνται suo iure defend. idem p. 135
105 2 (Test.) l. εἴπῃ]
107 3 (not.) del. τοῖς
109 8 <τῆς τῶν> superflua habet Diller 1937, p. 267
118 4 ἐκμαθόντες <ὦμεν> facilius in ἐκμάθωμεν corrigitur
118 17 οἱ πρῶτοι (πρώτως O) θέμενοι τὴν προσηγορίαν Gal. consuetudo posci
118 24 καὶ ὅτι sec. codd. commend. Nachm. p. 133
119 16.17 τὸν κάμνοντα retin. idem p. 135[1]
120 26 χαλεπώτερον malebat idem p. 118
121 15 l. τέλειον pro τέλεον
125 2.3 (not.) l. ᾖσι
125 19 (not.) l. κατάστασιν

129 16 διαχωρούσης ἢ ἐμουμένης ἤ<τοι> τῆς ξανθῆς ἀμίκτου χολῆς ἢ κτλ.] διαχωρουμένης emendare debui
129 21. 22 omnia sana esse in codd. arbitratur Nachm. p. 135[1]
133 14 pro tradito infin. praes. νοσεῖν nulla necessitate inf. fut. poscitur; cf. A 23 5 B 10 24
133 24 l. δ' εἰσὶν
136 19 (not.) l. εἰσὶν
137 7 (not.) l. δυνήσεται
138 22 correctionem Littrei <οὐ> καλῶς retinet Nachmanson (Göteborgs Högskolas Årsskrift 47, 1941, Nr. 19 p. 22)
142 10 (Test.) l. τῷδε
146 18 ἐκρίθη μὲν οὖν ἐπ' αὐτῆς ταύτης, οὐ μὴν ἔσχε <γε> τὸ βέβαιον ἡ κρίσις ex O certior factus genuina habeo
148 1 αὕτη κατὰ μὲν τὴν πρώτην ἡμέραν εὐθέως [ἐπ]εφαίνετο νοσεῖν ὀξέως corrigo
148 29 qua causa σφοδρῶς addendum sit non intellegi adnot. Diller 1937, p. 267
150 7 τοῦ τὸ . . . δυσπαθέστατον τῶν ἄλλων vel Galeno attribuere ausus est Nachm. p. 127
150 15 <τὴν κυοῦσαν> silentio potius audiebant Nachm. p. 134 sq. et Diller 1937, p. 267

Ad CMG V 10, 2, 1 (B)

5 26 ἐκ γὰρ τοῦ πρώτου μεσοπλευρίου καὶ τῶν ὑπερκειμένων [δὲ] σπονδύλων] nescio an <αὐ>τοῦ in δὲ delitescat
10 21 ὁποῖοι γοῦν τινες οἱ τρόποι τῶν μοχθηρῶν ἐξηγήσεών εἰσιν] ex οὖν praecedente ortum γοῦν sec. O omittendum videtur
11 4, 5 [μέντοι] . . . παρείληφε μέντοι τὸ ἱερὸν μήποτε . . . (per litteras) coni. Schoene
12 15 ἔνιοί γε τῶν ἐξηγουμένων τὰ βιβλία in Arab. additο τάδε vix indigeant; cf. C 280 9 302 5 347 21 etc.
14 23 καὶ γὰρ οὐκ ἄν, εἰ ἐσίγησεν, ἐλήρησε evidenter corr. Kind 1937, 916
16 5 οὐδὲν ἄλλο εἶπεν εἰς τὴν λύσιν αὐτοῦ <πλὴν> τοῦδε carere possunt additamento; cf. C 299 16
18 20 ἢ κατὰ προαίρεσίν ἐστι μέν (sc. τὸ παρὰ φύσιν ἐν ταῖς κινήσεσιν), οὐ κατὰ φύσιν <δέ> scr. Kind 1937, 916
18 20 (not.) l. *leguntur*
26 24 l. πρόπολος
27 13 l. ὅ τί ποτε; cf. C 270 22 271 5 284 17
30 2 iure ἐνηνέχθαι quam ἀνενηνέχθαι emendare maluit Kind 1937, 917
30 25 ut <αὐτὸν> abesse vult, ita eiusdem pronom. formis 41 7, 48 11, 53 22, 139 3 nos carere posse putat Diller 1937, p. 275
30 31 ἱκανῇ cum codd. servavit Kind 1937, 917
33 20 οὖν inter ταῦτ' et εὐθέως non necessarium puto
35 23 διαμενούσης coll. p. 159 7 defendit Kind 1937, 917
36 16 et 37 12 additamenta verbi ἐπικρατεῖν superflua habet idem l. l.
40 7 (Test.) l. Heeg pro Diels
41 7 ἀπηλλάχθαι τελείως in parte codd., sed ceterorum τελέως (cf. B 81 23) hoc loco praeferendum
42 23 ἐξ ὧν ἐφεξῆς ἔγραψε τῶν . . . εἰρημένων] nemo in dat. τοῖς . . . εἰρημένοις in codd. cum ἐφεξῆς coniuncto offendet, si comparaverit e. c. quae leguntur 43 12 sq.
48 1 ἐξηγούμεθα ab aor. (v. 2) bene distinxit Kind 1937, 917
61 16 με et 63 2 μοι deesse posse arbitratur Diller 1937, p. 275
64 21 l. δεικνύναι
69 14 <αὐτὴν ταῦτα παθεῖν> falso recepta notavit Diller 1937, p. 275[6]
71 7 οὐδὲν ἔτι δεόμεθα τοῦ τὴν διαφορὰν τῶν ἀντιγράφων ἐπισκοπεῖσθαι] τοῦ dele
72 17 sententiam additamento non indigere recte admonet Kind 1937, 917
72 21 l. προστέλλειν; item corr. C 190, 11. 14

73 13 κἂν <τῷ> Προγνωστικῷ] articulo vix opus esse admon. Diller 1937, p. 275; cf. 107 7 136 24 153 16
77 12 in verbis μακρός τις λόγων ἐσμός potius μακρῶν exspectaverim
78 23 l. λεγομένοις,
80 1 ἔχειν suo iure tutatus est Kind 1937, 917
83 1 ἱδρῶτα καὶ διάρροιαν καὶ διαφόρησιν allatis quae exstant 76 25 sq. probe servavit idem col. 918
85 2 φλεγμαίνειν recte habet L
88 6 οὐ μὴν οὐδ' οὗτος ex L recipere debebam
88 6 ἀρτίαις (ut 87 22. 23) praefert Kind l. l.
89 19 τὴν δύναμιν ἰσχυρῶς εἶχε φύσει pro codicum lectione ἰσχυρὰν non necessario mutavi; cf. C 301 13
90 2 τὸ ξ γράμμα τὸ δεύτερον] τὸ alterum ex dittographia natum cum L tollendum
94 20 sq. μερῶν προσθέσει] sollerter inquirens in Gal. rationem et docendi et scribendi, qua ratione haec commentaria Hippocratica scholarum in usu paulatim crescentia in dies per partes litteris mandata animo informari possunt, verba ἐν τῇ τῶν ἐφεξῆς δυοῖν ἡμερῶν προθέσει luculenter illustravit Arabemque interpretem ea prave vertisse ostendit Kind 1937, 920 sqq.
96 3 l. φλεγμονή,
96 10 ὅταν <ᾖ> . . . ἡ διάθεσις coni. Kind 1937, 918
99 1 pro τελεώτερον fort. melius τελειότερον scribendum; cf. A 151 7
99 11 (not.) l. ἰατρικαῖς ad ταῖς βίβλοις ex H addam
99 15 sq. τοῦ τοὺς διεσκευασμένους †τὸν νοῦν ἐκείνους χαρακτῆρας προσγράψαντος] <δυνα>τὸν νοεῖν coni. Kind; facillima mihi videtur emendatio τοὺς διεσκευασμένους <κατὰ vel διὰ> τὸν νοῦν ἐκείνους χαρακτῆρας
100 3 sq. ἐλυμήναντο τὸ βιβλίον τοῦτο] rectius fortasse τῷ βιβλίῳ τούτῳ sec. O scribitur
100 12. 13 l. γέ- γραπται
106 19 οὐκ ἀσθενῆ τὴν φύσιν εἶχεν merito praebent codd.
111 18. 19 χρονιωτέραν poscit Kind 1937, p. 919
117 10 καὶ συνήθως sana habet idem l. l.
123 4 haud scio an <τὰ μέρη δια>φθείρειν coll. quae sequuntur v. 20 scribere praestet
129 5 ὅτι δ' ἂν τῶν ξυμπιπτόντων †κρατήσῃ, τοῦτ' ἐπυκνώθη in cit. Antiphontis, qui nescio an <ἀ>κρατὲς ᾖ potius scripserit quam κρυστήνῃ
133 13 καὶ τοίνυν pro codicum καὶ γὰρ οὖν conicio
133 17 ὀξὺ πυρέξαι in ὀξέως π. coll. 134 1 commutaverim
152 6 l. χροιά (nisi χρόα praestat)
154 9 παρατίθεσθε praeferendum videtur
162 22 pro tradito αὐτὸ (sc. τὸ οὖρον) potius (κατὰ τὸ μέσον) αὐτοῦ scribam, nisi τὸ omittere malis
167 13 λοχίαν κένωσιν restituere debui
172 8 καὶ ante ὅσα τἆλλα τοιαῦτα recte om. M
174 12 μέχρι τῆς †εἰκοστῆς] numerum ἕκτης probabiliorem existimo
175 20 ἐμφαίνῃ fort. rectius ex L recipitur quam ἐμφαίνηται ex reliquis codd.
178 12 παρέλιπε δὲ ὁ Ἱπποκράτης <τοῦτον μνημονεύειν> H auctore satisfacere videntur
179 6 οὐδὲν δ' ἀπέπτυεν nunc praefero
183 25 <γυναικὶ> tollendum censet Diller 1937, p. 275[5]
184 4 τὴν λοχίαν κάθαρσιν scribendum est; cf. CMG V 9, 2 p. 89 3 Diels
186 14 τὴν δύναμιν . . . ἀραιοτέραν ἐργάζεται in ἀσθενεστέραν corrigere conor

Ad CMG V 10, 2, 2 (C)

7 19 εἰκὸς a me additum merito reiecit Ioa. Diller 1950, p. 229
8 22 in verbis τῆς <ὅλης> κεφαλῆς Hunaini additamentum falsum iudicavit Diller 1950, p. 229
9 6 τάχ' ἄν τις ἐγκαλέσει μοι καὶ φήσει non abhorrere a Gal. stilo mihi persuasi

10 23 *τίς δ' ἐστὶν <ἡ> αἰτία* cum traditis 8 8 et 11 13 congruerent
11 33 *τὸ [στοιχεῖον τὸ] η'* praetulit Diller 1950, p. 229
12 18 *ὅτι <τι> γίνεται] τι* falso additum deleas
16 12 *εὐρυχωρίαν τε μεγάλην] τε* tollendum censeo: *γε* coni. Deichgräber
16 19 *οἱ δὲ σμικροὶ* (sc. *θώρακες*) pro *αἱ δὲ σμικραὶ* si non necessario flagitatur, attamen mihi magis probatur
20 27sqq. (Test.) Maximiliani Wellmann de Herophilo quondam iniuria commentatorum Hippocratis in numero habito iudicium retractatum attulit Diller 1950, p. 231
24 23 *σιτίων* pro *σίτων* fort. scribendum; cf. 24 5
30 7 *τὰς ἀπὸ τῶν θερμαινόντων ὀδύνας]* nescio an *ἀπὸ* pro *ὑπὸ* integrum sit; cf. 30 9
32 27 *ἐὰν δὲ καὶ αὕτη μηδ' ὅλως προ<δια>χωρήσῃ*: opp. v. 25 *πλείω*, itaque *μηδὲν* malim
36 7 *τὰ τὸ <μὲν> μέσον . . ., ὅσον δὲ ἐν κύκλῳ κτλ.* traicio
38 30 addito articulo *<τὸν>* opus non est; cf. 102 14
41 5 quae Hermannus Schoene correxit *δύναται δὲ καὶ τῶν κατὰ [τὸ] πλευρόν τι καὶ πνεύμονα . . . δηλοῦσθαι* in textu poni iubeo
43 24 *ἑαυτῷ* (pro *αὐτῷ* codd.) corrigendum
45 11 *τελείως* in *τελέως* corrigendum
49 10 in versu diu et varie vexato Aesch. frg. 206 N.[2] p. 69 *πέμφιξ· πικροὶ γὰρ κοῦλιοι ῥοῆς* (vel *ῥοῶν*) *ἀτμοί* acquieverim
54 3 *Εὐρυφῶντα τὸν [καὶ]* (an *Κνίδιον*?) *ἰατρόν*
55 17 (not.) meum additamentum Nachmanson non accipit
60 17 (not.) l. *στενοῦται*
62 13 *τὰ <τοῦ> τραχυνθῆναι δεόμενα] τοῦ* superfluum recte existimat Diller 1950, p. 229
62 22 *οἱ τῶν <δι'> αἱμορροΐδων καθάρσεων προκλητικοὶ πεσσοί* conicio
64 11 l. *ἐξιθυνόντων* pro cod. scriptura *ἐξευθυνόντων*, cf. Kuehner-Blaß, Gramm. d. griech. Spr. I 2[3], 448
69 7 *παραπλησίους λέγοντες λόγους οἷς* (*οὓς* U) *ἄρτι διῆλθον* ab Hermanno Schoene correcta in textum recipere debui
71 14 *ἀμφότεραι γὰρ ἐκκενοῦσι* et *ἐπὶ κεφαλῆς καθάρσεως* et *φλεβοτομίας ἀπ' ἀγκῶνος* ratione habita ex *ἀμφότερα* in U exarato restituenda censeo
74 15 l. *ὑπὲρ ἑκατέρας τῶν γραφῶν* (*τῆς γραφῆς* U)
75 11 in verbis *ἐνίοτε δὲ ἑτέρων* (sc. *μορίων*) *πασχόντων εἰς [ὀφθαλμοὺς ἢ εἰς οὖς] ταῦτα ἀποσκήπτει* uncinata ut glossema a marg. in text. intrusum putanda videntur, cum praesertim in versione Arabica desint
76 12 *ἀκοῦσαι χρὴ περὶ μεταστάσεως οὐ τῆς ἐκ τῶν πλευρῶν εἰς τὸν φάρυγγα, ἀλλὰ τῆς ἐκ τοῦ φάρυγγος εἰς τὰς πλευρὰς εἶναι τὸν λόγον*, non *οὐ τῆς ἐκ τῆς πλευρᾶς* in U tradita, sententiae forma antithetica poscuntur
77 30 num *ἢ* pro *ἢ* corrigendum?
78 29 verba *δύναται δέ τις καὶ χωρίζων* (*χωρίζειν* U) . . . *τὴν ἀρχὴν τῶν ἐφεξῆς εἰρημένων ποιεῖσθαι κατὰ τὸν προσγεγραμμένον* (cf. 79 1: *προγεγρ.* U) *τρόπον* genuina esse mihi persuasit Carolus Deichgräber; cf. Diller 1950, p. 229
87 3 *ἔτι τε* magis quam *ἔτι δέ* probatur
89 9 *καὶ* post *βηχῶν ξηρῶν* contra interpretem Arabicum (H) defendit Diller 1950, p. 229
90 9 *πρὸ τῶν ῥινῶν ὀθόνιον ἔνιοι προτιθέντες* pro cod. scriptura *προστιθέντες* scribo
90 14 *ἆρά γε τοὺς διὰ τὰς σφοδρὰς κινήσεις γινομένους ἢ <τοὺς> κἂν αὐτόματοι συστῶσι, τὴν κοπιώδη φέροντας αἴσθησιν. τὰ μὲν δὴ τοιαῦτα σχεδὸν οὐδέ<ποτε> παραφυλάττει τις ἰατρός* codicis memoriae praeposuerim
91 1 aphorismi membra *μηδὲν ὑπερορᾶν, μηδὲν εἰκῇ* Hunaino et Palladio invitis ordinari iussit Diller 1950, p. 229
92 11 pro *ἐποιήσαμεν* fort. *ἐποιησάμην* reponendum; cf. 36 23 129 5 325 12
92 11 l. *οὔθ'*
94 20 l. *γενικώτερον δὲ τούτου, καθ' ὅ* (*καθὸ* ex U propagaverunt edd.) *κτλ.*

95 17 οὕτως οὖν καὶ τῷ Σίμωνί <φησι> τοῦ χειμῶνος ἐξανθήματα πλατέα γενέσθαι Caroli Deichgräber correctione textui reddita stilum Gal. optime decere videntur

101 13 ἐν παραδείγματος μοίρᾳ πρόσκειται (πρόκειται U) a Conrado Schubring emendata in textum inseras

102 8 τοῦ πρώτου (falso πρῶτον cod.) γράψαντος scribenda videntur; cf. A 43 26 B 7 27 8 13

106 27 quam U exhibet scripturam ὑπεμνημάτις[α] τὸ ea scriptura in sententiolam revocata ἢ αὐτὸς ἑαυτῷ τοῦθ' ὑπεμνηματίσατο omnia criticorum conamina futilia facta sunt

119 1 l. ἐν τοῖς δεξιοῖς sec. U

123 5 cum ἐμωλύνθη elocutio verbis τῆς ὀξείας κινήσεως καὶ μεταβολῆς παυσάμενον κτλ. explicetur, vocula διὰ ex H addita sensus corrumpitur

123 8 τῶν ζῴων ex H et codd. Hipp. contra cod. U lectionem τῷ ζῴῳ defendit Diller 1950, p. 230

123 13 διὸ [τι] commendem, nisi τι in δὴ mutandum est

124 26 δύναται δὲ . . . ἀκούεσθαι <περὶ> τῆς κατὰ τὰς φλέβας μοχθηρᾶς πέψεως corr. Hermannus Schoene

129 18 πρῶτον traditum in πρώτων velim corrigas; cf. 3 8

130 28 in lemmate commentando Gal. a lectione εἰ ῥύεται profectus esse videtur Ioanni Diller 1950, p. 230, ita ut lectioni εἰ λύεται ex Arabide sumptae nimium fiduciae tribuisse arguar

131 11 καὶ μέντοι καὶ οἱ τὸ ἐρείπεται γράφοντες ἐπὶ τὴν τῆς δυνάμεως κατάπτωσιν <ἀνα>φέρουσι τὸν λόγον corrigere opus est

136 13 in constituendis lemmatis verbis Ἀρκεσιλάῳ secerni et ad insequentia trahi debere coll. quae exstant 140 4 merito affirmavit Diller 1950, p. 230

137 26 verisimiliter non οὐκ ἀλόγως, id quod U habet, sed οὐκ εὐλόγως scribendum fuit, si haec cum illis quae 138 12 sqq. sequuntur consentire debent

141 3 l. πλέον τι

142 11 l. ὤδει pro ᾤδει

147 3 ἑτοίμως <τὸ> λοιπὸν suspicor

149 16 τὰ (pro τὸν cod.) περιωδυνῶντα corrigendum

150 11 l. κνήμας ἤτοι γε ἀμφοτέρας ἢ τὴν ἑτέραν ἥκιστα ἐλεπτύνετο: κνήμας μέν τι γε ἀμφοτέρας U: μέντοι ex Hier. Gemusaei editoris Basileensis coniectura mansit per universas edd.

155 14 πρῶτον (πρῶτα U) μὲν . . ., ἔπειτα δὲ consuetudinis Galenianae sunt

160 17 nisi fallor τοῖς δὲ ἡγουμένοις (corr. Cornarius: τοῖς διηγουμένοις U: τοῖς δ' ἐξηγουμένοις H) . . . ἐπὶ τὴν δίαιταν (τῆς διαίτης U) ὁ λόγος ἀναφέρεσθαι (similiter ac 131 12 ex ἀναφαίνεσθαι lectione codicis corrupta restitui) δοκεῖ manum Gal. produnt

163 14 l. αἱμορραγοῦσιν ἐκ ῥινῶν

172 17 ξηραινόμενον (sc. τὸ δέρμα) τῷ χρόνῳ εἰς τἀναντία μεταπίπτει: praepositione πρὸς sicut 171 12 adhibita pro εἰς hiatus evanescet

172 23 a versionis Arabicae forma λυομένων τῶν φλεγμονῶν ad φλεβῶν cod. U lectionem redeundum opinor

176 3 pro <οὐκ> εὔδηλον fort. melius ἄδηλον scribendum

178 17 ὡς ἂν ἐθέλωσι <τὰς γραφὰς μετα>γράφουσιν, ἀλλ' ἐγὼ τὰς παλαιὰς αἱροῦμαι lacunam orationis apertam expleverim

179 8 τοῖς δ' ἀρρωστοτέραν (sc. τὴν δύναμιν ἔχουσι) ἢ κακοχυμότερον (sc. τὸ αἷμα) πελιοῦται καὶ χλωρὸν γίνεται (sc. τὸ σῶμα) probe tradita habet U

181 5 in fine lemmatis verba οἷα ἐν Πληνῷ H cum codd. Hipp. melioribus recte omisisse existimat Diller 1950, p. 230

183 7 τὸ δ' ἐπὶ τῷ τέλει τῆς ῥήσεως γεγραμμένον in U exarata similiter ac verba 185 22 sq. prelo expressa in <ἄν>τι δὲ <τοῦ> . . . γεγραμμένου mutanda arbitratus Carolo Deichgräber assentiri malui quam Conrado Schubring ambos locos invicem se tutari rasseveanti

184 15 lemma Hipp. *σκέψις μέν ἐστιν <εἰ> πάντα, ἐφ' οἷσι γενόμενα ῥύεται τούτων προγενόμενα κωλύει* in genuinam formam a Carolo Deichgräber redactum in textu ponere non dubito

188 6 l. *<αἱ>μοπτυϊκὸς*

191 2 non *τό*, sed *τῷ* Gal. legisse censet Diller 1950, p. 230

192 20 *κατελθόντος τοῦ τυφλοῦ ἐντέρου*] glossematis loco *ἐντέρου* uncinari velim

192 24 leniter adtemptata *μεταβήσομαι δ' ἤδη πρὸς τὰς ἐν μόνῃ τῇ προκειμένῃ πραγματείᾳ προσκειμένας* (*ῥήσεις*) vel traditis propiora *ἐν μόνῳ τῷ προκειμένῳ <συν>τάγματι προσκειμένας* (ubi *πρὸς τὰς ἐν μόνῳ τῷ προκειμένῳ πράγματι ἐγκειμένας* exhibet U: in der vorliegenden Abhandlung versa praebet H: *volumine* interpr. lat.) commentatorem ad lemmata in ipso hoc Epid. l. VI ex Hipp. memorabilibus collecta et eis quae in fine l. *Περὶ χυμῶν* compositi exstant adiuncta transgressurum ostendunt

196 20 *ἀλλ' εἴ γε* (*οὕτω* U) *σπάνιον τὸ πρᾶγμα, καὶ συμβουλὴν οὐδεμίαν ἔγραψε* coniciam

197 15 *τό γε μὴν ἄρτημα τοῦτο πᾶν ὁμοιότατόν ἐστι νεύρῳ καίτοι σύνδεσμος ὂν* (*ὧν* U) *τὴν οὐσίαν* requiritur

200 21 *ἄλλος γὰρ ἄλλα . . . καὶ πλάσματα* (pro *βλαστήματα* codicis U) *καὶ ζωγραφήματα θεᾶται* praefero

203 8 *τινὲς μὲν γὰρ ἐνοχλεῖσθαι νομίζουσι . . ., ἔνιοι δὲ πάνυ τούτῳ σφόδρα χαίρουσιν* vix sana ex U propagata medicamine quod est vel *δὲ πάλιν* vel *δ' ἔμπαλιν* ad sanitatem revocantur

205 20 *<τοῦ>* addito opus non est; pro *ἐφ' ὑπέρτερα* fort. *ἐφ' ὑψηλότερα* scribendum

206 29 *κρομύων* scribendum

207 23 aliisque locis *ἐπίθημα* vocabulum Gal. quamvis haud abnuentem studia atticistarum ab Atthidos forma abhorrens minime respuisse Diller 1950, p. 230 monuit

208 1 *ὥσπερ ἄλλα πολλὰ τοῦ ζητῆσαι χάριν, οὐ τοῦ* (*ἢ καὶ* U) *συγγράψαι πρὸς ἔκδοσιν . . . ὑποτυπούμενος* interprete Arabico invito emendaverim

211 6 *εἰ μὲν <οὖν> συνάπτοιτο* recipiens Cornarii additamento me contentum esse confiteor

214 6 retractando *οὐ γὰρ ἔχομεν εἰπεῖν, ἥντινα χρείαν* (sec. U) *ἡμῖν παρέξει κατὰ τὴν ἕψησιν ὁ περιέχων ἀὴρ* [*ἢ*] (contra U) *κωλυόμενος ἐμπίπτειν τοῖς ἑψομένοις ὕδασιν* memoriam Graecam quam Arabicam sequi malui

215 11 *συνεχὲς ἑαυτῷ παντελῶς* (pro *παντοίως* codicis U) *ὑπάρχειν αὐτό* (sc. *τὸ ὕδωρ*) emendo

223 13 *<ἐπὶ>* potius quam *<ἐν>* suppleri debebat

225 29 animadverte sic haec cohaerentia membra orationis: *ἀσθενῆ μὲν οὖν ἐπιτηδεύματα . . ., ἐδέσματα <δ'> ἀσθενῆ μὲν . . ., ἰσχυρὰ δὲ κτλ.*

227 6 l. *κεραμ<ει>ων* pro *κεράμων*

230 18 *ἕτοιμον οὖν ἤδη τοῖς ἅπαντα μεμφομένοις οὐ προσῆκον ἰατρῷ <προ>φέρειν <τὸ τὴν ἀρχὴν>* (ex *τοσαύτης* cod. U scriptura elicui) *ἅπτεσθαι φυσιολογίας* coniciam

231 21 l. *ταὐτὸν εἶναι τὸ* (*τὰ* U) *πολλὰ προσφέρειν τῷ πέττειν τε καὶ κατεργάζεσθαι πολλά*

234 18 nescio an *τριβακῶν* melius scribatur quam *τριβάκων*

235 8 (Test.) verba sumpta ex Gal. Protrept. 11 p. 16 4 Kaib. *οἱ δὲ* (sc. *ἀθληταὶ*) *τοὐναντίον ἐπιτηδεύουσιν, . . . τὸν τοῦ παλαιοῦ λόγον* (sc. aphorismum Epid. l. VI. IV 18 [V 312 2. 3 L.] insertum) *ὡς κορυβαντιῶντος κατεγνωκότες* (Willetum secutus pro Aldinae lectione *κορυβαντιῶντες* dubitanter recipere ausus erat Georgius Kaibel), quae ut in editione mea corrigerem nondum contigerat, pro illis irritis experimentis locutione usus proverbiali ab ipso Gal. *Περὶ χρείας μορίων* III 10 (I 173 9 Helmr.) adhibita denuo temptavi scribendo *λόγον ὡς Κοροίβου τινὸς ὄντα κατεγνωκότες*

238 18 *<οὐ ποιητικὸν αἴτιον>* ex Arabe fort. restituendum; cf. 181 8

248 5 ad cod. U scripturam *λέγει* (sc. Hipp.) pro *λέγω* interpr. H cum Carolo Deichgräber reverti

251 6 *πρὸς ἀγαθὸν* vix merito editum est; cf. 94 7

254 5 lemmatis formam *νούσων φύσιες ἰητροί* in U traditam unicam agnoscens num. sing. interpretis Arabici missum feci

258 4 *τελεώτατον* in *τελειότατον* corrigo

260 1 l. *ἐνενόησε*

260 26 *κλᾶν* fort. minus verisimiliter ex *ἀναγκαῖον* quam e *κάμπτειν* (sc. *γλῶτταν*) corruptum

263 14 in verbis *ἔνια μὲν γὰρ αὐτῶν ἀεὶ ὑπὸ τῆς φύσεως γίνεται* hiatus vitandi causa *ἀεὶ* ante *γίνεται* traiciendum videtur

265 2 *ἑκατέρῃ* pro cod. U lectione *τῆς ἑτέρης* coll. quae leguntur 266 12—15 restituendum adnot. Diller 1950, p. 230

272 23 *καὶ οὐ σμικρῷ γ' <εἴδει> τινὶ* (*σμικρῷ δέ τινι* U) *διαφερούσας* (sc. *οὐσίας ψυχῆς τε καὶ φύσεως*), *ἀλλ' ὅλῳ τῷ γένει* nomina adversaria recte inter se opposita praebent

ς

277 1 *εὐθὺς οὖν τὸ ἀνασπᾶται* (ex cod. U scriptura *τὸ ἀνασπᾶ ῥῆ* agnovit Deichgräber) *τί ποτε σημαίνει κατὰ <τήνδε> τὴν ῥῆσιν*; vera esse mihi persuasi

277 11 *τοῦτο δ' ἀδύνατον γενέσθαι μὴ κἂν ἐν γέν τι κτλ.* corrupta, pro quibus aut *κἂν εἰ μή γ' ἕν τι* aut *πλὴν εἰ μή γ' ἕν τι* coniciam

277 24 *οἱ ὀφθαλμοὶ λάμπουσί τε ἅμα καὶ πυρωδέστεροι δηλοῦνται* (pro *προπετέστεροι δηλοῦσι* cod. U lectione) *γεγονέναι* in textu ponenda censeo

281 21 l. *ἐξαρθρωμάτων*

294 15 *πότε δ' οὖν* (*ὁπότε μὲν οὖν* U) *διασῴζει τὸ οὖρον τῶν πεπομένων τὴν χρόαν*; scribo, sicut idem mendum librarii 324 31 tollendum est

298 12 in verbis *τάχ' ἂν αὐτός τις ἕκαστος νοσῶν* corruptis *τάχ' ἂν καίτοι γε ἄκων τις* proposuerim

301 12 *οἱ δ' ἰσχυρὰν ἔχοντες τὴν δύναμιν οὔτε καταλυθήσονται καὶ ὠφεληθήσονται* coll. e. c. quae leguntur 116 6 sq. a stilo Gal. non aliena puto

303 34 sic sententiae ratione probabili procedere videntur: *οἱ πλεῖστοι μὲν οὖν αὐτῶν αἷμα μέλαν ἐκκενοῦνται διὰ τῆς αἱμορροΐδος, οὐ μὴν ἅπαντές γε. γίνεται <γ>ὰρ* (quod vocabulum latet sub lectione *Γ' οὖν* cod. U) *οὐ κατὰ μίαν αἰτίαν αἱμορροΐς, ἀλλ' ἐνίοτε μὲν* [*οὖν*] *αὐτῆς τῆς φύσεως ἐκκαθαιρούσης τὸν μελαγχολικὸν χυμόν, ἐνίοτε δὲ κτλ.*

313 32 *ἐκτὸς ἀποτείνεται* in *<ἐπὶ τ>ἀκτὸς* correxerim

319 24 *ἐκεῖνα* (sc. *τὰ βαλανεῖα*, cf. v. 21 sq.) *μὲν γὰρ ξηραίνει, <τὰ δὲ ποτίμων ὑδάτων ὑγραίνει> τε καὶ ψύχει* ex versione Arabica completa sensui satisfacere opinor

322 5 sqq. *πολλάκις τε* (sicut tradit.) *γὰρ ..., ἔτι τε τοῖς ἀναγνωσομένοις ὀχληρὸν <ἦν> τὸ πρᾶγμα* emendaverim

324 31 *ὅτι δ' οὖν* pro *ὅτι μὲν οὖν* scribendum

339 17 *ἔτι τε* magis quam *ἔτι δέ* probatur

341 22 l. *ὅ τε* pro *ὅτε*

343 18 *ἐπὶ δὲ τὴν ἑξῆς λέξιν μεταβῶμεν ἀπέχεσθαι δοκοῦσαν ἐμοί γε* (ex cod. verbis *ἔτι τε* restitui) *καὶ μᾶλλον ἁπασῶν τῶν ἔμπροσθεν ἤπερ ἀλλήλων ἐκεῖναι* in textu ponere non dubito

344 26 *ἴσως δέ τις ἀξιώσει καὶ τὴν τῶν καθαιρόντων φαρμάκων ὕλην ἐν τοῖς δηλητηρίοις περιέχεσθαι* in textum recipienda sunt, ubi *τῶν δηλητηρίων* praebet U

345 13 in lemmate *ἔβησσε* pro *ἔβηξε* propter *βήσσειν* 347 20 in U traditum et 348 6 in H versum exspectavit Diller 1950, p. 230

DIE EXZERPTE DES MOSES MAIMONIDES AUS DEN EPIDEMIENKOMMENTAREN DES GALEN

Der hier vorliegende anastatische Neudruck des dritten Bandes der von Ernst Wenkebach und Franz Pfaff zum ersten Male kritisch und zu einem großen Teil überhaupt zuerst edierten Kommentare des Galen zu Hippokrates' Epidemien gibt Gelegenheit, die textgeschichtlichen Einleitungen der Herausgeber um ein Kapitel zu ergänzen, das dem Benutzer in mehr als einer Hinsicht willkommen sein dürfte. Wenkebach und Pfaff haben, der erste als Gräcist, der zweite als Arabist, Ḥunain Ibn Isḥāqs und seiner Schüler arabische Übersetzung bei der Gestaltung des griechischen Textes verwertet, aus Ḥunain ganze Bücher erst zugänglich gemacht und die Stellung der arabischen Übersetzung in der Überlieferung der Epidemienkommentare in ihren Präfationes bestimmt. Dagegen verwerteten sie nicht die Sammlung von Exzerpten besonders aus Galen, die Moses Maimonides in arabischer Sprache veranstaltet hat. Innerhalb der bisherigen Ausgaben des CMG ist Moses' Sammlung bisher nur einmal ausreichend berücksichtigt. Die Exzerpte fanden kurze Beachtung in Karl Kalbfleischs und Walter Johns Ausgabe von Galens Schrift De victu attenuante (CMG V 4,2 p. XLVIII[1])), wurden aber von diesen nicht selbst vorgelegt; während des Druckes des ersten Bandes der Epidemienkommentare erschien H. O. Schröders Edition der Bruchstücke aus Galens Kommentar zu den medizinischen Abschnitten von Platons Timaios (CMG Suppl. I, 1934), der in der Fassung von Paul Kahle die für seine Aufgabe in Frage kommenden Stücke aus Moses arabisch und deutsch abdruckte (vgl. S. 89 ff.). Nunmehr können die Exzerpte aus Galens Epidemienkommentaren erstmals vollständig und nach den Handschriften, bearbeitet von Karl-Heinz Deller SJ, Wien, veröffentlicht werden[2]). Fußend auf dem cod. Lugdu- Lu

1. *Kalbfleischs bzw. Johns Annahme, Moses habe das Griechische kaum hinreichend beherrscht (a. a. O. XLIX), bedarf m. E. der Überprüfung. Ebenso stellt sich die Frage nach dem Verhältnis von Maimonides' arabischem Text zu dem des Hunain. Diese Frage läßt sich m. E. erst lösen, wenn sämtliches Material des Maimonides zugänglich ist.*

2. *Schon im 1. Bande der dritten Juntina erschienen 1597 einzelne aus der Ausgabe 1489 genommene Stücke als „Fragmenta ex Aphorismis Raby Moisis collecta". Chartier hat in seiner Hippokrates-Galenausgabe, Paris 1689, Bd. IX p. 395 ff. diese Stücke in verbessertem Latein, aber auch mit Fehlern — z. B. sind einzelne Zeilen ausgefallen — abgedruckt, seine Abschnitte sind numeriert (2—27), vgl. die folgende Konkordanz. Angemerkt sei hier, daß die bei Rhazes erhaltenen Exzerpte einer besonderen Bearbeitung bedürfen. Nur weniges steht bei Chartier IX 406.*

nensis Arab. 128,1 (a. 1324), der dank dem freundlichen Entgegenkommen der Leydener Bibliothek hier benutzt werden konnte, beziehungsweise zunächst auf dem cod. Gottingensis Arab. 99 (a. 1635), einer Abschrift des
Lat Lugdunensis, und der in Göttingen vorhandenen mittellateinischen Übersetzung (s. XIII ?; Göttinger Inkunabel, Bologna 1489, vgl. Choulant, Bücherkunde 379), nicht jedoch auch auf dem cod. Gothanus 1937 (s. XIII), den noch P. Kahle benutzen konnte — nach Auskunft aus Gotha ist der Verbleib der Handschrift unbekannt —, hat fr. Deller den Text der arabischen Exzerpte so wörtlich wie möglich ins Deutsche übertragen und sie auf diese Weise für die Edition zugänglich gemacht; die nur in der lateinischen Übersetzung erhaltenen Stücke sind lateinisch belassen worden. 113 Stücke konnten so zusammengestellt, und z. gr. T. auch erst auf diese Weise richtig identifiziert werden. Zur Frage, wie die Exzerpte zu werten sind, ist selbstverständlich zu beachten, 1. daß Moses Maimonides mit seinen nach Kapiteln geordneten Auszügen ein vollständiges Lehrbuch zusammengestellt hat, ein Kompendium, das als solches bewertet werden muß, 2. daß er seinem wie dem medizinischen Denken seiner Zeit entsprechend vor allem Definitionen und Lehrsätze aus Galen exzerpiert, z. T. auch durch Änderungen entwickelt oder durch Kürzungen gewonnen hat. Über sein Verfahren hat er selbst in seiner Einleitung (vgl. CMG Suppl. I 91) gesprochen. Entsprechend hat er Galens Definitionen (und manchmal auch allgemeine Sätze des Hippokrates) gern aufgenommen, wenn sie ihm bedeutungsvoll genug schienen oder schon Galen auf die Wichtigkeit seiner (und des Hippokrates) Sätze hingewiesen hatte, in anderen Fällen aber, z. B. wenn Galen sich auf konkrete Beobachtungen berief, diese übergangen, überhaupt Galens so zahlreiche kritische Äußerungen unübersetzt gelassen ebenso wie dessen grammatisch-exegetische Ausführungen in den sonst so bevorzugten Kommentaren[1]), sowie Galens Zitate seiner Vorgänger. Bis auf die letzten Seiten, in denen sich Moses anhand anderer Autoritäten, z. B. Rhazes und Alfārābī, mit Galen auseinandersetzt, ist sein Anteil also in erster Linie der des Sammlers und Redaktors (vgl. auch CMG Suppl. I 93); nur dort spricht er als Theologe und Philosoph. Diese seine eigenen Bemerkungen abgerechnet, ergibt sich

1. *Von den Kommentaren des Galen hat Moses, jeweils mit Angabe des exzerpierten Buches, benutzt und in Auszügen vorgelegt: die zu den Aphorismen (zu Moses' eigenem Kommentar der Aphorismen siehe die aufschlußreiche Einleitung in der Übersetzung von Moritz Steinschneider, Zeitschrift der morgenländischen Gesellschaft 48, 1894, 218 ff.), die zu Περὶ φύσεως ἀνθρώπου und die verlorenen Kommentare zu Περὶ ἀέρων und Περὶ χυμῶν. Mewaldts Edition der Kommentare zu Περὶ φύσεως ἀνθρώπου (CMG V 9,1) und H. Dillers „Überlieferung der hippokratischen Schrift Περὶ ἀέρων" Philologus Suppl. XXIII, 1932, sind von hier aus zu ergänzen. Galens Kommentar zu Περὶ χυμῶν läßt sich mit den 35 Exzerpten des Maimonides und der griechischen Überlieferung, z. B. den Selbstzitaten des Galen, in der Hauptsache wiedergewinnen; die Stücke, mir in der Übersetzung fr. Dellers zugänglich, werden der Ausgabe von Περὶ χυμῶν (= „8. Epidemienbuch") beigegeben werden. Eine Enttäuschung muß aber auch festgestellt werden: Nach den Exzerpten zu urteilen, hat auch Maimonides Galens fünften Kommentar zu Epid. II ebensowenig gelesen wie Hunain; bei keinem Exzerpt kann dieser Kommentar als Quelle vermutet werden.*

der Wert des Maimonides für Überprüfung und Ergänzung des Textes der Bände: CMG V 10,1 1934 = A (zu Epid. I II); V 10, 2,1 1936 = B A
(zu Epid. III); V 10, 2,2 1940 = C (zu Epid. VI).[1] Sollten besonders B C
wertvolle Ergebnisse aus dem Vergleich von Maimonides' Übersetzung mit diesen Büchern hervorgehoben werden, so wären es m. E. diese: einmal daß sowohl Ḥunain wie seine Mitarbeiter den Text vorzüglich übersetzt haben, (was andererseits nichts Neues zu besagen braucht), dann daß Franz Pfaff, der die Maimonidesüberlieferung nicht gekannt hat, eine deutsche Übertragung der nur arabisch erhaltenen Stücke in den oben erwähnten Bänden vorgelegt hat, welche der Kritik im allgemeinen aufs beste standhält. So sei denn auch dieser Nachtrag dem Andenken des treuen Mitarbeiters des CMG gewidmet, der bis in die unruhigsten Zeiten unseres Vaterlandes hinein immer bereit blieb, zu helfen, wo Hilfe nötig war[2]).

Göttingen, den 9. 11. 1954.

Karl Deichgräber

1. *Die römischen Zahlen am Schluß jedes Exzerpts beziehen sich auf Hippokrates' Epidd., die arabische Zahl auf das Buch von Galens Kommentaren, also bedeutet I 1, Gal. in Epid. I comm. 1. Die Angaben geben Moses' Zitat wieder und mußten nur an wenigen Stellen korrigiert oder ergänzt werden. Vgl. z. B. Exzerpt 42 Anm. 3. — Bei der Identifizierung der Exzerpte waren mir die Herren Kudlien und Patek behilflich. Ihnen sei hier mein besonderer Dank ausgesprochen.*

2. *Franz Pfaff, geb. 23. 1. 1886 in Hardt (Württemberg), studierte in Tübingen bei Seybold und Garbe, später in Berlin bei Sachau orientalische Philologie, hier auch bei Hermann Diels klassische Philologie. Am 9. 5. 1917 promovierte er bei Haller in Erlangen. Mehrere Jahrzehnte lehrte er als Studienrat am Leibnizgymnasium in Berlin. Gestorben ist Franz Pfaff am 24. 4. 1953 in Berlin-Charlottenburg. Über seine Mitarbeit am CMG unterrichtet er selbst in seinen Praefationes CMG V 10,1 p. XXXII und V 10, 2,2 p. XXX. In seinem Nachlaß befindet sich die deutsche Übersetzung der arabischen Fassung von Hipp. Περὶ ἀέρων, die Hans Diller in seiner Edition auswerten wird. Seine Vorarbeiten zu einem Wortregister zu den von ihm deutsch edierten Epidemienkommentaren führt Johannes Patek, Berlin, weiter. — Ernst Wenkebach starb am 19. Jan. 1955 in Tübingen (Korrekturzusatz).*

Liste

der Fundorte für die Fragmente aus der lat. Inkunabel (Seitenzahl) und

Konkordanz

mit den Fragmentnummern bei Chartier (Ch.)

1 = 61 r
2 = 118 v
3 = 119 v
4 = 104 v
5 = 61 r
6 = 12 r
7 = 110 r
8 = 140 r
9 = 41 r
10 = 44 r
11 = 35 v
12 = 32 r
13 = 54 v = Ch. 7
14 = 28 v = Ch. 2
15 = 38 r = Ch. 5
16 = 65 v
17 = 38 v = Ch. 6
18 = 31 r = Ch. 3
19 = 49 v = Ch. 11
20 = 71 v
21 = 82 r = Ch. 14
22 = 48 v = Ch. 9
23 = 61 r = Ch. 13
24 = 61 v = Ch. 18
25 = 71 v = Ch. 19
26 = 9 v = Ch. 20
27 = 109 v = Ch. 21
28 = 38 v
29 = 82 r = Ch. 23
30 = 65 r = Ch. 22
31 = 49 r = Ch. 10
32 = 32 r
33 = 82 r = Ch. 24
34 = 130 r = Ch. 8
35 = 49 r = Ch. 12
36 = 44 v
37 = 72 r = Ch. 4
38 = 89 v = Ch. 25
39 = 89 r
40 = 74 v
41 = 92 r = Ch. 15
42 = 108 r
43 = 28 v
44 = 26v
45 = 31 r
46 = 58 v
47 = 61 v
48 = 61 r
49 = 61 v
50 = 85 v
51 = 25 r = Ch. 17
52 = 17 r
53 = 26 v
54 = 29 v
55 = 104 v
56 = 82 r
57 = 9 v
58 = 39 v
59 = 82 r
60 = 69 r
61 = 68 v
62 = 60 v
63 = 27 r
64 = 31 r
65 = 27 v
66 = 41 r
67 = 29 r
68 = 78 r
69 = 46 v
70 = 106 v
71 = 27 v
72 = 102 r = Ch. 16
73 = 9 v
74 = 36 r
75 = 27 r
76 = 27 v
77 = 37 v
78 = 109 v
79 = 89 v
80 = 38 r
81 = 42 v
82 = 14 r
83 = 15 r
84 = 109 v
85 = 27 r
86 = 41 r
87 = 18 v
88 = 27 r
89 = 27 v
90 = 25 v
91 = 90 r
92 = 84 r
93 = 39 r
94 = 71 r
95 = 72 r
96 = 92 r
97 = 92 r
98 = 39 r
99 = 75 r
100 = 78 v
101 = 46 v
102 = 94 r
103 = 88 v
104 = 87 r
105 = 17 v
106 = 46 v
107 = 27 v
108 = 69 v
109 = 75 v = Ch. 26
110 = 69 r
111 = 54 v
112 = 39 r = Ch. 27
113 = 80 v

1

A 29, 26—34. Die Entstehung des verbrennenden Fiebers hat ihre Ursache in der Fäulnis der gelben Gallen im Magen und besonders in seinem „Munde“, oder (auch) in der hohlgewölbten (Partie) der Leber, nicht (hingegen) in jedem beliebigen Organ. Und ganz besonders ist es dem verbrennenden Fieber eigen, daß seine Krise sich in Nasenbluten äußert, denn das Blut kommt hoch und steigt nach oben, wobei die Adern durchbrochen werden. I 1. **Lu Lat.**

4 arab. lā fī ayyi ᶜaḍwin ittafaqa „nicht in jedwedem Organ, das sich zufällig trifft“.

5 arab. an ya'tiya buḥrānuhā bi-ruᶜāfin wörtl. „daß seine Krise durch Nasenbluten kommt“. *οὐχ ἡμοῤῥάγει* delendum. Deichgr.

2

A 33,4. Es fließt zuweilen ein gewisser Überschuß vom Kopf in die Lunge und von der Lunge fließt er in die beiden Hoden, wegen der natürlichen Verbindung, die zwischen den Brustwerkzeugen und den Zeugungsorganen besteht. I 1. **Lu Lat.**

3

A 41,12. Das wichtigste von den schlechten Anzeichen ist, daß glühendes und verbrennendes Fieber entsteht oder daß der heiße Überfluß zum Magen durchsickert, wobei (aber) kein Durst verursacht wird. Denn dies weist darauf hin, daß die sensitive Kraft, die im Magen ist, bereits unwirksam gemacht und erstorben ist. I 1. **Lu Lat.**

4

A 56, 11–22. Zuweilen schreibt man einem jeden, dessen Körper dahinschwindet, schwach wird und abmagert, bis daß er (schließlich) stirbt, die Schwindsucht zu, obwohl dies von einem Lungengeschwür herrührt oder auch von einer schlechten Mischung oder von etwas anderem. Und man legt nur (deshalb) besonders einem Lungengeschwür den Namen Schwindsucht bei, weil es die häufigste (Ursache) ist, welche Schwindsucht hervorruft. I 2. **Lu Lat.**

4 Wiedergabe von 20.21 *τι τῆς καθ' ὅλον τὸ σῶμα περιουσίας* ?

5

A 59, 9–15. Die verbrennenden Fieberhitzen werden kaum von einer Stauung der gelben Galle hervorgerufen, (sondern) sie entstehen nur aus dem Vorherrschen der Wärme in den Gefäßen, wenn sie von der Luft oder körperlicher Übung oder (zu) heißen Speisen oder seelischen Bewegungen gereizt und entzündet werden. I 2. **Lu Lat.**

5 I 2 Lu: II 2 Lat.

6

A 61, 13–16. Am meisten anfällig für Krampf sind die Körper von Jünglingen wegen der Schwäche des Nervenkörpers in ihnen, und deswegen befällt sie schnell diese Krankheit (auch) aus einer näherliegenden Ursache, wobei sie (die Krämpfe) bei ihnen (aber auch) weniger gefährlich sind. I 2. **Lu Lat.**

7

A 68, 10–13. Schlüpfrigkeit der Därme besteht darin, daß die Nahrung schnell (wieder) ausgeschieden zu werden pflegt, ohne daß sie verändert ist. Und das „Fließen" besteht in der Weichheit des Kots und in seiner ununterbrochen aufeinanderfolgenden Ausscheidung. I 2. **Lu Lat.**

8

A 72, 33–73,3. Die Dinge, welche das Reifwerden der Säfte erleichtern, sind alle Dinge, welche mit Mäßigkeit wärmen; einige von ihnen sind Speisen, einige von ihnen sind Getränke, einige von ihnen sind warme Umschläge, einige von ihnen sind Bandagen, und deshalb gehören auch mäßige Friktionen und mäßig warme Bäder zu dieser Gattung. I 2. **Lu Lat.**

5 fricationes Lat: τρίψις codd. Gr.: om. Lu.

9

A 74, 21–27. Das Reifwerden der Krankheiten geschieht nur durch eine Veränderung der Säfte aus ihrem unnatürlichen Zustand in ihren natürlichen Zustand und dies geschieht nur durch die Grundorgane, in welchen, wenn sie gesund sind, diese Säfte (vorhanden) sind. Was nun den Fall anbetrifft, daß eben diese Organe krank sind, so hat die Krankheit sich der Substanz des Körpers selbst bemächtigt, und es besteht höchste Gefahr und es ist unmöglich, daß diese Krankheit geheilt werden kann, ohne daß zu diesen Grundorganen ihre ihnen speziell eignende Kraft zurückkehre. I 2. **Lu Lat.**

3 arab. aᶜdā' aṣlīyah eigtl. „Ursprungsorgane" (τὰ στερεά).

7 geheilt (curari) Lat: om. Lu.

10

A 100, 15. Accidit indigestio quaedam quae vilipenditur sicut indigestio exitura sub aurem, et creditur quod aegrotans liberetur, et moritur, quia humores existentes intra venas, qui sunt causa aegritudinis, minime sunt digesti. I 2. **Lat:** om. **Lu.**

2 et (sec.) = sed.

11

A 130, 9–12. Zuweilen wird die Atmung (einmal) schwach, (dann wieder) stark infolge der Korruption des Verstandes. Jene Krankheit besteht darin, daß der Erkrankte seinen Taten gegenüber gleichsam geistesabwesend ist und sie vergißt, bis er nicht mehr weiß, wann er davon ergriffen wurde und wann es damit angefangen hat. I 3. **Lu Lat.**

12

A 133, 18–25. Wenn ein Mensch sehr ermüdet ist, so daß er zu (völliger) Erschöpfung gelangt, und dann viel Flüssigkeit zu sich nimmt und nach der Mahlzeit spazieren geht, so sammelt sich in seinem Körper wegen der Erschöpfung ein Überschuß an Gallen an, dieser Überschuß aber ist unreif wegen des Spaziergangs zur Unzeit. Und die schwierigsten Krankheiten, die es gibt, (entstehen), wenn sich im Körper ein großer Überschuß an diesen beiden Säften ansammelt. I 3. **Lu Lat.**

2 Flüssigkeit] wa-yašrabu šarāban kaṯīran Lu: unsicher, ob šarāb in diesem Zshg. die spezielle Bedeutung „Wein" hat oder einfach paronomastisch für „viel Getränk trinken", d. i. „viel Flüssigkeit zu sich nehmen" steht.

3 spazieren geht] irtāḍa (VIII rwḍ) und das zugehörige Nomen riyāḍah können auch für jede andere Art körperlicher „Übung" stehen.

3.5 wegen] min qabli.

13

A 160, 4–9; 24–31. Es gibt drei Gattungen von Unterleibswürmern: jene, die den Essigwürmern ähnlich sind, werden in unmittelbarer Umgebung des Afters erzeugt, jene, die den Kürbiskörnern ähnlich sind, in den Dickdärmen und jene, die den Schlangen ähnlich sind, in den Dünndärmen. Sie rufen Schmerzen im Magen hervor, wenn sie in Richtung auf ihn aufsteigen. Bisweilen werden auch durch einen schlechten, scharfen Saft Würmer im Unterleib erzeugt. II 1. **Lu Lat.**

14

A 165, 18ff. (Hipp.); 166, 27–30. Wie diejenigen Tiere und Pflanzen von kürzerer Lebensdauer sind, die ein schnelleres Wachstum haben, so sind auch die, deren Wachstum langsamer ist, von längerer Lebensdauer. Ebenso ist es auch mit den Hitzen (Fiebern) und den Geschwülsten und (allem) übrigen, was vorkommt. Welche nämlich von ihnen schneller sind an Bewegung, sind auch kürzer an Dauer. II 1. **Lu Lat.**

15

A 172, 39–173, 5; cf. 172, 35. Ein chronischer Husten wird zuweilen zum Stillstand gebracht durch ein Geschwür, das hervorgebracht wird in den (beiden) Hoden entsprechend der Verbindung zwischen den Organen der Brust und den Geschlechtsorganen. II 1. **Lu Lat.**

4 II Lat.: III Lu.

16

A 177, 35–42. Crisis incompleta est, cum multa decurrit humiditas in membrum parvum adeo quod eam non potest capere membrum ipsum et tunc revertitur superfluitas ipsa ad locum suum et recurrit ad membrum nobile et occidit. II 1. **Lat:** om **Lu.**

4 II 1] VI 1 Lat.

17

A 191, 12–18. Qui habet epar debile, color eius est albus candidus ex minimo sanguine quem generat. et qui splenem habet debilem, color eius est lentiginosus ex humore melancholico qui sanguini est commixtus. II 1. **Lat:** om. **Lu.**

4 II 1] II Lat.

18

A 192, 39; 193, 1–4. Der Geschmack des Schweißes bei Gesunden ist salzig, und ebenso ist es bei Kranken, es sei denn seine Salzigkeit würde ein wenig verändert und zum Geschmack des vorherrschenden Saftes hinneigen, welcher die Krankheit verursacht hat. II 1. **Lu Lat.**

19

A 199, 15–18. Bei Magenkrankheiten ist es besonders notwendig, daß die zu verabreichende Quantität (der Speise) wohl ausgewogen sei gemäß (dem Ergebnis) einer gründlichen Untersuchung, damit ihm (dem Magen) nicht übermäßig viel aufgebürdet werde, und ebenso bei der Leber. II 1. **Lu Lat.**

20

A 201, 5. Wenn der Unterleib sich (durch Stuhlgang) entleert, darfst du (diese Entleerung) nicht vor der Zeit, welche notwendig ist, abbrechen, und wenn sie von selbst aufhört, darfst du sie nicht aufhören lassen, sondern mußt untersuchen und zusehen, wie der Zustand der Säfte und was ihr Ausmaß im ganzen Körper ist. Denn wenn ein Rest von ihnen zurückbleibt, verursacht er eine schwierig zu behandelnde, ernste Krankheit. II 1. **Lu Lat.**

21

A 231, 11–14. Wenn einer Frau die Entbindung schwer wird, so wird das Blut, das während der Zeit der Niederkunft fließt, zum größten Teil von ihr zurückgehalten. Denn ihre Geburtsorgane schwellen wegen der Pressung, die sie bei einer schwierigen Geburt überkommt, an. II 2. **Lu Lat.**

4 Pressung] arab. šidda wörtlich „Heftigkeit".

4 statt tarūmu (trwm) lies mit Lat. (apostematur) tawarrama oder tuwarrimu („verursachen eine Geschwulst") (twrm).

22

A 241, 40–42; 37–40; 242, 8f.; 243, 40. 41. Angina sind (alle jene) Krankheiten, die im Rachen entstehen, und bei denen der an ihnen Leidende Enge beim Schlucken verspürt. Schlimmer aber noch ist jener Fall, wobei weder Geschwür noch Rötung offen im Rachen erscheint, sondern vielmehr das Angeschwollensein nur in der Speiseröhre oder im Kehlkopf oder in dessen Organen erscheint. Die Angina rührt bisweilen (auch) von kalten, klebrigen, unreifen Säften her. II 2. **Lu Lat.**

1 Angina] mit ḏibḥa wird jede Art von Erkrankung des Rachenraumes bezeichnet.

3 Schlimmer—6 erscheint] Zwei Hippokrateszitate (Progn.) des Galen in eines zusammengezogen. Vgl. griech. Text.

23

A 252, 25–29. Wenn der Saft, welcher das Fieber erzeugt, scharf und verbrennend ist, so wird kaum eine Schwellung bei den Ohren verursacht. Und wenn der Saft sehr kalt und dick ist, so werden Schwellungen in den unteren Teilen des Körpers hervorgerufen. Und wenn der Saft in der Mitte zwischen (diesen) beiden Säften liegt, so werden Schwellungen unterhalb der Ohren hervorgerufen. II 2. **Lu Lat.**

3 in den unteren Teilen d. Körpers] vor asāfil: fī infolge Schreiberversehens in Lu ausgefallen.

24

A 258, 35–39. Wenn sich der Kranke danach sehnt, kalte Luft einzuatmen, weil er in den inneren Organen ein heftiges Brennen verspürt, dabei aber vieler Decken bedarf wegen der Kälte, die er empfindet, so ist das ein Anzeichen dafür, daß seine Krankheit tödlich ist, sofern dies nicht geschieht bei Beginn der (Fieber)anfälle. II 3. **Lu Lat.**

4.5 sofern — (Fieber)anfälle] add. M. M.

25

A 264, 32–35. Bei wem die Gallen vorherrschen, für den ist es besser, daß sie von ihm in unmittelbar aufeinanderfolgenden Malen an unmittelbar aufeinanderfolgenden, ununterbrochenen Tagen nach unten ausgeschieden werden, und dies trifft zu sowohl in gesundem wie in krankem Zustand. II 3. **Lu Lat.**

26

A 342, 15–27. Das Blut ist das aus allen Säften auf Grund der natürlichen Verbindung Zusammengesetzte, und es wird mit dem Namen „Blut“ benannt wegen des Vorwiegens des Blutes über die anderen Säfte. Und dies ist jenes, was herauskommt beim Aderlaß und bei der Schröpfung. Und wenn wir sagen, daß im Körper vier Säfte sind: Blut, Schleim, gelbe und schwarze Galle, dann will unsere Sprechweise nicht besagen, daß (in diesem Falle) das Blut das Zusammengesetzte aus allen Säften ist, sondern wir meinen damit jene Sache, die sich (nur) in der Vorstellung unvermischt mit den anderen Säften vorfindet. II 1. **Lu Lat.**

27

A 344, 20–34. In seltenen Fällen haben die an Zittern und Wassersucht Leidenden sowie die ähnlich gelagerten Fälle vom Aderlaß einen Nutzen. In den meisten Fällen pflegt ihnen aber der Aderlaß Schaden zuzufügen, und er nützt nur dem, bei dem die Krankheit noch im Anfangsstadium ist infolge einer Stauung des Blutes, das (vorher) aus den Mündungen der Adern, die im Gesäß gelegen sind, zu fließen pflegte, oder infolge eines Ausbleibens der Menstruation, oder dem, in dessen Körper sich aus irgendeinem Grund viel Blut angesammelt hat und wegen seiner Menge (den Punkt) erreicht hat, daß man dabei nicht sicher ist, ob die natürliche Wärme ausgelöscht werde. II 4. Lu Lat.

3 Fällen] arab. ḥālāt, wörtl. „Zustände".

28

A 352, 27–32. Zartheit der Stimme oder ihr Gebrochensein rührt nur her von (zu) vielen oder (zu) dicken Säften oder von Klebrigkeit, welche die Adern, die sich in der Brust befinden, verstopft. II 4. Lu Lat.

29

A 366, 14f., 29–38. Die Frauen, welche geboren haben, bedürfen einer Entleerung des verdorbenen Blutes, das sich in den Tagen der Schwangerschaft angesammelt hat, und am allerwichtigsten bei ihrer Behandlung ist die Entleerung jenes schlechten Blutes. Und man gibt ihnen Nahrung und Flüssigkeit, damit das Abfließen des Blutes erleichtert werde. Und zu dem, in welchem Ernährung und Tränkung eng miteinander verbunden sind, gehört das Wasser einer Speise kišk, die aus Gerste bereitet ist, und (ferner solche Speisen), die klein zerstückelt und fein gemacht sind. Jenes gehört zu (den Dingen), die zu einem reichlichen Fließen des dicken Blutes verhelfen. II 6. Lu Lat.

3 am allerwichtigsten] arab. wörtl. „es ist die Grundlage der Angelegenheit bei ihrer Behandlung".

7 Als kišk wird ein Gericht aus Weizenmehl und entrahmter Milch auch heute noch in Ägypten bezeichnet. In unserem Fall scheint nun zunächst Gerstenmehl verwendet zu sein, und dann die Speise abgesiebt gedacht zu sein, so daß nicht der dicke Rückstand, sondern nur die Flüssigkeit (als „Wasser" bezeichnet) getrunken werden solle.

30

A 370, 30–42. Dies critici per quarternarium numerum computantur usque ad viginti et sunt quartus, septimus, undecimus, decimus quartus, decimus quintus et vigesimus. et post vigesimum per septenarium usque ad quadraginta et post quadraginta computantur per vicenarium usque ad centumviginti et post centumviginti computantur bis per circuitus mensium secundum quod computavisti per circuitus dierum et post menses per circuitus annorum. II 6. Lat: om. Lu.

3 quintus] sic!

31

A 375, 8–15. Wenn die Geschwulst bei Angina sehr stark ist, beschränkt man sich nicht nur auf innerliche Medikamente, sondern (wendet) auch äußerliche Heilmittel an: Umschläge, warme Wassergüsse und

Bäder. Dies darf aber nur beim Abklingen der Krankheit angewandt werden. Und die Speisen der Anginakranken sind Arzneisuppen (sic!), damit, wenn sie die geschwollenen Stellen passieren, sie für diese die Stelle des Verbandes (Umschlages) einnehmen. II 6. **Lu Lat.**

32

A 385, 37–386, 3. Die Ursache der Vortrefflichkeit der Kraft der rechten Organe über die linken besteht darin, daß die Leber auf der rechten Seite gelegen ist und daß das Herz sich auf die linke Seite neigt, wobei diese Neigung aber (nur) sehr gering ist. Wenn nun dessen (des Herzens) Neigung ein wenig größer ist, so werden dadurch die linken Organe stärker als die rechten, besonders wenn die Leber in diesem Zustand schwach (und) klein ist. II 6. **Lu Lat.**

7 II 6] VI 6 Lu: VII 6 Lat.

33

A 387, 6—20. Wenn die Milch einer Schwangeren reichlich ausfließt, dann ist (ihre) Leibesfrucht schwach und zieht wegen ihrer Schwäche (die Milch) nicht an, und sie zieht sich zurück auf die beiden Brüste, und es wird Milch erzeugt. Und wenn sich in (ihren) beiden Brüsten eine reichliche Ansammlung vorfindet, dann ist (ihre) Leibesfrucht recht gesund. II 6. **Lu Lat.**

4 Milch = arab. labanan muß wohl ein Fehler für labanun sein.

34

A 389, 3–12. Galienus in sexto expositionis super secundo epidemiarum dixit talia verba: Ex materia humoris ascendentis ad partem superiorem corporis in capite ulcera generantur. et tunc oportet te purgare ex loco proximo cum vomitu et non cum flebotomia. II 6. **Lat: om. Lu.**

35

A 393, 5. Die „Bedrängnis“ wird hervorgerufen durch die Säfte, welche weniger schlecht sind als die Säfte, welche die Ohnmacht erzeugen. Und das Gähnen wird hervorgerufen durch die Erschlaffung der Muskeln, welche den Kinnbacken bewegen. Um den Dampf zu lösen, nützt Wein, der zu gleichen Teilen mit Wasser vermischt ist, von allen (Heilmitteln) am meisten, denn er wiegt die schlechten Säfte auf und er erwärmt den Magen und unterstützt die Verdauung und löst den kalten Dampf und ist nützlich bei Schüttelfrost, der entsteht aus heißen Säften. Und nur darf man es bei Schüttelfrost nicht zu trinken geben, wenn es sich um Fieber oder um ein heißes Geschwür handelt. II 6. **Lu Lat.**

36

A 394, 10–19. Der Schröpfkopf ohne Einschnitt (in der Haut) bringt einen gewaltigen Nutzen bei den übrigen Schmerzen, die von dicken, sich verbreitenden, kalten, sich in dicken Körpern stauenden Winden herrühren, welche (Winde) jedoch keinen Ausweg finden, wegen ihrer Dichte und der Dicke der Körper. II 6. **Lu Lat.**

37

A 398, 11–16. Wenn die Magengegend gespannt ist, so besteht ihre Untersuchung darin, daß du mit deiner Hand auf ihr (herum)tastest und (so) feststellst, ob in ihr ein heißes Geschwür oder ein hartes Geschwür oder eine Blähung oder Eiter oder (zu)viel Kot ist, und wenn du die Krankheit, die darin ist, erkannt hast, dann mache, daß du sie lösest. II 6. **Lu Lat.**

1 Magengegend] eigtl. „das, was unterhalb der Rippenknorpel ist".

5 arab. sind die Zeichen tqyl zu lesen. Da der Zusammenhang weder qīl I oder IV noch qūl IV erlaubt, scheint eine Emendation unvermeidlich. Vielleicht tafᶜalu: „incipe dissolvere" Lat.

38

A 400, 1–4; 38–40. Lac cibat defectorum corpora et sublevat ea. Etiam corrigit humores malos et adaptat ipsos humores et lenit ventrem. Et caseus residet in meatibus hepatis et oppillat illos et ob hanc causam domino hydropisis valde nocet. II 6. **Lat:** om. **Lu.**

3 caseus] Brot H.

4 II 6] VI 6 Lat.

39

A 404, 40–43. Im Zustand des „Katers" ist der Kopf mit Dampf angefüllt, und reiner Wein macht diese Dämpfe reif und löst sie. II 6. **Lu Lat.**

2 von Moses nicht voll verstanden.

40

A 407, 35–40. Die Narzissenzwiebel gehört zu den Heilmitteln, die zum Erbrechen reizen. Deshalb geben wir demjenigen, welchen wir erbrechen lassen wollen, zwei oder drei Zwiebeln davon mit seiner Nahrung. Dann wird er leicht und ohne Schädigung erbrechen. II 6. **Lu Lat.**

41

A 408, 1ff. Die Ansammlung von Blut in den (weiblichen) Brüsten deutet auf Wahnsinn, der eintreten wird. II 6. **Lu Lat.**

2 II 6] II Lat.

42

A 408, 38–40. Die von der schwarzen Galle herrührende Krankheit ist die Melancholie, d. h. die von der schwarzen Galle (verursachte) Schwermut. II 6. **Lu Lat.**

1–3 Moses übersetzt Sabinus, nicht Galen selbst.

2 Melancholie] mālanḫūliyā = gr. μελαγχολία.

2 Schwermut] al-waswās as-saudāwī arab. Interpretation des griech. Fremdwortes.

3 II 6] VI Lu Lat.

43

B 5, 4–8. Bei manchen akuten Krankheiten lösen sich schlechte Säfte in die Lunge auf, wobei ihr Ausmaß doch gering ist und auch keine Geschwulst entsteht. Sie werden durch den Auswurf ausgeschieden. Es glaubt (nun) derjenige, welcher über keine Erfahrung verfügt, daß der Kranke Rippenfellentzündung oder Lungenentzündung hat, obwohl dem nicht so ist. III 1. **Lu Lat.**

4 Es glaubt — verfügt] aus dem Zusammenhang von Moses erschlossen.

44

B 39, 21–23; 25. 26; 23–24; 25–30. Die Erzeugung von Eiter geschieht bei der Inbesitznahme dieser Säfte durch die natürliche Hitze, indem sie (die Hitze) sie (die Säfte) reif macht und umwandelt. Es entstehen dabei heftige Schmerzen, zuweilen entsteht selbst Fieber oder es wird noch heftiger. Und wenn Eiter austritt, wird das Organ vollkommen gesund, wie es vorher war. Was aber den Fall anbetrifft, wenn die natürliche Hitze vergeht und nachläßt und diese Säfte überhaupt nicht zum Reifen bringt wegen ihrer geringen Intensität, so wird in dem Organ kein Eiter erzeugt, und es tritt weder Schmerz noch Fieber ein, sondern vielmehr Fäulnis und Zerfall, bis das betreffende Stück Fleisch ganz und gar zerstört ist, und auf diese Weise bietet sich demjenigen, welchem das Fieber (vorher) versagt geblieben ist, nachdem es nun schließlich auftritt, ein sicheres Todeszeichen dar, und es wird kein Anzeichen erscheinen, das auf eine Besserung hinweist. III 1. **Lu Lat.**

45

B 43, 5–8; 46, 15–16. Die Appetitlosigkeit hat öfters ihre Ursache in einem Saft, der sich im „Munde" des Magens befindet, oder (dessen) schlechter Beschaffenheit oder in dem Abgestorbensein der Kraft, die im Magen ist. Und wenn sich ein Unbehagen der Natur, welche in der Leber ist, einstellt, so bekommt (der Kranke) aus der Appetitlosigkeit etwas Bedrückendes, was soweit gehen kann, daß der an diesem Zustand Leidende (eher) den Tod erwählt als etwas zu kosten. III 1. **Lu Lat.**

4 Unbehagen = κώφωσις; cf. B 46,5.

6 der an diesem Zustand Leidende] = H.

46

B 74, 24–26. Wenn Kälte und grüne Färbung der Extremitäten zugleich mit akutem Fieber auftritt, so weist dies auf Abgestorben- und Erloschensein der natürlichen Wärme. III 2. **Lu Lat.**

47

B 98, 13–20. Zuweilen tritt zusammen mit dem verbrennenden Fieber Erbrechen auf, und die Ursache hiervon ist, daß in den Adern, welche mit den Därmen verbunden sind, und in der der Leber zunächstgelegenen Seite unreife Säfte sind. Und wenn zugleich mit dem verbrennenden Fieber ein dünner Urin auftritt, so ist das ein Zeichen dafür, daß in den Adern, die in der Wölbung der Leber sind, sich viele unreife Säfte befinden. III 2. **Lu Lat.**

2 Erbrechen] iḫtilāfu qai'in Lu; cf. varietas vomitus Lat.

3 in intestinis Lat: die Präp. ist wörtliche Übersetzung von arab. bi, welches die normale Rektion von wṣl VIII „verbunden sein, in Verbindung stehen mit" ist, die durch den abl. intestinis hinreichend ausgedrückt wird.

48

B 132, 17–19. Die hoch zu bewertenden Symptome des verbrennenden Fiebers sind die (folgenden) zwei: ein beständiger Durst, der sich nicht löschen läßt noch abklingt, und das Brennen der Hitze, mit dem ein Versengen verbunden ist, das mit dem Tastsinn verspürt werden kann. III 3. **Lu Lat.**

3 Versengen] in der Übersetzung 'nd' als indā' inf. IV nd' (selten) gefaßt, das im Grundstamm (I) die Bedeutung „rösten, braten" (von Fleisch) hat.

49

B 138, 24–25. Der Wahnsinn ist eine andauernde Geistesverwirrung ohne Fieber, und das Irresein ist eine andauernde Geistesverwirrung mit Fieber. III 3. **Lu Lat.**

1. 2 Wahnsinn, Irresein] Die Übersetzung versucht nur die beiden Begriffe von einander abzuheben; genauere Differenzierung von ǧunūn und šarsām noch nicht ersichtlich: mania, phrenesis Lat.

50

B 140, 6–9. Im Körper dessen, der sich nicht der körperlichen Übung bedient, sammeln sich dicke und dünne Säfte an. Was die dicken anlangt, so (entstehen sie) durch die Einschränkung und Ruhe, und was die dünnen, wässerigen anlangt, so lassen sie die Entleerung durch die körperliche Übung vermissen(?). III 3. **Lu Lat.**

1 *post* der „qui est in quiete et" *add.* Lat.

51

B 163, 1–16. Wenn die verschiedenen Gattungen der Gallen dick sind, so ist das ein Beweis dafür, daß das Fett sich vor Fieberhitze auflöst, und wenn der Urin dick ist und er die Farbe und Festigkeit von Olivenöl hat, so ist das ein Beweis dafür, daß eine (totale) Verderbnis eingetreten ist; denn sie rührt her von der Auflösung des Fleisches; die Hitze nämlich, welche das Fleisch auflöst, ist stärker als die Hitze, welche das Fett auflöst. III 3. **Lu Lat.**

52

B 173, 24–174,7 (174, 14. 15). Zuweilen sammelt sich im Körper ein schlechter Saft an, der einem tödlichen Gift gleicht. Er wirkt ganz langsam in den Organen des Körpers, und wenn er den Höhepunkt seiner Schlechtigkeit erreicht hat, erscheinen plötzlich seine Wirkungen, und er tötet dann schnell. Und wie die Wirkungen bei tötenden Medikamenten von deren Qualität, nicht deren Quantität abhängen, so muß man es sich auch bei den Krankheiten, die eine Aufwallung hervorrufen und dann schnell zum Tode führen, vorstellen, (daß es sich nämlich so verhalte) als ob jemand eine tötende Arznei oder den Biß einer Natter empfängt. III 3 **Lu Lat.**

53

B 184, 23–185, 2; 186, 5. Bisweilen verbindet sich die Melancholie mit dem Wahnsinn, und das äußert sich einmal darin, daß viele Worte hervorgebracht werden — dies nämlich ist ein Zeichen des Wahnsinns -- ein andermal durch fortwährendes Schweigen, was zu den Anzeichen der Melancholie gehört. III 3. **Lu Lat.**

54

B 186, 19–21. Et dixit (sc. Galienus) in tercia expositionis eius in tercia epidemiarum quod homini insensato mobili et valde veloci accidit permixtio mentis ex modica causa et ei qui est extra huius modi, non accidit mentis permixtio nisi ex causa magna. **Lat:** om. **Lu.**

1.2 in tercia—epidemiarum] also = III 3.

55

C 9,9–28. Nur deshalb wird die Gebärmutter und ebenso das weibliche und männliche Geschlechtsteil „nervig" genannt, weil jedes einzelne dieser Organe einem Nerv ähnlich ist durch den Zustand der Streckung und Erweiterung, durch das Einschrumpfen und die Weiße und das Fehlen des Blutes, nicht jedoch weil ihre (dieser genannten Organe) Körper aus Nerven oder Bändern oder Sehnen bestehen. VI 1. **Lu Lat.**

5 nicht] et membra huius sunt composita Lat — obige Übersetzung beruht auf der Lesung lā li'anna 'l-aǧrāmahā min ... von Lu und ist schon deshalb wahrscheinlicher, weil die Einschränkung der Aussage (innamā summiya „nur deshalb wird genannt") ja ein negatives Komplement erfordert („nicht aber aus anderen Gründen").

56

C 22, 32 (*ἐλινύειν*) –23, 1 (*ἐμπίμπλασθαι*). Dixit Ipocras in VI. epidemiae: Perseverantis sanitatis est per abstinentiam saturitatis et per otii omissionem. **Lat:** om. **Lu.**

57

C 25, 7. 9. Es kommt vor, daß mit dem Kot rote Galle von der Farbe des roten Arseniks, welche (deshalb) arsenikartige Galle heißt, ausgeschieden wird, und es wird zuweilen (auch) im Urin ein Bodensatz davon ausgeschieden, der jenem (d. i. dem roten Arsenik) gleicht. VI 1. **Lu Lat.**

1 rote Galle] das Arab. bietet hier ein Wort murārun (so in Lu vokalisiert), dessen Bed. „Galle“ mir trotz der etymologischen Zugehörigkeit zu mirra und der Übs. durch colera in Lat nicht ganz sicher scheint.

58

C 26, 22–25. Schmerz verbunden mit Kälte in beiden Beinen bei Nierenkrankheiten rührt her von der Verbindung zwischen den Nieren und den beiden Beinen durch die beiden zum Kreuz herabsteigenden Venen. Und die beiden (Venen) sind die als hohle bekannte Vene und die große schlagende Vene. VI 1. **Lu Lat.**

5 VI 1] VI 3 Lat.

59

C 27, 23. Et dixit Galienus in prima expositionis eius particula: Homini cuiuscumque habitudinis abstinentia a receptione cibi plurimi bona omni tempore et omni hora. **Lat:** om. **Lu.**

1 in prima—part.] also = VI 1.

60

C 27, 28–28, 3. Wenn sich viel dickes Blut oder (Blut) von anderer schlechter Beschaffenheit in den Adern ansammelt, so muß man zuerst einen Aderlaß vornehmen und hierauf ihn unter Anwendung von Medikamenten, die den Saft, der im Blut ist, abführen und absondern, wiederholen. VI 1. **Lu Lat.**

3 einen Aderlaß vornehmen] arab. wörtl. „so mußt du mit dem Aderlaß beginnen“ (Lu).

4 'lladī fīhi 'd-damu „in dem das Blut ist“ Lu — gemäß dem Zusammenhang und Lat (humores in sanguine existentes) erscheint eine Emendation zu 'lladī fī 'd-dami „der im Blut ist“ unvermeidlich.

61

C 28, 3–5. Den Aderlaß muß man bei Krankheiten der Organe oberhalb der Leber von den Venen der Hand nehmen, bei Krankheiten von Organen unterhalb der Leber hingegen von den Venen des Knies und der Fußader. VI 1. **Lu Lat.**

62

C 30, 25. Es gibt zwei Arten des Wechselfiebers, das nicht zum Stillstand kommt, bis es sich einem Höhepunkt genähert hat: die eine davon ist (jenes), welches nicht zum Stillstand kommt, bis es auf dem höchsten Grad des Fieberanfalls angelangt ist. Es ist bösartig, (aber ?) nicht heftig. Und sein Eintreten wird verursacht von starker Fäulnis des Schleimes, nämlich der Kälte, die „Gläsernes“ genannt wird. Die zweite Art wird erhitzt, bis sie dem Höhepunkt der ganzen Krankheit nahekommt. Denn es läßt sich nicht erkennen, daß das viertägige Fieber seinen Höhepunkt erreicht hat, bis daß das Wechselfieber abzuklingen beginnt. Das Wechselfieber, welches mit großer Heftigkeit beginnt, hierauf (aber) vor dem Zeitpunkt seines höchsten Grades zum Stillstand kommt, ist das dreitägige Wechselfieber. VI 1. **Lu Lat.**

1 Wechselfieber] nāfiḍ: eigtl. ein Fieber, mit dem Zittern verbunden ist. Offenbar nicht der „Schüttelfrost" gemeint, für den Mos. Maim. ein besonderes Wort (išfi^{c}rār) benutzt. Aus dem Zusammenhang, der kurzfristige, von steilen Kurven charakterisierte fiebrige Erkrankungen beschreibt, ist die Übersetzung „Wechselfieber" wahrscheinlich.

4 ḫabīṯ Lu: debilis Lat. Ist im Arab. eine Negation ausgefallen? Ist unwahrscheinlich, weil dann laisa „ist nicht" vor bi-šadīdin nicht wiederholt worden wäre.

5 Fäulnis] trotz der lat. Übers. ex putrefactione phlegmatis fortis scheint qawīy vielmehr zu ^{c}afan „Fäulnis" zu ziehen zu sein.

6 Gläsernes] Der genetivische Anschluß von al-burūdati — frigiditatis Lat — ist arab. aus Gründen der Determination unmöglich. Man könnte es höchstens, wie es in der Übersetzung geschehen ist, als zweites (appositionelles) Rectum auffassen. al-burūdatu als Subjekt aufzufassen, geht wegen des wa-huwa, welches doch auf al-nāfiḍu zurückweist, nicht an.

7 yasḫunu „wird erhitzt, fiebert" Lu: non quiescit (= lā yaskunu) Lat.

63

C 32, 24–29. Bei einem Überschuß der wässerigen Feuchtigkeit geschieht deren Ausscheidung auf eine der drei (folgenden) Weisen: entweder durch Erbrechen (?) oder durch Urin oder durch Schweiß. Und zu welcher von diesen dreien der natürliche Antrieb hindrängt, so geschieht dies unter Ausschluß der beiden anderen Weisen. Und deswegen wenn [per sudorem crisis fieri debet], wird der Bauch ausgeschaltet und der Urin zurückgehalten, und es pflegt die der Ausscheidung unmittelbar vorausgehende Krise notwendig darin zu bestehen, daß den Kranken ein Schüttelfrost ergreift, auf den dann der Schweiß(ausbruch) folgt. VI 1. **Lu Lat.**

3 solutione ventris Lat: om. Lu.

5.6 abweichend cod. Gr.: per sudorem — debet Lat: iḫtilāf Lu.

7 „der Ausscheidung naheliegende" Lu.

64

C 35, 11; 36, 6. 13. Apostematibus omnibus laudabilius est quod magis apparet exterius et post hoc quod habet caput acutum et apostematibus omnibus est peius quod est his contrarium. Et apostematibus digestivis laudabilius est cuius digestio est aequalis et non habet duriciem circumcirca. VI 1. **Lat: om. Lu.**

65

C 42, 1–8. Das, was trocken wird an weißer Absonderung auf den Augen und an Schweiß auf dem Gesicht, bis daß es wie Staub wird, ist ein schlechtes Zeichen. Und ebenso weist die Verdunkelung des Blicks bei akuten Krankheiten auf einen (drohenden) Verlust der Sehkraft. VI 1. **Lu Lat.**

66

C 64,18–26. Wenn Saft ausgeschieden werden muß, und du siehst, daß er bereits hinneigt, durch den Urin ausgeschieden zu werden, und es sind die Nieren oder die Harnblase krank oder schwach, so befördere jenen Saft zum Bauch (hin). Und ebenso, wenn er sich zum Bauch hinneigt, und es sind die Därme krank, so befördere (jenen Saft) nach den Nieren und der Harnblase oder auch nach der Gebärmutter hin. Und was dir unmöglich ist (da und dorthin zu befördern), das laß frei (strömen) in die Gegend, wohin es strömt. VI 2. **Lu Lat.**

6 und was — 8 strömt] Zusatz von Moses.

67

C 89, 18–23; 1—9. Der bösartige Husten ist derjenige, dessen Ursache ein Katarrh ist, der vom Kopf herunterfließt, oder ein Geschwür oder ein Abszeß in irgendeinem der Atmungsorgane oder eine Masse, die sich in der Brust ansammelt. Der gutartige Husten (hingegen) ist derjenige, welcher von einer schlechten Konstitution (eigtl. „Mischung") der Atmungsorgane herrührt oder auch von der Härte der Luftröhre. Der gutartige Husten, wenn er bei Fieberhitzen sehr heftig und stark ist, erwärmt die Brust- und Lungengegenden, wobei es zu erhöhtem Fieber und gesteigertem Durst kommt. Wenn er (der Husten) (hingegen) schwach ist und lange Zeit (anhaltend), dann bewegt er die Organe zum Anziehen von feiner, der Quantität nach mäßiger Feuchtigkeit, die den Durst und die Fieberhitze verringert. VI 2. **Lu Lat.**

68

C 94, 23f. Wenn aus einer Fistel lange Zeit hindurch etwas auszufließen pflegt, dann aber sich das, was herauszufließen pflegte, staut, dann mußt du sie öffnen. VI 2. **Lu Lat.**

69

C 94, 24–28. Bei wem sich gewöhnlich die überschüssige Gehirnsubstanz durch ein Ohrensekret absondert, dieses hierauf aber mit einem Male aufhört und ihm dadurch Verwirrung und Schwindel entsteht, (bei dem) sehen wir, wenn wir die Absonderung anreizen und sie in beide Ohren durch öffnende Medikamente kommen lassen, daß dem davon Betroffenen auf der Stelle geholfen wird. VI 2. **Lu Lat.**

70

C 95, 8–10; 96, 12–14. Die Pickel (Pusteln) unterscheiden sich von den Hautausschlägen nur durch die Menge des Saftes, der sie erzeugt. Und die Natur pflegt auch mit den Pickeln die Reinigung des Inneren des Körpers anzustreben. Wenn der Saft, welcher die Pickel hervorbringt, (nur) von geringer Wärme ist, erzeugt er Hautjucken. Wenn er von starker Hitze ist, erzeugt er Brennen, und wenn der Saft sehr dick und sehr kalt ist, erzeugt er ausgedehnte Pickel. VI 2. **Lu Lat.**

5 Hautjucken] ḥikka kann speziell auch „Krätze" bedeuten.

71

C 102, 1–5. Wenn die Zeichen sehr schlecht sind, seien sie nun symptomatischer oder kausaler Art (arab. hat wörtlich: akzidentiell oder krankhaft), das Gesicht dabei aber schön ist, in großer Ähnlichkeit zu dem natürlichen Zustand, so ist dies ein lobenswertes Zeichen. Wenn (aber) die Zeichen schwach (eigtl. leicht) sind, einerlei ob sie symptomatischer oder kausaler Art sind, das Gesicht dem natürlichen Zustand dabei aber sehr unähnlich ist, so deutet das auf Schlechtes. VI 2. **Lu Lat.**

72

C 108–110. Das eitrige Blut ist das dünne, wässerige Blut, dem eine giftige, schädliche, beißende Kraft innewohnt, (und) was das anlangt, was von der Wässerigkeit des Blutes herrührt, so ist es heiß und ruhig. VI 2. **Lu Lat.**

3 ḥārrun „heiß" oder ḥāddun „scharf" (r und d fast nicht unterscheidbar) Lu.

73

C 109, 4–11. Wie sich in der Milch eine wässerige Flüssigkeit befindet, die wie das abgestandene Wasser des dicken Teiles ist, so trifft man in allen Säften eine feine Wässerigkeit an, und sie (die Wässerigkeit) unterscheidet sich (von anderen) nach der Natur des Saftes, in welchem sie vorkommt. So ist die schlechteste von allen die Wässerigkeit der schwarzen Galle, nach ihr die weniger schlechte die Wässerigkeit der gelben Galle, weniger schlecht ist dann die Wässerigkeit des Schleims, und die wärmste und beste ist die Wässerigkeit des Blutes und seines (d. i. wohl des aus dem Blute entstandenen) Eiters. VI 2. **Lu Lat.**

2 dicken Teiles] *τοῦ παχυτέρου* cod. Gr. H; *-ου ἐν* kein Hiat, deshalb *παχυτέρων* nicht notwendig.

2.3 so ... in allen S.] *κατὰ* kann fehlen, ebenso trotz H, der offenbar erklären will, *κἀν φυτοῖς καὶ ζῴοις*.

74

C 137, 2–4. Über wessen Körper die schwarze (Galle) herrscht, der ist begierig auf Geschlechtsverkehr, wodurch sich in seinem Leib in der Magengegend verdichtete Winde, die sehr aufblähen, ansammeln. VI 3. **Lu Lat.**

3 in der Magengegend] „in dem, was unterhalb der Rippenknorpel liegt".

75

C 139, 5–10. Nemo melancolicorum est expers alicuius timoris non timendi, quae aegritudo cum fuerit pura, quod timetur videtur sibi unum, et cum aegritudo est composita, quod timetur videtur sibi duplex vel triplex, et ex his aliqui sunt qui timent quamlibet rem secundum aegritudinem sui fortem. Expositionis eius in sexto epidemiarum. Et dixit insuper in ipsa particula Galienus: Virtus animalis sequitur compositionem corporis. et nomen melancoliae et timor in lingua Graeca idem significant. VI 3. **Lat:** om. **Lu.**

1—5 fortem] paraphrasis nimis diligens.

6 in ipsa particula] citat M. Galeni librum quem inscripsit: *ὅτι ταῖς τοῦ σώματος κράσεσιν αἱ τῆς ψυχῆς δυνάμεις ἕπονται* Scripta min. II 49, 9 sqq.

76

C 160, 17–161, 1; cf. 161, 12. Nasenbluten in gesundem Zustand ist ein Zeichen schlechten Blutes, und es ist (dann) notwendig, dem Körper gutes Blut durch dickmachende Speisen zuzuführen, welche die Venen [nicht] ausfüllen, wie (da sind) . . . . . und Chondros und Milch und feuchter Käse und Fleisch von Ferkeln und Fleisch von jungen Lämmern und Ziegenböcklein. Zuweilen wird das Nasenbluten bei gesundem Zustand (aber auch hervorgerufen) durch ein Zuviel an Blut. VI 3. **Lu Lat.**

3 „dickmachende" oder „dicke, verdickte" je nach Vokalisation muġalli/aẓ.
4 lā tamla'u Lu: replentes (ohne Negation) Lat.
4 arab. našāsīğ ? : *ἄμυλον* cod. Gr.
5 feuchter Käse] so wenn man raṭb liest, caseus recens Lat.

77

C 164, 7–9. Wenn im Körper ein schlechter Saft ist und er wird dann durch Erschöpfung oder durch etwas anderes heiß, so wird die Person von Schüttelfrost ergriffen, auch wenn kein Fieber entsteht. VI 3. **Lu Lat.**

78

C 167, 9–11; 167,26–168, 2; 6–8. Es gibt Körper, die in höchstem Grade vor Abmagerung erschlafft sind und in denen viel Blut ist. Und er gibt andere Körper, die dick und fett sind, und in denen (nur) wenig Blut ist. Galen berichtet, daß sich die Menstruation einer Frau acht Monate (lang) gestaut hat und sie gänzlich abgemagert war. Er sah, daß ihre Adern reichlich fließend waren, daß aber in ihnen eine dunkle Färbung war. Da ließ er sie zur Ader und entnahm ihr am ersten Tag ein raṭl, wobei die Hälfte schwarzes Blut wie flüssiges Pech war. Am zweiten Tag entnahm er ihr ein (weiteres) raṭl und am dritten Tage acht wiqīyah. Er sagte, daß sie genesen sei und daß ihr Körper nach geringer Zeit zu seinem (normalen) Zustand zurückgekehrt sei. VI 3. **Lu Lat.**

7.9 raṭl ein Gewichtsmaß, heute in Ägypten 449,28 g, während in Syrien 3,202 kg. In unserem Fall ist wegen der folgenden Bruchteilung an das ägyptische Maß zu denken. wiqīyah = $^1/_{12}$ raṭl = 37 g.

79

C 210, 19. Schlechtes Wasser, welches schmutzig oder in Fäulnis übergegangen ist und in den Magen hinunterkommt oder auch in ein anderes Organ, bringt keinen Schaden, wenn es abgekocht wird, denn das Abkochen nimmt ihm seine Schlechtigkeit und macht es trinkbar, beschleunigt diese Beeinflussung, und es werden (dadurch) die erdigen Teilchen davon geschieden, indem sie sich absetzen. Und man muß es anderen Tages noch einmal kochen und die ganze Nacht stehen lassen. (Dann) wird es geklärt und gereinigt. VI 4. **Lu Lat.**

80

C 224, 22–225, 4. Der Schlaf befeuchtet in jeglichem Zustand, und das Wachen trocknet in jeglichem Zustand aus. Und es gehört nicht zu der

Natur des Schlafes, daß er erwärmt oder abkühlt, sondern wenn er im Körper kalte Säfte vorfindet, so befeuchtet er sie und macht sie reif und erzeugt aus ihnen Blut. So wird dann der Körper erwärmt. Wenn er aber in ihm (dem Körper) eine Fieberhitze antrifft, die von der Fäulnis der kalten Säfte herrührt, so kühlt sich der Körper ab, indem er (der Schlaf) die Fieberhitze auslöscht und die natürliche Wärme eintreten läßt. Und wenn die Säfte von der Gattung der Gallen sind, so sondert er sie ab und schüttelt sie vom Körper ab, der sich hierauf abkühlt. VI 4. **Lu Lat.**

4 befeuchtet] fa-naḍamahā Lu: emend. in fa-naḍaḥahā.

10 VI 4] VI 3 Lat.

81

C 225, 5–7. Bei beginnenden Geschwüren, von denen Fieber verursacht wird, fördert (vermehrt) der Schlaf das Geschwür, und (als Folge davon) steigert sich das Fieber. VI 4. **Lu Lat.**

82

C 232, 4–12. Das Wachen zerfällt in zwei Arten: in jenes, das darin besteht, daß der (betr.) Mensch sich mit einer Handlung beschäftigt, aus der kein offensichtlicher Schaden (seiner) Kraft erwächst, und in jenes, welches nicht durch eine Ursache von außen hervorgerufen wird, sondern durch die Schwäche der Kraft, wobei das Begehren und die Verdauung und die natürlichen Tätigkeiten geschwächt sind. VI 4. **Lu Lat.**

83

C 239, 1–4; 21–22. Im Körper sind zwei Hitzen. Die eine davon ist natürlich und ihre Substanz liegt im Blut. Die andere davon ist beißend, indem sie brennt, und unter diese Gattung fällt das Fieber, und dieses wird genannt fremde Hitze und außernatürliche Hitze und ferner erworbene Hitze. VI 4. **Lu Lat.**

84

C 246, 3–6. Untersuche den Mann, wenn er in die geschlechtliche Reife getreten ist; wenn der rechte von den beiden Hoden stärker ist, wird er männliche (Kinder) erzeugen, und wenn der linke stärker ist, wird er weibliche Kinder erzeugen; und ebenso liegen die Dinge bei der Brust des jungen Mädchens zur Zeit (ihrer) geschlechtlichen Reife. VI 4. **Lu Lat.**

85

C 247, 2–5. Die Augen sind ein sicheres (eigtl. „gesundes") Anzeichen für die Körperkräfte. Wenn sie schauen und sich öffnen, [weisen sie] auf den Zustand der Gesundheit. VI 4. **Lu Lat.**

2 Konstruktion setzt versehentlich ausgefallenes yadullāni voraus.

86

C 254, 22; 27 ff. Wenn du die Nahrung nach Zeit, Quantität und Qualität festsetzt, begnügt sich die Natur damit bei der Heilung der Krankheiten. VI 5. **Lu Lat.**

2 festsetzt] positiv: idā qaddarta Lu, negativ: non modicabis Lat (Übersetzungsfehler ?).

87

C 258, 13–19. Unsere Körper verharren nicht beständig in e i n e m Zustand weder in der Quantität wegen der Auflösung noch in der Qualität wegen dessen, was ihnen von außen zustößt. Deswegen sind in unseren Körpern zur Regeneration der in der Quantität entstehenden Korruption die nährenden Kräfte bestimmt und zur Regeneration der in der Qualität entstehenden Korruption sind zwei Arten (Gattungen) von Atmungen bestimmt — die eine setzt die Brust (subj.), die andere setzt der Puls in Bewegung. VI 5. **Lu Lat.**

7 Maimonides setzt also für die *καθ' ὅλον τὸ σῶμα διαπνοή* den *σφυγμός* ein; vgl. Gal. CMG V 4,2 p. 6, l. 2 *ἀναπνοῆς καὶ σφυγμῶν*.

88

C 284, 11 ff. (15. 16; 286, 3–8). Die Farben der Zunge sind ein Anzeichen für den vorwiegenden Saft in den Adern, welche in den Gegenden der Leber, der Nieren und der Harnblase sind. Und die trockene Zunge ist diejenige dessen, über den eine starke Trockenheit herrscht, und sie weist darauf hin, daß ein brennendes Fieber bereits das Blut verbrannt hat. VI 5. **Lu Lat.**

2.3 in den Adern — sind] sinngemäßer Zusatz von Moses.

89

C 285, 17–20. Fette und süße Speisen schmecken nur einem Gesunden. Den Kranken hingegen schmecken die übrigen Speisen mit Ausnahme dieser beiden auf Grund ihrer Krankheit. VI 5. **Lu Lat.**

90

C 294, 20–26. Wenn im Urin Stückchen herauskommen ähnlich den Wickenkörnern (Vicia Ervilia) oder den Linsenkörnern, so ist das ein Zeichen dafür, daß sie von der Leber stammen, und wenn diese Stückchen dem Fleische ähneln, so ist das ein Zeichen dafür, daß sie von den Nieren stammen, und wenn sie einer sābiḥah (?) ähneln, so weisen sie darauf hin, daß sie aus der Harnblase stammen, und wenn die Stückchen einem Gerstenbrei ähneln in Quantität und Dicke und nicht weiß sind, so weisen sie auf eine Auflösung im Fleische und in den Organen, und die schwarzen Stückchen weisen auf eine Auflösung im Fleische und in der Milz, und der dicke Urin weist auf eine Auflösung des Fettes. Und was dem Urin der Tiere ähnlich ist, weist auf eine Menge an Fäulnis. VI 5. **Lu Lat.**

5 einer ṣābiḥah ähneln = πεταλώδη ?

11 auf.... Fäulnis] nicht auf Zerfließen des Gehirns H: οὐ... συντήξεως (τοῦ ἐγκεφάλου om.) cod. Gr.

91

C 299, 16–20. Die schwächsten Nahrungsmittel sind Kräuter und die meisten Früchte, die von einer harten Schale umgeben sind. Ihnen ist es eigen, daß sie den Körper schwächen, und wenn man sie stets bevorzugt, kürzt man das Leben ab. VI 5. **Lu Lat.**

1 schwächsten] arab. wörtl. „die auf dem Höhepunkt der Schwäche sind".

3.4 und wenn — ab] man würde konzinner erwarten: wa-in admanta ᶜalaihā, qaṣṣarta 'l-ᶜumra.

92

C 306, 8–11. Wie der Geschlechtsverkehr immer Austrocknung hervorruft, so erzeugt er auch immer Abkühlung. Und deshalb hat auch nur der Nutzen davon, in dessen Körper reichlich Dampf vorhanden ist; weil ihn von Natur aus eine schlechte, warme Mischung beherrscht, nützt ihm der Geschlechtsverkehr mit seiner Austrocknung und Abkühlung. VI 5. **Lu Lat.**

3 Dampf] arab. wörtl. „dampfartiger Überschuß".

3.4 weil ...] die arab. Konstruktion inkonzinn. Obige Übersetzung läßt mit li-ġalabati einen neuen Hauptsatz beginnen, dessen Prädikat — in ungewöhnlicher Wortstellung — yanfaᶜuhū wäre.

93

C 306, 32–307, 3. Die Kälte der äußerlich sichtbaren Organe zieht den Bauch immer zusammen und die Kälte der innerlichen Organe macht den Bauch immer weich. Manchmal aber entsteht ein Bruch. VI 5. **Lu Lat.**

94

C 310, 1 ff. Vor dem Einnehmen einer lösenden Arznei muß an einem oder zwei oder drei ununterbrochen aufeinanderfolgenden Tagen ein Bad genommen werden; denn das Bad löst die Säfte auf, und wenn im Körper eine Stelle versteift oder gespannt ist, so lockert und entspannt es (das Bad) sie, und der Körper ist (dadurch) vorbereitet, daß das, was durch ihn fließen soll, leicht fließt. VI 5. **Lu Lat.**

5.6 eigtl. „von ihm" Lu: per ipsum Lat.

95

C 316, 23–317, 9. Cum volumus purgare pueros, propinamus nutricibus eorum aliquam medicinarum solubilium, ut virtus alius medicinae remaneat in lacte earum, et hoc manifestum est generaliter in omni animali. quorundam enim venter est solutus aliquando ex potu lactis caprarum comedentium ramos scamone seu lacticiniorum, et quidam eorum qui comederunt coturnices ex elleboro, quem ipsae aves sumpserant membrorum passi sunt tensionem. VI 5. **Lat:** om. **Lu.**

96

C 319, 20–22; 25; cf. 310, 23. Die mäßige Wärme, mit welcher Feuchtigkeit verbunden ist, wie die Wärme des Bades, kühlt gewaltsam ab, und es ist notwendig, daß es sich um trinkbares Süßwasser handelt, denn dieses Wasser kühlt den, welcher es anwendet, ab und durchfeuchtet ihn. VI 5. **Lu Lat.**

97

C 330, 35–37; cf. 328, 21 (Hipp.). Das, womit du bei der Gesundheitsleitung anfangen mußt, ist die körperliche Übung, dann die Speisen, dann die Getränke, dann der Schlaf, dann der Geschlechtsverkehr. Und du wirst in jedem einzelnen von diesen (Dingen) Maß halten. VI 6. **Lu Lat.**

4 „ein gemäßigtes Ausmaß tun" Lu.

98

C 336, 20. Korrosion wird verursacht durch ätzende Säfte, und die ätzenden Säfte sind die beißenden, sauren und salzigen Säfte. VI 6. **Lu Lat.**

99

C 338, 6–9. Die Kauterisation mit einem glühend gemachten Eisen oder mit verbrennenden Medikamenten muß man an den Stellen anwenden, denen eine schwere Erkrankung zustößt auf Grund der zu vielen Säfte oder deren Schlechtigkeit, wie zum Beispiel bei bösartigen Geschwüren. VI 6. **Lu Lat.**

3 „denen zustößt an Erkrankungen eine schwere Sache" Lu.

100

C 340, 7–11. Cum sunt humiditates pungitivae in intestinis, necessarium est primo clistere cum aliquo quod eas mundificet sicut est aqua mellis et aqua hordei, et humiditatibus ipsis egressis necessarium est clistere cum aliquo punctionem mitigante incollante et solidante. VI 6. **Lat:** om. **Lu.**

101

C 342, 5–343, 12. Den Leuten, die heftige Schmerzen wie Migräne und Ähnliches haben, das von der Dicke des Blutes oder von Kälte im Inneren hervorgerufen wird, bringt das Trinken von reinem Wein unmittelbar nach dem Essen oder (zugleich) mit dem Essen augenscheinliche Hilfe. Und du kannst ihre Schmerzen dadurch beruhigen, daß du den Wein anwärmst und ihn gelinde machst. Und ebenso ist ihnen recht zuträglich, wenn sie Brot oder Gerstenbrei in reinem Wein (essen), denn durch die Vermischung des reinen Weines mit der Speise stellst du sicher, daß von ihm (dem Wein) ein warmer Dampf aufsteigt, welcher der schmerzenden Stelle Schaden zufügt, und von dem eine gleichmäßige Wärme in allen Teilen des schmerzenden Organs erzeugt wird. Und vermehrt wird diese Wärme durch etwas anderes als den Dampf, und es werden die Poren gelöst durch die Verdünnung der Säfte, die zähflüssig geworden sind. So entsteht ein langer Schlaf, während dessen die Organe, die das schmerzende Organ umgeben, beruhigt werden und wir die Poren erweitern und sich das auflöst, was die Schmerzen verursacht. Denn diese Dinge sind von solcher Natur, daß sie von gleichmäßiger Wärme hervorgerufen werden. VI 6. **Lu Lat.**

5 anwärmst] Kann auch als „abschwächst, verdünnst" verstanden werden.

7 Da die beiden Bezeichnungen für Speisen in Lu deutlich (Akk.-Nunation geschrieben) als Akkusativ gekennzeichnet sind, aber ein regierendes Verbum fehlt, scheint mir hier eine Ergänzung notwendig. Vielleicht Infinitiv mit Personalsuffix (diese Konstruktion macht die verbale Rektion möglich) etwa akluhum?

9 Schaden zufügt] yadurru Lu: ascendit . . . ad loca doloris Lat.

12 „durch die Andersheit des Dampfes" Lu, d. h. eben nicht durch den Dampf (sondern aus sich?, cf. absque fumositate Lat).

15 wir] Die Handschrift zeigt ein n-Präfix, als 1 comm. pl. Es kann aber leicht ein Punkt daneben vergessen worden sein und 3 fem. sg. t- zu lesen sein „und sich die Poren erweitern".

102

C 344, 2-6. Lac et vinum bullita acetum et sal sunt utilia veneno vel ei quod concreatur in corpore veneno simile. VI. expositionis eius in VI. epidemiarum. **Lat: om. Lu.**

103

C 355, 16 (Hipp.); cf. 357, 11f. Das Fleisch von Vögeln erzeugt wegen seiner Leichtigkeit, wenn es im Körper Wärme antrifft, oft Gallen. VI 6. **Lu Lat.**

2 im] die Konstruktion von ṣādafa mit der Präposition min ist auffällig; Lat (calorem in corpore dominantem) legt eine andere Textgestalt nahe, etwa: ṣādafa ḥarāratan taġlibu (oder ġālibatan) ʿalā 'l-badani.

2 oft Gallen] mirāran kaṯīran Lu: coleram multam Lat; dieser scheint im Original mirāran kaṯīratan gehabt zu haben.

104

C 370, 25-27; 34-36. Wir besitzen nichts Wirksameres und Passenderes für (den Umstand), daß die Kraft geschwunden, schwach und hinfällig geworden ist, und ebenso für den, dessen ganzer Körper abgekühlt ist oder dessen Farbe sich verändert hat, als das Trinken von Wein. VI 6. **Lu Lat.**

105

C 388, 9. 10; 387, 30-39 (= Hipp. V, 332, 7-11 L). Die Glieder, die zuerst ermüden, sind diejenigen, welche den herabsteigenden Fluß vom Kopfe erhalten. Denn die Ermüdung tritt entweder durch die Stimme ein, dann wird Angina hervorgerufen, oder durch die Hand, dann wird Lähmung hervorgerufen, oder durch das Reiten, dann wird Rückenschmerz hervorgerufen, und ebenso (ist es) bei den übrigen Gliedern. VI 6. **Lu Lat.**

106

C 403, 4–9. Wenn das Nasenbluten übermäßig ist und (auch) nicht durch das Ansetzen eines Schröpfkopfes auf die Magengegend zum Stillstand kommt, dann muß der Schröpfkopf am Nacken (Hinterkopf) angesetzt werden, unter Zuhilfenahme von etwas, wodurch der Kopf abgekühlt wird. VI 7. **Lu Lat.**

5 VI 7] VI Lat.

107

C 408, 13–16; 410, 25–26. Schweiß auf der Stirn und am Hals und in den Brustgegenden weist auf eine Schwäche der animalischen Kraft. Häufige Aufeinanderfolge von Verdauungsstörungen und das Essen von Dingen, die mit Fäulnis vermischt sind, sowie von grobem Brot rufen Würmer im Unterleib hervor. VI 7. **Lu Lat.**

5 Würmer] ḥayyāt eigtl. „Schlangen".

108

C 421, 13–20. Bei Frauen, die wassersüchtig zu werden beginnen, weil (ihre) Menstruation gehemmt ist, und ebenso bei dem, welchem dies zustößt, weil das Blut, das ihm aus den Mündungen der Adern oder der Nase zu fließen pflegte, gehemmt ist, mußt du umgehend einen Aderlaß vornehmen, bevor die Kraft erschlafft und hinfällig wird. VI 7. **Lu Lat.**

3 Nase] „durch Nasenbluten" Lu.

109

C 421, 20–40. Man darf nicht schnell mit der Durchbohrung des Unterleibs eines Wassersüchtigen zur Hand sein, und man ist nur dazu gezwungen, wenn soviel Flüssigkeit sich angesammelt hat, daß sie dem Kranken Beschwerden verursacht und ihn schwächt. Und es ist notwendig, daß man schnell die Brust derer kauterisiert, die an einem Geschwür der Lunge leiden, bevor das Geschwür durch Korrosion zerstört ist. VI 7. **Lu Lat.**

3 „wenn die Flüssigkeit viel geworden ist, so daß . . ." Lu.

6 Geschwür] ob hier nicht versehentlich qarḥah „Geschwür" statt ri' a „Lunge" steht? Aber auch Lat hat „antequam ulcus putrefiat".

110

C 421, 24—27. Aqua coadunatur infra loca quae sunt inter intestina et sifac quod extensum est supra ipsa. Expositionis eius (sc. Galieni) in prima epidemiarum. **Lat.** Das Wasser sammelt sich in den . . ., d. i. an den Stellen, die zwischen den Därmen und den über sie ausgespannten Membranen liegen. VI 7. **Lu.**

2 sifac] ṣifāq = Bauchfell.
3 arab. Wort (a. R. nachgetragen) nicht lesbar.
5 VI 7] I 1 Lu, cf. v. 3 prima.

111

C 483, 11–19. Die Feuchtigkeit, welche sich in den Gelenken befindet, ist schleimig. Wenn sie sich nun so vermehrt, daß sie auch das Fleisch durchfeuchtet, das rings um die Gelenke (herumliegt), so erzeugen sie Geschwüre, die den Geschwüren der Wassersüchtigen ähnlich sind. Und bisweilen lassen diese Geschwüre manche Ärzte straucheln, so daß sie dieselben operieren, da sie glauben, daß sich hier Eiter befindet. Sie finden aber keinen (Eiter) vor, sondern vielmehr, daß das ganze Fleisch rings um das Gelenk herum mit Schleim angefüllt ist. VI 8. **Lu Lat.**

2ff. vgl. C 508, 20ff.

6 operieren] bṭwh': wohl nach Lat (aperuerunt) zu bḍ^{c}wh' (baḍa^{c}ūhā) zu emendieren.

112

C 504, 29. Wenn die Anfangsursachen den Körper treffen, während er von Überschüssen rein ist, dann ist das, was der Körper von ihren (der Ü.) Schädigungen bekommt, leicht an Verderben (und) schnell aufhörend. Und wenn sie ihn treffen, während in ihm eine Menge von Säften oder (deren) schlechte sich befinden, dann ist ihre Wirkung in ihm (ähnlich) der Wirkung eines Feuerfunkens in Brennholz von fettreichen Pinien oder der Wirkung eines Dochtes in Schwefel. VI 8. **Lu Lat.**

1 „Anfangsursachen" wenn man bādi'ah, „sichtbare Ursachen" wenn man bādiyah liest. Vom arabischen Schriftbild des Lu ist beides möglich, da dieser grundsätzlich kein Hamza schreibt.

5 Offensichtlich handelt es sich im letzten Nachsatz um einen Vergleich. Es wäre zu erwarten, daß die Vergleichspräposition ka- stünde. Wahrscheinlicher ist aber, daß šabīh „ähnlich" im Original gestanden hat, von dessen Funktion sich allerdings nur bi-(fi^{c}l) — die Präposition seiner normalen Rektion — beim zweiten Vergleichsglied gehalten hat, das ohne Annahme eines Ausfalls seines Regens nicht verständlich ist.

113

C 507, 11. Aliquorum virorum natura declinat in muliebrem naturam quorum caro delicata est et mollis tamquam corporis mulierum, et aliquarum mulierum quarum manus grossae sunt et durae, natura declinat in naturam virorum, et in muliere habente naturam virorum propinata sibi medicina menstrua provocans non potest muliebria provocare. VI 8. **Lat:** om. **Lu.**

Conspectus huius voluminis